U0229238

实用儿科诊疗方案
（上）

徐桂芳等◎主编

吉林科学技术出版社

图书在版编目（ＣＩＰ）数据

实用儿科诊疗方案 / 徐桂芳等主编. -- 长春：吉
林科学技术出版社，2019.12
ISBN 978-7-5578-6521-4

Ⅰ.①实… Ⅱ.①徐… Ⅲ.①小儿疾病－诊疗 Ⅳ.
①R72

中国版本图书馆CIP数据核字(2019)第287651号

实用儿科诊疗方案

SHIYONG ERKE ZHENLIAO FANGAN

主　　编	徐桂芳等
出 版 人	宛　霞
责任编辑	隋云平　郑　旭　解春谊
封面设计	长春市阴阳鱼文化传媒有限责任公司
制　　版	长春市阴阳鱼文化传媒有限责任公司
幅面尺寸	185mm×260mm
字　　数	624 千字
印　　张	39
印　　数	1000 册
版　　次	2019年12月第1版
印　　次	2020年6月第2版第1次印刷

出　　版	吉林科学技术出版社
发　　行	吉林科学技术出版社
地　　址	长春市净月区福祉大路5788号出版大厦A座
邮　　编	130118
发行部电话/传真	0431-81629530
储运部电话	0431-86059116
编辑部电话	0431-81629511
网　　址	www.jlstp.net
印　　刷	北京虎彩文化传播有限公司

书　　号	ISBN 978-7-5578-6521-4
定　　价	160.00元（全两册）

《实用儿科诊疗方案》
编委会

主　编

徐桂芳　武威市市天祝县妇幼保健计划生育服务中心

李风峰　河北北方医学院附属第二医院

王　雪　河北医科大学第二医院

副主编

孔秀岩　保定涿州宝石花医院

前　言

　　儿童是祖国的花朵，也是家庭和社会的希望。儿童的身心健康，不仅关系着家庭的幸福和社会的和谐，更关系着全民族健康水平和人口素质的提高。这既是孩子家长的责任，也是广大儿科医务工作者所肩负的使命。随着我国城市化进程的不断加快，由于空气、水质的污染，以及饮食习惯的改变等因素，在孩子成长的过程中，罹患疾病的风险始终存在，孩子的健康问题成为家长心中的一大心病。近年来，我国在儿科领域取得了重大突破，在基础研究与临床应用方面获得了较大发展，新技术、新方法、新药物不断涌现。

　　为了满足广大儿科医师的需求，进一步提高临床儿科医师的诊治技能和水平，我们组织国内长期从事临床一线工作的专家，编写了《实用儿科诊疗方案》一书。

　　全书共分二十五章，系统的介绍了儿童年龄的分期、生长发育、儿童保健绪论、胎儿期保健、新生儿期保健、儿童期保健与健康教育、新生儿与新生儿疾病、造血系统疾病、消化系统疾病、儿童青少年常见和重性精神障碍、免疫性疾病、神经系统疾病、耳鼻喉科、口腔科、皮肤病等。本书具有鲜明的实用性与先进性，其突出特点是理论与临床相结合，在重点阐述儿科临床疾病的诊治原则的同时，还介绍了相关疾病的最新基础理论。本书为读者精简而全面的介绍了当代儿科医学的最新知识。对于医学生而言是一部儿科学权威性教材和极好的参考书，亦可为临床儿科医师在疾病的诊断和治疗方面提供有益的指导，同时可为儿科专业人员、家庭医生、护士和其他医疗工作者在如何处理儿科医学各个方面问题上提供有益的参考。

　　然而医学的发展日新月异，儿科学的诊疗还有待于医学界同道共同开拓和探讨。由于编写仓促，不足之处还望读者不吝指正。

目　录

第一章　绪论...1
第一节　儿科学的范围和特点..1
第二节　小儿年龄分期..2
第三节　儿科学的发展与展望..4
第二章　儿童年龄的分期..6
第三章　生长发育..8
第一节　影响生长发育的因素..8
第二节　生长发育规律..9
第三节　体格发育及评价...11
第四节　神经心理发育及评价...15
第五节　心理行为异常...22
第四章　儿童保健绪论...25
第一节　儿童保健的服务内容...25
第二节　小儿各年龄期的特点与保健...48
第三节　儿童保健管理...49
第五章　胎儿期保健...52
第一节　胎儿的诞生、性别、血型...52
第二节　受孕的最佳时期...53
第三节　怀孕的特征、预产期的推算...53
第四节　怀孕 1 个月至 10 个月母亲和胎儿的变化..54
第五节　胎儿的感官功能...59
第六节　胎教及其意义...60
第七节　孕妇的心理与情绪对胎儿的影响...60
第八节　理化因素对胎儿的影响...61
第九节　药物对胎儿的影响...61
第十节　感染对胎儿的影响...62
第六章　新生儿期保健...64
第一节　新生儿期保健概述...64
第二节　早产儿保健...66
第七章　儿童期保健与健康教育...69
第一节　儿童期保健...69
第二节　儿童健康教育...83
第八章　儿科疾病的诊疗原则...95
第一节　儿科病史采集和体格检查...95
第二节　儿科疾病的影像学诊断原则..100
第三节　儿科疾病治疗原则..107
第四节　儿童液体平衡的特点和液体疗法..112
第九章　儿科常用的操作技术..125
第一节　腹膜腔穿刺术..125
第二节　骨髓穿刺术..126

第三节　腰椎穿刺术…………………………………………………………………128
第四节　胸腔穿刺术…………………………………………………………………129
第五节　膀胱穿刺术…………………………………………………………………130
第六节　人工呼吸术…………………………………………………………………131
第七节　心包穿刺术…………………………………………………………………133
第八节　胸腔闭式引流术……………………………………………………………134
第九节　胸腔减压术…………………………………………………………………135
第十节　硬膜下穿刺术………………………………………………………………135
第十章　儿科常用的药物治疗………………………………………………………137
第一节　儿科用药特点………………………………………………………………137
第二节　儿童合理用药………………………………………………………………140
第三节　儿科药物剂量的计算………………………………………………………143
第十一章　营养及营养性疾病………………………………………………………144
第一节　营养基础……………………………………………………………………144
第二节　婴儿喂养方法………………………………………………………………147
第三节　幼儿营养与膳食安排………………………………………………………155
第四节　营养状况评价的原则………………………………………………………156
第五节　蛋白质－能量营养不良……………………………………………………158
第六节　肥胖症………………………………………………………………………162
第七节　维生素 A 缺乏症……………………………………………………………165
第八节　维生素 B 缺乏症……………………………………………………………168
第九节　维生素 C 缺乏症……………………………………………………………171
第十节　维生素 D 缺乏症佝偻症……………………………………………………173
第十一节　维生素 D 缺乏症手足搐搦症……………………………………………178
第十二节　维生素 E 缺乏症…………………………………………………………180
第十三节　微量元素缺乏……………………………………………………………182
第十二章　新生儿与新生儿疾病……………………………………………………192
第一节　概述…………………………………………………………………………192
第二节　胎儿生长发育及其影响因素………………………………………………194
第三节　正常足月儿和早产儿的特点与护理………………………………………195
第四节　新生儿重症监护和呼吸支持治疗…………………………………………201
第五节　新生儿窒息与复苏…………………………………………………………206
第六节　胎粪吸入综合征……………………………………………………………209
第七节　呼吸窘迫综合征……………………………………………………………213
第八节　新生儿肺炎…………………………………………………………………216
第九节　新生儿出血症………………………………………………………………220
第十节　新生儿缺氧缺血性脑病的防治……………………………………………222
第十一节　新生儿黄疸………………………………………………………………226
第十二节　新生儿溶血病……………………………………………………………232
第十三节　新生儿肺透明膜病………………………………………………………237
第十四节　新生儿败血症……………………………………………………………239
第十五节　新生儿肺出血……………………………………………………………241
第十六节　新生儿寒冷损伤综合征…………………………………………………243
第十七节　新生儿高血糖症…………………………………………………………245

第十八节　新生儿低血糖症 ……………………………………………………… 247
第十九节　新生儿破伤风 …………………………………………………………… 249
第二十节　新生儿坏死性小肠结肠炎 …………………………………………… 251
第二十一节　新生儿脐炎 ………………………………………………………… 254
第二十二节　新生儿低钙血症 …………………………………………………… 256
第二十三节　早产儿视网膜病 …………………………………………………… 257
第二十四节　新生儿常见先天性畸形 …………………………………………… 261
第十三章　造血系统疾病 ……………………………………………………… 268
第一节　小儿贫血 ………………………………………………………………… 268
第二节　特发性血小板减少性紫癜 ……………………………………………… 278
第三节　原发性血小板减少性紫癜 ……………………………………………… 281
第四节　急性白血病 ……………………………………………………………… 284
第五节　血友病 …………………………………………………………………… 288
第六节　晚发性维生素 K 缺乏性出血症 ……………………………………… 293
第七节　噬血细胞综合征 ………………………………………………………… 296
第八节　传染性单核细胞增多症 ………………………………………………… 300
第十四章　消化系统疾病 ……………………………………………………… 303
第一节　小儿消化系统解剖生理特点 …………………………………………… 303
第二节　口炎 ……………………………………………………………………… 304
第三节　胃食管反流 ……………………………………………………………… 305
第四节　胃炎 ……………………………………………………………………… 306
第五节　小儿腹泻 ………………………………………………………………… 308
第六节　消化性溃疡 ……………………………………………………………… 315
第七节　急性出血性坏死性肠炎 ………………………………………………… 318
第八节　肠套叠 …………………………………………………………………… 320
第九节　上消化道出血 …………………………………………………………… 323
第十节　先天性巨结肠 …………………………………………………………… 333
第十五章　泌尿系统疾病 ……………………………………………………… 335
第一节　小儿泌尿系统解剖生理特点 …………………………………………… 335
第二节　急性肾小球肾炎 ………………………………………………………… 337
第三节　肾病综合征 ……………………………………………………………… 341
第四节　肾小管性酸中毒 ………………………………………………………… 345
第五节　泌尿道感染 ……………………………………………………………… 348
第十六章　内分泌疾病 ………………………………………………………… 354
第一节　概述 ……………………………………………………………………… 354
第二节　生长激素缺乏症 ………………………………………………………… 356
第三节　儿童糖尿病 ……………………………………………………………… 359
第四节　性早熟 …………………………………………………………………… 365
第五节　先天性甲状腺功能减低症 ……………………………………………… 369
第六节　甲状腺炎 ………………………………………………………………… 372
第七节　先天性肾上腺皮质增生症 ……………………………………………… 374
第八节　低血糖症 ………………………………………………………………… 376
第九节　两性畸形 ………………………………………………………………… 378
第十七章　神经系统疾病 ……………………………………………………… 381

第一节 小儿神经系统解剖生理特点和检查方法……………………………………………………………381
第二节 注意力缺陷多动障碍……………………………………………………………………………………384
第三节 儿童孤独症………………………………………………………………………………………………388
第四节 儿童情绪障碍……………………………………………………………………………………………390
第五节 化脓性脑膜炎……………………………………………………………………………………………396
第六节 小儿病毒性脑炎与脑膜脑炎……………………………………………………………………………400
第七节 脑性瘫痪…………………………………………………………………………………………………402
第八节 癫痫………………………………………………………………………………………………………404
第九节 小儿脑肿瘤………………………………………………………………………………………………408
第十八章 呼吸系统疾病……………………………………………………………………………………………411
第一节 小儿呼吸系统解剖生理特点和检查方法………………………………………………………………411
第二节 急性上呼吸道感染………………………………………………………………………………………414
第三节 急性毛细支气管炎………………………………………………………………………………………417
第四节 急性感染性喉炎…………………………………………………………………………………………420
第五节 急性支气管炎……………………………………………………………………………………………421
第六节 支气管哮喘………………………………………………………………………………………………423
第七节 支气管肺炎………………………………………………………………………………………………428
第十九章 儿童青少年常见和重性精神障碍………………………………………………………………………432
第一节 焦虑障碍…………………………………………………………………………………………………432
第二节 抽动障碍…………………………………………………………………………………………………436
第三节 智力障碍…………………………………………………………………………………………………439
第四节 抑郁障碍…………………………………………………………………………………………………442
第五节 精神分裂症………………………………………………………………………………………………445
第二十章 小儿肿瘤…………………………………………………………………………………………………450
第一节 恶性淋巴瘤………………………………………………………………………………………………450
第二节 神经母细胞瘤……………………………………………………………………………………………457
第三节 肾母细胞瘤………………………………………………………………………………………………461
第二十一章 遗传代谢性疾病………………………………………………………………………………………467
第一节 先天性氨基酸代谢病……………………………………………………………………………………467
第二节 肝豆状核变性……………………………………………………………………………………………472
第三节 糖类代谢病………………………………………………………………………………………………476
第四节 有机酸代谢障碍…………………………………………………………………………………………481
第五节 脂类代谢异常……………………………………………………………………………………………486
第二十二章 心血管系统疾病………………………………………………………………………………………491
第一节 正常心血管生理解剖……………………………………………………………………………………491
第二节 儿童心血管病检查方法…………………………………………………………………………………492
第三节 先天性心脏病概要………………………………………………………………………………………495
第四节 常见先天性心脏病………………………………………………………………………………………499
第五节 病毒性心肌炎……………………………………………………………………………………………511
第六节 小儿心律失常……………………………………………………………………………………………514
第七节 心力衰竭…………………………………………………………………………………………………520
第八节 感染性心内膜炎…………………………………………………………………………………………524
第九节 小儿心脏科常用药物……………………………………………………………………………………528
第二十三章 小儿结核病……………………………………………………………………………………………539

第一节　概述……………………………………………………………………539
第二节　原发型肺结核……………………………………………………………541
第三节　急性血行播散型肺结核…………………………………………………543
第四节　结核性脑膜炎……………………………………………………………544
第五节　腹腔结核病………………………………………………………………547
第六节　肾结核……………………………………………………………………551
第七节　结核性心包炎……………………………………………………………553
第八节　骨关节结核………………………………………………………………555
第九节　潜伏结核感染……………………………………………………………556
第二十四章　感染性疾病………………………………………………………559
第一节　流行性乙型脑炎…………………………………………………………559
第二节　中毒型细菌性痢疾………………………………………………………562
第三节　猩红热……………………………………………………………………565
第四节　寄生虫病…………………………………………………………………568
第五节　麻疹………………………………………………………………………580
第六节　风疹………………………………………………………………………584
第二十五章　免疫性疾病………………………………………………………587
第一节　风湿热……………………………………………………………………587
第二节　过敏性紫癜………………………………………………………………591
第三节　原发性免疫缺陷病………………………………………………………593
第四节　继发性免疫缺陷病………………………………………………………598
第五节　幼年型类风湿性关节炎…………………………………………………602
第六节　幼年强直性脊柱炎………………………………………………………605
第七节　川崎病……………………………………………………………………608

第一章 绪论

第一节 儿科学的范围和特点

与其他临床学科相比，儿科学有其不同的特点，这些特点产生的根本原因在于儿科学研究的对象是儿童。儿童时期是机体处于不断生长发育的阶段，因此表现出的基本特点有三方面：①个体差异、性别差异和年龄差异都非常大，无论是对健康状态的评价，还是对疾病的临床诊断都不宜用单一标准衡量；②对疾病造成损伤的恢复能力较强，常常在生长发育的过程中对比较严重的损伤实现自然改善或修复，因此，只要度过危重期，常可满意恢复，适宜的康复治疗常有事半功倍的效果；③自身防护能力较弱，易受各种不良因素的影响而导致疾病的发生和性格行为的偏离，而且一旦造成损伤，往往影响一生，因此应该特别注重预防保健工作。儿科学具有以下主要特点。

一、解剖

随着体格生长发育的进展，身体各部位逐渐长大，头、躯干和四肢的比例发生改变，内脏的位置也随年龄增长而不同，如肝脏右下缘位置在3岁前可在右肋缘下2 cm内，3岁后逐渐上移，6～7岁后在正常情况下右肋缘下不应触及。在体格检查时必须熟悉各年龄儿童的体格生长发育规律，才能正确判断和处理临床问题。

二、功能

各系统器官的功能也随年龄增长逐渐发育成熟，因此不同年龄儿童的生理、生化正常值各自不同，如心率、呼吸频率、血压、血清和其他体液的生化检验值等。此外，某年龄阶段的功能不成熟常是疾病发生的内在因素，如婴幼儿的代谢旺盛，营养的需求量相对较高，但是此时期胃肠的消化吸收功能尚不完善，易发生消化不良。因此，掌握各年龄儿童的功能变化特点是儿科临床工作的基本要求。

三、病理

对同一致病因素，儿童与成人的病理反应和疾病过程会有相当大的差异，即或是不同年龄的儿童之间也会出现这种差异，如由肺炎球菌所致的肺内感染，婴儿常表现为支气管肺炎，而成人和年长儿则可引起大叶性肺炎病变。

四、免疫

小年龄儿童的非特异性免疫、体液免疫和细胞免疫功能都不成熟，因此抗感染免疫能力比成人和年长儿低下，如婴幼儿时期 sIgA 和 IgG 水平均较低，容易发生呼吸道和消化道感染。因此适当的预防措施对小年龄儿童特别重要。

五、心理和行为

儿童时期是心理、行为形成的基础阶段，可塑性非常强。及时发现小儿的天赋气质特点，并通过训练予以调适；根据不同年龄儿童的心理特点，提供合适的环境和条件，给予耐心的引导和正确的教养，可以培养儿童良好的个性和行为习惯。

六、疾病种类

儿童中疾病发生的种类与成人有非常大的差别，如心血管疾病，在儿童中主要以先天性心脏病为主，而成人则以冠状动脉心脏病为多；儿童白血病中以急性淋巴细胞白血病占多数，而成人则以粒细胞白血病居多。此外，不同年龄儿童的疾病种类也有相当差异，如新生儿疾病常与先天遗传和围生期因素有关，婴幼儿疾病中以感染性疾病占多数等。

七、临床表现

儿科患者在临床表现方面的特殊性主要集中在小年龄儿童，年幼体弱儿对疾病的反应差，往往表现为体温不升、不哭、纳呆、表情淡漠，且无明显定位症状和体征。婴幼儿易患急性感染性疾病，由于免疫功能不完善，感染容易扩散甚至发展成败血症，病情发展快，来势凶险。因此儿科医护人员必须密切观察，随时注意病情的细微变化，不轻易放过任何可疑表现。

八、诊断

儿童对病情的表述常有困难且不准确，但仍应认真听取和分析，同时必须详细倾听家长陈述病史。全面准确的体格检查对于儿科的临床诊断非常重要，有时甚至是关键性的。发病的年龄和季节，以及流行病学史往往非常有助于某些疾病的诊断。不同年龄儿童的检验正常值常不相同，应该特别注意。

九、治疗

儿科的治疗应该强调综合治疗，不仅要重视对主要疾病的治疗，也不可忽视对各类并发症的治疗，有时并发症可能是致死的原因；不仅要进行临床的药物治疗，还要重视护理和支持疗法。小儿的药物剂量必须按体重或体表面积仔细计算，并且要重视适当的液体出入量和液体疗法。

十、预后

儿童疾病往往来势凶猛，但是如能及时处理，度过危重期后，恢复也较快，且较少转成慢性或留下后遗症，常是儿科医师的慰藉。因此，临床的早期诊断和治疗显得特别重要，适时正确的处理不仅有助于患儿的转危为安，也有益于病情的转归预后。

十二、预防

已有不少严重威胁人类健康的急性传染病可以通过预防接种得以避免，此项工作基本上是在儿童时期进行，是儿科工作的重要方面。目前许多成人疾病或老年性疾病的儿童期预防已经受到重视，如动脉粥样硬化引起的冠状动脉心脏病、高血压和糖尿病等都与儿童时期的饮食有关；成人的心理问题也与儿童时期的环境条件和心理卫生有关。

第二节 小儿年龄分期

儿童的生长发育是一个连续渐进的动态过程，不应被人为地割裂认识。但是在这个过程中，随着年龄的增长，儿童的解剖、生理和心理等功能确实在不同的阶段表现出与年龄相关的规律性。因此，在实际工作中将其分为七期，以便熟悉掌握。

一、胎儿期

从受精卵形成到胎儿出生为止，共 40 周为胎儿期。胎儿的周龄即为胎龄，或称为妊娠龄。母亲妊娠期间如受外界不利因素影响，包括感染、创伤、滥用药物、接触放射性物质、毒品等，以及营养缺乏、严重疾病和心理创伤等都可能影响胎儿的正常生长发育，导致流产、畸形或宫内发育不良等。

二、新生儿期

自胎儿娩出脐带结扎至 28 天之前为新生儿期，按年龄划分，此期实际包含在婴儿期内。由于此期在生长发育和疾病方面具有非常明显的特殊性，且发病率高，病死率也高，因此单独列为婴儿期中的一个特殊时期。在此期间，小儿脱离母体转而独立生存，所处的内外环境发生根本的变化，但其适应能力尚不完善。此外，分娩过程中的损伤、感染延续存在，先天性畸形也常在此期表现。

三、婴儿期

自出生到 1 周岁之前为婴儿期。此期是生长发育极其迅速的阶段，因此对营养的需求量相对较高。此时，各系统器官的生长发育虽然也在继续进行，但是不够成熟完善，尤其是消化系统常常难以适应对大量食物的消化吸收，容易发生营养和消化紊乱。同时，婴儿体内来自母体的抗体逐渐减少，自身的免疫功能尚未成熟，抗感染能力较弱，易发生各种感染和传染性疾病。

四、幼儿期

自 1 岁至满 3 周岁之前为幼儿期。体格生长发育速度较前稍减慢，而智能发育迅速，同时活动范围渐广，接触社会事物渐多。此阶段消化系统功能仍不完善，营养的需求量仍然相对较高，而断乳和其他食物添加须在此时完成，因此适宜的喂养仍然是保持正常生长发育的重要环节。此期小儿对危险的识别和自我保护能力都有限，因此意外伤害发生率非常高，应格外注意防护。

五、学龄前期

自 3 周岁至 6～7 岁入小学前为学龄前期。此时体格生长发育速度已经减慢，处于稳步增长状态；而智能发育更加迅速，与同龄儿童和社会事物有了广泛的接触，知识面能够得以扩大，自理能力和初步社交能力能够得到锻炼。

六、学龄期

自入小学始 (6～7 岁) 至青春期前为学龄期。此期儿童的体格生长速度相对缓慢，除生殖系统外，各系统器官外形均已接近成人。智能发育更加成熟，可以接受系统的科学文化教育。

七、青春期

青春期年龄范围一般从 10 岁～20 岁，女孩的青春期开始年龄和结束年龄都比男孩早 2 年左右。青春期的进入和结束年龄存在较大个体差异，约可相差 2～4 岁。此期儿童的体格生长发育再次加速，出现第二次高峰，同时生殖系统的发育也加速并渐趋成熟。

第三节 儿科学的发展与展望

与西方医学比较而言，我国的中医儿科起源要早得多，自扁鹊"为小儿医"以来已有2400余年，自宋代钱乙建立中医儿科学体系以来也有近900年。此前在唐代已在太医署正规培养5年制少小科专科医生，隋、唐时代已有多部儿科专著问世，如"诸病源候论"和"小儿药证直诀"等，收集论述小儿杂病诸候6卷255候，建立了中医儿科以五脏为中心的临床辨证方法。16世纪中叶发明的接种人痘预防天花的方法比欧洲发明牛痘接种早百余年。进入19世纪后，西方儿科学发展迅速，并随着商品和教会进入我国。

20世纪30年代西医儿科学在我国开始受到重视，至20世纪40年代儿科临床医疗规模初具，当时的工作重点在于诊治各种传染病和防治营养不良。由于儿科人才日趋紧缺，儿科学教育应运而生。1943年，我国现代儿科学的奠基人诸福棠教授主编的《实用儿科学》首版问世，成为我国第一部大型儿科医学参考书，标志着我国现代儿科学的建立。

自19世纪至20世纪末，西方儿科学的重大贡献主要在于有效地防治传染病和营养不良方面，两者为当时儿童中死亡的首要原因。对预防多种传染病疫苗的研制成功使得儿童常见传染病的发生率明显下降，婴儿病死率逐年降低。同时，由于抗生素的不断发展和广泛应用，儿童中感染性疾病的发病率和病死率也大幅度地下降。代乳食品和配方乳的研究和提供曾经拯救了大量儿童的生命，近年来大力提倡母乳喂养使得儿童的生长发育水平更加提高。

中华人民共和国成立以后，党和政府对于儿童的医疗卫生事业非常关心。在城乡各地建立和完善了儿科的医疗机构，并且按照预防为主的方针在全国大多数地区建立起儿童保健机构，同时普遍办起了各种形式的托幼机构。这些机构对于保障我国儿童的健康和提高儿童的生命质量起了至关重要的作用。通过这些机构，儿童的生长发育监测、先天性遗传性疾病的筛查、疫苗的接种、"四病"的防治得以落实，儿童中常见病、多发病能够得到及时的诊治。

尽管我国儿童目前的主要健康问题从总体上看还集中在感染性和营养性疾病等常见病、多发病方面，但是与20世纪比较而言，这些疾病的发生率和严重性大大降低；并且在某些发达地区，严重的营养不良和急性传染病已经少见。这些疾病谱的变化昭示我国儿科工作者的注意力应该开始向新的领域发展延伸，儿科学的任务不仅要着重降低发病率和病死率，更应该着眼于保障儿童健康，提高生命质量的远大目标。因此，研究儿童正常生长发育规律及其影响因素的儿童保健学应该受到重视，儿童保健的临床服务应该由大城市逐渐普及到中小城市和乡村，以保证儿童的体格生长、心理健康、智能发育和社会应对能力得到全面均衡的发展。同时，研究儿童罹患各种疾病后得以尽量完善恢复的儿童康复医学应该受到重视，儿童时期疾患的后遗症将可能影响今后一生的健康和幸福，而处于生长发育阶段的儿童具有非常强的修复和再塑能力，在适宜的康复治疗下往往可能获得令人难以想象的效果。此外，某些成人疾病的儿童期预防应该受到重视，疾病预防的范围不应仅仅局限于对感染性疾病，许多疾病在成人后(或在老年期)出现临床表现，实际上发病的过程在儿童期已经开始，如能在儿童期进行早期预防干预，就可能防止或延缓疾病的发生、发展。

对儿科学的研究和探索是依托现代医学进展的大背景展开的。当前，现代医学的几个革命性突破及其引领的发展趋势应该受到儿科工作者的高度重视。迄今为止，虽然对于外部因素致病为主导的创伤、感染性等疾病研究取得令人瞩目的进展，但是对致病基因等内部致病因素研究相对滞后，这是目前疾病谱中肿瘤、心脑血管疾病和代谢性疾病居高不下的基本原因。著名的诺贝尔生理学与医学奖获得者杜伯克曾说："人类的 DNA 序列是人类的真谛，这个世界上发生的一切事情都与这一序列息息相关，包括癌症在内的人类疾病的发生都与基因直接或间接相关……"。2005 年人类基因组 DNA 全序列测定最终完成，对于人类攻克目前威胁生命健康的疑难顽症具有里程碑的意义。值得注意的是，基因组学虽然在基因活性和疾病的相关性为破解疾病发生、发展的本源提供了有力根据和方向，但并没有解决攻克疾病的所有问题。随之后基因组学的研究应运而生并不断取得进展，从目前的结果看，后基因组学的研究内容是相当广泛的。已经证实，大部分疾病并不仅因为基因改变所造成，还与基因的表达相关，而基因的表达方式又非常错综复杂，成为研究人类健康问题的新方向。此外，人体内真正发挥生理功能的是蛋白质，所谓蛋白质组学，就是要研究清楚人类体内存在的全部蛋白质的种类、结构、结构与功能的关系、各种蛋白质之间的相互关系以及蛋白质异常的致病性。因此，蛋白质组学的研究是突破重大疾病问题的重要方向。最近发现，除了 DNA 上的遗传密码，在染色质中与 DNA 结合的组蛋白也具有所谓的组蛋白密码。这类组蛋白密码也可以遗传，但不像 DNA 上的遗传密码那么稳定，它受到各种环境因素影响，可能反映了生命体对环境适应的一种机制，这就是表观遗传学。

表观遗传学通过研究环境因素对基因遗传的作用，可以更详尽地了解疾病发生、发展的过程。在后基因组学发展的基础上，系统生物医学已经诞生。系统生物医学将基因组和蛋白质组水平的各种因素的相互作用、代谢途径及调控途径综合起来，运用现代生物学的科学和技术，解析人类的行为和疾病发生的根本原因。系统生物学必将极大地提升医学研究的能力。

上述现代医学的重大研究进展对儿科学的进展将是影响最大的，因为这些研究必将涉及人类生命和健康的本质性问题，儿科学正是在这些问题的源头上。

第二章 儿童年龄的分期

儿童的生长发育是一个连续渐进的动态过程,不应被人为地割裂认识。但是在这个过程中,随着年龄的增长,儿童的解剖、生理和心理等功能确实在不同的阶段表现出与年龄相关的规律性。因此,在实际工作中我们一般将其分为七期,以便熟悉掌握。

一、胎儿期

从受精卵形成到胎儿出生为止,共 40 周为胎儿期。胎儿的周龄即为胎龄,或称为妊娠龄。母亲妊娠期间如受外界不利因素影响,包括感染、创伤、滥用药物、接触放射性物质、毒品等,以及营养缺乏、严重疾病和心理创伤等都可能影响胎儿的正常生长发育,导致流产、畸形或宫内发育不良等。在实际工作中常将胎儿期划分为 3 个阶段:

(一)妊娠早期

此期为 12 周,称为胚胎期(或成胚期),是受精卵在子宫着床后细胞不断分裂长大、迅速分化发育形成各系统组织器官的时期。此期末胎儿已基本形成,可分辨出外生殖器。实际从受精到各器官形成大约 8 周或在 10 周时为主要成胚期。此期为胎儿生长发育十分重要的时期。因其发展迅速,且各器官正处于形成过程,如受内外各种因素影响(如遗传因素和孕妇受病毒感染等)则可使发育受阻,引起各种器官的先天畸形。

(二)妊娠中期

此期为 16 周,胎儿各器官迅速长大并继续发育完善,功能渐趋成熟,胎儿长大颇快。但在胎龄 20 周之前体重 < 500 g 时,由于肺的发育尚未成熟,如发生早产大多不能存活。从 20 ~ 28 周肺泡发育逐渐成熟,故 28 周(体重约 1000 g)后出生者,存活的希望较多。

(三)妊娠晚期或后期

此期共 12 周(第 28 周后至 40 周),此期胎儿各器官形态与功能基本成熟。胎儿增大以肌肉发育与脂肪积累为主,胎儿体重增长较多。胎儿完全依靠孕妇生存,母子关系十分密切。母体受到的各类不利影响(如创伤、营养不足、劳累、各类感染、疾病、药物、心理打击等)均可影响胎儿正常生长发育。

妊娠中、晚期孕妇感染、受到放射或有毒物质侵害、营养缺乏或障碍、胎盘或脐带发生异常而导致胎儿缺氧,以及免疫性疾病(溶血症)等均可使胎儿致病,引起死胎、流产、早产或先天畸形、新生儿疾患等,故孕妇和胎儿保健十分重要。应普及孕前咨询,包括遗传咨询及婚前男女双方体检,同时进行孕妇定期检查监护与胎儿生长发育监测,指导孕妇营养与生活安排,预防感染性疾病如风疹、巨细胞病毒、疱疹病毒、弓形体病及梅毒等性病的感染,注意避免环境污染与滥用药物。孕期监护中发现高危孕妇应严密监测,及早恰当处理,以减少其危害性。疑有先天遗传性疾病者,可进行遗传咨询和产前筛查。

胎儿期因父母两方面的各种原因而发生早期流产者估计占 20%,常与非整倍体染色体异常、孕妇健康与宫内环境有关。围生期病死率,我国统一认为围生期一般从胎儿 28 周后(或体重 1000 g 以上)至出生后不满 7 整以此期内的胎儿为统计对象计算围生期病亡率,发现此期内病死胎儿中，其中约一半死于胎儿期，而一半死于早期新生儿期。随着围生医学的发展，以及加强产前保健和分娩技术的改进，近 20 年来围生期病死率已大大降低。

二、新生儿期

自胎儿娩出脐带结扎至 28 天之前为新生儿期，按年龄划分，此期实际包含在婴儿期内。由于此期在生长发育和疾病方面具有非常明显的特殊性，且发病率高，病死率也高，因此单独列为婴儿期中的一个特殊时期。在此期间，小儿脱离母体转而独立生存，所处的内外环境发生根本的变化，但其适应能力尚不完善。此外，分娩过程中的损伤、感染延续存在，先天性畸形也常在此期表现。

三、婴儿期

自出生到 1 周岁之前为婴儿期。此期是生长发育极其迅速的阶段，因此对营养的需求量相对较高。此时，各系统器官的生长发育虽然也在继续进行，但是不够成熟完善，尤其是消化系统常常难以适应对大量食物的消化吸收，容易发生营养和消化紊乱。同时，婴儿体内来自母体的抗体逐渐减少，自身的免疫功能尚未成熟，抗感染能力较弱，易发生各种感染和传染性疾病。

四、幼儿期

自 1 岁至满 3 周岁之前为幼儿期。体格生长发育速度较前稍减慢，而智能发育迅速，同时活动范围渐广，接触社会事物渐多。此阶段消化系统功能仍不完善，营养的需求量仍然相对较高，而断乳和其他食物添加须在此时完成，因此适宜的喂养仍然是保持正常生长发育的重要环节。此期小儿对危险的识别和自我保护能力都有限，因此意外伤害发生率非常高，应格外注意防护。

五、学龄前期

自 3 周岁至 6～7 岁入小学前为学龄前期。此时体格生长发育速度已经减慢，处于稳步增长状态；而智能发育更加迅速，与同龄儿童和社会事物有了广泛的接触，知识面能够得以扩大，自理能力和初步社交能力能够得到锻炼。

六、学龄期

学龄期是指 6～7 岁入小学起至 12～14 岁进入青春期为止的一个年龄段。（相当于小学学龄期）。此期小儿体格生长仍稳步增长，除生殖系统外其他器官的发育到本期末已接近成人水平。脑的形态已基本与成人相同，智能发育较前更成熟，控制、理解、分析、综合能力增强，是长知识、接受文化科学教育的重要时期。应加强教育，使他们在学校、在家庭中打好德、智、体、美、劳全面发展的基础。这个时期发病率较前为低，但要注意预防近视眼和龋齿，矫治慢性病灶，端正坐、立、行姿势，安排有规律的生活、学习和锻炼，保证充足的营养和休息，注意情绪和行为变化，避免思想过度紧张。

七、青春期（少年期）

青春期年龄范围一般从 10～20 岁，女孩的青春期开始年龄和结束年龄都比男孩早 2 年左右。青春期的进入和结束年龄存在较大个体差异，约可相差 2～4 岁。此期儿童的体格生长发育再次加速，出现第二次高峰，同时生殖系统的发育也加速并渐趋成熟。

第三章 生长发育

第一节 影响生长发育的因素

一、遗传

小儿生长发育的特征、潜力、趋向、限度等都受父母双方遗传因素的影响。种族、家族的遗传信息影响深远：如皮肤、头发的颜色、面型特征、身材高矮、性成熟的迟早等；遗传性疾病无论是染色体畸变或代谢缺陷对生长发育均有显著影响。

二、性别

男女孩生长发育各有特点，一般女孩平均身高（长）、体重较同年龄男孩为小。女孩青春期开始较男孩约早2年，此时体格生长剧增，其身高、体重超过男孩，男孩青春期虽开始较迟，但延续时间比女孩为长，其体格最后还是超过女孩。女孩骨化中心出现较早，骨骼较轻，骨盆较宽，肩距较窄，皮下脂肪较发达，而肌肉却不如男孩发达。因此在评价小儿生长发育时男女标准应分开。

三、内分泌

生长发育主要是由各种激素调控，其中以生长激素、甲状腺素和性激素尤为重要。缺乏生长激素导致身材矮小；甲状腺素缺乏时不仅造成矮小，还使脑发育障碍；性激素可促使骨骺融合，影响长骨生长，故青春期开始较早，可使最终身高相对矮小。

四、孕母情况

胎儿在宫内的发育受孕母生活环境、营养、情绪、疾病等各种因素的影响：妊娠早期如患病毒性感染可导致胎儿先天性畸形；母患严重营养不良可引起流产、早产和胎儿体格生长以及脑的发育迟缓；孕母接受药物、X线照射、环境毒物污染和精神创伤等，均可使胎儿发育受阻。宫内发育阻滞可影响小儿出生后的生长发育。

五、营养

充足和调配合理的营养是小儿生长发育的物质基础，为保证小儿健康生长极为重要的因素，年龄越小受营养的影响越大。长期营养不足首先导致体重不增，甚至下降，最终也会影响身高的增长和使机体的免疫、内分泌、神经调节等功能低下。

六、生活环境

良好的居住环境、卫生条件如阳光充足、空气新鲜、水源清洁等能促进小儿生长发育，反之，则带来不良影响。生活制度、护理、教养、锻炼的合理安排对小儿体格、智力的成长起重要促进作用。家庭的温暖，父母的爱抚和良好的榜样作用，以及优良的学校教育和社会教育，对小儿性格、品德的形成、情绪的稳定和精神智能的发育均有深远影响。

七、疾病

疾病对小儿生长发育的阻挠作用十分明显。急性感染常使体重减轻；慢性病则同时影响体重和身高的增长；内分泌疾病常引起骨骼生长和神经系统发育迟缓；先天性疾病如先天性心脏病、21- 三体综合征、软骨发育不良等，对体格和精神神经发育的影响更为明显。

　　了解小儿生长发育规律及内、外因素对其的作用，可使医务保教人员根据不同年龄的发育特点，创造有利条件，防止不利因素，以促进小儿正常生长发育；另一方面又可按照发育规律，较正确地判断和评价小儿发育情况，及时发现偏异和不足之处，追查原因予以纠正；亦有助于对小儿的某些疾病的诊断、治疗和预后判断。

第二节　生长发育规律

　　儿童少年生长发育的一般规律包括：阶段性和程序性、速度的不均衡性、时间顺序性及统一协调性。

一、生长发育的阶段性和程序性

（一）生长发育的阶段性

　　生长发育是一个连续过程，由不同的发育阶段组成。根据这些阶段特点，加上生活、学习环境的不同，可将儿童少年的生长发育过程划分成几个年龄期：婴儿期、幼儿期、童年期、青春期和青年期。

（二）生长发育的程序性

　　生长发育有一定程序，各阶段间顺序衔接。前一阶段的发育为后一阶段奠定必要基础；任何阶段的发育出现障碍，都将对后一阶段产生不良影响。

　　胎儿和婴幼儿期发育遵循“头尾发展律”，从生长速度看，胎儿期头颅生长最快，婴儿期躯干增长最快，2～6岁期间下肢增长幅度超过头颅和躯干。因此，儿童的身体比例不断变化，由胎儿2个月时特大的头颅(占全身4/8)、较长的躯干(3/8)、短小的下肢(1/8)发展到6岁时较为匀称的比例(头占1/8强，躯干占4/8弱，下肢占3/8)。从动作发育看，儿童会走路前必须先经过抬头、转头、翻身、直坐、爬行、站立等发育阶段。手部动作发育的规律性更明显，新生儿只会上肢无意识乱动；4～5个月开始有取物动作，但只能全手一把抓；10个月时才会用手指拿东西；2岁左右手的动作更准确，会用勺子吃饭；手部精细动作(如写字、画图等)要到6～7岁左右才基本发育完善。

　　儿童期、青春期发育遵循“向心律”。身体各部的形态发育顺序是：下肢先于上肢，四肢早于躯干，呈现自下而上，自肢体远端向中心躯干的规律性变化。青春期足的生长突增最早开始，也最早停止生长；足突增后小腿开始突增，然后是大腿、骨盆宽、胸宽、肩宽、躯干高，最后是胸壁厚度。上肢突增的顺序依次为手、前臂和上臂。手的骨骺愈合也由远及近，顺序表现为指骨末端→中端→近端，掌骨→腕骨→桡骨、尺骨近端。

二、生长发育速度的不均衡性

　　整个生长期内个体的生长速度有时快，有时慢，是不均衡的。因此，生长发育速度曲线呈波浪式。从胎儿到成人，先后出现两次生长突增高峰：第一次从胎儿4个月至出生后1年；

第二次发生在青春发育早期，女孩比男孩早两年左右。身长在胎儿 4～6 月增长约 27.5 cm，占新生儿身长的一半左右，是一生中生长最快的阶段；体重在胎儿 7～9 月增长约 2.3 kg，占正常新生儿体重的 2/3 以上，也是一生中增长最快的阶段。出生后增长速度开始减慢，但生后第一年中身长增长 20～25 cm，约为出生时的 40%～50%；体重增长 6～7 kg，约为出生时的 2 倍，都是出生后生长最快的一年。生后第二年，身长增长约 10 cm，体重增长约 2～3 kg，2 岁后至青春期前，生长速度减慢并保持相对稳定，平均每年身高增长 4～5 cm，体重增长 1.5～2.0 kg，直到青春期开始。青春期开始后生长速度再次加快，身高一般每年增长 5～7 cm，处在生长速度高峰时一年可达 10～12 cm；男孩增幅大于女孩。体重一般每年增长约 4～5 kg，高峰时一年可达 8～10 kg。青春期突增后生长速度再次减慢，约在女 17～18 岁，男 19～20 岁左右身高停止增长。男孩突增期增幅较大，生长持续时间较长，故进入成年时其大多数形态指标的值高于女孩。

三、各系统生长模式的时间顺序性与统一协调性

根据不同组织、器官的不同生长发育时间进程，可将全身各系统归纳为四类不同的生长模式。

（一）一般型

一般型包括全身的肌肉、骨骼、主要脏器和血流量等，生长模式和身高、体重基本相同，先后出现婴儿期和青春期两次生长突增，其余时间稳步增长。青春期发育中、后期增长幅度减慢，直到成熟。

（二）神经系统型

脑、脊髓、视觉器官和反映头颅大小的头围、头径等，只有一个生长突增期，其快速增长阶段主要出现在胎儿期至 6 岁前。由于神经系统优先发育，出生时脑重已达成人脑重的 25%，而此时体重仅为成人的 5% 左右；6 周岁时脑重约 1200 g，达成人脑重的 90%。头围测量在评价学前儿童（尤其 3 岁前）神经系统发育方面有特殊重要的意义。

（三）淋巴系统型

胸腺、淋巴结、间质性淋巴组织等在出生后的前 10 年生长非常迅速，12 岁左右约达成人的 200%。其后，伴随免疫系统的完善，淋巴系统逐渐萎缩。体检时对儿童的淋巴系统状况进行评价，不应以成人标准来衡量。

（四）生殖系统型

生后第一个十年内，生殖系统外形几乎没有发展；青春期生长突增开始后生长迅猛，并通过分泌性激素，促进机体的全面发育成熟。

综上所述，机体各系统的发育既不平衡，又相互协调、相互影响和适应。这是人类在长期生存和发展中对环境的一种适应性表现。任何一个系统的发育都不是孤立的，而任何一种作用于机体的因素都可对多个系统产生影响。例如，适当的体育锻炼不仅促进肌肉和骨骼发育，也促进呼吸、心血管、神经系统功能水平的提高。

四、生长轨迹现象和生长关键期

在外环境无特殊变化的条件下，个体儿童的发育过程比较稳定，呈现一种轨迹现象 (canalization)。该轨迹有动态的、复杂的调控系统，其中遗传基因起关键作用。它尽力使正在

生长中的个体在群体范围中保持有限的上下波动幅度。一旦出现疾病、内分泌障碍、营养不良等不利现象，会出现明显的生长发育迟滞；一旦这些阻碍因素被克服，儿童会立即表现出向原有生长轨道靠近和发展的强烈倾向。这种在阻碍生长的因素被克服后表现出的加速生长并恢复到正常轨迹的现象，称"赶上生长"(catch-up growth)。

并非所有的疾病恢复过程必然伴随赶上生长。患儿能否出现赶上生长，能否使生长恢复到原有正常轨迹，取决于致病的原因、疾病的持续时间和严重程度。如果病变涉及中枢神经系统和重要的内分泌腺，或病变较严重，或体液的内环境和代谢平衡过程长期得不到恢复，就不能出现赶上生长。

许多重要的器官和组织都有"关键生长期"，此时的正常发育受干扰，常成为永久性的缺陷或功能障碍。换言之，一旦不能抓紧时机治疗，这些器官、组织即便出现赶上生长，也往往是不完全的。例如，从胎儿中后期到出生后6个月，是脑细胞数量大量增加的脑组织生长关键期。此时若发生严重的蛋白质-热量营养不良、缺氧、产伤等现象，细胞的分裂、增殖速度会急剧减慢；即便以后进行各种积极干预，赶上生长也不能完全实现，脑细胞数量不能恢复到应有水平，患儿智力将受到较严重影响。青春早期是长骨组织的关键生长期。各种阻碍生长的因素若作用于该阶段，会使骨细胞数量减少，骨骼生长受阻。若不采取积极治疗措施，则伴随骨的干骺愈合，长骨将丧失继续生长的机会，儿童的体格就无法达到其遗传潜力所赋予的水平。

第三节　体格发育及评价

一、体格生长的常用指标

（一）体重

正常小儿出生时体重平均约为3 kg，出生后的前半年每月平均增长约0.7 kg(700g)，后半年每月平均增长约0.5 kg，1周岁以后平均每年增加约2 kg。临床可用以下公式推算小儿体重。

1～6个月：体重(kg)＝出生时体重＋月龄×0.7。

7～12个月：体重(kg)＝6+月龄×0.5。

2岁～12岁：体重(kg)＝年龄×2+8。

体重可以反映小儿体格生长状况和衡量小儿营养情况，并且是临床用药量的主要依据。体重增长过快常见于肥胖症，体重低于正常均值的85%者为营养不良。

（二）身高

身高是指从头顶至足底的垂直长度。3岁以下卧位测量身长，3岁以后站位测量身高。正常新生儿出生时身长平均约为50 cm。生后第一年身长增长最快，约生长25 cm，其中前3个月约增长12 cm。1岁时身长约75 cm。第二年身长增长速度减慢，约生长10 cm。2周岁后至青春期身高（长）增长平稳，每年约7 cm。进入青春期，身高增长出现第二个高峰，其增长速率约为学龄期的2倍，持续2～3年。临床可用以下公式推算2岁后至12岁儿童的身高。

身高(cm)＝年龄×7+70。

（三）头围

自双眉弓上缘处，经过枕骨结节，绕头一周的长度为头围。

足月儿新生儿出生时头围约为 34 cm，出生后前 3 个月和后 9 个月各增长 6 cm，1 周岁时约为 46 cm，2 周岁时约为 48 cm，5 周岁时约增长至 50 cm，15 岁时接近成人，约为 54 ～ 58 cm。

头围的大小与脑的发育有关。头围小者提示脑发育不良或小头畸形。头围增长过速则常提示为脑积水和佝偻病后遗症。

（四）胸围

沿乳头下缘水平绕胸一周的长度为胸围。新生儿胸围平均约 32 cm。1 ～ 1.5 岁时约 44 cm，接近头围，2 岁后胸围渐大于头围。一般营养不良或缺少锻炼的小儿胸廓发育差。1 岁至青春前期胸围超过头围的厘米数约等于小儿岁数减 1。

（五）囟门

囟门有前囟、后囟之分。前囟是额骨和顶骨之间的菱形间隙，后囟是顶骨和枕骨之间的三角形间隙。前囟的大小是指囟门对边中点间的连线距离，出生时前囟大小约为 1.5 ～ 2 cm，前囟应在小儿出生后的 12 ～ 18 个月（1 岁～ 1.5 岁）闭合。后囟在部分小儿出生时就已闭合，未闭合者正常情况应在生后 2 ～ 4 个月内闭合。

囟门反映小儿颅骨间隙闭合情况，对某些疾病诊断有一定意义。囟门早闭且头围明显小于正常者，为头小畸形；囟门迟闭及头围大于正常者，常见于脑积水、佝偻病、克汀病等。

囟门凹陷见于极度消瘦或脱水者；囟门饱满为颅内压增高，见于脑炎、脑膜炎、脑肿瘤等。

（六）脊柱

脊柱的变化反映椎骨的发育情况。3 个月的婴儿能抬头时，出现凸向前的颈曲；6 个月后会坐时出现凸向后的胸曲；1 岁会走时，出现凸向前的腰曲。

（七）牙齿

人一生有两副牙齿，即乳牙（20 颗）和恒牙（28 ～ 32 颗）。生后 4 ～ 10 个月乳牙开始萌出，12 个月尚未出牙可视为异常。出牙顺序是先下颌后上颌，自前向后依次萌出，唯尖牙例外。乳牙约在 2 ～ 2.5 岁出齐。出牙时间推迟或出牙顺序混乱，常见于佝偻病、呆小病、营养不良等。6 岁左右开始萌出第 1 颗恒牙，自 7 ～ 8 岁开始，乳牙按萌出先后逐个脱落，代之以恒牙，最后一颗恒牙（第三磨牙）一般在 20 ～ 30 岁时出齐，也有终生不出者。

2 岁以内乳牙颗数可用以下公式计算。

乳牙数 = 月龄 -4(或 6)。

二、骨骼和牙齿的生长发育

（一）颅骨发育

前囟为顶骨和额骨边缘形成的菱形间隙，其对边中点连线长度在出生时约 1.5 ～ 2.0 cm，后随颅骨发育而增大，6 个月后逐渐骨化而变小，1 ～ 1.5 岁时闭合。前囟早闭或过小见于小头畸形；前囟迟闭、过大见于佝偻病、先天性甲状腺功能减低症等；前囟饱满常示颅内压增高，见于脑积水、脑炎、脑膜炎、脑肿瘤、脑出血等疾病，而前囟凹陷则见于极度消瘦或脱水者。后囟为顶骨与枕骨边缘形成的三角形间隙，出生时即已很小或已闭合，最迟约于生后 6 ～ 8 周闭合。

（二）脊柱的发育

脊柱的增长反映脊椎骨的发育。出生后第 1 年脊柱增长快于下肢，1 岁以后则落后于下肢增长。新生儿时脊柱仅轻微后凸，3 个月左右随抬头动作的发育出现颈椎前凸，此为脊柱第 1 个弯曲；6 个月后会坐时出现胸椎后凸，为脊柱第 2 个弯曲；1 岁左右开始行走时出现腰椎前凸，为脊柱第 3 个弯曲。至 6 ～ 7 岁时韧带发育后，这 3 个脊柱自然弯曲为韧带所固定。生理弯曲的形成与直立姿势有关，有加强脊柱弹性的作用，有利于身体平衡。坐、立、行姿势不正及骨骼病变可引起脊柱发育异常或造成畸形。

（三）长骨的发育

长骨的生长和成熟与体格生长有密切关系。长骨生长主要依靠其干骺端软骨骨化和骨膜下成骨作用使之增长、增粗。干骺端骨骼融合，标志长骨生长结束。

（四）牙齿的发育

牙齿的发育与骨骼发育有一定的关系。人一生有两副牙齿，即乳牙（共 20 个）和恒牙（共 28 ～ 32 个）。出生时在颌骨中已有骨化的乳牙芽孢，但未萌出，生后 4 ～ 10 个月乳牙开始萌出，最晚 2.5 岁出齐 20 颗乳牙，2 岁以内乳牙的数目约为月龄减 4 ～ 6，但乳牙的萌出时间也存在较大的个体差异，12 个月尚未出牙可视为异常。恒牙的骨化从新生儿时开始，6 岁左右开始出第 1 颗恒牙即第 1 磨牙，长于第 2 乳磨牙之后；7 ～ 8 岁开始乳牙按萌出先后顺序逐个脱落代之以恒牙，2 岁左右出第 2 磨牙；18 岁以后出第 3 磨牙（智齿），但也有人终身不出此牙。恒牙一般 20 ～ 30 岁时出齐。

出牙为生理现象，但个别小儿可有低热、流涎、睡眠不安、烦躁等反应；较严重的营养不良、佝偻病、甲状腺功能减低症、21- 三体综合征等患儿可有出牙迟缓、牙质差等。

三、生殖系统发育

受内分泌系统下丘脑 - 垂体 - 甲状腺轴的控制，生殖系统迟至青春期前才开始发育。青春期大约持续 6 ～ 7 年，可划分为 3 个阶段。

（一）青春前期

青春期即女孩 9 ～ 11 岁，男孩 11 ～ 13 岁，体格生长明显加速，出现第 2 性征。

（二）青春中期

青春中期即女孩 13 ～ 16 岁，男孩 14 ～ 17 岁，体格生长速度达高峰，第 2 性征全部出现，性器官在解剖和生理功能上均已成熟。

（三）青春后期

青春后期即女孩 17 ～ 21 岁，男孩 18 ～ 24 岁，体格生长停止，生殖系统发育完全成熟。青春期开始和持续时间受多种因素的影响，个体差异较大。

四、体格生长评价

生长评价主要是通过人体测量学指标以及常用辅助检查，根据各年龄段生长发育规律对小儿进行评价，及时发现生长障碍，给予适当的指导与干预，对促进儿童的健康生长十分重要。

（一）资料分析方法

1. 常用的体格生长评价方法

(1) 均值离差法：适用于常态分布状况，以平均值 ($\bar{x}$) 加减标准差 (SD) 来表示，如 68.3%

的儿童生长水平在 ±1SD 范围内；95.4% 的儿童在 ±2SD 范围内；99.7% 的儿童在 ±3SD 范围内。

(2) 百分位数法：当测量值呈偏正态分布时，百分位数法能更准确地反映所测数值的分布情况。

(3) 标准差的离差法 (Z 积分，SDS)：Z 积分 =(x)/SD，可进行不同体质人群间比较，用偏离该年龄组标准差的程度来反映生长情况，结果表示也较精确。其中 X 为实值。Z 积分可为正值，也可为负值。

(4) 中位数法：当样本变量为正态分布时中位数等于均数与第 50 百分位数。当样本变量分布不是完全正态时，因此时样本中少数变量分布在一端，用算术平均数作为中间值对个别变量值影响大，故用中位数表示变量的平均水平较妥。

2. 界值点的选择

通常以均值离差法 ±2SD(包括总体的 95%) 为正常范围；百分位数法以 $P_3 \sim P_{97}$(包括样本的 94%) 为正常范围；标准差的离差值以 ±2SD 以内为正常范围。

3. 测量值的表示

(1) 表格：将测量数值以表格形式列出，便于查询，但不够直观。

(2) 生长曲线：按各等级的数值绘制成曲线图。优点是较等级数值直观，不仅能较准确了解儿童的发育水平，还能对儿童某项指标进行定期纵向观察，易看出该小儿生长的趋势有无偏离现象，以便及早发现原因，采取干预措施。

(二) 体格生长评价

正确评价儿童体格生长状况，必须注意采用准确的测量用具及统一的测量方法。中国卫生部建议采用 1995 年中国九大城市儿童的体格生长数据为中国儿童参照人群值。儿童体格生长评价包括发育水平、生长速度及匀称程度 3 个方面。

1. 发育水平

将某一年龄点所获得的某一项体格生长指标测量值 (横断面测量) 与参考人群值比较，得到该儿童在同质人群中所处的位置，即为此儿童该项体格生长指标在此年龄的生长水平，通常以等级表示其结果。生长水平包括所有单项体格生长指标，如体重、身高等，可用于个体或群体儿童的评价。对群体儿童的评价可了解该群体儿童的体格状况；对个体儿童评价仅表示该儿童已达到的水平，不能说明过去存在的问题，也不能预示该儿童的生长趋势。

2. 生长速度

长速度是对某一单项体格生长指标定期连续测量 (纵向观察)，将获得的该项指标在某一年龄阶段的增长值与参照人群值比较，得到该儿童该项体格生长指标的生长速度。以生长曲线表示生长速度最简单、直观，定期体检是生长速度评价的关键。生长速度的评价较发育水平评价更能真实了解儿童生长状况。生长速度正常的儿童生长基本正常。

3. 匀称程度

匀称程度是对体格生长指标之间关系的评价。

(1) 体形匀称度：表示体形 (形态) 生长的比例关系。常选用身高的体重表示一定身高的相应体重增长范围，间接反映身体的密度与充实度。

(2) 身材匀称：以坐高 / 身高的比值反映下肢生长状况。按实际测量计算结果与参照人群值比较。

第四节 神经心理发育及评价

一、神经系统的发育

（一）脑

胎儿时期神经系统发育最早，尤其是脑的发育最为迅速。出生时脑重约 370 g，占其体重的 1/9 ～ 1/8，达成人脑重（约 1500 g）的 25%；6 个月时脑重约 600 ～ 700 g；2 岁时达 900 ～ 1000 g；7 岁时接近成人脑重。出生时大脑的外观已与成人相似，有主要的沟回，但大脑皮质较薄，沟回较浅。出生时神经细胞数目已与成人相同，但其树突与轴突少而短。出生后脑重的增加主要由于神经细胞体积增大和树突的增多、加长，以及神经髓鞘的形成和发育。3 岁时神经细胞已基本分化完成，8 岁时接近成人。神经纤维髓鞘化到 4 岁时才完成。故婴儿时期由于髓鞘形成不完善，刺激引起的神经冲动传导慢，而且易于泛化，不易形成明显的兴奋灶。生长时期的脑组织耗氧较大，小儿脑耗氧在基础代谢状态下占总耗氧量的 50%，而成人为 20%。

（二）脊髓

脊髓的发育在出生时相对较成熟，其发育与运动功能进展平行，随年龄而增重、加长。脊髓下端在胎儿时位于第 2 腰椎下缘，4 岁时上移至第 1 腰椎，做腰椎穿刺时应注意。

（三）神经反射

出生时小儿即具有觅食、吸吮、吞咽、拥抱、握持等一些先天性反射和对强光、寒冷、疼痛的反应。其中有些条件反射如吸吮、握持、拥抱等反射会随年龄增长而消失，否则将影响动作发育。如握持反射应于 3 ～ 4 个月时消失，如继续存在则将妨碍手指精细动作的发育。新生儿和婴儿肌腱反射不如成人灵敏，腹壁反射和提睾反射也不易引出，到 1 岁时才稳定。3 ～ 4 个月前小儿肌张力较高，克氏征（Kernig）可为阳性，2 岁以下小儿巴氏征阳性亦可为生理现象。

小儿出生后 2 周左右即可形成第 1 个条件反射，即抱起喂奶时出现吸吮动作；2 个月开始逐渐形成与视觉、听觉、味觉、嗅觉、触觉等相关的条件反射；3 ～ 4 个月开始出现兴奋性和抑制性条件反射；2 ～ 3 岁时皮质抑制功能发育完善，到 7 ～ 14 岁时皮质抑制调节功能达到一定强度。

二、神经、精神发育

小儿从出生到发育成熟的整个过程中，体格、运动、认知、情感、个性等方面都在不停地变化着，这种发育遵循着同样的顺序和规律。小儿行为发育呈由上至下、从近端到远端、由泛化到集中、先正后反的顺序。如婴儿运动发育归纳为：二抬四翻六会坐，七滚八爬周会走。小儿一般须遵循发育里程碑的顺序依次进步，最终达到完全成熟。但也有一些例外，如并不是每一个小儿会走之前都会爬行。

（一）感知觉的发育

感觉是人脑对客观事物个别属性的反映，如小孩通过视觉了解到某个物体看起来是红色的，他还未学会用其他方式去了解这个物体的其他属性，他只能了解这个物体的个别属性。知觉是人脑对事物各种属性的综合反映，在感觉的基础上发展，如他通过视觉发现几个物体尽管看起来都是红色的，但它们的形状有所不同，或者几个物体看起来不仅颜色一样，而且形状也相同，但通过触觉了解到这些物体的软硬不同，这种运用一种感觉或多种感觉对物体的多种属性的了解是知觉发育的表现。因此，可以说感知觉的发育是儿童心理发展的基础。与儿童神经心理发育关系密切的感知觉发育主要包括视觉、听觉和触觉的发育等方面。

1. 视感知发育

人脑接受外界信息的 80% 都是通过视觉系统传入、加工处理和完成的，因此，视觉的发育对脑的发育起着特别重要的作用。

在子宫内，胎儿处于暗光环境下，所以小孩出生后若室内光线太强，反而不愿意睁眼视物，新生儿眼睛肌肉调节焦距的能力差，视物最佳焦距约在 20 cm 处，因此，物体距离太远或者太近都可能视而不见，新生儿喜欢注视人脸胜过注视其他任何图形，并喜欢注视色彩鲜艳、复杂的图形和轮廓分明、黑白相间的条纹或弧形，还特别喜欢注视运动着的物体。同时能分辨别物体大小、形状、颜色、曲线与直线。新生儿注意力最集中的时候是在睡醒后不久，这时候，在半暗光线下，母亲的脸距离新生儿脸大约 20 cm 处轻声地与小孩说话和微笑或用色彩鲜艳的红色线团或玩具刺激新生儿视觉和视知觉发育可获得较好的训练效果。在卧位状态下，还可用刺激物缓慢地横向，纵向或绕弧形来回移动或抖动，新生儿的视线和头可随物体运动方向缓慢移动，这样可训练新生儿的眼球和颈部肌肉运动的能力，如这种追随物体运动的能力很差，就应及时到医院检查。但应注意的是新生儿的眼睛和脑非常容易疲劳，不宜过度刺激，当新生儿的视线出现不再追随物体或哭闹、饥饿、睡前等情况时都不宜再刺激。

出生后头几个月的婴儿对较小的物体无注视能力，可用形状、大小、颜色各异的玩具来训练婴儿的注视能力和视觉分辨能力。以后随视觉发育，约 4 个月左右的婴儿能看见较小的物体，如对色彩鲜艳的小糖丸有一定的注视能力。

6 岁前可因视觉发育不完善而常碰撞东西是正常现象。

视觉发育的关键期在 3 个月～6 岁，在这期间应多户外活动，在自然光线下用眼对视觉发育非常有益。

2. 听感知发育

听觉与语言发育关系密切，先天性聋哑人就是生来就不知道人们是用什么声音去表示物体、事情发生过程或思想的，所以才不会说话。

新生儿就有分辨声音的能力，如音量的大小，音调的高低、声音的质量差异（如沙哑声和圆润声的区别）、语声与非语声，喜欢听说话声胜过听其他任何声音，对成人的耳朵来讲不大的声音对新生儿和小婴儿来讲则可能音量太大，当音量过大或音调过高时，新生儿会背离声源或受到惊吓，长期处于这种状态他们会缺乏安全感，所以，在给新生儿说话时应轻声一点。此外，在安静状态下他们还能寻找声源，如果逗引不出新生儿上述这些能力，应警惕小孩是否有听力障碍，为避免发生语言发育障碍，应及时到医院检查，以早发现、早矫治。

约 3～4 个月对声音节拍已非常敏感，喜欢听欢快的音乐声，并能清楚区别不同成人声。

7 个月对语气敏感，吵他会哭。

3 岁能清楚区别"e，er"声。

3. 触觉的发育

人类皮肤毛少，皮薄，这使人从一出生开始全身体表均可接受各种不同层次的细微感觉刺激。因此，人类的皮肤触觉敏感性很高，这与动物明显不同。

在子宫内，胎儿被羊水包裹，羊水的压力作用于肌肤的感觉使胎儿产生舒适和安全感。因此出生后，新生儿特别喜欢全身浸泡在水里洗澡或肌肤接触和被拥抱，而安全感正是身体正常发育和智力发展的基础。所以，现在主张在小孩出生后脐带未结扎前就应立即将小孩放在妈妈的怀里进行肌肤接触以达到安抚的目的，或尽早开展"婴儿抚触"工作，这样对婴儿的身心健康均有好处。有试验证明生后 3 周的新生儿，其口腔就能感知和区别表面有数个突起的奶嘴和表面光滑的奶嘴，因此小婴儿口腔、口周等处的触觉敏感性已经很高，他们喜欢用口腔去探索周围世界，什么东西都往嘴里放，并喜欢啃自己的手足，可以说在生命初期口腔的感觉对认知发育起重要作用。

另一个重要的方面是人手的触觉发育与人类的认知发育的关系也非常密切，人可通过手的肌肤与物体的接触认识物体软硬、轮廓的锐钝、表面是否光滑或粗糙，盲人还可通过手的接触认识物体大小和形状等。因此，出生后应用各种不同性状的物体刺激小孩手的触觉发育，冬季气温低也应将小孩的手经常露在外面，以免限制了小孩的认知发育。

4. 嗅觉和味觉的发育

出生时，小孩嗅觉发育已较成熟，生后 5 天的新生儿就能区别自己母亲和别人母亲的母乳气味。小孩出生时味觉发育已很完善，生后 1 天的新生儿对不同浓度的糖溶液吸吮强度和量不同，常喜欢微甜味，对小婴儿来讲，成人吃起来淡而无味的东西，他吃起来其味无穷。因此，在给小婴儿做食物时，应注意味道不要放得太甜或太咸，这样会损伤他们的味觉。

（二）运动的发育（动作能）

运动 (motor) 在儿童早期神经心理发育过程中，运动发育也是婴儿心理发育的重要基础。儿童运动发育有一定的顺序，即不同年龄阶段出现不同的运动行为，而且运动的发育还遵循着如下规律：

1. 从泛化到集中

婴儿最初的动作为全身性且欠精确，以后逐步分化为局部、精确动作，也由不协调到协调。

2. 从上到下

儿童动作发育是自头端向足端。

3. 从近到远

即儿童动作发育是身体中部开始，越接近躯干的部位动作发育越早，然后逐渐向远端发育。

4. 先正后反

先正后反即儿童正面动作先于反面动作。

(1) 大运动 (gross motor)：儿童的姿势或全身活动称大运动，如抬头、翻身、坐、爬、站、走、跑、跳跃等。婴儿 2 ～ 3 个月俯卧抬头 45° ～ 90°，4 个月俯卧抬胸，竖头稳定。4 ～ 6 个月会翻身，拉坐时头不滞后，扶站自动跳跃。8 个月独坐稳，会爬行。10 个月会扶栏杆横走，12 个月从一个物体到另一物体能走几步。12 ～ 15 个月的幼儿学习独自走路，练习爬上台阶，15 个月应该走得稳。18 ～ 24 个月的幼儿会拉玩具倒退行走，自己扶栏上、下台阶。2 岁会跑、双脚跳、扔球和踢球。3 岁能两脚交替上下楼梯，会骑小三轮车。

(2) 精细动作 (fine motor)：儿童手和手指的运动和手眼协调操作物体的能力称为精细动作。

如抓饼干、捏小米花、握笔绘画、使用剪子等。精细动作多为小肌肉运动，在全身大肌肉发育后迅速发育。而且随着精细动作水平的提高，手眼协调能力愈来愈占重要地位，并贯穿于精细动作中。新生婴儿不会主动抓握，4～5个月的婴儿开始伸出双臂抓取面前的物品。最初用手掌尺侧，6个月用全掌，8个月发展到桡掌或桡指抓握，10个月为拇示指对指抓握，12个月能灵巧地捏起小丸，并且会轻轻地抛球。精细动作，随着儿童年龄增长，双侧肢体的配合性动作愈来愈多。如：1～2岁儿童可一手扶瓶子，一手捡豆粒放入瓶中，双手折纸、玩橡皮泥；2～3岁儿童会画画、穿珠子、系纽扣等。而且，随着精细动作水平的提高，手眼协调能力愈来愈占重要地位。应给儿童提供各种活动机会，帮助提高儿童精细动作技能，开发其创造性潜能。

（三）语言的发育（语言能）

语言为人类特有的高级神经活动，用以表达思维、观念等心理过程，与智能关系密切。正常儿童天生具备发展语言技能的机制和潜能，但是环境必须提供适当的条件，如与周围人群进行语言交往，其语言能力才能得以发展。通过语言符号，小儿获得更丰富的概念，提高解决问题的能力，同时吸收社会文化中的信念、习俗及价值观。语言发育必须听觉、发音器官和大脑功能正常，并须经过发音、理解和表达3个阶段。

1. 发音阶段

新生儿已经会哭叫，并且饥饿、疼痛等不同刺激所反映出来的哭叫声在音响度、音调上有所区别。婴儿1～2个月开始发喉音，2个月发"啊"、"咿"、"呜"等元音，6个月时出现辅音，7～8个月能发"爸爸"、"妈妈"等复音，8～9个月时喜欢模仿成人的口唇动作练习发音。

2. 理解语言阶段

婴儿在发音的过程中逐渐理解语言。小儿通过视觉、触觉、体位觉等与听觉的联系，逐步理解一些日常用品，如奶瓶、电灯等的名称；9个月左右的婴儿已能听懂简单的词意，如"再见"、"把手给我"等。亲人对婴儿自发的"爸爸"、"妈妈"等语言的及时应答，可促进小儿逐渐理解这些音的特定含义。10个月左右的婴儿已能有意识地叫"爸爸"、"妈妈"。

3. 表达语言阶段

在理解的基础上，小儿学会表达语言。一般1岁开始会说单词，后可组成句子；先会用名词，然后才会用代名词、动词、形容词、介词等；从讲简单句发展为复杂句。

小儿说话的早晚与父母的教育、关注是分不开的。语言发育的过程中，须注意下列现象。

(1) 乱语：1～2岁的小儿，很想用语言表达自己的需求，但由于词汇有限，常常说出一些成人听不懂的话语即乱语。遇到此种情况要耐心分析，不要加以训斥，否则会影响说话及表达思维的积极性。

(2) 口吃：3～4岁的小儿，词汇增多，但常常发音不准或句法不妥，如把老师发音为"老希"。愈是急于纠正愈容易出现口吃。遇此情况不必急于纠正，一般情况下会逐渐转为发音正常。

(3) 自言自语：自言自语是小儿从出声的外部语言向不出声的内部语言（沉默思考时的语言）转化过程中的一种过渡形式，是幼儿语言发展过程中的必经阶段，为小儿进入小学、很快发展内部语言打下基础。一般7岁以后，小儿不会再出现自言自语，如继续存在，则应引起注意。

（四）对周围人和物的反应（应人能、应物能）

对周围人和物的反应包括对周围人和物的反应和交往的能力以及独立生活能力。应人能、应物能是随年龄增长而逐渐发展的。其发展程序如下。

新生儿：对周围较淡漠，反复逗引方有反应。对强光反应较快。

1个月：喜欢看熟悉人的脸和颜色鲜艳的物体。

2个月：双眼会追随移动的物体，会注意母亲的脸，开始微笑。

3个月：认识母亲。

4个月：逗引时能发出笑声，能主动以笑脸迎人，母亲离去或不在时会表现不愉快。

5～6个月：能区别熟人和陌生人，喜欢作用手帕遮脸的游戏。会向镜中人微笑。能抚摸或抱着奶瓶。

7～8个月：能注意周围人的行动与表情。能体会说话人的语调，如大人用斥责语调说"不许动"，小儿可出现恐惧表现或马上停止动作。

9～10个月：能模仿成人动作，会招手表示"再见"，对外人表示疑惧。

12个月：对人有爱憎之分，能配合大人穿衣。

18个月：会用语言或手势表示要求，会表示大小便。

2岁：能自己用匙吃饭，动作准确，但吃不干净。基本能控制大小便。能听懂命令，执行简单任务。

3岁：会参加其他孩子的活动，会洗手。

4岁：好奇心强，求知欲强，不断提问。能自己上厕所，脱衣服。

5～6岁：喜欢集体游戏，常扮演想象中的角色，会做简单的家务劳动如抹桌、扫地等。

小儿中枢神经系统一切功能活动的发育，虽以神经、肌肉和骨骼系统正常发育为前提，但外界环境条件、训练和教养起着重要作用。多让小儿接触外界环境，加强教养、训练，会对小儿神经、精神的发育有促进作用。

（五）神经反射的发育

新生儿一出生即具有某些先天性反射活动，并持久存在，如觅食、吸吮、吞咽反射，对疼痛、寒冷、强光亦有反应。婴儿的暂时性反射如拥抱反射、紧张性颈反射、踏步反射、握持反射，以后随着小儿发育逐渐消退。一般握持反射和拥抱反射于3～4个月消失。腹壁和提睾反射于1岁时开始稳定，巴氏征在2岁时转阴。如这些反射在该出现时不出现，或应消失时不消失，特别表现出不对称时，常提示神经系统有异常。后天性反射（条件反射）是在先天性反射基础上随着大脑及各感觉器官的发育而产生的。小儿在出生后9～14 d即出现第一个条件反射：母乳喂养儿9～14 d开始，每当母亲刚一抱起小儿，乳头尚未放入小儿口中，小儿即出现吸吮动作。2个月起逐渐形成与视、听、味、嗅、触觉等感觉有关的条件反射。3～4个月开始出现兴奋性和抑制性条件反射。

三、小儿神经、精神发育的评价

为了检出小儿神经、精神发育是否异常，世界卫生组织提出可用动作发育和语言发育作为最简便的评定指标。运动方面如4个月时不能抬头，10个月不会坐，1岁不会站，1岁半不能走；语言方面如出生时哭声不洪亮，4个月不会微笑，6个月不会大笑，不能发出"啊"声，10个月不能发出"爸爸"、"妈妈"等复音，1岁半不会说单词均提示小儿神经、精神发育异常，应首先从环境因素和教养、训练等方面找原因，其次应探查有无神经系统器质性病变。

检查时可先参考小儿神经、精神发育进程表（见表3-1）进行评价，如与该表偏离过大，可采用智能筛查方法。

表3-1 小儿神经、精神发育进程表

年龄	动作	语言	接触人、物的反应（智力）	感觉和反射
新生儿*	不协调动作	能哭叫	不能注视	有觅食、吸吮、吞咽、拥抱、握持等先天性反射，对疼痛、寒冷、强光有反应
1月*	直立和俯卧位时能抬头	发出和谐的喉音	微笑	握持反射减弱，腹壁和提睾反射不易引出
2月*	从俯卧位扶起时能仰头	发出和谐的喉音	注意人面和玩具	
3月*	仰卧扶起时头不后垂	咿呀发声	认识奶头，头转向声源	握持反射可消失，屈肌张力高，克氏、巴氏征阳性
4月*	坐位头竖直，会翻身	大声发笑	抓面前物件	拥抱反射消失
6月*	扶腋下能站立、跳跃、抱奶瓶	发单音，听到叫喊声有反应	伸手取物，能辨认生人	
7月*	会爬，独坐，将玩具从一手换到另一手	能发出爸爸、妈妈等复音	能听懂自己的名字	
9月*	坐稳，扶站	能听懂较复杂的词句，如再见等	见熟人要抱	
12月*	能独立，但不稳，用拇指、示指捡物	能叫出物品名字，指出自己手指	能指出物什表示需要	吸吮反射逐渐开始消失，腹壁和提睾反射开始稳定
15月*	走得稳，能蹲着玩	听懂一些日常用语	能叠2块方木	
18月	爬台阶，扶栏上楼	认识身体各部分	能表示大、小便	
2岁	能跑，会踢球	会说2～3字拼成的句子	能完成简单的动作，如戴帽	巴氏征阴性

续表

年龄	动作	语言	接触人、物的反应（智力）	感觉和反射
3 岁	会骑三轮车，会洗手、脸，脱衣服	说短歌谣，数 3 个数	认识画中物	
4 岁	能爬梯子，会穿鞋	能唱歌	能分辨颜色	
5 岁	能单腿跳，会系鞋带	开始认字	分辨 4 种颜色	
6～7 岁	参加简单劳动	讲故事，开始写字	数几十个数	

＊世界卫生组织提出的衡量婴幼儿神经、精神发育主要动作和语言出现的月龄

下面介绍几种常用的智能筛查方法。

（一）丹佛发育筛选检查

丹佛发育筛选检查(DDST) 在世界范围内广泛应用，我国也已进行标准化。DDST 适用于出生至 6 岁小儿。共有 105 个项目，分属 4 个能区：①应人能（个人 - 社会）——小儿对周围人们应答及料理自己生活的能力。②精细动作——包括手、眼协调，手指精细动作（摘小物体，画图，叠方木等）。③语言能力——听觉、理解及言语表达能力。④大运动（粗动作）——抬头、坐、站立、行走、跳等的能力。

DDST 测验表顶边线和底边线有年龄标度，每一项目以自左向右排列的横条来表示（见图 3-1），4 个箭头所指之点，分别提示 25%、50%、75% 及 90% 的正常小儿能完成该项目的年龄。

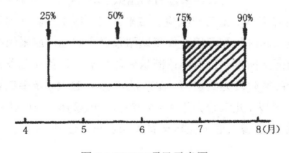

图 3-1 DDST 项目示意图

DDST 仅作筛查之用，筛查结果评为正常、可疑、异常、无法测定，评定主要根据"迟长"项目数。凡在年龄线以左的项目，如小儿失败称为"迟长"。本测验应用工具简便，操作时间约 20 分钟，易为小儿接受。

20 世纪 70 年代原作者对 DDST 进行改进，称为 DDST-R，项目排列成阶梯式。90 年代针对 DDST 的不足再行修订，称为 Denver Ⅱ 儿童发育筛查量表，共有 125 个项目，语言能项目

增加较多。

（二）50项测验

50项测验或称入学合格测验，操作方法简便，评分明确，可作为4～7岁儿童筛选方法之一。内容包括问题和操作两大类，共50题。具体有：①自我认识13项，指出身体部分，说出姓名等。②运动能力13项，包括大运动及精细动作。③记忆能力4项，复述数字、句子、故事内容。④观察能力6项，指出图画中缺损、错误、拼图等。⑤思维能力9项，包括左右概念、日期概念、分析推理。⑥常识5项，认识颜色、几何图形、动物名称。每题1分，满分为50分。再以实际得分查得相应的能力商（采用离差法）。

（三）绘人试验

绘人试验（Drawn-A-Man test）是简单易行的儿童智力测试方法，可反映小儿的观察力、注意力、记忆力、空间和方位知觉及眼手协调等方面的能力。

工具简单，取一张图画纸，大小为21 cm×27 cm，1支铅笔及1块橡皮。让小儿画一张全身人像，不限时间。可用于5～12岁儿童，较适合的范围为5～9岁。根据所画人像评分（满分为50分），再查出智商。

（四）图片、词汇测试法

图片、词汇测试法（PPVT）适用于3.5～9岁小儿，尤其对语言障碍、性格内向的儿童比较合适。我国修订本工具为120张图片，每张图片上有4幅不同的图画，由易到难。若8张中连续失败6次即停止，以最末一张的总数减去总错误数，即为总分，再算出智商。

（五）瑞文测验

瑞文测验原名"渐进矩阵"，是一种非文字智力筛查方法。现常用的是瑞文测验联合型，适用范围为5岁至成人。测验有6个单元共72幅图，结果以智商表示。

（六）0～6岁发育筛查测验

0～6岁发育筛查测验（DST）适用于我国0～6岁小儿。该测验采用运动、社会适应及智力三个能区的模式，共120个项目。结果以智力指数（MI）和发育商（DQ）表示。

以上所介绍的智能筛查方法如第一次检查结果有问题应于2～3周后予以复试，复试时应更为慎重，选择更为适宜的时间和环境。如复试结果仍有问题，应采用智能诊断方法进行更详细深入地检查。目前国际上所推崇的智能诊断量表，婴幼儿为盖泽儿发育诊断法及贝利婴儿发育量表。学龄前期及学龄期阶段为斯坦福-比奈量表（S-B量表）及韦氏智力量表。后者包括学龄前与学龄初期（4～6.5岁）儿童智力量表（WPPSI）；儿童（6～16岁）智力量表（WISC）；成人智力量表（WAIS）。如肯定智力低下应转至有关专业科（心理、神经、视、听觉、遗传等科）作进一步检查和治疗。

第五节 心理行为异常

儿童在发育过程中出现行为异常较为多见，对儿童的健康发育影响很大。近年调研资料表明，我国少年儿童的行为问题检出率为 8.3% ～ 12.9%。儿童行为异常表现在儿童日常生活中，容易被家长忽略或被严重估计。因此，区别正常和异常行为非常必要。

儿童的行为异常一般可分为以下几种。

(1) 生理功能行为异常，如遗尿、遗便、多梦、睡眠不安、夜惊、食欲不佳、过分挑剔饮食等。

(2) 运动行为异常，如咬指甲、磨牙、吸吮手指、咬或吮衣物、挖鼻孔、咬或吸唇、活动过多等。

(3) 社会行为异常，如破坏、偷窃、说谎、攻击等。

(4) 性格行为异常，如惊恐、害羞、忧郁、社交退缩、交往不良、违拗、易激动、烦闹、胆怯、过分依赖、要求注意、过分敏感、嫉妒、发脾气等。

(5) 语言问题，如口吃等。男孩的行为问题常多于女孩，男孩多表现为运动与社会行为问题；女孩多表现为性格行为问题。儿童行为问题的发生与父母对子女的期望、管教方式、父母的文化、学习环境等显著相关。多数儿童的行为问题可在发育过程中自行消失。常见的儿童行为异常有以下几种。

一、智力发育障碍

在发育期间儿童的智能显著低于同龄儿水平，同时伴有明显的社会生活适应能力障碍，这种小孩看上去很幼稚，表情呆滞，有的孩子有很特别的面容，还可能伴有一些畸形，遇上这种情况应马上到医院去检查，以尽早治疗。

二、学习障碍

这种孩子智力正常，在早年可能有一些不明显的语言和运动发育上的问题未引起重视，小孩主要表现为阅读障碍，拼写障碍和运算障碍，因此学习成绩差。若自己的小孩有这类问题也应及时到医院检查，以进行特殊矫治。

三、注意缺陷多动障碍

这类小孩智力正常，表现为不分场合的多动，但注意缺陷是实质问题，由于注意缺陷影响听课效果，所以学习成绩很差，这种情况也应及时到医院检查和矫治。

四、语言发育障碍

小孩理解语言和说话延迟或理解和说话能力不如正常儿，智力发育在正常范围，应尽早到医院或专业机构进行语言训练。

五、发育协调障碍

这种小孩自幼运动发育落后，大运动，精细运动不协调，平衡功能也很差，如容易摔跤或者拍球和书写困难，甚至口腔、舌体等运动不协调还可导致进食、说话和阅读困难，智力发育可在正常范围，如发现自己的小孩有这类问题应也尽早到医院或专业机构进行训练。

六、其他行为问题

(1) 吸吮手指：小婴儿吸吮手指是一种正常现象，以后随年龄增加，对外界环境的兴趣增加，对自身刺激的注意力减少，吸吮手指的行为会自行消退。一岁后，若小孩仍然经常吸吮手指则属一种不良的行为表现。造成这种行为不消退的原因有：与人交往、玩耍过少，饥饿时未及时哺乳等。

预防这种行为发生的最好方法有：在小孩出生后就应经常给小孩讲话，因 2 ～ 3 个月的小孩特别喜欢注视正在说话的人脸，并对说话人的面部表情和口形进行模仿，当小孩 5 个月会抓物体和对外界环境的兴趣明显增加时，应经常给小孩玩玩具，并常带他们到户外去玩，去接触其他小孩，饥饿时应及时哺乳等。总之在他们醒着的时候应有丰富多样的生活环境，这样他们才会将对自身刺激的注意力逐渐转向周围世界。

(2) 咬指甲：咬指甲是儿童期常见的一种不良习惯。多发生于 3～6 岁的小孩，症状可持续至青春期。咬指甲的发生常与家庭不和、心情矛盾、精神过度紧张等有关。

多数儿童可随年龄增加自行消失，少可持续至成年期。

防治这种不良习惯主要应改善和消除造成儿童精神情绪紧张的一切因素。严重者或较大儿童应到医院进行矫治。

(3) 倔强：2～3 岁小孩，在意志开始发展的早期阶段有一些违拗和反抗心理属正常行为，对不利于自己的事表示抗拒或拒绝也是正常现象，但 3～4 岁后随语言、思维、社会情感的发展和教育的作用自我控制能力逐渐增强，调控情绪的能力增加，这种违拗和反抗行为会逐渐减少，在这年龄阶段的孩子，若凡事仍然表现出强烈的违拗和反抗行为，或毫无道理地固执要求他想要做的事，拒绝成人的合理要求，偏做成人禁止做的事，则为不正常行为。平时过于娇惯宠爱孩子，稍不如意就满足小孩不合理的要求或成人脾气暴躁，经常打骂小孩，对小孩的正当要求过于冷漠等都可导致小孩产生强烈的违拗和反抗心理。

防治的关键在于改善家人教养孩子的态度，要关心孩子成长，要正确对待孩子的合理要求，对待孩子的不合理要求有原则性，避免过多责罚。

(4) 依赖行为：不同年龄的儿童都有一定程度的依赖性，尤其在婴幼儿时期是正常现象，但过分依赖与年龄不相称时则为不正常行为。家庭成员的过分照顾是造成儿童依赖性的最主要原因，相反，缺乏照顾，小孩得不到父母的足够的支持和教养或对小孩要求过高，使小孩屡受挫折，不能形成有关独立成功的经验都可能导致小孩不正常的依赖行为。

防治的重点在于从小应鼓励小孩做力所能及的事，不要提过高要求。小孩能独立完成的事，成人应少帮助，让其从中获得独立成功的经验，小孩不能独立完成的事，应给予一定的指导和帮助。

(5) 退缩行为：在陌生的环境中有短暂的退缩行为对儿童来讲是正常现象，若过分怕生，不愿到公共场所去玩或随父母去亲朋家中做客，从不主动与其他儿童交往，平时表现孤独退缩、胆小怕事、沉默少言，喜一人独自玩。但可在自己熟悉的环境与熟悉的人玩耍自如。大多数儿童可随年龄的增加而自行消失。

防治的关键在于从小应多给小孩提供充分的、各种形式的交往机会，让小孩多与周围的人，尤其小朋友接触。

第四章 儿童保健绪论

一般认为，从受精卵形成至青春期前的男女均为儿童。从群体来说，儿童是指 18 岁以下的任何人，但就个体而言，一个人的年龄不管多大，只要其存在生长发育现象，这个人就是儿童，因为生长发育是儿童所特有的现象，是得到大家公认的。

儿童时期是整个人生的初始阶段，儿童的身心健康不但直接影响一个人一生的发展，而且还会关系到整个民族的素质和国家的前途。因此，保证儿童的身心健康不论是对个体的发展，还是对民族素质的提高都具有重要意义，而儿童保健是促进儿童生长发育和维护儿童健康，保障儿童生命质量和生活质量的一门学科，其最终目标就是保障儿童的身心健康，由此可见儿童保健的重要性。

第一节 儿童保健的服务内容

一、新生儿访视

（一）新生儿访视的目的

定期对新生儿进行健康检查，宣传科学育儿知识，指导家长做好新生儿喂养、护理和疾病预防，并早期发现异常和疾病，及时处理和转诊。降低新生儿患病率和病死率，促进新生儿健康成长。

（二）新生儿访视制度和常规

自新生儿出院后，在生后 28 天内家庭访视应不少于 3 ~ 4 次，若发现异常情况，应增加访视次数。访视时间在出院后 1 ~ 2 天、生后 5 ~ 7 天、10 ~ 14 天、27 ~ 29 天各安排 1 次。

1. 初访

初访在出院后 1 ~ 2 天进行，访视内容如下。

(1) 查看新生儿居室的环境、卫生、温度、湿度、通风状况等，室内用具是否符合卫生和安全要求，新生儿的衣被及尿布是否符合要求。

(2) 观察新生儿一般情况，如面色、哭声、精神反应、呼吸、吃奶量。

(3) 了解新生儿在出生前、出生时及出生后情况，包括胎产次、是否顺产、有无窒息、出生体重、吸奶、大小便、黄疸出现的时间及卡介苗接种情况。

(4) 进行全身检查，体检时按常规顺序进行，特别注意头部有无血肿，有无鹅口疮，皮肤有无黄染、糜烂、感染，四肢、外生殖器、臀部、肛门及其他部位有无异常或畸形。

(5) 询问母亲有无不适。如母乳不足，要指导保持母乳充足和正确使用代乳品的方法，吃奶后小儿的正确体位。

(6) 检查脐部，如有炎症或出血，应进行处理。

2. 第二次访视

第二次访视生后 5 ～ 7 天进行，内容包括观察了解新生儿一般情况，检查脐带是否脱落，了解喂养和护理中存在的问题并给予指导。

3. 第三次访视

第三次访视生后 10 ～ 14 天进行，内容包括了解黄疸是否消退，测量体重，了解生理性体重下降后恢复情况，对尚未恢复到出生体重者应分析其原因，予以指导。对早产儿、双胎儿、人工喂养儿或冬季出生的小儿，可指导进行药物预防维生素天缺乏。

4. 第四次访视

第四次访视生后 27 ～ 29 天进行，内容包括测量体重，增长不足 500 g 者应找出原因，按体弱儿进行管理。进行全面的体格检查，评价其健康状况后，转入婴儿期系统管理，并指导家长使用小儿生长监测图监测生长趋势。

每次访视完毕，要及时填写访视记录；访视前要用肥皂和清水洗手、戴口罩，访视时先早产儿和正常新生儿，后有感染性疾病的新生儿。

家庭访视中若发现新生儿患病要早诊断、早治疗，及时找上级医生会诊，防止病情由轻变重，对重症患儿要及时转院治疗。

二、新生儿疾病筛查和听力筛查

(一) 新生儿疾病筛查

1. 新生儿疾病筛查的意义

有部分先天性代谢性疾病，在疾病早期往往症状不明显，可是一旦发病不是危及生命，就是造成智力或机体永久性的损伤，给家庭及社会带来一辈子遗憾和负担。为使出生缺陷得到及时的治疗和有效的控制，在新生儿出生后不久，就进行检查，这就是我们现行的新生儿疾病筛查工作。根据我国《母婴保健法》要求至少开展先天性甲低 (简称 CH) 和苯丙酮尿症 (简称 PKU) 两项筛查。

2. 新生儿疾病筛查的对象与管理

遗传性代谢缺陷病如先天性甲状腺功能低下、苯丙酮尿症、半乳糖血症等为筛查的主要对象。这 3 种代谢缺陷病的过筛试验可用一滤纸采血进行检测。采血时间宜在出生后 72 h 左右；对检测阳性儿需要复查并同时进行临床和其他诊断性检查项目；确诊儿应建立专案管理，并力争于出生后 3 个月内开始正规治疗。

(二) 新生儿听力筛查

1. 新生儿听力筛查的意义

新生儿听力筛查是 20 世纪 90 年代首先在欧美国家展开的一项技术。正常的听力是进行语言学习的前提。听力障碍的婴儿由于缺乏语言刺激和语言环境，在语言发育重要和关键的 2 ～ 3 岁内不能建立正常的语言学习环境，最终将导致聋哑，导致语言障碍、社会适应能力低下和某些心理行为问题的发生。通过听力筛查发现异常，在出生后 3 ～ 6 个月内给予干预性治疗，能避免因听力缺陷导致的语言、社会活动和情感等方面的异常。我国卫生部已经把听力筛查作为新生儿疾病筛查的主要筛查病种之一。

2. 新生儿听力筛查的基本原则

所有新生儿都要接受听力筛查，所有未通过生后听力筛查的新生儿都要在 3 ～ 6 个月内进行听力评价，从而确立是否有听力损伤。凡具有永久性听力损伤的婴幼儿都要在 6 个月内接受多学科的干预服务，某些婴幼儿虽然通过听力筛查，但是具有听力障碍或言语 - 语言发育延迟的危险因素，要接受连续的听力学和医学观察，以及交往技能发育的监测。

3. 新生儿听力筛查常用技术

耳声发射测试技术；听觉脑干诱发反应；中耳声阻抗测试技术；听觉行为测试技术。

三、定期健康检查

0 ～ 6 岁的散居儿童和托幼机构的集体儿童都应进行定期的健康检查，系统观察小儿的生长发育、营养状况，及早发现异常，采取相应干预措施。

（一）定期检查的频度

6 个月以内婴儿每 1 个月 1 次，7 ～ 12 个月婴儿 2 ～ 3 个月检查 1 次，高危儿、体弱儿宜适当增加检查次数。

（二）定期检查的内容

1. 体格测量及评价

3 岁后每年测视力、血压 1 次。

2. 询问个人史及既往史

询问个人史及既往史，包括出生史、生长发育史、预防接种史、疾病情况、家庭环境与教育等。

3. 全身各系统体格检查

4. 常见病的定期实验室检查

如缺铁性贫血、寄生虫病等，对临床可疑维生素 D 缺乏、微量元素缺乏、发育迟缓等疾病应做进一步检查。

四、体格生长评价

体格生长评价的意义在于对群体儿童而言，体格生长评价可研究群体儿童生长发育的规律和特点，早期发现某一人群偏离正常生长模式的倾向，以便及时寻找危险因素，并有针对性地采取干预措施；对个体儿童而言，除可判断其生长状况、营养水平外，还可为某些疾病的发现提供必要的依据，例如对营养不良、肥胖症、巨人症、侏儒症、脑积水等的判定与诊断。

（一）评价体格生长常用指标

儿童体格生长常用评价指标有体重、身长（身高）、上下部量、头围、顶臀长（坐高）、胸围、腹围、上臂围、皮下脂肪等。

1. 体重

体重为身体各部分重量的总和，是衡量儿童体格生长和近期营养状况最重要、最灵敏的指标。一般而言，孩子出生时体重平均为 3 公斤（千克）左右。家长在判断孩子体重增长状况时，可参照下面公式进行计算。

1 ～ 6 个月：体重（千克）＝出生时体重（千克）+ 月龄 ×0.7。

7 ～ 12 个月：体重（千克）＝出生时体重（千克）+6×0.7+（月龄 -6）×0.3。

2 岁~青春前期：体重（千克）= 年龄（岁）×2+8。

2. 身长（身高）

身高为头顶到足底的全长，是反映长期营养状况和骨骼发育最合适的指标。一般而言，3 岁以下的孩子，应躺着测，称"身长"，而 3 岁以上的孩子则站着测，称"身高"。受种族、遗传、环境、营养、内分泌和运动等多种因素的影响，身高的个体差异性较大。孩子出生时身长大约为 50 厘米，在出生后第一年长得特别快，大约增加 25 厘米，1 岁时达到 75 厘米。2 ～ 10 岁孩子的身高可用下列公式计算。

身高（厘米）= 年龄（岁）×7+70。

3. 头围

头围为自眉弓上缘经枕骨结节绕头一周的长度，与脑和颅骨的发育密切相关，是反映大脑发育的重要指标。新生儿的头围平均为 34 厘米，1 岁时增至 46 厘米，2 岁达 48 厘米，到 5 岁时接近成人。头围过小或过大均可能与疾病有关，头围过小为小头畸形，常提示可能是大脑发育不良；头围过大，则可能有脑积水。

4. 胸围

胸围为沿乳头下缘和两肩胛下角水平绕胸一周的长度。胸围的大小与肺、胸廓的发育密切相关，是衡量胸廓、胸背肌肉、皮下脂肪、肺的发育程度的重要指标。新生儿出生时胸围约为 32 厘米，胸围比头围小 1 ～ 2 厘米，1 岁末胸围赶上头围，为 46 厘米。营养状况差、佝偻病的孩子胸围超过头围的年龄可推迟到 1 岁半以后。

5. 囟门

囟门分为前囟和后囟。前囟为额骨和顶骨形成的菱形间隙，多数在 1 ～ 1.5 岁闭合。家长应特别关注前囟，因其闭合时间及饱满程度与儿科疾病有关。如前囟过早闭合常见于头小畸形，过晚闭合多见于佝偻病、脑积水或甲状腺功能减退；前囟饱满常见于各种原因所致的颅内压升高，是婴儿脑膜炎的重要体征，囟门凹陷多见于脱水或极度消瘦。

6. 牙齿

人的一生有 20 颗乳牙和 32 颗恒牙。乳牙萌出时间的个体差异较大，早的 4 个月，晚的 10 ～ 12 个月，12 个月以后出牙称为出牙延迟。一般正常婴儿在 1 周岁末有 6 ～ 8 颗乳牙，全副乳牙在 2 ～ 2.5 岁出齐。家长可用下列公式推算 6 个月到 2 岁的孩子正常情况下应出牙的数目：牙齿数 = 月龄 -4(或 6)。

恒牙在 6 岁左右开始萌出，萌出的第 1 颗磨牙称为第 1 恒磨牙，12 岁出现第 2 恒磨牙；18 岁以后出现第 3 恒磨牙（智齿），也有终身不长出者。

7. 胸围

胸围是平乳头绕胸 1 周的长度。其增长规律是出生时头围比胸围大 1 ～ 2 cm，到第一年末，头围和胸围相等，以后胸围超过头围。1 岁至青春期胸围超过头围的厘米数约等于小儿岁数减 1。

监测胸围的意义：胸围的大小与肺、胸廓骨骼、胸部肌肉、皮下脂肪密切相关。

8. 上臂围

上臂围是指上臂中间的周长。其增长规律是 1 岁内增长迅速，以后增长减慢。监测上臂围的意义是上臂围代表上臂骨骼、肌肉、皮下脂肪的发育，在无条件测量体重和身长（身高）的时候测量上臂围可估计小儿的营养情况。1 ~ 5 岁时，小儿上臂围超过 13.5 cm 为营养良好，12.0 ~ 13.5 cm 为营养中等；小于 12.5 cm 为营养不良。

9. 骨骼

(1) 婴儿出生后可触到前囟及后囟，测量前囟大小为对边中点连线，前囟出生时一般 1.5 cm×2.0 cm，在 1 岁~ 1 岁半关闭 (最迟 2 岁闭合)，后囟至生后 6 ~ 8 周闭合，颅骨缝于生后 3 ~ 4 个月闭合。

(2) 前囟的大小、闭合时间和紧张度具有重要临床意义。前囟小或关闭早常提示脑发育不良可能；前囟大或关闭迟常提示维生素 D 缺乏、甲状腺功能低下、脑积水可能；前囟饱满或紧张常提示中枢神经系统感染、脑积水、脑出血可能；前囟凹陷常提示营养不良、脱水可能。

(3) 新生儿脊柱仅轻微后凸，3 个月抬头时出现颈椎前凸 (第一弯曲)；6 个月会坐时出现胸椎后凸 (第二弯曲)；1 岁后能行走时出现腰椎前凸 (第三弯曲)。脊柱的自然弯曲至 6 ~ 7 岁时为韧带所固定，但仍需注意坐立行的姿势，以保证脊柱的正常发育。

(4) 出生时脊髓在第 2 腰椎下缘，4 岁时上移至第 1 腰椎，腰椎穿刺时应注意。

(5) 通过 X 线检查长骨骨骺端骨化中心出现时间、形态变化、数目多少和干骺端融合时间，来判断骨骼发育情况，即骨龄。一般摄左手及腕部 X 线片，了解腕部、掌骨及指骨的发育。腕部在出生时无骨化中心，其出生后骨化中心的出现次序为：头状骨，钩骨 (3 个月)；下桡骨骺 (1 岁)；三角骨 (2 ~ 2.5 岁)；月骨 (3 岁)；中央骨 (3.5 ~ 5 岁)；手舟骨 (5 ~ 6 岁)；下尺骨骺 (6 ~ 7 岁)；豌豆骨 (9 ~ 10 岁) 等。儿童 1 ~ 9 岁腕部骨化中心的数目约为其岁数加 1。

(二) 体格生长常用评价方法

1. 标准差法

此为广泛应用的评价儿童生长发育的方法，该法既适于个体的评价，也适于群体的评价。此法是用标准差与均值相离的位置远近划分等级的。各国学者所分等级不尽相同，或为 3 级，或为 5 级，或为 6 级。

六级分法为：< X-2SD 为下等；X-2SD ~ X-SD 为中下等；X-SD ~ X 为中低等；X ~ X+SD 为中高等；X+SD ~ X+2SD 为中上等；> X+2SD 为上等。

9. 曲线图法

根据某项发育指标的均值以及 1SD、2SD，分别在坐标图上划出五条曲线。也可按某些发育指标的百分位数 (第 3%、10%、25.50%、75%、90%、97%等) 在坐标图上划出 7 条曲线作为评定儿童发育的标准。

在儿童系统管理中，按时将个体儿童所测指标数值连成一条曲线与校正曲线相比较即可看出儿童的发育水平、发育速度及发育趋势。

(三) 体格生长评价内容

体格生长评价内容包括生长水平、生长速度、匀称程度等。

(1) 发育水平是将某一年龄时点所获得的某一项体格生长指标测量值 (横断面测量) 与参考人群值比较，得到该儿童在同质人群中所处的位置，即为此儿童该项体格生长指标在此年龄的生长水平，通常以等级表示其结果。生长水平包括所有单项体格生长指标，如体重、身高 (长)、头围、胸围、上臂围等，可用于个体或群体儿童的评价。

(2) 生长速度是对某一单项体格生长指标定期连续测量（纵向观察），将获得的该项指标在某一年龄阶段的增长值与参照人群值比较，得到该儿童该项体格生长指标的生长速度。以生长曲线表示生长速度最简单、直观，定期体检是生长速度评价的关键。

(3) 匀称程度是对体格生长指标之间关系的评价。

五、营养指导

营养是保证儿童生长发育及健康的先决条件，必须对家长和有关人员进行有关母乳喂养、断乳期婴儿的其他食物添加、幼儿期正确的进食行为培养、学前及学龄期儿童的膳食安排等内容的指导。

六、体格锻炼

儿童的体格锻炼可采取多种形式，在日常生活中要利用日光、空气、水。此外游戏、体操、体育活动以及一切户外活动均会对儿童机体发生积极的影响。各种用于锻炼的因素又能互相补充和彼此加强。因此锻炼时可利用 2～3 种因素同时进行。

（一）简而易行的锻炼

1. 衣着适宜

适应气候变化予以增减衣服。

2. 户外活动

新生儿满月后可抱到户外接触新鲜空气。夏季出生后 2～4 周即可开始抱到户外，每日 1～2 次。6 个月以内每次由 15 分钟逐渐增加到 2 小时，6～12 个月可延长到 3 小时，分 2 次进行。户外活动不仅有更多的机会接触大自然，并且机体不断受到自然因素的刺激，从而达到促进生长发育，预防佝偻病的目的。

3. 开窗睡眠和户外睡眠

冬季开窗睡眠要注意保暖，避免对流风，以开气窗为宜。夏季移至户外睡眠，可在树荫下，但要时刻有人照管。随时注意孩子睡觉情况和气温变化。

4. 温水锻炼

婴儿脐带脱落后就可进行温水锻炼。水温恒定在 37～37.5℃。冬、春季每日一次；夏、秋季每日 2 次，在水中约 7～12 分钟，让孩子在水中任意活动，浴毕可用 33～35℃水冲淋小儿，用于毛巾擦干、包好、穿好衣服。每日坚持不宜中断。

5. 体操与体育活动

根据不同年龄采取不同体操及体育活动以进行锻炼。婴儿可做被动操、主被动操、竹竿操；幼儿可做模仿操、徒手操、广播操、各种律动和健美操等。

（二）利用自然因素的锻炼方法

1. 利用空气锻炼

主要利用气温和人体皮肤表面温度之间的差异对机体形成刺激。气温越低，作用时间越长，刺激强度就越大。寒冷空气可促进机体的新陈代谢。气温大致可分三个级别：温暖(20～27℃)、凉爽(14～19℃)，寒冷(14℃以下)。空气浴要从夏季开始过渡到冬季。先从室内开始，过渡到室外。方法是只穿短裤不穿上衣，尽量让幼儿皮肤接触空气。开始锻炼时气温要在 20～24℃以内，以后每隔 3～4 天天下降 1℃，托儿所婴儿可降至 14～16℃，幼儿园可降至 10℃，体弱儿不可低于 15℃。锻炼每日一次，开始时 2 ～ 3 分钟，以后可逐渐延长到 30 分钟。可结合游戏活动或体育活动，遇有寒战感觉时就应停止进行。如遇大风、天气过热、过冷、气候剧烈变化时，不宜进行锻炼。

2. 利用水锻炼

(1) 水对机体作用是利用身体表面和水的温差来锻炼身体。此方法比其他自然因素更宜控制强度，便于照顾个体特点，一年四季均可进行。水的导热性强，几乎是同温度空气的 28 ～ 30 倍，因此水能从体表带去大量的体热。对健康儿童来说低于 20℃ 水温可引起冷的感觉，20 ～ 32℃ 为凉，32 ～ 40℃ 为温；40℃ 以上为热。因此可以从温水逐渐过渡到冷水。

冷水对全身温度所起的作用可分为二期：第一期：在寒冷刺激后立即引起血管收缩；第二期：在短期的血管收缩之后，如没有新的外界刺激时，则血管逐渐扩张。因此利用水锻炼可以增强体温的调节能力。

(2) 锻炼方法，具体如下。

1) 温水浴：出生后即可作半身温水浴。脐带脱落后，可行全身温水浴。浸浴时，要求室温控制在 20 ～ 21℃，水温在 35℃，浸浴时间不超过 5 分钟。

2) 冷水洗手、洗脸：适应于 2 岁以上的小儿。要常年不懈，此是一种简单易行的方法。

3) 擦澡：此法较柔和，适应于体弱儿。6 个月起即可进行湿擦。6 ～ 12 个月小儿最初水温为 33 ～ 35℃，以后水混逐渐下降到 25℃，而学龄前儿童可下降到 16 ～ 18℃。擦澡宜在清晨进行。方法是先用拧干的湿毛巾按上肢、下肢、胸腹、背部依次擦一遍，约 6 分钟。然后用干毛巾将皮肤擦红 (轻度)，之后让小儿静卧 10 ～ 15 分钟，以免疲劳。

4) 冲水冲淋：是一种利用水的温度和水的机械力量刺激的锻炼方法。应于 2 ～ 3 岁后进行，淋浴喷头不宜高于小儿头顶 40 cm。

具体方法：先用湿毛巾擦遍全身，然后依上肢、胸背 下肢的顺序冲淋，不冲头部，冲洗动作要快，时间约 20 ～ 40 秒；冲淋完毕马上用干毛巾擦干，使全身皮肤轻度发红。水温开始为 35℃，以后逐渐降到 26 ～ 28℃。

5) 游泳：游泳除了温度及大量的水压作用外，还有日光和风的作用，同时还伴有较强的体育活动，因而是一种良好的锻炼方法，由于运动量较大，必须在已适应冲淋、日光和风的作用之后才开始游泳。游泳的水温不低于 20℃，气温在 26℃ 左右，开始时每次 1 ～ 2 分钟，以后逐渐延长。

3. 利用日光锻炼

(1) 日光对人体的作用：日光中含有紫外线和红外线，日光中的红外线照到皮肤，可使皮肤感到温暖，周围血管扩张，血液循环加快，对心肺功能起到有益的作用。紫外线照到皮肤，可把皮肤内的 7- 脱氢胆固醇变成维生素 D_3，有预防佝偻病的作用。适量的紫外线还可使全身功能活跃且循环加速，并能刺激骨髓制造红细胞，防止贫血，此外尚有杀菌消毒作用。

(2) 锻炼方法：在户外进行。对 3 ～ 6 个月的小宝宝、可在日光的阴凉处进行，以获得辐射日光，开始为 2 分钟，渐进至 10 分钟；6 ～ 12 个月小儿可由 5 分钟渐进至 20 分钟。

1 岁以上的小儿可直接在阳光下进行。开始可照 1 分钟，后每隔 2 天增加 1 分钟。年长儿可渐增到 30 分钟。胸背两面交替进行。

锻炼时间如在夏季，南方以上午 8～10 时为宜；北方以 9～11 时为宜，春秋季节均可在上午 10～12 时进行。

日光浴后应给小儿擦身或进行淋浴，然后穿好衣服在荫凉处休息，如感口渴可供凉开水。若出现汗多、脉搏增快、虚弱、暴躁、不眠等应停止锻炼。

（三）利用水锻炼

(1) 采取哪种锻炼方法，要根据幼儿的年龄和体质情况而定。

(2) 应从刺激小的冷水洗手、洗脸开始。循序渐进，逐步过渡到冷水冲淋。

(3) 锻炼时应密切观察，如果幼儿寒战，面色苍白、有躲闪的情况，应马上调节水温，或暂停锻炼，立刻用干毛巾擦遍全身。

（四）利用日光锻炼

(1) 锻炼前要做一次体格检查，身体虚弱，有结核病或心脏病的幼儿不宜进行锻炼。

(2) 空腹或饭后 1.5 小时内不宜进行锻炼。每天只进行一次，日光浴后不宜立即进餐。年幼儿锻炼时，应让他们喝少量糖水，以预防低血糖。

(3) 日光浴中出汗的幼儿，锻炼后应在荫凉处休息 3～5 分钟，再进行水浴。

(4) 不能耐受日光的幼儿可在透光的树荫下进行锻炼。

(5) 进行日光浴时，教师应密切观察，如果幼儿出汗过多，精神萎靡，头晕、头痛、心跳加快，应暂停锻炼，到荫凉处休息，喝少量糖水。

不管哪种锻炼方法，都要注意增加营养，保证充足的睡眠，安排好各种生活制度。

（五）体格锻炼效果评估

体格锻炼效果的评估，通常通过锻炼前后的生长发育状况、饮食情况、睡眠情况、患病情况和适应环境能力的改变来实现。年长儿可通过心肺功能等生理指标和体育指标来判定。

七、神经心理发育

（一）神经系统发育

神经系统的发育是儿童心理发育的物质基础，神经系统发育正常与否与儿童心理发育密切相关。

1. 脑发育的可塑性

胎儿期神经系统的发育在各系统中居领先地位。生后前 3 年，尤其第 1 年特别迅速。新生儿出生时脑重约 390 g，只有成人的 1/3；9 个月时约 660 g，较新生儿期增加一倍；3 岁小儿脑重达 900～1 000 g，为成人脑重的 2/3；6～7 岁时接近成人脑重的 90%。儿童出生时大脑神经细胞数目已基本与成人相同（约 1000 亿），但细胞分化还在继续。3 岁时大脑皮质 6 层结构才基本完成，8 岁已接近成人。

脊髓在胚胎时期即已开始发育，出生时形态结构已较完善，2 岁时与成人近似。可见，儿童早期大脑有很强的可塑性。

2. 环境对脑发育的影响

大脑发育并非随婴儿年龄增长而自然成熟，除新陈代谢所需营养物质外，重要的是需要外界环境的刺激和影响。外界刺激愈频繁，愈强烈，则脑细胞发育速度就愈快。即在外界环境对神经系统的刺激过程中，大脑才能得到充分的发展和完善。因此，应抓紧 3 岁以前的关键年龄段对小儿进行早期教养。

（二）运动语言行为发育

1. 运动发育

儿童的运动能力的发展与其脑的形态及功能有关，此外尚与脊髓及肌肉的功能有关。运动发育是婴幼儿神经精神发育的一个重要体现，同时运动发育又能促进儿童的神经精神发育。

（1）运动发育的规律：儿童运动的发育有一定的顺序，即不同年龄阶段出现不同的运动行为，而且运动的发展还遵循着一些规律。

1）从泛化到集中：婴儿最初的动作是全身性的、不精确的，以后逐步分化为局部的、精确的动作，由不协调到协调。

2）从上到下：儿童动作的发展是自头端向足端进行。

3）从近到远：儿童动作的发展是从身体中部开始，越接近躯干的部位动作发展越早，然后逐渐向肢体远端发展。

4）先正后反：即儿童正面的动作先于反面的动作。

（2）大运动发育程序：儿童的姿势或全身的活动称之为大运动，其主要发育程序为：2个月俯卧抬头，4个月竖头稳定，6～7个月会坐，8～9个月会爬行，12～15个月独走稳，2岁会跑、会双脚跳，4岁独脚跳。

（3）精细动作发育程序：儿童手和手指的运动和手眼协调操作物体的能力称之为精细动作。其发育程序为：6个月伸手够抓面前的玩具，8个月会双手传递，10个月能用拇指、示指对指取小物品。2岁叠6～7块积木，能一页一页地翻书，3岁叠10块积木，会穿珠子。

2. 语言发育

语言为人类所特有，是人们交往、思维的工具。语言的发展离不开听觉器官、发音器官和大脑功能的完善。任何一项功能的异常均可出现语言障碍。正常儿童语言的发展经过发音、理解和表述三个方面。1岁以前儿童主要是咿呀作语和初步理解阶段，听懂几样物品的名称，会招手"再见"，或拍手表示"欢迎"。以后开始学说话，1岁时有意识地叫"爸爸"、"妈妈"，2岁说短句子，会用代词"我"，3岁会说歌谣、识性别。

（三）心理发展

1. 感知觉

感知在婴儿神经心理发育过程中感知是一个基本的心理过程。照顾婴儿的行为本身就对婴儿的视、听、嗅、味和触觉提供了刺激，所有这些刺激在婴儿的认知发育中起重要作用。

（1）视感知：视觉刺激在儿童和他的环境联系中提供着重要的信息，尤其婴儿期发育迅速。2个月婴儿目光能跟随移动的物体 $90°$，4个月跟随 $180°$，6个月能跟随落地的物体。

（2）听感知：1个月的婴儿对铃声有反应，3～4个月时头能转向声源，8～9个月可迅速寻找声源。正常儿童的听觉强度为 $0～20\,dB$。如果听觉强度在 $20～40\,dB$ 为轻度听觉障碍，$40～60\,dB$ 为中度听觉障碍，$60～80\,dB$ 为重度听觉障碍，大于 $80\,dB$ 以上为极重度听觉障碍。

（3）触感觉：随着年龄的增长，儿童皮肤感觉的灵敏度和定位能力逐步提高，同时手部皮肤在感知周围物体中起到了极其重要的作用。2～3岁儿童已能辨别各种物体软硬、冷热等属性，5～6岁能区别相同体积而重量不同的两个物品。

2. 注意

(1) 定义：注意是心理活动的指向和集中。当人的心理活动集中于一定的事物时，这就是注意。注意是一切认识过程的开始，注意本身并不是一种孤立独立的心理过程，而是感觉、知觉、记忆、思维等心理过程的一种共同特征。

(2) 分类：注意分为无意注意和有意注意。无意注意是自然发生的，无须意志努力的注意。有意注意是指自觉的，有预定目的的注意。

(3) 发展特点：3 岁以前的儿童基本上还是无意注意，具有无目的、无预见的性质，其注意仍是客观事物的鲜明性、情绪性和强烈程度等特点所决定。3 岁以后才逐渐发展形成有意注意。注意是随着年龄的增长而逐渐发展起来的。1～2 个月的婴儿仅为无条件的定向反射，3～4 个月则能较长时间注意一个新鲜事物；6～7 个月对鲜艳的物体和声响产生定向反应，会准确地转头寻找；之后到 1 岁，注意时间延长，并会用手触摸注意的物品，尤其是注意感兴趣的事情；1～2 岁的儿童，不仅能注意当前感知的事物，还能注意成人语言所描述的事情；至 3 岁，儿童的注意进一步发展，能倾听故事、歌谣。学龄前儿童开始能控制自己的注意，学龄初期的儿童集中注意的时间可达 20 分钟左右，10～12 岁左右可达 25～30 分钟。

3. 记忆

(1) 定义：记忆是一个重要的心理过程，是对经历过的事物的反映。记忆主要有再认和回忆两种形式。原来感知过的事物在眼前重新出现，而且觉得确实感知过，即称为再认；过去感知过的事物不在眼前，而却在头脑中重现出来，即为回忆。

(2) 发展特点：儿童由于条件反射的建立和发展，记忆能力也随着初步发展起来。婴幼儿的记忆首先出现再认。5～6 个月的婴儿再认妈妈，从复杂的背景中分辨出妈妈的脸，但此时再认的保持时间很短，如果离开妈妈一段时间后，婴儿就不认得妈妈了。1 岁的婴儿能再认 10 天前的事，并开始出现回忆。3 岁的儿童可再认几个月以前的事，回忆可保持几周。而 4 岁的儿童即可再认 1 年前的事，回忆可保持几个月。一般来说，人不能回忆 3 岁以前的事情。

(3) 婴幼儿记忆的特点：①记忆时间短，仅可保持几天至几星期；②记忆的内容少，限于经常接触的熟悉的事物；③记忆内容多带有情绪色彩，对快乐或恐惧的事情比较容易；④记忆的无意性很大，记忆过程缺乏明确的记忆目的，主要凭兴趣进行。随着他们的探索行动，感兴趣的就记住了，不感兴趣的则不屑一顾；⑤记忆中喜欢背诵，但在理解基础上记忆远比不理解的机械背诵效果好；⑥记忆的精确性尚差，随着年龄增长而逐渐改善。

4. 思维

(1) 定义：思维是客观事物在人脑中概括的、间接的反映。婴幼儿期是人的思维发生和初步发展时期。

(2) 分类，具体如下。

1) 感知动作思维：就是思维过程离不开直接的感知和动作，思维在动作中进行，与行动分不开。

2) 具体形象思维：是利用直观形象解决问题的思维，即依靠表象、依靠事物的具体形象的联想进行的思维。

3) 抽象逻辑思维：是以抽象的概念和理论知识解决问题的思维，儿童在知识经验范围之内进行初步的抽象逻辑思维，即依靠概念、通过判断和推理进行思维。

(3) 发展特点: 2～3 岁儿童开始产生思维的低级形式——感知动作思维; 儿童从 3 岁左右, 具体形象思维开始发展起来, 具体形象思维是在感知动作思维的基础上形成的, 正是感知动作思维使儿童积累了最初的一批事物的表象, 为具体形象思维的发展提供了可能性, 并在整个学龄前期的思维活动中占据了主导地位; 之后出现思维的高级形式——抽象逻辑思维, 5～7 岁儿童的思维活动中已经有这种思维的萌芽, 这是人类思维的高级形式, 并在其中起着重要作用。儿童思维的发展经历着从感知动作思维到具体形象思维, 再到抽象逻辑思维的过程。年长儿在进行思维时, 三种思维往往相互联系, 通常不会是单纯地利用某一种思维形式。

5. 想象

(1) 定义: 想象是人脑对已有表象进行加工改造而创造出新形象的过程。想象与回忆不同, 回忆是指过去感知过的事物形象再现, 而想象则是人在已有表象的基础上, 根据语言的调节在头脑中形成过去从未感知过的新形象。

(2) 发展特点: 1 岁以前的婴儿没有想象, 1～3 岁开始有想象的萌芽。进入学龄前期的儿童想象要丰富得多, 从日常生活的人和玩具逐渐扩大到社会环境, 甚至宇宙。不仅想象的对象广了, 想象的内容变得完整、细致和系统, 并且加入很多创造性成分。

(3) 学龄前儿童想象特点: 学龄前儿童的想象还有许多不成熟的地方, 主要表现在: ①想象的主体易变化, 画画时一会儿画小人, 一会儿画飞机; ②想象有时与现实分不清, 经常将童话里的事情当成真实的; ③想象具有夸大性, 如儿童都喜欢听拔萝卜等夸张性强的故事; ④以想象过程为满足, 常常没有预定的目的, 因而富有幻想的性质。

6. 意志

(1) 定义: 意志是指人自觉地克服困难来完成预期的任务和心理的过程, 意志是人的心理的能动性的突出表现形式。

(2) 意志过程基本特征具体如下。

1) 意志行动是有目的的行动。

2) 意志行动体现在克服困难之中。

3) 意志行动是以随意运动作为基础的。

三个基本特征互相关联, 目的是意志行动的前提, 克服困难是意志行动的核心, 而随意运动是意志行动的基础。

(3) 发展特点: 新生儿没有意志, 1～2 岁的儿童才出现意志的萌芽表现。2 岁儿童在成人语言的指导下能调节自己的行动, 学会控制自己。3 岁时, 儿童的各种好的意志品质, 如自觉性、坚持性、自制力等逐步明显起来, 意志行动开始发展, 什么事情都希望自己来, 独立性增强。以后儿童开始能使自己的行动服从于别人和自己提出的目的, 不仅能控制自己的外部行动, 而且也逐步掌握自己内部的心理活动, 从而产生了有意注意、有意记忆、有意想象等。然而这个年龄的儿童消极的意志品质, 如顽固性、冲动性和依赖性也会出现。

(四) 儿童心理测验

儿童神经心理发育水平表现在感知、运动、语言、性格等方面, 对这些能力及特征的检查统称心理测验。心理测验即用一定的实验手段, 用量化的方法, 观察人的心理发育。测验所采用的表格叫做量表。

1. 心理测验的目的

心理测定的目的在于评价儿童的心理发育水平，并为智力低下、情绪紊乱及神经系统疾病的诊断、鉴别诊断、预后及治疗效果提供依据。一般来说，一次性评定难以准确地判断将来，主要用于评价现状，发现存在的问题，从而进行适宜的干预。

2. 心理测验的分类

(1) 按测验性质分类：具体如下。

1) 言语测验：测验者以语言提出问题或指令，受试者用言语做出反应。大部分心理测验均属于此类。

2) 操作测验：测验者以操作或言语提出问题或指令，受试者用操作做出反应，所以也称作操作测验。

3) 言语与操作混合测验：结合以上两个方面的测验方法和内容。

(2) 按测验形式分类：具体如下。

1) 个别测验：在每次测验中以一对一的方式来进行，这是心理诊断测验中常用的形式。

2) 团体测验：可有一个或多个评估者对数量较多的被评估者，用于广泛心理健康调查。

3. 儿童常用心理测验方法

(1) 智力测验。智力测验目的：①早期发现、早期诊断发育上有问题的儿童，以便早期矫治；②评价儿童智力低下的程度；③对一些神经系统、内分泌系统疾患是否伴有心理发育异常提供依据；④在治疗疾病或智力发育干预过程中进行效果评价；⑤为科研和流行病学调查提供手段。智力测验通常按测验性质分为筛查性测验与诊断性测验。

1) 筛查性测验。a. 丹佛发育筛查测验 (DDST)：适用于早期发现 2 个月～6 岁儿童智力发育的问题。b. 绘人测验：适用于对 4～12 岁儿童进行一般智力评价。c. 图片词汇测验：适用于对 3～9 岁儿童少年词汇能力的评价。

2) 诊断性测验。a. 贝利婴幼儿发育测验：适用于对 2～30 个月儿童智力水平的评价，确定儿童智力发育偏离正常水平的程度。b. 盖塞尔发育诊断测验：适用于评价和诊断 0～3 岁儿童神经系统发育的完善情况及功能成熟程度。c. 斯坦福 - 比奈测验：适用于评价 2～18 岁儿童青少年的一般智力水平及诊断智力低下。d. 韦氏学前儿童智力测验 (WPPSI)：WPPSI 适用于 3～6 岁学龄期儿童，可用于测查一般智力水平、言语智力水平、操作智力水平和各种具体能力 (如知识、计算、记忆及抽象思维等)。e. 韦氏儿童智力测验 (WISC)：WISC 适用于 6～16 岁儿童，是评价智力水平和诊断智力低下的重要方法。

(2) 其他心理测验疗法，具体如下。

1) 气质测验：气质影响家长对子女的态度，影响儿童的生长发育，因而根据儿童的气质特点，给予不同的教养方式，对塑造儿童良好的个性有着重要的意义。

2) 人格测验：人格评估是人格描述的一种方法，测验主要是对人格进行特征或划分类型的描述。人格测验在临床中主要应用于诊断、咨询和心理治疗。临床中常用的人格量表有明尼苏达多相人格调查表 (MMPI)、艾森克人格问卷 (EPQ) 等。

3) 行为评定：Achenbach 儿童行为量表是应用的比较广泛的一种评定量表，适用于 4～16 岁的儿童和青少年。包括父母评定 (CBCL)、教师评定和青少年自评三套量表。根据儿童各分量表分布反映儿童行为问题的有无和特点。

4) 适应性行为评定：儿童智力低下的诊断须结合适应性行为测验结果。目前国内常采用日本"婴儿至初中学生社会生活能力量表"对儿童进行适应性行为评定。该量表既可用于儿童智力低下的诊断，又可用于儿童社会能力的筛查。

八、儿童神经心理发育评估

儿童神经心理发育的水平表现在儿童在感知、运动、语言和心理等过程中的各种能力，和体格生长一样，心理发育的水平在正常范围内是参差不齐的，少数也有偏离正常的。儿童的心理发育是否正常（或超常），应由儿童心理医师或具备儿童心理相关知识儿童保健医生，或心理卫生工作者做一客观评估。儿童心理评估的目的是：了解儿童的心理发展水平是否与年龄相一致；判别儿童是否有行为偏离或行为障碍及心理疾病。

（一）神经心理发育评估的主要用途

(1) 评价小儿社会 - 心理发育是否正常或发育迟缓的程度。

(2) 对一些神经系统疾患（如脑性瘫痪及癫痫者）可用以评价是否还伴有社会 - 心理发育异常。

(3) 在治疗疾病或随访过程中用以进行前后的对比。

（二）神经心理发育评估的方法

1. 筛查性测验

筛查性试验包括丹佛发育筛查试验 (DDST) 及其修订试验 (DDST-R)、入学合格测验、绘人试验、图画词汇试验、瑞文试验等。

2. 诊断性测验

诊断性测验包括贝莉 (Bayley) 婴儿发育量表、盖泽尔 (Gesell) 发育量表、斯坦福 - 比奈 (Standford-Bi-net) 智能量表、韦茨勒学前及初小儿童智能量表 (WPPSI)、韦茨勒儿童智能量表 (修订版)(WISCR) 等。

3.Brazelton 新生儿行为估价评分 (NBAS)

具体略。

（三）注意事项

对常规检查出的所谓"异常儿童"不可轻易下结论，必须由专业的多学科专家会诊，经多方会诊后，再慎重地下结论。确诊后应对儿童本人及外人保守秘密，保护儿童隐私，并及时认真地进行病因诊断及有针对性的训练。

九、常见儿童心理行为障碍

儿童神经心理发育随年龄大而渐趋成熟，在其发展过程中如受到体内外各种不良因素影响，可使其偏离正常而出现心理行为障碍，常见的有注意力缺陷多动征、多动症抽动、智力低下、儿童学习困难、吮拇指、咬指甲癖等。

（一）学习困难或称学习障碍

学习困难是由于儿童在精神心理发育过程中某种心理功能发生障碍，如认识、记忆、理解、语言、动作、阅读、书写、表达、计算等能力有障碍，影响学习能力，使学习成绩明显落后。病因比较复杂，包括：先天遗传因素、围生期产伤窒息、器质性疾病如感觉器官异常造成视觉、听觉、发音等功能障碍，大脑发育不全等；儿童注意力缺陷多动症，表现为上课不能专心，不能顺利完成作业，阅读困难等；周围环境缺乏有利刺激；家庭不良影响如溺爱、放任或缺乏温暖、父母忽视、精神焦虑抑郁、孤僻等社会 - 心理因素也可造成学习困难。对儿童学习困难情况应仔细了解、分析其原因，针对小儿具体的心理障碍重点进行矫治，加强教育训练，以鼓励表扬为主，切忌责怪打骂，须取得父母的理解和密切配合才能有效，改善环境也是很重要的措施。

(二) 智力低下

智力低下又称智能发育滞迟 (mental retardation, MR)，病儿智力发育明显低于同龄儿平均水平，智商 (IQ) 在均值减 2 个标准差以下。小儿智能落后是大脑发育障碍引起的综合性功能不全，包括认知、记忆、理解、运动、言语、综合分析、思维、想象、解决问题等各方面。按其严重程度可分为：IQ 轻度 50 ～ 70；中度 30 ～ 50；重度＜ 30；一般 IQ 70 ～ 80 为边缘状态。病因繁多，可有遗传、代谢性疾病。如 21- 三体综合征、苯丙酮尿症、甲状腺功能减低；母孕早期曾患风疹、流感等病毒感染引起中枢神经系统形或宫内发育迟缓，产时窒息、颅内出血等，出生后患脑炎、脑膜炎、脑外伤、脑缺氧、中毒性脑病等。中枢神经系统疾病可留有智力低下后遗症，营养缺乏或紊乱。重度营养不良，环境、社会因素缺乏，外界刺激，教育缺乏都可引起智力低下。诊断依靠有关病史。体检发现先天畸形、特殊面容以及神经反应、运动、语言等功能检查异常。还可行智能心理测试，经筛查可疑者，用诊断量表复查可做出初步诊断。预防措施包括：通过遗传咨询防止近亲结婚；孕期有怀疑时可作羊水、绒毛膜活检，进行染色体或基因检测，有遗传性疾病者可考虑中止妊娠；孕期保健应预防病毒感染，勿乱吃药、饮酒、吸烟，早期建卡，定期检查；改进接产技术，防止产时脑损伤；通过新生儿期筛查试验，早期发现可治性代谢缺陷病，可防止智力发育障碍。对智力低下患儿应尽可能进行病因治疗，结合持久的功能心理训练，改善周围环境，以提高智能。培养自理生活能力和从事简单劳动。

(三) 屏气发作

屏气发作为呼吸运动暂停的一种异常行为，多发于 6 ～ 18 月婴幼儿，5 岁前会逐渐自然消失。呼吸暂停发作常在情绪急剧变化时，如发怒、恐惧、悲伤、剧痛、剧烈叫喊时出现，常有换气过度，使呼吸中枢受抑制，哭喊时屏气，脑血管扩张。脑缺氧可有昏厥、丧失意志、口唇发绀、躯干、四肢挺直，甚至四肢抽动，持续约 0.5 ～ 1 分钟后呼吸恢复，症状缓解，唇指返红，全身肌肉松弛而入睡，一日可发作数次。这种婴幼儿性格多暴躁、任性、好发脾气，应加强家庭教养，遇矛盾冲突要耐心说理解释，避免粗暴打骂，尽量不让孩子发脾气哭闹，但也要坚持合理教育。

(四) 吮拇指癖、咬指甲癖

3 ～ 4 个月后的婴儿生理上有吸吮要求，常自吮手指尤其是拇指，这种习惯常发生在饥饿时和睡前，应随年龄增长而消失，但有时小儿因心理上得不到满足而精神紧张、恐惧焦急，未获父母充分的爱、又缺少玩具音画等视听觉刺激，孤独时吮拇指自娱，渐成习惯，直至年长尚不能戒除独自读书玩耍时吮拇指的行为。长期吮手指可影响牙齿、牙龈及下颌发育，致下颌前突、齿列不齐，妨碍咀嚼。咬指甲癖的形成过程与吮拇指癖相似，也系情绪紧张、感情需求得不到满足而产生的坏习惯，多见于学龄前期及学龄期儿童。要多爱护和关心这类孩子，消除其抑郁孤单心理，当其吮拇指或咬指甲时应随时提醒并将其注意力引到其他事物上，应鼓励小儿建立改正坏习惯的信心，切勿打骂讽刺，使之产生自卑心理，也不要在手指上涂抹苦药等。

（五）习惯性会阴部摩擦动作

幼儿有时可发生两腿交叉摩擦会阴动作，有时依床角、墙角或骑跨栏杆进行，多在入睡前、睡醒后或在独自玩耍时发生，大多因会阴外生殖器局部刺激引起后渐成习惯，持续反复发生。应注意会阴清洁卫生，治疗局部炎症感染，清除局部刺激因素，驱蛲虫等。在发作时以有趣事物分散其注意力，睡醒后立即穿衣起床避免发作，每晚睡前安排体力活动，使之疲劳后易入睡，但切忌责怪、打骂、羞辱、讥讽，以免使其精神更为紧张抑制。要使小儿生活轻松愉快，解除心理压力，衣裤、被褥不可太厚、太紧，鼓励小儿参加各种游戏和活动。

（六）遗尿症（enurcsis）

正常小儿自 2～3 岁起已能控制膀胱排尿，如在 5 岁后仍发生不随意排尿即为遗尿症，大多发生在夜间熟睡时称夜间遗尿症，也可发生在白天，较少见。遗尿症可分为原发性和继发性两类：原发性遗尿症多因控制排尿的能力迟滞所致而无器质性病变，多半有阳性家族史，男多于女（2～3:1）；继发性遗尿症大多由于全身性或泌尿系疾病如糖尿病，尿崩症等引起，其他如智力低下、神经精神创伤、泌尿道畸形、感染，尤其是膀胱炎、尿道炎、会阴部炎症、蛲虫刺激等都可引起遗尿现象。以原发性遗尿症占绝大多数。

十、心理卫生指导与早期教育

世界卫生组织给健康所下的定义是：不仅是没有疾病和病痛，而且是个体在身体上、精神上、社会上的完满状态。由此可见心理健康和身体健康同等重要，心理健康是健康的一半。心理卫生指导和早期教育是实现心理健康的重要手段。

（一）习惯的培养

1. 睡眠习惯

应从小培养儿童有规律的睡眠习惯。

(1)1～2 个月小婴儿尚未建立昼夜生活节律，胃容量小，可夜晚哺乳 1～2 次，但不应含奶头入睡。3～4 个月后逐渐停止夜间哺乳，以延长夜间连续睡眠时间。

(2) 儿童居室的光线应柔和，睡前避免过度兴奋，婴儿应有自己的、固定位置的床位，使睡眠环境相对恒定。

(3) 儿童应该有相对固定的睡眠作息时间，不要任意改变儿童的睡眠时间。

(4) 婴儿可利用固定乐曲催眠入睡，一旦夜间醒来，不拍、不摇、不抱、不可用喂哺催眠。对幼儿可用低沉声音重复讲故事帮助其入睡。

(5) 保证充足睡眠时间对各年龄阶段儿童来说都十分重要。

2. 进食习惯

从婴儿期开始就应注意训练儿童进食能力，培养良好的进食习惯。

(1)随年龄的增长，夜间哺乳会影响婴儿白天的食欲，给添加其他食物与断离母乳造成困难，故在 3～4 个月龄后就应逐渐停止夜间哺乳。

(2)4～6 个月婴儿可逐步引入其他食物，使其适应多种食物的味道，减少以后挑食、偏食的发生，7～8 个月后学习用杯喝奶、水，以促进吞咽、咀嚼及口腔运动的协调发育。

(3)9 ～ 10 个月的婴儿开始有主动进食的要求，可先训练其自己抓取食物的能力，尽早让小儿学习自己用勺进食，促进眼、手协调动作，并有益于手指肌肉发育，同时也使儿童的独立性、自主性得到发展。

3. 排便习惯

随食物性质的改变和消化功能的成熟，婴儿大便次数逐渐减少到每日 1 ～ 2 次，此时，可开始训练坐便盆、定时排大便。当儿童会走路，有一定的语言理解和表达能力时，可训练其控制大小便。一般 1 岁左右的儿童已可表示便意，2 ～ 3 岁后夜间可不排尿。用尿布不会影响控制大小便能力的培养。

4. 卫生习惯

婴儿期就应培养良好的卫生习惯，定时洗澡、勤剪指甲、勤换衣裤，不随地大、小便。婴儿在哺乳或进食后可喂给少量开水清洁口腔，不可用纱布等擦抹以免擦伤口腔黏膜和牙龈。2 ～ 3 岁以后培养儿童自己早晚刷牙、饭后漱口、食前便后洗手的习惯。儿童应养成不喝生水和不吃未洗净的、不洁食品、不随地吐痰、不乱扔瓜果纸屑的良好卫生习惯。

（二）社会适应性的培养

从小培养儿童良好地适应社会的能力是促进儿童健康成长的重要内容之一。

1. 独立能力

应在日常生活中培养婴幼儿的独立能力，如自行进食、控制大小便、独自睡觉、自己穿衣鞋等。年长儿则应培养其独立分析、解决问题的能力。

2. 控制情绪

儿童控制情绪的能力与语言、思维的发展和父母的教育有关。婴幼儿的生活需要依靠成人的帮助，父母及时应答儿童的需要有助于儿童心理的正常发育。儿童常因要求不能满足而不能控制自己的情绪，发脾气，或发生侵犯行为，故成人对儿童的要求与行为应用诱导方法，而不用强制方法处理儿童的行为问题，可以减少对立情绪。

3. 意志

在日常生活、游戏、学习中应该有意识培养儿童克服困难的意志，增强其自觉、坚持、果断和自制的能力。

4. 社交能力

从小给予儿童积极愉快的感受，如：喂奶时不断抚摸孩子；与孩子眼对眼微笑说话；抱孩子，和其说话、唱歌；孩子会走后；常与孩子做游戏、讲故事，这些都会增强孩子与周围环境和谐一致的生活能力。注意培养儿童之间互相友爱，鼓励孩子帮助朋友，倡导善良的品德。在游戏中学习遵守规则，团结友爱，互相谦让，学习与人相处。

5. 创造能力

人的创造能力与想象能力密切相关。启发式地向儿童提问题，引导儿童自己去发现问题和探索问题，可促进儿童思维能力的发展。通过游戏、讲故事、绘画、听音乐、表演、自制小玩具等可以培养儿童的想象力和创造力。

十一、计划免疫

计划免疫是依据小儿的免疫特点和传染病发生的情况制订的免疫程序，有计划地使用生物制品进行预防接种，以提高人群的免疫水平，达到控制和消灭传染病的目的。

（一）我国卫生部规定的免疫程序见表 4-1。

表 4-1　我国卫生部规定的免疫程序

月龄	疫苗
出生	卡介苗
2 个月	三价口服小儿麻痹疫苗糖丸
3 个月	三价口服小儿麻痹疫苗糖丸、百白破混合剂
4 个月	三价口服小儿麻痹疫苗糖丸、百白破混合剂
5 个月	百白破混合剂
8 个月	麻疹疫苗
1 岁半～2 岁	百白破混合剂
4 岁	三价口服小儿麻痹疫苗糖丸
7 岁	卡介苗 *、麻疹疫苗、百白破混合剂
12 岁	卡介苗 *（农村）

复种卡介苗前要先做结核菌素试验，阴性者方可复种。

（二）计划免疫引起的反应

(1) 卡介苗接种后 2 周左右局部出现红肿浸润，6～8 周表现 OT 试验阳性，8～12 周后结痂，有时局部形成小溃疡，腋下淋巴结肿大。

(2) 脊髓灰质炎接种后有少数发生腹泻。

(3) 百白破接种后局部可出现红肿、疼痛或伴低热、疲倦等，偶见过敏性皮疹、血管性水肿。

(4) 麻疹接种后 6～10 天少数发生轻微的皮疹。

(5) 乙型肝炎疫苗接种后，个别有发热或局部轻痛等。

十二、听力保健

（一）听力保健要点

婴幼儿的听觉与语言功能、神经系统及智力发育有密切关系。因此，要尽可能给婴儿提供声音刺激。父母应在 1～2 个月时就与孩子说话，有意识地用声音、单词、语言与他交谈，婴儿虽然听不懂，但是这些信号反复刺激孩子的听觉器官，在大脑皮质留下种种痕迹，就可使幼儿尽快懂得语言。2～3 岁幼儿就会使用一些基本的简单句和个别复合句，产生了进一步用口头语言进行交往的需要，这种需要促使他去仔细地倾听和模仿成人说话，从而使听力进一步发育，口语交往水平进一步提高。

（二）婴幼儿听觉发育观察项目

婴幼儿听觉发育观察项目见表 4-2。

表 4-2 婴幼儿听觉发育观察项目

月龄	号码	项目
0 月	1	突然声响有惊讶反射 (Moro 反射)
	2	突然声响会紧闭眼睑 (眼睑反射)
	3	睡觉时突然声响会睁开眼睑 (觉醒反射)
1 个月	4	声响会伸展手足
	5	睡觉时突然声响觉醒或哭泣
	6	睁眼时突然大的声响会紧闭眼睑
	7	哭泣或活动时，一打招呼就会停止哭泣或活动
	8	靠近打招呼或摇嘟嘟棒，会将脸慢慢转过来
2 个月	9	睡觉时突然锐利的声响会活动手足
	10	睡觉时遇小孩的吵闹声、喷嚏声、钟或吸尘器声会睁开眼
	11	打招呼时会高兴地发出"啊"或"哦"声
3 个月	12	睡觉时突然声响会睁开眼睑或动手指，基本无全身的惊讶反射
	13	对录音机、电视机的开关声或广告声等有反应 (将脸转向声源)
	14	对怒吼声、亲昵声、歌声、音乐声等表现为不安、喜悦或厌恶
4 个月	15	对日常的各种声音 (玩具、电视、乐器、门的开关声等) 表示关注 (会回头)
	16	一叫名字就会慢慢转过头来
	17	对人的声音 (特别是熟悉的妈妈的声音) 会回过头来
	18	意外的、不熟悉的、稀奇的声音，会明显地转过脸去
5 个月	19	将闹钟靠近耳边，听到"滴答"声会转过头去
	20	能分清父母的声音和别人的声音，以及被录制的自己的声音
	21	突然大的声音，会吓得抓紧或紧抱某物或哭出声来
6 个月	22	对他说话或唱歌，会一直盯着你看
	23	打招呼，就会有意识地转过头来
	24	对收音机、电视的声音会敏感地转过头来
7 个月	25	对隔壁房间的声音和外面动物的叫声会转过头去
	26	对他说话或唱歌，会一直盯着说话人的嘴形，有时自己会发出回答声
	27	对电视广告及节目音乐声的变幻，会迅速将脸转过去
	28	对近处一些突然的吼声或叫声很害怕 (或哭出声来)
8 个月	29	模仿动物的叫声会发出"啊、啊"的叫声
	30	模仿他高兴时发出的声音，他会跟着学
	31	一说"不行！"，"喂"等语气较重的词时，会缩回手
	32	将细小的声音 (如钟表等声) 靠近耳边，会转过头去

续表

月龄	号码	项目
9个月	33	关心外面的各种声音 (车声、雨声、飞机声等)，会爬去找声源
	34	别人不做示范就说 "过来"、"再见" 时，就按说的做
	35	弄响隔壁房间的物品或在远处叫他，会爬过去
	36	给他听音乐或唱歌时，会高兴地舞动手脚
	37	对极细微的声音或细小声音的变化，会迅速转过头来
10个月	38	模仿别人说 "妈妈"、"觉觉" 等
	39	他不注意时悄悄靠近，轻呼其名也会转过头来
11个月	40	伴随音乐节奏舞动身子
	41	一说 "给我" 时，就会把东西递过来
	42	一问 "在哪" 时，就会看着放有东西的那个方向
12个月	43	隔壁房间有响声时，会觉得不可思议，或斜耳倾听或打手势告诉旁人
15个月	44	对简单的吩咐会按要求做
	45	问其眼、口、耳、鼻以及身体其他部位时，会用手指向那个部位

十三、口腔保健

儿童的健康成长是我们最关心的问题，而儿童口腔健康也是我们需要关注的重中之重。据调查研究，口腔健康是危害儿童比较严重的问题，调查显示在欧美国家，5 岁儿童患有龋齿等口腔疾病的比例约为 30%，但在中国，77% 以上的同龄孩子有龋齿等口腔问题。

（一）婴儿期 (0 ～ 1 岁)

孩子出生后的第一年开始一些基本的口腔保健措施是非常重要的。清除菌斑应从第一颗乳牙萌出开始，而这一工作完全靠孩子的父母来完成，即父母手指缠上湿润的纱布或用指套牙刷轻轻清洁牙面和按摩牙龈组织。

（二）幼儿期 (1 ～ 3 岁)

这个年龄是变形链球菌在婴幼儿口腔中定植的时间，变形链球菌是致龋病主要的致病菌。一方面要注意看护人保持良好的口腔卫生，避免其口腔致龋菌传播给孩子，另一方面应保持婴幼儿口腔的清洁。

这个阶段提倡开始刷牙去除菌斑。当孩子能漱口时 (约 3 岁左右)，可以开始使用含氟的儿童牙膏，每次只用豌豆大小的牙膏即可。当孩子能进行简单的刷牙后，父母还需要进一步帮助孩子刷牙。当牙齿邻面有接触时，建议使用牙线，不过使用牙线需父母经专业人员的指导后进行。

（三）学龄前期及学龄期 (3 ～ 6 岁，6 ～ 12 岁)

此时的儿童尚未完全掌握刷牙方法，加上孩子自律性差，因此，家长必须继续帮助 (学龄前期) 或监督 (学龄期) 孩子刷牙。

这一时期，孩子处于换牙期，应控制孩子甜食的摄入量，同时要定期进行口腔检查，观察六龄齿的萌出情况并及时做窝沟封闭，预防龋齿。

平衡膳食和健康行为是维护婴幼儿口腔健康的必要条件。

十四、眼保健

适当的儿童眼睛保健对保证孩子们学会正确使用和保护他们的眼睛很重要。虽然适当的眼睛保健并不能保证一个人有完美的视力，但它至少有助于减少很多原因不明的眼睛问题或损伤的发生。

（一）开展眼保健健康教育

1. 宣传眼保健知识

(1) 环境：多接触大自然、多看远方绿色景物。

(2) 姿势、场所：具体如下。

1) 看书写字时，桌椅高度必须按身高调整。

2) 姿势要端正。抬头挺胸距离桌面以 30 ~ 40 厘米为宜且视线与书本须垂直不可靠近桌面。

3) 灯光宜从左上方照射且光线要充足。

4) 不看字体太细小或模糊的印刷。

5) 不要在晃动的车厢内阅读。

(3) 时间：连续写字、阅读每 40 分钟须休息 5 ~ 10 分钟。

每天放学后在家用眼力时间（含看书、写字、电视、电脑、小说、电脑玩具、钢琴等）以不超过两小时为原则，以免眼睛过度疲劳。

(4) 电视：具体如下。

1) 眼睛保持与电视画面尺寸约 6 ~ 8 倍的距离。

2) 看电视时，每隔 30 分钟须休息 5 ~ 10 分钟，连续看电视绝对不可超过 1 小时以上。

3) 看电视时，室内仍须亮起灯光。

(5) 电脑：具体如下。

1) 每工作半小时须休息 5 ~ 10 分钟。

2) 装置滤光片以防止反射光。

3) 电脑背后应有最小 1 公尺的空间，且背景彩色柔和，可供视线暂时离开休息。

4) 电脑荧光屏位置应在视线 10 ~ 20 度之间且与眼睛距离在 60 ~ 70 厘米之间。

5) 每天使用时间不宜超过 4 小时。

(6) 营养：均衡饮食，不挑食。

经常摄取含有维生素 A 丰富的食物，如：胡萝卜、番茄、菠菜或深绿色、深黄色蔬菜、蛋黄、肝脏等对眼睛有保健作用。

(7) 运动：多做户外运动。

2. 预防眼病及眼外伤

儿童的玩具和毛巾要经常清洗消毒，教育儿童不用脏手揉眼睛，发现眼病及时治疗，以预防传染性眼病在家庭中蔓延。同时确保儿童安全的生活环境，防止眼外伤的发生。

（二）建立定期视力检查制度

除定期健康保健时进行眼保健外，对 4 岁以上儿童每年至少进行 1 次视力检查。早期发现异常，及时确诊治疗。

（三）转诊

当儿童单眼视力低，或双眼裸视相差 2 行或 2 行以上时，转诊到相应医疗单位由专科医生进一步检查、确诊和治疗。

十五、健康教育与伤害预防

（一）健康教育

健康教育学虽然是一门独立的学科，但健康教育工作又是卫生保健工作的一部分。健康教育注重于提倡有益于健康的行为，健康行为应从可塑性最强的儿童时期做起，才能有利于儿童身心健康发展，并受益终生。

1. 健康教育的任务和作用

健康教育不单纯传播卫生知识，还通过有计划、有组织、有系统的教育活动，促使人们自愿地采取有利于健康的行为方式，用多种多样的方法帮助人们认识自己所面临的健康问题，鼓励人们自己选择健康的生活方式，帮助人们去寻找解决问题的方法，通过健康教育活动得到家庭成员及有影响力的人的支持等，但不能强迫人们去改变自己的行为。

健康教育与健康促进是人类保健事业发展的一个新阶段。健康教育在儿童保健工作中有着十分重要的意义，它是研究如何将儿童卫生保健知识和技术传播给广大群众，影响家庭及儿童的健康行为，预防疾病，消除危险因素，使孩子从小树立正确的健康价值观的一门学科。

2. 健康教育策略

健康教育策略是一个比较广泛的定义，它是包括通过影响健康问题的倾向因素、促成因素和强化因素而直接或间接地改变个体行为的各种方法、技术和途径的组合。我们在设计健康教育计划时，就要选择一组最佳的教育策略的组合。教育策略在国内主要分为语言教育、文字教育、形象化教育、电化教育等不同的教育方法。按国外分类法分作 3 类，即信息传播类、培训类、组织方法类。可供选择的健康教育策略有多种。具体策略包括讲演、个别指导（即面对面咨询）、大众传播媒介、教学电视、技能发展（技术培训与示教）、咨询式学习（询问式学习）、小组讨论法、模仿学习、行为矫正、案例分析方法、角色扮演法等。

总之，应根据教育对象及内容的多样化、系统化、科学化等合理选择教育策略，并根据教育对象的特点、环境变化作调整和改变。进行综合教育是应当强调的教育原则。

（二）伤害预防

儿童期意外伤害是由意想不到的原因造成的对儿童身体和心理 - 精神的损伤或死亡。儿童期意外伤害是 21 世纪儿童期严重的健康问题，目前在我国及世界各国已成为 0 ～ 14 岁儿童第一位死因。

1. 意外伤害的临床表现

各种意想不到的原因造成死亡或身体、精神、心理、行为的损伤、残废。

2. 意外伤害的诊断要点

意外伤害包括机动车、自行车等交通事故损伤；意外跌落，烧伤 / 烫伤；溺水，暴力（包括虐待），自杀等所导致的伤害。各种伤害的记分原则按照国际疾病分类 (1CD-10) 计算。

3. 意外伤害的预防

(1) 建立常规的事故记录和报告系统：无论是交通事故，还是家庭中发生的事故，都有现场记录（包括相片、录像等），其中包括时间、地点、伤害部位、伤害程度（包括死亡）、损伤原因及来源、相应的心理学、社会学因素、环境因素及是否可以预防。对家庭、社会造成的影响，采取的治疗和处理措施。这个记录还要按系统和需要逐级上报和抄送有关单位，以备分析指导。

(2) 宣传教育：通过电视、报纸、小册子、家长会、专门讲座等各种渠道和形式，对群众进行宣教，加深对意外伤害的了解、掌握预防、现场第 1 次救助的知识和技术。

(3) 立法：根据社会生活发展的情况，及时立法，以降低意外伤害的发生率。

十六、铅中毒防治

环境铅污染对儿童健康的危害，特别是对生长发育的不良影响是儿童环境医学领域中研究最早、最深的课题。由于铅对儿童生长发育特别是神经系统发育的毒性作用在明显的临床表现出现以前已造成对儿童智力发育的损害，使得在靠智力竞争才能生存和发展的当今社会，研究如何防治铅对儿童的危害有着重要的意义。

（一）儿童铅中毒的原因

(1) 工业污染。

(2) 含铅汽油的尾气污染。

(3) 环境污染导致水源、土壤及农作物普遍含有铅。

(4) 铅作业工人对家庭环境的污染。

(5) 长期接触含铅学习用品和玩具。

(6) 其他：如爆米花中含有较多量的铅。

（二）铅对儿童健康的危害

1. 铅对儿童生长发育的影响

铅的毒性作用往往出现在明显的临床表现之前的亚临床阶段，能危及儿童的智力、行为发育和体格生长。

(1) 铅对智力的影响：血铅水平与 IQ 间存在着负相关；铅负荷增高能影响儿童的阅读能力、拼写能力和算术能力；血铅高的儿童，注意力障碍、多动、攻击性行为较血铅正常的儿童明显增多。

(2) 铅对生长发育的影响：血铅与身高、体重及胸围间存在着有统计学意义的负相关。

(3) 铅对听觉和视觉发育的影响：铅也影响儿童的听觉和视觉发育，这是引起儿童学习困难的又一原因。

(4) 妊娠期铅暴露对母婴健康的危害：铅具有生殖毒性、胚胎毒性和致畸作用，而且铅的毒性作用存在剂量 - 效应关系。

2. 铅中毒及铅中毒脑病的临床表现

铅中毒的早期症状是不明原因的腹痛、食欲不振。之后就会出现不明原因贫血。更为可怕的是铅中毒可使孩子的大脑细胞受损，铅中毒较轻的孩子会烦躁多动、脾气暴躁、易攻击他人，中毒较深时孩子就会出现智力低下、嗜睡、昏迷。提醒家长，如果发现孩子出现不明原因腹痛，有可能就是铅中毒早期症状，应该立即带着孩子到正规医院接受检查，进行治疗。

孩子如出现下列情况，家长应立即带孩子到医院检查血铅。

(1) 头疼：先轻微后剧烈，甚至打自己的脑袋，用头顶墙。

(2) 恶心，不想吃东西，注意力不集中，上课时分心、开小差，老想别的事情等。

(3) 记性差，脾气急，好吵架和打架，甚至咬小朋友。

(4) 经常肚子疼、腹泻、便秘，或便秘与腹泻交替。

(5) 面色苍白，体弱无力，头昏脑涨，运动耐力差或近期内明显下降，运动时气喘心慌。

(6) 易出汗、夜惊，持续性哭闹等。

（三）儿童铅中毒的诊断

1. 病史

有接触铅的病史。

2. 症状及体征

均为非特异性症状。体征多为生长发育迟缓，营养不良，发育不良，体弱多病的表现。

3. 实验室检查

直接血铅测定。

4. 血铅水平分级

儿童血铅水平分级及处理见表 4-3。

5. 其他

血铅可接受水平为小于 10 g/dl 即 100 g/L。

表 4-3 儿童血铅水平分级及处理

级别	含量 (g/L)	程度	处理	
			检查	驱铅措施
1 级	≤100	可接受水平	干预后复查	非药物驱铅
2A 级	100～149	轻度铅中毒	每 3 个月复查 1 次血铅	非药物驱铅
2B 级	150～199	轻度铅中毒	每 3 个月复查 1 次血铅	非药物驱铅
3 级	200～449	中度铅中毒	每 3 个月复查 1 次血铅	非药物驱铅
4 级	450～699	重度铅中毒	48 小时内复查血铅	药物驱铅
5 级	≥700	极度铅中毒	立即复查血铅	药物驱铅

（四）儿童铅中毒的处理原则

1. 驱铅疗法

药物主要有依地酸二钠钙 (CaNa$_2$EDTA)、二巯丙醇 (BAL)、青霉胺、二巯基丁二酸 (DM-SA) 以及中药。

2. 环境干预

环境干预是治疗儿童铅中毒的根本手段。它包括发现铅源和去除铅源两个方面。

（五）健康教育

1. 了解铅的来源

2. 行为指导

(1) 勤洗手，勤剪指甲，经常清洁玩具。

(2) 马路旁或工业区附近的居室经常用湿布抹去灰尘，食品和奶瓶加罩。

(3) 不要带小儿去汽车流量大的马路和铅作业区附近散步。

(4) 从事铅作业劳动的工人下班前必须按规定洗澡、更衣、换鞋。

(5) 儿童应少食一些含铅较高的食物，如普通皮蛋、爆米花等。

(6) 早上用自来水煮食物时，先将龙头打开 1 ～ 5 分钟，将管道中铅污染的水排掉后再用。

3. 营养指导

(1) 儿童应定时进食，空腹时铅在肠道的吸收率成倍增加。

(2) 保证膳食中含有足够量的钙、铁和锌。

第二节 小儿各年龄期的特点与保健

一、胎儿期

胎儿期从受孕到分娩共 40 周（约 280 天）。

胎儿依赖母体生长发育，所以孕妇的精神状态、饮食、卫生、医药等方面，不仅影响母亲的健康，而且影响胎儿的正常发育。尤其是在受孕初 3 个月，胎儿各系统器官逐步分化形成，此时孕母如受某些时行疾病或内伤杂病以及药物、营养等因素的影响，往往可以导致许多先天性疾病，如感染风疹病毒，可导致胎儿畸形；乱用药物可致堕胎、流产等。古书记载"兔缺""六指""肛门内合"等先天性畸形，以及胎热、胎寒、胎黄、胎弱等病理现象，均指孕妇护胎不慎所造成的后果。

近年来，医学界把孕 28 周到出生后 7 天，定为围生期，这个时期婴儿病死率最高，故现在已经形成了围生医学。

二、新生儿期

新生儿期从出生到 28 天。

新生儿脱离母体，他需要适应新环境，开始自主呼吸和调整循环，依靠自己的消化系统和泌尿系统摄取营养和排泄代谢产物。中枢神经系统发育尚未完善，大脑皮层主要处于抑制状态，一天睡眠时间达二十多个小时。对于外界环境的适应能力需要经过 2 ～ 3 周的生理调节，才能逐步提高。这期婴儿体质尤其稚嫩，免疫能力差，患病后反应性差，感染容易扩散，病死率较其他各期高。

三、婴儿期

生后 28 天到 1 周岁为婴儿期。

婴儿期已经逐步适应了外界环境，生长发育迅速（此期为生长发育最快阶段）。与出生时相比，小儿体重增至 3 倍，身长增至 1.5 倍，头围增大 1/3 左右，脏腑功能也在不断发育完善。这一时期，正处于乳类喂养并逐步添加辅食的阶段，机体发育快，营养需求高，从母体内获得的抗体逐渐消失，自身免疫力尚未健全，因此，容易发生消化系统、呼吸系统的疾病和各种传染病，故应加强预防和保健工作。

四、幼儿期

1 周岁至 3 周为幼儿期。

体格增长速度减慢，但是智力发育迅速，语言、思维和感知、运动能力增强。学会了走路，接触周围事物的机会增多，但对危险事物的识别能力差，容易发生意外事故。断奶后食物品种转换，容易发生各种消化系统的疾病，因此要注意加强营养，开发智能及防止意外事故，加强传染病的预防。

五、学龄前期

3 周岁到 6 ～ 7 周岁为学龄前期，也称幼童期。

小儿体格稳步增长，智力发育渐趋完善。这一时期，已经确立了不少抽象的概念，如数字、时间等，开始认字并用较复杂的语言表达自己的思维和感情，这是小儿性格特点形成的关键时期。因此，要加强思想品德教育，根据该年龄段儿童智能发育的特点开展早期教育。这个时期，小儿容易发生溺水、烫伤、错服药物以致中毒等，应注意防护。

六、学龄期

6 ～ 7 周岁至青春期来临（一般为女 11 ～ 12 岁，男 12 ～ 13 岁）称为学龄期。

这一时期，儿童体格仍稳步增长，乳牙脱落，换上恒牙，大脑发育已经与成人相同，智能发育更成熟，自控、理解分析、综合能力均进一步增强，已能适应学校、社会的环境。对传染病的抵抗能力增强，免疫系统疾病如肾炎、哮喘等疾病多见。

七、青春期

一般女孩自 11 ～ 12 岁到 17 ～ 18 岁，男孩自 13 ～ 14 岁到 18 ～ 20 岁为青春期。近几十年来，小儿进入青春期的平均年龄有提早的趋势。

青春期是从儿童向成人过渡的时期，此期生殖系统发育迅速，第二性征逐渐明显，形体增长出现第二个高峰，精神发育由不稳定趋向成熟，易于产生相应的疾病，应进行生理、心理卫生和性知识的教育。

第三节 儿童保健管理

一、围生保健管理

围生保健包括孕前、孕期、产时、产后的保健。

（一）孕前保健

创造良好的受孕条件，选择良好的受孕时机。

（二）孕期保健

妊娠 6 个月前每月保健 1 次，7 个月后每半个月保健 1 次。包括孕早期（闭经 12 周内）、孕中期（闭经 13～27 周）、孕晚期（闭经 28～40 周）三个阶段。

胎儿保健是通过对母亲孕期的系统保健，达到保护胎儿在宫内健康生长以及最终安全娩出的目的。

二、散居儿童保健管理

散居儿童保健通过保健所、保健门诊、家庭访视等方式进行，计划、内容基本同集体儿童保健。

三、集体儿童保健管理

集体儿童保健又称托幼机构保健。托幼机构保健包括婴儿室、托儿所和幼儿园。招收对象：婴儿室为 1 岁以内婴儿，托儿所为 1～3 岁幼儿，幼儿园为 4～6 岁儿童。由于集居，相互接触密切，发生传染病时易扩散流行。因此托幼机构必须贯彻预防为主的方针，切实做好保健工作。

（一）卫生保健制度

1. 健康检查制度

(1) 入所健康检查：严重心、肝、肾等慢性病及传染病患儿不能入所，有传染病接触史者须检疫期满后才准予入所。

(2) 定期健康检查。

(3) 晨、午、晚间检查：早晨入所、午睡起床、全托机构晚上上床前要观察儿童精神状态、皮肤、咽喉部情况，以便及早发现疾病征兆和做好传染病隔离。

(4) 按时进行预防接种，并作详细记录。

(5) 工作人员在入所（园）工作前必须进行全面检查：凡患急、慢性传染病，化脓性疾病及带菌者不得录用。以后每年体检 1 次，不合格者速调离工作岗位并作彻底治疗。

2. 经常性的卫生、消毒及安全制度

(1) 环境卫生：制订环境清洁卫生制度，保证环境洁净，空气新鲜。

(2) 个人卫生：培养小儿良好的个人卫生习惯。

(3) 消毒制度：包括空气消毒，儿童食具、毛巾、玩具、书籍、便具等定期消毒。

(4) 安全检查制度：环境设施（门窗、楼梯、栏杆、桌椅等）经常检查，电源、热水瓶、药品、危险品勿置于小儿能触及处。

3. 传染病管理

(1) 早预防：传染病流行季节少去公共场所，易感儿应进行被动免疫或服预防药。

(2) 早发现：把好入所体检和晨午间检查关，及早发现患儿，以便及时隔离和治疗。

(3) 发生传染病时应立即采取措施，控制传染源，隔离患儿；切断传播途径，及时报告疫情，并对托幼机构进行消毒；保护易感儿，对密切接触者进行医学观察和检疫，必要时对易感儿进行被动免疫。

（二）膳食管理

(1) 根据小儿不同年龄特点安排膳食，保证小儿摄入足够的能量与营养素。

(2) 每周安排并公布食谱，定时进行膳食调查。

(3) 保育人员对小儿应耐心喂哺。自己能用膳的儿童应在清洁、舒适的环境中进餐。还应该注意小儿良好饮食习惯的培养（不偏食、不挑食、饭前洗手）。

(4) 食物须确保新鲜。食品制作过程严格按《食品卫生法》进行。炊事员要有一定营养知识。

（三）生活制度

根据不同年龄小儿的生理特点，合理安排其一天的生活，培养他们按时进餐、按时睡眠、按时活动的习惯。

（四）其他

1. 教养

托幼机构应结合小儿神经与心理发育特点进行早期教育。

2. 体格锻炼

3. 建立与家长联系制度

可采用家长会、家访、黑板报、书信、提供宣传资料等形式，此外，也可在家长接送小儿时直接与之交流。

四、社区儿童保健管理

社区是一个社会学专用名词，是指若干社会群体或社会组织（机关、团体等）聚集在一定地域所形成的生活上相互关联的大集体。社区可大可小，在我国一般将城市中的1个街道或1个居住小区，农村中的1个乡或1个村作为1个社区。

（一）通过健康教育，提高家庭、社会育儿的保健水平

健康教育内容多、范围广，包括婚前健康教育、新婚保健、孕期及围生期保健、婴幼儿保健、学龄前期及学龄期保健、青春期保健等。

（二）开展儿童生长发育监测、营养监测等系统保健

对社区内每个儿童进行生长发育监测，纵向监测其体格生长（体重、身长、头围、胸围等）和精神神经发育，并进行喂养和教育指导。每人一卡（或生长发育图表），早期发现发育偏离，早期干预。

（三）预防咨询服务

开展儿童保健和身心疾病预防咨询服务。

（四）儿童慢性疾病及伤残康复管理

对社区内慢性病患儿按病种建立专业病案，进行积极治疗。为每个伤残儿建立档案，针对其特点制订康复训练方案。

（五）针对社区主要问题实施群体干预

通过健康检查和家庭调查（包括家庭结构、功能、经济收入、父母文化、职业等），发现社区内儿童存在的主要问题，采取切实可行的措施，进行群体干预。

第五章 胎儿期保健

第一节 胎儿的诞生、性别、血型

一、胎儿的诞生

每一对年轻的夫妇都有一个共同的心愿就是要有一个健康、聪明的孩子，把自己的孩子培养成为一个社会上有用的人才。一个新生命的产生是接受了父亲和母亲双方的遗传物质孕育而成。父亲的精子和母亲的卵子就携带着这种具有遗传特征的物质，这种物质叫染色体。人的生殖细胞（父亲的精原细胞和母亲的卵原细胞）的细胞核内有 23 对 (46 条) 染色体。生殖细胞成熟之前，分别在父、母亲体内经过两次特殊的分裂，分裂之后形成的精子和卵子，其细胞核内的染色体数量减少一半，由原来的 46 条 (23 对) 减少为 23 条，叫染色体单体。受孕后，精子和卵子的染色体单体相结合形成了一个新生命的染色体，共有 46 条 (23 对)，并在此基础上发育成为胎儿——孩子。这个孩子有了来自父母亲各一半的染色体，所以一半像父亲，一半像母亲。孩子有许多与父母亲相似之处，比如身高、体态、血型、性格、智力甚至对某些疾病的易感程度。

二、孩子的性别

怀孕后是生男孩还是女孩，在父亲的精子和母亲的卵子结合成为受精卵时就已经决定了。生殖细胞核内有一对与性别有关的染色体，父亲为 X.Y.，母亲为 X.X.。当生殖细胞成熟分裂形成精子和卵子时，染色体的数目减少一半，只含一条性染色体，这样就形成一种含 X 染色体和另一种含 Y 染色体的两种精子细胞，而卵子则是两个都含 X 染色体的细胞。在受精时两种精子和卵子随机结合，机会均等，各有 50% 的机遇。当 X 精子与卵子结合则生女孩；若 Y 精子与卵子结合则生男孩。

三、孩子的血型

孩子的血型也是由遗传物质决定的。人类的血型有 A 型、B 型、O 型和 AB 型四种。与血型有关的遗传物质叫基因型。人的一生中血型是不变的，知道了父、母亲的血型就可以估计出孩子可能出现的血型与不可能产生的血型（表 5-1）。这在法医学的亲子鉴定上有一定的作用。

表 5-1 父、母双亲和子女之间血型遗传的关系

双亲血型	子女可能血型	子女不可能血型
AA	A、O	B、AB
AO	A、O	B、AB
AB	A、B、AB、O	/
AAB	A、B、AB	O
BB	B、O	A、AB

续表

双亲血型	子女可能血型	子女不可能血型
BO	B、O	A、AB
BAB	A、B、AB	O
ABO	A、B	AB、O
ABAB	A、B、AB	O
OO	O	A、B、AB

第二节　受孕的最佳时期

　　父母亲都希望自己有一个聪明、可爱、健康的宝宝，所以，夫妇双方在受孕前应进行体格检查。凡是患有肺结核、肝炎或心、肾等慢性病时，应等待治愈后再受孕，尤其是性病，必须彻底治愈后才能怀孕，否则将危害胎儿。若女方使用过口服避孕药，一定要停药半年后才能受孕，以免导致胎儿畸形，要争取在最好的环境下受孕。

　　受孕是一个极其复杂的生理过程，完成这个过程需具备以下条件：第一，正常的生殖细胞；第二，卵子与精子的结合；第三，受精卵顺利进入子宫腔，而且子宫内膜已准备好适当的条件，以便受精卵着床。如果上述任何必备条件被破坏，影响受孕过程，都将导致受孕异常。

第三节　怀孕的特征、预中期的推算

一、怀孕的特征

　　对于月经周期规则、有正常性生活的已婚健康妇女，停经是首先出现的征兆。多数受孕妇女在停经40天左右出现胃肠道症状：恶心、不寻常的唾液分泌、上腹不适、晨起呕吐，乳房胀痛，有时还伴有乳晕皮肤色素加深等，还有全身乏力、怕冷、头晕、嗜睡、情绪不好等反应。妊娠试验为阳性。

二、预产期的推算

　　怀孕后夫妇俩都很高兴。那么孩子什么时间出生呢？这就要算出孩子出生的时间，也叫预产期。计算的方法为：从末次月经第一天开始算起，平均280天或40周左右。常用的计算公式为：加一年减3个月加7天，即为预产期。比如：末次月经第一天是1998年11月2日，预产期就是1999年8月9日。要知确切的受孕日期往往无法记忆，而且各个胎儿宫内留住时间的长短亦有差异，所以，推算的预产期不可能完全精确，实际分娩日期与预产期是有差距，但是差距不会超过2周以上。

第四节 怀孕1个月至10个月母亲和胎儿的变化

一、怀孕1个月母亲和胎儿

(一) 胎儿成长

卵子与精子不同，它无法自己移动，从卵巢排出的卵子，首先会被像海葵般的卵管前端吸住，然后靠着卵管内的纤毛运动，宛如坐电梯般的被推送到子宫。

如果在途中遇到由子宫内奋游而来的精子群，便可能在此受精。但一般最常受精的部位是靠近输卵管前端，亦即较肥大的输卵管膨大部。

受精卵从受精的瞬间，就开始迅速地进行细胞分裂，增殖，并从输卵管下降进入子宫内，为了容易着根，于是紧紧镶入厚且柔软的子宫内膜中。这就是"着床"，从排卵到着床，大约需要10天的时间。

排卵后卵子在精子输卵管膨大部位相遇而受精。受精卵在输卵管内运行途中发生多次细胞分裂，受精卵经过六七天的运行到达宫腔埋入子宫内膜内，这叫着床。这时受精卵尚不能区分出头和躯体，不具备人的特征，所以1月胎儿称为"胎芽"。

(二) 母体变化

所谓怀孕一个月，是从最后月经的第一天算起4周，这个时期大都不被发觉怀孕就过去了，即使经过内诊也不易察觉或确定。但到这个月的末期，子宫已稍为增大，基础体温也略有增高。

二、怀孕2个月的母亲和胎儿

(一) 胎儿成长

胎儿脑迅速形成，7周末时形成时显的胎儿样。这时胎儿头身的比例是2:1。

神经系统方面，脑下垂体，视神经，听神经等开始形成。

进而起到支撑作用的骨骼也开始形成。眼，耳，口出现使得面部接近人的面孔，这时手脚也开始形成。

另外，胃肠及肝脏，肺和气管等形成完备，脾脏的造血功能也开始进行，心脏也能区分出心房和心室。垂体，胸腺，副肾上腺等内分泌腺体组织也形成。

(二) 母体变化

基础体温呈现高温状态，这种状态将会持续到14～19天为止。

身体慵懒发热，下腹部和腰部稍微凸出，乳房发胀，乳头时有阵痛，颜色变暗，排尿次数增加，心情烦燥，胃部感到恶心，并且出现孕吐情形，有些人甚至会出现头晕，鼻出血，心跳加速等症状。这些都是初期特有的现象，不必过于担心。

此时子宫如鹅卵一般，比未怀孕时大一点，但孕妇腹部表面还没有增大的变化。

三、怀孕3个月的母亲和胎儿

(一) 胎儿的成长

随着胎儿躯干及手足的发育，指尖出现指甲，面部形成更为明显，肾脏出现并具有功能，生殖器的变化在肉眼上大约可分出男女来，身长约9厘米，体重20克，头身从这个时期起开始称胎儿。

（二）母体变化

(1) 子宫的大小：到这个月末，子宫约有拳头般的大小。

(2) 孕吐：一般孕妇到这个月末已不再饱受孕吐之苦，但有些人因为体质的关系，可能还会再持续一段时间。

(3) 其他变化：与怀孕第 2 个月大致相同。

四、怀孕 4 个月的母亲和胎儿

（一）胎儿成长

随着胸，腹，骨盆的生长发育，使前屈的肢体伸展开来，手脚出现动作。胎儿内脏形成，循环功能的出现，使肝，心，肾功能出现。从这个月开始，如果有超声仪从母体腹壁探测，可以探测到胎儿心脏跳动的声音。

此时的胎儿皮肤呈粉红透明状，并有增厚及表面细胞角化现象，老化的表层细胞脱落入羊水中，面部出现胎毛，这时胎儿头有乒乓球大小。

（二）母体变化

孕妇的下腹部开始出现隆起，子宫已如婴孩头大小，无法再穿原有的裤子或裙装。孕妇已能感到乳房的增大，乳周发黑的乳晕更为清晰。由于胎盘已形成，因此流产的可能性明显减少，同时早孕反应自然消失，孕妇身体的心情舒爽多了。但白带，腹部沉重感及尿频现象依然持续存在。从第三个月的末期到这个月的月末，胎盘已经形成。胎盘是在子宫内部形成的，呈圆盘状，是海绵状的肉色组织，透过脐带将营养及氧气送给胎儿，也借脐带来排出胎儿排出的废物，成为胎儿生活的中心。这时因子宫胀大，下腹开始明显突出，乳房也随之胀大。

五、怀孕 5 个月的母亲和胎儿

（一）胎儿成长

胎儿在羊水中自由地游动，时而其手足撞及子宫壁而传给母体，这就叫胎动。心脏功能增强，一般使用产科专用胎心听筒即可听到胎心搏动。胎毛生长，头发，眉毛，指甲均生长。由于表皮细胞的角化脱落，可以证实胎儿进行着新陈代谢的活动。脂肪开始沉积于皮下，形成皮下脂肪。

（二）母体变化

孕妇妊娠反应完全消失，从心理上逐渐接受并适应了怀孕这一现实，开始有了为人母的意识，从而身心稳定而食欲旺盛，体重增加，精神饱满。此时期，孕妇用手触摸肚脐和耻骨之间可感到有一团硬东西，这就是子宫的上部，子宫已经犹如婴儿的头大小。所以孕妇下腹部明显突出。此时可测得子宫底高厚度在耻骨联合上缘的 15 ～ 18 厘米处。乳房比以前膨胀得更为显著，甚至有些孕妇还能挤出透明，黏稠，颜色像水又微发白的液体。臀部由于脂肪的增多显得浑圆，从外形上开始显出较从前丰满的样子。

此时期，许多孕妇常会有胃内积食的不消化感，这是由于增大的子宫挤压内脏的缘故。还有许多孕妇总以为自己患了伤风，常感到口干舌燥，甚至出现耳鸣，事实上并非如此，这些都是妊娠引起的体内变化。

孕妇在第 5 个孕月开始，当孕妇精神集中的时候，特别是夜晚躺在床上时，会感到下腹部像有一只小虫似的一下一下地蠕动，就像手放在鱼篮外面能感到里面的鱼在跳动一样。这就是胎宝宝在子宫的羊水中蠕动，挺身体，频繁活动手和脚碰撞子宫壁引起的体征——胎动。它是给孕妇心灵带来愉悦的妊娠中的一个"里程碑"。

六、怀孕 6 个月的母亲和胎儿

(一) 胎儿成长

此时，胎宝宝已有 28 厘米长，体重增加到 600 克，骨骼发育良好，长出睫毛和眉毛。因为皮下脂肪缺乏，皮肤发红且有皱，但比以前变得结实了。

胎宝宝在妈妈子宫羊水中姿势自如地游泳，并会用脚踢子宫，羊水因此而发生震荡。这样可刺激胎宝宝的皮肤，引起大脑冲动而促进皮肤发育，若此时子宫收缩或受到外力压迫，胎宝宝会猛踢子宫壁，把这种信息传递给妈妈。

胎宝宝开始吸吮手指。到了孕 6 月末，胎宝宝已经睁开眼皮，长出头发，皮肤也开始被黄油样的胎脂覆盖，它为胎宝宝提供营养的同时，还可保护皮肤，并且在分娩时起到润滑作用，使胎宝宝能够顺利通过产道。

(二) 母体变化

孕妇子宫进一步增大，子宫底已高达脐部，自己已能准确地判断出增大的子宫。下腹部隆起更为突出，腰部增粗已很明显，体重也增加了许多。孕妇的体形由于子宫增大和加重而使脊椎骨向后仰，身体重心向前移，出现孕妇特有的体态。孕妇身体对这种变化还不习惯，很容易出现倾倒，腰部和背部也因为对身体的这种变化不习惯而特别容易疲劳，孕妇在坐下或站起时会常感到有些吃力了。

孕妇乳房越发变大，乳腺功能发达，挤乳房时会流出一些黏性很强的黄色稀薄乳汁，内衣很容易被污染。因为液中水分的增多，孕妇可能发生贫血，有些孕妇因钙质被胎儿大量摄取，出现牙疼痛或口腔炎，甚至有的孕妇还出现了孕妇特有的尿糖现象。

七、怀孕 7 个月的母亲和胎儿

(一) 胎儿成长

此时，胎宝宝满面皱纹就像一位沧桑的老人。有了明显的头发皮肤皱纹逐渐减少，变得平滑起来，但皮下脂肪仍然较少。男孩的阴囊明显，睾丸已经开始由腹部往阴囊下降，并下降至阴囊里，女孩的小阴唇，阴核已清楚的突起。

脑组织开始出现皱缩样，大脑皮层已很发达，虽然还是生活在黑暗的子宫内，但脑已经能通过妈妈的生活，感知昼夜的变化。包裹胎宝宝的胎膜内羊水量，与胎宝宝的身体体积相比，已经达到妊娠最高峰。胎宝宝能够自如地"游泳"，胎位不能完全固定，甚至出现胎位不正；开始能分辨妈妈的声音，同时对外界的声音是否喜欢和厌恶能有所反应；内耳与大脑发生联系的神经通路已接通，对声音的分辨能力更为提高；感觉光线的视网膜虽然还没有完全发育好，但已经形成；有了浅浅的呼吸和很微弱的吸吮力。若是流年，由于肺和气管还没有完全发育成熟而较难存活下来。

胎宝宝的身长已达到 36 厘米，体重 900 ～ 1300 克。

(二) 母体变化

孕妇从外观上已能看出，日渐增大的胎宝宝使孕妇的肚子有了明显的质重感，身体的动作从而显得笨拙，迟缓。孕妇腹部向前挺得更为厉害，身体的重心移到腹部下方，孕妇完全呈现出一副孕妇的体态，只要身体稍微失去平衡，就会感到腰酸背痛。有时这种疼痛会放射到下肢，引起一侧或双侧腿部疼痛。孕妇子宫底的高度上升到肚脐之上，达到耻骨上 21 ～ 24 厘米。胎宝宝的日渐增大使孕妇的心脏负担逐渐加重。血压开始升高，心脏跳动次数由原来每分钟 65 ～ 70 次增加至每分钟 80 次以上，所以血液流量增加。然而，增加的部分主要是血浆，这样红细胞在血液中就显得相对的减少，易使孕妇出现相对性贫血。因为身体新陈代谢时消耗氧气的量加大，孕妇的呼吸变得急促起来，在活动时容易气喘吁吁。同是长大的子宫还容易压迫下半身，静脉曲张，痔疮及便秘这些麻烦可能会从此不断地烦扰孕妇。

八、怀孕 8 个月的母亲和胎儿

（一）胎儿成长

1. 体格

身长约 40 厘米，体重约 1.5 千克。

2. 外表

脸部仍有许多皱纹。但由于已具吸奶能力，所以即使早产生下未成熟儿，也可用保温箱养育胎儿。

3. 其他

大部分的胎儿此时头部朝下，如果到了本月份头部仍朝上，就是胎位不正（逆产）。孕妇可俯卧，抬高腰部（膝肘位）使胎儿自然回转，或由医师，助产士替胎儿做外回转术。如果这样仍无法矫正胎儿的姿势，不妨顺其自然，以逆产的方式分娩或许会比较安全。

（二）母体变化

1. 子宫的大小

耻骨联合到子宫底的长度约为 24 ～ 26 厘米。站立时，约在肚脐到心窝的中间位置。

由于胃部被往上挤，使得食物容易堆积胃中，消化不良，此外，心脏肺也部分受压迫，使孕妇感到呼吸困难。

2. 妊娠纹

本月份下腹部，大腿，乳房四周的皮肤会呈透明状，且出现许多波纹身的线条。起先是略带蓝的粉红色，不久就变成淡紫色。

这是因为腹部及乳房变大，把皮肤撑开，造成皮下脂肪组织断裂所引起的现象。也就是所谓的"妊娠纹"。由于分娩后留下白色的妊娠纹，所以一看就知道此人分娩过。

但是如果从怀孕第 5 个月开始做腹式深呼吸比较不会出现妊娠纹。此外，并非所有孕妇都会有妊娠纹。年轻时常运动，皮肤弹性强的女性，比较不会出现妊娠纹。

3. 静脉瘤

如同前面所述，静脉瘤因人而异，多半出现在小腿肚，大腿内侧及外阴部等地方。罹患静脉瘤的孕妇应在症状轻微时，就找医生治疗，服用血管强化剂，以免情况恶化。

九、怀孕 9 个月的母亲和胎儿

（一）胎儿成长

此时胎儿皮下脂肪增厚皱纹减少，皮肤富于弹性，整个胎儿皮肤呈粉红色，胎体呈现圆桶状。胎毛除肩，臂以外均消失。指甲生长较快，头发可达 2 厘米左右。

如果是男孩，这时腹腔内的睾丸可下降到阴囊内，内脏各器官，神经系统，体温调节机能，吸收功能都基本完善。为出生做好了准备。

（二）母体变化

1. 子宫的大小

耻骨联合到子宫底的长度约为 27～29 厘米。站立时，约位在肚脐上方四指的高度。

这是怀孕期间子宫位置最高的时候，心脏，肺部都被往上推，所以也是感觉最不舒服的一段时期。

2. 外阴部的状态

外阴部变得十分柔软，且有点松弛的感觉，分泌物的量也逐渐增加。

3. 排尿的次数增加

由于胎儿的头部迫近骨盆的入口（胎头固定），使得腰部倍受压迫，小便后亦感觉留着尿液，排尿的次数增加。但如果是经产妇，且胎儿的头部呈浮起的状态时，就不太会有这种感觉。

4. 初乳的分泌

到本月结束时，乳房会分泌出很淡的乳汁（初乳），乳头的部分也会出现白点及出乳孔，有时还会浮出砂般的污垢。那些是堵塞出乳孔的污垢，出乳孔一旦受阻，乳汁就不易流出。所以这时期，护理乳头的工作是很重要的。

十、怀孕 10 个月的母亲和胎儿

（一）胎儿成长

1. 外阴部的状况

色素沉淀的现象十分显著，但情况因人而异。柔软度增加，伸缩性增强，这是为顺利分娩所做的准备。

2. 有时下腹部会有发胀的感觉

有时会有子宫不规律收缩的感觉。这时的收缩，会使孕妇经常有腹部发胀或腰部沉重的感觉。

3. 体格

身长约 50 厘米，体重在 2.5 千克以上。

4. 外表

大致上已发育成熟，模样与婴儿十分类似。脸部大小约为身长的 1/4。

5. 胎动

接近分娩时，胎动会逐渐减少，但仍持续活动。一般要等分娩到达相当进度，才会完全不动。

6. 胎盘

重量约 500 克。一般都附着在子宫的上方（底部）或侧面。如果附着位置接近子宫口，就会造成早期出血的现象。

7. 姿势

头部位于骨盆的入口，呈现待产的姿势。

（二）母体变化

1. 子宫的大小

耻骨联合到子宫底的长度为 30 ～ 33 厘米，虽比前个月长，但由于腹部向前突出，所以站立时子宫的高度反而比前月低，而变成 8 个月左右的高度。

2. 食欲佳

如前所述，由于腹部向前突出，减缓胃部所受的压迫感，所以食欲大增。

但由于子宫变大压迫到膀胱，尿无法完全排出，使孕妇的尿意更加频繁，只好不厌其烦地频频入厕。

第五节　胎儿的感官功能

胎儿接受外界教育的首要条件是胎儿感官的发育，尤其是听觉器官。因为胎教的内容，就是对胎儿的听觉进行训练。胎儿听觉器官的发育大约在怀孕 2 个月时，这时虽然胚胎还非常小，仅有 2 ～ 3 克，但它已五脏俱全，颜面似人样了，这时是塑造人形的关键时刻，接着发育成胎儿，各器官日趋完善。

胎儿的听觉器官由发育到成熟，经过几个时期：在第 2 个月末，外耳、中耳及内耳已有雏形，已有基本形态结构，但尚无听觉功能；到 4 个月时对来自外界的声音有所感知；从 6 个月（孕 26 周）起，胎儿就具备听到声音的条件，对来自外界的声音刺激产生生理性反应，如眨眼、心律加强、打哈欠和头部转向等。28 周（即第 7 个月）起听觉器官通过听神经与脑建立联系，把听到的信息传导到脑，并储存起来构成记忆。虽然胎儿的环境与常人不同，他是漂浮在宫腔内的羊水中。外界传入到胎儿的声波要穿过腹壁、子宫壁和羊水，经过这些障碍，声波的强度会被减弱，经测试一般减弱 20 分贝左右，但是声波的频率、声调和韵律不会发生明显的改变，依旧能传送给胎儿。所以凡能透过母体的声音，胎儿都可以感知到，这是因为人体的血液、体液等液体传递声波的能力比空气大得多。这些声音信息不断刺激胎儿听觉器官，并促进它的发育。听觉在人体的智力发育中起着非常重要的作用。常言道：耳聪目明。"聪明"一词，最初就是形容人的听觉和视觉的高度发育。当胎儿具有了听觉后，奇妙的音乐当然就成为胎教最好的工具。

怀孕 4 个月左右，胎儿其他感觉器官也开始发育。胎儿的眼、口、鼻由于母腹阻隔难与外界发生直接联系，但触觉是可以沟通的，因此可以通过抚摸来促进胎儿的发育。最易与外界沟通的胎儿感觉器官便是听觉器官。所以胎儿能接受外界教育，正因为他具备了上述这些条件。

第六节 胎教及其意义

胎教就是在妇女怀孕期间，科学地调节母体内外环境，防止不良的主观和客观因素对胎儿的影响，并且有意识地给予胎儿良好的教育，使胎儿身心健康地发育，有利于胎儿出生后有良好的智力发育与健壮的体格成长。

社会的进步，生产的发展，实际上就是科学技术的竞争，智力的竞争，人才的竞争。人才的造就和培养必须从生命的最初开始，也就是说教育的起点要从胎儿期做起，这样才能从根本上提高人的素质。根据有关报道，我国目前人口中，重度智力低下的人约有 200 万，轻度智力低下的人约有 2500 万。

早期教育是人之初的启蒙教育，它是培养人才的奠基工程。早期教育的起点，应该是胎教。现代科学证明，胎儿是一个有感觉的小生命，对外界的一些变化是有反应的。胎儿对母亲子宫血管里的血流声，肠道气体的咕噜声，猛烈的雷响声都有反应，还特别爱听父母的讲话声、唱歌声、柔和的乐曲声。

对胎儿实施每天定时的声、光、触摸的刺激，可产生向大脑皮层的感觉中枢传送感觉的电脉冲，电脉冲所通过的神经元增长树突或树突棘，会促使建立更多的神经元之间的信息传递结构，从而促进胎儿听觉神经通路、视觉神经通路和触觉神经通路的发育。由于人脑是负责传递信息、储存信息的神经网络，经常刺激会变得更加丰富。因此宝宝也会变得聪明伶俐可爱，也为你们家庭将增添无比幸福与乐趣。

第七节 孕妇的心理与情绪对胎儿的影响

正常的年轻夫妇生育一个子女，以表明他们的爱情延续与组织家庭的能力，孩子的出生使家庭充满欢乐，维系家庭，子女长大又将希望寄托于他的下一代。

其实，还有一种胎教经常会被人忽视，这就是怡情。它是指在母亲怀孕的过程中要保持良好的心境，不大喜、大悲、情绪波动。

现代研究证明，母亲的心理状态好与不好，都会影响到胎儿的发育。已知肾上腺皮质激素有明显阻挠胚胎某些组织联合的作用，因而可以引起胎儿唇裂、腭裂等畸形。这就说明，在早孕期间，母亲情绪波动，造成肾上腺皮质激素增高，就有可能生育畸形的婴儿。

大量的科学实验表明，人们处于恐惧、愤怒、烦躁、悲哀等消极情绪之下时，身体机能包括内分泌方面会发生明显变化，其中很大一部分体现为血液中所含化学物质（激素等）发生变化，而母体的血液成分是可以直接影响到胎儿的。例如，在母腹中经历了 1976 年唐山大地震的孩子，平均智商为 84.43 分，而没有经历过的孩子平均智商可达到 91.95 分。

科学已证明了孕妇心理情绪变化对胎儿的影响。准备做爸爸、妈妈的朋友们就应该为自己的小宝宝创造一个安定、舒适的环境，孕妇更应该注意心理保健，控制各种过激情绪，始终保持开朗、乐观的心情，做丈夫的也应该在精神上给妻子以安慰。

第八节 理化因素对胎儿的影响

物理与化学因素多数来自体外。大剂量的放射线可引起胎儿宫内发育迟缓、胚胎死亡、流产和先天畸形，胎儿的中枢神经系统最易受损伤。容易出现小脑畸形及脑积水。

(1) 噪声、微波对胎儿的生长、发育也有影响，声音过大可出现胎儿听力的异常；微波是射频辐射，可使染色体畸变，从而造成胎儿畸形。

(2) 吸烟对胎儿有影响，孕妇本身吸烟或被动吸烟（丈夫吸烟），烟草中的有害物质氰化物、一氧化碳和尼古丁均可降低胎盘的血流量和红细胞的携氧能力，造成胎儿宫内发育迟缓，智力低下，甚至造成胎盘早剥、前置胎盘及胎盘大面积坏死的发生。

(3) 酒精对精子和卵子均有直接的损害作用，影响胎儿的先天素质及生长、发育，大量饮酒除引起流产和死胎外，还可以引起多种形式的先天畸形和慢性酒精中毒。酒精及其代谢产物影响脂肪及脂溶性维生素的吸收，可以造成胎儿宫内的发育迟缓。

第九节 药物对胎儿的影响

药物对胎儿的影响，除与药物的种类有关外，还与怀孕时间、药物剂量、药物在胎盘的通透性等因素密切相关。

1. 怀孕时间

药物对胎儿的影响，与胎龄有关，胚胎期（孕2～8周）对药物最敏感，也就是说在孕早期，服用药物应倍加小心，最好不使用任何药物，除非有以下3种情况。

(1) 孕妇有显著的病症。

(2) 孕妇所患疾病对胎儿的影响大于药物的不良反应。

(3) 疾病已严重影响了孕妇的健康。此时选择药物的种类非常重要，选择既治病不良反应又小的药物，需要医生精心筹划，而不是拿起笔来就开药方。

2. 药物剂量

使用药物的剂量越大，对胎儿的影响就越大，但并不是所有药物的不良反应都是如此。有些药物即使是很小的剂量，对胎儿也会造成很大的影响，如抗肿瘤药。所以，为孕妇选择药物时一定要慎重考虑，需要医生有高度的责任心和过硬的技术。

现在并不是所有的医生都懂得药理性质，有些新药，只是看看说明书就给患者使用，是很不负责任的。如果孕妇需要服用药物，应该向产科医生，或这方面专家咨询，全面辩证地考虑孕妇、胎儿、疾病、药物四方面的关系，才能有效地避免不正确使用药物的不良后果。

3. 胎盘对药物的通透性

胎盘对药物的通透性越大，这种药物对胎儿的危险性也就越大。另外，对孕妇没有不良反应的药物，并不意味着对胎儿也没有影响。药物对胎儿几乎都是不安全的，即使是 A 级药物，在妊娠 8 周以内最好也不要服用，除非必须服用时，而且一定要在医生指导下使用。

4. 关于非处方药

绝大多数人认为非处方药都是安全的，这种认识对孕妇不适合。有些非处方药是不适合孕妇服用的，虽然对孕妇本人无害，却不能保证对胎儿是安全的。所以，即使是非处方药，也要在医生指导下使用。

5. 关于外用药

外用药和内服药一样，也会被吸收到血液中，而且有些药物更易透过皮肤或黏膜吸收。所以，孕妇在使用外用药时，也要考虑对胎儿的安全性，必须征得医生同意后再使用。

第十节 感染对胎儿的影响

一、风疹病毒感染

风疹是一种病毒感染，起病后病毒播散于全身各组织，妊娠期间可经胎盘进入胎儿体内，影响胎儿的生长、发育，并可造成胎儿畸形，如白内障、耳聋或心脏病，尤其是在早孕 12 周以前感染风疹造成畸形者多见。

风疹症状在 1 ～ 2 天有发热或头痛及全身不适，面部及躯干布满淡红色皮疹，耳后及颈部淋巴结肿大。风疹不需要特殊治疗，多饮开水，重要的是预防。在未怀孕之前应做风疹抗体检查。孕妇在妊娠期，尤其是妊娠早期尽量少去人员多的公共场所。

二、乙型病毒性肝炎

患乙型肝炎或携带 HBsAg(乙肝病毒表面抗原) 的孕妇，其所生的婴儿约有 70% 在出生后 1 ～ 3 个月，血液中出现乙肝病毒表面抗原。这是因为乙肝病毒可以通过胎盘直接感染胎儿，这些婴儿约有 81% 发展成为没有症状的乙肝病毒表面抗原携带者。对已患乙肝的孕妇，乙型肝炎本身对妊娠也有不良的影响，对孕妇本人及胎儿威胁大，应引起注意。新生儿发生肝炎的感染率主要是和母亲 HBeAg 阳性有关，在同样是 HBsAg 阳性一组孕妇中，HBeAg(乙肝病毒 e 抗原) 阴性组的婴儿的感染率为 10% ～ 20%，而 HbeAg 阳性组的可达 80% ～ 90%，其中 90% 的新生儿可以成为慢性的 HBsAg 携带者。

新生儿感染乙肝病毒的途径除上述的胎盘血流感染外，还存在分娩过程中新生儿吞入了带有病毒的血液或分泌物的可能性。通过母乳传播的可能性较小。因此，对于：①携带 HBsAg 的孕妇，特别携带 HBeAg 的孕妇，②在妊娠后期 3 个月发生急性肝炎的孕妇，③认为他们的新生儿应考虑及时应用高价特异抗乙型肝炎血清进行被动免疫，以阻止乙肝感染胎儿及新生儿，对母亲 HbeAg 阳性的新生儿则更应反复注射这种免疫球蛋白来阻断感染。

三、流行性感冒

流行性感冒是病毒引起的急性呼吸道感染，多在冬、春季节流行。孕妇易受感染。全身症状：发热、头痛、畏寒、乏力。局部症状：流涕、喷嚏、咽痛、轻咳。一般 3～4 天，无发生其他并发症，预后良好，若持续高热、肺炎，后果较差，可引起流产。对流感的治疗，不要乱用药，应在医生的指导下用药。若继发细菌感染，要按医生医嘱服用抗生素。在流感流行季节，孕妇应尽量少到人员多的公共场所，房间注意通风换气，注意保暖，防止呼吸道的感染。

第六章 新生儿期保健

第一节 新生儿期保健概述

一、新生儿保健的重要性

新生儿初离母体，从子宫内生活转到外界生活，环境发生了巨大变化，但新生儿生理机能发育尚未完善，对外界环境的适应能力差，抗感染的能力弱，如果护理不当，容易患病，且病情变化快，容易由轻变重，病死率高。新生儿早期（生后第一周）是由宫内过渡到外界生活的适应期，也是生命的最脆弱期。因此，做好新生儿期保健非常重要。

新生儿保健的具体内容如下。

1. 新生儿疾病筛查

出生 72 小时后进行新生儿疾病筛查。

2. 新生儿听力筛查

出生后 72 小时左右进行新生儿听力筛查。

3. 新生儿眼病筛查

有条件的医疗保健机构，对新生儿进行常规眼病筛查。

4. 抚触

生后即可进行抚触，以增强新生儿的睡眠、食欲、抗病，并促进母婴交流。

5. 保暖

新生儿体温调节机能差，体温易随环境温度的高低而变化，因此，要随着气温的高低，随时调节环境温度和衣被包裹。新生儿居室的温度宜保持在 18～24℃，湿度保持在 50%～60%。尤其冬季出生的新生儿更需注意保暖，必要时可用热水袋或取暖器加以保暖。

6. 喂养

坚持纯母乳喂养。正常的新生儿生后半小时内开始吸吮母乳和皮肤接触，注意有效吸吮并按需喂奶。确因特殊原因而不能坚持母乳喂养者，可用乳制品代替，但不能用米糊等淀粉类食物喂养。

7. 衣服及尿布的备制

(1) 衣服要选用轻软的棉布制作，大小适中，容易穿脱，不妨碍肢体活动。

(2) 尿布要用柔软、吸水性强的棉布制作。

8. 脐部护理

脐带未脱前要避免沾湿或污染脐部，每次洗澡后可用 75% 酒精消毒脐部，再盖以消毒纱布。

9. 保持皮肤清洁

新生儿皮肤防御机能差，皮下毛细血管丰富，若有破损极易发生败血症，因此要保持皮肤清洁，特别是颈部、腋窝、腹股沟等皮肤皱褶处易潮湿糜烂，故应勤洗澡。夏天每日 1～2 次，冬天每周 1 ～ 2 次。为了预防尿布疹的发生，每次大便后都要用温水清洗臀部。

10. 预防感染

新生儿机体抵抗力低下，为防止感染，应尽量避免亲友探望拥抱，尤其要杜绝与患上呼吸道、消化道及皮肤感染的患者接触。

11. 预防接种

健康的新生儿出生后应尽早接种卡介苗和乙肝疫苗。

12. 用药

新生儿肝肾功能发育不完善，对药物的解毒与排泄能力都很差，稍有不慎，可导致在体内蓄积，出现中毒等现象。尤其对磺胺类、退热剂、链霉素、氯霉素、维生素 K_3、K_4 等药物更应严格控制使用。

二、新生儿访视

1. 访视时间

在条件许可的情况下，于生后第 2、7、14、28 天各访视一次 (但至少不少于二次，含满月访)，第一次访视应于出院后 7 天内进行。每次访视后均应作详细记录，并填写母乳喂养访视卡。遇有异常情况，应增加访视次数。

2. 访视内容

一望诊：一望而知的现象有营养状况、反应、表情、肤色、呼吸频率，并判断是否低体重儿或早产儿，要注意居室的空气、室温、卫生条件等情况。

二访问：向产妇了解新生儿吃奶、睡眠、大小便等情况。

三检查：具体如下。

(1) 皮肤：检查皮肤颜色、弹性、有无皮疹、出血点、水肿、硬肿、糜烂、破损。

(2) 头面部：①注意头颅大小，有无血肿、产伤、前囟情况：平坦、饱满或凹陷。②眼、耳有无分泌物。③有无鼻翼扇动。④有无鹅口疮、咽部红肿、舌系带过短。

(3) 颈部：有无包块、斜颈。

(4) 胸部：①注意胸廓形状。②心脏听诊，注意心音强弱、心律有无失常、有无杂音及部位、性质。③肺部听诊，注意呼吸音强弱，有无啰音。

(5) 腹部：注意腹部形状、肝脾大小、脐部有无出血、异常分泌物、异味。

(6) 四肢：注意其大小，长短及对称性和活动度，有无先天性髋关节脱位等。

(7) 肛门及外生殖器：检查有无肛门、隐睾、尿道下裂、两性畸形等。

四宣传：向产妇宣传母乳喂养好处，指导母乳喂养的技巧，宣传新生儿护理方法及科学育儿的知识，宣传预防疾病的常识 (贫血、佝偻病，败血症；腹泻、肺炎)。

五治疗：在访视过程中，发现异常情况，及时给予治疗。为了使每次访视有所侧重，新生儿访具体如下。

初访：(生后第 2 天访视)。

(1) 了解新生儿出生前 (宫内)、出生时及出生后的情况，包括胎产次，是否顺产，有无窒息，出生体重、吸吮、大小便、黄疸出现时间及卡介苗，乙肝疫苗接种的情况。

(2) 观察新生儿一般情况，如面色、哭声、精神、体温等。

(3) 进行全身检查，体检时要按常规顺序进行，特别注意头部有无血肿、鹅口疮、皮肤有无黄染、脐带有无出血感染、四肢、外生殖器及肛门有无异常或其他畸形。

(4) 喂养指导：宣传母乳喂养的好处，指导母乳喂养技巧和保持母乳充足的方法。

(5) 护理指导：保持室内空气新鲜，温度适宜，注意皮肤清洁，勤换尿布，保持臀部干燥，脐带未脱落时要防止感染。

复访：(生后第 7 天、第 14 天)。

(1) 了解新生儿母乳喂养及护理中存在的问题并给予指导。

(2) 观察脐带脱落及黄疸消退情况。

(3) 生后 14 天测量体重，了解生理性体重下降后恢复情况，对尚未恢复到出生体重者应分析其原因，予以指导。

(4) 按《小儿佝偻病防治方案》，投服维生素 D 制剂。

满月访 (生后 28 天)：①测量体重，增长不足 500 克者应找出原因，及时矫治。②进行全身检查，评价其健康状况后结案，转入婴幼儿系统管理。

第二节 早产儿保健

一、概述

早产儿又称未成熟儿，是指胎龄不足 37 周的活产婴儿。其出生体重大多不足 2500 g，身长不足 50 cm。由于早产，各器官形态和生理功能不够成熟，生活能力较弱。早产儿的发生率占新生儿的 5% ～ 10%，早产儿病死率约为足月儿的 20 倍。主要死因为窒息、肺透明膜病、颅内出血、肺不张、畸形和感染。早产原因常与母亲孕期疾病、外伤、生殖器畸形、过度劳累有关；多胎、胎儿畸形以及胎盘异常也是引起早产的原因。

二、诊断标准

具有以下两项之一者为早产儿。

(1) 胎龄满 28 周至未满 37 周出生的新生儿。

(2) 胎龄记录不详的孕母，根据外观特点拟诊早产儿 (表 6-1)。

表 6-1 足月儿和早产儿外观特点比较

	足月儿	早产儿
皮肤	红润柔嫩，皮下脂肪丰满，毳毛少	菲薄水肿，脂肪少，毳毛多，有皱襞
头发	分条清楚	纤细，乱毛线状
颅骨	坚硬	前囟大，骨缝分离或重叠
耳壳	软骨发育好，轮廓清楚	软，缺乏软骨，耳舟不清楚
乳腺	结节 > 4 mm	无结节或结节 < 4 mm
指 (趾) 甲	长过指 (趾) 端	未达指 (趾) 端

续表

	足月儿	早产儿
外生殖器	大阴唇覆盖小阴唇，睾丸已下降，阴囊有皱褶	大阴唇不能覆盖小阴唇，睾丸未降，阴囊皱褶少

三、治疗方案

（一）一般治疗

1. 保暖

出生后立即采取保暖措施，方式可因地制宜，如采用远红外辐射台、暖箱、暖床等。早产儿应根据不同体重日龄选择适中温度（表 6-2）。

表 6-2　不同出生体重新生儿的适中温度

出生体重 (kg)	暖箱温度			
	35℃	34℃	33℃	32℃
1.0	初生 10 日内→	10 日以后→	3 周以后→	5 周以后
1.5	-	初生 10 日内→	10 日以后→	4 周以后
2.0	-	初生 2 日内→	2 日以后→	3 周以后
＞ 2.5	-	-	初生 2 日内→	2 日以后

2. 喂养

早产儿可于生后 2 ～ 4 小时开始先试喂 10% 葡萄糖 1 ～ 2 ml/kg，无呕吐者，以后改喂奶，每次 2 ～ 5 ml/kg，逐渐增加到每日需要热量。吸吮能力差或有青紫、呼吸困难者可用鼻胃管，或静脉滴注 10% 葡萄糖每日 60 ml/kg。仍不能吸吮者可用静脉高营养液，情况好转再改口服。尽量采用母乳喂养，如使用牛奶喂养，勿过浓，由 2:1 奶逐渐过渡到全奶。喂奶间隔酌情每 1 ～ 3 小时 1 次。还须补充多种维生素 (A、C、D、E、K) 及矿物质（钙剂、铁剂）。

（二）基本治疗

1. 补充维生素与铁

生后立即肌内注射维生素 K_1 1 mg，连用 3 日，出生后 4 日加维生素 C 每日 50 ～ 100 mg，10 日后每日加维生素 A 500 ～ 1000 IU 和维生素 D 400 ～ 1000 IU。4 周后加铁剂每日 2 mg/kg，出生体重＜ 1500 g 的早产儿每日给 3 ～ 4 mg/kg。

2. 呼吸管理

出生后必须立即将呼吸道分泌物吸出，除有呼吸困难及青紫外，一般不宜持续给氧，吸入氧浓度以不超过 40% 为宜。监测血氧分压或经皮测氧饱和度，以维持血氧分压在 6.7 ～ 10.6 kPa(50 ～ 80 mmHg)，氧饱和度在 90% ～ 95%。高浓度持续给氧可造成氧中毒。发生呼吸暂停时，可先拍打足底、托背以刺激呼吸或供氧。无效时可用氨茶碱静脉滴注，负荷量 5 mg/kg，然后每次 2 mg/kg，每日 1 ～ 2 次维持。治疗无效时可使用持续气道正压呼吸 (CPAP) 或机械通气。

3.预防感染

严格执行消毒隔离制度。加强脐部、皮肤皱褶处及臀部的护理。

四、疗效评估

（一）治愈标准

体重达到月龄的正常体重，一般情况、体温及生活能力正常，呼吸平稳，吸吮有力。

（二）好转标准

体重达到月龄正常体重的低限值，一般状况改善，呼吸平稳，吸吮和吞咽良好，但体温尚不稳定，生理性黄疸未完全消退。

五、预后评估

国内报道早产儿病死率为 12.7% ～ 20.8%，胎龄愈小，体重愈低，病死率愈高。国外报道，1000 g 以下早产儿随胎龄增加，病死率由 94% 降低到 42%；1000 ～ 2500 g 的早产儿随胎龄增加病死率则由 15% 降低到 3%。近年来，随着医护质量的提高，早产儿存活率正逐步提高，个别患儿遗留后遗症如晶体后纤维增生症、脑瘫、耳聋、脑积水等。

六、评述

早产儿肺发育不成熟，呼吸浅快，不规则，有发绀时可间断吸氧，呼吸暂停时托背刺激呼吸，用氨茶碱静脉滴注。注意保暖。

七、总结

早产儿是指胎龄不足 37 周的活产婴儿。其组织器官功能尚不完善，易发生缺氧、肺透明膜病、颅内出血、感染等，病死率高。治疗主要是保暖，细心喂养及对症处理，即给氧、刺激呼吸。其病死率较高。

第七章 儿童期保健与健康教育

第一节 儿童期保健

一、儿童心理健康与保健

幼儿的心理健康是指幼儿心理发展达到相应年龄组幼儿的正常水平，情绪积极、性格开朗、无心理障碍、对环境有较快的适应能力。应该看到，幼儿的心理健康和身体健康是同等重要的问题。新《纲要》提出"在重视幼儿身体健康的同时，要高度重视幼儿的心理健康"。因为身体健康是心理健康的物质基础，身体不健康会带来许多心理疾患；反过来，心理问题也会影响身体健康，酿成多种疾病。世界卫生组织就曾经提出"健康的一半是心理健康"，说明心理健康教育的重要。但是，在现行的幼儿教育过程中，人们往往只重视身体健康而忽视了心理健康教育。因此，当前有必要强调重视积极实施幼儿心理健康教育，把它放到重要位置上来，切实抓好。

如何根据儿童的心理特点提供及时有效的心理保健，使孩子安全平稳地度过各个发育阶段已变成了家长、全社会普遍关注的问题（表 7-1）。

表 7-1 儿童心理发育年龄阶段的划分

儿童心理发育年龄阶段的划分		
婴儿期（乳儿期）	0～1 岁	哺乳期
幼儿期	1～3 岁	托儿所
学龄前期	3～6.7 岁	幼儿园
学龄初期	6.7～11.12 岁	小学
少年期	11.12～14.15 岁	初中
青少年初期	14.15～17.18 岁	高中

（一）乳儿期（0～1 岁）

乳儿期是儿童时期身心发展最快的时期。在这一时期，感觉和知觉已经产生和发展。由于定向条件反射的形成，儿童从第 3 个月起能较集中地注意新鲜事物，5、6 个月已出现了较稳定的注意，同时表现出初步的记忆能力，可以认识母亲和熟悉的人，已具有了表情和情绪。总的来说，乳儿期机体和心理的发展仍处于较低水平，但它为过渡到下一阶段提供了可能性。促进乳儿的心理健康可从以下几方面着手。

1. 爱抚

母亲的爱抚对婴幼儿心理健康至关重要。母乳喂养在供给婴儿各种营养物质的同时可给予婴儿无限的母爱。婴儿躺在母亲的怀中，听到母亲的心跳，看到母亲的微笑，感受到母亲的抚摩，和母亲进行情感的沟通，可获得心理上的发展，有助于心理健康。据报道，没有母爱或缺乏母爱的儿童，大多性格抑郁、胆怯、自卑、缺乏信心、适应能力差。

2. 营养

营养对孩子的体质和智力发育关系很密切。早期营养不良，对孩子的体力活动和智力发育都会造成一定的影响，因此，应对婴儿补充丰富的营养。6个月以内的婴儿应以母乳喂养为宜。对于缺乏母乳的婴儿，应选用营养丰富的代乳品。对6个月大的婴儿需添加辅助食品，以保证充足的营养，使婴儿得以健康发育。

3. 刺激

应有意识地为孩子提供适量的视、听、触觉刺激，促进儿童感觉器官的发展和智力的开发，如经常抱婴儿外出，感受丰富多彩的世界，听小鸟、动物的叫声，听音乐，看天空、花草树木，看灯光，触摸各种没有危险的物质，经常和孩子进行"交谈"，告诉他接触到的一切事物。通过丰富环境信息的刺激，可促进大脑的发育。

（二）幼儿期（1～3岁）

幼儿期又称学龄前期。此期幼儿大脑的发育接近成人，言语能力不断得到发展，并初步掌握书面语言，这使儿童有可能更好地控制和调节自己的行为。随着幼儿身心各方面的发展，表现出活泼好动，求知欲和模仿性较强，能参加简单的劳动和学习活动。幼儿心理过程的自觉性、目的性、随意性开始发展起来，初步的抽象概括思维，控制调节自己的情感的能力也开始发展。意志的自觉性、坚持性和自制力都有了发展，但自我行动易受外界事物或情境的引诱而发生转移。幼儿开始形成最初的个性倾向，自我意识进一步发展，初步能评价自己的行为，并按成人要求逐步掌握社会规范。儿童在幼儿期的发展，为进入学校从事正规学习准备了必要的条件。促进幼儿的心理健康可从以下几方面着手。

1. 引导

幼儿个性初步形成，自我意识发展，独立愿望增强，常要自行其是。这时，父母要善于因势利导，善于给孩子创造自由发展的空间，鼓励孩子探索未知，并给予必要的指导，尽早启发孩子的思维。

2. 教育

家庭教育对个人的成长十分重要，父母要以自身的榜样来影响和教育孩子，使其能懂礼貌、讲卫生、与人和睦相处、助人为乐。对孩子不合理的要求，不能无原则地满足，而要耐心教育，说明道理，指出错误，帮助改正。

3. 尊重

自尊心是影响孩子健康成长的重要的心理因素。儿童应该被尊重，批评要注意方式，不要伤害其自尊心。从小培养孩子自尊、自信、自制，维护做人的尊严，使孩子具有良好的自我意识。

（三）学龄前期（3～7岁）

由于动作的发展，扩大了小儿的生活范围，对周围事物产生强烈的兴趣，小儿好奇、多动又好问，此时他们积极模仿大人的活动，且要求独立活动，但他们的知识、经验和能力有限，因此常与愿望产生矛盾，游戏则是解决这矛盾的最好形式，因此游戏是小儿生活的基本活动。3～7岁是人格、情感和意志发展的关键期，这个阶段注意培养孩子良好的生活习惯、自强能力，克服困难的勇气、坚韧的意志以及与人交往的技巧和诚实、善良的品质，这些都将使孩子受益终生。

（四）学龄初期（7～12岁）

学龄初期是儿童心理发展上的一个重大转折期。儿童由学龄前期以游戏为主要活动形式转为学习。学习是在教师的指导下有目的、有交流地掌握知识技能和行为规范的活动，具有极大社会性，儿童进入小学后，由于参加集体生活，开始意识到自己和集体的关系及新的权利和义务，老师在孩子心中是至高无上的，因此老师的言行对孩子的影响十分重要。每位老师都应懂得儿童心理，自觉地维护"教师"在孩子心目中神圣高尚的形象。父母及社会信仰，规范和价值观念等社会目标都先通过父母的过滤而传给子女，父母的一言一行和性格，每时每刻都在发生潜移默化的作用，因此，孩子的行为和态度往往跟双亲十分相似。

（五）青少年期

青少年时期的个体正处于青春发育期，是个体从儿童过渡到成年的阶段。这个时期个体的心理和生理都发生巨大的变化，人的自觉意识迅速发展，人生观、价值观逐步形成，开始选择职业和成人的生活。又称为"困难期"、"危机期"、"可塑期"。

青少年期的个体在生理上发生着剧变，经历着生理发育的第二个高峰。身体迅速地长高，体重迅速地增加，第二性征出现，各种生理功能迅速增强，并逐步趋向成熟。身体外形的变化、性器官和性功能的成熟，使孩子认识到"自己长大了"，产生了成人感。但是他们阅历尚浅、涉世不深，在许多方面还不成熟。由于这种身心发展的不平衡，使得青少年心理上容易产生种种矛盾，是各种心理行为问题乃至精神疾病发生的高峰期。人们常用"狂风暴雨"来概括动荡复杂的青少年时期的心理特征。

1. 引导青少年性心理健康发展

青少年时期伴随着身高与体重的显著变化，个体的性功能迅速成熟，第二性征出现。男孩喉结突起，声音变粗，出现遗精。女孩声音变尖，乳房发育，开始来月经。性的成熟使青少年开始意识到自己向成熟过渡，同时也给他们带来对性的好奇。此时无论男孩或女孩，都已经开始意识到同性和异性的差异，出现一系列复杂的内心情感体验，并产生了亲近异性和追求异性的需要。由于青春期生理的成熟，性意识已经觉醒，但道德伦理观尚未成熟。所以，父母和教师必须做好青少年的性教育工作，包括性知识教育和性道德教育，引导青少年正确对待和处理可能出现的性方面的种种问题，促进其身心健康。

2. 帮助青少年顺利渡过第二反应期

青春期是个体发展的一个极为特殊的时期。由于身心发展的不平衡，往往会出现许多矛盾。如性生理成熟与性心理相对滞后的矛盾、独立性与依赖性的矛盾、心理闭锁与需要理解交流的矛盾、心理断乳与希望得到父母支持的矛盾、理想与现实的矛盾等等。尤其是自我意识飞速发展，在心理上希望摆脱对父母的依赖，希望以独立的人格出现，在许多方面表现出"逆反"。因此，家长和老师应转变观念，尊重孩子的独立意识，在家庭中采取民主的态度，耐心听取孩子的要求与想法，在升学、交友、就业等问题上尊重和支持孩子的合理意见。通过家庭和学校积极的引导与教育，改变孩子不成熟的想法，同时培养他们应有的责任感，帮助孩子顺利渡过这一时期。

二、儿童体格发育的标准及检查方法

(一) 体重

新生儿初生时约 3 千克；1 周岁时约 9 千克；1 岁以内小儿前半年 = 出生体重 + 月龄 ×0.6，后半年 = 出生体重 +6×0.6+(月龄 -6)×0.5；2～12 岁小儿 = 年龄 ×2+8(千克)。

由于小儿个体差异较大，一般不应超出平均数的 ±10%，如低于 15% 以下，应考虑营养不良。

(二) 身长

测量婴儿的身长可用量板于卧位时测量；3 岁以上小儿可用身长计或将皮尺钉在墙上进行测量。要求枕部、肩胛骨、臀部、脚跟均紧贴量板、身长计或墙壁，使之成一直线，测量才能准确。

新生儿初生时约 50 厘米；1 周岁时约 75 厘米；2 周岁时约 85 厘米；2～12 岁小儿为 75+ 年龄 ×5 厘米。

若低于正常身长平均系数的 30% 以上，则为异常。

(三) 头围

测量头围，应自眉弓上方最突出处，经枕后结节绕头一周，即为头围。新生儿初生时：34 厘米；6 个月：42 厘米；1 周岁：46 厘米；5 周岁：50 厘米；15 岁时与成人相近：54～58 厘米。

(四) 卤门

(前卤)新生儿初生时：2.5×2.5 厘米(两对边中点连线)，生后 2～3 个月随头围增大而增大，以后逐渐缩小，于 12～18 个月时闭合。

后卤呈三角形，一般于生后 6～8 周闭合，有的在初生时即已闭合。

(五) 牙齿

乳齿 6～8 个月时萌出；于 2～2.5 岁出齐共 20 个；恒齿于 6～8 岁时换生，14 岁长满 28 个；第三臼齿 (智齿)18～24 岁长出，亦有终生不出者。

(六) 胸围

测量胸围，应平乳头绕胸一周，背部应以肩胛下角为准。长吸气与呼气的平均值。

新生儿初生时：32 厘米；1 周岁：46 厘米；2 周岁后 = 头围 + 年龄。

三、儿童期饮食保健

(一) 孩子晚餐不宜吃得太少

"晚餐要吃少"的说法，是对成人尤其是指老年人而言的。但对少年儿童来说，则该另当别论了。孩子正处在生长发育的旺盛时期，不论身体生长还是大脑发育均需大量的营养物质加以补充。一般人一日三餐的间隔时间是五六个小时，而晚餐距次日早晚时间隔有 12 个小时左右，虽说睡眠时无须补充食物，但孩子的生长发育却一刻也不会停止，夜间也是一样，仍需一定的营养物质。若晚餐吃得太少太差，则无法满足这种需求，长此以往，就会影响孩子的发育生长。可见，孩子的晚餐不仅不能少吃，还应吃饱吃好。不过，也不是一概而论，还要根据孩子的身体状况而定。

对孩子的晚餐安排，首先要考虑的是热量，即晚餐热量应高些，约占全天热量的 40% 为宜，少食高脂类或不易消化的食物，提高晚餐质量可有效地改善人的营养状况。因此，身体较

瘦弱的孩子，家长更应重视孩子的晚餐，利用改善晚餐质量来提高孩子的体质。相反，若孩子体重已经超重甚至发胖，则应坚持"晚餐吃少"的原则。一般来说，晚餐热量为全天进食热量的25%～30%为宜，但这个"少"指的是热量要少，而不是减少数量，因为数量少了，孩子吃不饱，会影响晚上的睡眠质量，对孩子的身体健康不利。

儿童要远离咖啡，通过大量的科学研究发现，常饮咖啡，对儿童可造成以下危害：美国科学家发现，饮咖啡者尿钙增加一倍(即钙的排泄量增加)。因此，久饮咖啡可影响儿童的骨骼发育。可引起烦躁不安、食欲下降、失眠、记忆力降低以及不能专心学习。有人认为常饮咖啡的儿童易发生多动症，咖啡还会破坏儿童体内的维生素B_1，引起维生素B_1缺乏症。可能引起肠痉挛。常饮咖啡的儿童容易发生不明原因的腹痛，同时影响食量，造成身材矮小。

儿童应多吃奶制品，国内外营养食品专家一致认为，每天平均饮用144毫升含钙或含钙245毫克并含维生素$D_3$3微克的牛奶，能明显提高儿童的全身骨量密度。有关专家指出，成年人45％的骨量是在青春期形成的，儿童、青少年时期骨量的增加有助于提高成年时期的峰值骨量，从而降低老年发生骨质疏松和骨折的危险性。钙或维生素摄入不足将严重影响骨骼的健康发育。

"花生中毒症"婴儿宜谨防，据英国医学家们一项调查研究发现，近10年来，根据食物过敏试验，儿童对花生的过敏反应增加了95%，其中对花生过敏危险最大的是特殊家族史的婴儿，或有其他食物过敏史、有变态反应性疾病如鼻炎、湿疹或哮喘者。事实也证明了这点。最近，国外医学家们研究发现，花生严重过敏的婴儿逐渐增多，甚至一些婴儿在开始人工喂养时就可能患病。一岁前就已喂过花生酱的婴儿，对抹在面包上的花生酱也会发生过敏反应，甚至更早的致敏物质来自婴儿配方食品中的花生油或来自母乳。由于花生过敏可引起小孩面部水肿，严重反应者可发生急性喉头水肿，导致因窒息而危及患儿生命。为此，医学家建议：对花生过敏的儿童或有过敏体质的婴儿，应避免接触和食用含有花生制品的食物至少三年，母乳喂养的母亲也应从膳食中去除花生制品，以防不测。

补铁过多可能中毒近年来，市场上儿童保健食品层出不穷。其中"铁强化食品"的广告更是宣传得神乎其神。但专家告诫人们，若孩子补铁过多可能中毒。中毒的局部症状，可直接腐蚀胃肠道黏膜，引起剧烈恶心、呕吐、腹痛、腹泻，或出血而排出柏油样的大便。严重的腹泻可引起脱水、酸中毒，甚至出现急性胃穿孔、肠坏死和腹膜炎而危及生命。全身症状，有时可导致心肌损害、心力衰竭和休克。游离铁也可进入细胞内，引起肝细胞坏死、神经细胞溶解，出现急性肝功能衰竭、昏迷和反复抽筋，最终导致死亡。儿童想聪明多吃菜，科学家们经过长期研究后指出，蔬菜的营养与儿童智力密切相关。在平时，大多数家长只重视孩子对蛋白质、脂肪和糖的摄入，而忽视了维生素对儿童大脑的发育及与智力的影响。在新鲜蔬菜中，存在着大脑正常发育所需要的大量B族维生素和维生素E。它们不但质量高，而且容易被吸收和利用。因此，家长们应尽量让孩子多吃新鲜蔬菜。儿童忌常吃葡萄糖有不少家长疼爱孩子，把口服葡萄糖作为滋补品，长期代替白糖给孩子吃，牛奶和开水里都放葡萄糖。其实这种做法是不可取的。因为口服葡萄糖甜中带微苦，并有一点药味，多吃几天孩子就会厌烦，影响食欲。若长期以葡萄糖代管白糖，就会造成胃肠消化酶分泌功能下降，消化功能减退，导致儿童贫血和维生素、各种微量元素缺乏而降低抵抗力。

（二）五类食物孩子不宜多吃

为了使自己的孩子健康成长，凡是能增加营养的食物，家长们往往"不惜重金"，于是我们经常会看到有些孩子吃完这个吃那个，嘴里一直"闲"不住。针对家长们这种爱子心切的做法，虽然营养丰富的食物确实有利于儿童身体和智力的发育，但有些食物因含有各种对人体有害或不利于人体吸收的成分儿童不宜多吃。

(1) 有机酸含量高的食物，如菠菜、梨、浓茶等。这类食物中含有大量植酸、草酸、糅酸等有机酸，这些酸与它们自身含量很高的铁、锌、钙紧密结合，而不能被机体利用，同时在胃肠与其他食物中的铁、锌、钙相遇时迅速与他们结合形成稳定的化合物而排出体外。人们传统上认为菠菜补血，喝梨水、浓茶助消化、去火的观点并不正确，有时会促成贫血、佝偻病的早期出现。

(2) 添加糖精、香精、色素的食品，如果冻、泡泡糖、方便面、甜饮料等。这类食物真正的营养物质含量并不多，而其中的糖精、甜味剂、着色剂、香精常含有一定毒性，常吃这些食物，不利于儿童健康。此外，孩子爱吃的水果，如橘子、菠萝、胡萝卜等食物虽营养丰富，但因含有较多天然叶红素，吃得过多容易产生"叶红素皮肤病"，如橘子一天不宜多于 4 个，菠萝、胡萝卜也不能吃得太多。

(3) 兴奋神经及含激素食品，如可乐饮料、巧克力。这类食品食用过多，对人体中枢神经系统有兴奋作用，使儿童焦虑不安，心跳加快，难以入睡等。人参、蜂王浆等含有促进激素分泌的作用，经常食用会导致性早熟、影响身体正常发育。

(4) 含有毒物及防腐剂和添加剂的食物，如咸鱼、烤羊肉串、爆米花、罐头八宝粥等。咸鱼中含有大量二甲基亚硝酸盐，这种物质进入人体后会转化为致癌性很强的二甲基亚硝胺，该物质对成年人患癌症威胁很大。烤羊肉串等烟熏食品中也含有较多致癌物质。爆米花中铅含量很高，铅进入人体，损害人体的神经、消化、造血系统功能。此外，瓜果蔬菜上残留的杀虫剂及农药也应当引起注意。

(5) 高脂肪食品，如鸡蛋、葵花籽、猪肝等。这些食品虽然本身营养价值较高，但鸡蛋、猪肝中胆固醇含量高，而且不易消化，儿童多吃后，成长期患心脏血管疾病的危险性显著增加。葵花籽中不饱和脂肪酸含量高，多吃会消耗体内大量胆碱，从而影响人体肝脏细胞解毒功能。

儿童的饮食应多样化，要做到膳食平衡，鱼、瘦肉、紫菜、海带、动物内脏、新鲜的蔬菜、水果都有益于孩子健康。近年来，国内外研究的结果还提出，小麦仁油、洋葱、蒜头、芦荟等因富含酪氨酸、麦硫胺以及锗而明显有益于儿童大脑细胞发育，家长们应该让孩子多吃这样的食物。

（三）儿童冬季好营养身体壮

冬天是收藏的季节，是积蓄力量待萌发的季节，我们应当抓住这个良好的时期，为儿童提供适当的营养。食物的营养吸收有赖于健全的脾胃功能，夏季气温较高，使腠理开泄，汗液的增多致使儿童在夏季食入过多冷饮，儿童脾胃稚嫩，冷饮极易损伤脾之阳气，脾胃受损，就会出现一系列胃肠症状，并出现饮食停滞中焦、食欲减退、面黄肌瘦、腹泻等。日久则耗伤正气，以致形成疳积，由于儿童消化能力极差，家长切莫强迫他们进食，应在冬季抓紧调养。首先要注意食物的保温，并做到宜清淡少油腻，必要时可先用药物增加蔬菜的进食量，特别是胡萝卜素及绿色蔬菜的摄入。但很多儿童不能接受胡萝卜独特的味道。我们可以采用改变烹调方法以达到进食的目的。可以将胡萝卜做成饺子、包子、馅饼，做炒菜加几粒小丁香可去掉一些怪味。增加户外活动不仅可以锻炼儿童的体魄和毅力，而且可增加紫外线的照射，这样可以保证钙质的有效吸收，亦可根据医嘱及孩子自身的情况，适当加服些钙剂。据统计：五月份是儿童身高增长最快的时期，为了迎接这一时期的到来，家长们特别要注意孩子冬季营养储备，牛奶是钙质的最好来源。海带、芝麻酱、黄豆、豆腐、木耳等也应于一周内安排于食谱中一次。

冬季应预防甲肝的流行，除注意个人卫生外，可增加菌藻类食物的摄入，如香菇、猴头、银耳及水产品，这些物质有助于增加儿童抵抗力，对增强身体全面素质亦颇有益。食物不要过于精细，要注意粗细搭配，适当摄入粗粮及各种豆制品、蔬菜。这些食物中含有较多的膳食纤维，而食物纤维对人体的影响是不可低估的，它可以调节食物的吸收和排泄，保持大便通畅，这对于提高食欲，尽快地排出毒素十分有利。冬季热量散发较快，故饮食可适当增加厚味，但仍不要忘记均衡膳食的原则。儿童不应因天气寒冷而减少活动，主食量可略作增加，以满足机体对热能的需要。

（四）吃得科学才会长得健康

合理膳食的核心是"杂"食。一个人每天摄入的食物各类越多，越能达到营养平衡。每人每天摄入的食物各类不应少于 10 种，因外营养学界甚至提倡每人每天吃 50 种食物，因为自然界没有任何一种食物含有人体所需要的全部营养素。食物多样，合理搭配，可以使人体获得蛋白质、糖、脂肪、维生素、矿物质、微量元素以及膳食纤维等品种齐全的营养素，这样才符合人的生理要求。同时还可以发挥各营养素之间的互补作用，提高营养价值，满足幼儿生长发育和健康的需要，减少与膳食有关的疾病。根据幼儿的年龄特点，季节变化及生长发育规律，应合理地选择和搭配食物，做到多样、平衡、适量，五谷为主，五菜为助，五果为充，五畜为益。人体所需的热能的 70%～80% 和蛋白质的 50%，以及 B 族维生素和一些无机盐是由谷类供应的，所以膳食要米面搭配、粗细搭配、干稀搭配，多种组合，以提高谷类食物营养的互补作用，提高营养的吸收率。甜咸搭配，均匀食用糖和盐，幼儿每日盐的摄入量应控制在 5 克以下，糖适量。动物性蛋白质和植物性蛋白质搭配，动物性蛋白质占 50% 以上，植物性蛋白质占 50% 以下，提高生理营养价值，摄取优质蛋白质、脂溶性维生素、无机盐、深色蔬菜和浅色蔬菜搭配，摄取各种无机盐和粗纤维。每天有奶类和豆制品，摄取优质蛋白质、必需脂肪酸、磷脂等。每天有水果，补足维生素 C 和胡萝卜素等。

食谱还必须季节化，因时而异。春天幼儿生长发育快，可多吃些虾皮、海带、鱼类、牛奶等含钙量高的食物；夏天宜清淡，适当多吃些清凉去暑的食物，如绿豆百合汤、西瓜、冬瓜等；秋天是幼儿体重增长的最佳期，同时也是上呼吸道易感染时期，所以应润肺利湿去燥，多食萝卜排骨汤、梨、枸杞子、菊花等；冬天为储存热量的时期，可适当地多吃些甜食及红烧的食物。为了保证幼儿所所需的各种营养素达到标准，要注意将幼儿所需的各类食物和用量比较均衡地分配到每天的三餐和二点中，让幼儿吃的花色品种多样化，获得各种营养素。

营养均衡的食谱制订好以后，还必须运用科学的烹调方法，把好洗、切、配、烹、调几道关，以保证膳食质量和食物营养成分的保存。另外，幼儿的饭菜要具有儿童的特点，色、香、味儿童化。让幼儿吃得科学长得健康。

四、儿童期锻炼保健

（一）儿童期锻炼的内容

儿童期的年龄范围差异较大，身体的发育水平明显不同。另外，即使年龄相同，由于生长的环境不同、生活习惯不同、营养状况不同、运动经历不同，其体质状况、运动能力有较大差异。因此，在制订儿童锻炼的内容时，必须考虑以上要素。

身体发育正常，没有残疾的儿童，锻炼时可根据自己的爱好、身体条件、家庭条件参加多种多样的体育锻炼，如跑、跳、投、游泳、球类、体操、武术等，而不必受到过多的限制。

儿童锻炼的重点有两方面，一是培养儿童参加锻炼的兴趣和习惯，二是全面提高儿童的身体素质，如力量、柔韧、协调、平衡、肌肉耐力、心肺机能等，而不是过早地发展某种专项技术。兴趣和习惯是终身坚持体育活动的基础，全面的身体素质是进一步提高运动成绩的保障。而且，儿童参加锻炼的种类越多，身体的发展就越全面，身体的协调性就越好，做动作时就越轻松自如，而且还有利于学习掌握新动作、新技能。

（二）儿童期锻炼持续的时间

运动时间，每次运动时间要依个人的具体情况来安排，一般至少10～15分钟。由于运动时间和运动强度密切相关，所以当运动强度提高时，运动时间可适当减少，反之则增加。如果没有整段时间进行锻炼，可以把时间分开进行锻炼，锻炼效果基本一样。

（三）儿童期锻炼的运动量和运动强度

儿童的每搏输出量和每分输出量的绝对值比成年人少，但其相对值（以每千克体重计算）比成人大，年龄越小，相对值就越大。这就保证了在发育过程中因身体代谢旺盛所需的氧供应。这个特点说明了儿童的心脏能适应短时期紧张的体育活动。

儿童呼吸器官组织娇嫩，呼吸道黏膜容易损伤。肺组织中弹力纤维较少，肺间质多，血管丰富。肺的含血量较多，而含气量较少。呼吸肌发育较弱，胸廓较小，肺活量较小，体育活动中主要靠加速呼吸频率来增大肺通气量。

因此，儿童进行训练时，时间不宜过长，强度不宜过大，运动持续的时间及运动的强度要逐渐增加，同时应指导儿童掌握正确的呼吸方法，呼吸时要强调加深呼吸的幅度，而不是增加呼吸的频率，并注意与运动的频率（如跑步的频率）配合，以促进呼吸器官的发育。

（四）儿童期锻炼注意事项

根据少年儿童的生理、心理特点，在锻炼中应注意以下问题。

(1) 少年儿童锻炼方法应多样化，时间不宜过长，密度应小一些，练习中可安排一些短时间的休息。

(2) 少年儿童的可塑性很强，无论是正确或是错误的动作都容易形成习惯。因此，必须注意动作的规范化，特别是在技术性较强的项目中更应注意这一点。

(3) 对于少年儿童而言，身体的全面发展是至关重要的。有人认为身体的全面发展就是指身体的各个系统，如神经、肌肉、骨骼、血液循环、呼吸等得到全面的协调发展。只有全面发展，才能使少年儿童很好地掌握走、跑、跳、投掷、爬跃、攀登等基本活动能力；才能有效地增强力量、耐力、速度、灵敏、柔韧等素质。人身体的各器官、系统是彼此相连的统一整体；各种身体素质间是有相互影响作用的，一种素质欠佳，将会影响其他素质的提高，少年儿童阶段是身体素质发展的敏感期，这一阶段进行全面锻炼，将会促使身体素质得到均衡发展。

(4) 剧烈运动后，少年儿童一般喜欢吃冷食或喝冷饮，这将刺激胃肠的血管突然收缩，引起功能紊乱；同时会刺激喉部，产生发炎、发痛、发哑的不适感觉。剧烈运动后也不宜大量饮水，大量饮水将影响恢复的过程，还会给身体带来一定危害。

(5) 少年儿童锻炼后的营养补充也很重要，一般说来，糖、维生素、蛋白质等都需要补充。

（五）儿童锻炼三不宜

1. 不宜长跑

儿童过早从事长跑，会使心肌过早增厚，从而限制心腔容积的增加，影响心肺功能的发展。

2. 不宜过早骑童车

由于有些童车不符合儿童特点，容易造成膝盖内侧膨出、小腿外拐、X 型腿、罗圈腿等症状。因此，5 岁以下幼儿不宜骑童车。

3. 不宜参加拔河赛

拔河比赛时，当闭口憋气十几秒钟再突然呼气时，由于胸腔内压突然降低，静脉血突然流涌心房，容易损伤儿童柔薄的心壁，从而影响心脏功能。

五、儿童肥胖及保健

（一）儿童肥胖

1. 特点

很多父母错误地认为儿童肥胖是健康的标志，其实这看法在很大程度上是一种偏见，带有一定的盲目性。儿童期肥胖，可促进脂肪细胞数量增加，使其到了成年更容易肥胖，并且大大增加减肥的难度。

儿童一旦肥胖，由于体内脂肪比例增高，酸性代谢产物排泄不充分，从而导致蓄积量增大，儿童会经常感觉疲劳乏力，贪睡，不愿活动，又因为肥胖导致水、糖、脂肪代谢紊乱。这样就容易促使儿童惰性的养成，变得既贪吃又贪睡，形成越来越胖、越胖毛病越多的恶性循环，失去儿童天真活泼好动的天性。儿童肥胖，长大后 90% 会变成大胖子。

2. 危害

(1) 血脂高：肥胖儿童血脂明显高于正常儿童，而血脂紊乱是动脉粥样硬化的高危因素。

(2) 高血压：儿童高血压是指学龄前儿童血压高于 110/70 mmHg，学龄儿童血压高于 120/80 mmHg，12 岁以上血压高于 130/90 mmHg。北京市调查，肥胖儿童患高血压的危险是非肥胖儿童的 3 倍。因为肥胖儿童身体体积增大，使代谢总量及身体耗氧量增加，这就使心脏负担明显加重，血压也随之上升。

(3) 高胰岛素血症：肥胖儿童普遍存在高胰岛素血症，为维持糖代谢需要，长期被迫分泌大量胰岛素，导致胰岛分泌功能衰竭，引起糖尿病。

(4) 脂肪肝：重度肥胖儿童脂肪肝发病率高达 80%，儿童肥胖是诱发脂肪肝的重要危险因素，高血压、高血脂是肥胖儿童发生脂肪肝的危险信号。

(5) 呼吸道疾病：肥胖儿童胸壁脂肪堆积，压迫胸廓扩张受限，顺应性降低，横隔运动受限，影响肺通气功能，使呼吸道抵抗力降低，易患呼吸道疾病。

(6) 消化系统疾病：肥胖儿童消化系统疾病的患病率是 15%，明显高于正常儿童 (4%)。

（7）免疫功能低下：肥胖儿童的免疫功能低下，尤以细胞活性明显降低，因而易患感染性疾病。

（8）性早熟：肥胖儿童男性血睾酮含量及女性血清脱氢表雄酮硫酸酯含量明显高于正常儿童，体脂增多可引起肾上腺激素分泌量增多，使下丘脑对循环中性激素阈值的敏感性降低，出现性早熟。性发育提前可引起性意识，会较早产生对性的迷惑、恐惧、焦虑等不良心理状态，影响儿童学习和生活。

（9）智商低：肥胖儿童的总智商和操作商低于健康儿童，其活动、学习、交际能力低，久而久之会出现抑郁、自卑，使儿童对人数关系敏感、性格内向、社会适应能力低，影响儿童心理健康。

（二）容易导致肥胖的不良习惯

由于父母不加以留意或纠正，使儿童从小养成错误的饮食和生活习惯，导致发胖。这些坏习惯包括：①不吃早餐。②饮食时狼吞虎咽，吃饭速度快。③喜欢待在家里，不习惯户外活动。④每次吃饭都要吃得很饱才罢休。⑤喜欢玩游戏机或电脑，而且长时间看电视。⑥大多有晚上睡觉前吃东西的习惯。⑦不做家务。⑧爱吃快餐或油炸食物。⑨常喝甜饮料。⑩偏食，讨厌吃青菜、水果。

（三）从小预防肥胖

1. 孕晚期预防胎儿肥胖

正常孕妇在妊娠过程中体重可增加 10～12 千克，其中在怀孕 7～9 个月时所增加的体重为胎儿重量，在这一时期如果营养过度，可使胎儿生长过快，脂肪细胞增殖，导致宝宝出生体重过高，一般认为新生儿超过 4 千克为巨大儿。这不仅会增加分娩难度和产科并发症的机会，还大大增加了孩子将来肥胖的可能性。

2. 哺乳期预防婴儿肥胖

母乳喂养的孩子发生肥胖的可能性很小，母乳的成分经常发生变化，如果婴儿吮吸过量、乳汁的味道就会发生变化，这就使得婴儿不会吸奶过多，从而预防肥胖。母乳喂养的孩子哺乳期即使很胖，以后出现肥胖的可能性也是很小的。

人工喂养的婴儿，将来出现肥胖的可能性很大，婴儿往往是有奶就吃，容易过量食奶引起肥胖。人工喂奶时，要注意定量、定时，每天喝奶总量如果达到 700～750 毫升，而且孩子体重也达到了标准，就不要增加奶量。添加辅食时间不要太早，要掌握辅食添加顺序及添加总量。当孩子会爬会走时，要让孩子多活动，不要总抱着孩子。

3. 幼儿园期预防孩子肥胖

一般来说，1～3 岁肥胖儿较少，4 岁以后肥胖儿童逐渐增多，这主要与儿童的挑食偏食等不良饮食习惯、少动的生活方式有一定的关系，如过量进食甜食、冰淇淋、饮料、油炸食品等。因此，家长要改变孩子喜吃甜食、油煎食物、饭后吃零食、临睡前吃东西、饭后立即睡觉等不良习惯，鼓励幼儿多运动，并持之以恒。

4. 学龄期儿童预防肥胖

限制进食机会。有些孩子放学回家，肚子不饿也习惯吃些零食。有的常在一个特定地点吃东西，如边看电视边吃。这样会使孩子的体重增加。解决办法有二：一是只有在饿时才能吃；

二是只能在饭桌上吃东西，不能养成边做事边吃东西的坏习惯。

教育孩子，慢慢进食。因为慢慢进食帮助孩子提高对饥饿的忍耐性和食欲敏感性，并可调节进食量。如果慢慢吃，孩子才有时间品味食物，并找到自然停止点，让孩子坐在椅上、轻松愉快地进食，如果吃得太快，让他停一会儿再吃。父母要为孩子选择食物，并规定进食时间。家长应选择富含各种营养成分的食物，让孩子的食物营养丰富多彩、满足身体生长发育需要。进食量由孩子确定，因为儿童天生就有控制食量的本能，每个孩子自身都有自然生长曲线，根据自身的生长发育进食适量的食物，孩子是完全可以自我控制食量的。但是，每顿饭的主、副食和饭后点心、水果的种类，吃饭的时间和零食时间应由家长明确规定。

（四）肥胖主要是家长造成的

在肥胖儿童中，有 95% 以上是属于单纯性肥胖。导致儿童单纯性肥胖的根本原因是在于不良的饮食习惯和生活习惯。老实说，肥胖儿童的家长应该负绝大部分的责任。

单纯性肥胖儿童的家庭，一般都有以下一些共同特点。

(1) 家长的营养与健康意识薄弱，不了解肥胖对生命的危害。有的家长甚至用快餐、甜食等作为奖励，诱导儿童，导致肥胖发生。

(2) 由于工作繁忙，家长无心照顾儿童的饮食起居。有的父母给儿童安排的不是健康营养的三餐，而是给孩子饭钱，导致儿童按照自己的嗜好购买食物，如巧克力、炸鸡、汽水等，时间一长，就让孩子养成了不健康的饮食习惯。

(3) 家庭成员大都没有规律的运动习惯，而且都属于偏胖或正在发胖。部分家长不懂运动对儿童生长发育的重要性，对儿童过分保护，明显限制了儿童的活动空间和时间。

（五）儿童减肥"三部曲"

成人减肥可以通过节食进行，但儿童绝对不行。儿童骨骼、器官、智力等还在生长发育中，其减肥前提要保障体格正常发育，所以不主张儿童快速减轻体重，更不主张使用药物、饥饿疗法或手术，而提倡在饮食的选择和控制以及锻炼上严格把关。

1. 养成科学的饮食习惯

(1) 儿童的一日三餐要规律，不能减少饮食次数。

(2) 养成清淡饮食的习惯。鱼宜清蒸，不宜油炸、红烧。多吃蔬菜，尤其是凉菜，清淡、体积大、营养损失少。炒菜时尽量少油、少盐。

(3) 培养慢食习惯。进食 20 分钟以上，饱食感会提前到来。建议肥胖儿童中、晚餐时间不应少于 20 分钟。

2. 蛋白质、维生素、矿物质和微量元素

蛋白质、维生素、矿物质和微量元素是儿童生长发育必需的营养元素，应保障它们的摄入。

动物性食品如鱼、肉、蛋、奶含优质蛋白质，每顿最好都有，或至少一种。尤其是牛奶，是所有儿童必需的食物。儿童无论多胖，都要天天喝奶，奶不仅含有丰富的蛋白质，更重要的是提供丰富的钙。对于肥胖患儿，建议学龄儿童喝脱脂奶，学龄前儿童喝低脂奶或脱脂奶。

此外，豆制品（如豆腐、豆腐皮等）也富含蛋白质和钙，需经常食用。

蔬菜和水果含有丰富的维生素、矿物质和微量元素。蔬菜是最好的减肥食品，肥胖儿童餐餐都要有蔬菜。这里说的蔬菜不包括薯类食品，薯类食品应做主食。水果应选西瓜、苹果、梨、橘等低糖水果，少吃香蕉、荔枝、葡萄、桂圆等高糖水果。

3. 多进行体育锻炼

与过去相比，如今社会给儿童们的活动空间太小、太少了，看电视、看书等过多的室内娱乐使儿童们离运动场越来越远。少儿缺少必要的运动，必然会过早地堆积脂肪。减肥要增加运动量。在运动方式上，不应选择短跑、跳绳等运动强度大的无氧运动，而应选择慢跑、快走、爬山、游泳、跳舞、做健身操等运动强度中等、持续时间较长的有氧运动。爬楼梯运动比较适合少儿减肥，因为这种运动要克服自身重力，能量消耗是散步的 5 倍、慢跑与快走的 3 倍、游泳的 2.5 倍。肥胖儿童每天可坚持爬楼梯 30 分钟，不要求速度，从小运动量开始，逐步达到要求。

(六) 儿童减肥注意事项

1. 减少热量多的食物

儿童减肥，最主要的是在饮食方面要注意均衡。格美汇营养师说：不可以一味地给孩子吃大鱼大肉，这些东西热量多脂肪含量也多，过多摄入对儿童的身体发育没有好处。在饮食方面，可以选用一些热量少体积大的食物如蔬菜、瓜果，让孩子的饮食达到平衡状态。

2. 不吃零食

很多儿童都喜欢吃零食，甚至在日常生活中，零食所摄入的量远远比正常饮食要多得多。这是儿童肥胖的最主要原因。格美汇营养师解释：因为零食中大多数都含有较高热量，如巧克力和糖果等零食中除了含有大量脂肪和热量，还含有大量的糖类，对儿童的发育影响很大。

3. 格美汇营养师建议儿童多吃杂粮

为了儿童的健康成长，家长在挑选食物的时候，总是会挑选一些较为精巧易吸收的食物。很明显的一个表现就是大多数肥胖的儿童几乎没有吃过五谷杂粮，这导致了他们的肠胃变得非常的脆弱非常的挑剔，长久下去，自身的消化功能下降，易导致脂肪堆积。

4. 多运动

儿童减肥，除了要安排合理的饮食外，进行适量的体育锻炼也是很有必要的。格美汇营养师建议为了儿童更好地发育，在家长的陪伴下进行一些类似跑步、游泳、跳绳等简单的运动，对于儿童体质的跳高和体重的下降有很大的帮助。

六、儿童保健意义与原则

(一) 儿童保健的意义

儿童保健是研究儿童各时期生长发育规律及其影响因素，采取有效措施加强有利条件，防止不利因素，促进和保证儿童健康成长的综合性防治医学。

儿童保健工作的目的是要增强儿童体质，培育品德优良、智力发达、体格健全的下一代，降低儿童发病率和病死率。

新中国成立以后，由于党和政府重视和卫生保健人员努力贯彻卫生工作方针，儿童健康水平不断提高，发病率特别是传染病发病率明显下降，婴儿病死率也大幅度下降，儿童保健工作取得了一定成就，同时也说明了儿童保健工作的重要性。

(二) 学龄前期儿童保健的原则

3 周岁后 (第 4 年) 到入小学前 (6～7 岁) 为学龄前期。体格发育速度又减慢，达到稳步增长，而智能发育更趋完善，求知欲强，能作较复杂的动作，学会照顾自己，语言和思维能力进一步发展。应根据这个时期具有高度可塑性的特点，从小培养共产主义道德品质，养成良好的卫生、学习和劳动习惯，为入小学作好准备。学龄前期小儿防病能力有所增强，但因接触面广，仍可发生传染病，易患急性肾炎、风湿病等；因喜模仿而又无经验，故意外事故较多。应依据这些特点，做好预防保健工作。

（三）学龄期及青春期儿童保健的重点

学龄期及青春期正处于长身体、长知识的阶段，保健重点应包括以下内容。

(1) 继续注意保证营养，加强体格锻炼。

(2) 养成良好的生活习惯和卫生习惯，重视品德教育。

(3) 注意合适的起居、学习环境，选用适合年龄的课桌、椅等，保证正确的坐、立、行和阅读姿势，预防近视眼、龋齿和肠寄生虫病。

(4) 对中学生进行正面的青春期生理卫生和心理卫生知识教育，避免和纠正不科学的认识，消除紧张心理，重视青春期卫生。

（四）儿童期保健的具体内容

1. 居室

儿童的居室应阳光充足，定时通风，保证空气新鲜。冬季室温以 18 ～ 20℃为宜，新生儿的居室室温应稍高，早产儿的居室室温则以 24 ～ 29℃为宜，湿度应保持在 60% ～ 65%。居室中要注意安全措施，床垫铺设要软硬合适，过软会影响儿童脊柱的正常发育。新生儿和早产儿的居室要避免患病的人进入，以免引起交叉感染。

2. 衣着

衣着主要以清洁、轻柔、大小适中、容易穿脱为宜。穿衣不应过多，婴儿外裹襁褓，衣、裤带不要太紧，以免影响发育。尿布要清洁干燥，不要过厚或太大，以免引起下肢变形。最好不给儿童（特别是女婴）穿开裆裤，以免因不洁而引起感染。

3. 培养良好的卫生习惯

应注意从小培养儿童良好的生活习惯和卫生习惯，重点如下。

(1) 睡眠习惯：应保证儿童有充足的睡眠。卧室宜空气新鲜，光线略暗，环境安静，被褥厚薄适当。年龄愈小，每天所需睡眠的时间也就愈多，半岁前需 15 ～ 20 小时，1 岁需 15 ～ 16 小时，2 ～ 3 岁需 12 ～ 14 小时，4 ～ 6 岁需 11 ～ 12 小时，7 岁以上需 9 ～ 10 小时。训练定时及有规律的睡眠习惯，避免抱着睡，或边拍边睡、摇床、口含乳头或吮手指入睡。

(2) 清洁习惯：应注意定时洗澡和保持衣服、被褥和用具的清洁。淋浴顺序为：应先洗脸及头，然后再洗颈部和全身，所用肥皂以碱性小者为宜，湿疹患儿最好不用肥皂洗澡。婴儿会阴部或皮肤皱褶处易糜烂，可于浴后扑用爽身粉预防，夏季应注意保护皮肤免生痱子。在未出牙前，不要擦洗口腔，以免引起口腔黏膜损伤而导致继发感染。幼儿应培养早晚刷牙、饭后漱口、饭前与便后洗手及睡前洗脸、洗脚的习惯。3 岁后逐渐锻炼自理生活能力。

(3) 饮食习惯：注意饮食卫生，定时进食，食前洗手，食时不玩耍，专心进食，保持精神愉快，并培养自用餐具。要从小养成不吃零食、不挑食、不撒饭菜等良好习惯。如儿童食欲不好，应查找原因，不强迫儿童进食。

(4) 排便习惯：婴儿从 3 个月起，大便次数减小，并有固定时间，即可根据观察训练定时大便，8～9个月后可训练坐盆大便。从6个月就可开始训练小便习惯，先在睡觉前后、哺乳前后训练小便，逐渐白天可不用尿布。如果训练得当，至1岁左右即可养成自行大小便习惯，不再便溺裤内。2～3岁后一般夜间可不排尿，如4～5岁后仍有尿床现象（夜遗尿），应查明原因，进行矫治。

4. 预防意外

儿童由于缺乏生活经验，对日常生活中某些危险事物没有辨别能力，故预防意外是护理工作中不可忽视的重要问题。需采取安全措施，如电开关、尖锐器皿、药物、煤火等易引起意外事故的物品都应放在儿童不能触及的地方。睡床最好设有栏杆，避免跌伤。

（五）身体免疫力的形成

身体要对抗外来病原体的侵袭，必须靠各种完整的免疫防线与机能，也就是白细胞、抗体、无缺口的皮肤及黏膜。免疫力主要有两种来源，具体介绍如下。

(1) 一种是生病后，人体内产生对抗此种病原体的特殊抗体，当此种病原体再来侵犯时，抗体就可以联合白细胞将病原体杀死，而免于生病。此种免疫力，有的可以持续很久（如麻疹抗体），有的是暂时的（如感冒抗体）。打过预防针后，身体接受刺激后也会主动产生免疫力，此种免疫力一般而言具有终生效力。

(2) 免疫力的第二种来源是被动产生的。例如出生一个月内的婴儿接受母体留下的许多抗体而产生免疫力，又如注射了免疫血清蛋白后（即某种疾病的抗体），可能会对某些少数的疾病产生短暂的抑制作用。

人体内的多核白细胞，先天就具有噬菌的本能，淋巴球也可以制造出各种抗体，有的抗体在婴儿出生时已具有相当的数量，有些却要到幼儿6岁左右才能达到标准量，抵抗力随着年龄而增加。

（六）儿童免疫力的形成

新生儿虽然有母亲给予的一些抗体，可免于某些疾病发生，但是新生儿的白细胞功能不完善，而且补体（存在于血清中，能够增加抗体的作用）的成分很低，无法配合抗体作用，以阻止病原体的入侵，因此幼儿抵抗力极差。一般人以为新生儿有母亲给予的抗体，不会生病，这其实是不正确的观念。新生儿较少生病是因为被保护得较周密，接触病原体的机会少。一旦被病原体侵袭，不但会生病，而且会病得很严重。

6个月以后，婴儿从母体接受的抗体会逐渐消失，自身开始制造抗体。白细胞渐趋成熟，不过生活接触面逐渐扩大，感染病原体的机会愈来愈多，就会时常生病了。

随年龄增长，疾病的一再刺激，体内抗体增多，抵抗力也慢慢增强。五六岁以后，生病的次数就会慢慢减少了。

常生病的儿童并非没有抵抗力，而是因为接触病原体的机会比别人多。例如在空气中和拥挤的人群中，到处充满了病原体，尤其感冒病毒的种类太多了，碰到了就有发病的可能。其他如兄弟姊妹多、生活空间（家庭、邻居、学校）狭小也会增加得病的机会。举一个简单的例子，大人从外面回来，还没洗手就抱儿童，很可能就把沾在手上的病毒传染给儿童。每个幼儿的体质及所处环境也有差异，有的人生病次数较少，而有的人就较多。

(七) 提高儿童的抵抗力

提高儿童对传染病的抵抗力的方法有两种，一是预防接种，它虽然很有效，但由于疫苗的种类很有限，不可能通过预防接种来防止一切传染病；二是增强儿童的体质，提高儿童对一般传染病的抵抗力，具体做法有以下几种。

1. 提供足够的营养

儿童处于生长发育阶段，对营养素的需要量相对较多，但由于消化功能未完全成熟，容易导致营养素的缺乏。营养不足，抵抗力就比较差。研究表明，轻度的 (或称为亚临床型的) 维生素 A 和维生素 C 缺乏是造成儿童呼吸道反复感染的一个常见原因。因此多吃一些富含维生素 C 的新鲜有色蔬菜和水果 (其中所含的 - 胡萝卜素可在体内转化为维生素 A)，或补充一些多元维生素制剂 (如小施尔康)，能有效地增强儿童的抵抗力。

2. 保证充足的睡眠

保证充足的睡眠是增强体质的重要方面。

3. 进行体育锻炼

满月后的儿童夏天可在室外躺一会儿，冬天可打开窗户，在室内呼吸新鲜空气，衣服也不要穿得太多。户外活动不仅可以使皮肤合成维生素 D，促进钙的吸收，而且对肌肉、骨骼、呼吸、循环系统的发育以及全身的新陈代谢都有促进作用。经常运动还可增强食欲，使儿童摄入足够的营养素，这样体质就会增强，抵抗力就会明显增加。

第二节 儿童健康教育

儿童健康教育目的是通过保健知识宣教和健康促进活动，引导家长、教师和社会各界用科学措施保护和养育儿童，帮助他们从小建立有利于健康的行为和生活方式，为一生的健康发展和生活质量提高奠定基础。

从胎儿、婴幼儿到儿童期各阶段，生长迅速，各种健康需求旺盛；健康教育有利于保护儿童生存。小儿年龄越小，越易受有害刺激侵袭，越应提供保护。所以，儿童健康教育进行得越深入，家长和社会各界在科学育儿知识方面受惠就越大，各年龄小儿病死率和患病率越容易降低，对提高整个民族的健康水平有积极意义。

健康教育有利于儿童发展。小儿随年龄增长，认知发展从被动→主动→自主，自我保健意识逐渐建立，是各种行为方式建立的关键阶段。通过健康教育，一方面使成人提高自我保健意识，自觉为小儿身心发育创造条件；另一方面又为小儿自身树立榜样模式，帮助他们建立有利于健康的行为和习惯，促进今后社会适应性发展。

儿童健康教育能以少量的投入，创造出巨大的社会经济价值。墨西哥开展的口服补液盐健康教育是一个典型事例。为了向全体公民传播最基础的信息，该国将口服补液盐用西班牙语归纳为 "ABC 公式"，即 A(Alimentation)，在腹泻阶段不间断喂食；B(Bebidas)，给腹泻小儿饮用盐水；C(Consalfaoporfuna)，发现腹泻加重时要去看医生。这个公式简单明了，易听懂，便于记忆。政府用这个公式培训了 100 万名妇女，掌握防治儿童腹泻的最基本办法。政府还积极组织厂商生产口服补液盐，以满足对口服补液盐的巨大需求。仅此一项，短短 4 年内使墨西哥 5 岁以下死于腹泻的小儿人数减少了 56%。同样成功的实例在我国也有很多。如 50 年代我国开展规模空前的宣传新法接生运动，每年使数以十万计小儿免于因感染新生儿破伤风而过早夭折，同时使新生儿病死率下降了 60%。如果要让医生逐个去治疗患儿，国家和百姓将花费天文数字的医疗费用，在当时积贫积弱的中国是不可能的。

通过对儿童保健知识的宣教和儿童健康促进活动，实现以下总体目标：促进小儿身体、心理、智力和行为全面发展；根据小儿不同阶段认知特点，逐步增加有益刺激，消除不良刺激，促进儿童自我保健意识建立；提供行为楷模，培养促进健康行为；建立良好的家庭、学校、社会生活屏障。

一、儿童健康教育的内容

(一) 围生期优生保健教育

健康教育围绕"优生"，以父母为主要对象，主要有以下内容。

1. 婚前阶段

夫妻最佳婚育年龄选择；婚前检查的必要性和检查内容；准备结婚生育者按照"婚姻法"、"母婴保健法"等法律条款，享受哪些权利，服从哪些约束；婚育男女之一现患传染病，遗传病、精神病应怎么办；近亲婚配的不良后果；哪些婚育者应进行遗传咨询。

2. 孕前阶段

孕前阶段应传播的健康信息有：性生活规律和最佳受孕时机；科学受孕知识和早孕发现；通过产前检查减少出生缺陷风险；通过新生儿筛查，尽早发现和治疗先天代谢异常。

3. 孕期

孕期分早、中、晚三阶段，应传播的健康信息有：孕早期应杜绝烟酒 (包括被动吸烟)，不滥用药物，避免感染、放射性和理化污染，防止胎儿畸形；孕中期营养卫生知识；孕晚期孕妇自我监护；分娩、哺乳的身心准备；科学胎教方法。

4. 产时和产后

配合医护人员顺利分娩；及时调整孕后身心状态；尽早开奶和建立母 - 子情感联接；新生儿科学护理方法等。

(二) 婴幼儿期保健教育

婴幼儿期围绕"优育"，着重传授以下科学育儿知识。

1. 营养知识和科学育儿

如：正确哺喂母乳；制作和添加辅食方法；正确处理断乳期；安排科学膳食制度，提供平衡营养；预防小儿营养不良和肥胖。

2. 计划免疫和防治常见病

如：预防接种程序、时间、禁忌证、接种反应及处理方法；"小儿四病"的症状和防治方法等。

3. 指导生长监测

如：定期测量小儿体重和身长，描记生长监测图；在监测基础上提供早期刺激，促进婴幼儿感觉，言语和动作发育。

4. 养成教育

养成教育，集中在根据婴幼儿认知特点，循序渐进培养生活习惯。如：新生儿起培养洗澡习惯；3 个月起训练排尿习惯；10 个月左右训练坐盆大便，定期剪指甲；2 岁起培养饭前便后洗手，饭后漱口，早晚刷牙，衣服勤洗勤换；2 岁半起学习自己洗手，自己使用和放置漱洗用具；3 岁起学习穿脱衣服，收拾玩具，摆放碗筷餐具等；在幼儿园里和小朋友友爱相处、互相帮助。

(三) 儿童期保健教育

儿童期保健教育主要围绕"优教"进行。世界卫生组织在世界卫生日提出了 10 项儿童基本健康信息，对有关儿童健康教育的内容作了很好概括。

1. 了解自己

知道自己的身体是怎样成长的。

2. 保持身体清洁

经常洗澡，换衣服，剪指甲；每天洗脸，洗脚，洗屁股，早晚二次刷牙，饭后漱口，饭前便后洗手，女孩要学会由前向后擦屁股。

3. 注意营养

吃的东西种类要尽量多，不偏食，不挑食，少吃零食，睡觉前不吃糖，多喝水，多吃蔬菜和水果，口味不要太咸。

4. 玩耍时注意安全

上街注意交通安全，不玩火，不乱摸乱动电器，不在河湖池塘边玩水。

5. 从交朋友开始，逐步学会正确的社交方法

喜欢同小朋友在一起游戏，尊重老人，听家长和老师的话。

6. 保持环境整洁

不随地吐痰，不随地大小便，不摇小树，不摘公园里的花草，不乱扔果皮、纸屑，自己的玩具用完放回原处，吃饭时桌面和衣服要清洁。

7. 学会说"不"

如果有人叫你做不该做的或你认为不好的事，坚决说"不"。

8. 不玩药物

只服用父母、家长、老师和医生给你的药物，不玩没见过的药物，更不能去尝。

9. 打预防针

认识到听医生的话、打预防针或吃预防药可避免得大病。打针时互相比一比谁最勇敢，最听话。

10. 不舒服怎么办

如果身体不舒服，或者感觉和平时不一样，要马上告诉家长和老师。还要关心小朋友，照顾生病或生活不方便的小朋友。

(四) 青春期健康教育

青春期是从儿童发育到成人的一段过渡时期。从女孩 9～10 岁、男孩 11～12 岁左右即开始青春期发育。伴随着性的发育进程，常出现各种困惑心理、紧张躁动心理、探究心理、独

立倾向等，容易在外界不良诱惑下产生不良行为。所以对学龄儿童应围绕性知识宣教，开展青春期健康教育。

1. 青春期生理教育

生理教育以青春期身体发育特点为依据，介绍有关青春期男女两性生理及卫生保健的基本知识，使学生了解自身身体变化的情况和有关问题，并懂得正确认识和对待这些生理变化。

2. 青春期心理教育

心理教育以青春期心理发育为主要内容，重点介绍有关男女两性青春期心理的产生与发展，以及心理卫生保健的知识，使学生懂得如何使自己的心理保持健康状态，并养成良好的心理卫生习惯。

3. 青春期道德教育

道德教育以青春期伦理道德的基本规范为重点，阐述性行为所具有的社会性，以及它要受到社会道德规范的制约，使学生知道在性的行为上应该遵守哪些规范，养成良好的性道德行为习惯。

4. 青春期法制教育

法制教育阐述性失误的具体表现和防范，使学生提高自我保护能力和自我控制能力。

5. 青春期美学教育

美学教育从美学角度阐述审美观、审美能力与审美创造力，使学生提高识别真善美和假恶丑的能力，懂得如何去追求构成美好青春形象的形体美、心灵美。

6. 青春期自我保护教育

自我保护教育以提高自身素质、抵制外部消极影响为基点，分析社会上存在的不良现象，阐述性传播疾病问题、毒品问题，使学生能够自觉抵制社会环境中的不良影响，利用社会环境中的有利条件保护自己的健康成长。

二、儿童健康教育的策略

儿童健康教育年龄跨度大，各年龄阶段有不同的重点内容，对象广泛，除小儿本身外，还包括家长、教师、保育员和社会工作者。儿童健康教育一般不同于其他健康教育，儿童健康教育的传播者和受传者也有不同。儿童健康教育的传播者包括健康教育专业人员和大众传播媒介，职能是收集、加工、制作、发出、处理和反馈儿童保健信息。儿童健康教育的受传者指通过各种渠道接受保健信息的对象，分两个层次：第一受传者指各年龄儿童，由于认知水平不高，故吸收和理解信息的能力有局限。第二受传者是父母、长辈和监护人等。在接受健康教育和指导儿童方面起承上启下的作用。他们决定着健康教育的导向和实施效果，其作用不能低估。

儿童健康教育的基本策略如下。

(1) 有针对性选择主要教育对象婴儿没有主动认知能力，教育主要是父母，幼儿阶段认知能力尚不成熟，教育应以父母为主，小儿为辅，学前儿童开始集体生活，教育对象应适时转化为父母、托幼教师和小儿为重，儿童入学后生活仍靠父母照料，老师则取代家长成为向儿童传授知识的主角，此时健康教育的主角应是学生和老师，但仍应向父母和其他成人提供健康信息，帮助他们建立学校 - 家庭 - 社会三联屏障，促进儿童健康成长。

(2) 有针对性地选择主要教育方式儿童随年龄增大，生活环境不断变化，教育形式应灵活变换，胎儿和婴幼儿以散居方式生活在家庭内，应重视通过大众媒体传播健康知识和信息，入学前儿童，应通过游戏潜移默化进行健康教育，入学后的儿童应通过正规理性地接受知识技能，但强调内容应活泼多样，而且随着年龄增加，教育形式也应相应变动，如根据青春期发育情况，以小组形式灵活进行。

(3) 针对不同儿童群体，开展有特色的教育。应根据地区、民族、环境及儿童健康状况开展健康教育。如城市和农村儿童健康教育应各有特色，健康儿童与残疾儿童；离异儿童、弃儿等也应针对不同情况进行健康教育。对少数民族儿童，健康教育应因地制宜，采取灵活方式。

(4) 创造各种有利的环境因素儿童健康活动时，应动员全社会力量，为儿童健康成长提供一个安全、可靠的社会屏障。应通过各种方式普及优生、优育、优教科学知识，推广适宜育儿知识，提高家庭教育水平，增强家长的使命感和责任感，要让父母们懂得除了让孩子吃饱穿好外，还应提供情感、认知、社会交往和教育上的充分支持，应充分发挥父母的表率作用，特别是母亲在家庭健康教育中发挥不可替代的作用。积极开展社区健康教育，创造良好的社区环境。

三、儿童健康教育的方法

进行儿童健康教育，首先要明确接受教育的对象是谁，他在教育过程中起什么作用。然后根据教育的目的、阶段和长远目标，结合对象的认知发展水平和行为特点，有针对性地选择教育方法。

(一) 健康教育的传播者和受传者

儿童健康教育的传播者包括健康教育专业人员和大众传播媒介，职能是收集、加工、制作、发出、处理和反馈儿童保健信息。传播者无论是个人或机构，都应具备以下基本素质：具有儿童保健知识和工作经验；有传播技巧，有组织管理和公关能力；爱儿童，善于与儿童交往，了解儿童心理。传播者群体中"把关人"起核心作用，负责控制信息的选择、制作和播放质量，决定健康教育过程中传播哪些信息，采取哪些方式，所传信息的深度和广度等。

受传者指通过各种渠道接受保健信息的对象，分两个层次：第一受传者指各年龄儿童，由于认知水平不高，故接受和理解信息的能力有局限。第二受传者是父母、长辈和监护人等，在接受健康教育和指导儿童方面起承上启下的作用。他们决定着健康教育的导向和实施效果，其作用不能低估。

(二) 人数传播

人数传播是健康教育最基本的传播途径，传播形式是面对面的、直接的，无须借助媒体。人数传播是教师、医生对儿童进行健康教育常用的方式，也是第二受传者对第一受传者进行养育、呵护、交流的主要方式。尽管现代化传媒手段已有巨大发展和普及，但在儿童健康教育中人数传播仍具不可替代作用。对第一或第二受传者，健康教育者都应学会人数传播的工作技巧，以期达到良好教育效果。

针对第一受传者，应掌握的技巧首先是充分尊重对方。即使对方是幼儿，也要以平等姿态，切忌居高临下，以长辈自居。只有在相互平等的基础上才能通过交流了解对方需求，同时使他们受益。其次要突出重点，力求简单。每次谈话围绕一个中心话题，涉及内容力求简明。不能指望一次谈话解决几个问题。儿童年龄越小，越要注意从不同角度对一个话题重复多次。对于不易理解的概念更要通过重复以加深印象。要给儿童强烈的亲近感，谈话中应自始至终注意对方，特别是那些心不在焉或正在做小动作的儿童，要带有感情，面带微笑，主动握住其小手，使小儿感到亲切，能主动倾听和进行交流。教育者应仪表端庄，服饰整洁。体态、姿势、仪表、服饰又称为静态体语。传播者要充分利用这种非语言性的传播技巧。过于奇特艳丽的服装和服饰会转移儿童的注意力；衣帽不整、不修边幅，会使小儿疏远和畏惧。应通过及时反馈来调整教法。谈话的过程中要不时停顿，问一问儿童是否听懂，有何问题，也可让他复述重要内容，用他们自己的理解和语言来表达。在人数传播中可经常辅以音响等其他传播方式强化教育效果。

针对第二受传者，应掌握的技巧有：①善于劝服，第二受传者多有强烈接受教育的愿望，有丰富生活经验。但是他们中的年长和文化程度较低者往往已形成固有生活方式，有根深蒂固的传统习俗。要让他们接受新知识、新观念，必须经过耐心地、循循善诱的过程。一旦劝服他们，就等于打开儿童健康教育大门。②信任和尊重感是劝服成功的基础，传播者要给人以权威感和信赖感，形象、仪态、举止言行应得当。要尊重对方，平等待人，形成融洽畅通的劝服氛围。③充分利用群众喜闻乐见的传播形式和传播媒介。④教育内容上充分考虑社会背景、文化程度及对儿童的影响程度。⑤事先通过调查了解第二受传者性格、气质、心理特点和认知能力，有针对性地选择教育内容和方法。⑥注意使用受传者周围的实例现身说法；首先努力在一两项内容上取得突破，然后逐步启发引导、循序渐进。

（三）大众传播媒介

媒介是维系传播者与受传者联系的工具，传播和取得信息。大众传播媒介是多种社会传播媒介的综合，覆盖面大，面向全体人群，既具备时效性，能及时迅速地传播各种具有普遍意义的信息，同时有良好的可重复性，便于保存和复制。

1. 卫生广播

利用广播进行健康教育传播速度快、不受空间限制，也不受儿童年龄和文化程度影响。各地广播电台都定时播放儿童栏目，便于农村、民族地区群众和儿童收听。应充分利用这种投资少、见效快的媒体，编写适合儿童的口头语言文稿和音响。在可预见的将来，卫生广播的前景依然广阔。

2. 卫生影视

随着城乡电视机、录相机、影碟机的普及，卫生科教影视作品大量涌现。这些作品有音响又有图像，给儿童以强烈的视、听觉刺激，其真实感和现场感为其他大众传播媒介所不及。电视节目主持人对儿童影响极大。像中央电视台的鞠萍姐姐，在儿童心目中具有很高的权威性和可信赖性。电视台的"和爸爸妈妈一起看"、"成长门诊"等专题栏目以固定形式占据稳定的儿童收视群。影视作品弱点是制作成本高，周期长；题材和内容（特别是儿童喜爱的动画片）不易满足个体化需求；交流上存在着单向性，即儿童处于被动的收看地位，不能主动参与。

3. 卫生画刊和卫生报纸

种类多，发行量大，是我国开展健康教育的主要媒介之一，特点是受传者（尤其儿童）选择上有绝对主动权：感兴趣的爱不释手，不感兴趣的弃之一旁。因此，适合儿童的画刊和报纸要设计精良，色彩丰富，有强感染力。但是印刷装帧过于讲究会给家长带来过重负担。传播的健康信息也要深浅合适。科学普及出版社的《好孩子讲卫生》画丛，图文并茂，受到好评。《从小培养好习惯，比比谁是好孩子》等采用对比方法，从饮食起居、日常生活入手，编写朗朗上口的儿歌，使儿童明辨是非，受到启迪。

4. 环境艺术

在家庭和托幼机构里，都应为儿童创造有利于身心发展的环境。环境艺术是在该思路下近年来发展迅速的新兴大众媒介手段，包括儿童服饰、玩具、生活用具、城市雕塑、花草树木、室内装修、壁画挂图、灯光地板等。这些东西小儿天天在看、天天在用，可在艺术美感作用下，以潜移默化的方式，唤起儿童热爱生活，促进健康的意识。

5. 照片和展览

照片如实记录生活中的实物、实况；展览将实物、模型、图片、宣传画等编排陈列。通常每张照片和宣传画只包括一种信息，展览则可一次提供大量信息。如果将儿童健康活动的照片和他们亲手制作的手工和图画放入展览，会使小儿们感到亲切、真实，增加参与感、自豪感，促进其健康行为的形成和长久维持。

6. 谚语、故事、寓言和民间传统艺术

谚语是世代传播下来知识性简单用语；故事（尤其是寓言和神话故事）对儿童有很强的吸引力和感染力；谚语朗朗上口，可经常背诵；故事是人为编撰的，但儿童久听不腻，还可学说给别人。儿童都能从中接受潜移默化的教育。民间剪纸、皮影、木偶、独角戏、说唱、相声、戏曲、灯会、社火，以及"那达慕"等民族聚会等都是喜闻乐见的民间传统艺术。健康传播者如因人、因地、因时制宜地加以充分利用，可起到很好的信息传播作用。

（四）参与式健康教育

参与式健康教育的最大优点是，创造一个便于受传者和传播者相互交流的氛围，使受传者在积极参与中，启发思维，提高自我保健意识，牢固掌握健康知识，自觉地改变不卫生行为。但是，参与式教育的内容应针对受传者的认知发展水平和行为特点，所以在不同年龄阶段应有不同的方式和方法。

1. 婴幼儿时期

对于婴幼儿时期的孩子通常采取的方法有大众传播媒介和讨论法。可通过报纸、电视、广播、科普杂志等，向双亲传授科学育儿知识。讨论法通常由传播者根据事先的调查结果设计好中心议题，邀请家长们参加。组织者必需具有良好的临场组织和控制能力，善于引导和启发，以便在偏离议题时能把讨论重新拉回到中心议题。在实际工作中更多采用这两种方法的结合。如可定期在电视台、电台上开辟专题栏目，邀请专家讲课，并当场回答现场内外观众提问。在一些群众参与程度较高的场合，如对小儿进行预防接种时，一方面张贴标语、口号、宣传画，举办小型展览等，宣传计划免疫意义，同时有医生当场解答父母们的疑问。还可在定期的小儿体检日举办"家长课堂"、"健康儿童评选"，让家长在主动参与过程中接受健康信息。

2. 学前时期

对于学前时期的孩子常采用模拟法和示范法。模拟法通过营造一种特定环境，使小儿通过模仿训练（游戏、角色扮演），在实际体验中获取知识技能。例如游戏"小医生看娃娃"，在教师指导下小儿戴上白帽子和口罩，穿上小白大衣，用幼儿园自制的道具为布娃娃诊治疾病。幼儿一面模拟老师或小朋友完成活动内容，一面喃喃自语，从中了解有病看医生的道理。接受体检前，可模拟医院环境，让小儿学会如何配合医护人员，完成量身高、测体重、测定视力、分辨颜色，抽血化验等保健措施。大一些的小儿有一定认知水平，但主动注意时间短，行为目

的性不强。故培养一种卫生习惯需反复多次，而且应定期强化。此时采取示范方式，手把手地教最为有效。如学习正确刷牙方法，可先由老师现场示范；然后选一名小朋友模仿做，老师在旁提示和讲解；最后全体小朋友一起练习，老师个别辅导。在重点学刷牙的一段时间里，老师或家长每天都应和小儿在一起刷牙，反复纠正错误，反复进行强化。

3. 学龄阶段

对于学龄阶段的孩子通常可采用演示法和角色扮演法。前者指传播者将实物和教具展示给受传者、同时传授卫生知识。通过演示使儿童获得感性认识。如在口腔卫生知识讲座上，准备一副口腔模型，立体展示牙齿排列及其唇面、腭面、近中面、远中面、颌面及牙根等造型。小朋友再互相看对方口腔相对应的位置，检查一下口腔卫生和龋齿情况。最后由教师总结出正确的刷牙方法。演示法有助于儿童加深理解和记忆，记忆内容常终生不忘，取得的健康教育实效通常很大。针对集体儿童中普遍存在的问题，如不遵守课堂纪律，可采用角色扮演的方法，编排一个小节目，或设置两三个不同场景；选出几个小朋友分别扮演各种角色，让他们体验到实际生活中自己的心态和场景。然后由老师发动其他同学进行评述。可根据这些表演和评述，判断学生们对健康知识和正确行为的掌握程度。

四、儿童健康教育的实施

儿童健康教育是一个由需求调查、提出干预措施、制订规划、实施修改、效果评价和总结推广等过程共同组成的系统工程。该过程中的各个环节相互关联，相互制约，缺一不可。

（一）需求调查

需求调查是健康教育的基础步骤，帮助了解教育对象最迫切的健康需求，使教育做到有的放矢。如美国北卡州曾对 5～8 岁小儿双亲进行营养教育需求调查，收集到家长们最感兴趣的营养问题依次是：如何准备营养快餐；如何引导孩子吃有营养的食物；食物是否会影响儿童行为；怎样控制食品价格；怎样知道孩子是否摄入过多的脂肪、胆固醇和糖；怎样让孩子吃蔬菜；怎样了解食品安全性；怎样了解孩子生长发育是否正常；给孩子吃什么零食等。以后根据该调查制订的家庭营养教育，通过家长对膳食的改进，起到了明显改善儿童营养的作用。在征询双亲对健康教育方式的选择时，结果为：家长们喜欢的营养教育资料提供方式顺次是印刷品、录像制品、几种资料组合、录音带；家长最希望的营养信息传递方式顺次为邮寄、培训班、去商店购买录像带、家长小组活动、电话咨询等；家长们喜欢的与儿童共同参与的活动顺次是看录像、烹调、做写字练习、听录音等。这些调查结果对制订即将进行的营养教育方式也有重要的参考价值。

（二）干预措施、规划制订和实施修改

某地对 5 岁以下小儿腹泻影响因素的调查中，发现腹泻的发生与小儿喝生水、饭前便后不洗手等不良卫生习惯有密切关系。由此把健康教育重点放在加强儿童卫生行为的培养方面。这样制订的干预措施往往对症下药，教育效果较好。

在基线调查的基础上，明确应重点进行的干预措施后，可着手制订健康教育规划。规划应包括背景（含本底调查）、计划的必要性，要达到的目的、工作目标、方法、经费预算等基本内容，同时应留有充分余地供在实施过程中调整修改。

（三）效果评价

1. 什么是评价

评价是根据一定的标准，通过检查考核来确定行为价值的过程。儿童健康教育实施过程中进行的评价，通常包括形成评价、过程评价、效应评价、结果评价和总结评价5个方面。它们各自的目标如下。

(1) 形成评价：通常用在计划开始前，通过需求分析，了解计划的适宜性、先进性、可行性和针对性。

(2) 过程评价：用在实施过程中，了解本计划是否适合目标人群，采取的干预措施是否能达到预期效果；教育活动是否符合目标，有哪些影响因素；采取的策略能否保证活动顺利实施，是否需要修订和调整。

(3) 效应评价：分近、中、远期等，用于了解计划对目标人群所起的作用及产生的社会经济效应等。在教育计划完成后，应通过总结评价分析本项目的成功与不足，提出进一步的研究假设；向公众介绍项目结果，以扩大影响，改善公共关系，争取人群和社区更多的支持和合作。

2. 评价的基本原理是比较

用作比较的对象可以是别的人群，可以是一个相对理想的"标准"，也可是目标人群自身的基线水平。假设在某幼儿园开展一次防龋健康教育。评价时可将项目结束后该园儿童中能做到早晚都刷牙的百分率和另一个幼儿园作比较，或和该园在教育前的调查结果比较，也可和该地区口腔卫生状况最好的幼儿园（本地相对理想的标准）比较。这些比较可为难确评价健康教育的效果提供客观依据，找出差异，总结规律，完善管理，提高效率。为保证评价的客观性和准确性，需为各种比较设置一些定性或定量的指标，建立一套科学可行的指标体系，同时规定对各项指标的测量及计算方法。

（四）儿童健康教育评价的意义

1. 评价是健康教育计划能否取得成功的必要保障

如通过形成评价可明确目标人群的健康教育需求是什么，针对不同年龄的小儿各应采取哪些干预措施。在计划实施中运用过程评价和形成评价，可对项目的实施提供有效的质量控制。

2. 评价为反映教育计划的科学性提供客观依据

儿童健康教育旨在提供干预措施改变小儿的健康相关行为。但是，该过程受许多因素影响，且小儿的健康状况本身也受许多非行为因素影响。只有通过评价才能取得必要的证据，说明本次运用的干预措施对改变健康相关行为真正起到了作用。

3. 评价可向健康教育的决策者施加有效影响

儿童健康教育计划靠人（决策者）来制订。决策者经验再丰富，也需通过不断的评价来得到改善，使之更适合目标人群的特点和需要。所以评价在向决策者提供科学的管理依据，保障计划达到预期目标方面起很大作用。

4. 评价有利于扩大健康教育计划对社区的影响

因为儿童、家长和其他成人对某个教育项目的效果主要是通过评价过程获得了解的。

5. 评价有助提高儿童健康教育专业人员的理论水平

通过评价总结成功经验，发现不足进而加以完善，可开拓视野，为改进日后的工作打下基础。

（五）形成评价

1. 形成评价的内容

(1) 了解目标人群（包括第一、二受试者）的各种基本特征，如年龄、性别、认知水平和家庭背景等。

(2) 了解目标人群对干预措施的需要，如口腔健康教育前先了解学童的口腔卫生状况，患龋状况，多少孩子尚未养成早晚刷牙习惯等。

(3) 了解有效的信息传播渠道。

(4) 在教育过程中有问卷或询问内容时，应事先通过预调查进行修改。

(5) 通过预实验，了解准备采用的干预措施对目标人群的适用性。

(6) 在健康教育计划的执行之初，针对可能出现的问题和发现的新情况，对计划和干预措施作适当调整。

2. 形成评价的方法和指标

通常采用查阅文献、回顾资料、本底调查、现场观察、预实验和试点研究等多种方法相互配合，对上述内容寻找答案。评价所用的指标应综合考虑计划的科学性、政策的支持性、技术的适宜性、群众的可接受性等，组成综合性指标体系。

3. 形成评价的意义

通常运用在健康教育计划制订时和早期执行阶段。目的是评估所制订的计划目的是否明确，指标是否得当，措施是否合理，工作人员有否完成本计划的能力等。所以通过形成评价，能最大限度地降低本健康教育计划失败的风险，取得最大程度的实效。尽管形成评价不能绝对保证健康教育计划百分之百取得成功，但只要认真实施，就能为计划的高质量实施提供保证。

（六）过程评价

1. 过程评价的内容

过程评价从项目执行开始，贯穿整个教育计划，主要目的是确认项目活动的数量和质量。内容分以下两个方面。

(1) 评估项目运行情况：如进行幼儿口腔健康教育时，除了教育计划的设计和管理者外，还要有口腔医生、社区志愿者、新闻工作者等非健康教育专业人员具体执行每项具体活动，故需对以下问题进行评估。①教育干预措施是否适合目标人群，为他们所接受？②干预是否按设计的程序、活动类型、时间和频率在进行？干预质量如何？③工作人员的技能、态度、责任心以及相互配合状况。④各种教育信息能否保质保量地传播到儿童及其家长手中？覆盖率多高？⑤对象是否积极参与教育活动？如不能，原因是什么？⑥各项记录是否完整？有无完整的信息反馈机制？⑦各种教育服务设施（如展览、咨询）是否得到充分利用？如未能，原因是什么？⑧在执行过程中发生的各种生活事件对本项目产生哪些影响等。

(2) 作为修正计划和方案的依据。如：①哪些干预措施是成功的？哪些失败了？需做哪些调整？②针对社区环境发生的变化，应对计划做哪些相应变更？③是否需对参与计划的人员作充实和调整？是否应进一步提供培训？本类评价和前面提到的形成评价有相似处，但各有侧重，不能相互取代。形成评价用于项目开始前和早期，进行得再完善也不能保证执行过程不发生变化。过程评价作为其延续，能根据各种变化和群众的要求对计划和干预措施进行修正。这样作的目的不是要推翻原定目标，而是为了使此后的工作更加符合原项目规定的目标。

2. 过程评价的实施方法

(1) 直接观察各项干预活动。如每日早晚两次，观察集体儿童刷牙情况。

(2) 对社区和目标人群进行调查。如随机抽选某社区中的一个幼儿园，在少量而有代表性的人群中进行抽样调查，邀请家长进行座谈等。在一些先进地区，以网络或电话方式进行调查越来越普遍。

(3) 定期举行项目工作会议，对进展情况进行阶段评估。

(4) 追踪了解。内容包括各项活动开展的日期、目的、内容、地点、持续时间、目标人群及参与情况等。通常以记录档案的方式进行。为及时收集各方面信息或定期对项目进行监测评估，最好建立过程追踪系统，定期以会议、文件、电子邮件等方式向领导和协作部门反馈和交流信息，促进整个健康教育计划的顺利发展。

3. 过程评价的指标

过程评价的指标通常由以下类别指标构成。

(1) 反映项目所提供的干预活动情况，如活动类型、干预次数、每次活动持续时间等。

(2) 反映目标人群的参与情况。

(3) 计算每项干预活动的有效指数。具体指标如下。

某种媒介拥有率 =(拥有某种媒介的人数 / 目标人群总人数)×100%。

某干预活动覆盖率 =(接受某项干预活动人数 / 应参加该项活动人数)×100%。

某干预活动有效指数 EI=(某项干预活动的暴露率 / 预期达到的参与百分比)。

计算出各活动 EI 后，其算术均数即项目有效指数。

4. 过程评价中的质量控制

过程评价中的质量控制包括内部质控和外部质控。内部质控在项目内部完成。

(1) 严格掌握好每项活动的评价标准及其操作定义，在计算实效时不得滥竽充数。

(2) 培训项目工作人员，使之熟悉有关标准，并以高度的责任心完成过程评价。外部质控由项目以外的、具备项目评价经验的专家小组进行的"专家小组审查"。专家们先详细了解项目计划，然后对活动内容、安排、干预方法、经费和仪器设备使用等逐项审查，并提出改善意见。该审查可在整个计划实施的早、中、末期各进行一次。一般来说，早期审查对保障项目达到预期目标所起的作用最大。

(七) 效应评价

1. 效应评价的内容

儿童健康教育的目的是促进小儿建立健康行为，摒弃不利于健康的行为。作为其过程的一个部分，效应评价要评估的不仅是这些健康相关行为，更重要的是要评估该行为的各种影响因素变化。所以，效应评价有以下四类内容。

(1) 倾向因素：指小儿及其家长的卫生保健知识，健康价值观，对疾病和自身易感性的态度，对疾病潜在威胁的信念等。

(2) 促成因素：指在儿童建立某项健康相关行为时，在卫生服务资源和政策法规方面是否有切实保障。以实行学校午餐制为例，不仅要评估学生对此的支持态度，饮食服务行业能否提供安全卫生和符合营养要求的餐食，还应评估地方政府在法律、法规制订、卫生监督体制等方面能做到的支持力度。

(3) 强化因素：即与目标人群关系密切的人（如学生家长）对这些健康相关行为（如学校午餐制）的态度，能否获得强有力的社会支持，采纳该行为后受试者自身的感受等。

(4) 健康相关行为的变化：在干预前后（如学校午餐制实行前后）是否发生改变（如营养不良的学生是否减少），改变的量有多大，不同类型的改变在人群中的分布等。

2. 效应评价的指标

卫生知识平均得分 = 受调查人的知识得分总和 ÷ 受调查者总人数。

卫生知识合格率 =(卫生知识达到合格标准人数 ÷ 受调查者总人数)×100%。

卫生知识知晓率（正确率)=(正确回答某项卫生知识的人数 ÷ 受调查者总人数)×100%。

行为流行率 =(有某种特定行为者的人数 ÷ 受调查者总人数)×100%。

信念流行率 =(有某种特定信念者的人数 ÷ 受调查者总人数)×100%。

行为改变率 =(一定时期中改变了某种行为的人 ÷ 项目开始时有该行为的总人数)×100%。

（八）结局评价

1. 结局评价的概念

结局评价用于评价由健康教育项目导致的儿童群体健康状况和生活质量的变化。无论要解决的问题是什么，从行为改变到健康状况出现变化需要的时间是长还是短，都要经过一段时间。所以，结局评价常被称为远期效果评价。相对而言，上面提到的效应评价所涉及的行为出现和影响因素出现之间通常只间隔较短时间，所以效应评价又称近、中期效果评价。

2. 结局评价的内容和指标

在反映健康状况方面，主要有三类。①生理指标，如身高、体重、头围、BMI 指数、血压、血红蛋白、胆固醇等；心理指标如智商、情商、社会商、气质等；大多用于一级预防性质的儿童健康教育项目。②疾病指标，如发病率、患病率、现患率、体格缺点率等。③死亡指标，如新生儿病死率、婴儿病死率、5 岁以下小儿病死率、平均期望寿命等。

在生活质量方面，可用各种量表对一些具有综合反映能力的指数进行测量和评价。其中一些公认的指数有：①人口生命质量指数 (PQLI 指数)，由婴儿病死率、1 岁时期望寿命、人群文化普及程度等三方面指标综合而成。②美国社会健康指数 (ASHA 指数)，由国民收入增长率、成人就业率、人口文化普及率、平均期望寿命指数、出生率和婴儿病死率等指标综合而成。③生活满意度指数 (LSI 指数)。④日常生活活动指数 (ADL 指数) 等。由于要获得健康状况和生活质量的变化结果需经历较长一段时间，所以在评价时应注意把该期间社会、经济、文化和政治状况的变化作为混杂因素加以控制，才能获得切合实际的结论。

（九）总结评价

总结评价是在完成形成评价、过程评价、效应评价和结局评价的基础上，通过综合，做出总结。总结的主要内容来自效应评价和结局评价，具体如下。①各项活动的完成情况。②对本健康教育活动的成本 - 效益做出判断。③取得哪些成功的经验。④存在哪些问题，主要由哪些因素造成。⑤本项教育活动为今后进行儿童健康教育计划的决策，提供了哪些科学依据等。

第八章 儿科疾病的诊疗原则

第一节 儿科病史采集和体格检查

儿科的病史采集、记录和体格检查在内容、程序、方法以及分析判断等方面具有自身的特点，故在要求上有别于成人。熟练掌握与此有关的方法和技巧，是开展儿科临床诊疗工作的基础。医学的进步以及整体诊疗水平的提高，对医生运用系统医学知识、临床基本技能及正确的临床系统思维提出了更高的要求，仔细全面地采集病史、规范进行体格检查和正规书写病历对培养临床综合能力和确立疾病的诊断十分重要。临床实验室的发展和医疗诊断设备的更新为疾病的诊断提供了更多、更精确的手段，但准确的病史资料的采集和体格检查永远是正确诊断疾病的重要基础。病历记录则是最重要的医疗证据。

一、病史采集和记录

病史采集要准确。其要点是认真听，重点问，关键是从家长提供的信息中发现对病情诊断有用的线索。在病史询问过程中态度要和蔼亲切，语言要通俗易懂，要注重与家长的沟通，要关心家长与孩子，以取得家长和孩子的信任。同时要尊重家长和孩子的隐私并为其保密。切不可先入为主，尤其不能用暗示的言语或语气来诱导家长主观期望的回答，这样会给诊断造成困难。病史采集内容包括如下几点。

（一）一般内容

正确记录患儿的姓名、性别、年龄（采用实际年龄：新生儿记录天数、婴儿记录月数、一岁以上记录几岁几个月）、种族、父母或抚养人的姓名、职业、年龄、文化程度、家庭住址及/或其他联系方式（如电话）、病史叙述者与病儿的关系以及病史的可靠程度。

（二）主诉

用病史提供者的语言概括主要症状或体征及其时间。例如："间歇腹痛3天""持续发烧5天"。

（三）现病史

现病史为病历的主要部分。详细描述此次患病的情况，包括主要症状、病情发展和诊治经过。要特别注意以下几点。

(1) 要仔细询问主要症状，要注意症状的特征，如咳嗽的询问应包括：持续性还是间断性、剧烈还是轻咳、单声或连续性、阵发性咳嗽、有无鸡鸣样吼声、有无痰及其性状、咳嗽在一日中何时较重，有无任何伴随症状等。

(2) 有鉴别意义的有关症状包括阴性症状，也要询问并记录在病史中。

(3) 病后小儿的一般情况，如精神状态、吃奶或食欲情况、大小便、睡眠等以及其他系统的症状。

(4) 已经做过的检查和结果。

(5) 已经进行治疗的患者要询问用药的情况，如药物名称、剂量、方法、时间、治疗的效果及有无不良反应等。

（四）个人史

个人史包括出生史、喂养史、发育史，根据不同的年龄和不同的疾病在询问时各有侧重详略。

1. 出生史

母孕期的情况；第几胎第几产，出生体重；分娩时是否足月、早产或过期产；生产方式，出生时有无窒息或产伤，Apgar 评分情况等。新生儿和小婴儿、疑有中枢神经系统发育不全或智力发育迟缓等患儿更应详细了解围生期有关的情况。

2. 喂养史

母乳喂养还是人工喂养或部分母乳喂养，以何种乳品为主，配制方法，喂哺次数及量，断奶时间，添加其他食物的时间、品种及数量，进食及大小便情况。年长儿还应注意了解有无挑食、偏食及吃零食的习惯。了解喂养情况对患有营养性或消化系统疾病的儿童尤为重要。

3. 生长发育史

生长发育史包括体格生长和神经心理发育两方面。常用的生长发育指标有：体重和身高以及增长情况，前囟闭合及乳牙萌出的时间等；发育过程中何时能抬头、会笑、独坐、走路；何时会叫爸爸、妈妈。学龄儿童还应询问在校学习成绩和行为表现等。

（五）既往史

既往史包括以往疾病史和预防接种史。

1. 既往患病史

需详细询问既往患过的疾病、患病时间和治疗结果；应着重了解传染病史，如过去曾患过麻疹而此次有发热、皮疹的患儿，在综合分析时应多考虑其他发热出疹性疾病；认真了解有无药物或食物过敏史，并详细记录，以供治疗时参考。在年长儿或病程较长的疑难病例，应对各系统进行系统回顾。

2. 预防接种史

对常规接种的疫苗均应逐一询问。何时接受过何种预防接种，具体次数，有无反应。接种非常规的疫苗也应记录。

（六）家族史

家族中有无遗传性、过敏性或急慢性传染病患者；如有，则应详细了解与患儿接触的情况。父母是否近亲结婚、母亲分娩情况、同胞的健康情况（死亡者应了解原因和死亡年龄）。必要时要询问家庭成员及亲戚的健康状况、家庭经济情况、居住环境、父母对患儿的关爱程度和对患儿所患疾病的认识等。

（七）传染病接触史

疑为传染性疾病者，应详细了解可疑的接触史，包括患儿与疑诊或确诊传染病者的关系、该患者的治疗经过和归转、患儿与该患者的接触方式和时间等。了解父母对传染病的认识和基本知识也有助于诊断。

二、体格检查

为了获得准确无误的体格检查资料，在采集病史时要创造一种自然轻松的气氛，以尽可能取得患儿的合作，而医生的表现是决定母亲和孩子合作程度的主要因素。

（一）体格检查的注意事项

（1）询问病史时就应该开始和患儿建立良好的关系。微笑、呼患儿的名字或小名、乳名、用表扬语言鼓励患儿，或用手轻轻抚摸他可以使患儿消除紧张心理。也可用听诊器或其他玩具逗患儿玩耍以消除或减少恐惧，取得患儿的信任和合作。并同时观察患儿的精神状态、对外界的反应及智力情况。

（2）为增加患儿的安全感，检查时应尽量让孩子与亲人在一起，婴幼儿可坐或躺在家长的怀里检查，检查者顺应患儿的体位。

（3）检查的顺序可根据患儿当时的情况灵活掌握。由于婴幼儿注意力集中时间短，因此在体格检查时应特别记住以下要点：安静时先检查心肺听诊、心率、呼吸次数和腹部触诊等易受哭闹影响的部位，一般在患儿开始接受检查时进行；容易观察的部位随时查，如四肢躯干骨骼、全身浅表淋巴结等；对患儿有刺激而患儿不易接受的部位最后查，如口腔、咽部等，有疼痛的部位也应放在最后检查。

（4）检查时态度和蔼，动作轻柔，冬天时双手及所用听诊器胸件应先温暖；检查过程中既要全面仔细，又要注意保暖，不要过多暴露身体部位以免着凉；对年长儿还要照顾他（她）们的害羞心理和自尊心。

（5）对急症或危重抢救病例，应先重点检查生命体征或与疾病有关的部位，全面的体检最好在病情稍稳定后进行，也可边抢救边检查。

（6）小儿免疫功能差，为防止交叉感染，检查前后均应清洗双手，使用一次性或消毒后的压舌板；检查者的工作衣和听诊器要勤消毒。

（二）检查方法

1. 一般状况

一般状况询问病史的过程中，留心观察小儿的营养发育情况、神志、表情、对周围事物的反应、皮肤颜色、体位、行走姿势和孩子的语言能力等。由此得到的资料较为真实，可供正确判断一般情况。

2. 一般测量

一般测量包括体温、呼吸、脉搏、血压、身长、体重、头围、胸围等。

（1）体温：可根据小儿的年龄和病情选用测温的方法，具体如下。

1）腋下测温法：最常用，也最安全、方便，但测量的时间偏长。将消毒的体温表水银头放在小儿腋窝中，将上臂紧压腋窝，保持 5 ～ 10 分钟，36 ～ 37℃为正常。

2）口腔测温法：准确方便，保持 3 分钟，37℃为正常，实用于神志清楚而且配合的 6 岁以上的小儿。

3）肛门内测温法：测温时间短、准确。小儿取侧卧位，下肢屈曲，将已涂满润滑油的肛表水银头轻轻插入肛门内 3 ～ 4 cm，测温 3 ～ 5 分钟，36.5℃～ 37.5℃为正常，1 岁以内小儿、不合作的儿童以及昏迷、休克患儿可采用此方法。

4）耳内测温法：准确快速，不会造成交叉感染，但仪器贵。临床目前比较少用。

（2）呼吸、脉搏：应在小儿安静时进行。小儿呼吸频率可通过听诊或观察腹部起伏而得，也可将棉花少许置于小儿鼻孔边缘，观察棉花纤维的摆动而得。要同时观察呼吸的节律和深浅。对年长儿一般选择较浅的动脉如桡动脉来检查脉搏，婴幼儿最好检查股动脉或通过心脏听诊来检测。要注意脉搏的速率、节律、强弱及紧张度。

(3) 血压：测量血压时应根据不同的年龄选择不同宽度的袖带，一般说来，袖带的宽度应为上臂长度的 1/2 ～ 2/3。袖带过宽时测得的血压值较实际值偏低，过窄时则较实际值为高。新生儿多采用多普勒超声监听仪或心电监护仪测定血压，简易潮红法也可用。年龄越小，血压越低。不同年龄小儿血压的正常值可用公式推算：收缩压 (mmHg)=80+(年龄×2)；舒张压应该为收缩压的 2/3(mmHg 与 kPa 的换算为：mmHg 测定值 ÷7.5=kPa 值)。

3. 皮肤和皮下组织

应在自然光线下仔细观察身体各部位皮肤的颜色，有无苍白、黄染、发绀、潮红、皮疹、瘀点 (斑)、脱屑、色素沉着，毛发有无异常，触摸皮肤的弹性、皮下组织及脂肪的厚度、有无水肿及水肿的性质。

4. 淋巴结

对淋巴结的检查包括淋巴结的大小、数目、活动度、质地、有无粘连和 (或) 压痛等。颈部、耳后、枕部、腹股沟等部位尤其要认真检查，正常情况下在这些部位可触及单个质软的黄豆大小的淋巴结，活动，无压痛。

5. 头部

(1) 头颅：具体如下。

观察大小、形状，必要时测量头围；前囟大小及紧张度、有无凹陷或隆起；小婴儿要观察有无枕秃和颅骨软化、血肿或颅骨缺损等。

(2) 面部：有无特殊面容、眼距宽窄、鼻梁高低，注意双耳位置和形状等。

(3) 眼、耳、鼻：有无眼睑浮肿、下垂、眼球突出、斜视、结膜充血、眼分泌物、角膜混浊、瞳孔大小、形状、对光反应。检查双外耳道有无分泌物、局部红肿及外耳牵拉痛；若怀疑有中耳炎时应用耳镜检查鼓膜情况。观察鼻形、注意有无鼻翼扇动、鼻腔分泌物及通气情况。

(4) 口腔：口唇色泽有无苍白、发绀、干燥、口角糜烂、疱疹。口腔内颊黏膜、牙龈、硬腭有无充血、溃疡、黏膜斑、鹅口疮、腮腺开口处有无红肿及分泌物。牙齿数目及龋齿数。舌质、舌苔颜色。咽部检查时医生一手固定小儿头部使其面对光源，一手持压舌板，在小儿张口时进入口腔，压住舌后根部，利用小儿反射性恶心暴露咽部的短暂时间，迅速观察双扁桃体是否肿大，有无充血、分泌物、脓点、伪膜及咽部有无溃疡、充血、滤泡增生、咽后壁脓肿等情况。

6. 颈部

颈部是否软，有无斜颈、短颈或颈蹼等畸形，颈椎活动情况；甲状腺有无肿大，气管位置；颈静脉充盈及搏动情况，有无颈肌张力增高或弛缓等。

7. 胸部

(1) 胸廓：注意有无胸廓畸形，如鸡胸、漏斗胸、肋膈沟；胸廓两侧是否对称、心前区有无隆起，有无桶状胸。触诊有无肋间隙饱满、凹陷、增宽或变窄、肋骨串珠等。

(2) 肺：望诊应注意呼吸频率和节律有无异常，有无呼吸困难和呼吸深浅改变；吸气性呼吸困难时可出现"三凹征"，即胸骨上窝、肋间隙和剑突下吸气时凹陷；呼气性呼吸困难时可出现呼气延长。触诊在年幼儿可利用啼哭或说话时进行。因小儿胸壁薄，叩诊反响比成人清，故叩诊时用力要轻或可用直接叩诊法（用两个手指直接叩击胸壁）。听诊时正常小儿呼吸音较成人响，呈支气管肺泡呼吸音，应注意听腋下、肩胛间区及肩胛下区有无异常，因肺炎时这些部位较易听到湿性啰音。听诊时尽量保持小儿安静，利用小儿啼哭后深吸气时容易闻及细湿啰音。

(3) 心：望诊时观察心前区是否隆起，心尖冲动强弱和搏动范围，正常小儿搏动范围在 $2 \sim 3 \, cm^2$ 之内，肥胖小儿不易看到心尖冲动。触诊主要检查心尖冲动的位置及有无震颤，并应注意出现的部位和性质（收缩期、舒张期或连续性）。通过叩心界可估计心脏大小、形状及其在胸腔的位置，心界叩诊时用力要轻才易分辨清浊音界线，3 岁以内婴幼儿一般只叩心脏左右界；叩左界时从心尖冲动点左侧起向右叩，听到浊音改变即为左界，记录为第几肋间左乳线外或内几厘米；叩右界时先叩出肝浊音界，然后在其上一肋间自右向左叩，有浊音改变时即为右界，以右胸骨线（胸骨右缘）外几厘米记录。小儿心脏听诊应在安静环境下进行，听诊器的胸件要小。小婴儿第一心音与第二心音响度几乎相等；随年龄的增长，心尖部第一心音较第二音响，而心底部第二音超过第一音。小儿时期肺动脉瓣区第二音比主动脉瓣区第二音响 (P2 > A2)。有时可出现吸气性第二心音分裂。学龄前期及学龄儿童常于肺动脉瓣区或心尖部听到生理性收缩期杂音或窦性心律不齐。

8. 腹部

望诊在新生儿或消瘦小儿常可见到肠型或肠蠕动波，新生儿应注意脐部有无分泌物、出血、炎症，脐疝大小。触诊应尽量争取小儿的合作，可让其躺在母亲怀里或在哺乳时进行，检查者的手应温暖、动作轻柔，如小儿哭闹不止，可利用其吸气时作快速扣诊。检查有无压痛主要观察小儿表情反应，不能完全依靠小儿回答。正常婴幼儿肝脏可在肋缘下 $1 \sim 2 \, cm$ 处扣及，柔软无压痛；6 ~ 7 岁后不应在肋下触及。小婴儿偶可触及脾脏边缘。叩诊可采用直接叩诊或间接叩诊法，其检查内容与成人相同。小儿腹部听诊有时可闻及肠鸣音亢进，如有血管杂音时应注意杂音性质、强弱及部位。

9. 脊柱和四肢

注意有无畸形、躯干与四肢比例和佝偻病体征，如 "O" 型或 "X" 型腿、手镯、脚镯样变、脊柱侧弯或后凸等；观察手、足指（趾）有无杵状指、多指（趾）畸形等。

10. 会阴肛门和外生殖器

观察有无畸形（如先天性无肛、尿道下裂、两性畸形）、肛裂；女孩有无阴道分泌物、畸形；男孩有无隐睾、包皮过长、过紧、鞘膜积液和腹股沟疝等。

11. 神经系统

根据病种、病情、年龄等选择必要的检查。

(1) 一般检查：观察小儿的神志、精神状态、面部表情、反应灵敏度、动作语言能力、有无异常行为等。

(2) 神经反射：新生儿期特有的反射，如吸吮反射、拥抱反射、握持反射是否存在；有些神经反射有其年龄特点，如新生儿和小婴儿期提睾反射、腹壁反射较弱或不能引出，但跟腱反射亢进，并可出现踝阵挛；2 岁以下的小儿 Babinski 征可呈阳性，但一侧阳性，另一侧阴性则有临床意义。

(3) 脑膜刺激征：如颈部有无抵抗、Kernig 征和 Brtudzinski 征是否阳性，检查方法同成人。如小儿不配合，要反复检查才能正确判定。正常小婴儿由于在胎内时屈肌占优势，故生后头几个月 Kernig 征和 Brudzinski 征也可阳性。因此，在解释检查结果意义时一定要根据病情、结合年龄特点全面考虑。

（三）体格检查记录方法

体格检查项目虽然在检查时无一定顺序，但结果记录应按上述顺序书写；不仅阳性体征应记录，重要的阴性体征结果也要记录。

第二节　儿科疾病的影像学诊断原则

近年来，小儿影像学诊断技术有了划时代的进展。继传统 X 射线之后，X 射线计算机断层扫描技术于 20 世纪 70 年代应用于临床，20 世纪 80 年代磁共振成像和 PET-CT 相继问世，还有超声诊断医学等，极大提高了临床诊断水平，尤其是为中枢神经系统疾病诊断提供了直观、清晰的相关疾病的图像依据。

一、儿科超声诊断技术

（一）概述

超声 (Ultrasound) 超声波为一种机械波，具有反射、散射、衰减及多普勒效应等物理特性，通过各种类型的超声诊断仪，将超声发射到人体内，其在传播过程中遇到不同组织和器官的分界面时，将发生反射或散射形成回声，这些携带信息的回声信号经过接收、放大和处理后，以不同形式将图像显示在荧光屏上，即为超声图像。其优点是无损伤、无辐射、方便，新生儿在暖箱内时即可操作。

（二）临床应用

1. 儿科超声波常规应用

早产儿缺氧缺血性脑损伤包括：早产儿颅内出血、早产儿脑室周围白质软化、新生儿缺氧缺血性脑病、脑先天性畸形、颅内感染（包括宫内感染和生后感染）、肾脏肿块（包括肾母细胞瘤、婴儿型多囊肾、成人型多囊肾、肾积水）、肾上腺肿块（包括神经母细胞瘤、新生儿肾上腺出血）、肝脏肿块（包括肝母细胞瘤和肝癌、肝血管瘤、肝脓肿）、肝大（包括胆管闭锁和新生儿肝炎、脂肪肝、肝糖原累积病）、脾肿块（包括脾囊肿、脾脓肿、淋巴瘤）、其他囊性肿块（包括肠系膜囊肿、囊性畸胎瘤、肠重复囊肿、胆总管囊肿、卵巢囊肿、子宫阴道积液）、其他实质性肿块（包括淋巴瘤、横纹肌肉瘤）、急腹症（包括急性阑尾炎、肠套叠、肥厚性幽门狭窄、肠旋转不良）、腹腔脏器损伤等。

2. 病变的形态学研究

超声检查可获得各脏器的断面成像图，显示器官或病变的形态及组织学改变，对病变做出定位、定量及定性诊断。

3. 功能性检查

通过检测某些脏器、组织生理功能的声像图变化或超声多普勒图上的变化做出功能性诊断，如用超声心动图和多普勒超声检测心脏的收缩及舒张功能、用实时超声观察胆囊的收缩和胃的排空功能。

4. 器官声学造影

器官声学造影是将某种物质引入靶器官或病灶内以提高图像信息量的方法。此技术在心脏疾病的诊断方面已经取得良好效果，能够观察心脏分流、室壁运动和心肌灌注情况，测定心肌缺血区或心肌梗死范围及冠状动脉血流储备。目前此技术已推广至腹部及小器官的检查。

5. 介入性超声的应用

介入性超声包括内镜超声、术中超声和超声引导下进行经皮穿刺、引流等介入治疗。高能聚焦超声还可用来治疗肿瘤等病变。

二、儿科放射线诊断技术

（一）概述

X 射线成像分为传统 X 射线检查技术和数字 X 射线成像技术。

1. 传统 X 射线检查技术

传统 X 射线检查技术是 1895 年德国科学家伦琴发现了 X 射线之后应用于临床的，现在仍是临床诊断简单、实用的检查方法，可应用于各系统和人体各部位的检查。缺点是对小儿有 X 射线辐射，检查要严格掌握指征。

传统 X 射线成像检查方法分为常规检查、特殊检查和造影检查 3 大类。

(1) 常规检查：常规检查有透视和普通 X 射线摄影。

1) 透视：透视适用于人体自身组织的天然对比较好的部位。胸部透视可观察肺、心脏和大血管；腹部透视观察有无肠道梗阻和膈下游离气体；骨关节透视主要观察有无骨折脱位及高密度异物，在透视下进行各种造影和介入。

2) 普通 X 射线摄影：普通 X 射线摄影是临床上最常用最基本的检查方法，适用于人体的任何部位，所得照片称为平片。

(2) 特殊检查：常用的有体层摄影、高千伏摄影、软 X 射线摄影和放大摄影等。

1) 体层摄影：是使某一选定层面上组织结构的影像显示清晰，同时使层面以外的其他组织影像模糊不清的检查技术。常用于平片难以显示、重叠较多和较深部位的病变，有利于显示病变的内部结构、边缘、确切部位和范围等。随着 CT 的出现和重建技术的发展，体层摄影已很少应用。

2) 高千伏摄影：是用 120 kV 以上管电压产生穿透力较强的 X 射线以获得在较小的密度值范围内显示层次丰富的光密度影像照片的一种检查方法。

3) 软 X 射线摄影：40 kV 以下管电压产生的 X 射线，能量低，穿透力较弱，故称"软 X 射线"。通常由钼靶产生，故又称为钼靶摄影。软 X 射线摄影常用于乳腺、阴茎、咽喉侧位等部位的检查。

4) 放大摄影：利用 X 射线几何投影原理使 X 射线影像放大，用于观察骨小梁等细微结构。

(3) 造影检查：普通 X 射线检查依靠人体自身组织的天然对比形成影像，对于缺乏自然对比的结构或器官，可将密度高于或低于该结构或器官的物质引入器官内或其周围间隙，人为的使之产生密度差别而形成影像，此即造影检查。引入的物质称为对比剂，也称造影剂。

2. 数字 X 射线成像技术

数字 X 射线成像技术包括计算机 X 射线摄影、数字 X 射线摄影和数字减影血管造影。

(1) 计算机 X 射线摄影 (CR)：CR 是使用可记录并由激光读出 X 射线影像信息的成像板 (IP) 作为载体，经 X 射线曝光及信息读出处理，形成数字式平片影像。

(2) 数字 X 射线摄影 (DR)：是在 X 射线电视系统的基础上，利用计算机数字化处理，使模拟视频信号经过采样和模 / 数转换后直接进入计算机形成数字化矩阵图像。包括硒鼓方式、直接数字 X 射线摄影和电荷耦合器件摄影机阵列等多种方式。

(3) 数字减影血管造影 (DSA)：DSA 是 20 世纪 80 年代继 CT 之后出现的一种医学影像学新技术，它将影像技术、电视技术和计算机技术与常规的 X 射线血管造影相结合，是数字 X 射线成像技术之一。基本设备包括 X 射线发生器、影像增强器、电视透视、高分辨率摄像管、模 / 数转换器、电子计算机和图像贮存器等。其基本原理是以 X 射线发生器发出的 X 射线穿过人体，产生不同程度的衰减后形成 X 射线图像，X 射线图像经影像增强器转换为视频影像，然后经电子摄相机将其转变为电子信号，再经对数增幅、模 / 数转换、对比度增强和减影处理，产生数字减影血管造影图像。

(二) 临床应用

X 射线技术对下列疾病可提供快速诊断。

1. 传统 X 射线检查技术的临床应用

(1) 呼吸系统：肺不发育和肺发育不全、肺透明膜病、湿肺病、吸入性肺炎、大叶性肺炎、支气管肺炎、金黄色葡萄球菌肺炎、支原体肺炎、间质性肺炎、肺囊肿、小儿肺结核、膈疝、纵隔气肿、脓胸、气胸与液气胸、胸腔积液、特发性肺含铁血黄素沉着症、气管支气管异物。

(2) 循环系统：常规摄取后前位和左侧位照片，摄片要求位置端正，心脏轮廓清晰，通过正位像可观察降主动脉及气管、主支气管，肺门及周围血管清晰可见。左侧位片可借助食管吞钡观察左房，鉴别纵隔与大血管病变，观察下腔静脉与左心室关系。左前斜位指病儿向右旋转 60°～ 70° 照片，适宜观察左右心室及右房大小和主动脉弓 (降) 部全貌，右前斜位照片指令患儿向左旋转 45°～ 55° 同时吞钡的照片观察左房与食管关系，判断左房大小并可观察右室流出道，肺动脉段突出程度。复杂型先天性心脏病摄片应包括上腹部，便于肝、脾、胃位置的观察。

(3) 消化系统：先天性贲门失弛缓症、食管裂孔疝、幽门肥厚性狭窄、肠套叠、坏死性小肠结肠炎、先天性巨结肠。

(4) 泌尿系统：肾胚胎瘤 (肾母细胞瘤或 Wilms 瘤)、神经母细胞瘤。

(5) 骨骼系统：软骨发育不全、佝偻病。

2. 高千伏摄影的应用

高千伏摄影常用于胸部，能较好地显示气管、主支气管、肺门区支气管和被骨骼及纵隔重叠的结构和病灶。

3.CR 系统的临床应用

CR 系统对骨结构、关节软骨及软组织的显示优于传统的 X 射线成像。能清晰显示听小骨、前庭、半规管等结构，并能准确判断鼻窦窦壁有无骨质破坏。CR 对肺部结节性病变的检出率及显示纵隔结构如血管及气管等方面优于传统 X 射线片，但在间质性病变和肺泡病变的显示上则不如传统 X 射线片。CR 在显示肠管积气、气腹和泌尿系结石等病变方面优于传统 X 射线摄影。

4.DR 的临床应用范围

DR 的临床应用范围与 CR 基本相同。

三、儿科 CT 诊断技术

（一）概述

计算机体层摄影 (computed tomography，CT) 技术是由 Conmack AM 和 Hounsfied CN 发明的。显示的是人体某个断层的组织密度分布图，图像清晰，提高了病变的检出率和诊断准确率，应用于临床以来有了飞速发展。螺旋 CT 由单排发展到现在的 64 排，一次曝线可获多层信息，提高了 X 射线利用率，减少了曝线剂量，扫描覆盖面增大，扫描速度提高。CT 成像的基本原理是用 X 射线束对人体检查部位一定厚度的层面进行扫描，由探测器接收该层面上各个不同方向的人体组织对 X 射线的衰减值，经模／数转换输入计算机，通过计算机处理后得到扫描层面的组织衰减系数的数字矩阵，再将矩阵内的数值通过数／模转换，用黑白不同的灰度等级在荧光屏上显示出来，即构成 CT 图像。

（二）临床应用

1. 平扫、增强扫描检查

平扫、增强扫描可检查以下疾病。

(1) 小儿颅脑疾病：脑裂畸形、脑灰质异位、胼胝体发育不全、透明隔发育畸形、小脑扁桃体延髓联合畸形；新生儿缺氧缺血性脑病、新生儿颅内出血、外部脑积水；先天性巨细胞病毒感染、先天性弓形体感染、先天性风疹感染、新生儿单纯疱疹病毒感染、病毒性脑炎、结核性脑膜炎。瘤：小脑幕上室管膜瘤、大脑半球原始神经外胚瘤或胚胎性肿瘤；小脑幕上脑室内肿瘤（脉络丛肿瘤、室管膜下巨细胞星形细胞瘤）、鞍上池及下丘脑 - 视交叉部位肿瘤（颅咽管瘤、下丘脑错构瘤）、松果体区肿瘤（生殖细胞瘤、畸胎瘤、松果体母细胞瘤）。

(2) 小儿胸部疾病：支气管囊肿、肺隔离症、特发性肺间质纤维化、朗格汉斯巨细胞组织细胞增生症、白血病、特发性肺含铁血黄素沉着症、肺炎、肺结核、前纵隔肿瘤（胸腺瘤、生殖细胞瘤）、中纵隔肿瘤（恶性淋巴瘤、气管囊肿）、后纵隔肿瘤（神经母细胞瘤、食管囊肿）。

(3) 小儿腹部 CT 诊断：肝母细胞瘤、肝脓肿、胆总管囊肿、先天性肝内胆管扩张、急性胰腺炎、胰腺囊肿、胰母细胞瘤、肾母细胞瘤、肾恶性横纹肌样瘤、肾上腺出血、肾上腺神经母细胞瘤。

2. 特殊扫描

特殊扫描可作如下诊断。

(1) 薄层扫描：是指扫描层厚度≤ 5 mm 的扫描，用于检查较小病灶或组织器官和三维重组后处理。

(2) 重叠扫描：扫描时设置层距小于层厚，使相邻的扫描层面有部分重叠，避免遗漏小的病灶。

(3) 靶扫描：对感兴趣区进行局部放大扫描的方法，可明显提高空间分辨率，主要用于肺小结节、内耳、垂体及肾上腺等小病灶或小器官的检查。

(4) 高分辨率 CT(high-resolution CT，HRCT) 扫描：采用薄层扫描、高空间分辨率算法重建及特殊的过滤处理，可取得有良好空间分辨率的 CT 图像，对显示小病灶及细微结构优于常规 CT 扫描。常用于肺部弥散性间质性或结节性病变、垂体、内耳或肾上腺等检查。

四、儿科磁共振诊断技术

（一）概述

磁共振成像 (magnetic resonance imaging，MRI) 是利用原子核在磁场内共振所产生的信号经重建成像的一种成像技术。是无创性检查，无 X 射线辐射，且分辨率高。对新生儿缺氧缺血性脑病、脑先天畸形、血管性疾病、蝶鞍区及颅后窝等病变的诊断优于其他影像学方法。基本原理是通过对静磁场中的人体施加某种特定频率的射频脉冲，使人体组织中的氢质子受到激励而发生磁共振现象，当终止射频脉冲后，质子在弛豫过程中感应出 MR 信号，经过对 MR 信号的接收、空间编码和图像重建等处理过程，即产生 MR 图像。

（二）临床应用

1. 儿科磁共振成像临床常规应用

磁共振成像可用于诊断脑先天畸形，如胼胝体发育畸形；神经皮肤综合征，如神经纤维瘤病、结节硬化；脑血管畸形，如脑内动脉瘤、烟雾病。对颅内各种肿瘤的诊断具有明显优势。对溶酶体贮积病、线粒体脑肌病、颅内感染、多囊性脑软化、新生儿缺氧缺血性脑病、早产儿脑损伤、颅内出血、蛛网膜囊肿、脊髓肿瘤等神经系统病变的诊断给临床医生提供了可靠依据。MRI 是其他影像学胸部病变检查的补充。MRI 能显示纵隔的准确解剖结构，显示纵隔肿瘤的准确大小、形态、轮廓、范围及肿瘤是否有液化坏死和出血，肿瘤与心脏大血管、气管和食管的关系。腹部 MRI 检查的适应证是肝、胆、胰肿瘤，胆总管囊肿，胆管闭锁，胰管畸形，腹膜后肿瘤，腹腔囊肿等。小儿泌尿系统磁共振水成像 (MR urography，MRU) 技术是近年发展起来的一项新技术，适用于小儿各种疾病尤其是泌尿系统积水性疾病的检查。还适用于肾脏、腹腔囊性疾病，肾脏肿瘤等的诊断。

2. 脉冲序列应用

脉冲序列常用的有自回旋波 (spin echo，SE) 序列、梯度回波 (gradient echo，GRE) 序列、反转恢复 (in-version recovery，IR) 序列等。

(1)SE 序列：是临床上常用的成像序列。T_1WI 适于显示解剖结构，也是增强检查的常规序列，T_2WI 更易于显示水肿和液体，而病变组织常含有较多水分。

(2)GRE 序列：是临床上常用的快速成像脉冲序列。主要用于屏气下腹部单层面快速扫描、动态增强扫描、血管成像、关节病变检查。

(3)IR 序列：主要用于获取重 T_1WI，以显示解剖，通过选择适当的反转时间可得到不同质子纵向磁化的显著差异，获得比 SE 脉冲系列更显著的 T_1 加权效果。

3. 脂肪抑制

短 T_1 高信号可来源于脂肪、亚急性期血肿、富含蛋白质的液体及其他顺磁性物质，采用 STIR 等特殊脉冲序列可将图像上由脂肪成分形成的高信号抑制下去，使其信号强度降低，即脂肪抑制，而非脂肪成分的高信号不被抑制，保持不变。

4.MR 血管成像 (magnetic resonance angiography，MRA)

MR 血管成像是使血管成像的 MRI 技术，一般无须注射对比剂即可使血管显影，安全无创，可多角度观察，但目前对小血管和小病变的效果还不够令人满意，还不能完全代替 DSA。

5.MR 水成像

MR 水成像是采用长 TR、很长 TE 获得重度 T_2 加权，从而使体内静态或缓慢流动的液体呈现高信号，而实质性器官和快速流动的液体如动脉血呈低信号的技术。通过最大强度投影重建，可得到类似对含水器官进行直接造影的图像。目前常用于 MR 胆胰管成像、MR 尿路造影、MR 脊髓造影等。水成像具有无须对比剂、安全无创、适应证广、成功率高、可多方位观察等优点。

6. 磁共振功能成像 (functional magnetic resonancelmaging，fMRI)

FMRI 是在病变还未出现形态变化之前，利用功能变化来形成图像，以进行疾病早期诊断或研究某一脑部结构功能的技术。主要包括弥散成像、灌注成像和皮质激发功能定位成像等。

五、儿科核素诊断技术

（一）儿科 PET/PET-CT 诊断技术

1. 概述

正电子发射型计算机体层摄影 (positron emlssion tomography，PET) 是正负电子湮没所发出的成对光子的复合检测。通过将 ^{11}C、^{13}N、^{15}O、^{18}F 等核素标记在人体所需营养物质（如葡萄糖、氨基酸、水、氧等）或药物上，PET 可从体外无创、定量、动态观察这些物质进入人体后的生理、生化变化，追踪引入体内正电子放射性药物的生物学分布情况，从而揭示脏器、组织、细胞、分子内的放射性药物分布及动态变化过程，以此诊断疾病和研究生命活动规律。PET-CT 是将专用型 PET 和高档多排螺旋 CT 组合在一起的仪器，扩大了图像信息量，有利于疾病的定位、定性和定量诊断。

2. 临床应用

(1) 临床一般应用：原发性癫痫在 PET 显像上表现为发作期葡萄糖代谢率升高，放射性异常浓聚；发作间期葡萄糖代谢率降低，放射性稀疏、缺损。结合发作期与发作间期显像，对原发性癫痫诊断的灵敏度和特异性接近 90%，^{18}F-FDG PET 在致痫灶定位的诊断上有独特的优势。其他还有川崎病、心肌病、新生儿心脏大动脉转位、脑肿瘤、淋巴瘤、原发性骨髓瘤、神经母细胞瘤、感染性炎症等，也可利用 PET 显像进行诊断。

(2)PET 在肿瘤中的应用：有助于异常肿块良恶性鉴别及恶性程度的判断；肿瘤病程分期及患者预后的评价；临床治疗效果的评价与肿瘤耐药的评价；鉴别肿瘤治疗后残存组织的性质，即局部病灶已坏死或仍有存活的肿瘤；肿瘤复发的早期判断及复发或转移诊断和转移病灶定位及组织活检部位的选择。

(3)PET 在神经系统疾病中的应用：① ^{18}FDG PET 显像结果对脑肿瘤的病理分型，良恶性的鉴别和分级、分期，肿瘤复发和放疗、化疗坏死的鉴别等有重要价值。② PET 还可研究脑缺血和梗死时的参数，如局部脑血流量、局部脑氧代谢、氧摄取分数和局部脑血容量等血流代谢定量指标，从而为脑血管病的早期诊断、及时治疗和预后评估等方面提供依据。③ PET 显像不仅能发现癫痫患者的发作病灶，为手术切除提供定位，而且还能探讨癫痫发作的机制。应用受体显像可以研究脑功能化学机制的变化，为精神分裂症、早年老性痴呆等疾病的早期诊断提供客观依据。

(4)PET 在心脏病中的应用：可进行心肌血流灌注、心肌葡萄糖代谢、心肌脂肪酸代谢、心肌神经受体等方面的显像。对冠心病诊断、心肌梗死范围和大小的测定、心肌缺血、心肌病的研究评价及手术后疗效评价等都有极准确的诊断，是目前其他显像手段所无法达到的高准确性、高定量性显像。

（二）儿科 SPECT 诊断技术

1. 概述

单光子发射型计算机断层（single photon emlssion computed tomography，SPECT）放射性药物引入人体内后，与脏器或组织相互作用，参与体内代谢过程，被脏器或组织吸收、分布、浓聚和排泄。放射性核素在自发衰变过程中能够发射出射线，如射线，能够被造相机等显像仪器定量检测到并形成图像，从而获得核素或核素标记物在脏器和组织中的分布代谢规律，达到诊断疾病的目的。

由于小儿处于生长发育阶段，对辐射敏感，特别是骨髓及生殖腺受辐射影响较大，故应选择半衰期短、不含射线、射线能量低且能从体内迅速排出的放射性药物，而且显像前一定要用复方碘溶液或过氯酸钾封闭甲状腺。检查前 2 天开始服药，根据所用放射性碘的剂量多少，可服用 3 ～ 5 天。放射性药物的剂量可根据体重或年龄计算，按年龄计算（Webster）公式为：小儿剂量 =（年龄 +1）/（年龄 +7）× 成人剂量。

2. 临床应用

（1）临床一般应用：临床可应用于癫痫灶定位以及急性小儿偏瘫综合征、病毒性脑炎、川崎病、心肌炎、肺栓塞、先天性肾畸形、先天性胆管畸形、小儿肿瘤等的诊断。

（2）静态显像（Static imaging）：当显像剂在器官组织或病变内达到分布平衡时所进行的显像称静态显像。多用来观察脏器和病变的位置、形态、大小和放射性分布，也可根据一定的生理数学模型，计算出一些定量参数，定量研究脏器的局部功能和局部代谢。

（3）动态显像（Dynamic imaging）：显像剂引入人体后以一定速度连续或间断地多幅成像，用以显示显像剂随血流流经或灌注脏器，或被器官不断摄取与排泄，或在器官内反复充盈和射出等过程所造成的脏器内放射性在数量或位置上随时间而发生的变化，称为动态显像。

（4）局部显像（Regional imaging）：指显影范围仅限于身体某一部位或某一脏器的显像。

（5）全身显像（Whole body imaging）：显像装置沿体表从头到脚匀速运动，依序采集全身各部位的放射性并显示成为一帧影像称为全身显像。常用于全身骨骼显像、全身骨髓显像、探寻肿瘤或炎症病灶，有重要的临床价值。

（6）平面显像（Planar imaging）：将放射性显像装置的放射性探头置于体表一定位置，显示某脏器的影像称为平面显像。

（7）断层显像（section imaging）：用特殊的放射性核素显像装置在体表自助连续或间断采集多体位的平面影像数据，再通过计算机重建称为各种断层影像。有助于检出较小病变和进行较为精确的定量分析。

（8）阳性显像（Positive imaging）：又称热区显像，指在静态显像上以放射性增高为异常的显像，如肝血池显像、骨骼显像、放射免疫显像。

（9）阴性显像（Negative imaging）：又称冷区显像，指在静态显像上以放射性减低为异常的显像，如心肌灌注显像、肝显像、肾显像等。

第三节　儿科疾病治疗原则

一、护理的原则

在疾病治疗过程中，儿科护理是极为重要的一个环节，许多治疗操作均通过护理工作来实施。良好的护理在促进患儿康复中起着很大的作用。护理工作不仅仅是护士的工作，儿科医师应关心和熟悉护理工作，医护密切协作，以提高治疗效果。

（一）细致的临床观察

临床所观察到的患儿不典型的或细微的表现，都应考虑其可能存在的病理基础。如婴儿哭闹可以是正常的生理要求，也可能是疾病的表现，细致的观察是鉴别两者的关键。

（二）合理的病室安排

病室要整齐、清洁、安静、舒适，空气新鲜、流通，温度适宜。为提高治疗和护理的质量，可按年龄、病种、病情轻重和护理要求合理安排病房及病区：①按年龄分病区，如新生儿和早产儿病室、年长儿病室、小婴儿病室等；②按病种分病区，将同类病儿集中管理，传染病则按病种隔离；③按病情分病房，重危者收住抢救监护病室，恢复期病儿可集中一室。

（三）规律的病房生活

保证充足的睡眠和休息很重要，观察病情应尽量不影响患儿的睡眠，尽可能集中时间进行治疗和诊断操作，定时进餐。

（四）预防医源性疾病

①防止交叉感染：医护人员在接触患儿之前、后均应洗手，病室要定时清扫、消毒；②防止医源性感染：正确、规范地应用导尿、穿刺等各种治疗方法，定时检查消毒设备，防止感染的发生；③防止意外的发生：医护人员检查、处理完毕后要及时拉好床栏，所用物品如体温表、药杯等用毕即拿走，以免小儿玩耍误伤。喂药喂奶要将婴儿抱起，避免呛咳、呕吐引起窒息。

二、饮食治疗原则

根据病情选择适当的饮食有助于治疗和康复；不当的饮食可使病情加重，甚至危及生命。

（一）乳品

(1) 稀释乳：供新生儿早产儿食用。

(2) 脱脂奶：半脱脂或全脱脂奶，脂肪含量低，只供腹泻时或消化功能差者短期食用。

(3) 酸奶：牛乳加酸或经乳酸杆菌发酵成酸奶，其蛋白凝块小、易消化，供腹泻及消化力弱的病儿食用。

(4) 豆奶：适用于乳糖吸收不良和牛乳过敏的小儿。

(5) 无乳糖奶粉（不含乳糖，含蔗糖、葡萄糖聚合体、麦芽糖糊精、玉米糖浆）：长期腹泻、有乳糖不耐受的婴儿应使用无乳糖奶粉。

(6) 低苯丙氨酸奶粉：用于确诊为苯丙酮尿症的婴儿。

（二）一般膳食

1. 普通饮食

采用易消化、营养丰富、热能充足的食物。

2. 软食

软食即将食物烹调得细、软、烂，介于普通饮食和半流质饮食之间，如稠粥、烂饭、面条、馒头、肉末、鱼羹等，使之易于消化，供消化功能尚未完全恢复或咀嚼能力弱的患儿。

3. 半流质饮食

半流质饮食呈半流体状或羹状，介于软食和流质饮食之间，由牛乳、豆浆、稀粥、烂面、蒸蛋羹等组成，可另加少量饼干、面包，适用于消化功能尚弱，不能咀嚼吞咽大块固体食物的患儿。

4. 流质饮食

流质饮食全部为液体，如牛乳、豆浆、米汤、蛋花汤、冲藕粉、果汁、牛肉汤等，不需咀嚼就能吞咽，且易于消化吸收，适用于高热、消化系统疾病、急性感染、胃肠道手术后患儿，亦用于鼻饲。流质饮食供热能与营养素均低，只能短期应用。

（三）特殊膳食

1. 少渣饮食

纤维素含量少，对胃肠刺激性小，易消化，适用于胃肠感染、肠炎患儿。

2. 无盐及少盐饮食

无盐饮食每日食物中含盐量在 3 g 以下，烹调膳食不另加食盐。少盐饮食则每天额外供给 1g 氯化钠，供心力衰竭和肝、肾疾病导致的水肿患儿食用。

3. 贫血饮食

每日增加含铁食物，如动物血、动物肝、各种肉类等。

4. 高蛋白膳食

在一日三餐中添加富含蛋白质的食物，如鸡蛋、鸡、瘦肉、肝或豆制品等，适用于营养不良、消耗性疾病患儿。

5. 低脂肪饮食

膳食中不用或禁用油脂、肥肉等，适用于肝病患儿。

6. 低蛋白饮食

膳食中减少蛋白质含量，以碳水化合物如马铃薯、甜薯、水果等补充热量，用于尿毒症、肝昏迷和急性肾炎的少尿期患儿。

7. 低热能饮食

一日三餐的普通饮食中减少脂肪和碳水化合物的含量，又要保证蛋白质和维生素的需要量，可选用鱼、蛋、豆类、蔬菜和瘦肉等，供单纯性肥胖症的小儿。

8. 代谢病专用饮食

如不含乳糖食物用于半乳糖血症病儿，糖尿病饮食等。

（四）检查前饮食

在进行某些化验检查前对饮食有特别的要求，具体如下。

1. 潜血膳食

连续 3 天食用不含肉类、动物肝脏、血和绿叶蔬菜等的饮食，用于消化道出血的检查。

2. 胆囊造影膳食

用高蛋白、高脂肪膳食如油煎荷包蛋等，使胆囊排空，以检查胆囊和胆管功能。

3. 干膳食

食用米饭、馒头、鱼、肉等含水分少的食物，以利于尿浓缩功能试验和爱迪氏计数等检查。

（五）禁食

因消化道出血或术后等原因不能进食小儿，应注意静脉供给热量并注意水、电解质平衡。

三、药物治疗原则

药物是治疗疾病的一个重要手段，而药物的过敏反应、不良反应和毒性作用常对机体产生不良影响。生长发育中的小儿因器官功能发育尚不够成熟健全，对药物的毒不良反应较成年人更为敏感。小儿疾病多变，选择药物须慎重、确切，更要求剂量恰当，因此必须充分了解小儿药物治疗的特点，掌握药物性能、作用机制、毒性反应不良反应、适应证和禁忌证，以及精确的剂量计算和适当的用药方法。

（一）儿科药物治疗的特点

由于药物在体内的分布受体液的 pH 值、细胞膜的通透性、药物与蛋白质的结合程度、药物在肝脏内的代谢和肾脏排泄等因素的影响，小儿期的药物治疗具有下述特点。

1. 药物在组织内的分布

该分部因年龄而异如巴比妥类、吗啡、四环素在幼儿脑浓度明显高于年长儿。

2. 小儿对药物的反应

小儿对药物的反应因年龄而异吗啡对新生儿呼吸中枢的抑制作用明显高于年长儿，麻黄素使血压升高的作用在未成熟儿却低得多。

3. 肝脏解毒功能不足

特别是新生儿和早产儿，肝脏系统发育不成熟，对某些药物的代谢延长，药物的半衰期延长，增加了药物的血的浓度和毒性作用。

4. 肾脏排泄功能不足

新生儿、特别是未成熟儿的肾功能尚不成熟，药物及其分解产物在体内滞留的时间延长，增加了药物的毒性作用不良反应。

5. 先天遗传因素

要考虑家族中有遗传病史的患儿对某些药物的先天性异常反应；对家族中有药物过敏史者要慎用某些药物。

（二）药物选择

选择用药的主要依据是小儿年龄、病种和病情，同时要考虑小儿对药物的特殊反应和药物的远期影响。

1. 抗生素

小儿容易患感染性疾病，故常用抗生素等抗感染药物。儿科工作者既要掌握抗生素的药理作用和用药指征，更要重视其毒性作用不良反应的一面。对个体而言，除抗生素本身的毒副作用外，过量使用抗生素还容易引起肠道菌群失衡，使体内微生态紊乱，引起真菌或耐药菌感染；对群体和社会来讲，广泛、长时间地滥用广谱抗生素，容易产生微生物对药物的耐受性、进而对人们的健康产生极为有害的影响。临床应用某些抗生素时必须注意其毒性作用不良反应，如肾毒性、对造血功能的抑制作用等。

2. 肾上腺皮质激素

短疗程常用于过敏性疾病、重症感染性疾病等；长疗程则用于治疗肾病综合征、血液病、自身免疫性疾病等。哮喘、某些皮肤病则提倡局部用药。在使用中必须重视其不良反应：短期大量使用可掩盖病情，故诊断未明确时一般不用；较长期使用可抑制骨骼生长，影响水、盐、蛋白质、脂肪代谢，也可引起血压增高和库欣综合征；长期使用除以上不良反应以外，尚可导致肾上腺皮质萎缩；可降低免疫力使病灶扩散。水痘患儿禁用激素，以防加重病情。

3. 退热药

一般使用对乙酰氨基酚和布洛芬，剂量不宜过大，可反复使用。

4. 镇静止惊药

在患儿高热、烦躁不安、剧咳不止等情况下可考虑给予镇静药。发生惊厥时可用苯巴比妥、水合氯醛、地西泮等镇静止惊药。婴儿不宜使用阿司匹林，以免发生 Reye 综合征。

5. 镇咳止喘药

婴幼儿一般不用镇咳药，多用祛痰药口服或雾化吸入，使分泌物稀释、易于咳出。哮喘病儿提倡局部吸入 β_2 受体激动剂类药物，必要时也可用茶碱类，但新生儿、小婴儿慎用。

6. 止泻药与泻药

对腹泻患儿不主张用止泻药，除用口服补液疗法防治脱水和电解质紊乱外，可适当使用保护肠黏膜的药物，或辅以含双歧杆菌或乳酸杆菌的制剂以调节肠道的微生态环境。小儿便秘一般不用泻药，多采用调整饮食和松软大便的通便法。

7. 乳母用药

阿托品、苯巴比妥、水杨酸盐等药物可经母乳影响哺乳婴儿，应慎用。

8. 新生儿、早产儿用药

幼小婴儿的肝、肾等代谢功能均不成熟，不少药物易引起毒副反应，如磺胺类药、维生素 K_3 可引起高胆红素血症，氯霉素引起"灰婴综合征"等，故应慎重。

（三）给药方法

根据年龄、疾病及病情选择给药途径、药物剂型和用药次数，以保证药效和尽量减少对病儿的不良影响。在选择给药途径时应尽量选用患儿和患儿家长可以接受的方式给药。

1. 口服法

口服法是最常用的给药方法。幼儿用糖浆、水剂、冲剂等较合适，也可将药片捣碎后加糖水吞服，年长儿可用片剂或药丸。小婴儿喂药时最好将小儿抱起或头略抬高，以免呛咳时将药吐出。病情需要时可采用鼻饲给药。

2. 注射法

注射法比口服法奏效快，但对小儿刺激大，肌肉注射次数过多还可造成臀肌挛缩、影响下肢功能，故非病情必需不宜采用。肌肉注射部位多选择臀大肌外上方；静脉推注多在抢救时应用；静脉滴注应根据年龄大小、病情严重程度控制滴速。在抗生素应用时间较长时，提倡使用续贯疗法，以提高疗效和减少抗生素的不良反应。

3. 外用药

外用药以软膏为多，也可用水剂、混悬剂、粉剂等。要防止小儿用手抓摸药物，误入眼、口引起意外。

4. 其他方法

雾化吸入常用；灌肠法小儿采用不多，可用缓释栓剂；含剂、漱剂很少用于小龄儿，年长儿可采用。

（四）药物剂量计算

儿科用药剂量较成人更须准确。可按以下方法计算：

1. 按体重计算

按体重计算是最常用、最基本的计算方法，可算出每日或每次需用量：每日（次）剂量＝病儿体重(kg)×每日（次）每千克体重所需药量。须连续应用数日的药，如抗生素、维生素等，都按每日剂量计算，再分 2～3 次服用；而临时对症用药如退热、催眠药等，常按每次剂量计算。病儿体重应以实际测得值为准。年长儿按体重计算如已超过成人量则以成人量为上限。

2. 按体表面积计算

此法较按年龄、体重计算更为准确，因其与基础代谢、肾小球滤过率等生理活动的关系更为密切。小儿体表面积计算公式为：< 30kg 小儿的体表面积 (m^2)= 体重 $(kg)×0.035+0.1$；> 30 kg 小儿体表面积 (m^2)=(体重 $(kg)-30)×0.02+1.05$。

3. 按年龄计算

剂量幅度大、不需十分精确的药物，如营养类药物等可按年龄计算，比较简单易行。

4. 从成人剂量折算

小儿剂量；成人剂量 × 小儿体重 (kg)/50，此法仅用于未提供小儿剂量的药物，所得剂量一般都偏小，故不常用。

采用上述任何方法计算的剂量，还必须与病儿具体情况相结合，才能得出比较确切的药物用量，如：新生儿或小婴儿肾功能较差，一般药物剂量宜偏小；但对新生儿耐受较强的药物如苯巴比妥，则可适当增大用量；重症患儿用药剂量宜比轻症患儿大；须通过血脑屏障发挥作用的药物，如治疗化脓性脑膜炎的磺胺类药或青霉素类药物剂量也应相应增大。用药目的不同，剂量也不同，如阿托品用于抢救中毒性休克时的剂量要比常规剂量大几倍到几十倍。

四、心理治疗原则

儿童心理治疗是指根据传统的和现代的心理分析与治疗理论而建立的系统治疗儿童精神问题的方法，可分为个体心理治疗、群体治疗和家庭治疗等；包括儿童心理、情绪和行为问题，精神性疾病和心身性疾病等。随着医学模式的转变，对小儿的心理治疗或心理干预不再仅仅是儿童心理学家和儿童精神病学家的工作，而应该贯穿于疾病的诊治过程中。由于心理因素在儿科疾病的治疗、康复中的重要性和普遍性越来越明显，要求儿科工作者在疾病的治疗中重视各种心理因素，学习儿童心理学的基本原理，掌握临床心理治疗和心理护理的基本方法。儿童的心理、情绪障碍，如焦虑、退缩、抑郁和恐怖等，常常发生在一些亚急性、慢性非感染性疾病的病程中，尤其是在神经系统、内分泌系统、消化系统、循环和泌尿系统等疾病在门诊治疗、住院治疗的过程中，容易发生心理和情绪障碍。心理和情绪障碍既是疾病的后果，又可能是使病情加重，或是使治疗效果不佳的原因之一。心身性疾患产生的一些突出症状，如慢性头痛、腹痛、腹泻等常与器质性病变相交织，使已经存在的疾患变得更加顽固和复杂。常用的心理治疗包括支持疗法、行为疗法、疏泄法等，对初次治疗者要细心了解、观察，不强求儿童改变其行为以适合治疗者的意愿，要尊重儿童有自我改善的潜在能力，以暗示和循循善诱帮助儿童疏泄其内心郁积的压抑，激发其情绪释放，以减轻其心理和精神障碍的程度，促进原发病的康复。

患病使小儿产生心理负担，又进入陌生的医院环境，容易焦虑、紧张甚至恐怖。常见的症状为出现哭闹或沉默寡言、闷闷不乐，有的患儿拒谈、拒绝治疗，或整夜不眠。安静、舒适和整洁的环境，亲切的语言、轻柔的动作、和蔼的面孔和周到的服务是改善患儿症状的关键。护理人员应通过细致的观察使心理护理个体化，获得患儿的信任和配合，促进疾病的痊愈和身心的康复。

第四节　儿童液体平衡的特点和液体疗法

一、儿童液体平衡的特点

体液是人体的重要组成部分，保持其生理平衡是维持生命的重要条件。体液中水、电解质、酸碱度、渗透压等的动态平衡依赖于神经、内分泌、肺和肾脏等系统的正常调节功能。由于小儿的生理特点，这些系统的功能极易受疾病和外界环境的影响而失调，因此水、电解质和酸碱平衡紊乱在儿科临床中极为常见。

（一）体液的总量和分布

体液分布于 3 个区域，即血浆、间质和细胞内，前两者合称为细胞外液。年龄愈小，体液总量相对愈多，主要是间质液的比例较高，血浆和细胞内液量的比例则与成人相近，比较恒定。当小儿发生急性脱水时，由于细胞外液首先丢失，故脱水症状可在短期内立即出现。

（二）体液的电解质组成

小儿体液电解质的成分含量与成人相似，但新生儿在生后数日内血钾、氯、磷和乳酸偏高，而血钠、钙和碳酸氢盐偏低。细胞外液的电解质以 Na^+、Cl^- 等离子为主，其中 Na^+ 占该区阳离子总量的 90% 以上，对维持细胞外液的渗透压起主导作用。细胞内液以 K^+、Mg^{2+} 和蛋白质等离子为主，其中 K^+ 占 78%。

（三）水代谢的特点

1. 水的需要量相对大、交换率快

水的需要量与新陈代谢、摄入热量、食物性质、经肾排出溶质量、不显性失水和活动量成正比。小儿生长发育快，细胞组织增长时需积蓄水分；机体新陈代谢旺盛，摄入热量、蛋白质和经肾排出的溶质量均较高；体表面积大、呼吸频率快，不显性失水多（为成人 2 倍）；加之活动量大，故年龄愈小，每日需水量愈多。不同年龄小儿每日所需水量见表 8-1。

表 8-1 小儿每日水的需要量

年龄	需水量 (ml/kg)
1 岁以下	120 ～ 160
1 ～ 3 岁	100 ～ 140
4 ～ 9 岁	70 ～ 110
10 ～ 14 岁	50 ～ 90

机体主要通过肾排出水分，其次是由皮肤和肺蒸发的"不显性失水"以及消化道排水。不显性失水是调节人体体温的一项重要措施，易受多种因素影响。年龄愈小，体温及环境温度愈高，呼吸频率愈快，活动量愈大，不显性失水需要量就愈多。体温每升高 1℃，不显性失水增加 0.5ml/(kgh)。小婴儿尤其是新生儿要特别重视不显性失水量。不显性失水不因体内缺水而停止其发生，故在供给水分时应将其考虑在补液总量之内。不同年龄的小儿不显性失水量见表 8-2。

表 8-2 不同年龄的小儿不显性失水量

年龄	不显性失水量 ml/（kg•h）
早产儿	2.0 ～ 2.5
足月新生儿	1.0 ～ 1.6
婴儿	0.8 ～ 1.0
幼儿	0.6 ～ 0.7
儿童	0.5 ～ 0.6

儿童排泄水的速度较成人快。婴儿每日水的交换量为细胞外液的 1/2，而成人仅为 1/7，故婴儿体内水的交换率比成人快 3 ～ 4 倍。由于婴儿对缺水的耐受力差，在病理情况下水分摄入不足或有丢失时，比成人更容易发生脱水。

2. 体液调节功能不成熟

正常情况下水分排出的多少主要靠肾脏的浓缩和稀释功能调节。小儿年龄愈小，肾脏的浓缩和稀释功能愈不成熟，因此小儿在排泄同量溶质时所需水量较成人为多，尿量相对较多。当入水量不足或失水量增加时，易于超过肾脏浓缩能力的限度，发生代谢产物潴留和高渗性脱水。另一方面，由于小儿肾小球滤过率低，水的排泄速度较慢，若摄入水量过多又易致水肿和低钠血症。年龄愈小，肾脏排钠、排酸、产氨能力也愈差，因而也容易发生高钠血症和酸中毒。

二、水与电解质平衡失调

（一）脱水

脱水是指水分摄入不足或丢失过多所引起的体液总量尤其是细胞外液量的减少，脱水时除丧失水分外，尚有钠、钾和其他电解质的丢失。体液和电解质的丢失的严重程度取决于丢失的速度及幅度，而丢失体液和电解质的种类反映了水和电解质（主要是钠）的相对丢失率。

1. 脱水的程度

脱水的程度常以丢失液体量占体重的百分比来表示。因患者常有液体丢失的病史及脱水体征，在临床如患者无近期的体重记录，体重下降的百分比常可通过体检及询问病史估计。一般根据前囟、眼窝的凹陷与否、皮肤弹性、循环情况和尿量等临床表现综合分析判断。常将脱水程度分为以下三度。

(1) 轻度脱水：表示有 3 ~ 5% 的体重减少或相当于 30 ~ 50 ml/kg 体液的减少。

(2) 中度脱水：表示有 5 ~ 10% 的体重减少或相当于体液丢失 50 ~ 100 ml/kg。

(3) 重度脱水：表示有 10% 以上的体重减少或相当于体液丢失 100 ~ 120 ml/kg。

中度与重度脱水的临床体征常有重叠，有时使估计单位体重的液体丢失难以精确计算。

2. 脱水的性质

脱水的性质常常反映了水和电解质的相对丢失量。临床常根据血清钠及血浆渗透压水平对其进行评估。血清电解质与血浆渗透压常相互关联，因为渗透压在很大的程度上取决于血清阳离子，即钠离子。低渗性脱水时血清钠低于 130 mmol/L；等渗性脱水时血清钠在 130 ~ 150 mmol/L；高渗性脱水时血清钠大于 150 mmol/L。但在某些情况下，如发生在糖尿病患者存在酮症酸中毒时因血糖过高或在患者应用甘露醇后，血浆渗透压异常增高，此时的高渗性脱水也可发生在血清钠水平低于 150 mmol/L。临床上等渗性脱水最为常见，其次为低渗性脱水，高渗性脱水少见。

脱水的不同性质与病理生理、治疗及预后均有密切的关系。详细的病史常能提供估计失水性质与程度的信息，故应详细询问患者的摄入量与排出量、体重变化、排尿次数及频率、一般状况及儿童的性情改变。当患儿有腹泻数天，摄入水量正常而摄入钠盐极少时，常表现为低渗性脱水；当高热数天而摄入水很少时，将配方奶不正确地配成高渗或使用高渗性液体时，可出现高钠血症；当使用利尿剂、有肾脏失盐因素存在而摄入又不足时，可出现低钠血症。但是，当患儿有原发性或继发性肾源性尿崩症而水的摄入受限时，也可能发生高渗性脱水。一般腹泻的大便呈低渗，随着低渗液体的部分口服补充，使最终的脱水呈等渗性。

3. 临床表现

在等渗性脱水，细胞内外无渗透压梯度，细胞内容量保持原状，临床表现视脱水的轻重而异，临床表现在很大程度上取决于细胞外容量的丢失量。应注意在严重营养不良儿往往对脱水程度估计过重。眼窝凹陷常被家长发现，其恢复往往是补液后最早改善的体征之一。

(1) 轻度脱水：患儿精神稍差，略有烦躁不安；体检时见皮肤稍干燥，弹性尚可，眼窝和前囟稍凹陷；哭时有泪，口唇黏膜略干，尿量稍减少。

(2) 中度脱水：患儿精神萎靡或烦躁不安；皮肤苍白、干燥、弹性较差，眼窝和前囟明显凹陷，哭时泪少，口唇黏膜干燥；四肢稍凉，尿量明显减少。

(3) 重度脱水：患儿呈重病容，精神极度萎靡，表情淡漠，昏睡甚至昏迷；皮肤发灰或有花纹、弹性极差；眼窝和前囟深凹陷，眼闭不合，两眼凝视，哭时无泪；口唇黏膜极干燥。因血容量明显减少可出现休克症状，如心音低钝、脉搏细速、血压下降、四肢厥冷、尿极少甚至无尿。

低渗性脱水时，水从细胞外进入细胞内，使循环容量在体外丢失的情况下，因水向细胞内转移更进一步减少，严重者可发生血压下降，进展至休克。由于血压下降，内脏血管发生反射性收缩，肾血流量减少，肾小球滤过率减低，尿量减少，而出现氮质血症。肾小球滤过率降低的另一后果是进入肾小管内的钠离子减少，因而钠几乎全部被重吸收，加之血浆容量缩减引起醛固酮分泌增加，钠的回吸收更为完全，故尿中钠、氯离子极度减少，尿比重降低。若继续补充非电解质溶液，则可产生水中毒、脑水肿等严重后果。由于低张性脱水时细胞外液的减少程度相对较其他两种脱水明显，故临床表现多较严重。初期可无口渴的症状，除一般脱水现象如皮肤弹性降低、眼窝和前囟凹陷外，多有四肢厥冷、皮肤发花、血压下降、尿量减少等休克症状。由于循环血量减少和组织缺氧，严重低钠者可发生脑细胞水肿，因此多有嗜睡等神经系统症状，甚至发生惊厥和昏迷。当伴有酸中毒时常有深大呼吸；伴低血钾时可出现无力、腹胀、肠梗阻或心律失常；当伴有低血钙、低血镁时可出现肌肉抽搐、惊厥和心电图异常等。

在高渗性脱水，水从细胞内转移至细胞外使细胞内外的渗透压达到平衡，其结果是细胞内容量降低。而此时因细胞外液得到了细胞内液体的补充，使临床脱水体征并不明显，皮肤常温暖、有揉面感；神经系统可表现为嗜睡，但肌张力较高，反射活跃。由于细胞外液钠浓度过高，渗透压增高，使体内抗利尿激素增多，肾脏回吸收较多的水分，结果尿量减少。细胞外液渗透压增高后，水由细胞内渗出以调节细胞内外的渗透压，结果使细胞内液减少。因细胞外液减少并不严重，故循环衰竭和肾小球滤过率减少都较其他两种脱水轻。由于细胞内缺水，患儿常有剧烈口渴、高热、烦躁不安、肌张力增高等表现，甚至发生惊厥。由于脱水后肾脏负担明显增加，既要尽量回吸收水分，同时又要将体内废物排出体外，如果脱水继续加重，最终将出现氮质血症。

（二）酸碱平衡紊乱

正常儿童血pH值与成人一样，均为7.4，但其范围稍宽，即7.35～7.45。人体调节pH值在较稳定的水平取决于两个机制。

(1) 理化或缓冲机制，作为保护过多的酸或碱丢失。

(2) 生理机制，主要为肾脏和肺直接作用于缓冲机制，使其非常有效地发挥作用。血液及其他体液的缓冲系统主要包括两个方面：碳酸、碳酸氢盐系统和非碳酸氢盐系统。在血液非碳酸氢盐系统，主要为血红蛋白、有机及无机磷，血浆蛋白占较少部分。在间质液几乎无非碳酸氢盐缓冲系统。在细胞内液，碳酸、碳酸氢盐及非碳酸盐缓冲系统均起作用，后者主要由有机磷蛋白及其他成分组成。

酸碱平衡是指正常体液保持一定的 $[H^+]$ 浓度。机体在代谢过程中不断产生酸性和碱性物质，必须通过体内缓冲系统以及肺、肾的调节作用使体液pH维持在7.40(7.35～7.45)，以保证机体的正常代谢和生理功能。细胞外液的pH主要取决于血液中最重要的一对缓冲物质，即 HCO_3^- 和 H_2CO_3 两者含量的比值。正常 HCO_3^- 和 H_2CO_3 比值保持在20/1。当某种因素促使两者比值发生改变或体内代偿功能不全时，体液pH值即发生改变，超出7.35～7.45的正常范围，出现酸碱平衡紊乱。肺通过排出或保留 CO_2 来调节血液中碳酸的浓度，肾负责排酸保钠。肺的调节作用较肾为快，但两者的功能均有一定限度。当肺呼吸功能障碍使 CO_2 排出过少或过多、使血浆中 H_2CO_3 的量增加或减少所引起的酸碱平衡紊乱，称为呼吸性酸中毒或碱中毒。若因代谢紊乱使血浆中 H_2CO_3 的量增加或减少而引起的酸碱平衡紊乱，则称为代谢性酸中毒或碱中毒。出现酸碱平衡紊乱后，机体可通过肺、肾调节使 HCO_3^-/H_2CO_3 的比值维持在20/1，即 pH 维持在正常范围内，称为代偿性代谢性（或呼吸性）酸中毒（或碱中毒）；如果 HCO_3^-/H_2CO_3 的比值不能维持在 20/1，即 pH 低于或高于正常范围，则称为失代偿性代谢性（或呼吸性）酸中毒（或碱中毒）。常见的酸碱失衡为单纯型（呼酸、呼碱、代酸、代碱）；有时亦出现混合型。

1. 代谢性酸中毒

所有代谢性酸中毒都有下列两种可能之一：①细胞外液酸的产生过多；②细胞外液碳酸氢盐的丢失。前者常见有酮症酸中毒，肾衰时磷酸、硫酸及组织低氧时产生的乳酸增多。后者代酸是由于碳酸氢盐从肾脏或小肠液的丢失，常发生于腹泻、小肠瘘管的引流等。腹泻大便常呈酸性，这是由于小肠液在肠道经细菌发酵作用，产生有机酸，后者与碱性肠液中和，使最终大便仍以酸性为主。霍乱患者由于短期内大量肠液产生，大便呈碱性。代谢性酸中毒时主要的缓冲是碳酸氢盐，也可通过呼吸代偿使 $PaCO_2$ 降低，但通过呼吸代偿很少能使血液 pH 值完全达到正常。呼吸代偿只是改善 pH 的下降（部分代偿），完全代偿取决于肾脏酸化尿液、使血碳酸氢盐水平达到正常、再通过呼吸的重新调节，最终才能使血酸碱平衡达到正常。

代谢性酸中毒的治疗：①积极治疗缺氧、组织低灌注、腹泻等原发疾病；②采用碳酸氢钠或乳酸钠等碱性药物增加碱储备，中和 $[H^+]$。

一般主张当血气分析的 pH 值＜ 7.30 时用碱性药物。所需补充的碱性溶液 mmol 数＝剩余碱 (BE) 负值 ×0.3× 体重 (kg)，因 5% 碳酸氢钠 1ml=0.6 mmol，故所需 5% 碳酸氢钠量 (ml)=(-BE)×0.5× 体重 (kg)。一般将碳酸氢钠稀释成 1.4% 的溶液输入；先给以计算量的 1/2，复查血气后调整剂量。纠酸后钾离子进入细胞内使血清钾降低，游离钙也减少，故应注意补钾、补钙。

2. 阴离子间隙

在诊断单纯或混合性酸中毒时阴离子间隙常有很大的帮助。阴离子间隙是主要测得阳离子与阴离子的差值。测得的阳离子为钠和钾，可测得的阴离子为氯和碳酸氢根。因钾离子浓度相对较低，在计算阴离子间隙时常忽略不计。

阴离子间隙 $=Na^+-(Cl^-+HCO_3^-)$，正常为 12 mmol/L（范围：8 ～ 16 mmol/L）由于阴离子蛋白、硫酸根和其他常规不测定的阴离子的存在，正常阴离子间隙为 12±4 mmol/L。AG 的增加几乎总是由于代谢性酸中毒所致。但是，不是所有的代谢性酸中毒均有 AG 增高。AG 增高见于代谢性酸中毒伴有常规不测定的阴离子如乳酸、酮体等增加。代谢性酸中毒不伴有常规不测定的阴离子增高时 AG 不增高，称为高氯性代谢性酸中毒。在高氯性代谢性酸中毒，碳酸氢根的降低被氯离子所替代，而后者可通过血清电解质的测量获得。计算阴离子间隙可发现常规不测定的阴离子或阳离子的异常增高。

当代谢性酸中毒由肾小管酸中毒或大便碳酸氢盐丢失引起时，阴离子间隙可以正常。当血浆碳酸氢根水平降低时，氯离子作为伴随钠在肾小管重吸收的主要阴离子，其吸收率增加了。由于酸中毒时碳酸氢根浓度降低、血浆氯增高，使总阴离子保持不变。

肾衰竭时血磷、硫等有机阴离子的增加；糖尿患者的酮症酸中毒、乳酸性酸中毒、高血糖非酮症性昏迷、未定名的有机酸血症、氨代谢障碍等均可使阴离子间隙增加。阴离子间隙增加也见于大量青霉素应用后、水杨酸中毒等。

阴离子间隙降低在临床上较少见。可见于肾病综合征，此时血清清蛋白降低，而清蛋白在 pH 7.4 时属阴离子；多发性骨髓瘤时由于阴离子蛋白的产生增加，也可使阴离子间隙降低。

3. 代谢性碱中毒

代谢性碱中毒的原发因素是细胞外液强碱或碳酸氢盐的增加。主要原因有：①过度的氢离子的丢失，如呕吐或胃液引流导致的氢和氯的丢失，最常见为先天性肥厚性幽门狭窄；②摄入或输入过多的碳酸氢盐；③由于血钾降低，肾脏碳酸氢盐的重吸收增加，原发性醛固酮增多症、Cushing's 综合征等；④呼吸性酸中毒时，肾脏代偿性分泌氢，增加碳酸氢根重吸收，使酸中毒得到代偿，当应用机械通气后，血 $PaCO_2$ 能迅速恢复正常，而血浆 HCO_3^- 含量仍高，导致代谢性碱中毒；⑤细胞外液减少及近端肾小管 HCO_3^- 的重吸收增加。

代谢性碱中毒时为减少血 pH 的变化，会出现一定程度的呼吸抑制，以 $PaCO_2$ 略升高作为代偿，但这种代偿很有限，因为呼吸抑制时可出现低氧症状，后者又能刺激呼吸。通过肾脏排出 HCO_3^- 使血 pH 降低，此时常见有碱性尿（pH 可达 8.5～9）；当临床上常同时存在低血钾和低血容量时，除非给予纠正，碱中毒常较难治疗。

代谢性碱中毒无特征性临床表现。轻度代碱可无明显症状，重症者表现为呼吸抑制，精神软。当因碱中毒致游离钙降低时，可引起抽搐；有低血钾时，可出现相应的临床症状。血气分析见血浆 pH 值增高，$PaCO_2$ 和 HCO_3^- 增高，常见低氯和低钾。典型的病例尿呈碱性，但在严重低钾时尿液 pH 也可很低。

代谢性碱中毒的治疗包括：①去除病因；②停用碱性药物，纠正水、电解质平衡失调；③静脉滴注生理盐水；④重症者给以氯化铵静脉滴注；⑤碱中毒时如同时存在的低钠、低钾和低氯血症常阻碍其纠正，故必须在纠正碱中毒时同时纠正这些离子的紊乱。

4. 呼吸性酸中毒

呼吸性酸中毒是原发于呼吸系统紊乱，引起肺泡 PCO_2 增加所致。临床上许多情况可导致血二氧化碳分压增加，包括呼吸系统本身疾病，如肺炎、肺气肿、呼吸道阻塞（如异物、黏稠分泌物、羊水堵塞、喉头痉挛水肿）、支气管哮喘、肺水肿、肺不张、肺萎陷、呼吸窘迫综合征等；胸部疾病所致呼吸受限，如气胸、胸腔积液、创伤和手术等；神经 - 肌肉疾病，如重症肌无力、急性感染性多发性神经根炎、脊髓灰质炎等；中枢神经系统疾病如头颅损伤，麻醉药中毒以及人工呼吸机使用不当、吸入 CO_2 过多等。呼吸性酸中毒时通过肾脏代偿使血碳酸氢盐增加，同时伴有肾脏因酸化尿液、氯分泌增加（Cl^- 与 NH_3 交换增加）而致的血氯降低。在血 $PaCO_2$ < 60mmHg 时常可通过代偿使 pH 维持正常。呼吸性酸中毒时常伴有低氧血症及呼吸困难。高碳酸血症可引起血管扩张，颅内血流增加，致头痛及颅内压增高，严重高碳酸血症可出现中枢抑制，血 pH 降低。

呼吸性酸中毒治疗主要应针对原发病，必要是应用人工辅助通气。

5. 呼吸性碱中毒

呼吸性碱中毒是由于肺泡通气过度增加致血二氧化碳分压降低。其原发病因可为心理因素所致的呼吸过度、机械通气时每分通气量太大，也可见于水杨酸中毒所致的呼吸中枢过度刺激、对 CO_2 的敏感性太高所致的呼吸增加。低氧、贫血、CO 中毒时呼吸加快，也可使 $PaCO_2$ 降低出现碱中毒。

呼吸性碱中毒临床主要出现原发疾病所致的相应症状及体征。急性低碳酸血症可使神经肌肉兴奋性增加和因低钙所致的肢体感觉异常。血气分析见 pH 值增加、$PaCO_2$ 降低、血

HCO_3^-；浓度降低、尿液常呈酸性。

呼吸性碱中毒的治疗主要针对原发病。

6. 混合性酸碱平衡紊乱

当有两种或以上的酸碱紊乱分别同时作用于呼吸或代谢系统称为混合性酸碱平衡紊乱。当代偿能力在预计范围之外时，就应考虑存在混合性酸碱平衡紊乱。例如糖尿病酮症酸中毒患者同时存在肺气肿，呼吸窘迫综合征 (RDS) 患者有呼吸性酸中毒与代谢性酸中毒同时存在时。呼吸系统本身的疾病存在阻碍了以通过降低 $PaCO_2$ 的代偿机制，结果使 pH 值下降显著。当慢性呼吸性酸中毒伴有充血性心力衰竭时，如过度使用利尿剂可出现代谢性碱中毒，此时血浆 HCO_3^- 水平和 pH 值将高于单纯的慢性呼吸性酸中毒。肝功能衰竭时可出现代谢性酸中毒与呼吸性碱中毒，此时 pH 值可能变化不大，但血浆 HCO_3^- 和 $PaCO_2$ 显著降低。

混合性酸碱平衡紊乱的治疗包括：①积极治疗原发病，保持呼吸道通畅，必要时给以人工辅助通气，使 pH 正常。②对高 AG 性代谢性酸中毒，以纠正缺氧、控制感染和改善循环为主；经机械通气改善肺氧合功能后，代谢性酸中毒亦可减轻或纠正，仅少数患者需补碱性药物；碱性药物应在保证通气的前提下使用。pH 值明显低下时应立即用碱性药物。

7. 临床酸碱平衡状态的评估

临床上酸碱平衡状态常通过血 pH，$PaCO_2$ 及 HCO_3^- 三项指标来评估。pH 与 $PaCO_2$ 可直接测定，HCO_3^- 虽能直接测定，但常常用血清总二氧化碳含量，通过算图估计。应该指出的是一般血气分析仪只含测定 pH、$PaCO_2$ 和 PaO_2，三项指标的电极，HCO_3^- 是按 Henderson-Hasselbalch 方程计算的。判断单纯的酸碱平衡紊乱并不困难，pH 值的变化取决于 $PaCO_2$，与 HCO_3^- 的比值变化。在临床判断时，首先应确定是酸中毒还是碱中毒；其次是引起的原发因素是代谢性还是呼吸性；第三，如是代谢性酸中毒，其阴离子间隙是高还是低；第四，分析呼吸或代谢代偿是否充分。

(三) 低钾血症

正常血清钾浓度为 3.5 ～ 5.5 mmol/L，当血清钾低于 3.5 mmol/L 时称为低钾血症。

1. 病因

(1) 钾摄入量不足：长期不能进食或进食量少，静脉补液内不加或少加钾盐。

(2) 经消化道失钾过多：如呕吐、腹泻、胃肠引流或肠瘘。

(3) 经肾脏排钾过多：如酸中毒、酮症或严重组织创伤 (钾从细胞内释出随即由肾脏排出)，应用排钾利尿剂 (呋塞米、甘露醇)，原发性肾脏失钾性疾病 (肾小管酸中毒、先天性肾上腺皮质增生症、醛固酮增多症) 等。

(4) 钾分布异常 (过多移向细胞内)：如周期性麻痹、碱中毒、胰岛素治疗等。

2. 临床表现

一般血清钾低于 3 mmol/L 时，即可出现下列症状。

(1) 神经肌肉症状：骨骼肌无力，腱反射减弱或消失，腹胀、肠鸣音减弱，严重者发生弛缓性瘫痪、肠麻痹、呼吸肌麻痹。

(2) 心血管症状：由于心肌兴奋性增高，常伴心律失常，严重者发生心室扑动或颤动、心搏骤停，偶可发生房室传导阻滞，心肌受损时出现第一心音低钝、心动过速等。心电图显示

ST 段降低，T 波低平、双相、倒置，出现 U 波，P-R 间期和 Q-T 间期延长。

(3) 肾脏损害：长期低钾可致肾小管上皮细胞空泡变性，浓缩功能降低，出现多尿、夜尿、口渴、多饮，肾小管分泌 H^+ 和重吸收增加，氯的重吸收减少，发生低钾、低氯性碱中毒伴有反常性酸性尿。

3. 治疗

(1) 积极治疗原发病。

(2) 轻度低钾血症可多进含钾丰富的食物，每日口服氯化钾 200 ~ 300 mg/kg。

(3) 重度低钾血症需静脉补钾，全日总量为 100 ~ 300 mg/kg，应均匀分配于全日静脉所输液体中，浓度一般不超过 0.3%，时间不宜短于 8 小时，治疗期间要严密监测血清钾和心电图。严重脱水时，应先扩容以改善循环及肾功能，待有尿排出后再行补钾。由于细胞内钾恢复较慢，治疗低钾血症应持续给钾 4 ~ 6 天，严重者治疗时间宜更长。

(四) 高钾血症

血清钾浓度高于 5.5 mmol/L。高钾血症既反映细胞外液钾浓度增高，也常反映体内钾总量过多。但当存在细胞内钾向细胞外转移的情况，如溶血、酸中毒时，体内钾总量也可正常或减少。

1. 病因

(1) 钾摄入量过多：多见于过多、过快静脉输注含钾溶液，或静脉输注大剂量青霉素钾盐 (每 100 万 U 含钾 1.5 mmol/L)，或输注库存过久的全血 (库存血 2 周后其血浆钾可增加 4 ~ 5 倍，3 周后可高达 30 mmol/L)。

(2) 肾脏排钾减少：如肾衰竭、肾上腺皮质功能减退、远端肾小管酸中毒、长期应用保钾利尿剂 (安体舒通、氨苯喋啶等) 者。

(3) 钾分布异常：钾由细胞内转移至细胞外，如重度溶血反应、组织创伤、缺氧、休克、代谢性酸中毒和胰岛素缺乏等。

2. 临床表现

(1) 神经肌肉症状：精神萎靡、嗜睡，手足感觉异常，肌腱反射消失，严重者可出现弛缓性瘫痪，尿潴留甚至呼吸肌麻痹。

(2) 心血管系统：心脏收缩无力，心音低钝，心率缓慢，心律失常 (房室传导阻滞、室性期前收缩、室速、室颤)，甚至心跳停止。心电图显示 T 波高尖呈帐篷状；血清钾达 7 ~ 8 mmol/L 时，P 波扁平或消失，P-R 间期延长，QRS 波增宽，S-T 段压低。

(3) 消化系统：恶心、呕吐、腹痛等。

3. 治疗

(1) 积极治疗原发病。

(2) 停用含钾药物：限制食用含钾丰富的食物；避免输库血；供应足量热卡以防内源性蛋白质分解释放钾。

(3) 紧急治疗：血清钾大于 6 mmol/L 者应迅速采取以下措施。①10% 葡萄糖酸钙加等量葡萄糖液缓慢静脉推注，有效后应用 10% 葡萄糖酸钙 10 ~ 20 ml 加入 10% 葡萄糖 100 ~ 200 ml 脉注。②5% 碳酸氢钠 3 ~ 5 ml/kg (最多不超过 100 ml) 快速静脉滴注。③胰岛素与葡萄糖联合静脉滴注。④使用排钾利尿剂。⑤病情严重而上述治疗无效时，可行腹膜或血液透析。

三、液体疗法时常用补液溶液

（一）非电解质溶液

非电解质溶液常用 5% 和 10% 葡萄糖液，前者为等渗溶液，后者为高渗溶液。葡萄糖输入体内后逐渐被氧化成水（每小时 1g/kg）和 CO_2，故为无张力溶液，仅用于补充水分和部分热量，不能起到维持渗透压的作用。

（二）电解质溶液

电解质溶液用于补充体液及电解质，纠正体液渗透压和酸碱失衡。

1. 0.9% 氯化钠溶液和复方氯化钠溶液（Ringer 溶液）

两夜均为等渗溶液，生理盐水含 Na^+ 及 Cl^- 各 154 mmol/L，其中 Na^+ 含量与血浆相仿，Cl^- 含量比血浆含量（103 mmol/L）高 1/3，大量输注可使血浆被稀释，血 Cl^- 增高，发生高氯性及稀释性酸中毒（尤其在肾功能不佳时）。复方氯化钠溶液的作用和缺点与生理盐水基本相同，但因含有与血浆含量相同的 K^+ 和 Ca^{2+}，大剂量输注不会发生低血钾和低血钙。

2. 3% 氯化钠溶液

该液用于纠正低钠血症。

3. 5% 碳酸氢钠溶液

该液用于纠正碱丢失性酸中毒。临床应用时可根据情况用 5% 或 10% 葡萄糖液稀释 3.5 倍，成为 1.4% 的等渗溶液。

4. 10% 氯化钾

该液用于补充钾，静脉补钾浓度为 0.1% ～ 0.3%，不可静脉直接推注，以免发生心肌抑制而死亡。

（三）混合溶液

根据不同情况输液的需要，常把各种等渗溶液按不同比例配制成混合溶液应用，一般将溶液中电解质所具有的渗透压作为溶液的张力，常用混合溶液的配制见表 8-3。

表 8-3 常用混合溶液的配制表

溶液	成分（份数）			Na^+/Cl^-	溶液渗透压
	生理盐水	5% ～ 10% 葡萄糖溶液	1.4% 碳酸氢钠溶液		
血浆 *				3:2	300 mOsm/L
2:1 液	2		1	3:2	等张
4:3:2 液	4	3	2	3:2	2/3 张
2:3:1 液	2	3	1	3:2	1/2 张
2:6:1 液	2	6	1	3:2	1/3 张
1:1 液	1	1		1:1	1/2 张
1:4 液	1	4		1:1	1/5 张

注：* 不包括其中

（四）口服补液盐溶液

口服补液盐溶液 (ORS) 是世界卫生组织 (WHO) 推荐用以治疗急性腹泻合并脱水的一种溶液，经临床应用简便易行、经济实用、效果良好。原理是：小肠黏膜上皮细胞刷状缘上存在着 Na^+- 葡萄糖的共同载体，此载体上有两个结合位点，当 Na^+- 葡萄糖同时与结合位点相结合时即能发生偶联转运，并显著增加钠和水的吸收。其配方为：氯化钠 3.5 g，碳酸氢钠 2.5 g(新配方中用枸橼酸钠 2.9 g 代替)，枸橼酸钾 1.5 g，葡萄糖 20 g，加水至 1000 ml。其渗透压为 2/3 张，适用于轻度或中度脱水无严重呕吐者，在用于补充继续损失量和生理需要量时应适当稀释。

四、液体疗法

液体疗法的目的在于纠正体液的水、电解质和酸碱平衡紊乱，维持机体的正常生理功能。由于体液成分失衡的原因和性质非常复杂，故在制订方案前必须全面掌握病史、体检和有关实验室资料，结合个体差异进行综合分析，确定合理的输液方案。在输液过程中要密切观察病情变化，充分重视机体自身的调节能力。在一般情况下，只要输入的液体基本适合病情需要，不超过肾脏的调节范围，机体就能留其所需，排其所余，逐渐恢复正常的体液平衡。但在某些疾病 (如肺、肾、心血管、内分泌疾患等) 引起机体调节功能障碍时，则应根据其病理生理特点严格选择液体种类，控制输液量和速度，并根据病情随时调整。液体疗法包括三方面：补充累积损失量、继续损失量和生理需要量。补液方式分为口服补液和静脉补液两种。

（一）口服补液

口服补液用于预防脱水和纠正轻度脱水。采用 ORS 或米汤加盐口服补液 (500 ml 米汤 +1.75 g 盐)，无脱水者可少量多次服；轻度脱水者按 50 ml/kg 补充，也少量多次服，在 24 小时内用完。需要注意，新生儿因体内钠含量高，故不宜用口服补液。

（二）静脉补液

静脉补液适用于严重呕吐、腹泻，伴中、重度脱水的患儿，用于快速纠正水、电解质平衡紊乱。主要是入院第 1 天的补液，应包括累积损失量、继续损失量和生理需要量 3 部分。具体实施时应做到三定 (定量、定性、定速)、三先 (先盐后糖、先浓后淡、先快后慢) 和两补 (见尿补钾、防惊补钙)。

1. 补充累积损失量

补充累积损失量即补充发病后水和电解质总的损失量。

(1) 定输液量：根据脱水的程度决定，轻度脱水补 50 ml/kg，中度脱水补 50 ～ 100 ml/kg，重度脱水补 100 ～ 120 ml/kg。先给 2/3 量，学龄前期及学龄期小儿体液组成已接近成人，补液量应酌减 1/4 ～ 1/3。

(2) 定输液种类：所用输液的种类取决于脱水性质。通常对低渗性脱水应补 2/3 张含钠液；等渗性脱水补 1/2 张含钠液，高渗性脱水补 1/5 ～ 1/3 张含钠液。由于细胞外液中的钠除因腹泻丢失外，还有一部分在脱水过程中因细胞内液失钾而进入细胞内，经补钾治疗后进入细胞内的钠又返回到细胞外液中，故补液成分中含钠量可稍减，若临床上判断脱水性质有困难时，可先按等渗性脱水处理。

(3) 定输液速度：补液速度主要取决于脱水程度，同时应考虑脱水性质，原则上先快后慢。

对于重度脱水伴休克的患儿开始应快速输入等渗含钠液 (生理盐水或 2:1 液)，按 20 ml/kg(总量不超过 300 ml) 于 0.5 ～ 1 小时内静脉输入，以迅速改善循环血量和肾功能；其余累积损失量于 8 ～ 12 小时内输入。对高渗性脱水，输注速度宜稍慢，因细胞内脱水致细胞内渗透压较高，钠离子不能很快排出，在过多的钠未排出之前如果进入神经细胞内的水量过多，则可引起脑细胞水肿，甚至发生惊厥。

2. 补充继续损失量

在开始补充累积损失量时，腹泻、呕吐等症状或胃肠引流等情况大多继续存在，以致体液继续丢失，如不予以补充将会成为新的累积损失。继续损失量依原发病而异，且每日有变化，必须根据实际损失量用相应的溶液补充。

补充胃肠引流液可用等渗液或稍低于等渗液，补充胃液丢失应给含氯、含钠较高的溶液，补充肠液丢失应给含钠较含氯高的溶液，并注意补钾。腹泻患儿的继续损失量，可根据大便次数、外观以及脱水恢复情况进行评估，一般按每天 10 ～ 40 ml/kg 计算，用 1/3 ～ 1/2 张含钠液于 24 小时内均匀静脉滴入，轻症无呕吐者可用口服补液。

3. 补充生理需要量

补充生理需要包括补充热量、液量和电解质 3 个方面。葡萄糖供给量至少 5 g/(kg·d)，可减少蛋白质分解和酮血症。每日需水量按 25 ～ 35 ml/100 kJ 计算，若按 209 kJ/(kg·d) 供给基础热量，则需水量为 60 ～ 80 ml/(kg·d)。每日出汗、正常大小便损失电解质不多，平均 480 ～ 720 mol/100 kJ。生理需要量应尽量口服补充，不能口服或口服量不足者可静脉滴注 1/5 ～ 1/4 张含钠液。有发热、呼吸增快、惊厥患儿应适当增加进水量。长期输液或合并营养不良患儿更应注意热量和蛋白质的补充。必要时可用部分或全静脉营养液。

第 2 天及以后的补液，需根据病情轻重来决定，一般只需补充继续损失量和生理需要量，于 12 ～ 24 小时均匀输入。能口服者尽量口服。

4. 纠正酸中毒

见前述有关内容。

5. 补钾

一般患儿按每日 100 ～ 300 mg/kg 的氯化钾补充，严重低钾可给每日 300 ～ 450 mg/kg。可口服氯化钾或静脉滴注，氯化钾静脉滴注浓度一般不超过 0.3%。原则是见尿补钾。但应注意以下情况：严重脱水者血液浓缩以及酸中毒时钾向细胞外转移均使血钾浓度暂时不降低，但随着补液进行，血液稀释及酸中毒纠正后钾向细胞内转移，加上补液后尿量增多，均可致血钾逐渐降低而发生低钾血症，尤其是营养不良和慢性腹泻患儿更易发生。为避免严重低钾血症的发生，现认为在治疗开始前 6 小时内排过尿即可补钾，并需严密监测病情变化。

6. 补钙、补镁

一般患儿不必常规补钙。合并营养不良及佝偻病的患儿易发生低钙血症，应尽早补钙以免发生低钙惊厥。若患儿在补液过程中发生抽搐，首先应考虑低钙血症，应立即用 10% 葡萄糖酸钙 5 ～ 10 ml 稀释后静脉滴注或缓慢静注。必要时可重复使用。若使用钙剂后惊厥仍未控制，应考虑低镁血症的可能，可用 25% 硫酸镁每次 0.1 ～ 0.2 ml/kg，深部肌内注射，2 ～ 3 次 / 日，症状控制后停用。

（三）几种常见疾病的液体疗法

1. 一般急性感染

(1) 病理生理特点：①高热、出汗、呼吸增快均可导致轻度、高渗性脱水。②进食少致热量不足或消耗增加，均可致饥饿性酮症、酸性代谢产物增加，引起代谢性酸中毒。

(2) 治疗：①积极控制感染。②供给足够的热量、水和电解质，以防治脱水、负氮平衡和酸中毒。食物尽量口服，必要时鼻饲。如有呕吐可由静脉滴注，如无额外丢失，则按前述补充生理需要量。

2. 婴幼儿肺炎

(1) 病理生理特点：①一般同急性感染，但呼吸增快，可使不显性失水增加。②重症肺炎因通气、换气功能障碍，可引起呼吸性酸中毒伴代谢性酸中毒。③重症肺炎由于缺氧及 CO_2 潴留引起肾小动脉痉挛、肾缺血，致肾小球功能障碍，导致水、钠潴留；若合并心力衰竭，则加重水、钠潴留。④重症肺炎有惊厥者，不显性失水增多。

(2) 治疗：①尽量供给足够的热量、水和电解质，以防止脱水、减少负氮平衡和酮血症。能进食者不需静脉补液，不能进食或进食不足者可静脉补液，按前述补充生理需要量。补液量每日 60 ～ 80 ml/kg。有发热、呼吸增快、哭闹剧烈或惊厥者，适当增加补液量，用生理维持液于 12 ～ 24 小时均匀静脉滴注有心力衰竭者补液量和钠量应稍减少。②肺炎合并腹泻的处理原则与婴儿腹泻同。对重症脱水者仍需扩充血容量，但补液总量按一般计算量的 3/4 补充，输液速度宜稍慢。③伴呼吸性酸中毒及 / 或代谢性酸中毒时，处理重点是治疗原发病和改善肺的通气功能。代偿性呼吸性酸中毒一般不需纠正，在失代偿性呼吸性酸中毒合并代谢性酸中毒时 (pH < 7.2)，可给予 5% 碳酸氢钠静脉滴注。根据临床症状和血气分析调整用量，直至 pH 恢复或接近正常为止。一旦病儿开始有效通气，即应停止输入，以免发生代谢性碱中毒。

3. 营养不良伴腹泻

(1) 病理生理特点：①营养不良患儿的皮下脂肪少，皮肤充实度差，估计其脱水程度往往易于偏高。②脱水性质多为低渗性脱水。③在病程中较易发生缺钾、缺钙、缺镁，后两者常为补液过程中发生惊厥的原因。④肾脏浓缩功能较差，在脱水时其尿量可正常，与脱水程度不相符。⑤心功能较差，输液量过多或输入速度过快易出现心力衰竭。⑥长期摄入热量不足，使肝糖原的贮存减少，容易发生低血糖。

(2) 治疗：基本补液原则与婴儿腹泻相同，尚需注意以下几点。①补液总量应比婴儿腹泻时减少 1/3，常用 2/3 张溶液，输液速度宜稍慢。重度脱水伴周围循环障碍者仍需首先扩充血容量，一般按实际体重 20 ml/kg 补给，并适当减慢输液速度。②见尿后应给钾，补钾时间适当延长，持续 1 周。③尽早补充钙、镁，以防发生低钙惊厥，特别是合并佝偻病患儿。④注意热量和蛋白质的补充。

4. 新生儿输液

(1) 病理生理特点：①肝肾功能不成熟，调节水、电解质和酸碱平衡能力较差，易致水、电解质和酸碱平衡紊乱。②心功能较差，输液量多或输液速度过快易发生心力衰竭。

(2) 治疗：①每日液体需要量为：生后第 1 天 60 ～ 80 ml/kg，第 2 天 80 ～ 100 ml/kg，第

3 天以上 80～120 ml/kg。②出生后 10 天以内的新生儿，一般不补钾。③输液速度宜慢，一般按每小时不超过 10 ml/kg。④新生儿血钠偏高，禁用高渗碳酸氢钠。

第九章　儿科常用的操作技术

第一节　腹膜腔穿刺术

一、适应证

(1) 腹部闭合性损伤、腹膜炎、腹腔积液时，行腹腔穿刺抽取腹腔液体化验检查以了解其性质，辅助诊断。

(2) 当有大量腹水严重影响呼吸和循环或引起腹部胀痛时，可穿刺放液减轻症状。

(3) 经腹腔穿刺向腹腔内注入诊断或治疗性药物，如抗生素、抗肿瘤药、利尿药等。

(4) 重症胰腺炎时行腹穿后予腹腔灌洗引流以减少有害物质的吸收，为重症胰腺炎的一种辅助治疗方案。

二、禁忌证

(1) 腹腔粘连、包块。

(2) 肝性脑病或脑病先兆。

(3) 包虫病的包囊。

(4) 卵巢囊肿。

(5) 严重肠胀气。

(6) 躁动不能合作者。

三、穿刺部位和体位

(1) 患者可取半卧位、平卧位或左侧卧位。

(2) 选择适宜的穿刺点具体如下。

1) 右侧下腹脐与髂前上棘连线中、外 1/3 交点，此处不易损伤腹壁动脉，最为常用，也可在左侧。

2) 侧卧位，在脐水平线与腋前线或腋中线之延长线相交处，此处常用于诊断性穿刺。

3) 少量积液，尤其有包裹性分隔时，须在 B 超指导下定位穿刺。

四、术前准备

1. 术者准备

术者应认真体检和备齐穿刺物品，将皮肤消毒用品、无菌手套、治疗用药和注射器携至治疗室。

2. 患者准备

向患儿家属说明穿刺目的，消除顾虑；术前嘱患儿排尿排空膀胱，以免穿刺时损伤。

五、具体操作

(1) 按上述方法摆好体位，确定穿刺点。

(2) 操作者先戴口罩、帽子，穿刺点周围常规皮肤消毒 (范围至少 15 cm)，戴无菌手套，覆盖消毒洞巾。

(3) 术者左手固定穿刺部皮肤，右手持针经麻醉处垂直刺入腹壁，待针锋抵抗感突然消失时，示针尖已穿过壁腹膜，即可抽取腹水，并留样送检。诊断性穿刺，可直接用 20 ml 或 50 ml 注射器及适当针头进行。大量放液时，可用 8 号或 9 号针头，并于针座接一橡皮管，助手用消毒血管钳固定针头，以输液夹子调整放液速度，将腹水引入容器中计量并送检。

(4) 放液后拔出穿刺针，覆盖消毒纱布，以手指压迫数分钟，再用胶布固定。大量放液后，需束以多头腹带，以防腹压骤降、内脏血管扩张引起血压下降或休克。

六、注意事项

(1) 术中应密切观察患者，如有头晕、心悸、恶心、气短、脉搏增快及面色苍白等，应立即停止操作，并作适当处理。

(2) 放腹水时若流出不畅，可将穿刺针稍作移动或稍变换体位。

(3) 放液不宜过快、过多，首次不超过 200 ～ 300 ml，以后每次不超过 100 ～ 200 ml，以免腹腔压力下降，影响循环 (新生儿和婴幼儿酌情减少)。

(4) 对腹水量较多者，为防止漏出，在穿刺时即应注意勿使自皮到壁腹膜的针眼位于一条直线上，方法是当针尖通过皮肤到达皮下后，即在另一只手协助下，稍向一旁移动一下穿刺针头，尔后再向腹腔刺入。如仍有漏出，可用蝶形胶布或火棉胶粘贴。

(5) 术后嘱患儿平卧，并使穿刺针孔位于上方以免腹水漏出。

(6) 放液前、后均应测量腹围、脉搏、血压，检查腹部体征，以观察病情变化。

第二节　骨髓穿刺术

一、目的

(一) 诊断方面

各种白血病、原发性贫血症、血小板减少性紫癜、多发性骨髓瘤、黑热病、疟疾、伤寒、败血症等疾病的诊断和鉴别诊断。

(二) 治疗方面

作为药物或多量液体的输入途径。如葡萄糖、生理盐水、血浆、血液、骨髓、青霉素等药的输入。

二、适应证

(1) 血液病时观察骨髓以指导治疗。

(2) 急性传染病、败血症或某些寄生虫病如黑热病、疟疾病等，当诊断需要时，可作骨髓液细菌培养或涂片找寄生虫。

(3) 网状内皮系统疾病及多发性骨髓瘤的诊断。

三、禁忌证

血友病者忌骨穿。

四、操作步骤

（一）髂前上棘穿刺

其优点为此处骨面较宽平，易固定且安全，唯骨质较硬，施术时较费劲，此部位最常用。

1) 患者仰卧，有明显腹水或肝脾极度肿大致腹部非常膨隆者，可取半侧卧位。

2) 在髂前上棘后约 1 cm 处为穿刺点，用 2% 的碘酊和 70% 酒精消毒皮肤，戴无菌手套、铺洞巾。

3) 用 1% 普鲁卡因局部麻醉，深达骨膜。

4) 将骨穿针的固定器固定于离针尖 1.5 cm 处。

5) 操作者左手食、拇指固定于髂前上棘面侧，捏紧皮肤，右手持穿刺针与骨面垂直，边旋边推进约 1.5 cm，一般可达骨髓腔。否则，可谨慎再钻入少许，拔出针芯，以 10 ml 注射器吸取骨髓液约 0.2～0.3 ml，制髓片 5～10 张。如穿刺针已进入骨髓腔而抽不出骨髓液时，可能因针腔被骨屑或骨膜片堵塞，此时可重新插上针芯，再深钻一些或旋 90°或 270°，见针芯有血迹时，再试抽取。

6) 取得标本后，将穿刺针连同针芯一并拔出，以手指按压 2～3 分钟，盖上消毒纱布，并以胶布固定。

（二）髂后上棘穿刺

其优点为术者在患者背后操作，可使患者减少恐惧；此处骨松质较厚，骨髓液量多，不但穿透机会少，且易成功。

患者俯卧或仰卧，髂后上棘一般均突出于臀部之上骶骨两侧；或以髂骨上缘下 6～8 cm、脊柱旁开 2～4 cm 之交点为穿刺点。穿刺方向应与背面垂直并稍向外侧倾斜，余同髂前上棘穿刺。

（三）脊椎棘突穿刺

其优点为安全且可减少患者恐惧，缺点为穿刺点面积太小，不易准确刺入。

患者取俯卧或前伏姿势或反坐于椅上（同坐位胸穿），穿刺点在第十一、第十二胸椎、第一、第二、第三腰椎棘突之顶点或旁侧。注意穿刺方向因部位而异；如穿刺点为第十一、十二胸椎棘突顶点，穿刺针应与脊柱成 45°～60°（因该二棘突在患者站立时向下后方）；如穿刺点为第一腰椎，则可与脊椎垂直刺入；如穿刺棘突旁，当与棘突成 45°，余同髂前上棘穿刺。

（四）胸骨穿刺

其优点为骨面平薄，骨髓液较丰富，能比较正确地反映骨髓增生情况，当其他部位穿刺失败时，可尽量采用此法。缺点为其后方有心脏和大血管，手术不慎，危险较大，且易引起患者恐惧。

患者取仰卧位，用枕头将胸部稍垫高。穿刺部位在第一或第二肋间的胸骨中线上。针尖长度应固定在 1 cm 左右（小儿 0.2～0.6 cm），左手食、拇指按定胸骨两侧，右手将针垂直刺入穿刺点皮肤达骨膜，然后使针与胸骨成 30°～45°慢慢旋入骨内，用力勿过猛以免穿透骨内板，待针尖阻力减低，即达髓腔，再旋穿刺针尖斜面向下，进行抽吸。注意穿刺深度最多不可超过 15 cm，余同髂前上棘穿刺。

五、注意事项

(1) 术前应作凝血时间检查，有出血倾向者，操作时应特别注意。

(2) 注射器与穿刺针必须干燥，以免溶血。

(3) 穿刺针进入骨质后，避免摆动过大，以免折断。

(4) 涂片时抽吸髓液量勿过多，以免被周围血所稀释，若同时得作细胞计数或培养者，应在涂片抽液后，再次抽 1 ～ 1.6 ml，不可两次做一次抽吸。

(5) 骨髓液抽出后，应立即涂片，否则会很快凝固使涂片失败。

第三节 腰椎穿刺术

一、目的
主要诊断治疗中枢神经系统疾病及某些全身性疾病。

二、适应证
(1) 疑有中枢神经系统疾病 (包括不明原因的惊厥或昏迷)，需要抽取脑脊液作诊断者，脑膜炎治疗过程中，需动态观察脑脊液改变以判断疗效者。

(2) 鞘内注射药物以治疗中枢神经系统炎症或浸润 (如中枢神经系统白血病等)。

(3) 对某些病除抽取脑脊液作常规化验培养，测定颅内压力，同时可了解蛛网膜下腔有无出血阻塞等。

三、禁忌证
(1) 对于颅内压力明显增高，尤以疑有颅内占位性病变者，不宜穿刺，以免穿刺时突然放出脑脊液导致脑疝的危险。若因诊断或治疗，必须进行穿刺时，应先用脱水剂，以减轻颅内压。放液时，宜先用针芯阻慢脑脊液滴速，放出少量 (一般约放 1 ～ 1.5ml) 供化验用的脑脊液后即行拔针。

(2) 穿刺部位有皮肤感染者。

(3) 休克、衰竭、病情危重者。

四、操作方法
(一) 体位

患者侧卧，背部与床边呈垂直平面，助手立于操作者对面，左手绕过腘窝使下肢向腹部屈曲，右手按其枕部与颈后，使头向胸部贴近，双手抱膝，使锥间隙扩张到最大限度，以便于穿刺。

(二) 定位

一般选择第 3 ～ 4 或第 4 ～ 5 腰椎间隙 (成人可选第 2 腰椎间隙)。婴幼儿因脊髓末端位置较低。穿刺点可在第 4 ～ 5 腰椎间隙。

(三) 步骤

局部皮肤消毒，铺以消毒孔巾，在穿刺部位皮内、皮下和棘间韧带注射 1% 普鲁卡因作局部麻醉，切勿将普鲁卡因注入椎管内 (新生儿及小婴儿可不必局部麻醉)。操作后以左手拇指固定穿刺皮肤，右手持穿刺针 (新生儿及婴幼儿可用短斜面的静脉穿刺针)，针尖斜面向上，垂直刺入，经过皮下组织后，可将针头略指向病儿头端方向继续进针，经韧带到硬脊膜腔时，可感到阻力突然消失。刺入深度，儿童约 2 ～ 4 cm，然后将针芯慢慢抽出，即可见脑脊液自动流出，测定滴速及压力，并留标本送验，然后将针芯插上，拔针后盖以无菌纱布，用胶布固定。术后应去枕平卧 4～6 小时，以免发生穿刺后头痛。

（四）动力试验

如疑诊椎管阻塞时，可做动力试验：当穿刺成功有脑脊液流出时，测定初压后，由助手压迫患者一侧颈静脉约 10 分钟，正常压迫后，脑脊液压力应立即上升为原来的一倍左右，压力解除后，脑脊液压力在 10～20 秒内迅速降至原来的水平，称动力试验阳性。表示蛛网膜下腔通畅，若压迫颈静脉后，脑脊液压力不升高，则为动力试验阴性，表示蛛网膜下腔完全阻塞。若压力缓慢上升，放松压力后又缓慢下降或不下降，则该动力试验也为阴性，表示有不完全阻塞。

五、注意事项

如放出脑脊液含有血色，应鉴别是穿刺损伤出血抑或蛛网膜下腔出血，前者在脑脊液流出过程中血色逐渐变淡，脑脊液离心后清亮不黄，后者脑脊液与血均匀一致。

第四节 胸腔穿刺术

一、目的

胸腔穿刺术常用于检查积液的性质、给药、抽脓，或为了减轻积液所致的压迫症状和预防胸膜黏连。

二、适应证

(1) 抽液帮助临床诊断，以明确病因。

(2) 放液具体如下。

1) 结核性渗出性胸膜炎积液过久不吸收或发热持续不退者。

2) 肺炎后胸膜炎胸腔积液较多者。

3) 外伤性血气胸。

(3) 胸腔内注入药物。

三、操作方法

(1) 对精神紧张的患者，在胸穿前半小时给小量镇静剂或可待因 0.03 g，嘱患者术中避免咳嗽和转动。

(2) 嘱患者反坐在靠背椅上，面朝椅背，双手平放在椅背上缘，头伏于前臂上。病重不能起床者，取半坐半卧位，可行侧胸穿刺。

(3) 可选择胸部叩诊最实的部位为穿刺点。如有大量积液，可任选肩胛骨下第七至第九肋之间隙、腋中线第六或第七肋间隙、腋前线第五肋间隙。包裹性积液可结合 X 线或超声波检查决定。

(4) 以 2% 碘酊和 70% 酒精消毒穿刺部位皮肤后，术者须戴口罩及无菌手套，盖上消毒洞巾，然后在穿刺点肋间的下肋骨上缘注入适量的 1% 普鲁卡因溶液，深达胸膜。

(5) 左手示指和中指固定住穿刺点皮肤，将针尾套上有橡皮管和附有钳子的穿刺针沿肋骨上缘慢慢刺入，待觉得胸膜壁层被穿过，针头抵抗感消失后，取注射器接于像皮管，除去钳子，抽吸胸腔内积液，盛在消毒量杯中，以便记录和化验。

(6) 放液毕，拔出穿刺针，盖以无菌纱布，用胶布固定。

四、注意事项

(1) 放液不要过多、过速，一般第一次不要超过 600 ml，以后每次不要超过 1000 ml，诊断性抽液 50 ～ 100 ml 即够。

(2) 穿刺和抽液时，应随时防止空气进入胸腔。

(3) 术中不断观察病员，如发现头晕、苍白、出汗、心悸、胸部压迫感和剧烈疼痛、昏倒等胸膜过敏现象，或连续咳嗽、吐泡沫状痰等抽液过多现象时，应立即停止放液，并注射 1:1000 肾上腺素 0.3 ～ 0.5 ml。

第五节 膀胱穿刺术

一、膀胱穿刺术适应证

(1) 急性尿潴留导尿未成功者。

(2) 需膀胱造口引流者。

(3) 经穿刺采取膀胱尿液作检验及细菌培养。

二、膀胱穿刺术方法

(1) 穿刺前，膀胱内必须有一定量的尿液。

(2) 下腹部皮肤消毒，在耻骨联合上缘一横指正中部行局麻。

(3) 选好穿刺点，以穿刺针向后下方倾斜刺入膀胱腔内。拔出针芯，即有尿液溢出，将尿液抽尽并送检。

(4) 过分膨胀的膀胱，抽吸尿液宜缓慢，以免膀胱内压减低过速而出血，或诱发休克。

(5) 如用套管针穿刺做耻骨上膀胱造口者，在上述穿刺点行局麻后先做一皮肤小切口，将套管针刺入膀胱，拔出针芯，再将导管经套管送入膀胱，观察引流通畅后，拔出套管，妥善固定引流导管。

(6) 对曾经作过膀胱手术的患者需特别慎重，以防穿入腹腔伤及肠管。

三、膀胱穿刺术注意事项

(1) 患者应最大限度地憋尿，穿刺方能成功。

(2) 穿刺留尿培养标本的前三天停用抗生素。

(3) 不宜饮水太多或利用利尿剂，以免尿液稀释，结果不准，最好为患者清晨第一次隔夜尿。

(4) 腹膜炎及大量腹水患者一般不做此项检查。

第六节 人工呼吸术

一、目的

人工呼吸术是在患者呼吸受到抑制或停止，心脏仍在跳动或停止时的急救措施。此时以借助外力来推动膈肌或胸廓的呼吸运动，使肺中的气体得以有节律的进入和排出，以便给予足够的氧气并排出二氧化碳，进而为自主呼吸的恢复创造条件，力争挽救生命。

二、适应证

(1) 溺水或电击后呼吸停止。

(2) 药物中毒，如吗啡及巴比妥类中毒。

(3) 外伤性呼吸停止，如颈椎骨折脱位，压迫脊髓者。

(4) 呼吸肌麻痹，如急性感染多发性神经炎、脊髓灰质炎，严重的周期性麻痹等。

(5) 颅内压增高，发生小脑扁桃体疝或晚期颞叶钩回疝有呼吸停止者。

(6) 麻醉期中麻醉过深，抑制呼吸中枢，或手术刺激强烈，发生反射性呼吸暂停，或使用肌肉松弛药后。

三、方法

人工呼吸的方法甚多，但以口对口呼吸及人工加压呼吸效果最好。故在呼吸停止，尤其是循环骤停的抢救中，应首先选用。

术前措施：施术前应迅速检查，消除患者口腔内之异物、黏液及呕吐物等，以保持气道畅通。

(一) 口对口人工呼吸法

此法简单、易行、有效。它不仅能迅速提高肺泡内气压，提供较多的潮气量 (每次约 500 ~ 1000 ml)，而且还可以根据术者的感觉，识别通气情况及呼吸道有无阻塞。同时，该法还便于人工呼吸术及心脏按压术的同时进行。

1. 操作步骤

(1) 患者仰卧，术者一手托起患者的下颌并尽量使其头部后仰。

(2) 用托下颌的拇指翻开患者的口唇使其张开，以利吹气。

(3) 于患者嘴上盖一纱布或手绢 (或不用)，另一手捏紧患者的鼻孔以免漏气。

(4) 术者深吸一口气后，将口紧贴患者的口吹气，直至其上胸部升起为止。

(5) 吹气停止后，术者头稍向侧转，并松开捏患者鼻孔的手。由于胸廓及肺弹性回缩作用，自然出现呼吸动作，患者肺内的气体则自行排出。

(6) 按以上步骤反复进行，每分钟吹气 14 ~ 20 次。

2. 注意事项

(1) 术中应注意患者之呼吸道通畅与否。

(2) 人工呼吸的频率，对儿童婴儿患者可酌情增加。

(3) 吹气的压力应均匀，吹气量不可过多，以 500 ~ 1000 ml 为妥。用力不可过猛过大，否则气体在气道内形成涡流，增加气道的阻力，影响有效通气量；或者因压力过大，有使肺泡破裂的危险，以及将气吹入胃内发生胃胀气。

(4) 吹气时间忌过短亦不宜过长，以占一次呼吸的三分之一为宜。

(5) 如遇牙关紧闭者，可行口对鼻吹气，方法同上，但不可捏鼻而且宜将其口唇紧闭。

（二）举臂压胸法

此法也是较为简单有效的方法。患者潮气量可达 875 ml，仅次于口对口呼吸法。

(1) 操作步骤

1) 患者仰卧，头偏向一侧。肩下最好垫一块枕头。

2) 术者立（或跪）在患者头前，双手捏住患者的两前臂近肘关节处，将上臂拉直过头，患者胸廓被动扩大形成吸气，待 2～3 秒钟后，再屈其两臂将其放回于胸廓下半部，并压迫其前侧方向肋弓部约 2 秒钟，此时胸廓缩小，形成呼气。依此反复施行。

(2) 注意事项具体如下。

1) 患者应置于空气流通之处。

2) 患者衣服须松解，但应避免受凉。

3) 如患者口中有呕吐、血液、痰液等，应迅速予以清除；有义齿者，应当取出。必要时，将其舌以纱布包住拉出，以免后缩阻塞呼吸道。

4) 呼吸速度，以 14～16 次 / 分为宜，节律均匀。

5) 压胸时压力不可过大，以免肋骨骨折。

（三）仰卧压胸人工呼吸法

(1) 患者仰卧，背部垫枕使胸部抬高，上肢放于体侧。

(2) 术者跪于患者大腿两则，以手掌贴于患者两侧肋弓部，拇指向内，余四指向外，向胸部上方压迫，将气压出肺脏，然后松手，胸廓自行弹回，使气吸入。

(3) 如此有节奏地进行，每分钟按压 18～24 次为宜。

（四）俯卧压背人工呼吸法

(1) 患者俯卧头向下略低，面转向一侧，两臂前伸过头。

(2) 施术者跪于患者大腿两则，以手掌贴于患者背部两侧肋弓部，拇指向内，余四指向外，压迫背部下后方两侧。每分钟 18～24 次。

注：压胸或压背呼吸法过去常用，但因潮气量很小，其效果远较口对口及举臂压胸呼吸法为差，故目前已很少用。

（五）膈神经刺激法

此法应用毫针及电子仪器刺激膈神经，使膈肌产生节律性收缩，从而达到节律性呼吸的目的。

方法：以一寸半毫针刺入膈神经刺激点。该点位于胸锁乳突肌前沿的中点，颈总动脉搏动处，亦即人迎穴部位，向下方刺达横突再退出少许，接上 68 型治疗仪，以两侧人迎穴作为一对电极。也可在人迎穴旁再插一毫针，与人迎穴作为一对电极，两侧共两对电极。一般治疗仪的Ⅱ、Ⅲ频率，通电后即出现膈式呼吸。呼吸频率及深浅，可通过调节强度的旋钮来控制。

（六）加压人工呼吸法

常用的有以下两种。

(1) 简易呼吸器法：简易呼吸器是由呼吸囊、呼吸活瓣、面罩及衔接管等部分组成。呼吸囊由内外两层构成，内层是泡沫塑料，外层是由特制的乳胶制造的。呼吸囊有弹性，挤压后能自动恢复原形。呼吸囊入口处装有单向进气活瓣相接，挤压时空气由此而出。在进气活瓣处装有另一活瓣，放松囊时进入空气；其前出口处与另一气活瓣相接。挤压时空气由此而出。在进气活瓣处装有另一侧管，可接氧气；呼吸活瓣处亦装有一侧管，可与面罩、气管插管或气管切开套管相连，挤压呼吸囊时，使患者吸入空气（或氧气）；放松呼吸囊时则呼气，并通过呼吸活瓣而排至大气中。本法一次挤压可有 500～1000 ml 的空气进入肺。简易呼吸器轻巧便于携带，特别适用于现场抢救及基层医疗单位。

(2) 空气麻醉机法：空气麻醉机的构造有面罩、螺纹管、呼吸囊、单向的吸入及呼出活瓣。应用时用面罩罩住患者的口鼻，托起下颌，有节律地 (14～16 次 / 分) 挤压折叠风箱即可达到加压人工呼吸的目的，每次挤压可进入气体 500～1500 ml。亦可将衔接管接压气管插管或气管切开套管上行加压呼吸，效果很好。

第七节 心包穿刺术

一、适应证

(1) 抽液检查，以确定积液性质及病原。

(2) 大量积液有填塞症状时，放液治疗；化脓性心包炎穿刺排脓。

(3) 心包腔内注射药物。

二、禁忌证

(1) 出血性疾病。

(2) 如抽出液体为血液，应立即停止抽吸。

三、准备工作

(1) 向患者说明穿刺的目的，并嘱患者穿刺时勿咳嗽或深呼吸。

(2) 器械准备：心包穿刺包、手套、治疗盘(棉签、碘酒、酒精、胶布、局部麻醉药)。如需心包腔内注射药物，应同时准备。

四、操作方法

(1) 患者取半卧位。

(2) 可任选下述三个部位之一穿刺。

1) 左侧第 5 肋间锁骨中线外心浊音界内 1～2 cm 处，沿第 6 肋骨上缘向背部并稍向正中线刺入。如膈肌较低，可以从第 6 肋间刺入。此法最常用。

2) 在剑突和肋弓缘所形成的夹角内，穿刺针与胸壁成 30° 角度，向上穿刺可进入心包腔下部与后部。

3) 如心浊音或心影向右扩大较显著，可于胸骨右缘第 4 肋间刺入。此法有伤及乳房内动脉之危险，故需特别谨慎。

(3) 用碘酒、酒精进行常规皮肤消毒。解开穿刺包，戴无菌手套，并检查穿刺包内器械(注

意穿刺针是否通畅)，铺无菌孔巾。

(4) 在穿刺点用 2% 普鲁卡因从皮肤至心包外层做局部麻醉。

(5) 用止血钳夹住穿刺针后的橡皮胶管，左手固定穿刺部位局部皮肤，右手持无菌纱布包裹的穿刺针，由麻醉部位刺入。在心尖部进针时，应使针自下向上，向脊柱并稍向心脏方向缓慢刺入；在剑突下进针时，应使针与腹壁成30°～40°，向上、向后并稍向左进入心包腔后下部。待感到针头阻力消失时，则表示已穿过心包外层，并可见针头有与心脏搏动同步的震动，此时应固定穿刺针，将 30 ml 注射器套于针座的橡皮管上，助手松开橡皮管上的止血钳，缓慢抽吸液体，当针管吸满后，先用钳子将橡皮管夹住，再取下针管以防空气进入。

(6) 将抽出液体分盛于两个试管中，以供检验。

(7) 术毕，拔出针头，局部盖消毒纱布后用胶布固定。

第八节　胸腔闭式引流术

一、适应证

(1) 急性脓胸及部分慢性脓胸仍有胸腔积脓者。

(2) 胸部开放或闭合性损伤，肺及其他胸腔大手术后。

二、术前准备

(1) 根据体征或胸部 X 线、超声检查，确定胸腔积液积气部位，并在胸壁上予以标记，以利于术中定位。

(2) 术前应向病友介绍手术概要，争取配合，危重患者应向家属说明病情。

(3) 术前应给予适量镇静剂。

三、手术注意点

(1) 患者取斜坡或侧卧位，局麻。

(2) 在原胸壁标记处作胸腔穿刺，确定位置后，一般取 6～8 肋间或合适的最低位引流，单纯气胸应在锁骨中线第二肋间放引流管，置引流管于胸腔后，将其固定于皮肤上，末端接水封瓶。

(3) 引流管放入胸腔之长度一般不超过 4～5 cm。

(4) 术中应取胸腔积液作常规检查、细菌培养并测定药物敏感度。

四、术后处理

(1) 保持引流管通畅。

(2) 首次排液排气量应适量，如发现患者有心慌、咳嗽、大汗、呼吸困难等纵膈摆动征时立即停止，并予以适当处理，待情况稳定后再分次排液排气，以保证充分引流。

(3) 逐日记录引流的数量和性质，鼓励患者深呼吸及咳嗽，促进肺扩张，帮助患者变换体位，以利引流。

(4) 定期胸透，了解胸腔引流情况。

第九节　胸腔减压术

一、适应证

(1) 外伤性张力气胸，胸腔大量积气，引起呼吸困难者。

(2) 自发性张力性气胸，经胸穿不能缓解症状者。

二、手术注意点

(1) 急救时可末端有瓣膜装置 (橡皮手指套)，一端用线扎于针头，盲端剪一小孔，或连接置于水封瓶中之排气管的针头，于锁骨中线第二肋间刺入胸腔并固定之，进行排气。

(2) 情况许可时应作胸腔置管闭式引流。

第十节　硬膜下穿刺术

硬膜下穿刺术是神经科临床常用的检查方法之一，对神经系统疾病的诊断和治疗有重要价值、简便易行。

一、适应证

(1) 细菌性脑膜炎疑有硬脑膜下积液 / 积脓，须明确诊断或施行放液治疗者；

(2) 疑有硬脑膜下积血，须明确诊断或施行治疗。

二、禁忌证

(1) 穿刺部位有皮肤感染。

(2) 前囟闭或很小。

(3) 相对禁忌证：有出血倾向者应在凝血障碍纠正后行硬膜下穿刺检查。

三、穿刺方法及步骤

(1) 患儿洗头并剃去前囟周围之头发，患儿仰卧台上，肩下垫枕使头颈后仰，助手固定好患儿头部。

(2) 头部常规皮肤消毒，术者戴手套铺好无菌洞巾，穿刺点在前囟侧角最外点或最外点偏内侧 0.25 ～ 0.5 cm，用左手食、拇指固定皮肤，右手用斜面较短的 7 ～ 8 号注射针头，垂直刺入 0.25 ～ 0.5 cm，当通过硬膜阻力消失有落空感时即达硬膜下腔，此时可见液体流出，即可送检。如有血性、脓性或黄色渗液，可慢慢放出 15 ～ 20 ml/ 侧，为了治疗目的可再在另一侧放液。

(3) 术毕拔针消毒，压迫 2 ～ 3 分钟后看有否继续出血或脑脊液流出，然后盖以纱布再用胶布加压固定。

四、并发症及防治

(1) 头皮水肿：为最常见的并发症，多见于穿刺后压迫时间不够或方法不恰当导致，故拔针后应压迫 2 ～ 3 分钟后，然后盖以纱布再用胶布加压固定，最好再按压 10 ～ 15 分钟。

(2) 刺破静脉窦 (常见矢状窦)，导致出血；注意尽量靠近前囟侧角内侧进行穿刺。

(3) 损伤脑组织，导致穿刺后癫痫发作；注意穿刺不能过深，且在穿刺过程中需固定好患儿头部避免意外发生。

第十章　儿科常用的药物治疗

第一节　儿科用药特点

　　小儿处于生长发育阶段，许多脏器、神经系统发育尚不完全，对许多药物极为敏感，故儿科用药时应按新生儿期、婴幼儿期和儿童期3个阶段正确选择药物，合理使用，以保证用药安全。

一、新生儿用药特点

　　新生儿期生理和代谢过程正处于迅速发展和变化阶段，药物代谢和药物动力学过程也随之迅速改变，故其药物剂量不能单纯用成人剂量机械地折算，否则药物会过量而引起毒性反应，也可能因药量不足而影响疗效。

　　（一）给药途径的影响

　　1. 局部用药

　　新生儿体表面积相对较成人大，皮肤角化层薄，局部用药透皮吸收快而多，外敷于婴儿皮肤上可引起中毒的药物有硼酸、六氯酚、萘、聚烯吡酮和水杨酸，故要防止透皮吸收中毒。

　　2. 口服给药

　　胃肠道吸收可因个体差异或药物性质不同而有很大差别，如氯霉素吸收慢而无规律，磺胺药可全部吸收。

　　3. 注射给药

　　皮下或肌肉注射可因周围血循环不足而影响吸收分布，一般新生儿不采用。

　　4. 静脉给药

　　静脉给药吸收最快，药效也可靠，但必须考虑到液体容量、药物制剂和静脉输注液体的理化性质及输注的速度。大多数静脉用药可安全地由护士给药，但戊巴比妥钠、地西泮等作用剧烈的药物在使用时有引起急性中毒的可能，应有医师配合。另外普萘洛尔、维拉帕米等少数药物较一般药物更易引起危险，故给药应更慎重。

　　（二）体液分布的影响

　　新生儿总体液量占体质量的80%(成人为60%)，相对较成人高，因此水溶性药物在细胞外液稀释后浓度降低，排出也较慢。早产儿的卡那霉素分布容积较成熟儿小，因而血药峰浓度较成熟儿高，可见早产儿和新生儿一样较成熟儿更易造成卡那霉素中毒，对听神经和肾功能造成影响。

　　（三）血浆蛋白结合率的影响

　　新生儿的血浆蛋白结合力低不仅是因为新生儿的低蛋白血症，主要是药物不易与血浆蛋白结合，因为新生儿体内血浆蛋白的性质有变化。另外由于胆红素、游离脂肪酸在血液中存在，就更减弱酸性药物的血浆蛋白结合力。不易与新生儿血浆蛋白结合的药物有氨苄青霉素、地高辛、吲哚美辛、苯巴比妥、保泰松、苯妥英钠、水杨酸盐等，磺胺药与血浆蛋白结合可与胆红素相竞争，且因磺胺药物对清蛋白亲和力比胆红素强，应用后黄疸患儿血中游离胆红素成分增多，代谢和排泄胆红素能力低下，加之新生儿血脑屏障功能差，致使血中游离胆红素侵入脑组织，甚至造成核黄疸。安钠咖、氯丙嗪、维生素 K、萘啶酸、呋喃坦啶、新生霉素、伯氨喹、磺胺类药物都可促进新生儿黄疸或核黄疸的发生。

（四）酶的影响

新生儿的酶系统尚不成熟，某些药物代谢酶分泌量少且活性不足，诸如水解作用、氧化和还原作用等生化反应均低下。如新生儿应用氯霉素后，由于缺乏葡萄糖醛酸转移酶结合成无活性的衍生物，造成血中游离的氯霉素增多，使新生儿皮肤呈灰色，引起灰婴综合征；新生霉素也有抑制葡萄糖醛酸转移酶的作用，可引起高胆红素血症；磺胺类、呋喃类药物也可使葡萄糖醛酸转移酶缺乏的新生儿出现溶血。所以新生儿用药时要考虑到肝酶的成熟情况，一般出生 2 周后肝脏处理药物的能力才接近成人水平。如新生儿黄疸不退，说明其肝药酶尚未发挥充分的解毒作用，应及时请医生处理或给予酶诱导剂（如苯巴比妥治疗核黄疸）产生酶促作用，使胆红素排出。

（五）肾功能影响

新生儿肾脏有效循环血量及肾小球滤过率较成人低 30% ～ 40%，对青霉素 C 的廓清率仅及 2 岁儿童的 17%。很多药物因新生儿的肾小球滤过低而影响排泄，导致血清药物浓度高，半衰期也延长。此种情况在早产儿更显著，甚至可因日龄而改变。青霉素 C 对出生 0 ～ 6 d 者半衰期为 3 h，7 ～ 13 d 者为 1.7 h，大于 14 d 可接近儿童为 1.4 h，至 1 ～ 2 个月才接近成人。氯霉素在新生儿半衰期为 250 h，而成人仅为 4h。所以在新生儿或儿童时期，药物剂量不能相同。一般新生儿用药量宜少，间隔应适当延长。这些药物有氨基糖苷类、地高辛、呋噻米、吲哚美辛、青霉素和呋喃类，新生儿肾功能的成熟过程需要 8 ～ 12 个月才能达到成人水平。

二、婴幼儿期用药特点

口服给药时以糖浆剂为宜；油类药应注意，绝不能给睡熟、哭闹或挣扎的婴儿喂药，以免引起油脂吸入性肺炎；混悬剂在使用前应充分摇匀。由于婴儿吞咽能力差，且大多数不肯配合家长自愿服药，在必要时或对垂危患儿采用注射方法，但肌肉注射可因局部血液循环不足而影响药物吸收，故常用静脉注射和静脉点滴。服用肠溶片或控释片时，不能压碎，否则其疗效下降，造成刺激，引起恶心、呕吐。

婴幼儿期神经系统发育未成熟。患病后常有烦躁不安、高热、惊厥，可适当加用镇静剂。对镇静剂的用量，年龄愈小，耐受力愈大，剂量可相对偏大。但是，婴幼儿对吗啡、哌替啶等麻醉药品易引起呼吸抑制，不宜应用。氨茶碱虽然不属于兴奋剂，但都有兴奋神经系统的作用，使用时也应谨慎。

三、儿童期用药特点

儿童正处于生长发育阶段，新陈代谢旺盛，对一般药物的排泄比较快。但应注意预防水电解质平衡紊乱，因为儿童对水及电解质的代谢功能还较差，如长期或大量应用酸碱类药物，更易引起平衡失调，应用利尿剂后也可出现低钠、低钾现象，故应间歇给药，且剂量不宜过大。激素类药物应慎用：一般情况下尽量避免使用肾上腺皮质激素如可的松、泼尼松等；雄性激素的长期应用可使骨骼闭合过早，影响小儿生长和发育。骨和牙齿发育易受药物影响，如四环素可引起牙釉质发育不良和牙齿着色变黄。孕妇、哺乳妇女及 8 岁以下儿童禁用四环素类抗生素。

四、当前儿科用药中常见的一些问题

小儿特别是新生儿的生理特点决定了药物在体内过程与成人不同。由于用药特殊化、复杂化，从而要求在药物品种、剂量、规格、用法等方面应更细致考虑。当前国内一些药物的剂型规格不完整，甚至不适合儿科临床使用，因而给患儿治疗带来一定困难。许多人错误地把小儿用药看成是成人用药的缩减，造成小儿用药成人化，以致出现不少问题。

（一）抗菌药物使用不合理

目前，抗菌药的滥用现象较为突出，对非感染性疾病如肠痉挛、单纯性腹泻以及一般感冒发热，不究其因，先用抗生素，有的甚至用价格昂贵的第三代头孢菌素。据统计，在治疗上呼吸道感染或普通感冒时，使用抗生素者高达 99%，对急诊患儿，有的首先给予庆大霉素，名曰"保险，勿需皮试"，殊不知导致了肾毒性和耳毒性的严重后果。另外对于儿科的感染性腹泻，有的不恰当地给予抗生素治疗，事实上婴幼儿感染性腹泻为轮状病毒和肠产毒性大肠杆菌感染，使用抗生素既不能缩短病程，亦不能减轻腹泻症状，相反导致了耐药菌株和二重感染的产生。喹诺酮类药物以其抗菌谱广、抗菌作用强而成为 20 世纪年代后的主导抗生素之一，但该类药物可引起幼年狗及其他哺乳动物的骨关节特别是负重关节软骨组织损伤。然而，临床的实际情况是 12 岁以下的小儿及孕妇中使用较为普遍，且用量偏大。

（二）解热镇痛药滥用

当前含吡唑酮类的复方制剂（如氨非咖片、安乃近、去痛片、散利痛片等）仍有销售，其解热镇痛效果肯定，但不宜长期服用，尤其儿童使用时很易出现再生障碍性贫血和紫癜，应在用药前后检查血常规；又如新生儿使用含阿司匹林的制剂，由于新生儿胃内酸度低，胃排空迟缓，药物吸收慢，易在胃内形成黏膜腐烂。据英美以及其他国家有关资料表明，给发热儿童使用阿司匹林与雷耶（Reye's）综合征的发生有密切关系。Reye's 综合征是一种常见的急性脑部疾病，并与肝脏的脂肪变化有关，可出现于感冒、水痘等病毒感染之后，病死率高达 50%；再如，感冒通用于儿童可造成血尿，因为其成分之一双氯芬酸可抑制前列腺素合成与释放，故对于生长发育阶段而肾功能发育不全的儿童应禁用。对乙酰氨基酚是目前应用最广的解热镇痛药，其疗效好、不良反应小、口服吸收迅速、完全，但剂量不宜加大，3 岁以下儿童慎用。

（三）把微量元素及维生素当作绝对安全的营养药

不少独生子女家长及部分医师将微量元素与维生素视为"营养药"，长期或大剂量服用，例如微量元素锌，浓度达 15 mg/L 则有损害巨噬细胞和杀灭真菌的能力，可增加脓疮病的发生率。因此在补锌时，应注意可能伴随的并发症。服用维生素应根据身体需要，若滥用和过量长期使用则会产生毒副反应。如有的家长将鱼肝油作为"补剂"长期给儿童使用，或者在防治佝偻病时使用维生素 D 剂过多，致使体内维生素 D 浓度过高，出现周身不适、胃肠反应、头痛、骨及关节压痛、高钙血症等慢性中毒症状。

（四）长期大量输注葡萄糖注射液

葡萄糖注射液有营养、解毒、强心、利尿作用。

不少医院把 10% 葡萄糖注射液作为新生儿常用的基本液，但输入过快可引起新生儿高血糖症。新生儿肾小管对葡萄糖的最大回吸收量仅为成人的 1/5，对糖耐受力低，胰岛细胞功能

不全，胰岛素的活性低，因而过快或持久地静脉滴注可造成医源性高血糖症，甚至颅内血管扩张而致颅内出血。

五、小儿用药注意事项

小儿体格和器官功能等各方面都处于不断发育的时期，用药安全越来越受到注意和重视。因此，小儿用药应注意以下几个问题。

（一）熟悉小儿特点，不滥用药物

了解小儿不同发育时期解剖生理特点、药物特殊反应，掌握用药指征，合理用药。尤其要注意在农村及基层医疗单位滥用抗生素、维生素、解热镇痛药和丙种球蛋白的现象。

（二）严格把握剂量，注意间隔时间

药物剂量应随儿童成熟程度及病情不同而不同。小儿年龄、体质量、体质强弱各有不同，用药的适宜剂量也就有较大的差异，近年来肥胖儿童比例增加，血药浓度测定发现，按传统的体质量计算剂量，往往血药浓度过高，故肥胖儿童的个体化给药是一个研究的新课题。

另外要注意给药间隔时间，切不可给药次数过多、过频，尤其在疗效不好或怀疑过量，应监测血药浓度来调整给药剂量和间隔时间。

（三）根据小儿特点，选好给药途径

一般来说，经胃给药较安全，应尽量采用口服给药。新生儿皮下注射容量很小，且药物可损伤周围组织并吸收不好，故不适用于新生儿。较大的婴幼儿循环较好，可肌肉注射。婴幼儿静脉给药一定要按规定速度滴注，切不可过快过急，并要防止药物渗出引起组织坏死，不要反复应用同一血管以防引起血栓静脉炎。婴幼儿皮肤角化层薄，药物极易透皮吸收甚至中毒，因此外用给药时间不要太长。

（四）小儿禁用或慎用的化学药物

阿司匹林、吲哚美辛、氯霉素、四环素、卡那霉素、新霉素、链霉素、氯丙嗪、奋乃静、苯巴比妥、水合氯醛、地西泮、氯氮卓（利眠宁）、利舍平、二巯丙醇、维生素K、亚甲蓝、甲基睾酮、苯甲酸钠、咖啡因、山梗菜碱、毛花苷丙、地高辛、甲磺丁脲、呋噻米等。

总之，小儿处于生长发育的重要阶段，在解剖、生理、病理方面有明显的特点，许多脏器（如心、肝、肾）、神经系统功能发育尚不完全，对许多药物极为敏感。且小儿肠管相对较长，消化道面积相对较大，肠壁薄，黏膜富于血管，通透性强，吸收率高，肾小球滤过率低，排泄功能差。而且小儿从心理上对药物的色、香、味及外观也有一定要求，故小儿给药应将药理学、生理学及心理学紧密地联系起来。

第二节 儿童合理用药

儿童由于正处于生长发育时期，与成年人相比较而言，各器官发育还不成熟，肝脏的代谢功能以及肾脏的排泄功能也不完善，对很多药物的代谢、排泄和耐受性较差，所以作为一个特殊的用药群体，儿童的合理用药相当关键，应当引起医务工作者的关注。

一、合理应用抗菌药物

一般而言，儿童使用抗菌药物首选 β- 内酰胺类和大环内酯类。对于病原菌较明确的常见感染患儿，可根据细菌敏感或耐药情况，给予抗菌药物经验治疗。对于病情较重的患儿可依据病原菌种类及药敏试验结果选用抗菌药物。但是某些抗菌药物儿童应避免使用，如氨基糖苷类、喹诺酮类及四环素类等。

氨基糖苷类抗生素对第八对脑神经可产生特有的损害，可引起前庭与耳蜗损害。由于儿童年龄较小，对于眩晕或耳鸣很难正确表达，所以造成耳毒性在早期较难察觉，最终造成听力损害甚至耳聋。由于儿童的个体性差异很大，所以即使应用氨基糖苷类抗生素的剂量小、疗程短，也存在产生严重耳毒性的可能。只有当具有临床明显应用指征且有无其他可选的抗菌药物时，才能选择该类药物，如耳毒性、肾毒性较低的奈替米星。用药期间需监测尿常规和肾功能，避免不良反应的发生。

喹诺酮类药物主要用于泌尿系感染、胃肠道感染及呼吸系统感染等的治疗。该类药物对于儿童的危害主要是：损害幼儿关节、并能导致关节软骨产生水泡及变性。喹诺酮类的软骨毒性具有明显的年龄差异性，所以儿童的年龄越小，所造成的关节损伤越迅速、越严重。因此，基于该类药物对骨骼的不良反应，18 岁以下未成年人应避免使用。

另外，可导致脑性核黄疸级溶血性贫血的磺胺类药物和呋喃类药物、影响新生儿生长发育的四环素类药物，儿童都应避免使用。

二、合理使用退热药物

世界卫生组织建议，通常情况下，只有腋温高于 38.5℃ 的患儿才应用药物退热。由于注射剂可造成过敏、虚脱等不良反应，所以凡能口服给药的患儿应口服给药或使用栓剂。

作为一种应用多年的解热镇痛类药物，阿司匹林在婴幼儿中应禁止使用，因为报道称，该药可能引起新生儿青紫症、肚脐出血、呕血和便血等不良反应。国内外近年来也有小儿服用阿司匹林引起瑞士综合征的报道，因此在患流感和水痘后忌用阿司匹林。

2 个月以上的儿童发热时首选对乙酰氨基酚，因为其不仅起效快，而且较少引起胃肠道不良反应。使用时，对乙酰氨基酚的剂量为 10 ～ 15 毫克 / 千克体重，一日不能超过 4 次。2 个月以下婴儿在使用对乙酰氨基酚时需遵医嘱。

布洛芬虽为阿司匹林的类似药物，但由于其胃肠道不良反应明显低于阿司匹林，而且起效快，药效持续时间长等原因，可以作为可靠的儿童解热镇痛药物使用。具体使用时，需根据患儿的病情而定。除单独应用外，布洛芬也可与其他药物配伍使用，如与葡萄糖酸锌、马来酸氯苯那敏等同时应用等。

在患儿急性高热、病情重时，若没有其他解热药可供选择，安乃近可以使用，用于紧急退热，但是安乃近可引起粒细胞缺乏、肾损伤及过敏等较为严重的不良反应，所以该药物一般不作为首选药。

三、合理使用抗病毒药物

阿昔洛韦是目前抗疱疹病毒感染的首选药物，该药物口服生物利用度低，血浆半衰期短，用于治疗新生儿单纯疱疹病毒感染、单纯疱疹病毒性脑炎和免疫抑制儿童的原发性水痘。该药的不良反应较少见，报道的有皮肤过敏、血小板减少等。

更昔洛韦的药效较阿昔洛韦强 50 倍以上，其不良反应包括肝肾损害、血小板减少等，一般情况下，12 岁以下儿童在应用时需调整剂量。

利巴韦林属于核苷类广谱抗病毒药物，现在临床应用广泛。尹文杰等研究利巴韦林的不良反应中提出两方面看法，一是利巴韦林的不良反应无论全身或是局部用药中都有发生，但局部和口服用药所致不良反应发生率明显低于肌内注射和静脉注射。二是利巴韦林虽有可能发生多种严重的不良反应，但只要临床医师对该药引起的不良反应有所了解，并对可能发生的后果给予充分的重视，随时观察患者的体征，及时做出正确判断，采取适当措施，就能把该药不良反应造成的损害降到最低。这就提示在静脉滴注利巴韦林时，要明确患儿的疾病情况，避免不合理的选用，同时在输液过程中要随时观察患儿的情况，适时采取必要的措施，减少患儿不必要损伤。

中药注射剂如喜炎平、炎琥宁等也是现在儿科抗病毒的常用药，但由于中药注射液成分较复杂，其所含的大分子物质进入体内，形成抗原会产生过敏反应，所以在临床使用时需要谨慎。需严格遵守药品说明书中规定的剂量，选用合适的溶媒和合理的稀释浓度，单独给药，不与其他药物配伍使用。

四、合理使用消化系统药物

蒙脱石散是一种吸附病原体、加强肠道黏膜屏障功能的消化道黏膜保护药，对消化道黏膜有极强的覆盖能力和吸附作用，能较好的治疗儿童急性腹泻。需要注意的是，该类药物服用时应使用温水充分稀释，不可将本品直接倒入口中吞服，也不可调成糊状后服用。

微生态制剂如双歧杆菌、枯草杆菌等，可以调节肠道正常菌群，治疗腹泻、肠道菌群失调等疾病。该药物需要在 2 ～ 10℃冷藏保存，在服用时水温也不能过高，需低于 40℃。另外，该类药物也不能同抗菌药物、保护胃黏膜类药物同时服用，服药间隔在 1 小时以上。

原则上，一岁以下的婴儿不能服用多潘立酮等促胃动力药，因为此时婴儿的神经系统还未发育完全，不良反应的发生率较高；由于该类药物加速胃排空的作用可使经胃吸收的药物吸收减少，经小肠吸收的药物吸收增多，儿童在服用促胃动力药物时，需在餐前 15 分钟服用。

胃、十二指肠溃疡在儿童期也可发病，可给予抗酸药治疗。在用抗酸药物时，不能与胃蛋白酶或维生素 C 酸性药物或酸性果汁和饮料同服。药师应向患儿家属交待清楚上述内容。另外，服用该类药物期间，患儿应忌食脂肪、豆类及刺激性食物。

五、合理使用维生素

由于维生素 A、D 能促进钙的吸收，为了预防儿童佝偻病，现在主张在给儿童补钙的同时，适当加服维生素 A、D。但维生素 A、D 不易大剂量服用，因为维生素 A、D 易在体内蓄积，产生毒性反应，维生素 A 与骨骼的生长有关，儿童体内蓄积可影响骨骼发育。

第三节 儿科药物剂量的计算

一、按体重计算

这是西医最常用、最基本的计算方法。应以实际测量的体重为准或按公式计算获得。每日/(次)剂量＝病儿体重(kg)×每千克体重需要量。年龄愈小，每千克体重剂量相对稍大，年长儿按体重计算剂量超过成人剂量时，以成人剂量为限。

二、按体表面积计算

此法较按年龄、体重计算更为准确。近年来多主张按每平方米体表面积计算。小儿体表面积的计算公式如下。

体重＜30kg 小儿体表面积(平方米)＝体重(kg)×0.035+0.1。

体重＞30kg 小儿体表面积(平方米)＝［体重(kg)-30］×0.02+1.05。

小儿剂量＝小儿体表面积(平方米)×剂量/(平方米)。

三、按年龄计算

按年龄计算适用于剂量幅度大，不需要十分精确的药物，如营养类药物可按年龄计算，比较简单易行。

四、按成人剂量折算

小儿剂量＝成人剂量×小儿体重(kg)/50。

此法仅用于未提供小儿剂量的药物，所得剂量一般偏小，故不常用。

五、小儿中药用量

新生儿用成人量的1/6，乳婴儿为成人量的1/3，幼儿为成人量的1/2，学龄儿童为成人量的2/3或成人量。

第十一章 营养及营养性疾病

第一节 营养基础

营养是保证小儿正常生长发育、身心健康的重要物质基础。胎儿依靠孕母供给营养。出生后营养素主要来自所摄入的食物，食物中的营养物质经体内消化吸收和合成与分解的代谢过程被利用，供给机体能量和合成组织与生物活性物质，以维持生命的一切生理活动，并修补组织消耗。小儿营养与成人不同之处在于尚需保证其不断生长发育所需的各种营养素和能量，故良好的营养可促进生长发育。营养不足则可导致生长发育迟缓，甚至引起营养不良症；营养素摄入不足还可引起营养缺乏和障碍。各种营养素代谢特点及其需要量简述如下。

一、能量

能量是由供能营养素（主要为糖类、脂肪、蛋白质）在机体内代谢反应中的化学能转变而来。1 g 糖类可供能量 16.74 kJ (4kcal)，1 g 蛋白质可供能 16.74 kJ (4kcal)，1 g 脂肪可供能 37.66 kJ(9kcal) 小儿能量需要可大致分为以下 5 个方面。

（一）基础代谢

基础代谢是指在人体清醒时空腹而完全安静状态下 (18 ～ 25℃环境下）维持人体基本生理活动（如维持体温、肌肉张力、循环、呼吸、肠蠕动、腺体活动等代谢）所需的最低能量。在单位时间内每平方米体表面积所需的基础代谢能量称为基础代谢率，此率随年龄、性别、体表面积、生长发育、内分泌及神经活动等变化而不同。小儿较成人高 10% ～ 15%；婴幼儿期基础代谢能量占总能量的 50% ～ 60%，各器官的能量消耗与其大小及功能有关。婴儿时期脑、肝的代谢率较成人为高，而肌肉活动耗能较少。1 岁以下小儿每天需能 230.12 kJ/kg (55 kcal/kg)，7 岁时需 184.1 kJ/kg(44 kcal/kg)，12 ～ 13 岁时为 104.6 ～ 125.5 kJ/kg(25 ～ 30 kcal/kg)，接近成人。

（二）生长发育

生长发育过程需要消耗能量，此为小儿所特有。所消耗的能量多少与生长发育速度成正比，每增加 1 g 体重需能量 20.92 kJ(5 kcal)。年幼婴儿生长快，消耗能量也多，占总能量消耗的 25% ～ 30%，为每天 125.5 ～ 167.4 kJ/kg(30 ～ 40 kcal/kg)；青春期生长加速，能量消耗也增多。能量供应不足可使生长发育速度减慢，甚至停滞。

（三）食物特殊动力作用

所摄取的食物在体内消化、吸收、利用等而增加基础代谢所耗的能量称食物特殊动力作用，蛋白质所需最多。婴儿摄取食物和蛋白质相对较多，故这方面消耗能量也大，占总能量的 7% ～ 8%，年长儿食混合饮食则减为 5% 左右。

（四）活动

小儿活动所消耗的能量与活动强度、持续时间、类型及身体大小有关。年幼小儿肌肉活动较少，婴儿每天需 62.8 ～ 83.7 kJ/kg(15 ～ 20 kcal/kg)；多哭好动小儿可增加 3 ～ 4 倍；年龄增大，自由活动增多后，到 12 ～ 13 岁可达每天 125.5 kJ/kg(30 kcal/kg)。

（五）排泄物中能量损失

食物中不能完全消化吸收的产能营养素及其代谢产物，从大小便中排出体外所丢失的能量一般不超过摄入的 10%，婴儿每天为 33.5 ～ 46.0 kJ/kg(8 ～ 11 kcal/kg)。

合计以上五方面的能量所需即为小儿总能量需要量。小儿越小相对的能量需要越多，1 岁以下婴儿按每天 460.24 kJ/kg(110 kcal/kg) 计算，后每增 3 岁减去 41.8 kJ/kg(10 kcal/kg)；到 15 岁时每天需 251.0 kJ/kg(60 kcal/kg)，到青春期又再增加。这种简单计算法只是根据正常小儿平均数求得，实际应用于个体小儿时尚应按小儿具体情况增减。按体重计算消瘦者所需能量常比肥胖者为高。能量摄入不足常引起消瘦与生长发育停滞，而摄入过多则可导致肥胖。一般安排小儿膳食时尚应考虑蛋白质、碳水化合物与脂肪的供能比例。根据我国情况，以总能量的 12% ～ 15% 来自蛋白质，50% ～ 60% 来自碳水化合物，以及 25% ～ 35% 来自脂肪较为适宜。

二、蛋白质

蛋白质是脑的重要组成部分，与智力发展关系最为密切。脑功能愈复杂的部位含蛋白质愈多；一些神经递质是氨基酸的衍生物，如儿茶酚胺类的递质肾上腺素、去甲肾上腺素、多巴胺皆由酪氨酸生成，乙酰胆碱中所含的胆碱可由丝氨酸代谢生成，在脑内分布较广泛，可影响中枢神经系统的感觉、运动和记忆功能婴儿如早期缺乏牛磺酸会导致神经系统发育的细微变化，导致学龄期学习能力较差。

优质蛋白质的主要食物来源：肉类，蛋类，乳制品，大豆及其制品。

三、脂类

脂类也称脂质。它包括两类物质。一类是脂肪，又名中性脂肪，是由一分子甘油和三分子脂肪酸组成的甘油三酯。另一类是类脂，它与脂肪化学结构不同，但理化性质相似。在营养学上较重要的类脂有磷脂、糖脂、胆固醇、脂蛋白等。由于脂类中大部分是脂肪，类脂只占 5% 并且常与脂肪同时存在，因而营养学上常把脂类通称为脂肪。

四、碳水化合物和糖

碳水化合物和糖是供给人能量的重要物质，碳水化合物是由碳、氢、氧三种元素组成的一类化合物，其中氢和氧的比例与水分子中氢和氧的比例相同，因而被称为碳水化合物，又称糖类。根据分子结构的繁简，碳水化合物分为单糖、双糖和多糖三大类。

单糖是最简单的碳水化合物，易溶于水，可直接被人体吸收利用。最常见的单糖有葡萄糖、果糖和半乳糖。葡萄糖主要存在于植物性食物中，人血液中的糖是葡萄糖。果糖存在于水果中，蜂蜜中含量最高。果糖是甜度最高的一种糖，它的甜度是蔗糖的 1.75 倍。半乳糖是乳糖的分解产物，吸收后在体内可转变为葡萄糖。

双糖是由两分子单糖脱去一分子水缩合而成的糖，易溶于水。它需要分解成单糖才能被身体吸收。最常见的双糖是蔗糖、麦芽糖和乳糖。蔗糖是一分子葡萄糖和一分子果糖缩合而成，是我们日常生活中最常食用的糖。白糖、红糖、砂糖都是蔗糖。麦芽糖是两分子葡萄糖缩合而成，谷类种子发芽时含量较高，麦芽中含量尤其高。乳糖是由一分子葡萄糖和一分子半乳糖缩合而成，存在于人和动物的乳汁中，其甜度只有蔗糖的六分之一。乳糖不易溶于水，因而在肠道中吸收较慢，有助于乳酸菌的生长繁殖，对预防婴幼儿肠道疾病有益。

多糖是由许多单糖分子结合而成的高分子化合物，无甜味，不溶于水。多糖主要包括淀粉、糊精、糖原和膳食纤维。淀粉是谷类、薯类、豆类食物的主要成分。淀粉在消化酶的作用下可分解成糊精，再进一步消化成葡萄糖被吸收。糖原也叫动物淀粉，是动物体内贮存葡萄糖的一种形式，主要存在于肝脏和肌肉内。当体内血糖水平下降时，糖原即可重新分解成葡萄糖满足人体对能量的需要。膳食纤维虽不能被人体消化用来提供能量，但仍有其特殊的生理功能。

碳水化合物主要由谷类、根茎类食物以及糖类供给，蔬菜及水果中也含少量。

五、水

水是人体最重要的营养素。人不吃食物仅喝水仍可存活数周；如果不喝水，数日便会死亡。水是人体数量最多的成分，约占体重的 50% ~ 60%。人体新陈代谢的一切生物化学反应都必须在水的介质中进行。

水的生理作用概括起来有以下几方面。

(1) 水是体内各种生理活动和生化反应必不可少的介质，没有水一切代谢活动便无法进行，生命也就停止了。

(2) 水是体内吸收、运输营养物质，排泄代谢废物的最重要的载体。这是由于水有很强的溶解能力，许多物质可以溶解在水中通过循环系统转运。

(3) 维持正常体温水的汽化吸收的热很多，1 克水汽化要吸收 580 卡热。汗液的蒸发可散发大量热量，从而避免体温过高。

(4) 润滑功能：泪液、唾液、关节液、胸腔、腹腔的浆液起着润滑组织间经常发生的摩擦的作用。

许多因素 (如年龄、环境温度、劳动强度和持续时间) 可影响人体对水的需要量。一般情况下，正常成人每日约需水 2500 毫升。人体主要通过饮水和进食食物获得水分。碳水化合物、脂肪和蛋白质代谢过程中也产生一部分水，称为代谢水，但数量较少。

六、维生素和矿物质

维生素和矿物质均非供能营养素，人体的需要量也很少，但对机体的新陈代谢和生理功能却都是不能缺乏的物质。摄入量长期不足不仅影响生长发育，还可引起各种相应的缺乏症和代谢障碍，严重影响小儿健康。

七、食物纤维

膳食纤维指的是人体不能消化的多糖类，包括纤维素、半纤维素、果胶、树胶等食物成分。过去曾认为它们是无营养价值的废料。近年来发现很多慢性疾病 (如便秘、高脂血症、冠心病、肥胖等) 与膳食中膳食纤维的多寡有关。

目前已知膳食纤维的主要生理功能如下。

(一) 预防便秘

这是由于它们有很强的吸水性，可在肠道内吸收水分，增加粪便体积并使之变软利于排出。

(二) 控制体重，防止肥胖

这是由于富含膳食纤维的食物体积较大，能量密度 (单位重量所含能量) 较低，有利于减少能量摄入量。

（三）降低血液中胆固醇浓度

膳食纤维可抑制胆固醇的吸收，加速其排出，从而降低其在血液中的浓度。

膳食纤维虽然有上述有益作用，但过多的膳食纤维会妨碍矿物质、微量元素和维生素的吸收，这是它不利的一面。目前尚未能制订出膳食纤维的供给量标准，有学者曾建议以每人每日 30 克作为供给量标准，但尚未得到公认。粗粮（如玉米、高粱、糙米、全麦粉），干豆类及各种蔬菜水果都富含膳食纤维，我们在安排膳食时一定不要忽视它们。

第二节　婴儿喂养方法

婴儿生长发育迅速，必须供给充足的营养物质，不仅要满足新陈代谢所需，尚要保证体格生长和各器官发育的需求。婴儿期消化吸收功能尚不完善，所摄取的食物必须适合其特点，以免引起消化吸收障碍。

一、婴儿消化道解剖生理特点

（一）口腔

婴儿口腔较小，舌宽厚，唇肌和两颊脂肪垫发达，均有助于吸吮乳汁。足月新生儿吸吮及吞咽动作已较成熟，但早产儿吸吮力较弱，且常不能协调呼吸与吸吮和吞咽动作，哺乳易发生呛咳。口腔黏膜细嫩，血管丰富，易受损伤。出生时唾液腺发育差，唾液少，其淀粉酶含量不足；至 3 ～ 4 个月时唾液分泌增多，婴儿常来不及咽下而发生生理性流涎。

（二）食管

新生儿食管长度为 10 ～ 11 cm，1 岁时为 12 cm，5 岁时为 16 cm。插胃管时估计其长度为小儿耳根至剑突距离。婴儿食管壁肌肉及弹力纤维发育不全，又缺乏腺体，亦为发生溢乳原因之一。

（三）胃

其多呈水平位，相对较小，胃容积足月新生儿为 30 ～ 35 ml，3 个月时为 100 ml，1 岁时增大为 250 ml 左右。虽喂食时部分乳汁已可进入十二指肠，但仍不宜喂哺太多，因太多可引起呕吐。贲门括约肌发育尚不完善，关闭不严，乳汁易从胃反流，造成溢乳。胃排空时间随食物性质而异，水为 1 ～ 1.5 h，母乳为 2 ～ 3 h，牛奶为 3 ～ 4 h。出生时胃壁肌层及腺体发育不够完善，易发生胃扩张。分泌胃酸较少，胃蛋白酶活力也差，胃液消化能力随年龄增长而加强。

（四）肠

肠相对较长，超过自身长度 6 倍（成人仅 4 倍），且固定较差，易发生肠套叠。肠黏膜发育良好，血管、淋巴管丰富，绒毛发达，但肌层发育尚不足。早产儿大肠蠕动尚不能协调，可发生大便滞留或功能性肠梗阻。小婴儿肠壁屏障功能较差，肠腔中微生物、毒素及过敏物质可渗入肠壁进入血流而致病。出生时新生儿已有乳糖酶和蔗糖酶，有利于乳糖和蔗糖吸收。肠淀粉酶出生时已出现，可略弥补新生儿胰淀粉酶的不足。足月新生儿已有胆盐库，胆盐在肠腔内可促进脂肪消化吸收，肠壁刷状缘已能产生肠激酶和肽酶，有助蛋白质消化吸收。矿物质的吸收在出生时依赖被动吸收，出生后才逐渐发育为受体调节性主动吸收。

（五）胰腺

小婴儿的胰腺发育尚不成熟，所分泌的消化酶活力低，5～6个月以下婴儿只分泌少量胰淀粉酶，故需借助唾液中及母乳中的淀粉酶以消化淀粉类食物，因此3～4个月以前小儿不宜添加淀粉类食物。当开始喂食淀粉食物后，胰淀粉酶可迅速增多。胰脂酶出生时量少，第1周内增加5倍，1～9个月增至20倍。故小婴儿消化脂肪能力较弱，但胰蛋白酶和胰凝乳蛋白酶活力在出生时已很充足。

（六）肝脏

婴儿肝脏相对较大，新生儿时肝重为体重的4%（成人为体重的2%），10个月时增加1倍，1岁前肝脏常在右肋下1～2cm处扪及。肝脏血管丰富、血量多，肝细胞及肝小叶分化不全，易瘀血肿大。肝细胞再生能力强，纤维组织较少，至8岁时其结构发育已接近成人。肝脏制造胆汁，经胆管输入肠道参与食物的消化，肝脏对营养素代谢和储存具有重要作用，并可对有害物质发生屏障和解毒功能。

（七）肠道细菌

胎儿肠内基本无菌，出生后数小时后细菌即可从空气和接触皮肤经口、鼻，肛门侵入肠腔。肠道细菌群随所喂食物不同而不同，母乳乳糖多、蛋白质少，促进乳酸杆菌生长，而抑制大肠杆菌；哺牛乳者蛋白质多，促进大肠杆菌增多，脂肪酸可抑制葡萄球菌生长。肠道细菌尚参与一部分食物分解和合成维生素K及B族。胃与十二指肠几乎无菌，而直肠结肠细菌最多。

（八）婴儿粪便

出生后10h新生儿排出胎粪，呈墨绿色，质黏稠，无臭味，系由肠道分泌物、脱落的肠上皮细胞、胆汁和咽下的羊水组成。在2～3d内逐渐转为婴儿粪便。婴儿粪便随所喂食物不同其性质有所不同。纯母乳喂养时，粪便呈金黄色，柔软、均匀，水分较多，糊状，含细颗粒，酸臭味；小儿每天排便3～6次，满月后略减少。牛奶喂养者粪便较干，呈淡黄色，量多，臭味重，含皂块颗粒较多较大，大便次数每天1～2次，易发生便秘；混合喂养时粪便接近哺牛乳者。加辅食后粪便性质逐渐接近成人。

二、各月龄婴儿喂养知识

（一）月龄：1～2个月的宝宝

1. 身体变化

宝宝一个月过后，吮吸能力大大加强，对外界环境的适应能力也逐渐增强，在喂养上无论是采用母乳喂养还是人工喂养，都比新生儿时期顺利得多。

2. 喂养方法

(1) 用母乳喂养的宝宝：如果母乳很好，哺乳次数应逐渐稳定，只要每周体重能增加150～200克，说明喂养效果很理想；如果每周体重增加不足100克，说明母乳不够，此时宝宝会经常哭闹，需要适当增喂一次牛奶。时间最好安排在妈妈下奶量最少的时候（下午4时～6时之间）单独加一次，每次加120毫升。如果加牛奶后，妈妈得到适当休息，母乳分泌量增加，或者宝宝夜间啼哭减少了，就可以这样坚持下去。如果加喂一次牛奶后，仍未改变宝宝夜间因饥饿啼哭，而母乳又不多，那就把夜间10～11点妈妈临睡前的一次哺乳改为喂牛奶，以保证妈妈的夜间休息。总之，增加一次或是两次牛奶，都应根据宝宝的体重来决定。此外，在这个月里妈妈还要注意保护乳头，不要让宝宝在一侧乳头上连续吮吸 15 分钟以上。保持乳头清洁，防止宝宝过分吮吸将乳头吸伤，细菌侵入导致乳腺炎。顺便再提一下，在 1～2 个月中，用母乳喂养的婴儿一般不会生病。尽管可能会出现稀便、大便每天七八次、吐奶、湿疹等情况，只要宝宝精神好、吃奶好就不必担心。

(2) 用牛奶喂养的宝宝：最重要的是不要使宝宝吃过量，以免加重水化器官的负担。一般的标准，出生时体重为 3～3.5 千克的宝宝，在 1～2 个月期间，每天以吃 600～800 毫升左右的牛奶为宜，每天分 7 次吃，每次 100～200 毫升，如果吃 6 次，每次吃 140 毫升。对食量过大的宝宝，尽管每次能吃 150～180 毫升，最好也不要超过 150 毫升，否则会加重肾脏、消化器官的负担。如果宝宝吃完 150 毫升后好像还没有吃饱并啼哭时，可让宝宝喝 30 毫升左右的白开水，可适量加一些白糖或蜂蜜。用奶粉冲调牛奶时不要再加糖，否则会使宝宝过胖。牛奶喂养的宝宝如果每天大便 3～4 次，只要精神好，也不用担心。宝宝一个月后，就要注意预防佝偻病的发生，除了常抱婴儿到室外晒太阳外，应每天给宝宝加 400 国际单位的维生素 D，即浓缩鱼肝油滴剂。从每天 1 滴开始逐渐增加。

（二）月龄：2～3 个月的宝宝

1. 身体变化

2～3 个月的宝宝的喂养应该根据母乳的量来决定喂养方式。

2. 喂养方法

(1) 母乳充足时，2～3 个月的宝宝体重平均每天增加 30 克左右，身高每月增加 2 厘米左右。过去吃奶吃得很多的宝宝，喂奶间隔的时间会变长。以往一过 3 个小时就饿得哭闹的宝宝，现在即使过 4 个小时甚至更久也不醒，说明宝宝的胃可以存食了，决不要因为喂奶时间到了就叫醒宝宝，这样会影响宝宝的休息。这个时期，有的妈妈可能会出现母乳逐渐减少的情况，如果宝宝体重增长速度下降，变得爱哭、夜里醒来哭闹的次数增多，此时应该加喂一次牛奶试试，如果效果不明显就再增加一次牛奶。宝宝体重每天增加 30 克左右是比较理想的。

(2) 用牛奶喂养，此时的宝宝食欲旺盛，如果按照宝宝的欲望不断加奶就有可能过量，继续加下去就会过分肥胖，体内积存不必要的脂肪，加重心脏、肾脏和肝脏的负担。虽然吃母乳的宝宝也有肥胖的，但由于母乳易于消化，不会加重肝肾负担。为了不使宝宝过胖，这时牛奶的日用量应限制在 900 毫升以下，计算 900 毫升产生的热量为 2427 千焦，足够宝宝的需要。一天喂 6 次，每次不超过 150 毫升，如一天喂 5 次，每次不超过 180 毫升。

(3) 开始增加果汁、菜水以补充维生素。

（三）月龄：3～4 个月的宝宝

1. 身体变化

从这个时期开始，宝宝唾液腺的分泌逐渐增加，开始为接受谷类食物提供了消化的条件，宝宝现在喜欢吃乳类以外的食品了。

2. 喂养方法

(1) 母乳喂养的宝宝此时还不宜给宝宝增加其他代乳辅食，仍主张用母乳喂养。至于母乳的量是否能满足宝宝的需要仍然可以用称体重的方法来衡量。如果体重每天能增加 20 克左右，

10 天称一次，每次增加 200 克，说明母乳喂养可以继续，不需加任何代乳品。当宝宝体重平均每天只增加 10 克左右时，或夜间经常因饥饿而哭闹时，就可以再增加一次哺乳。一般情况下，在这个月中宝宝吃奶的次数是规律的，除夜里以外，白天只要喂 5 次，每次间隔 4 小时，半夜只喂一次母乳即可。

(2) 牛奶喂养的宝宝仍主张继续用牛奶喂，每次的食用量为 200 毫升，一天喂 5 次。如果每天喂 6 次，则每次的量不得超过 200 毫升，180 毫升较为适宜。每天的总奶量保持在 1000 毫升以内，如果超过 1000 毫升容易使宝宝发生肥胖，有的还会导致厌食牛奶。厌食牛奶是指 3 个月前后的宝宝以前一直喜欢喝牛奶，但从某一天起突然不爱吃了，妈妈非常担心，千方百计让宝宝吃，结果妈妈越急宝宝越不吃，只是看着奶瓶哭。出现这种情况往往是因为宝宝此前吃的牛奶量过多，体重增加也过快，每天增加 40 克以上。这是由于宝宝 3 个月后吸收牛奶的能力加强，吸收过多的牛奶后加重了肾脏、肝脏的负担，表现出厌食牛奶的现象，这并不是病，而是宝宝自身的自我调节、自我防卫功能的体现。宝宝一旦出现这种情况，妈妈不要着急，可试试换换奶粉，或把牛奶冲淡一些，或把牛奶晾凉些再喂，也可以另换一个奶嘴试试。如果不成功可以在夜里临睡前偷偷把奶嘴放入宝宝嘴里，趁宝宝似睡非睡时喂。这样大约经过十几天的细心照料，宝宝一定会再次喜欢喝牛奶的。

(3) 增加菜泥、胡萝卜泥、果酱等辅食，以补充维生素 A、维生素 C、维生素 B、维生素 D 及无机盐，并开始用匙喂食。

(四) 月龄：4～5 个月的宝宝

1. 身体变化

宝宝到了 4 个月后，消化器官及消化机能逐渐完善，而且活动量增加，消耗的热量也增多，此时的喂养要比 4 个月前的宝宝复杂。

2. 喂养方法

(1) 母乳喂养的宝宝：只要体重增加正常 (平均每天增长 15～20 克)，就不用急于增加各类辅食。如果母乳越来越少，宝宝与以前相比体重在 10 天之内只增加 100 克，就需要加牛奶或其他辅食了。但是，在实际喂养中，如果到这个月的时候才开始加牛奶，宝宝很可能已经不肯吃了，因为宝宝不习惯吸吮与妈妈乳头感觉完全不同的塑胶奶嘴。无论妈妈用什么办法，宝宝都不肯吃，这时就应加其他代乳食品，否则宝宝就会出现体重增加在平均水平以下，导致营养不良。

(2) 牛奶喂养的宝宝：牛奶的喂养量与上个月相比不要增加太多，仍维持在每在 1000 毫升左右。因为宝宝在 4～5 个月时体重增加情况与 3～4 个月期间区别不大，可给予同样喂养。到了这个月的宝宝活动量大，消耗的热能多，可以从其他代乳品的糖分中来弥补。

(3) 增加含铁辅食：宝宝 4 个月后，奶中所含的成分已经难以满足宝宝生长发育的需要，加上宝宝体内来自母体的铁已消耗尽了，母乳或牛奶中的铁又远远赶不上宝宝的需要，如果不及时补充，就会出现缺铁性贫血。为此，在这个月里应及时给宝宝添加蛋黄。蛋黄的主要作用是补充铁质和蛋白质。开始先加 1/4 个，以后逐渐增加，到 6 个月就可以喂整个蛋黄了。此外，还可以添加一些乳儿糕，主要作用是供给热能，乳儿糕纯属淀粉类食品，4 个月的婴儿唾液腺已经逐渐发育，淀粉酶已具备，而且此时婴儿活动量加大，所需热量相应增多，适量喂 2～3

块优质及强化矿物质、维生素的乳儿糕还是需要的。另外，还可以喂一些土豆泥，主要用来补充维生素及矿物质。

（五）月龄：5～6个月的宝宝

1. 身体变化

宝宝长到5个月以后，开始对乳汁以外的食物感兴趣了，即使5个月以前完全采用母乳喂养的宝宝，到了这个时候也会开始想吃母乳以外的食物了。比如：宝宝看到成人吃饭时会伸手去抓或嘴唇动、流口水，这时就可以考虑给宝宝添加一些辅食，为将来的断奶做准备了。

2. 喂养方法

(1) 用母乳喂养的宝宝如果，每天平均增加体重15克左右，或10天之内只增重120克左右，就应该给宝宝添加200毫升的牛奶。

(2) 用牛奶喂养的宝宝，要适当控制宝宝的饮奶量，如果让他任意吃的话，他会长得过胖，肥胖儿多半是在这个时期奠定的"根底"，所以要控制牛奶的奶量。控制的标准仍以体重的增长为依据，如果10天内增加体重保持在150～200克，就比较适宜，如果超出200克就一定要加以控制了。一般来说，每天牛奶总量不要超过1000毫升，不足的部分用代乳食品来补足。

(3) 增加辅食。5～6个月宝宝可加的辅食应以粗颗粒食物为好。因为此时的宝宝已经准备长牙，有的宝宝已经长出了一两个乳牙，可以通过咀嚼食物来训练宝宝的咀嚼能力，同时，这一时期已进入离乳的初期，每天可给宝宝吃一些鱼泥、全蛋、肉泥、猪肝泥等食物，可补充铁和动物蛋白，也可给宝宝吃烂粥、烂面条等补充热量。如果现在宝宝对吃辅食很感兴趣，可以酌情减少一次奶量。

(4) 该月龄宝宝的食谱可参照如下标准制订。

早晨6点：母乳（或牛奶）。

上午9点：蒸鸡蛋羹。

中午12点：母乳（或牛奶）。

下午3点：水果泥，果汁。

下午5点：粥（加碎菜、鱼泥或肝泥、肉末）。

晚上8点：母乳（或牛奶）。

晚上11点：母乳（或牛奶）。

夜间停喂。

（六）月龄：6～7个月的宝宝

1. 身体变化

宝宝长到6个月以后，不仅对母乳或牛奶以外的其他食品有了自然的欲求，而且对食品口味的要求与以往也有所不同，开始对咸的食物感兴趣。

2. 喂养方法

(1) 无论是吃母乳还是喝牛奶，此时宝宝的主食仍以乳类食品为主，代乳食品只能作为一种试喂品让宝宝练习吃。

(2) 增加半固体的食物，如米粥或面条，一天只加一次。粥的营养价值与牛奶、人奶相比要低得多。100克15%的米粥只能产生约218千焦耳的热量，而100克的人奶能产生约285千焦耳的热量，100 克加糖牛奶能产生 301 千焦耳的热量。此外，米粥中还缺少宝宝生长所必需的动物蛋白，因此，粥或面条一天只能加一次，而且要制作成鸡蛋粥、鱼粥、肉糜粥、肝末粥等给宝宝食用。

(3) 观察体重，每隔 10 天给宝宝称一次体重，如果体重增加不理想，奶量就不能减少。体重正常增加，可以停喂一次母乳或牛奶。

(4) 该月龄宝宝食谱的安排可参照如下标准制订。

早晨 6 点半：母乳或牛奶 180 毫升。

上午 9 点：蒸鸡蛋 1 个。

中午 12 点：粥或面条小半碗，菜、肉或鱼占粥量的 1/3。

下午 4 点：母乳或牛奶 180 毫升。

晚上 7 点：少量辅食，牛奶 150 毫升。

晚上 11 点：母乳或牛奶 180 毫升。

宝宝 6 个月后，可以吃一般的水果。可将香蕉、水蜜桃、草莓等类的水果压给宝宝吃，苹果和梨用匙刮碎吃，也可给宝宝吃葡萄、橘子等水果，但要洗净去皮后再吃。

(七) 月龄：7～8 个月的宝宝

1. 身体变化

宝宝长到 7 个月时，已开始萌出乳牙，有了咀嚼能力，同时舌头也有了搅拌食物的功能，对饮食也越来越多地显出了个人的爱好，喂养上也随之有了一定的要求。

2. 喂养方法

(1) 继续吃母乳和牛奶。但是因为母乳或牛奶中所含的营养成分，尤其是铁、维生素、钙等已不能满足宝宝生长发育的需要，乳类食品提供的热量与宝宝日益增多的运动量中所消耗的热量不相适应，不能满足宝宝的需要。因此，此时应该是宝宝进入离乳的中期了，奶量只保留在每天 500 毫升左右就可以了。

(2) 增加半固体性的代乳食品，用谷类中的米或面来代替两次乳类品。在每日奶量不低于 500 毫升的前提下，减少两次奶量，用两次代乳食品来代替。

(3) 代乳食品的选择。应选择馒头、饼干、肝末、动物血、豆腐等。

(4) 该月龄宝宝的食谱安排可参照如下标准制订。

早晨 7 点：牛奶 200 毫升。

上午 9～10 点：蒸鸡蛋 1 个，饼干 2 块。

中午 12 点：肝末 (或鱼末) 粥一小碗。

下午 4 点：牛奶 150 毫升，馒头 1 片。

晚上 8 点：面条 (加碎菜、动物血少许)。

晚上 10 点：牛奶 150 毫升。

(八) 月龄：8～9 个月的宝宝

1. 身体变化

宝宝长到 8 个月时，生长发育的需求更加迫切。

2. 喂养方法

(1) 用母乳喂养的宝宝一过 8 个月，即使母乳充足，也应该逐渐实行半断奶。原因是母乳中的营养成分不足，不能满足宝宝生长发育的需要。因此在这个月里，母乳充足的不必完全断奶，但不能再以母乳为主，一定要加多种代乳食品。

(2) 用牛奶喂养宝宝，此时也不能把牛奶作为宝宝的主食，要增加代乳食品，但是每天牛奶的量仍要保持在 500 ~ 600 毫升。

(3) 继续增加辅食，可食用碎菜、鸡蛋、粥、面条、鱼、肉末等。辅食的性质还应以柔嫩、半固体为好，少数宝宝此时不喜欢吃粥，而对成人吃的米饭感兴趣，也可以让宝宝尝试吃一些，如未发生消化不良等现象，以后也可以喂一些软烂的米饭。

(4) 给宝宝做的蔬菜品种应多样，如：胡萝卜、西红柿、洋葱等，对经常便秘的宝宝可选菠菜、卷心菜、萝卜、葱头等含纤维多的食物。

(5) 宝宝满 8 个月后，可以把苹果、梨、水蜜桃等水果切成薄片，让宝宝拿着吃。香蕉、葡萄、橘子可整个让宝宝拿着吃。

(6) 该月龄的宝宝食谱可参照如下标准制订。

早晨 7 点：牛奶 200 毫升。

中午 11 点：粥一小碗，菜末 30 克，鸡蛋 1/2 个。

下午 3 点：牛奶 200 毫升。

晚上 6 点：粥多半碗，鱼 30 克或肉末 30 克、豆腐 30 克。

晚上 9 ~ 10 点：牛奶 200 毫升。

（九）月龄：9 ~ 10 个月的宝宝

1. 身体变化

宝宝长到 9 个月以后，乳牙已经萌出四颗，消化能力也比以前增强。

2. 喂养方法

(1) 母乳充足时，除了早晚睡觉前喂点母乳外，白天应该逐渐停止喂母乳。如果白天停喂母乳较困难，宝宝不肯吃代乳食品，此时有必要完全断掉母乳。

(2) 用牛奶喂养宝宝的，此时牛奶仍应保证每天 500 毫克左右。代乳食品可安排 3 次，因为此时的宝宝已逐渐进入离乳后期。

(3) 适当增加辅食，可以是软饭、肉（以瘦肉为主），也可在稀饭或面条中加肉末、鱼、蛋、碎菜、土豆、胡萝卜等，量应比上个月增加。

(4) 增加点心，比如在早午饭中间增加饼干、烤馒头片等固体食物。

(5) 补充水果。此月龄的宝宝，自己已经能将整个水果拿在手里吃了。但妈妈要注意在宝宝吃水果前，一定要将宝宝的手洗干净，将水果洗干净，削完皮后让宝宝拿在手里吃，一天一个。

(6) 该月龄的宝宝食谱可参照如下标准制订。

早晨 7 点：粥 1/2 小碗，肉松适量，鸡蛋一个。

上午 9 点：牛奶 100 毫升，饼干 1 ~ 2 块。

中午 12 点：面条半小碗，加蔬菜、肉、鱼。

下午 3 点：牛奶 200 毫升，小点心一个。

晚上 6 点：粥一小碗，碎菜、肝末。

晚上 8 ~ 8 点半：临睡前加一次牛奶，约 150 毫升。

(十) 月龄：10 ~ 11 个月的宝宝

1. 身体变化

宝宝长到 10 个月以后，乳牙已经萌出 4 ~ 6 颗，有一定的咀嚼能力，消化机能也有所增强，此时可以断掉母乳，用代乳食品和牛奶喂养。

2. 喂养方法

(1) 断母乳，用主食代替母乳。除了一日三餐可用代乳食品外，在上、下午还应该给安排一次牛奶和点心，用来弥补代乳食品中蛋白质、无机盐的不足。

(2) 用牛奶喂养宝宝的，此时应减少牛奶的量，最好将喂牛奶的时间安排在上、下午，每天牛奶的量不超过 500 毫升。

(3) 增加辅食。此时的宝宝已有了一定的消化能力，可以吃点烂饭之类的食物，辅食的量也应比上个月略有增加。如果以往辅食一直以粥为主，而且宝宝能吃完一小碗，此时可加一顿米饭试试。开始时可在吃粥前喂宝宝 2 ~ 3 匙软米饭，让宝宝逐渐适应。如果宝宝爱吃，而且消化良好，可逐渐增加。

(4) 该月龄的宝宝食谱的安排可参照如下标准制订。

早上 7 点：牛奶 180 毫升，面包两块 (10 厘米见方)。

上午 9 点：开水 100 毫升，饼干两块。

中午 11 点：米饭半小碗，鸡蛋 1 个，蔬菜。

下午 3 点：牛奶 180 毫升，小点心 1 个，水果。

下午 6 点：稀饭一小碗，鱼、肉末、蔬菜。

晚上 9 点：鲜牛奶 100 毫升。

中午吃的蔬菜可选菠菜、大白菜、胡萝卜等，切碎与鸡蛋搅拌后制成蛋卷给宝宝吃。下午加点心时吃的水果可选橘子、香蕉、西红柿、草莓、葡萄等。

(十一) 月龄：11 ~ 12 个月的宝宝

1. 身体变化

此时的宝宝不再以母乳、牛乳为主要的日常饮食，从而结束了断乳期，开始吃离乳后的饮食了。

2. 喂养方法

(1) 继续喝牛奶，有人认为离乳是连牛奶都要停止吃，这是错误的。因为宝宝在生长发育的过程中，无论如何都不能缺少蛋白质。虽然在宝宝的食谱中有动物性食品的安排，但量不足，而从牛奶中补充是最佳的补充方法。至于牛奶的量可根据宝宝吃鱼、肉、蛋的量来决定。一般来说，宝宝每天补充牛奶的量不应该低于 250 毫升。

(2) 宝宝离乳后，谷类食品成为宝宝的主食，热能的来源大部分也靠谷类食品提供。因此，宝宝的膳食安排要以米、面为主，同时搭配动物食品及蔬菜、豆制品等。

(3) 随着宝宝消化功能的逐渐完善，在食物的搭配制作上也可以多样化，最好能经常更换花样，如小包子、小饺子、馄饨、馒头、花卷等，以提高宝宝进食的兴趣。

(4) 培养宝宝自己用勺进食。

(5) 该月龄宝宝的食谱可参照如下标准制订。

早晨 7 点：粥一小碗，肉饼或面包一块。

上午 9 点：牛奶 150 毫升。

中午 12 点：煨饭（米 25 克、肉末 25 克、蔬菜 25 克）。

下午 3 点：牛奶 100 毫升，豆沙小包一个。

晚上 7 点：烂饭一小碗，鱼、蛋、蔬菜或豆腐。

晚上 9 点：水果。

二、新生儿喂养方法

多数专家建议，宝宝饿时就喂，每次以喂饱为宜。

新生儿的胃小，所以饿得快，大约每 2 个小时就得喂一次奶，有的宝宝则饿得更快。在开始时，妈妈每次给宝宝喂奶需要花费 10 到 15 分钟，以后时间会缩短一些。用奶粉喂养的宝宝，一次食量为 50 ~ 85 毫升。

宝宝吃饱的标志是心满意足，无意再吃了。正常情况下，他应该一天用 6 至 10 块尿布，而且睡眠稳定，体重逐步增加。如果宝宝食欲不振，总是吐奶，或者大小便不正常，就要及时就诊检查了。

随着宝宝的食量日渐增大，妈妈也应该多补充营养。宝宝吃奶的时间间隔越来越长，但也有突然要求吃奶的情况，这时也应该及时予以满足，不要拒绝，也不要担心，因为你的身体会根据需要及时补充乳汁。

由于宝宝不会说话，无法交流，许多年轻妈妈总担心宝宝吃不饱，营养不良。不要有这么多的顾虑，一般情况下，只要宝宝食量稳定，体重稳步增加，就没有什么大问题。只有出现以下迹象，才有可能是营养不良：出生后很长时间，皮肤皱纹仍然很多，尤其是面部皮肤在满月时还是展不开；体重没有明显变化；好像总是吃不饱，甚至在吃完后还是不满足，当然这也有可能是奶水不足、宝宝吮力不够，或者消化系统有问题。如果发现这些情况，请及时就医检查。

关于这一问题，另外一个极端是食量过大、营养过剩。其症状包括：吃奶时间过长；奶粉消耗过快；大小便过多、过频；吃完后吐奶，或者总是打饱嗝等等。当然打嗝或吐奶也有可能是因为消化系统问题，它需要另外处理。

第三节　幼儿营养与膳食安排

一、幼儿进食特点

（一）生长速度减慢

1 岁后儿童生长逐渐平稳。因此，幼儿进食相对稳定，较婴儿期旺盛的食欲相对略有下降。

（二）心理行为影响

幼儿神经心理发育迅速，对周围世界充满好奇心，表现出探索性行为，进食时也表现出强烈的自我进食欲望。成人如忽略了儿童的要求，仍按小婴儿的方法扶养，儿童可表示不合作与违拗心理；而且儿童注意力易被分散，儿童进食时玩玩具、看电视等做法都会降低对食物的注意力，进食下降。应允许儿童参与进食，满足其自我进食欲望，培养独立进食能力。

（三）家庭成员的影响

家庭成员进食的行为和对食物的反应可作为小儿的榜样。由于学习与社会的作用，小儿的进食过程形成了以后接受食物的类型。如给小儿食物是在一种积极的社会情况下（如奖励），或与愉快的社会行为有关，则小儿对食物的偏爱会增加；强迫进食可使小儿喜欢有营养的食物。

（四）进食技能发育状况

幼儿的进食技能发育状况与婴儿期的训练有关，错过训练吞咽、咀嚼的关键期，长期食物过细，幼儿期会表现不愿吃固体食物，或"含在嘴中不吞"。

（五）食欲波动

幼儿有准确的判断能量摄入的能力。这种能力不但是一餐中表现出来，连续几餐都可被证实。幼儿可能一日早餐吃很多，次日早餐什么也没吃；一天中吃得少的早餐可能会有较多的中餐，和较少的晚餐。变化的进食行为提示幼儿有调节进食的能力。研究显示幼儿餐间摄入的差别可达到 40%，但一日的能量摄入比较一致，只有 10% 的变化。

二、幼儿膳食基本要求

（一）平衡膳食

膳食所供热能、营养素的质和量及营养素之间的比例要适合幼儿的需要。蛋白质、脂肪、碳水化合物的重量比值接近 1:1:4 ～ 5，动物性蛋白质的数量应不少于 1 日蛋白质总量的 50%。

（二）合理烹调

幼儿食物的烹调，首先要注意与其消化机能适应，不用刺激性或过于油腻食物。2 ～ 3 岁小儿应切细丝，小片，小丁煮软。3 ～ 7 岁小儿食物要做到软硬适中，可以切成大块，去刺去骨过渡到带刺带骨，逐渐地接近成人的膳食。

（三）合理的进餐

每天进食 4 ～ 5 次，每次间隔 3.5 ～ 4 小时。相隔时间不宜过短，易影响食欲。一般安排为早、中、晚 3 餐及午后 1 次点心的"三餐一点"进食方式。

（四）培养良好的饮食习惯

小儿饮食习惯的好坏，关系着小儿营养状况及今后的健康，要让幼儿养成定时、定点、定量进餐的习惯。做到不挑食、不偏食、少吃零食、不过食。充分咀嚼，专心进食。正餐的进餐时间不超过 30 分钟。

第四节　营养状况评价的原则

儿童营养状况评价一般通过临床询问和营养调查进行评估，包括临床表现、体格发育评价、膳食调查以及实验室检查。因此仅据膳食评价结果尚不能确定人群或个体的营养状况，但通过准确的收集膳食摄入资料，正确选择评价参考值（因营养素不同，DRIs 提供的参数不同），将膳食营养素摄入量与相应的 DRIs 进行比较还是合理的。

一、个体营养素摄入量评估

对一个人的膳食评价是为了说明此个体的营养素摄入量是否充足，可比较实际摄入量和相应人群需要量中值加以判断。如摄入量远高于需要量中值，则此人的摄入量是充足的；反之，如摄入量远低于需要量中值，则此人的摄入量是可能不充足。

二、群体营养素摄入量评估

对一个群体的膳食评价是为了说明群体中某种营养素的摄入量不足或过多的流行情况（比例），以及亚人群间摄入量的差别。用比较营养素的摄入量与需要量来评价。

三、膳食调查

（一）膳食调查方法

1. 称重法

实际称量各餐进食量，以食物比例计算实际摄入量。查"食物成分表"得出今日主要营养素的量（人均量）。通常应按季节、食物供给不同每季度测一次。调查需准备表格、食物成分表、计算器、称（食物、器皿重）。称重法的优点是准确，但较复杂，调查时间较长 (3 ～ 4 日)。多应用集体儿童膳食调查，也可据调查目的选择个人进行膳食调查。常以平均数法分析结果，即从每日摄入食物种类、数量计算各种食物中某营养素的总量，用日人数算出人平均摄入量。日人数为三餐人数的平均数。（注：如三餐就餐儿童数相差太大，应按日人数计算出人平均摄入量。日人数二早餐主食量 / 早餐人数十中餐主食量 / 中餐人数 + 晚餐主食量 / 晚餐人数）。

2. 询问法

该法多用于个人膳食调查，采用询问前 1 ～ 3 日进食情况进行计算。询问法简单，易于临床使用，但因结果受被调查对象报告情况或调查者对市场供应情况以及器具熟悉程度而不准确。使用频数表、询问表分类询问，可中间增加结果的可靠性。计算与结果分析同称重法。

3. 记账法

记账法多用于集体儿童膳食调查，以食物记出入库的量算。记账法简单，但结果不准确，要求记录时间较长。计算与结果分析同称重法。

（二）膳食评价

将膳食调查结果与 DRIs 比较。

1. 营养素摄入

当能量摄入＞ 85%RNI 或 AI 时，显示能量摄入足够，＜ 70% 说明能量摄入不足；当蛋白质摄入＞ 80%RNI 或 AI 时，显示蛋白质摄入足够，＜ 70% 说明蛋白质摄入不足；优质蛋白应占膳食中蛋白质 1/2 以上；矿物质、维生素摄入应＞ 80%RNI 或 AI。

2. 宏量营养素供能比例

膳食中宏量营养素比例应适当，即蛋白质产能应占总能量的 10% ～ 15%，脂类占总能量的 20% ～ 25%，碳水化合物占总能量的 50% ～ 60%。

（三）膳食能量分布

每日三餐食物供能亦应适当，即早餐供能应占一日总能量的 25% ～ 30%，中餐应占总能量的 35% ～ 45%，点心占总能量的 10%，晚餐应占总能量的 25% ～ 30%。

四、体格发育评价

具体略

五、体格检查

除常规体格检查外，注意有关营养素缺乏体征。

六、实验室检查

了解机体某种营养素贮存、缺乏水平。通过实验方法测定小儿体液或排泄物中各种营养素及其代谢产物，或其他有关的化学成分，了解食物中营养素的吸收利用情况。

第五节 蛋白质 - 能量营养不良

蛋白质 - 能量营养不良 (protein-energy malnutrition，PEM) 是由于缺乏能量和（或）蛋白质所致的一种营养缺乏症，主要见于 3 岁以下婴幼儿。临床上以体重明显减轻、皮下脂肪减少和皮下水肿为特征，常伴有各器官系统的功能紊乱。急性发病者常伴有水、电解质紊乱，慢性者常有多种营养素缺乏。临床常见三种类型：能量供应不足为主的消瘦型；以蛋白质供应不足为主的浮肿型以及介于两者之间的消瘦 - 浮肿型。

一、病因

（一）摄入不足

小儿处于生长发育的阶段，对营养素尤其是蛋白质的需要相对较多，喂养不当是导致营养不良的重要原因，如：母乳不足而未及时添加其他富含蛋白质的食品；奶粉配制过稀；突然停奶而未及时添加辅食；长期以淀粉类食品（粥、米粉、奶糕）喂养等。较大儿童的营养不良多为婴儿期营养不良的继续，或因不良的饮食习惯如偏食、挑食、吃零食过多、不吃早餐等引起。

（二）消化吸收不良

消化吸收障碍，如消化系统解剖或功能上的异常（包括唇裂、腭裂、幽门梗阻等）、迁延性腹泻、过敏性肠炎、肠吸收不良综合征等均可影响食物的消化和吸收。

（三）需要量增加

急、慢性传染病（如麻疹、伤寒、肝炎、结核）的恢复期、生长发育快速阶段等均可因需要量增多而造成营养相对缺乏；糖尿病、大量蛋白尿、发热性疾病、甲状腺功能亢进、恶性肿瘤等均可使营养素的消耗量增多而导致营养不足。先天不足和生理功能低下如早产、双胎因追赶生长而需要量增加可引起营养不良。

二、病理生理

（一）新陈代谢异常

1. 蛋白质

由于蛋白质摄入不足或蛋白质丢失过多，使体内蛋白质代谢处于负平衡。当血清总蛋白浓度＜ 40 g/L、清蛋白＜ 20 g/L 时，便可发生低蛋白性水肿。

2. 脂肪

能量摄入不足时，体内脂肪大量消耗以维持生命活动的需要，故血清胆固醇浓度下降。肝脏是脂肪代谢的主要器官，当体内脂肪消耗过多，超过肝脏的代谢能力时可造成肝脏脂肪浸润及变性。

3. 糖类

由于摄入糖类不足和消耗增多，故糖原不足和血糖偏低，轻度时症状并不明显，重者可引起低血糖昏迷甚至猝死。

4. 水、盐代谢

由于脂肪大量消耗，故细胞外液容量增加，低蛋白血症可进一步加剧而呈现浮肿；PEM 时 ATP 合成减少可影响细胞膜上钠 - 钾 ATP 酶的运转，钠在细胞内潴留，细胞外液一般为低渗状态，易出现低渗性脱水、酸中毒、低血钾、低血钠、低血钙和低镁血症。

5. 体温调节能力下降

营养不良儿体温偏低，可能与热能摄入不足；皮下脂肪菲薄，散热快；血糖降低；氧耗量低、脉率和周围血循环量减少等有关。

（二）各系统功能低下

1. 消化系统

由于消化液和酶的分泌减少、酶活力降低，肠蠕动减弱，菌群失调，致消化功能低下，易发生腹泻。

2. 循环系统

心脏收缩力减弱，心排出量减少，血压偏低，脉细弱。

3. 泌尿系统

肾小管重吸收功能减低，尿量增多而尿比重下降。

4. 神经系统

精神抑郁但时有烦躁不安、表情淡漠、反应迟钝、记忆力减退、条件反射不易建立。

5. 免疫功能

非特异性（如皮肤黏膜屏障功能、白细胞吞噬功能、补体功能）和特异性免疫功能均明显降低。患儿结核菌素等迟发性皮肤反应可呈阴性，常伴 IgG 亚类缺陷和 T 细胞亚群比例失调等。由于免疫功能全面低下，患儿极易并发各种感染。

三、临床表现

体重不增是营养不良的早期表现。随营养失调日久加重，体重逐渐下降，患儿主要表现为消瘦，皮下脂肪逐渐减少以至消失，皮肤干燥、苍白、皮肤逐渐失去弹性、额部出现皱纹如老人状、肌张力逐渐降低、肌肉松弛、肌肉萎缩呈"皮包骨"时、四肢可有挛缩。皮下脂肪层消耗的顺序首先是腹部，其次为躯干、臀部、四肢、最后为面颊。皮下脂肪层厚度是判断营养不良程度的重要指标之一。营养不良初期，身高并无影响，但随着病情加重，骨骼生长减慢，身高亦低于正常。轻度营养不良，精神状态正常，但重度可有精神萎靡，反应差，体温偏低，脉细无力，无食欲，腹泻、便秘交替。合并血浆清蛋白明显下降时，可有凹陷性浮肿、皮肤发亮，严重时可破溃、感染形成慢性溃疡。重度营养不良可有重要脏器功能损害，如心脏功能下降，可有心音低钝、血压偏低、脉搏变缓、呼吸浅表等。常见的并发症有营养性贫血，以小细胞低色素性贫血最为常见，贫血与缺乏铁、叶酸、维生素 B_{12}、蛋白质等造血原料有关。营养不良可有多种维生素缺乏，尤以脂溶性维生素 A、D 缺乏常见。在营养不良时，维生素 D 缺乏的症状不明显，在恢复期生长发育加快时症状比较突出。约有 3/4 的病儿伴有锌缺乏，由于免疫功能低下，故易患各种感染，如反复呼吸道感染、鹅口疮、肺炎、结核病、中耳炎、尿路感染等；婴儿腹泻常迁延不愈加重营养不良，形成恶性循环。营养不良可并发自发性低血糖，患儿可突然表现为面色灰白、神志不清、脉搏减慢、呼吸暂停、体温不升，但一般无抽搐，若不及时诊治，可致死亡。

四、并发症

（一）营养性贫血

营养性贫血最为常见，如缺铁性贫血、营养性巨幼红细胞性贫血或混合性贫血，与缺乏铁、叶酸、维生素 B_{12}、蛋白质等造血原料有关。

（二）微量营养素缺乏

微量营养素缺乏最常见者为维生素 A 缺乏，有时也有维生素 B、维生素 C、维生素 D 及磷、镁、铜、锌和硒缺乏。

（三）感染

由于免疫功能低下，故易患各种感染，尤其是呼吸道及消化道感染，常反复发作，迁延不愈，可加重营养不良，造成恶性循环。

（四）自发性低血糖

自发性低血糖可突然发生，表现为面色苍白、体温不升、神志不清、脉搏减慢、呼吸暂停，若不及时诊治，可因呼吸麻痹而死亡。

五、实验室检查

水肿型营养不良较消瘦型营养不良血生化指标变化明显。

（一）血清蛋白

血清蛋白浓度降低是最突出的表现，但由于其半衰期较长（19～21d）故不够灵敏。近年来认为某些代谢周期较短的血浆蛋白质具有早期诊断价值，如维生素 A 结合蛋白（半衰期 10h）、前清蛋白（半衰期 1.9 d）、甲状腺结合前清蛋白（半衰期 2 d）和转铁蛋白（半衰期 3 d）等；胰岛素样生长因子 I（IGF- I）在营养不良早期，当体重、身高等体格发育指标尚无改变前就已下降，而且不受肝功能的影响，故被认为是早期诊断的较好指标。

（二）血清氨基酸及其他

血清必需氨基酸浓度降低，而非必需氨基酸变化不大，故二者比值降低。血清淀粉酶、脂肪酶、胆碱酯酶、转氨酶、碱性磷酸酶等活力均下降；血浆胆固醇、各种电解质及微量元素浓度皆有下降趋势；血糖水平减低，生长激素分泌反有增多。

六、诊断

目前尚无统一的诊断方法，根据体重下降、皮下脂肪减少、全身各系统功能紊乱及其他营养素缺乏的症状和体征，再结合小儿喂养史，典型病例的诊断并不困难，但轻症患儿易被忽略。目前最常用的诊断指标有以下三项。

（一）体重低下

患儿体重低于同年龄、同性别人群正常值的均数减 2 个标准差，但高或等于均数减 3 个标准差为中度；低于均数减 3 个标准差为重度。此项指标主要反映患儿有慢性或急性营养不良。

（二）生长迟缓

患儿身长低于同年龄、同性别人群正常值的均数减 2 个标准差，但高或等于均数减 3 个标准差为中度；低于均数减 3 个标准差为重度。此指标主要反映过去或长期慢性营养不良。

（三）消瘦

患儿体重低于同性别、同身高人群正常值的均数减 2 个标准差；低于或等于均数减 3 个标准差为中度；低于均数减 3 个标准差为重度。此项指标主要反映近期、急性营养不良。

七、治疗

（一）去除病因

在查明病因的基础上，积极治疗原发病。

（二）调整饮食及补充营养物质

蛋白质 - 热能营养不良患儿的消化道已适应低营养的摄入，突然摄食增多可出现消化不良、腹泻，故饮食调整应根据营养不良的程度、患者的消化能力和对食物耐受情况，逐渐增加热能和营养物质的供应量，不能操之过急。轻症可从 25 ~ 34 kJ/(kg•d) 开始，较早较快添加含蛋白质和高热能的食物；中、重度可参考原来饮食情况，从 167 ~ 250 kJ/(kg•d) 开始，逐步少量增加；若消化吸收能力较好，可逐渐加到 500 ~ 727 kJ/(kg•d)，并按实际体重计算热能。待体重接近正常后，再恢复至正常生理需要量。食品除乳制品外，可给予豆浆、蛋类、肝泥、肉末、鱼粉等高蛋白食物或酪蛋白水解物、氨基酸混合液等。蛋白质摄入量从 1.5 ~ 2.0 g/(kg•d) 开始，逐步增加到 3.0 ~ 4.5 g/(kg•d)。食物中应含有丰富的维生素和微量元素。如不能耐受肠道喂养或病情严重需禁食时，可采用全静脉营养或部分静脉营养等方式。

（三）药物治疗

(1) 补充 B 族维生素和胃蛋白酶、胰酶等，以助消化。

(2) 苯丙酸诺龙是蛋白质同化类固醇制剂，能促进蛋白质合成、增加食欲，在供给充足热能和蛋白质的基础上可应用，每次肌内注射 0.5 ~ 1.0 mg/kg，每周 1 ~ 2 次，连续 2 ~ 3 周。

(3) 胰岛素注射可降低血糖，增加饥饿感提高食欲，通常 1 d 皮下注射胰岛素 2 ~ 3 U，注射前先服葡萄糖 20 ~ 30 g，每 1 ~ 2 周为 1 个疗程。

(4) 锌制剂可提高味觉敏感度、增加食欲，口服元素锌 0.5 ~ 1 mg/(kg•d)。

(5) 中药如参苓白术散能调整脾胃功能，改善食欲。

（四）治疗并发症

如伴有严重腹泻、自发性低血糖、各种感染、电解质紊乱及各种维生素缺乏，应及时发现、及时处理。严重贫血可少量输血，每次大于 10ml/kg，速度应慢。

（五）其他

良好的护理可减少继发感染的机会。食具要消毒，保证充足睡眠，适当户外活动，纠正不良饮食习惯。此外针灸、推拿、捏脊等也有一定疗效。

八、预防

本病的预防应采取综合措施。

（一）合理喂养

大力提倡母乳喂养，及时添加辅食，对母乳不足或不宜母乳喂养者应采取合理的部分母乳哺养或人工哺养。防止并纠正偏食、挑食、吃零食的不良习惯，保证学生早餐和午餐能摄入足够的能量和蛋白质。

（二）生活规律

坚持户外活动，按时作息，保证充足睡眠。

（三）防治疾病

按时进行预防接种以防传染病；对患有先天性消化道畸形患儿应及早进行手术治疗，对任何急慢性疾病均积极治疗，提高整体健康水平。

第六节　肥胖症

肥胖，是指一定程度的明显超重与脂肪层过厚，是体内脂肪，尤其是甘油三酯积聚过多而导致的一种状态。

体重是衡量肥胖的重要指标，而体重与身高有关，所以表达身高和体重的关系常用体重指数即体重（千克）/ 身高（米），根据调查结果，儿童正常体重指数为 15.5 ～ 21.2；15 ～ 19 岁男女青年正常体重指数为 18 ～ 22；20 岁以上为 20 ～ 24。如儿童期体重指数≥ 21，15 ～ 19 岁≥ 22 或 20 岁以上者≥ 24，则为超重；如儿童体重指数超过 22，15 ～ 19 岁超过 24，20 岁以上超过 26，则为肥胖。

一、病因

（一）营养过剩

营养过剩致摄入热量超过消耗量，多余的脂肪以甘油三酯的形式储存于体内致肥胖。婴儿喂养不当，例如每次婴儿哭闹时，就立即喂奶，时间长了养成习惯，以后每遇挫折，就想找东西吃，易致婴儿肥胖，或太早给婴儿喂高热量的固体食品，使体重增加过快，形成肥胖症；妊娠后期过度营养等，均可成为生后肥胖的诱因。

（二）心理因素

心理因素在肥胖症的发生发展上起重要作用，情绪创伤或父母离异、丧父或者丧母、被虐待、受溺爱等，可诱发胆小、恐惧、孤独，而造成不合群、不活动，或以进食为自娱，导致肥胖症。

（三）缺乏运动

儿童肥胖一旦形成，由于行动不便，便不愿意活动以至体重日增，形成恶性循环。某些疾病如瘫痪、原发性肌病或严重智力落后等，导致活动过少，消耗能量减少，发生肥胖症。

（四）遗传因素

肥胖症有一定的家族遗传倾向，双亲胖，子代 70% ～ 80% 出现肥胖；双亲之一肥胖，子代 40% ～ 50% 肥胖；双亲均无肥胖，子代近 1% 出现肥胖；单卵孪生者同病率亦极高。

（五）中枢调节因素

正常人体存在中枢能量平衡调解功能，控制体重相对稳定，本病患者调节功能失去平衡，而致机体摄入过多，超过需求，引起肥胖。

二、临床表现

肥胖症可见于任何年龄小儿，以 1 岁以内、5 ～ 6 岁或青少年为发病高峰。患儿往往食欲极好，喜食油腻、甜食，懒于活动，皮下脂肪丰厚，分布均匀是与病理性肥胖的不同点，面颊、肩部、乳房、腹壁脂肪积聚明显。血总脂、胆固醇、甘油三酯及游离脂肪酸均增高。超声检查可见不同程度的脂肪肝。

严重肥胖者可因腹壁肥厚、横膈太高、换气困难、缺氧，导致气促、发绀、继发性红细胞减少、心脏扩大及充血性心力衰竭，称为肥胖性肺心综合征 (Pichwickian syndrome)。

三、检查

1. 人体测量学指标

如腰围，臀围，大 / 小腿围，臂围，皮下脂肪厚度等过度增加，行为偏差。

2. 血清胆固醇增高

三酰甘油，胆固醇大多增高，严重者 β 脂蛋白也可增高。

3. 内分泌紊乱

常有高胰岛素血症，血糖增高，性发育常较早，血生长激素水平减低，故最终身高常略低于正常小儿，肥胖女童初潮早易伴各种月经紊乱。

4. 免疫机能降低

尤其 T，B 淋巴细胞数量减少，细胞免疫功能明显下降，迟发皮肤反应可转阴，中性粒细胞功能减低。

5. 肺活量

有氧呼吸能力下降，心肺功能下降，常发生肥胖 - 换气不良综合征 (或 pickwickian syndrome)。膈升高限制胸廓扩张和膈肌运动，肺通气减少，肺功能减弱，肺活量明显低于正常儿童，活动中提前动用心力储备，至心功能不足，通气功能下降，有氧呼吸能力降低。

6. 心电图

具体略。

7. 胸片

心肺功能不全综合征 (pickwickian syndrome) 者 X 线可见心脏扩大或出现充血性心力衰竭表现。

四、诊断

肥胖症的诊断目前尚无统一标准。一般按身高、年龄应有的体重为标准体重。若体重高于同身高、同年龄正常小儿标准的20%为肥胖；20%～30%为轻度肥胖；30%～50%为中度肥胖；超过50%为重度肥胖。也有以同年龄、同性别健康小儿体重均值为标准，体重增加超过正常值的2个标准差(+2 SD)即可诊断为肥胖症；超过+2～3 SD为轻度肥胖症；超过+3～4 SD为中度肥胖症；超过4 SD为重度肥胖症。

五、治疗

儿童单纯肥胖症的治疗关键应采取控制饮食、增加运动量和行为矫治三管齐下，这需要家长的支持和孩子的密切配合，才能取得良好的效果。

(一) 控制饮食

目的是使总热量的摄入低于实际消耗量，从而动用和消耗体内的脂肪，达到减肥的目的。小儿正处于生长发育时期，饮食控制必须考虑到小儿基本营养需要和生长发育，不宜使体重骤然减轻。最初只要求制止体重过快增长，以后可使其逐渐下降，至超过该年龄正常体重的10%左右，即不再需要严格限制食物。重点限制的食物是糖果、奶油蛋糕、肥肉、巧克力、冷饮和米、面。为了保证儿童的生长发育，蛋白质供给不能少，如瘦肉、鸡蛋、牛奶、豆制品以及含优质蛋白质的食物。在控制饮食时，为不使儿童发生饥饿感及痛苦，可选择热量少而体积大的食物，如芹菜、笋、萝卜、茭白等各种蔬菜和苹果等水果，这些食品不仅有饱腹感，而且含较多的纤维素和维生素。肥胖儿童不宜多喝各种含糖饮料，宜喝白开水、茶水和矿泉水等饮料。此外，良好的饮食习惯对减肥具有重要的作用，如避免晚餐过饱、不吃夜宵、不吃甜零食、少吃多餐以及细嚼慢咽等。

(二) 增加运动量

运动能增加能量的消耗，达到减肥的目的。首先应提高孩子对运动的兴趣，成为日常爱好，才能持之以恒。运动形式应多样化，婴幼儿可让他们满地爬，到处走，儿童可跑步、踢球、跳绳和游泳等。唯有让孩子的运动量达到一定强度，才能使孩子的心肺等内脏器官得到锻炼，达到增加肌肉、减少脂肪、增强体质的目的。需告诫患儿和家长，千万不能因运动量增加而食量大增，否则前功尽弃。

(三) 行为矫正

行为矫正即通过启发和教育使肥胖儿童认识到肥胖的潜在危害，并自我矫治不良的饮食习惯，控制饮食，从而达到治疗的目的。医生和家长应帮助孩子分析肥胖的原因，制订自我监测内容，包括每天、每餐的进食量。要求孩子做到吃饭细嚼慢咽，不吃零食和不额外补充高热量食物；定期测体重，以检验减肥效果，有成绩就应给予鼓励，以增强减肥的信心。最终让孩子自觉地执行减肥方案，达到减肥的目的。

(四) 原发病治疗

对于因下丘脑疾病、肾上腺皮质增生症等疾病引起的肥胖症，应针对原发病，采取相应的治疗措施。

六、预防

(一) 孕前期 / 孕期预防

孕前期营养准备与保护不仅对促进胎儿正常发育有关，对防止出生后发生肥胖亦有重要作用，脂肪细胞具有"记忆"功能，无论在胚胎期，还是在生后的生长发育期所受到的不正常营养刺激（营养缺乏或营养过度）均可使脂肪细胞在以后的时期内受到再度刺激后过度增生堆积发生肥胖，这种刺激的形式可能不同，其本质可能是干扰了脂肪组织的凋亡程序，使之减弱，从而脂肪细胞的体积和数目增加形成肥胖，这一时期力戒营养和进食的不均衡，防止大吃大喝。

孕期头 3 个月避免营养摄入不足，孕期后 3 个月避免营养过度和增重过速，高热，高脂的食物并不是所谓"补品"，维生素，微量元素，矿物质较之脂肪更为有益，优质蛋白是必须添加的，适宜热量是避免日后产生肥胖的重要前提。

（二）婴幼儿期预防

婴幼儿期预防主要强调母乳喂养，按照婴幼儿实际需要量进行适度喂养，在生后前 3 个月内避免喂以固体食物，在生后 4 个月时如果小儿已成肥胖，应注意避免继续摄入过量的热卡，特别在生后 6 ～ 8 个月时对肥胖儿应减少奶入量，代之以水果蔬菜；用全米，全面代替精面的制品，而且从家长的动机上不要把食物作为奖励或惩罚幼儿行为的象征。

（三）学龄前期预防

学龄前期预防主要是养成良好的进食习惯，不得偏食糖类，高脂，高热卡食物。

（四）青春期早期及青春期预防

这一时期是一个危险的时期，特别是对于女孩子来说，除了在体格发育上脂肪量增加，在心理发育上也是一个关键时期，绝大多数的青年追求苗条，在这种心理压力下会引起许多错误的认识和片面的追求节食减肥，这一时期要加强对营养知识和食物选择的正确教育，对于已经肥胖和可能肥胖的青年予以个别指导并且鼓励双亲参加，共同帮助子女安排生活。

第七节　维生素 A 缺乏症

维生素 A 缺乏症（vitamin A deficiency）是因体内缺乏维生素 A 而引起的以眼和皮肤病变为主的全身性疾病，患者以婴幼儿为主，常和营养不良并存，伴随蛋白质 - 能量营养不良等。

维生素 A 在体内具有多种重要功能。它对视网膜的功能起着重要的作用，对上皮组织的生长和分化显然是必需的，同时也为骨生长生殖和胚胎发育所需要。它还对各种细胞膜具有稳定的作用。从而对膜的通透性起调节作用。

维生素 A 的功能是通过不同的分子形式实现的对于视觉起作用的是视黄醛。对生殖过程起作用的为视黄醇而视黄酸或一种代谢产物则对其他功能具有重要性。

一、维生素 A 的生理功能

维生素 A 为脂溶性，存在食物中有两种形式，主要为视黄醇或称维生素 A_1，存在于动物的肝、脂肪、乳汁和蛋黄内；另一种为胡萝卜素又称维生素 A 原，存在于植物中，以胡萝卜素最为重要，黄红色蔬菜如胡萝卜、红薯、南瓜、番茄、柿子、桃、香蕉含量最多。胡萝卜素可在小肠黏膜和肝细胞内转变成维生素 A 供人体应用。维生素 A 和胡萝卜素皆不溶于水，在油脂内稳定，耐热、酸、碱；维生素 E、维生素 C 等抗氧化物可增强其稳定性。

维生素 A 的主要功能如下。

(1) 防治夜盲症和视力减退，有助于多种眼疾的治疗。

(2) 有抗呼吸系统感染作用。

(3) 有助于免疫系统功能正常。

(4) 生病时能早日康复。

(5) 能保持组织或器官表层的健康。

(6) 有助于祛除老年斑。

(7) 促进发育，强壮骨骼，维护皮肤、头发、牙齿、牙龈的健康。

(8) 有助于对肺气肿、甲状腺机能亢进的治疗。

二、病因

（一）摄入不足

长期以米糕、面糊等谷物或脱脂乳、炼乳及糖类食物喂哺小儿而未及时添加辅食者或病后"忌嘴"及长期食素食皆容易发生缺乏。

（二）吸收不良

患慢性消化道疾病如迁延性腹泻、肠结核、慢性痢疾和肝胆系统疾病如慢性肝炎、胆管闭锁、脂肪泻等均会影响维生素 A 的消化、吸收和贮存，食物中长期缺乏脂肪或长期服用液状石蜡通便者，也能影响维生素 A 的吸收。

（三）需要量增加

早产儿储量不足、生长发育迅速，对脂肪耐受又较差，易发生缺乏；各种急、慢性传染病如肺炎，麻疹、结核病及长期发热、肿瘤等消耗性疾病，消化能力又差，机体对维生素 A 的需要量增加而导致缺乏。

（四）营养代谢障碍

蛋白质和锌缺乏时，可使血浆视黄醇结合蛋白、前清蛋白及视黄醇还原酶下降，影响维生素 A 在血液中的转运、肝储存代谢及视网膜中代谢过程，使维生素 A 不能在体内充分利用而排出体外，导致维生素 A 缺乏；甲状腺功能低下和糖尿病时胡萝卜素转变成维生素 A_1 障碍，血中胡萝卜素增加，皮肤黄染，酷似黄疸，但巩膜无黄染。

三、病理

维生素 A 缺乏暗适应减退而发生夜盲；造成全身上皮细胞萎缩，继而角化增生，且易于脱落，腺体细胞由原来的立方与柱状上皮化生为复层鳞状上皮细胞，失去分泌功能，脱落细胞可阻塞管腔，各系统上皮细胞变化程度不一，病变以眼结合膜、角膜最显著，泪腺、皮脂腺，及汗腺萎缩，其次为呼吸道、消化道、泪腺和泌尿道黏膜均有相似变化。皮肤有角化丘疹。局部防御功能降低且免疫力低下，易引起反复感染。

四、临床表现

（一）眼部表现

眼部的症状和体征维生素 A 缺乏病的早期表现。夜盲或暗光中视物不清最早出现，但往往不被重视，婴幼儿也常常不会叙述。上述暗适应力减退的现象持续数周后开始出现眼干燥症的变化，眼结膜和角膜干燥，失去光泽，自觉痒感，泪减少，眼部检查可见结膜近角膜边缘处干燥起皱褶，角化上皮堆积形成泡沫状白斑，称结膜干燥斑或毕脱斑，继而角膜发生干燥、浑浊、软化、自觉畏光、眼痛、常用手揉搓眼部导致感染，严重时可发生角膜溃疡、坏死、以致引起穿孔，虹膜、晶状体脱出，导致失明。这些表现多见于小年龄儿童患消耗性感染性疾病如麻疹、疟疾等之后，多数为双侧同时发病。

（二）皮肤表现

开始时仅感皮肤干燥，易脱屑，有痒感渐至上皮角化增生，汗液减少，角化物充塞毛囊形成毛囊丘疹。检查触摸皮肤时有粗砂样感觉，以四肢伸面、肩部为多进可发展至颈、背部甚至面部，毛囊角化引起毛发干燥，失去光泽，易脱落，指趾甲变脆易折，多纹等。

（三）生长发育障碍

严重维生素 A 缺乏会影响儿童的生长发育，主要是骨骼系统的生长发育。表现为长骨增长迟滞，同时齿龈发生增生和角化，影响成釉质细胞发育。临床表现为身高落后，牙齿釉质易剥落，失去光泽。由于颅骨、脊椎骨发育受阻而神经系统发育照常，使两者不相称，引起脑和脊髓组织受压，导致颅内压增高和脊神经萎缩。

（四）易发生感染性疾病

在维生素 A 缺乏早期甚或亚临床状态缺乏时，免疫功能低下就已经可能存在，表现为消化道和呼吸道感染性疾病发生率增高，且易迁延不愈。

（五）其他

维生素 A 有促进肝脏中储存铁释放入血后的转运，使铁能正常地被红细胞摄入利用。因此维生素 A 缺乏时会出现贫血，其表现类似缺铁性贫血。血红蛋白、红细胞压积和血清铁水平降低，血清铁蛋白正常，肝脏和骨髓储存铁反而增加。维生素 A 缺乏能使泌尿器官的上皮发生角化脱屑，并形成一个中心病灶，钙化物依次以其为中心不断沉淀而形成泌尿系统的结石。

五、诊断

根据有维生素 A 摄入不足或（和）慢性消化道吸收障碍史，以及眼部和皮肤表现多可做出诊断。但早期症状不明显，符合以下标准之一者，可诊断为亚临床型。

(1) 血浆维生素 A 浓度测定，若小于 0.68 mol/L(20 g/dl) 可助诊断，正常婴儿血浆浓度为 0.68 ～ 1.7 mmol/L(20 ～ 50 g/dl)，年长儿和成人为 1.0 ～ 5.1 mmol/L(30 ～ 150 g/dl)。

(2) 相对量反应试验 (RDR) 不低于 20%，测定方法为先测空腹维生素 A 浓度为 (A_0)，随早餐服维生素 A 450 g，5 小时后于午餐前复查血浆维生素 A(A_5)，将数值代入公式 RDR= $(A_5-A_0)/A_5 \times 100\%$。

六、治疗

（一）轻度维生素 A 缺乏

轻度维生素 A 缺乏可因吸收不良（如肠疾病、胃切除），代谢异常（发烧）或过分丢失（肾炎）导致，去除有关发病因素，给予富有维生素 A 的食物，如猪肝、鸡肝、羊肝、牛奶、蛋黄、胡萝卜、鱼卵、牛奶、豌豆苗、金针菜、苜蓿、红心甜薯、辣椒河蟹、黄鳝、菠菜、韭菜、荠菜、莴苣叶或果类如杏、芒果和柿等。给予大剂量维生素 A，每日口服 20 ～ 30 万国际单位，若口服吸收不良，可改肌肉注射，一般 1 个月左右好转，3 ～ 4 个月后痊愈，使用时应注意长期大量应用维生素 A 可产生维生素 A 过多症。如有合并其他维生素缺乏，作相应补充。

（二）重症维生素 A 缺乏者

口服不吸收者可肌内注射，症状改善后应逐步减量，防止长期大量应用产生维生素 A 过多症。对眼部病变应作局部治疗，皮损处可外涂水杨酸软膏或尿素霜，同时应纠正和补充合并缺乏的其他维生素和营养成分。

七、预防

母亲孕期应注意多食富含维生素 A 和胡萝卜素的食物，以免发生缺乏，影响胎儿贮存。预防早产，婴儿提倡母乳喂养，尽量吃到初乳，人工喂养以配方奶及牛、羊乳为主，多食富含维生素 A 和胡萝卜素的食物。乳类摄入过少者或早产儿要及时补充维生素 A。患有慢性消化功能紊乱及消耗性疾病的小儿应尽早补充维生素 A。正常婴儿每日维生素 A 供给量为 200 g，幼儿为 500 g，学龄 750 g，青少年 800 g。对维生素 A 缺乏症高发地区小儿，每半年一次口服 70000 g，可使小儿夜盲症，干眼病，呼吸道，消化道疾病的发病率及病死率明显降低。

第八节 维生素 B 缺乏症

维生素 B(Vitamin B) 也作维生素 B，是某些维生素的总称，它们常常来自于相同的食物来源，如酵母等。维生素 B 曾经被认为是像维生素 C 那样具有单一结构的有机化合物，但是后来的研究证明它其实是一组有着不同结构的化合物，于是它的成员有了各自的名称，如维生素 B_1，而维生素 B 是一个总称，有的时候也被称为维生素 B 族、维生素 B 杂或维生素 B 复合群。维生素 B 都是水溶性维生素，它们是协同作用，调节新陈代谢，维持皮肤和肌肉的健康，增进免疫系统和神经系统的功能，促进细胞生长和分裂（包括促进红细胞的产生，预防贫血发生）。维生素 B 缺乏症，是指因缺乏维生素 B 而导致的症状。维生素 B 族有十二种以上，被世界一致公认的有九种，全是水溶性维生素，在体内滞留的时间只有数小时，必须每天补充。B 族是所有人体组织必不可少的营养素，是食物释放能量的关键。全是辅酶，参与体内糖、蛋白质和脂肪的代谢，因此被列为一个家族。所有的维生素 B 必须同时发挥作用，称为维生素 B 的融合作用。单独摄入某种维生素 B，由于细胞的活动增加，从而使对其他维生素 B 的需求跟着增加，所以各种维生素 B 的作用是相辅相成的，所谓"木桶原理"。罗杰，威廉博士指出，所有细胞对维生素 B 的需求完全相同。

一、维生素 B_1 缺乏病

（一）维生素 B_1 缺乏病释义

维生素缺乏病就是脚气病，是因水溶性维生素 B_1 缺乏引起的全身疾病，以多发性神经炎、肌肉萎缩、组织水肿、心脏扩大、循环失调及胃肠症状为主要特征。本病多发生在以白米为主食的地区，治疗及时可完全恢复。

（二）维生素 B_1 缺乏病病因

(1) 维生素 B_2 摄入不足。维生素 B_1 存在于谷物的表皮和胚芽中，但是带皮和胚芽的谷物不易保存，食物加工时去皮和胚芽导致维生素 B_1 大量流失，每天摄入量低于 0.2 mg 时，即可发病。

（2）维生素 B_2 吸收不良或者利用障碍。胃肠及肝胆疾病，或经常服用泻剂均可使维生素 B_1 缺乏。

（3）维生素 B_2 需要量增加或者消耗过多。长期发热、消耗性疾病、甲亢及高温作业、重体力劳动、妊娠、哺乳等均可使维生素消耗过多；糖尿病、尿崩症及使用利尿剂，可使维生素 B_1 增加需要量。

（4）抗硫胺素因子。有些食物含有抗硫胺素因子 (ATF)，可导致缺乏。

（三）维生素 B_1 缺乏病症状

食欲不振、胃肠疾病、头发干枯、记忆力减退、抽筋（肌肉痉挛）说明您可能缺乏维生素 B_1。

（四）需要补充维生素 B_1 的人群

抽烟、喝酒、爱吃砂糖的人要增加维生素 B_1 的摄取量；保证 B_1 的摄取量，维持身体 B_1 的平衡；妊娠、哺乳期或是服用避孕药的女性需要大量的维生素 B_1，保证 B_1 的供应；假如您在饭后需要服用胃酸抑制剂，那么您就会丧失这顿饭所摄取到的维生素 B_1；处于紧张状态的人，如生病、焦虑、精神打击、手术后等，不仅需要 B_1，而且需要 B 族中所有的维生素。

（五）维生素 B_1 缺乏病的治疗

首先要治疗造成维生素 B_1 缺乏病的原发疾病或诱因，患者除改善饮食营养外，口服维生素 B_1 每次 10 mg，每天三次，同时可加用酵母片及其他 B 族维生素。对急重症患者应尽快给予大剂量维生素 B_1 治疗。

婴儿症状改善需要较长时间。婴儿脚气病需要立即治疗。每天 10 mg 维生素 B_1 肌肉注射，连续五天。症状缓解后可改为口服。对哺乳期婴儿乳母亦应给予维生素 B_1 治疗，10 mg 每天 2～3 次。保证母乳中维生素 B_1 对婴儿的需要。

（六）维生素 B_1 缺乏病预防

改良谷物加工方法，调整饮食结构；经常性开展易感人群维生素 B_1 营养状况监测；广泛开展健康教育活动；维生素 B_1 强化食品。

二、维生素 B_2 缺乏病

（一）维生素 B_2 缺乏原因

人体内维生素 B_2 储存很少，食物摄取过多时，即随粪便、尿排出体外。单纯的维生素 B_2 缺乏很少见，通常是多种营养素联合缺乏。维生素 B_2 缺乏可引起其他营养素的摄取和利用。(1)摄入不足。包括食物摄入不足，烹调不合理（如淘米过度、蔬菜切碎后浸泡等），食物在加工过程中维生素 B_2 被破坏。(2)吸收障碍。消化道吸收障碍、嗜酒、药物影响可导致维生素 B_2 不足。(3)需要量增加或消耗过多。在妊娠、哺乳、寒冷、体力劳动、精神紧张、疾病等情况下，机体维生素需要量增加。

（二）维生素 B_2 缺乏病临床表现

维生素 B_2 在体内耗竭的时间为 60～80 天，膳食中供应不足 2～3 个月后即可发病。早期症状包括：虚弱、疲倦、口痛和触痛、眼部发烧、眼痒，可能还有性格方面的变化。进一步发展可出现唇炎、口角炎、舌炎、鼻及脸部的脂溢性皮炎，男性有阴囊炎，女偶见阴唇炎，故有口腔生殖综合征的说法。另外还可出现角膜血管增生、贫血和脑功能失调。

（三）维生素 B_2 缺乏病预防

多食富含维生素 B_2 的食物，这是预防维生素 B_2 缺乏的根本途径。良好的食物来源主要是动物肝、肾、心、蛋黄、乳类。植物性食物是膳食维生素 B_2 的主要来源。豆类的维生素 B_2 含量也很丰富；绿叶蔬菜中含量比根茎类和瓜茄类高；天然谷类食品的维生素含量较低，但强化维生素 B_2 后可使其含量增加（比如食用营养强化食品）；开展营养教育活动。应加强集体食堂工作人员的营养知识教育，使其合理调配膳食，改进烹调方法，减少烹调过程中维生素的损失，以防缺乏；营养干预，对于不同人群进行营养教育和营养干预，适当增加动物性食品或给予维生素 B_2 强化食品，以提高摄入量，降低维生素 B_2 缺乏和贫血发生率。维生素 B_2 是水溶性维生素，容易消化和吸收，被排出的量随体内的需要以及可能随蛋白质的流失程度而有所增减；它不会蓄积在体内，所以时常要以食物或营养补来补充。与 B_1 不同的是，B_2 能耐热、耐酸、耐氧化。

（四）需要补充维生素 B_2 的人群

服用避孕药、妊娠中、哺乳期的妇女需要更多的维生素 B_2；不常吃瘦肉和奶制品的人应当增加维生素 B_2；因患溃疡或糖尿病而长期进行饮食控制的人较易产生维生素 B_2 不足的现象；对于所有精神紧张的人必须增加其复合维生素的摄取，与维生素 B_6、C 及烟酸一起摄取，作用效果最佳。

三、维生素 B_6 缺乏病

（一）维生素 B_6 缺乏病描述

维生素 B_6 在生物组织内以吡哆醇、吡哆醛和吡哆胺三种形式存在，在体内吡哆醛与吡哆胺可互相转化，在动物肝、肉、鸡蛋、糙米、葵花籽、核桃、黄豆、扁豆、胡萝卜、香蕉中富含维生素 B_6，肠道细菌可合成一部分维生素 B_6，所以一般不会发生维生素 B_6 缺乏，引起缺乏的原因有需要量增加、生物利用或代谢受干扰，如甲状腺机能亢进、怀孕、受电离辐射、高温环境下生活工作、尿毒症、肝病、慢性酒精中毒，使用干扰维生素 B_6 代谢药物（如异烟肼、环丝氨酸、肼苯哒嗪、左旋多巴、青霉胺、口服避孕药、4-脱氧吡哆醇等），先天遗传缺陷的"维生素 B_6 依存症"。婴儿患者膳食中维生素 B6 摄入量虽正常，因需要量太大，仍可发生缺乏。一般成人维生素 B_6 供给量为 2 mg/d。

（二）维生素 B_6 缺乏病病因

维生素 B_6 摄入不足或吸收不良尽管食物维生素 B_6 的来源广泛，偶尔仍可发生因食物摄入不足引起的缺乏，或患有 Crohn 病或腹腔疾病引起吸收不良。

长期应用某些药物最重要的是异烟肼，它与磷酸吡哆醛形成的复合物使其失去作用。其他有环丝氨酸、青霉胺、口服避孕药、左旋多巴等均能使维生素 B_6 失去活性或排泄增多而引起维生素 B_6 缺乏。

酗酒由于乙醇可加速磷酸吡哆醛的分解代谢，可引起维生素 B_6 缺乏。

维生素 B_6 依赖综合征属于少见的代谢异常，为遗传性疾病。

（三）维生素 B_6 缺乏病治疗方案

几乎所有的食物均含有维生素 B_6，吡哆醇主要来自于植物性食物，吡哆醛和吡哆胺则来自动物性食物，特别以瘦肉、肝、蔬菜和所有粮食含量最多，应鼓励多吃。如与抑制吡哆醇

代谢的特殊药物 (如异烟肼、环丝氨酸和青霉胺) 有关的吡哆醇缺乏则需要较大剂量 (可能每天高达 100 mg) 以改善周围神经病变。一般在开始服用维生素 B_6 拮抗药物即同时服用维生素 B_6，以防止不良反应发生。对于接受左旋多巴治疗的患者则禁忌用大剂量的维生素 B_6，因为大剂量维生素 B_6 可影响左旋多巴的效能。对维生素 B_6 依赖综合征如维生素 B_6 依赖癫痫、维生素 B_6 依赖贫血则需要大剂量维生素 B_6，通常使用的范围为 $300 \sim 500$ mg/d。

四、其他 B 族维生素的缺乏

1. 烟酸

烟酸 (或称维生素 PP) 系体内脱氢酶的辅酶 I 、II 的重要组成部分，是氧化过程所必需的；其生理功能为维持皮肤、黏膜和神经的健康，促进消化功能。缺乏时可发生糙皮病，故又称其为抗糙皮病因子。因奶中富含烟酸，故婴幼儿少见缺乏者，但以粮食 (尤以粗粮) 为单一饮食者易发生缺乏，因谷类可影响烟酸的吸收。临床症状多见为皮炎、腹泻，也可有神经炎的表现。烟酸在乳类、肉类、肝脏、花生和酵母中较多，只要进食多样化的平衡膳食，很少缺乏。需要量为每日 $15 \sim 30$ mg。

2. 维生素 B_{12}

维生素 B_{12} 是一种含钴的衍生物，故又称钴胺素。作为辅酶参与核酸蛋白质等的合成过程，促进叶酸的利用和四氢叶酸的形成，促进红细胞发育成熟，对生血和神经组织的代谢有重要作用。维生素 B_{12} 水溶液较稳定，但易受日光、氧化剂、还原剂、强碱等作用而破坏。维生素 B_{12} 须在胃内与内因子结合后才能被吸收，若胃内因子缺乏，可使其吸收障碍。维生素 B_{12} 缺乏时会发生巨幼红细胞贫血，青年可发生恶性贫血。动物性食物中均富含维生素 B_{12}。

3. 叶酸

叶酸以其存在于草及蔬菜叶子中而得名。体内以活动形式四氢叶酸作为碳基团转移的辅酶，参与核苷酸及氨基酸代谢，特别是胸腺嘧啶核苷酸的合成，促进骨髓造血功能。缺乏时，DNA 合成受抑制，临床发生巨幼红细胞贫血；孕早期缺乏叶酸可引起胎儿神经管畸形。绿色蔬菜中含量多，动物性食物中也含有，但各种乳类少有叶酸。每日叶酸需要量为 400 g。

第九节 维生素 C 缺乏症

维生素 C 是水溶性维生素，由于人体缺乏合成维生素 C 所必需的古罗糖酸内酯氧化酶，故不能自身合成，必须由食物供给。维生素 C 遇热、碱或金属后，极易被破坏，在胃酸帮助下，维生素 C 迅速被胃肠道吸收，储存于各类组织细胞中。若长期摄入不足，即出现临床维生素 C 缺乏症，又名坏血病。

一、病因及病理生理

1. 病因

(1) 摄入不足：乳母膳食长期缺乏维生素 C，或以牛乳或单纯谷类食物长期人工喂养，而未添加富含维生素 C 辅食的婴儿，则易患本病。

(2) 吸收障碍：慢性消化功能紊乱，长期腹泻等可致吸收减少。

(3) 需要量增加：婴儿和早产儿生长发育快，需要量增多；患感染性疾病，严重创伤等消耗增多，需要量亦增加，若不及时补充，易引起缺乏。

2. 病理生理

维生素 C 主要功能是起还原剂作用及参与重要的羟化反应。最重要的是对脯氨酸的羟化作用，能促进脯氨酸转变为羟脯氨酸，后者对胶原合成起重要作用。当维生素 C 缺乏时，胶原合成障碍，引起毛细血管通透性增加，发生出血现象，并阻碍骨化过程，使成骨细胞不能形成正常骨样组织，软骨内骨化障碍。因钙盐在基质内沉着不受影响，致临时钙化带增厚，而骨骺端骨质脆弱，易发生干骺脱位或分离，而骨质吸收继续进行，因而出现普遍性骨质疏松与萎缩。此外，牙骨基质形成障碍，牙质发育不良，且易松动、脱落。

维生素 C 可使三价铁还原为二价铁，促进食物铁的吸收和铁蛋白的储存。还可使叶酸还原为具有活性的四氢叶酸，促进红细胞成熟和增殖，故维生素 C 缺乏时，易致贫血。

维生素 C 尚可促进机体应激能力和免疫功能。

二、临床表现

本病多见于 6 个月至 2 岁的婴幼儿，母孕期摄入足量维生素 C，则生后 2～3 个月婴儿体内储存的维生素 C 可供生理需要，若孕母患本病，则新生儿出生后即出现症状。

1. 一般症状

维生素 C 缺乏约需 3～4 个月方出现症状。早期表现易激惹、厌食、体重不增、面色苍白、倦怠无力，可伴低热、呕吐、腹泻等，易感染或伤口不易愈合。

2. 出血症状

常见长骨骨膜下、皮肤及黏膜出血，齿龈肿胀、出血，继发感染局部可坏死。亦可有鼻衄、眼眶骨膜下出血可引起眼球突出。偶见消化道出血、血尿、关节腔内出血、甚至颅内出血。

3. 骨骼症状

长骨骨膜下出血或骨干骺端脱位可引起患肢疼痛，尤其当抱起患儿或换尿布时大声哭叫。因肢痛可致假性瘫痪，患肢呈固定位置，呈“蛙腿”状。患肢沿长骨干肿胀、压痛明显，微热而不发红，也绝不延及关节。

肋骨、软骨交界处，因骨干骺半脱位可隆起，排列如串珠，称坏血病串珠，可出现尖锐突起，内侧可扪及凹陷，因而与佝偻病肋骨串珠不同，后者呈钝圆形，内侧无凹陷。因肋骨移动时致疼痛，呼吸可表现浅快。

4. 晚期常伴贫血

一般为小细胞性贫血，当叶酸代谢障碍时，可出现巨幼红细胞性贫血。

5.X 线表现

骨骼 X 线检查主要病变在四肢长骨远端，以膝关节最显著。典型改变如下。

(1) 骨干骺端临时钙化带因钙盐堆积呈致密增厚，称坏血病白线，其下方有一带状骨质稀疏区，称坏血病带，此处可因骨折而分离或移位；临时钙化带增厚处可向两侧或一侧突出，形成刺状，称侧刺；临时钙化带边缘骨皮质和松质可呈单侧或双侧缺损，或形成透光裂隙，称坏血病角。

(2) 骨骺中心部密度减低，呈毛玻璃状，外围密度增高，呈指环状。

(3) 长骨骨干皮质变薄，骨质普遍疏松、骨小梁不清，透亮度增加。

(4) 沿骨干常出现骨膜下出血。先为软组织肿胀，密度增高。钙化后，出现骨膜钙化影。

三、诊断及鉴别诊断

根据维生素 C 摄入不足膳食史、典型临床表现及长骨 X 线检查改变特征和对维生素 C 治疗反应，可做出诊断。但需注意本病肢体肿痛与感染性疾病如骨髓炎、化脓性关节炎等鉴别；坏血病肋串珠与佝偻病区别；肢体假性瘫痪与脊髓灰质炎；以及出血症状与其他出血性疾病如血友病等鉴别。

四、防治原则

1. 预防

维生素 C 每日需要量为 50 ～ 60 mg。只要膳食中有富含维生素 C 的食物即可预防，乳母的乳汁所含维生素 C 已足够，故鼓励母乳喂养，以后添加绿叶蔬菜和水果，当患病时增补维生素 C 100 mg，即可预防维生素 C 缺乏症。

2. 治疗

轻症口服维生素 C，每次 100 ～ 150 mg，每日 3 次。重症静脉注射每日一次 500 mg，待症状减轻后改为口服，一般需持续用药 2 ～ 3 周，其后应保证每日饮食需要量。

同时应供给含维生素 C 丰富的水果或蔬菜，如橘汁、西红柿汁等。有骨骼病变者应固定患肢。

本病维生素 C 疗效显著，治疗后 24 ～ 48 小时，症状改善，一周后症状消失，一年后骨结构恢复正常。治愈后一般不遗留畸形。

如合并贫血，可加大维生素 C 剂量，并视情况补充铁剂或叶酸。

第十节　维生素 D 缺乏症佝偻症

维生素 D 缺乏性佝偻病 (vitamin D deficiency rickets) 是以维生素 D 缺乏导致钙磷代谢紊乱和临床以骨骼的钙化障碍为主要特征的疾病。维生素 D 是维持高等动物生命所必需的营养素，它是钙代谢最重要的生物调节因子之一本病是小儿时期四种疾病防治之一。维生素 D 一直被认为时时刻刻都在参与体内钙和矿物质平衡的调节，维生素 D 不足导致的佝偻病是一种慢性营养缺乏病，它发病缓慢，不容易引起家长的重视影响小儿生长发育。因此，必须积极防治。

一、维生素 D 的来源和代谢

维生素 D 是一种脂溶性维生素。人体维生素 D 主要来源于皮肤中的 7- 脱氢胆固醇，经日光中的紫外线照射转化为胆骨化醇，也就是内源性维生素 D_3。外源性维生素 D 由食物中获得，动物肝脏、蛋黄、乳类都含有维生素 D_3，植物（绿叶蔬菜等）含有麦角固醇，经紫外线照射后能转化为可被人体利用的维生素 D_2。内源性和外源性维生素 D 均无生物活性，需经人体进一步羧化后方有抗佝偻病活性。

维生素 D_3 经肝脏羟化为 25- 羟基胆骨化醇 [25-(OH)D_3]，然后在肾脏近曲小管上皮细胞内经 1- 羟化酶系统作用进一步羟化为 1，25。二羟胆骨化醇 [1，25-(OH)$_2D_3$]，其生物活性大大增强，可通过血液循环作用于靶器官而发挥生理作用。

二、钙磷代谢的调节

（一）维生素 D 的作用

1. 促进肠道钙磷的吸收

促进小肠黏膜对钙、磷的吸收，使血钙血磷升高，有利于骨的钙化。

2. 对骨骼的作用

促进旧骨脱钙以维持血钙浓度，在新骨形成处促进钙向骨内转移，促进新骨形成。

3. 促进肾小管对钙、磷的重吸收

促进肾近曲小管对钙、磷的重吸收，尤其是促进磷的重吸收，减少尿钙、磷的排出，提高血钙、磷的浓度。

（二）甲状旁腺素 (PTH) 的作用

甲状旁腺素促进小肠对钙、磷的吸收，促进破骨细胞形成，使骨盐溶解，血钙、磷浓度增加，促进肾近曲小管对钙的重吸收，使尿钙降低，血钙上升，同时抑制对磷的重吸收，使尿磷增加。

（三）降钙素 (CT) 的作用

降钙素可抑制肠道及肾小管对钙、磷的重吸收，抑制破骨细胞形成，阻止骨盐溶解。促进破骨细胞转化为成骨细胞，使血钙降低。

三、病因

1. 日光照射不足

维生素 D 可由皮肤经日照产生，如日照不足尤其在冬季需定期通过膳食补充；此外空气污染也可阻碍日光中的紫外线；人们日常所穿的衣服，住在高楼林立的地区，生活在室内使用，人工合成的太阳屏阻碍紫外线，居住在日光不足的地区等都影响皮肤生物合成足够量的维生素 D，对于婴儿及儿童来说，日光浴是使机体合成维生素 D_3 的重要途径。

2. 维生素 D 摄入不足

动物性食品是天然维生素 D 的主要来源，海水鱼如鲱鱼、沙丁鱼，动物肝脏，鱼肝油等都是维生素 D_2 的良好来源。从鸡蛋、牛肉、黄油和植物油中也可获得少量的维生素 D_2。而植物性食物中含维生素 D 较少。天然食物中所含的维生素 D 不能满足婴幼儿对它的需要，需多晒太阳同时补充鱼肝油。

3. 钙含量过低或钙磷比例不当

食物中钙含量不足，以及钙、磷比例不当均可影响钙磷的吸收。入乳中钙、磷含量虽低但比例 (2:1) 适宜，容易被吸收。而牛乳钙、磷含量较高，但钙、磷比例 (1.2:1) 不当，钙的吸收率较低。

4. 需要量增多

早产儿因生长速度快和体内储钙不足而易患佝偻病；婴儿生长发育快对维生素 D 和钙的需要量增多故易引起佝偻病；2 岁后因生长速度减慢且户外活动增多佝偻病的发病率逐渐减少

5. 疾病和药物影响

肝肾疾病及胃肠道疾病影响维生素 D、钙、磷的吸收。如小儿胆汁郁积、胆总管扩张、先天性胆道狭窄或闭锁、脂肪泻、胰腺炎、难治性腹泻等疾病均可影响维生素 D、钙、磷的吸收而患佝偻病。

长期使用苯妥英钠、苯巴比妥钠等药物可加速维生素 D 的分解和代谢而引起佝偻病。

四、病理生理

维生素 D 缺乏性佝偻病可以堪称是机体为维持血钙水平而对骨骼造成的损害，长期严重维生素 D 缺乏造成肠道吸收钙、磷减少和低血钙症。以致甲状旁腺功能代偿性亢进，PTH 分泌增加以动员钙释出血清钙浓度维持在正常或接近正常的水平。但 PTH 同时也抑制肾小管重吸收磷、继发机体严重钙、磷代谢失调。特别是严重低血磷的结果。细胞外液钙、磷浓度不足破坏了软骨细胞正常增殖、分化和凋亡的程序。钙化管排列紊乱，使长骨钙化带消失、骺板失去正常形态，参差不齐；骨基质不能正常矿化，成细胞代偿增生，碱性磷酸酶分泌增加，骨样组织堆积于干骺端，骺端增厚，向两侧膨出形成"串珠"，"手足镯"，骨膜下骨矿化不全，成骨异常，骨皮质被骨样组织替代，骨膜增厚，骨皮质变薄，颅骨骨化障碍而颅骨软化，颅骨骨样组织堆积出现"方颅"，临床即出现一系列佝偻病症状和血生化改变。

五、临床表现

本病多见于婴幼儿，特别 3 个月以下的小婴儿，主要表现为生长最后部位的骨骼改变，并可影响肌肉发育脊神经兴奋性的改变。因而年龄不同，佝偻病的骨骼改变常在维生素 D 缺乏一段时间后出现，围生期维生素 D 不足的婴儿佝偻出现较早，儿童期发生佝偻病的较少，重症佝偻患者还可有消化和心肺功能障碍，并可影响行为发育和免疫功能。本病在临床上可分期如下：

（一）初期（早期）

初期多见 6 个月以内，特别是 3 个月以内小婴儿。多为神经兴奋性增高的表现，如易激惹、烦闹、汗多刺激头皮而摇头等。但这些并非佝偻病的特异症状，仅作用临床早期诊断的参考依据。此期常无骨骼病变，骨骼 X 线可正常，或钙化带稍模糊，血清 25-(OH)D$_3$ 下降，PTH 升高，血钙下降，血磷降低，碱性磷酸酶正常或稍高。

（二）活动期（激期）

早期维生素 D 缺乏的婴儿未经治疗，继续加重，出现 PTH 功能亢进，钙、磷、代谢失常的典型骨骼改变。

6 个月以内婴儿的佝偻病以颅骨改变为主，前囟边较软，颅骨薄，检查只用双手固定婴儿头部，指尖稍用力压迫枕骨或顶骨的后部，可有压乒乓球的感觉。6 月龄以后，尽管病情仍在进展，但颅骨软化消失，正常婴儿的骨缝周围亦可有乒乓球样感觉。额骨和顶骨中心部分常常逐渐增厚，至 7～8 个月时，变成"方盒样"头型即方头（从上向下看），头围也较正常增大，方盒样头应与前额宽大的头型区别。骨骺端因骨样组织堆积而膨大。沿肋骨方向于肋骨与肋软骨交界处可及圆形隆起，从上至下如串珠样突起，以第 7～10 肋骨最明显，称佝偻病串珠手腕、足踝部亦可形成钝圆形环状隆起，称手、足镯，1 岁左右的小儿可见到胸廓畸形，胸骨和临近的软骨向前突起，形成"鸡胸样"畸形。严重佝偻病小儿胸廓的下缘行程一水平凹陷，即肋膈沟或郝氏沟。有时正常小儿胸廓两侧肋缘稍高，应与肋膈沟区别。由于骨质软化与肌肉关节松弛，小儿开始站立与行走后双下肢负重，可出现股骨、胫骨、腓骨弯曲，形成严重膝内翻(O 型)或膝外翻(X 型)正常 1 岁内小儿有生理性弯曲和正常的姿势变化，如足尖向内或向外等，3 ～ 4 岁后自然矫正，须予以鉴别。

患儿会坐与站立后，因韧带松弛可致脊柱畸形，严重低血磷使肌肉糖代谢障碍，使全身肌肉无力，肌张力降低和肌力减弱，此期血生化除血清钙稍低外，其余指标改革更加显著，X 线显示长骨钙化带消失，干骺端呈毛刷样，杯口状改变，骨骺软骨盘增宽 (> 2 mm)，骨质稀疏，骨皮质变薄，可有骨干弯曲畸形或青枝骨折，骨折可无临床症状。

（三）恢复期

以上任何期经日光照射或治疗后，临床症状和体征逐渐减轻或消失，血钙、磷逐渐恢复正常，碱性磷酸酶约 1 ～ 2 月降至正常水平。治疗 2 ～ 3 周后骨骺 X 线改变有所改善，出现不规则的钙化线，以后钙化带致密增厚，骨骺软骨盘＜ 2 mm，逐渐恢复正常。

（四）后遗症期

后遗症期多见于 2 岁以后的儿童，因为婴儿期严重的佝偻病，残留不同沉重的骨骼畸形，无任何临床症状，血生化正常，X 线检查骨骺干骺端病变消失。

六、诊断与鉴别诊断

（一）诊断

根据病史、体征，临床表现，结合血液生化改变及骨骼 X 射线变化，佝偻病的诊断并不困难。碱性磷酸酶多在骨骼体征和 X 射线改变之前已增高，有助于早期诊断。血清 25-$(OH)D_3$(正常值 10 ～ 80 g/L) 和 1，25-$(OH)_2D_3$，(正常值 0.03 ～ 0.06 g/L) 水平在佝偻病初期已明显降低，是本病诊断的早期指标。

根据 1986 年卫生部颁发的"婴幼儿佝偻病防治方案"，佝偻病可分为 3 度。

1. 轻度

轻度可见颅骨软化、囟门增大、轻度方颅、肋骨串珠、肋软骨沟等改变。

2. 中度

中度可见典型肋串珠、手镯、肋软骨沟，轻度或中度鸡胸、漏斗胸、"O"形或"X"形腿，也可有囟门晚闭、出牙迟缓等改变。

3. 重度

严重骨骼畸形，可见明显的肋软骨沟、鸡胸、漏状胸、"O"形或"X"形腿，脊柱畸形或病理性骨折。

（二）鉴别诊断

鉴别诊断主要与甲低进行鉴别。及与软骨营养不良、黏多糖病、维生素 D 依赖性佝偻病、肾性佝偻病、肝性佝偻病等鉴别。

1. 先天性甲状腺功能低下

生后 2 ～ 3 个月开始出现甲状腺功能不足现象，并随月龄增大症状日趋明显，如生长发育迟缓、体格明显矮小、出牙迟、囟门大而闭合晚。腹胀等，与佝偻病相似，但患儿智能低下，有特殊面容，血中 TSH 测定可资鉴别。

2. 软骨营养不良

本病头大。前额突出。长骨骺端膨出、胸部串珠。腹大等与佝偻病相似，但四肢及手指短粗，五指齐平，腰椎前突。臀部后突。骨骼 X 线可见特征性改变，如长骨粗短弯曲，干骺端变宽，呈喇叭口状，但轮廓光整，部分骨骼可埋入扩大的干骺端中，

3. 与其他病因所致的佝偻病的鉴别

(1) 家族性低磷血症：本病多为 X 连锁遗传病，其有关基因已定位于 X p22.1-p22.2，少数为常染色体隐性遗传，也有散发病例，原发缺陷为肾小管重吸收磷和 $25(OH)D_3$ 羟化过程障碍。佝偻病症状多发生在 1 岁后，2～3 岁后仍有活动性佝偻病表现。血钙多正常，血磷明显降低，尿磷增加。对常规治疗剂量维生素 D 无效，需同时口服磷，且每日需给维生素 $D_3 0.05 ～ 0.25 \mu g$，或 1，$25(OH)_2D_3 0.5 ～ 1.5 \mu g/d$。

(2) 远端肾小管酸中毒：为远曲小管泌氢不足，使钠、钙从尿中丢失，导致继发甲状旁腺功能亢进，骨质脱钙及佝偻病症状，且维生素 D 疗效不显著。患儿骨骼畸形明显，身材矮小，代谢性酸中毒，多尿，碱性尿 (尿 PH > 6)，血钙、磷、钾均低，血氯高，且伴低钾症状。

(3) 维生素 D 依赖性佝偻病：常染色体隐性遗传，分两型：I 型为肾脏 1- 羟化酶缺陷，至 $25-(OH)D_3$ 转变为 1，$25-(OH)_2D_3$ 过程发生障碍，血中 $25-(OH)D_3$ 浓度增高；II 型为靶器官 1，$25-(OH)_2D_3$ 受体缺陷，血中 1，$25-(OH)_2D_3$ 浓度增高。两型在临床上均表现为重症佝偻病，血清钙、磷显著降低，碱性磷酸明显升高，并继发甲状旁腺功能亢进。I 型患儿可有高氨基酸尿症；II 型患儿的一个重要特征为脱发。

(4) 肾性佝偻病：先天或后天原因所致的慢性肾功能障碍均会导致血钙低，血磷高等钙、磷代谢紊乱；甲状旁腺功能继发性亢进使骨质普遍脱钙，骨骼呈佝偻病改变。体征多于幼儿后期逐渐明显，形成侏儒状态。

七、治疗

(一) 一般治疗

加强护理，尽量母乳喂养，及时添加富含维生素 D 的辅食，增加户外活动，但不要久坐、久站以防骨骼畸形。

(二) 维生素 D 疗法

1. 口服法

活动早期给予维生素 D 每日 0.5 万～ 1 万 U，连服 1 个月后改为预防量。激期给予维生素 D 每日 1 万～ 2 万 U 口服，持续 1 个月后改为预防量。恢复期可用预防量维生素 D 口服维持。如需长期大量应用，宜用纯维生素 D 制剂，不宜用鱼肝油，以免发生维生素 A 中毒。

2. 突击疗法

重症佝偻病伴有急慢性疾病，不宜口服患儿可采用突击疗法。初期或轻度佝偻病患儿可肌内注射维生素 D_3 30 万 U，或维生素 D_2 40 万 U，一般肌内注射一次即可。激期给予维生素 D_3 60 万 U 或维生素 D_2 80 万 U 分两次注射，间隔 2～4 周。第 2 次肌内注射 1 个月后改用预防量。重度佝偻病给予维生素 D_3 90 万 U 或维生素 D_2 120 万 U，分 3 次肌内注射，间隔 2～4 周，末次肌内注射后 1 个月改用预防量口服，直至 2 岁。

（三）钙剂

应用维生素 D 治疗的同时给予适量钙剂，可用 10% 氯化钙或葡萄糖酸钙口服，每日 1 ～ 3 g 或元素钙 200 ～ 300 mg，有手足搐搦症病史的患儿，可在肌内注射维生素 D 制剂前口服钙剂 2 ～ 3 d。

（四）手术矫形

轻度骨骼畸形多能自行矫正，严重畸形需外科手术矫正。

八、预防

营养性维生素 D 缺乏性佝偻病是一自限性疾病，有研究证实日光照射和生理剂量的维生素 D(400 IU) 可治疗佝偻病，因此，现认为确保儿童每日获得维生素 D 400 IU 是预防和治疗的关键。

（一）围生期

孕母应多户外活动食用富含钙、维生素 D 以及其他营养素的食物，妊娠后期适量补充维生素 D(800 IU/d)，有益于胎儿储存充足维生素 D，以满足生后一段时间生长发育的需要。

（二）婴幼儿期

预防的关键在日光浴与适量维生素 D 的补充。生后 2 ～ 3 周后即可让婴儿坚持户外活动，冬季也要注意保证每日 1 ～ 2 小时户外活动时间。有研究显示，每周让母乳喂养的婴儿户外活动 2 小时，仅暴露面部和手部，可维持婴儿血 25-(OH)D$_3$ 浓度在正常范围的低值（＞ 11 ng/dl）。

早产儿，低出生体重儿童，双胎儿生后 2 周开始补充维生素 D 800 IU/ 日，3 个月后改预防量，足月儿生后 2 周开始补充维生素 D 400 IU/ 日，至 2 岁，夏季户外活动多可暂停服用或见谅，一般可不加服钙剂。

第十一节 维生素 D 缺乏症手足搐搦症

维生素 D 缺乏性手足搐搦症又称为佝偻病性低钙惊厥，或婴儿手足搐搦症，多见于 2 岁以下小儿。因维生素 D 缺乏，同时甲状旁腺代偿不足，导致血清钙离子浓度降低，神经肌肉兴奋性增高。临床表现为手足搐搦、喉痉挛甚至全身惊厥。

一、病因

血清钙离子浓度降低是本病的直接原因。正常小儿血清总钙浓度稳定在 2.25 ～ 2.75 mmol/L（9 ～ 11 mg/dl），主要靠维生素 D、甲状旁腺素及降钙素的调节作用予以维持。

血清钙含有三种形式。

(1) 蛋白结合钙 (40%) 为 1.13 mmol/L(4.5 mg/dl)。

(2) 弥散钙 (60%)1.38 mmol/L(5.5 mg/dl)，其中 80% 为离子钙 1.13 mmol/L(4.5 mg/dl)。

(3) 枸橼酸钙约 0.13 mmol/L(0.5 mg/dl)。三者中以钙离子生物活性最强，并受血 pH 值和血磷浓度的影响，血 pH 和血磷增高时钙离子浓度降低。当维生素 D 缺乏时，血钙、磷含量降低，若甲状旁腺功能代偿不全，骨钙不能游离，血钙继续降低，当血清总钙量低于 1.75 ～ 1.88 mmol/ L 或游离钙低于 1 mmol/L 时，神经肌肉兴奋性增强，而发生惊厥或手足搐搦。

二、临床表现

（一）典型症状

1. 惊厥

一般为无热惊厥，突然发作，表现为肢体抽动，双眼上翻，面肌抽搐，意识暂时丧失，大小便失禁等。发作停止后多入睡，醒后活泼如常。每日发作次数不定，每次持续数秒至数分或更长。轻者仅有惊跳或短暂的眼球上窜，而意识清楚。多见于婴儿期。新生儿可只有屏气，面肌抽动或双眼凝视等。

2. 手足搐搦

手足搐搦以幼儿及儿童多见。表现为双手腕屈曲，手指伸直，拇指内收贴近掌心，足踝关节伸直，足趾强直下曲，足底呈弓状。

3. 喉痉挛

喉痉挛主要见于婴儿。声门及喉部肌肉突发痉挛引起吸气性呼吸困难和喉鸣，严重者可发生窒息死亡。6 个月以内的小儿有时可表现为无热阵发性青紫，应高度警惕。

（二）隐性体征

1. 面神经征 (Chvostek 征)

用指尖或叩诊锤叩颧弓和口角间的面颊部，出现眼睑及口角抽动为阳性。正常新生儿可呈假阳性。

2. 腓反射

用叩诊锤叩击膝部下外侧腓骨小头处的腓神经，阳性者足部向外侧收缩。

3. 陶瑟征 (Troussean 征)

用血压计袖带如测血压样绕上臂，打气使血压维持在收缩压与舒张压之间，阳性者于 5 分钟内被试侧的手出现痉挛症状。

三、诊断与鉴别诊断

（一）诊断

婴儿出现无热惊厥，抽后神志清楚，无神经系统阳性体征者，或较大幼儿及儿童出现手足搐搦者应首先考虑本病。如有引起低钙的原因，维生素 D 缺乏史，或已有佝偻病症状及体征者均有助于诊断。血清钙低于 $1.75 \sim 1.88$ mmol/L(7.0 $\sim$ 7.5 mg/dl) 或离子钙低于 1.0 mmol/L(4 mg/dl) 则可确诊。静脉注射钙剂有效可作为诊断性试验治疗。应注意本病也可在感染情况下诱发，及新生儿和小婴儿喉痉挛的非典型发作。

（二）鉴别诊断

本病应与下列疾病鉴别。

1. 低血糖症

该症常发生于清晨空腹时，常有进食不足或感冒、腹泻病史，可出现惊厥、昏迷，血糖常低于 2.2 mmol/L(40 mg/dl)，口服糖水或静脉注射葡萄糖后立即好转或恢复。

2. 婴儿痉挛

该病 1 岁以内发病，突然发作，头及躯干、上肢均屈曲，手握拳。下肢屈曲至腹部，常伴意识障碍，每次发作数秒至数十秒，反复发作，常伴智力异常。血钙正常，脑电图有高幅异常节律。

3. 低镁血症

该症多见于新生儿及幼小婴儿，多为人工喂养，血清镁低于 0.58 mmol/L(1.4 mg/dl)，表现为知觉过敏，触觉和听觉的刺激可引起肌肉颤动，甚至惊厥及手足搐搦。用硫酸镁深部肌内注射有效。

4. 原发性甲状旁腺功能减退症

该症多见于较大儿童。表现为间歇性惊厥及手足搐搦，间歇数日或数周发作 1 次；血钙降低，血磷升高，碱性磷酸酶正常或降低。

5. 急性喉炎

该病多有上呼吸道感染症状，声音嘶哑，呈犬吠样咳嗽，常夜间发作，无低钙症状和体征，钙剂治疗无效。

四、治疗

(一) 急救处理

惊厥发生时应用镇静止痉剂治疗，安定 0.1 ～ 0.3 mg/kg 肌内注射或静脉注射。也可选用苯巴比妥，同时保持呼吸道通畅，给予氧气吸入；喉痉挛者应立即将舌头拉出口外，行人工呼吸或加压给氧，必要时行气管插管术。

(二) 钙剂治疗

可用 10% 葡萄糖酸钙溶液 5 ～ 10 ml 加入 10% 葡萄糖液 10 ～ 20 ml 中缓慢静脉注射 (10 分钟以上)。注射过快可引起血钙骤升，发生呕吐甚至心搏骤停。惊厥反复发作者，可每日应用钙剂 2 次治疗，直至惊厥停止后改为口服。轻症手足搐搦患儿可口服 10% 氯化钙，每日 3 次，每次 5 ～ 10 ml 稀释后口服。

(三) 维生素 D 治疗

应用钙剂治疗后同时给予维生素 D 治疗，用法同维生素 D 缺乏性佝偻病。

第十二节 维生素 E 缺乏症

一、病因

维生素 E 缺乏症在早产儿较常见。这是由于脂溶性维生素如维生素 E 不能很好地通过胎盘由母体供给胎儿，而早产又使这种缺乏加重；以及婴儿食品中大量不饱和脂肪酸增加了对维生素 E 的需求，特别是对维生素 E 吸收不好的早产儿。

维生素 E 缺乏症亦可发生在患有脂肪吸收障碍的儿童，如囊性纤维变和某些基因变异。给予过量的铁，可能也会加重维生素 E 的缺乏。

二、临床表现

1. 神经系统改变

进行性神经病和视网膜病。脊髓小脑共济失调伴深部腱反射消失，躯干和四肢共济失调，振动和位置感觉消失，眼肌麻痹，视野障碍、视网膜病也称晶状体后纤维组织形成，肌肉衰弱，上睑下垂和构音障碍，对幼儿的认知能力和运动发育具有不良影响。

2. 贫血

贫血多发生在出生体重小于 1500 g 的早产儿，发病多在 4～6 周出现溶血性贫血，口服维生素 E 后溶血即可停止。

3. 水肿

全身水肿以下肢为主，早产儿易发生新生儿硬肿症，用维生素 E 3 天后大多可缓解。

4. 颅内和内脏出血

妊娠期缺乏维生素 E，新生儿患颅内和内脏出血的可能性较大，新生儿心室内和室管膜下出血的某些病例，服维生素 E 后可得到改善。

维生素 E 缺乏症的早产儿会出现肌肉乏力，并在 6～10 周时出现溶血性贫血，同时血中维生素 E 水平降低。本症可通过补充维生素 E 得到医治。维生素 E 缺乏可导致早产儿患视网膜病，保育箱中氧气浓度过高又可加重婴儿的眼病。

肠吸收功能不好的儿童会患严重的维生素 E 缺乏症，并产生各种不同的神经病症，如反射减弱、行走困难、复视、位置觉障碍、肌肉无力。这些症状会逐渐加重，但也会随着治疗康复。诊断有赖于血中维生素 E 含量的检测。

三、诊断

有维生素 E 缺乏危险因素以及临床表现的早产儿，结合实验室检查：血化验呈轻度溶血性贫血；血红蛋白及血细胞比容降低，网织红细胞轻度增高，血小板常增加。末梢血涂片可见棘状红细胞和红细胞碎片等。血浆生育酚水平小于 5 g/ml($<$ 11.6 mol/L)，并有红细胞对过氧化氢敏感性增高。

给予维生素 E 治疗后溶血性贫血症状及血化验改变迅速好转，常在 2～3 周内恢复正常。

四、预防治疗

维生素 E 缺乏症的预防：不同生理时期对维生素 E 的需要量不同。妊娠期间维生素 E 需要量增加，以满足胎儿生长发育的需要。维生素 E 可通过乳汁分泌，成熟母乳中维生素 E 含量在 4 mg/L 左右，因此乳母应增加摄入量，以弥补乳汁中的丢失。对婴儿来说，推荐的维生素 E 摄入量是以母乳的提供量为基础的（大约 2 mg/d）。从人体衰老与氧自由基损伤的角度考虑，增加维生素 E 的摄入量是有必要的。

1. 平衡膳食

平衡膳食是预防营养缺乏病最好的方法。维生素 E 只能在植物中合成。植物的叶子和其他绿色部分均含有维生素 E。绿色植物中的维生素 E 含量高于黄色植物。麦胚、向日葵及其油富含 RRR-α- 生育酚，而玉米和大豆中主要含 γ- 生育酚。

2. 补充维生素 E

(1) 正常需要量：每天维生素 E 生理需要量儿童为 3～8 mg，少年与成年人为 10 mg，孕妇、乳母与老人为 12 mg。对婴儿来说，每天推荐的维生素 E 适宜摄入量以母乳的提供量为基础，大约 2 mg/d。膳食维生素 E 参考摄入量，中国营养学会在 2000 年中国居民膳食营养素参考摄入量中，制订了各年龄组维生素 E 的适宜摄入量 (AI)，成年男女 α- 生育酚为 14 mg/d、可耐受最高摄入量 (UL)α- 生育酚为 800 mg/d。维生素 E 在小肠吸收。维生素 E 补充剂在餐后服用，有助于吸收。

(2) 非母乳喂养儿：对非母乳喂养儿，投服维生素 E 0.5 ～ 1.5 mg/d，以预防缺乏。

(3) 早产儿：体重低于 1500 g 的早产儿和脂肪吸收不良的病儿，最好用水溶性维生素 E 5 mg/d，以预防缺乏。

(4) 维生素 E 吸收和转运缺陷：对维生素 E 吸收和转运缺陷的患儿给予更大的剂量，每天 30 mg/kg，口服，对治疗无 β 脂蛋白血症、早期神经病或克服吸收和转运缺陷是需要的，这些治疗能缓解症状并能防止神经病的后遗症。

第十三节 微量元素缺乏

一、铁缺乏症

铁是人体最重要的微量元素之一。铁缺乏是全世界最主要的营养缺乏性疾病。铁缺乏 (iron deficiency disease，IDD) 根据其演进过程分为铁减少期 (iron depletion，ID)、红细胞生成缺铁期 (iron deficiency erythropoiesis，IDE) 和缺铁性贫血期 (iron deficiency anemia，IDA)。IDA 是人类最常见的贫血病，前两期未发生贫血又叫隐性缺铁。IDA 是体内贮存铁减少，影响红细胞内血红素合成致贫血，为缺铁的晚期表现。IDD 不仅引起贫血，而且由于机体内含铁酶和铁依赖酶活性降低，引起非血液系统表现，对人体智力、体格发育、免疫功能、消化吸收功能、劳动能力均有较大影响，目前认为 IDA 对婴幼儿脑发育造成不可逆损害是 IDD 的最大危害。我国卫生部将 IDA 列为儿童"四防"疾病之一，已被世界卫生组织 (WHO) 和 UNICEF 列为全球三大微量营养素 (维生素 A、铁、碘) 缺乏性疾病之一。

(一) 流行病学

1. 全球 IDD 患病率

IDD 全球患者数高达 21.5 亿，IDA 为 12.2 亿。发展中国家 4 岁以下儿童 IDD 患病率为 50%，其中 2 岁以下为主。发达国家 7 岁以下儿童 IDD 患病率为 20% ～ 40%。

2. 我国 IDD 患病率

我国第三次营养调查 (1992 年) 发现以 IDD 为主的贫血 20%，其中儿童、孕妇和老人患病率最高。孕妇患病率较高仍停留在 40% 左右，一般城市儿童 IDD 为 20% ～ 40%，边远山区婴幼儿高达 70% ～ 80%，重庆地区 0 ～ 14 岁儿童患病率为 20% ～ 40%。从 IDD 患病规律看，存在着一条链环式的铁缺乏社会群体。这就是孕妇缺铁、婴幼儿铁缺乏、青少年铁缺乏、青春期少女铁缺乏、孕妇铁缺乏……如此周而复始，由于这个链环中存在大量 IDD 的危险因素，从宏观上、流行病学等方面未切断上述铁缺乏的链环，以致连年防治成效不明显。

(二) 铁代谢

1. 铁的分布及功能

铁的分布及功能见表 12-1。

表 12-1 铁的分布及功能

	存在组织或细胞	铁／全身铁（%）	功能
血红蛋白（Hb）	RBC	66	运氧
肌红蛋白（Mb）	肌肉	3	横纹肌、心肌储氧
含铁血红素酶	所有细胞		酶
非血红素铁	所有细胞		酶
运输铁（血浆铁）	血液		运输
铁蛋白和含铁红素	肝、脾、骨髓	30	贮存
总量		100	

2. 铁的来源

(1) 母体来源：以孕后期为主。如果母亲营养好，胎儿贮存铁可供其用到出生后 4 个月，但是母亲中度贫血时，不再供给胎儿铁。足月儿出生后高浓度的 Hb 含量下降，释放的铁供其需要。4 个月后体内贮存铁因被消耗而亟待饮食补铁。

(2) 内源：衰老红细胞及无效生成红细胞被网状内皮系统吞噬而释放铁。

(3) 外源：是铁的主要来源：动物类、植物类及铁强化的配方食品。含铁高的食物有猪肝、血、肉类、蛋类、豆类。

3. 铁的吸收

铁主要经十二指肠和空肠上段吸收。膳食铁主要有两种形式：铁盐（非血红素铁）和血红素铁。铁吸收率的高低与食物种类有关：动物类食物含血红素铁，直接吸收，吸收率为 10%～25%。母乳铁吸收率最高，但其生物利用率高的原因还不清楚。蛋黄铁吸收率低，且 1 个蛋黄仅 17 g，占全鸡蛋重的 30%，含铁只有 1.1 g。因此蛋黄不是供铁的理想食物。植物类食物含铁盐，吸收率低，大豆例外 7%(11 mg/100 g)，见表 12-2。

促进吸收的因素有维生素 C、果糖、氨基酸、肉类、血红素铁。

不利于吸收的因素是磷酸、草酸、植酸、鞣酸、植物纤维、茶、咖啡、蛋、牛奶。

4. 铁的转运与排泄

(1) 转运：铁小肠黏膜细胞→铁蛋白（暂时贮存）

运铁蛋白＋铁→骨髓→肝脾等（以铁蛋白和含铁血红素形式贮存）。

(2) 排泄：2/3 是由于肠黏膜细胞脱落而排出。1/3 是由于皮肤细胞和泌尿道黏膜细胞脱落 [20 g/(kg·d)] 而排出。

表 12-2 常见食物铁含量及吸收率

食物	含量（mg/100 g）	吸收率（%）
植物性蛋白		
大米	0.9	1.0
菠菜	2.9	1.3
大豆	11	7.0
动物性食物		

续表

食物	含量（mg/100 g）	吸收率（%）
鸡蛋（蛋黄）	2.3（6.5）	3.0（2）
草鱼	0.8	11.0
猪血	8.7	11.0
猪肉	1.6	22.0
猪肝	22.6	22.0
牛乳	0.3	10
母乳	0.1	5

（三）病因

(1) 孕母缺铁或贫血，导致婴儿生后体内储存铁不能满足生后头 3～4 个月的生长需要。

(2) 食物中摄入的铁不足或吸收功能不良。

(3) 小儿生长发育快，需要量增加。

(4) 疾病引起铁质的丢失。

铁缺乏症分为互有联系又连续发展的三个阶段：①铁减少期；②红细胞生成缺铁期；③缺铁性贫血。铁缺乏症 1 期和 2 期（即铁减少期），小儿可以没有贫血表现，但会出现烦躁、哭吵、精神疲乏、体质差、反复感冒、食欲不振。有的小儿厌食、异食癖（咬指甲、嗜异物等）；较大的儿童表现为爱发脾气、好动、多动、注意力不集中、记忆力差。如果继续发展为严重缺铁（即缺铁性贫血），则表现为面色苍白或苍黄、精神疲乏、口唇黏膜及眼睑结膜、甲床苍白。如不及时纠正，长期缺铁，可影响儿童身心健康发育。

（四）临床表现

1. 造血系统

(1) 贫血：多为轻度贫血，临床可无明显贫血症状。

(2) 溶血：轻度，红细胞变形性降低。

(3) 中性粒细胞功能改变：吞噬、趋化功能下降。

(4) 骨髓外造血：肝脾轻度肿大。

2. 非造血系统

(1) 消化吸收功能下降，胃酸降低，异嗜癖。系由于影响细胞色素 C，细胞色素氧化酶活性降低所致。

(2) 中枢神经系统：孕 28 周至生后 2 岁是脑发育的脆弱期。在此期间患缺铁性贫血可导致脑的不可逆性损害。其作用机制目前认为铁影响发育中脑组织结构及髓鞘磷脂合成。表现为精神、运动发育指数下降。年长儿由于单胺氧化酶活性降低，引起注意力不集中，学习成绩下降，智力受影响。

(3) 铁缺乏 (IDD) 致甘油磷酸氧化酶活性降低，使骨骼肌的肌力下降。

(4) IDD 致腺苷脱氧酶活性降低及影响 TH 细胞功能，使免疫功能下降，感染机会增加。

（五）实验室检查及诊断

1. 实验室检查与机体缺铁时期的关系

铁的损耗可分为三个阶段。第一阶段为铁减少期 (ID)，表现为贮存铁的下降，血清铁蛋白 (ferritin，SF) 浓度降低。第二阶段为红细胞生成缺铁期 (IDE)，也称功能缺铁期，表现为血清铁蛋白进一步下降，血清铁 (SI) 减少，运铁蛋白饱和度 (TS%) 下降，铁结合力 (TIBC) 上升，红细胞游离原卟啉 (FEP) 上升。第三阶段则为缺铁性贫血 (IDA) 期，表现为血红蛋白和红细胞比容 (MCV) 下降。

临床常用诊断的缺铁参数包括：血红蛋白浓度 (Hb)，红细胞平均体积 (MCV)，血清铁 (SI)，总铁结合力 (TIBC)，转铁蛋白饱和度 (TS)，FEP 等。由于单一指标的局限性，临床上常采用几个指标相结合，综合性的描述铁缺乏状况。泛美卫生组织 (Pan American Health Organization, PAHO) 在阿根廷的铁营养状况调查中采用了 Hb，SF，锌原卟啉 (ZPP) 作为诊断标准；我国 1988 年洛阳会议制订的铁缺乏诊断标准则应用了 Hb，SF，TS 等指标。

血清可溶性转铁蛋白受体 (serium soluble transferring receptor，sTfR) 是近年来研究较多的诊断功能性铁缺乏的敏感指标之一。sTfR 的量由幼红细胞的数目以及单个幼红细胞膜表面的 TfR 数目所决定的，因此检测血清 sTfR 可以直接反映红细胞生成速率及体内贮存铁情况。

近年来，国外也有采用依据红细胞分布 (red cell distribution width.RDW) 配合 MCV 诊断缺铁性贫血：RDW $\geq$ 0.14，MCV $\leq$ 80fl。

Cook JD 等学者认为就单一指标对缺铁的诊断价值而言，SF 可作为贮存铁减少期的指标；sTfR 可作为功能性缺铁的指标；而 Hb 则作为临床缺铁性贫血期的诊断指标。

WHO/UNICEF/UNU 关于海平面人群贫血的临界值，见表 12-3。

表 12-3 各年龄组贫血时海平面 Hb、MCV 临界值

年龄或性别组	Hb(g/L)	血细胞比容 (%)
6 个月～5 岁	110	33
5～11 岁	115	34
12～13 岁	120	36
非妊娠妇女	120	36
妊娠妇女	110	33
男性	130	39

2. 诊断缺铁的参数比较诊断

IDD 的常用指标有 Hb、SI、TIBC、TS、SF、FEP 及 EF，由于影响因素多，仍采用多指标综合诊断法。通过诊断试验研究表明各铁参数的诊断功效依次为 EF、SF、TS、FEP 及 FEP/Hb。由于 SI、TIBC 受生理病理影响因素大，SF 虽受各种感染、肝病、肿瘤等因素影响，但对单纯缺铁灵敏度高，放免法已较普及易开展，而 EF 虽极少受各种非缺铁因素影响，但检测相对繁琐，不易广泛应用。FEP 测定微量血、简易方便，有较高准确性。因此，目前临床最常用 SF、FEP 和 FEP/Hb 比值。

3. 小儿缺铁性贫血诊断标准

(1) 贫血为小细胞低色素性，MCHC < 0.31，MCV < 80fl，MCH < 26pg。

(2) 有明显缺铁病因，如铁供给不足、吸收障碍、需要增多或慢性失血等。

(3) 血清 (浆) 铁 < 10.07 mol/L(60 g/dl)。

(4) 总铁结合力 (TIBC) > 62.7mol/L(350g/dl)；运铁蛋白饱和度 (TS) < 0.15 有参考意义，低于 0.1 有确定意义。

(5) 细胞外铁明显减少 (0 ～ +)，铁粒幼细胞低于 15%。

(6) 红细胞原卟啉 (FEP) 低于 0.9 mol/L(50 g/dl)。

(7) 血清铁蛋白 (SF) < 16 g/L。

(8) 铁剂治疗有效：用铁剂治疗 1 周末网织红细胞明显增高，2 周血红蛋白 (Hb) 开始上升，6 周后血红蛋白上升 20g/L 以上。

诊断标准：(1) 是必须条件，(1)+(2) ～ (8) 任何一条均可诊断。

（六）治疗

1. 病因治疗

病因治疗是根治的关键，如寄生虫感染的治疗，失血原因的治疗等。

2. 膳食治疗

增加含铁丰富的食物，合理膳食搭配。

3. 铁剂治疗

(1) 每日补铁法：采用小剂量 [1 ～ 2 mg/(kg•d)]，在 Hb 上升至正常后 2 ～ 3 个月后停止。

(2) 间断补铁法：每周补铁 1 ～ 2 次 (3 d 补铁) 或每周补铁 1 次，1 ～ 2 mg/kg(元素铁)。疗程同上。

补铁治疗 1 周和 4 周进行随访，掌握治疗效果，缺铁原因是否去除等。

（七）预防

首先从铁缺乏的源头—孕妇和乳母开始。孕妇和乳母要注意摄入含铁丰富的食物 (如肝、动物血、瘦肉、黑木耳、紫菜、芝麻、绿叶蔬菜、红枣及含铁的奶粉等)。合理平衡膳食，切断铁缺乏症流行链。出生后 6 个月以内的婴儿提倡母乳喂养。母乳中的铁吸收利用率高。4 ～ 6 个月的婴儿要及时添加含铁丰富的辅食 (如蛋黄、肝泥、动物血、鱼泥及含铁的营养米糕)。鼓励小儿不要偏食、养成良好的饮食习惯。早餐不但要吃饱，而且要吃好。经常摄入新鲜豆类及豆制品、绿叶蔬菜、杂粮、水果。如果小儿在预防的基础上仍出现贫血表现，应及时到医院早诊断早治疗。

二、锌缺乏症

锌缺乏症 (zinc deficiency)：锌摄入、代谢或排泄障碍所致的体内锌含量过低的现象。是由于身体无法提供充足锌元素，造成缺乏而引起的各种症状。在不同的动物种属中已发现 70 种酶必须有锌才能发挥其功能。锌又是 DNA、RNA 聚合酶的主要组成成分。有些酶的活性与锌有关。在蛋白质合成和氨基酸代谢过程中，锌也是不可缺少的。孕妇缺锌，胎儿畸形率增高。锌可使细胞膜稳定。是唾液蛋白的基本成分，在品尝味道方面有重要意义。

（一）代谢及推荐摄入量

1. 吸收

摄入 10 ～ 15 mg 锌后，其吸收率 20% ～ 30%，吸收入血 2 ～ 4 h 达高峰，在十二指肠和小肠近端吸收。吸收机制不清，可能通过特异和非特异载体联结过程吸收。在肠腔内与前列腺素 $E_2(PGE_2)$(胰腺分泌的相对分子质量配体) 或黏液蛋白结合经小肠上皮细胞吸收。在小肠上皮细胞与特异性的配体含胱氨酸丰富的蛋白质 (cystein rich intestinal protein，CRIP) 结合吸收。

2. 结合

与血清蛋白结合，30%～40%的锌牢固与a-球蛋白结合，60%～70%与蛋白质呈疏松结合，后者主要是担负运输作用。

3. 转运

每克血清蛋白含锌 6.6～11.6 mol/g，经血液运输至全身组织器官。

4. 排泄

经大便、汗液、尿中排泄。每天从大便排锌 5～6 mg，皮肤、鳞屑及毛发脱落可丧失部分锌。

（二）病因

(1) 锌缺乏的原因主要有以下几种。

(2) 锌的贮存、摄入减少。

(3) 锌的吸收受抑制。

(4) 营养不良。

(5) 吸收不良综合征和肠炎性疾病妨碍锌的吸收。

(6) 锌的丢失过多。

(7) 医源性因素，如长期静脉营养而未补充锌。

(8) 遗传因素。

（三）临床表现

锌缺乏的临床表现是一种或多种锌的生物学活性降低的结果。

1. 生长缓慢

儿童期缺锌的早期典型表现是生理性生长速度缓慢。缺锌妨碍核酸、蛋白质的合成和分解代谢酶的活性，导致小儿的生长发育迟缓缺锌小儿的身高体重常低于正常同龄儿严重者可出现侏儒症。

2. 食欲降低

缺锌后常引起口腔黏膜增生及角化不全，易于脱落而大量脱落的上皮细胞可以掩盖和阻塞舌乳头中的味蕾小孔，使食物难以接触味蕾不易引起味觉和引起食欲。此外，缺锌对蛋白质、核酸的合成、酶的代谢均有影响使含锌酶的活性降低对味蕾的结构和功能也有一定的影响，进一步使食欲减退。

3. 异食癖

在缺锌的小儿中，常发现有食土、纸张、墙皮及其他嗜异物的现象，补锌后症状好转。

4. 免疫功能下降

锌能增强体液及细胞的免疫功能，加强吞噬细胞的吞噬能力及趋向性，以及改变病变组织的血液灌输及能量代谢，改善局部和整体机能状态增强体质及抵抗力以减少感染。当机体含锌总量下降时机体免疫功能降低肠系膜淋巴结、脾脏等与免疫有关的器官减轻 20%～40%，引起有免疫功能的细胞减少，T 细胞功能受损，细胞免疫能力下降从而降低机体防御能力。锌缺乏的小儿易患各种感染性疾病如腹泻、肺炎等。实验证明缺锌使小儿的免疫功能受损，补锌后各项免疫指标均有改善。

5. 伤口愈合缓慢

有资料表明，锌治疗有助于伤口的愈合可促使烧伤后上皮的修复。缺锌后，DNA 和 RNA 合成量减少，创伤处颗粒组织中的胶原减少，肉芽组织易于破坏，使创伤、瘘管、溃疡、烧伤等愈合困难。

6. 皮肤损害

皮肤损害的表现为肠病性肢端皮炎，严重的表现为各种皮疹、大疱性皮炎、复发性口腔溃疡，皮肤损害的特征多为糜烂性、对称性，常呈急性皮炎，也可表现为过度角化。有部分小儿表现为不规则散乱的脱发，头发呈红色或浅色。锌治疗后头发颜色变深

7. 眼病

眼是含锌最多的器官，而脉络膜及视网膜的含锌量又是眼中最多的组织，所以眼对锌的缺乏十分敏感，锌缺乏会造成夜盲症，严重时会造成角膜炎。另外，锌在轴浆运输中起作用，对维持视盘及视神经的功能是不可缺少的。锌缺乏时神经轴突功能降低，从而引起视神经疾病和视神经萎缩。

8. 性器官发育不良

锌有助于性器官的正常发育，血液中睾酮的浓度与血锌、发锌呈线性相关。所以锌缺乏时，性器官发育不良。

9. 糖尿病

锌是胰岛素的重要组成部分，每个胰岛素分子中含有两个锌。当锌缺乏时胰岛素的活性降低，细胞膜结构的稳定性下降，使胰腺细胞溶酶体的外膜破裂造成细胞自溶，便可引起糖尿病。

（四）实验室检查

目前尚无单一指标能准确反映锌缺乏的情况。

1. 血清锌

正常为 7.65 ～ 22.95 mol/L。

2. 细胞内锌

白细胞：男 2 ～ 9.97 mol/10^{10} 个细胞；女 2 ～ 7.2 mol/10^{10} 个细胞。

红细胞：180.5 ～ 272.8 mol/10^{10} 个细胞。

3. 发锌

男：(2.5±0.3)mol/g。

女：(2.6±0.2)mol/g 仅供参考。

4. 尿锌

(4.5±1.9)mol/24 h 尿。

（五）诊断

主要依靠病史、临床表现的症状和体征及实验室检查必要时予锌剂治疗,有助于诊断锌缺乏疾病。

1. 病史

仔细、详细地询问病史如婴儿是否有断奶或改用牛乳喂养的历史，是否喂养中食物含锌量过低，或存在长期吸收不良的病史。

2. 临床表现

是否有生长发育迟缓、味觉灵敏度降低、食欲减退或厌食、异食癖、经常发生感染性疾病等临床表现。

3. 实验室检查

必要时可行实验室检查目前临床上血清（浆）锌的测定是比较常用的指标。

4. 试验治疗

如高度怀疑锌营养不良性疾病，可适当补锌，如补锌后症状、体征均好转或消失也可作为诊断的重要依据。

（六）治疗

(1) 去除引起缺锌的原因。

(2) 调整饮食提倡平衡膳食，并积极补充各种富含锌的动物性食物如肝、瘦肉、蛋黄和鱼类。

(3) 补充锌剂：可在下述 2 种方法中任选 1 种，总疗程以 2 ～ 3 个月为宜。

按体重：每日 0.5 ～ 1.5 mg/kg 元素锌口服（相当于每日 2.5 ～ 2.7 mg/kg 的硫酸锌，或 3.5 ～ 10.5 mg/kg 的葡萄糖酸锌）。

按年龄：每日给予 2 倍于供给量的锌口服（每日元素锌供给量标准为 0 ～ 6 个月 3 mg，7 ～ 12 个月 5 mg，1 ～ 10 岁 10 mg，10 岁以上 15 mg，孕妇及乳母为 20 mg）。

（七）预防

母乳中含锌量较高，范围为 3 ～ 23 mg/L，应提倡母乳喂养。婴儿母乳喂养对预防锌缺乏性疾病有益。锌在鱼类肉类、动物肝肾中含量较高。多食用含锌高而且容易吸收的食物牡蛎、可可、鲱鱼中含量最高且易吸收；奶品及蛋品次之；水果、蔬菜等含量一般较低在看一种食物中锌的营养时，不仅要看其含量而且要考虑被机体实际利用的可能性。一般食物中的锌吸收率为 40%，青少年每天锌更新量为 6mg，所以每天锌需求量为 15 mg。避免偏食避免锌的缺乏。

中国营养学会 2000 年 DRIs 提出的每天推荐摄入量为：6 个月以内的婴儿 1.5 mg，7 个月～ 1 岁为 8 mg，1 ～ 3 岁为 9 mg，4 ～ 6 岁为 12 mg，7 ～ 10 岁为 13.5 mg，11 ～ 17 岁为 18 ～ 19 mg(男)和 15 ～ 15.5 mg(女)。

青少年的生长发育十分迅速，各个器官逐渐发育成熟，思维活跃，记忆力最强，是一生中长身体长知识的重要时期，故营养一定要供应充足。随着我国经济发展，人们生活水平已经有了很大改善，矿质元素中的铁、钙等已经引起了人们的重视但对于锌缺乏还没有足够的认识。

三、缺碘性疾病

碘缺乏是一种分布极为广泛的地方病，除了挪威、冰岛等少数国家。世界各国都不同程度地受到缺碘的威胁。

（一）流行病学

人体每日所需的碘主要从食物 (80% ～ 90%) 和水 (10% ～ 20%) 中获得，而食物中碘的含量因土壤、水源和空气中的碘含量而定。碘在地球上分布相当不均，一般内陆山区大多严重缺碘，而个别沿海低洼地带却积碘过多。外环境缺碘，使土壤、水中缺碘，导致食物缺碘而引起人类的缺碘性疾病。

目前全世界已有 118 个国家深受碘缺乏的危害，有 16 亿缺碘人口，我国占 4 亿多，几乎遍及全国各省、市、区。我国现有甲状腺肿患者 700 多万，克汀病 1 9 万，亚临床克汀病推测有 800 万。现有的智力残疾人中，有 80% 以上是因缺碘造成的。7 ～ 14 岁儿童甲状腺肿大的发病率高达 14%，重缺碘区儿童智力低下发生率为 4% ～ 15%，每年都出现新的智残儿童，危害很大。在缺碘环境下，不分年龄、性别，都可能患碘缺乏病，但以孕妇、新生儿、婴幼儿和学龄儿童对缺碘的敏感性最高，缺碘的危害性也最大，因为缺碘对人智力发育的影响是不可逆性的。

(二) 病因及病理生理

1. 病因

地方性甲状腺肿和地方性克汀病的主要病因是缺碘。由于环境中缺碘，人体摄入的碘量不能满足合成甲状腺激素 (T_3、T_4) 的需要，血中 T_3、T_4 降低，激发反馈性调节机制 (下丘脑 - 垂体 - 甲状腺轴) 而使垂体分泌促甲状腺激素 (TSH) 增加，长期过多的 TSH 使甲状腺组织增生肿大而临床出现地方性甲状腺肿病。若碘摄入过多，会抑制碘化过程而使 T_3、T_4 合成减少，同样通过反馈调节使 TSH 分泌增加而致甲状腺肿，称为高碘地方性甲状腺肿。

近有报道，地方性克汀病有明显的家庭聚集性，患者的一级亲属患病率显著高于一般群体的患病率，故认为地方性克汀病可能为一种多基因遗传病。此外，先天性克汀病也是甲状腺激素合成不足所致，但其病因不同，主要由于宫内胎儿甲状腺不发育或发育不全，或因甲状腺素合成途径中酶的缺陷而使 T_3、T_4 降低。少数因原发下丘脑或垂体发育不足而使单一的 TSH 缺乏所致。

2. 病理生理

病理基础是碘缺乏，甲状腺体无法 (缺乏原料) 合成甲状腺素。

甲状腺素的功能是：①加速细胞内氧化过程，促进新陈代谢。②促进蛋白质合成，增加酶的活力。③促进糖的吸收、糖原分解和组织对糖的利用。④促进脂肪分解和利用。⑤促进钙、磷在骨质中的合成代谢和骨的生长等。由此可见，如缺乏甲状腺素，细胞代谢、组织生长、各系统的生理功能等必将受影响，使小儿基础代谢缓慢、生长发育停滞、生理功能受阻。尤其对中枢神经系统，在其生长发育阶段，甲状腺素缺乏会造成脑组织的严重损害，甚至是不可逆的病变。

(三) 临床表现

临床表现的轻重取决于缺碘的程度、持续时间以及患病的年龄。胎儿期缺碘可致死胎、早产及先天畸形；新生儿期则表现为甲状腺功能低下；儿童和青春期则引起地方性甲状腺肿、地方性甲状腺功能减低症以及单纯性聋哑。轻度缺碘则可出现亚临床型甲状腺功能减低症，表现为轻度智能迟缓，或轻度听力障碍，常伴有体格生长落后。

(四) 诊断

亚临床型克汀病 (轻度缺碘) 诊断标准。

1. 必备条件

(1) 出生后居住于低碘地方性甲状腺肿病流行区。

(2) 有智能发育障碍，主要表现为轻度智能迟缓 (< 4 岁用 DDST 筛选；> 4 岁智商为 50 ～ 69)。

2. 辅助条件

(1) 神经系统障碍主要表现为：①轻度听力障碍 (电测听高频或低频异常)；②极轻度语言障碍；③精神运动发育障碍。

(2) 甲状腺功能障碍主要表现有：①极轻度的体格发育障碍；②极轻度的体格发育落后；③甲状腺功能低下 (T_3、T_4 降低，TSH 升高)。

具有上述必备条件，以及辅助条件中神经系统障碍或甲状腺功能低下中任何 1 项或 1 项以上；并能排除其他原因如营养不良、锌缺乏影响智力、中耳炎影响听力以及各种可影响骨龄和体格发育的其他因素后，便可做出诊断。

(五) 防治原则

1. 预防方法

任何低碘病区的居民，只要 3 个月不补碘或补碘不足，就可能产生缺碘病患者。目前推荐每日碘需要量是：0 ～ 6 个月儿童 40 g，1 ～ 6 岁 70 g，7 ～ 12 岁为 120 g，少年及成人为150 g，孕妇乳母是 175 ～ 200 g，一般每人每日应补碘 100 ～ 200 g。最有效而安全的方法是采用碘盐，每日食用 5 ～ 10 g 碘盐，就能获碘 100 ～ 200g。但应注意碘元素易受热、光、潮而使碘挥发，故应合理贮存、应用碘盐。平时鼓励多吃含碘丰富的食物，如海带、紫菜、海虾等。对婴幼儿也可采用适量碘化油作为预防。为了及早发现先天性甲状腺功能低下的新生儿，可普遍开展新生儿筛查工作，若能在 3 ～ 6 个月内及早诊断、治疗，可以完全正常生长发育。

2. 治疗原则

地甲肿患者，首先给服甲状腺片，抑制 TSH 分泌，减轻甲状腺的增生。补碘要注意剂量，以免过多而出现甲亢现象。甲低患儿应补给甲状腺片，必要时为终生替代治疗，以避免复发。若能坚持正确治疗，预后良好。如果胎儿时期即严重缺碘，则智力落后、聋哑等难以逆转，故重在预防碘缺乏。

(六) 碘中毒

除了过敏以外，一般人均耐受高剂量的碘。许多呼吸道感染患者以每天数克的剂量化痰而无毒性反应。但对缺碘并患有结节性甲状腺肿的患者进行补碘，则有发生碘性甲状腺机能亢进症的危险，其临床表现如食欲亢进、体重减轻、肌无力、畏热等均较轻微，突眼也不明显。但如果患者原有器质性心脏病，就有一定的危险性。

推广碘化食盐可使广大人群，特别是小儿免受缺碘所带来的种种危害，但甲亢和患有结节性甲状腺肿的患者应该使用无碘盐并避免食用富碘食物。

第十二章 新生儿与新生儿疾病

第一节 概述

新生儿 (neonate，newborn) 系指从脐带结扎到生后 28 天内的婴儿。新生儿学 (neonatology) 是研究新生儿生理、病理、疾病防治及保健等方面的学科。新生儿学原属儿科学范畴，近数十年来发展十分迅速，现已渐形成独立的学科。新生儿是胎儿的继续，与产科密切相关，因此，又是围生医学 (perinatology) 的一部分。

围生医学是研究胎儿出生前后影响胎儿和新生儿健康的一门学科，涉及产科、新生儿科和有关的遗传、生化、免疫、生物医学工程等领域，是一门边缘学科，并与提高人口素质、降低围产儿病死率密切相关。围生期 (perinatal period) 是指产前、产时和产后的一个特定时期。

由于各国医疗保健水平差异很大，其定义有所不同。目前国际上有四种定义：①自妊娠 28 周 (此时胎儿体重约 1000 克) 至生后 7 天；②自妊娠 20 周 (此时胎儿体重约 500 克) 至生后 28 天③妊娠 28 周至生后 28 天；④自胚胎形成至生后 7 天。我国目前采用第一种定义。围生期的婴儿称围生儿，由于经历了宫内迅速生长、发育，以及从宫内向宫外环境转换阶段，因此，其病死率和发病率均居于人的一生之首，尤其是生后 24 小时内。

一、新生儿分类

新生儿分类有不同的方法，分别根据胎龄、出生体重、出生体重和胎龄的关系及出生后周龄等。

(一) 根据胎龄分类

胎龄是从最后 1 次正常月经第 1 天起至分娩时为止，通常以周表示。

足月儿：37 周 ≤ GA < 42 周 (259 ～ 293 天) 的新生儿。

早产儿：GA < 37 周 (< 259 天) 的新生儿。

过期产儿：GA ≥ 42 周 (≥ 294 天) 的新生儿。

(二) 根据出生体重分类

出生体重指出生 1 小时内的体重。

1. 低出生体重儿

BW < 2500 g，其中 BW < 1500g 称极低出生体重儿，BW < 1000 g 称超低出生体重儿。LDW 儿中大多是早产儿，也有足月或过期小于胎龄儿。

2. 正常出生体重儿

BW ≥ 2500 g 和 ≤ 4000 g。

3. 巨大儿

BW > 4000 g。

(三) 根据出生体重和胎龄的关系分类

1. 小于胎龄儿

BW 在同胎龄儿平均体重的第 10 百分位以下的婴儿。

2. 适于胎龄儿

BW 在同胎龄儿平均体重的第 10 至 90 百分位之间的婴儿。

3. 大于儿

BW 在同胎龄儿平均体重的第 90 百分位以上的婴儿。

（四）根据出生后周龄分类

1. 早期新生儿 (early newborn)

早期新生儿指生后 1 周以内的新生儿，也属于围生儿。其发病率和病死率在整个新生儿期最高，需要加强监护和护理；

2. 晚期新生儿 (late newborn)

晚期新生儿指出生后第 2 周至第 4 周末的新生儿。

（五）高危儿 (high risk infant)

高危儿指已发生或可能发生危重疾病而需要监护的新生儿。常见于以下情况。

1. 母亲疾病史

母有糖尿病、感染、慢性心肺疾患、吸烟、吸毒或酗酒史，母亲为 Rh 阴性血型，过去有死胎、死产或性传播病史等。

2. 母孕史

母年龄＞40 岁或＜16 岁，孕期有阴道流血、妊娠高血压、先兆子痫、子痫、羊膜早破、胎盘早剥、前置胎盘等。

3. 分娩史

难产、手术产、急产、产程延长、分娩过程中使用镇静和止痛药物史等。

4. 新生儿

窒息、多胎儿、早产儿、小于胎龄儿、巨大儿、宫内感染和先天畸形等。

二、新生儿病房分级

根据医护水平及设备条件将新生儿病房分为三级：Ⅰ级新生儿病房：即普通婴儿室，适于健康新生儿，主要任务是指导父母护理技能和方法，以及对常见遗传代谢疾病进行筛查。母婴应同室，以利于母乳喂养及建立母婴相依感情，促进婴儿身心健康。Ⅱ级新生儿病房：即普通新生儿病房，适于胎龄＞32 周、出生体重≥1500 g(发达国家为胎龄＞30 周、出生体重≥1200 g) 的小早产儿及有各种疾病而又无须循环或呼吸支持、监护的婴儿。Ⅲ级新生儿病房即新生儿重症监护室，是集中治疗危重新生儿的病室，应有较高水平的医护技术力量，众多的护理人员及先进的监护和治疗设备，并配有新生儿急救转运系统，负责接受Ⅰ、Ⅱ级新生儿病房转来的患儿。

第二节 胎儿生长发育及其影响因素

一、胚胎生长发育

受精卵经过分裂和初步分化形成胚胎后，即由输卵管进入子宫、植入子宫内膜，以便获得进一步发育的环境与营养供应。通常将胚胎发育分为两个时期。

（一）胚胎期（Embryonic period）

胚胎期指第 1～8 周，胚胎初具人形，并形成主要器官系统的雏形。此期对环境的影响十分敏感，在某些有害因素（如药物、病毒等）的作用下，较易发生先天性畸形。第 8 周末，胚胎重 9 g，身长 5 cm。

（二）胎儿期（Fetal period）

胎儿期指第 9 周～出生。此期内，胚胎外形和各器官系统成形，是快速生长和建立功能的阶段。胎儿生长依赖两个因素：①胎儿内在生长潜力：受遗传或孕早期宫内感染影响。②宫内环境：作为胎儿生长的支持系统，提供营养物质和进行气体交换，易受母亲疾病，特别是妊高症的影响，受此系统功能所限，足月胎儿的生长速率亦受影响。

1. 体重

体重是胎儿生长最重要的指标，正常胎儿体重从 24～37 周呈线性上升，每日增加 1.5% 体重；37 周后略减少，每日增加 1% 体重。

2. 头围

头围是脑生长的指标，但增长太快则可能属异常如脑积水。和体重相似，26～28 周时增长加速，32 周达高峰，增长速率每日为 1.2 mm；40 周后降为每日 0.2 mm。

3. 身长

25 周时身长增加为 1.0 cm/周；31～34 周时 1.3 cm/周；以后逐渐下降，40 周时为 0.5 cm/周。

二、影响胎儿生长发育因素

胎儿生长发育受多种因素影响，大致可以分为以下几个方面。

（一）母体因素

母体因素包括遗传因素。母体身材的高矮在一定程度上影响胎儿生长发育，遗传因子异常，常合并胎儿生长发育异常；其次母亲提供给胎儿的营养物质，即灌流到绒毛间隙的血流量以及母血中葡萄糖、脂肪、氨基酸的含量，妊娠期母体的感染、吸烟、酗酒或慢性药物中毒均影响胎儿生长发育。

（二）胎儿因素

孕早期，基因是唯一的影响因素。晚孕期胎儿内分泌调节着自身的生长发育，目前比较肯定胎儿胰岛素的作用。糖尿病母亲的高血糖刺激胎儿高胰岛素血症，导致胎儿加快生长，巨大儿的比例较高。其次，来自胎儿垂体的生乳素、生长激素抑制因子等对胎儿生长发育影响尚未肯定。

（三）胎盘因素

胎儿的营养供应依赖于胎儿 - 胎盘 - 母体的完整联系，其中胎盘功能尤为重要。胎盘绒毛交换面积、绒毛间隙血流、胎盘 DNA 的含量、各种酶的活性、绒毛内血管面积等均直接影响母子间营养物质及气体交换。各种原因导致的胎盘功能不足，均可限制胎儿在宫内的生长发育。胎盘形态或植入部位异常均可影响胎儿生长发育。

（四）生长因子 (somatomedin)

生长因子是一种类胰岛素的刺激生长的小分子肽类，母体、胎儿、胎盘等都有分泌。它可参与生长激素的分泌和增强其活性，是最有可能调节胎儿生长发育的促生长激素。

三、胎儿监护

（一）产前监护

1. 孕早期

对家族中有遗传病史者可作绒毛细胞检测，诊断明确后考虑行人工流产。

2. 孕中期

可采用羊水或羊水细胞进行遗传代谢性疾病产前诊断，B 超检查有助于先天性畸形的诊断。

3. 孕晚期

检测胎盘功能，胎心率测定确定有无宫内窘迫，羊水中磷脂酰胆碱与鞘磷脂比值可监测胎儿肺成熟度，如＜2 或羊水中磷脂酰甘油＜ 20 m²/L，则表示肺不成熟，B 超测定胎儿大小，如其双顶径＞ 8.5 cm，表示胎儿已成熟。

（二）产时监护

1. B 超

B 超可观察胎儿呼吸运动和胎儿活动，正常健康胎儿不活动期很少超过 10 分钟。

2. 胎心率监护

观察母亲子宫收缩时胎心率的异常改变。

3. 胎儿头皮血测血气及 pH

当宫颈口开至 3.0 cm 以上可使用羊膜镜采取胎儿头皮血检测，如 pH 值为 7.20，需密切观察，pH ＜ 7.15 时应立即结束产程。

第三节　正常足月儿和早产儿的特点与护理

正常足月儿 (normal term infant) 是指胎龄≥37 周和＜ 42 周，出生体重≥2500 克和≤4000 克，无畸形或疾病的活产婴儿。早产儿又称未成熟儿 (preterm infant；premature infant)，我国早产儿的发生率约为 5% ～ 10%。其病死率约为 12.7% ～ 20.8%，且胎龄愈小，体重愈轻，病死率愈高，尤其是 1000 克以下的早产儿，其伤残率也较高。因此预防早产对于降低新生儿病死率，减少儿童的伤残率均具有重要意义。母孕期感染、吸烟、酗酒、吸毒、外伤、生殖器畸形、过度劳累及多胎等是引起早产的原因。另外，种族和遗传因素与早产也有一定的关系。

一、正常足月儿和早产儿外观特点

不同胎龄的正常足月儿与早产儿在外观上各具特点（见表 13-1），因此可根据初生婴儿的体格特征和神经发育成熟度来评定其胎龄。目前国际上有数种评分方法，常用的有 Dubowitz 评分法和 Ballard 评分法。

表 13-1 足月儿与早产儿外观特点

	早产儿	足月儿
皮肤	发亮、水肿、毳毛多	肤色红润，皮下脂肪丰满，毳毛少
头发	乱如绒线头	头发分条清楚
耳壳	软，缺乏软骨，可折叠，耳舟不清楚	软骨发育良好，耳舟成形，直挺
指甲	未达指尖	达到或超过指尖
乳腺	无结节或结节 < 4 mm	结节 > 4mm，平均 7 mm
跖纹	足底纹理少	足纹遍及整个足底
外生殖器	男婴睾丸未降，阴囊少皱裂；女婴大阴唇不发育，不能遮盖小阴唇	男婴睾丸已降，阴囊皱裂形成；女婴大阴唇发育，可覆盖小阴唇及阴蒂

二、正常足月儿和早产儿生理特点

（一）呼吸系统

胎儿肺内充满液体，分娩时儿茶酚胺释放使肺液分泌减少，足月儿约 30 ~ 35 ml/kg，出生时经产道挤压，约 1/3 肺液由口鼻排出，其余在建立呼吸后由肺间质内毛细血管和淋巴管吸收，如吸收延迟，则出现湿肺症状。呼吸频率较快，安静时约为 40 次 / 分左右，如持续超过 60 ~ 70 次份称呼吸急促，常由呼吸或其他系统疾病所致。胸廓呈圆桶状，肋间肌薄弱，呼吸主要靠膈肌的升降，呈腹式呼吸。呼吸道管腔狭窄，黏膜柔嫩，血管丰富，纤毛运动差，易致气道阻塞、感染、呼吸困难及拒乳。

早产儿呼吸中枢及呼吸器官发育不成熟；红细胞内缺乏碳酸酐酶，碳酸分解为二氧化碳的数量减少，因而不能有效地刺激呼吸中枢；肺泡数量少，呼吸道黏膜上皮细胞呈扁平立方形，毛细血管与肺泡间距离较大，气体交换率低；呼吸肌发育不全，咳嗽反射弱。因此，早产儿呼吸浅快不规则，易出现周期性呼吸及呼吸暂停或青紫。呼吸暂停是指呼吸停止 > 20 秒，伴心率 < 100 次 / 分及发绀。其发生率与胎龄有关，胎龄愈小、发生率愈高，且常于生后第一天出现。因肺泡表面活性物质少，易发生呼吸窘迫综合征。由于肺发育不成熟，易感高压力、高容量、高浓度氧损伤而致慢性肺疾病 (chronic lung disease，CLD)。

（二）循环系统

出生后血液循环动力学发生重大变化：①胎盘 - 脐血循环终止；②肺循环阻力下降，肺血流增加；③回流至左心房血量明显增多，体循环压力上升；④卵圆孔、动脉导管功能上关闭。严重肺炎、酸中毒、低氧血症时，肺血管压力升高，当压力等于或超过体循环时，可致卵圆孔、动脉导管重新开放，出现右向左分流，称持续胎儿循环 (persistent fetal circulation，PFC) 或持续肺动脉高压。临床上出现严重发绀，低氧血症，且吸入高浓度氧发绀不能减轻。新生儿心率波动范围较大，通常为 90 ～ 160 次 / 分。足月儿血压平均为 70/50mmHg (9.3/6.7kPa)。早产儿心率偏快，血压较低，部分可伴有动脉导管开放。

（三）消化系统

足月儿出生时吞咽功能已经完善，但食管下部括约肌松弛，胃呈水平位，幽门括约肌较发达，易溢乳甚至呕吐。消化道面积相对较大，管壁薄、通透性高，有利于大量的流质及乳汁中营养物质的吸收，但肠腔内毒素和消化不全产物也容易进入血循环，引起中毒症状。除淀粉酶外，消化道已能分泌充足的消化酶，因此不宜过早喂淀粉类食物。胎便由胎儿肠道分泌物、胆汁及咽下的羊水等组成，呈糊状，为墨绿色。足月儿在生后 24 小时内排胎便，约 2 ～ 3 天排完。若生后 24 小时仍不排胎便，应排除肛门闭锁或其他消化道畸形。肝内尿苷二磷酸葡萄糖醛酸基转移酶的量及活力不足，是生理性黄疸的主要原因，同时对多种药物处理能力（葡萄糖醛酸化）低下，易发生药物中毒。

早产儿吸吮力差，吞咽反射弱，胃容量小，常出现哺乳困难，或乳汁吸入引起吸入性肺炎。消化酶含量接近足月儿，但胆酸分泌少，脂肪的消化吸收较差。缺氧或喂养不当等可引起坏死性小肠结肠炎。由于胎粪形成较少及肠蠕动差，胎粪排出常延迟。肝功能更不成熟，生理性黄疸程度较足月儿重，持续时间更长，且易发生核黄疸。肝脏合成蛋白能力差，糖原储备少，易发生低蛋白血症、水肿和低血糖。

（四）泌尿系统

足月儿出生时肾结构发育已完成，但功能仍不成熟。肾稀释功能虽与成人相似，但其肾小球滤过率低，浓缩功能差，故不能迅速有效地处理过多的水和溶质，易发生水肿或脱水。新生儿一般在生后 24 小时内开始排尿，少数在 48 小时内排尿，一周内每日排尿可达 20 次。

早产儿肾浓缩功能更差，排钠分数高，肾小管对醛固酮反应低下，易出现低钠血症。葡萄糖阈值低，易发生糖尿。碳酸氢根阈值极低和肾小管排酸能力差，由于普通牛乳中蛋白质含量和酪蛋白比例均高，喂养时可使内源性氢离子增加，超过肾小管排泄能力，引起晚期代谢性酸中毒 (late metabolic acidosis)，表现为面色苍白、反应差、体重不增和代谢性酸中毒。因此人工喂养的早产儿应采用早产儿配方奶粉。

（五）血液系统

足月儿出生时血红蛋白为 170 g/L(140 ～ 200 g/L)，由于刚出生时入量少、不显性失水等原因，血液浓缩，血红蛋白值上升，生后 24 小时最高，约于第一周末恢复至出生时水平，以后逐渐下降。血红蛋白中胎儿血红蛋白占 70% ～ 80%，5 周后降至 55%，随后逐渐被成人型血红蛋白取代。网织红细胞数初生 3 天内为 0.04 ～ 0.06，4 ～ 7 天迅速降至 0.005 ～ 0.015，4 ～ 6 周回升至 0.02 ～ 0.08。血容量为 85 ～ 100 ml/kg，与脐带结扎时间有关，脐带结扎延迟可从胎盘多获得 35% 的血容量。白细胞数生后第 1 天为 15 ～ 20×10⁹/L，3 天后明显下降，5 天后接近婴儿值；分类中以中性粒细胞为主，4 ～ 6 天中性粒细胞与淋巴细胞相近，以后淋巴细胞占优势。血小板数与成人相似。由于胎儿肝脏维生素 K 储存量少，凝血因子Ⅱ、Ⅶ、Ⅸ、Ⅹ活性较低。

早产儿血容量为 85 ～ 110 ml/kg，周围血中有核红细胞较多，白细胞和血小板稍低于足月儿。大多数早产儿第 3 周末嗜酸性粒细胞增多，并持续 2 周左右。由于早产儿红细胞生成素水平低下、先天性铁储备少、血容量迅速增加，"生理性贫血"出现早，而且胎龄越小，贫血持续时间越长，程度越严重。

（六）神经系统

新生儿脑相对大，但脑沟、脑回仍未完全形成。出生后头围生长速率约为 1.1 cm，至生后 40 周左右逐渐减缓。脊髓相对长，其末端约在 3.4 腰椎下缘，故腰穿时应在腰椎间隙进针。足月儿大脑皮层兴奋性低，睡眠时间长，觉醒时间一昼夜仅为 2～3 小时，大脑对下级中枢抑制较弱，且锥体束、纹状体发育不全，常出现不自主和不协调动作。出生时已具备多种暂时性原始反射。临床上常用的原始反射如下。

1. 觅食反射 (rooting reflex)

用左手托婴儿呈半卧位，右手示指触其一侧面颊，婴儿反射性地转头向该侧。

2. 吸吮反射 (sucking reflex)

将乳头或奶嘴放入婴儿口内，会出现有力的吸吮动作。

3. 握持反射 (grasp reflex)

将物品或手指置入婴儿手心中，立即将其握紧。

4. 拥抱反射 (Moro reflex)

新生儿仰卧位，拍打床面后其双臂伸直外展，双手张开，然后上肢屈曲内收，双手握拳呈拥抱状。

正常情况下，上述反射生后数月自然消失。如新生儿期这些反射减弱或消失，或数月后仍不消失，常提示有神经系统疾病。此外，正常足月儿也可出现年长儿的病理性反射如克氏征 (Kernig 征)、巴宾斯基征 (Babinski 征) 和佛斯特征 (Chvostek 征) 等，腹壁和提睾反射不稳定，偶可出现阵发性踝阵挛。

早产儿神经系统成熟度与胎龄有关，胎龄愈小，原始反射愈难引出或反射不完全。此外，尤其极低出生体重儿脑室管膜下存在着发达的胚胎生发层组织，易发生脑室周围 - 脑室内出血及脑室周围白质软化。

（七）体温

新生儿体温调节功能差，皮下脂肪薄，体表面积相对较大，容易散热，早产儿尤甚；产热依靠棕色脂肪 (brown fat)，其分布多在中心大动脉、肾动脉周围、肩胛间区，颈和腋窝等部位。早产儿棕色脂肪少，如保暖不当即易发生低体温，有时甚至体温不升。

胎儿体温高于母体 0.5℃，娩出后环境温度较宫内低，产房温度为 20～25℃时，新生儿体核 (核心) 温度每分钟下降 0.1℃；暴露在寒冷环境中的婴儿可产生代谢性酸中毒，低氧血症，低血糖症和寒冷损伤综合征等。如环境温度适中，体温可逐渐回升。中性温度 (neutral temperature) 又称适中温度，是指一种适宜的环境温度 (如暖箱)，能保持新生儿正常体温，使机体耗氧量最少、新陈代谢率最低、蒸发散热量亦少。中性温度与体重和出生日龄有密切关系；相对湿度应保持在 50%～60%。室温过高时，早产儿因汗腺发育差，体温易升高；足月儿虽能通过皮肤蒸发、出汗散热，但如水分供给不足时即可发生脱水热。

（八）能量及体液代谢

新生儿基础热量消耗为 209 kJ/kg(50 kcal/kg)，每日总热量约需 418～502 kJ/

kg(100 ～ 120 kcal/kg)。早产儿吸吮力弱，消化功能差，在生后数周内常不能达到上述需要量，因此需肠道外营养。

初生婴儿体内含水量占体重的 70 ～ 80%，且与出生体重及日龄有关，出生体重越低、日龄越小、含水量越高，故新生儿需水量因出生体重、胎龄、日龄及临床情况而异。生后第 1 天需水量为每日 60 ～ 100 ml/kg，以后每日增加 30 ml/kg，直至每日 150 ～ 180 ml/kg。生后由于体内水分丢失较多，导致体重下降，约 1 周末降至最低点 (小于出生体重的 10%)，10 天左右恢复到出生体重，称生理性体重下降。

足月儿钠需要量为 1 ～ 2 mmol/(kg•d)，< 32 周早产儿为 3 ～ 4 mmol/(kg•d)；初生婴儿 10 天内一般不需补钾，以后需要量为 1 ～ 2 mmol/(kg•d)。

（九）免疫系统

新生儿的特异性和非特异性免疫功能均不够成熟。皮肤黏膜薄嫩，易被擦伤；脐部为开放伤口，细菌容易繁殖并进入血液；血清补体含量低，缺乏趋化因子，故白细胞吞噬作用差；T 细胞对特异性外来抗原应答差；免疫球蛋白 IgG 虽可能通过胎盘，但与胎龄增长有关，故早产儿体内含量低；IgA，IgM 不能通过胎盘，特别是分泌型 IgA 缺乏，使新生儿容易患感染性疾病，尤其是呼吸道和消化道感染。

（十）常见的几种特殊生理状态

1. 生理性黄疸

2. 上皮珠和"马牙"

在新生儿上腭中线部位有散在黄白色、米粒大小颗粒隆起，系上皮细胞堆积，称上皮珠；有时在牙龈边缘亦可见黄白色米粒大小颗粒或斑块，俗称马牙，系上皮细胞堆积或黏液腺分泌物积留所致。均属正常，于生后数周或数月可自行消失，不宜挑刮，以免发生感染。

3. 乳腺肿大

男、女足月新生儿均可发生，生后 3 ～ 5 天出现，如蚕豆到鸽蛋大小，是因为母亲的孕酮和催乳素经胎盘至胎儿，出生后母体雌激素影响中断所致，多于 2 ～ 3 周后消退，不需处理，如强烈挤压，可致继发感染。

4. 假月经

部分女婴在生后 5 ～ 7 天可见阴道流出少量血液，持续 1 ～ 3 天自止，此系母亲雌激素在孕期进入胎儿体内，生后突然中断所致，一般不必处理。如同时有新生儿出血症、阴道出血量多时，则按新生儿出血症处理。

三、足月儿及早产儿护理

（一）保暖

生后应立即用预热的毛巾擦干新生儿，并采取各种保暖措施，使婴儿处于中性温度中。早产儿，尤其出生体重＜2000 g 或低体温者，应置于自控式开放式抢救台上或温箱中，并根据体重、日龄选择中性环境温度。温箱中的湿化装置容易滋生"水生菌"，故应每日换水，并加 1:10000 硝酸银 2 ml。无条件者可采取其他保暖措施，如用热水袋 (应注意避免烫伤) 等。因新生儿头部表面积大，散热量多，寒冷季节可戴绒布帽。

（二）喂养

正常足月儿生后半小时即可抱至母亲处哺乳，以促进乳汁分泌，提倡按需哺乳。无母乳者可给配方乳，每 3 小时 1 次，每日 7 ～ 8 次。奶量根据所需热量及婴儿耐受情况计算，遵循从小量渐增的原则，以喂奶后安静、无腹胀和保持理想的体重增长 (15 ～ 30 g/d，生理性体重下降期除外) 为标准。

早产儿也应母乳喂养。与足月人乳相比，早产儿的母乳含有更多的蛋白质、必需脂肪酸、能量、矿物质、微量元素和 IgA，可使早产儿在较短期恢复到出生体重。对吸吮能力差、吞咽功能不协调的小早产儿，或有病者可由母亲挤出乳汁经管饲喂养，也可暂行人工喂养。开始先试喂 5% 葡萄糖水，耐受后用早产儿配方奶。哺乳量应因人而异，原则上是胎龄愈小，出生体重愈低，每次哺乳量愈少，喂奶间隔时间也愈短，并且根据奶后有无腹胀、呕吐、胃内残留 (管饲喂养) 及体重增长情况 (理想的每天增长为 10 ～ 15g/kg) 调整。哺乳量不能满足所需热量者应辅以静脉营养。

足月儿生后应肌内注射 1 次维生素 K_1 0.5 ～ 1 mg，早产儿连用 3 天。生后 4 天加维生素 C 50 ～ 100 mg/d，10 天后加维生素 A 500 ～ 1000 IU/d，维生素 D 400 ～ 1000 IU/d，4 周后添加铁剂，足月儿每日给元素铁 2 mg/kg，极低出生体重儿每日给 3 ～ 4 mg/kg，并同时加用维生素 E 25 U 和叶酸 2.5 mg，每周 2 次。极低出生体重儿出生后可给予重组人类红细胞生成素，每周 600 ～ 750 lU/kg，皮下注射，分 3 次给药，可减少输血需要。

（三）呼吸管理

保持呼吸道通畅，早产儿仰卧时可在肩下放置软垫，避免颈部弯曲。低氧血症时予以吸氧，但吸入高浓度氧或吸氧时间过长可引起早产儿视网膜病 (retinopathy of pre-maturity，ROP) 和慢性肺部疾病 (chroniclung disease，CLD)。因此，吸氧流量或浓度应以维持动脉血氧分压 6.7 ～ 9.3 kPa(50 ～ 70mmHg) 或经皮血氧饱和度 90% ～ 95% 为宜。切忌给早产儿常规吸氧。呼吸暂停 (apnea) 者可经弹、拍打足底或托背等恢复呼吸，同时可给予氨茶碱静脉注入，负荷量为 4 ～ 6 mg/kg，12 小时后给予维持量 24 mg/(kg•d)，分 2 ～ 4 次给药。

继发性呼吸暂停应病因治疗。

（四）预防感染

婴儿室工作人员应严格遵守消毒隔离制度。接触新生儿前应严格洗手；护理和操作时应注意无菌；工作人员或新生儿如患感染性疾病应立即隔离，防止交叉感染；避免过分拥挤，防止空气污染和杜绝乳制品污染。

（五）皮肤黏膜护理

(1) 勤洗澡，保持皮肤清洁。每次大便后用温水清洗臀部，勤换尿布防止红臀或尿布疹发生。

(2) 保持脐带残端清洁和干燥。一般生后 3 ～ 7 天残端脱落，脱落后如有黏液或渗血，应用碘伏消毒或重新结扎；如有肉芽组织，可用硝酸银烧灼局部；如有化脓感染，用双氧水或碘酒消毒。

(3) 口腔黏膜不宜擦洗。

(4) 衣服宜宽大，质软，不用钮扣。应选用柔软、吸水性强的尿布。

（六）预防接种

1. 卡介苗

生后 3 天接种，目前新生儿接种卡介苗有皮上划痕和皮内注射两种方法。皮内接种后 2～3 周出现红肿硬结，约 10×10 mm，中间逐渐形成白色小脓疱，自行穿破后呈溃疡，最后结痂脱落并留下一永久性圆形瘢痕。皮上接种 1～2 周即出现红肿，3～4 周化脓结痂，1～2 个月脱落痊愈，并留下一凹陷的划痕瘢痕。早产儿、有皮肤病变，或发热等其他疾病者应暂缓接种；对疑有先天性免疫缺陷的新生儿，应绝对禁忌接种卡介苗，以免发生全身感染而危及生命。

2. 乙肝疫苗

生后第 1 天、1 个月、6 个月时应各注射重组乙肝病毒疫苗 1 次，每次 5 u。母亲为乙肝病毒携带者，或乙肝患者，婴儿出生后应立即肌内注射高价乙肝免疫球蛋白 (HBIg)0.5 ml，同时换部位注射重组乙肝病毒疫苗 10 ug。

（七）新生儿筛查

应开展先天性甲状腺功能减低症及苯丙酮尿症等先天性代谢缺陷病的筛查。

第四节　新生儿重症监护和呼吸支持治疗

一、新生儿重症监护

新生儿重症监护室 (neonatal intensive care unit，NICU) 一般应设立在医学院校的附属医院或较大的儿童医院。应具备高水平的新生儿急救医护人员、完善的监护治疗设备及新生儿转运系统，负责 I、II 级新生儿病房及院外转来的危重新生儿的抢救和治疗。近数十年来，由于 NICU 的普遍建立，新生儿病死率和远期发病率已明显下降。

（一）监护对象

监护对象为需要密切监护或抢救治疗的新生儿，主要包括以下几类。

(1) 应用辅助通气及拔管后 24 小时内的新生儿。

(2) 重度围生期窒息儿。

(3) 严重心肺疾病或呼吸暂停儿。

(4) 外科大手术术后（尤其是 24 小时内）。

(5) 极低出生体重儿和超低出生体重儿。

(6) 接受全胃肠外营养，或需换血术者。

(7) 顽固性惊厥者。

(8) 多器官功能衰竭（如休克、DIC、肺出血、心力衰竭、肾衰竭等）者。

（二）监护内容

危重新生儿往往处于生命垂危状态或具有潜在威胁生命的因素，必须进行不间断的临床观察，同时应用监护仪器、微量快速检验和影像设备等手段对生命信息和病理生理变化实施连续不断的监测，以便早期发现病情变化和给予及时处理。

1. 心脏监护

主要监测危重患儿的心电活动，观察心率、节律和波形改变，如：心率增快、减慢；各种心律失常和电解质紊乱的特征表现等。

2. 呼吸监护

(1) 呼吸运动监测，常用阻抗法监视呼吸波形和频率改变，发出呼吸暂停警报等。

(2) 肺通气量和呼吸力学监护，应用双向流速和压力传感器连接于呼吸机，持续监测机械通气患儿的气体流速、气道压力改变，作为调节通气参数的依据。

3. 血压监护

直接测压法 (创伤性测压法) 为经动脉 (脐动脉) 插入导管，由传感器将压力转变、连续显示于荧光屏，操作复杂，并发症多，临床仅在周围灌注不良时应用；间接测压法 (无创性测压法)，NICU 常用 Dinamap 血压测定仪，方法简便，可定时、自动显示收缩压、舒张压和平均动脉压。

4. 体温监测

置婴儿于已预热的辐射热式抢救台上或暖箱内，以体温监测仪 (传感器) 同时监测腹壁皮肤温度和核心温度 (肛门温度) 或环境温度。婴儿于最佳环境温度 (中性温度) 下，其代偿产热量小，氧耗值最低，有利于正常体温的维持。体温监测仪通常和心脏、呼吸、血压监护仪组合，称为生命体征监护仪。

5. 血气监测

呼吸衰竭患儿，尤其在应用机械通气时，应定期 (2 ～ 4 小时) 监测动脉血气，包括无创性经皮氧分压 (TcPO$_2$) 和二氧化碳分压 (TcPCO$_2$) 监测。因脉搏氧饱和度监护仪 (Pulseoximeter) 具有无创、连续、自动、准确、使用简便和报警可调等优点，已成为 ICU 中血氧动态监护的主要方法之一。

二、呼吸支持治疗

(一) 应用呼吸囊正压通气给氧

1. 应用指征

凡新生儿经过清理呼吸道和触觉刺激等初始复苏处理仍然无自主呼吸；或虽有自主呼吸，但不充分，心率仍低于 100 次 / 分者，均应立即应用复苏囊和面罩，或气管插管正压通气给氧，以建立和改善呼吸。

2. 操作方法

(1) 保持气道通畅是应用复苏囊进行正压通气给氧的前提，应使新生儿处于颈部仰伸体位，利于呼吸道开放，并吸净气道分泌物。

(2) 操作者站于新生儿头侧或左侧，便于操作和观察胸廓。

(3) 选择适当大小的面罩或气管导管。

(4) 应用 90% ～ 100% 的高浓度氧，送气压力随新生儿大小和肺部情况而异，通常选用 15 ～ 40 cmH$_2$O(1.47 ～ 3.92 kPa)。

(5) 通气频率一般为 40 次 / 分。

3. 效果评估

见效的指标如下。

(1) 心率增加并稳定在 100 次 / 分以上，或正常。

(2) 出现自主呼吸，呼吸频率和深度达到正常。

(3) 肤色好转呈粉红色。根据上述指标改善或恶化的程度，决定进一步复苏的措施。

(二) 气道持续正压 (CPAP) 呼吸

1. 作用和应用指征

CPAP 的作用是使有自主呼吸的婴儿在整个呼吸周期中 (吸气和呼气) 都接受高于大气压 (正压) 的气体；在呼气时可防止小气道和肺泡陷闭，并可使一部分萎陷的肺泡扩张，增加肺容量和功能残气量，改善通气分布，从而使进行气体交换的肺泡表面积加大，改善通气 / 灌注比值，减少肺内静 - 动脉分流，使动脉血氧分压 (PaO$_2$) 增加。

主要用于新生儿肺透明膜病、肺不张、肺炎、湿肺、肺水肿和胎粪吸入综合征等疾病；亦用于反复发作的呼吸暂停、准备撤离呼吸机和预防拔管后肺不张等情况。

患儿必须有自主呼吸：动脉血二氧化碳分压 (PaCO$_2$) 正常或接近正常，< 6.7 kPa(50 mmHg)；吸入氧分压 (FiO$_2$) 为 0.3 ~ 0.5 时，PaO$_2$ < 8.0 kPa(60 mmHg)。

2. 操作方法

开始时将 CPAP 调到 4 ~ 6 cmH$_2$O；FiO$_2$ 与用 CPAP 前相同，或 0.4 ~ 0.6；供气流量一般为 3 ~ 5 L/min。连接患者后 10 ~ 15 分钟测血气，如 PaO$_2$ 仍低，每次增加 CPAP0.098 ~ 0.196 kPa(1 ~ 2cmH$_2$O)，最高限值为 0.98 ~ 1.17 kPa(10 ~ 12 cmH$_2$O)；FiO$_2$ 每次增加 0.05 ~ 0.1，最高可达 0.8 ~ 1.0，维持 PaO$_2$ 在 6.7 ~ 9.3 kPa(50 ~ 70 mmHg)。若 PaO$_2$ 仍低，一般 < 8.0 kPa(60 mmHg) 时即用呼吸机治疗。当临床症状好转，血气改善，PaO$_2$ > 9.3 kPa(70 mmHg) 时，每次降低吸入氧浓度 0.05，至降到 0.04 时，再降低 CPAP，每次 0.196 kPa(2 cmH$_2$O)；当 CPAP 降到 0.196 kPa(2 cmH$_2$O) 时病情仍稳定、PaO$_2$ 在 6.7 ~ 9.3 kPa(50 ~ 70 mmHg) 范围，即可拔管、撤离 CPAP，改用头罩吸氧。

(三) 新生儿机械通气的应用

1. 目的和指征

使用呼吸机对新生儿进行机械通气的目的是纠正各种病因引起的呼吸衰竭。由于新生儿的肺生理特点和不同疾病时的肺病理机制差异，新生儿机械通气的方法也不完全相同。使用呼吸机时，应采用尽可能低的氧浓度和吸气压力，使血气维持在正常范围内。

新生儿应用机械通气的指征如下。

(1) 频繁的呼吸暂停，严重呼吸困难，呼吸节律不整。

(2) 严重高碳酸血症，PaCO$_2$ > 9.3 kPa(70 mmHg)。

(3) 严重低氧血症，在 CPAP 下吸入氧浓度 ≥ 60%，或压力 ≥ 0.78 kPa(8 cmH$_2$O) 时，PaO$_2$ 仍 < 6.67 kPa(50 mmHg) 者。

(4) 有下述情况，尽早使用：①已诊断 RDS 的小早产儿 (出生体重 < 1350g)。②肺出血的进展期。③各种原因引起的心跳、呼吸暂停经复苏后仍未建立有规则的自主呼吸者。

2. 机械参数及其初调值

新生儿呼吸机应具有压力限制、时间循环和持续气流等特点，可选择 CPAP、IMV、IPPV+PEEP 等各种辅助通气形式。呼吸机可调定流量、FiO_2、PIP、PEEP、TI、TI/TE 比值和呼吸频率，有的呼吸机还可显示平均气道压力 (MAP)。

(1) 最大吸气压力 (PIP)：PIP 是决定潮气量的主要参数，改变 PIP 即可调节潮气量大小，从而影响通气状态。提高 PIP 即可增加潮气量和每分通气量改善通气，从而使 CO_2 排出增多、$PaCO_2$ 下降；反之则 CO_2 排出减少、$PaCO_2$ 增高。增加 PIP 时，还可使平均气道压力增高而改善氧合；但 PIP 值如 > 4.0 kPa(30 cmH_2O)，则会增加肺气压伤和支气管肺发育不良 (BPD) 发生的机会。PIP 的一般初调值在新生儿无呼吸道病变 (如早产儿呼吸暂停) 为 1.47 ~ 1.76 kPa(15 ~ 18 cmH_2O)；有肺不张病变 (如 RDS) 或阻塞性病变 (如胎粪吸入综合征、肺炎等) 为 1.96 ~ 2.46 kPa(20 ~ 25 cmH_2O)。

(2) 呼气末正压 (PEEP)：PEEP 可稳定呼气时的肺容量，改善肺内气体分布和通气 / 血流比值。提高 PEEP 可使功能残气量增加，潮气量和每分通气量减少，CO_2 排出减少，$PaCO_2$ 升高；反之，则相反。PEEP 过低时，肺顺应性降低，易发生肺不张和 CO_2 潴留；提高 PEEP 可使 MAP 增加而改善氧合作用，但 PEEP 过高也会使肺顺应性降低。PEEP 初调值在无呼吸道病变者为 0.196 ~ 0.294 kPa(2 ~ 3 cmH_2O)；在有肺不张型病变、功能残气量减少者为 0.39 ~ 0.58 kPa(4 ~ 6 cmH_2O)；在有阻塞性病变、功能残气量增加者为 0 ~ 0.29 kPa(0 ~ 3 cmH_2O)。

(3) 呼吸频率 (RR 或 VR)：RR 是决定每分钟 (肺泡) 通气量及 CO_2 排出量的另一主要因素。RR 初调值在健康肺为 20 ~ 25 次 / 分；有病变肺为 30 ~ 45 次 / 分。提高 RR 时，通气量和 CO_2 排出量增加，$PaCO_2$ 降低；反之则相反。新生儿机械通气在应用较快频率 (> 60 次 / 分) 时，可用较低 PIP，有减少肺气压伤的优点。但 RR 过快则吸气时间不足，潮气量将下降，且影响气道压力波形，使 MAP 下降，导致 $PaCO_2$ 降低。RR 减慢 (< 20 次 / 分) 加自主呼吸，即为间歇指令呼吸 (IMV)，常用于撤离呼吸机时。

(4) 吸气与呼气时间比 (I/E 比值)：一般呼吸机治疗常设定吸气时间等于或短于呼气时间。提高 I/E 比值可使 MAP 增加，吸气时间较长，有利于气体分布，改善氧合作用。I/E 比值在肺不张型病变应为 1:1 ~ 1:1.2；在阻塞性病变宜为 1:1.2 ~ 1:1.5；在健康肺吸气时间 (TI) 宜为 0.5 ~ 0.75 秒。

(5) 流量 (FR) 及气道压力波形：流量是达到一定高度 PIP 及气道压力波形 (方形波) 的决定因素。一般至少应为每分通气量的两倍 (正常新生儿每分通气量为 200 ~ 260 ml/kg)，4 ~ 10 L/min。

(6) 吸入氧气浓度 (FiO_2)：呼吸机的可调氧浓度为 0.21 ~ 1.0。提高 FiO_2 可使 PaO_2 增加。由于 FiO_2 和 MAP 均可改善氧合作用，一般欲提高 PaO_2 时，首先增加 FiO_2 至 0.6 ~ 0.7 后再增加 MAP；撤离呼吸机时，首先降低 FiO_2(在 0.4 ~ 0.7 之间)，然后降低 MAP。因为保持适宜的 MAP 可明显降低 FiO_2 的需要。但如 MAP 已很高时，则应先降 MAP，后降 FiO_2。常用的 FiO_2 初调值在无呼吸道病变时为 < 0.4，在有肺部病变时为 0.4 ~ 0.8。

3. 根据血气调节呼吸机参数的方法

在机械通气过程中应密切注意临床反应，如观察胸廓运动和肺呼吸音以了解肺内进气情况；观察血压、心率以了解心肺功能；观察皮肤和面色以了解血氧情况等。血气分析是判定呼吸机参数调定是否适宜的唯一指标，每次调节参数后 10 ～ 20 分钟，或病情突变时均应进行血气分析，作为是否需要继续调节参数的依据。

(1) 新生儿血气分析参考值：pH 值 7.35 ～ 7.45 ； PaO_2 9.31 kPa(70 mmHg)；$PaCO_2$ 4.655 ～ 5.85 kPa(35 ～ 45 mmHg)。

(2) 影响血气的呼吸机参数和每次调整范围：调整的原则是采用尽量低的氧浓度和吸气峰压、维持 PaO_2 在 8 ～ 12 kPa(60 ～ 90 mmHg) 之间。一般每次调整一个或两个参数 (其中之一常是 FiO_2)。调整范围：① RR 2 ～ 10 次 / 分。② PIP 0.196 ～ 0.294 kPa (2 ～ 3 cmH_2O)。③ PEEP 0.098 ～ 0.196 kPa(1 ～ 2 cmH_2O)。④ TI 或 TE 0.25 ～ 0.5 秒。⑤ FiO_2 为 0.05，当 PaO_2 接近正常时为 0.02 ～ 0.03，当＞ 13.3 kPa(100 mmHg) 时为 0.10。

(3) 调节方法：①提高 PaO_2 可采用：增加 FiO_2、增加 PIP、增加呼吸频率、增加 PEEP(功能残气量不足时)；延长吸气时间；延长吸气平台等方法。②降低 $PaCO_2$ 可采用：增加 PIP；增加 RR；降低 PEEP(功能残气量增多时) 等方法。③调整参数后，根据临床表现和复查的血气值再确定如何进一步调节。

4. 准备撤离呼吸机

当患儿病情好转时可逐渐减少呼吸机支持，直至撤离呼吸机。此过程可短于 24 小时或长达数日至数周 (如支气管肺发育不良，BPD)。可根据病种、严重程度、恢复快慢、并发症、日龄和体重等综合考虑。

(1) 停用呼吸机的指征：①自主呼吸有力，呼吸机的支持已明显小于自主呼吸的作用。② FiO_2 ≤ 0.4，PIP ≤ 1.96 kPa(20 cmH_2O)，血气正常。③呼吸道分泌物不多，能耐受每 2 小时 1 次的吸痰操作，无全身情况恶化。④ RDS 患儿日龄＞ 3 天。

(2) 撤机步骤：①撤机过程中要密切监测临床表现，如自主呼吸、循环和全身情况等，每次调整呼吸机参数后均应检测血气，维持血气在正常范围，如发现异常，即应回复至原来参数。② 当 PIP 降到 1.47 ～ 2.16 kPa(15 ～ 22 cmH_2O)、PEEP ≤ 0.49 kPa(5 cmH_2O)、FiO_2 ＜ 0.5 时考虑转入准备撤离呼吸机；对控制呼吸和应用肌松剂及吗啡的患儿，首先停用两药，待自主呼吸出现，使呼吸机与患儿自主呼吸同步。③自主呼吸良好，血气正常，改用 IMV，并逐渐降低 PIP、PEEP、FiO_2 及 RR，吸气时间 Tl 维持在 0.5 ～ 1.0 秒，锻炼自主呼吸，减少呼吸机支持。④待 PIP 降到 1.176 ～ 1.76 kPa(12 ～ 18 cmH_2O)，PEEP 0.196 ～ 0.392 kPa(2 ～ 4 cmH_2O)、FiO_2 ≤ 0.4，RR6 次 / 分，血气正常时，即改用 CPAP，此时应提高 FiO_2 0.05 ～ 0.1 以补偿停用 IMV 后呼吸功增加，预防缺氧；如果耐受良好，逐渐降低 FiO_2 0.05/ 次、CPAP 0.098 kPa(1 cmH_2O)1 次。⑤待 FiO_2 为 0.25 ～ 0.40、CPAP 为 0.19 kPa(2 cmH_2O) 时，于患儿最大吸气时拔管。拔管后用头罩吸氧，或用鼻塞 CPAP，并逐渐降低 FiO_2 0.05/ 次，直至改为空气吸入。

第五节 新生儿窒息与复苏

新生儿窒息 (asphyxia of newborn) 是指生后 1 min 内无自主呼吸或未能建立规律呼吸而导致低氧血症和混合性酸中毒。其发病率因诊断标准的差异而不同。根据国外资料，如按生后 5 min Ap-gar 评分 < 3 作为标准，发病率为 0.3% ～ 0.9%；国内资料显示：按 1 min 和 5 min Apgar 评分，并结合脐动脉血 pH、脏器损伤等临床指标，发病率为 1.128%，窒息是导致新生儿死亡及小儿致残的主要疾病之一。

一、病因

凡能导致胎儿或新生儿缺氧的各种因素均可引起窒息。

1. 导致孕母缺氧的疾病

(1) 呼吸功能不全、严重贫血及 CO 中毒等。

(2) 胎盘功能障碍、心力衰竭、妊娠高血压综合征、低血压等。

2. 胎盘异常

前置胎盘、胎盘早剥和胎盘老化等。

3. 脐带异常

脐带受压、脱垂、绕颈、打结、过短和牵拉等。

4. 胎儿因素

贫血、宫内感染、心肌病、胎儿水肿、严重的心脏和循环功能不全等。

5. 分娩因素

难产，高位产钳，胎头吸引，产程中麻醉药、镇痛药及药使用不当等。

二、病理生理

1. 窒息的发展过程

(1) 原发性呼吸暂停 (primary apnea)：缺氧初期，机体出现代偿性血液重新分配。由于儿茶酚胺分泌增加和其选择性血管收缩作用，使肺、肾、消化道、肌肉及皮肤等血流量减少，而脑、心及肾上腺的血流量增加。此时由于缺氧而导致的呼吸停止，即原发性呼吸暂停。表现为肌张力存在，心率先增快后减慢，血压升高，伴有发绀。若病因解除，经清理呼吸道和物理刺激即可恢复自主呼吸。

(2) 继发性呼吸暂停 (secondary apnea)：若缺氧持续存在，在原发性呼吸暂停后出现几次喘息样呼吸，继而出现呼吸停止，即继发性呼吸暂停。此时表现为肌张力消失，周身皮肤苍白，心率和血压持续下降，此阶段已对清理呼吸道和物理刺激无反应，需正压通气方可恢复自主呼吸。

2. 病理生理变化

由于脑血流自动调节功能的丧失，脑血流灌注随血压而被动变化；缺氧首先是线粒体内氧化磷酸化发生障碍，ATP 产生减少甚至停止，从而使葡萄糖无氧酵解增强、细胞毒性水肿及细胞内钙超载发生。由于氧化磷酸化和 ATP 产生减少，影响离子泵功能，使细胞内 Na^+、Cl^-、

Ca^{2+} 和水潴留，细胞外 K^+ 和兴奋性氨基酸积聚。氧化磷酸化损伤可发生在窒息初期，也可发生在窒息后 6 ~ 24 h；细胞损伤可以在急性期，也可呈迟发性，其损伤形式可以坏死，也可以是凋亡。

三、临床表现

1. 胎儿宫内窘迫

早期有胎动增加，胎心率≥ 160 次 / 分；晚期则胎动减少（ < 20 次 /12 h），甚至消失，胎心率 < 100 次 / 分；羊水混有胎粪。

2. 窒息程度判定

Apgar 评分是临床评价出生窒息程度的经典而简易方法是 20 世纪 50 年代美国人 Virginia Apgar 发明的，故称 Apgar 评分（表 13-2）。评价标准：每项 0 ~ 2 分，总共 10 分。1min Apgar 评分 8 ~ 10 分为正常（国外将 7 ~ 10 分视为正常的 Apgar 评分除反映窒息严重程度外，还可反映窒息复苏的效果及帮助判断预后。应客观、快速及准确进行 Apgar 评估；胎龄小的早产儿成熟度低，虽无窒息，但评分较低；孕母应用镇静药等，评分可较实际的低；故单纯依靠 Apgar 评分作为新生儿窒息诊断是不够全面的。

表 13-2 新生儿 Apgar 评分内容及标准

体征	0 分	1 分	2 分
皮肤颜色	青紫或苍白	躯干红、四肢紫	全身红
心率（次 / 分）	无	< 100	> 100
弹足底或插鼻管后反应	无反应	有皱眉动作	哭，喷嚏
肌张力	松弛	四肢略屈曲	四肢活动
呼吸	无	慢，不规则	正常，哭声响

3. 并发症

由于窒息程度不同，发生器官损害的种类及严重程度各异。常见并发症有如下几种。①中枢神经系统：缺氧缺血性脑病和颅内出血；②呼吸系统：胎粪吸入综合征、呼吸窘迫综合征及肺出血等；③心血管系统：缺氧缺血性心肌损害、持续性肺动脉高压等；④泌尿系统：急性肾小管坏死 (ATN)，肾功能不全及肾静脉血栓形成等；⑤代谢方面：低血糖或高血糖，低钙及低钠血症等；⑥消化系统：应激性溃疡和坏死性小肠结肠炎等。

四、辅助检查

对宫内缺氧胎儿，胎头露出宫口时取头皮血进行血气分析，或在生后测定脐动脉血 pH 可以估计宫内缺氧或窒息的程度；检测血糖、电解质、肝肾功能等指标有助于对代谢和脏器损害程度的判断。

五、治疗与预防

复苏 (resuscitation) 必须分秒必争，由产、儿科医生合作进行。

1. 复苏方案

复苏方案采用国际公认的 ABCDE 复苏方案。

(1)A(airway) 清理呼吸道。

(2)B(breathing) 建立呼吸。

(3)C(circulation) 恢复循环。

(4)D(drugs) 药物治疗。

(5)E(evaluation and environment) 评估和环境 (保温)。其中评估和保温 (E) 贯穿于整个复苏过程中。

新生儿窒息复苏可分为 4 个步骤：

1) 基本步骤：包括快速评估、初步复苏及评估。

2) 人工呼吸：包括面罩或气管插管正压人工呼吸。

3) 胸外按压。

4) 给予药物或扩容输液。

2. 具体复苏步骤

复苏时将新生儿放在辐射保暖台上或因地制宜采取保温措施，如用预热的毯子裹住新生儿以减少热量散失等。

(1) 清理呼吸道 (A)，具体如下。

1) 体位：置新生儿头轻度仰伸位 (鼻吸气位)。

2）吸引：在肩娩出前助产者用手将新生儿的口咽、鼻中的分泌物挤出。娩出后，用吸球或吸管先口咽后鼻清理分泌物。

3）羊水胎粪污染时的处理：当羊水有胎粪污染时，无论胎粪是稠是稀，初生儿一娩出先评估新生儿有无活力。新生儿有活力时，继续初步复苏；如无活力，采用胎粪吸引管进行气管内吸引。

(2) 建立呼吸 (B)，具体如下。

1) 擦干：快速擦干全身。

2) 刺激：用手拍打或手指轻弹患儿的足底或摩擦背部 2 次以诱发自主呼吸，如这些努力无效表明新生儿处于继发性呼吸暂停，需要正压人工呼吸。有关用氧的推荐：一般采用 100% 氧进行复苏。近年来有临床或实验资料显示采用空气 (21% 氧浓度) 复苏；其结果与 100% 氧同样有效，甚至更为安全或有效。采用空 - 氧混合器混合后的不同氧浓度或空气 (21% 氧浓度) 可能是今后新生儿复苏的趋势。

3) 气囊 - 面罩正压人工呼吸：指征为呼吸暂停或抽泣样呼吸；心率＜ 100 次 /min 和持续的中心性发绀。方法如下。正压呼吸需要 20 ～ 25 cm H_2O，少数病情严重的患儿用 30 ～ 40 cmH_2O 压力，频率 40 ～ 60 次 /min(胸外按压时为 30 次 /mm)；以心率迅速增快、胸廓起伏、呼吸音及肤色来评价；经 30 s 后有自主呼吸，且心率＞ 100 次 /min，可逐步减少并停止正压人工呼吸。如自主呼吸不充分，或心率＜ 100/min，须继续用气囊面罩或气管导管施行人工呼吸。如心率＜ 60 次 /min，继续正压人工呼吸并开始胸外按压。

(3) 恢复循环 (C)：即胸外心脏按压。如气管插管正压通气 30 s 后，心率＜ 60 次 /min，应在继续正压通气的条件下，同时进行胸外心脏按压。通常采用双拇指或中示指按压胸骨体下 1/3 处，按压深度为胸廓前后径的 1/3；胸外按压和人工呼吸的比例应为 3:1，即 90 次 /min 按压和 30 次 /min 呼吸，达到每分钟约 120 个动作，3 次胸外按压 1 次正压呼吸。30 s 后重新评估心率，如心率仍 < 60 次 /min，除继续胸外按压外，考虑使用肾上腺素。

(4) 药物治疗 (D)：在新生儿窒息复苏时，很少需要用药。

1) 肾上腺素。a.指征：心搏停止或在 30 s 正压人工呼吸和胸外按压后，心率持续 < 60 次 /min。b. 剂量：静脉或气管 0.1 ～ 0.3 ml/kg 的 1:10000 溶液；气管注入：0.3 ～ 1 ml/kg 的 1:100 00 溶液，需要时 3 ～ 5 min 重复 1 次。c.用药方法：首选脐静脉导管或脐静脉注入；脐静脉插管操作过程尚未完成时，可气管内注入肾上腺素。

2) 扩容剂。a.指征：有低血容量，怀疑失血或休克的新生儿在对其他复苏措施无反应时考虑扩充血容量。b. 扩容剂的选择：可选择等渗晶体溶液，推荐生理盐水。c. 方法：首次剂量为 10ml/kg，经外周静脉或脐静脉 (> 10 min) 缓慢推入。

(5) 复苏后监护 (E)：复苏后的新生儿可能有多器官损害的危险，应继续监护，包括：①体温管理。②生命体征监测。③早期发现并发症。

继续监测维持内环境稳定，包括：氧饱和度、心率、血压、血细胞比容、血糖、血气分析及血电解质等。复苏后立即进行血气分析有助于评估窒息的程度。及时对脑、心、肺、肾及胃肠等器官功能进行监测，早期发现异常并适当干预，以减少窒息导致的死亡和伤残。

第六节 胎粪吸入综合征

胎粪吸入综合征 (Meconium Aspiration Syndrome；MAS)，或称为胎粪吸入性肺炎是产前或产时发生的最常见的吸入性肺炎。由于胎儿在宫内排出胎粪污染羊水，宫内或产时吸入被胎粪污染的羊水而出现新生儿呼吸困难。MAS 多见于足月儿或过期产儿。

一、病因和病理生理

（一）胎粪的排出和吸入

胎儿在宫内或分娩过程中出现缺氧，其肠系膜血管痉挛，使肠蠕动增加和肛门括约肌松弛而排出胎粪。同时缺氧使胎儿出现喘息性呼吸，将混有胎粪的羊水吸入气管和肺内，生后初始的呼吸更进一步加重胎粪的阻塞作用。

（二）不均匀气道通气

MAS 患儿初期肺组织形态学的主要改变是肺不张、肺气肿及正常肺泡同时存在。

1. 肺不张

部分肺泡因其小气道被较大胎粪颗粒完全阻塞，其远端肺泡内气体吸收，引起肺不张，导致肺内右向左分流，发生低氧血症。

2. 肺气肿

黏稠小的胎粪颗粒不完全阻塞部分小气道，形成"活瓣"，吸气时小气道扩张，气体进入肺泡，呼气时因小气道阻塞，肺泡内的气体不能完全呼出，形成肺气肿，使肺泡通气量下降，引起 CO_2 潴留；如肺泡破裂则可发生间质气肿、纵隔气肿或气胸。

3. 正常肺泡

部分小气道内可无胎粪颗粒，其相应肺泡的通换气功能可代偿性增强。肺不张、肺气肿及正常肺泡各自所占的比例决定低氧血症与高碳酸血症的严重程度。

（三）化学性炎症

炎症多发生在生后 24 ～ 48 小时，胎粪（主要是其中的胆盐）可刺激局部支气管和肺泡上皮引起化学性炎症，导致弥散和通气功能障碍，从而加重低氧血症和高碳酸血症。

（四）肺动脉高压

肺动脉高压即新生儿持续肺动脉高压 (persistent pulmonary hypertension of newborn, PPHN)。重症病例由于严重缺氧和混合性酸中毒导致肺血管痉挛或肺血管肌层增生（长期低氧血症），使肺血管阻力增高，右心压力增加，使血液通过尚未解剖关闭的卵圆孔和/或动脉导管，在心脏水平发生右向左分流，进一步加重低氧血症和混合性酸中毒，形成恶性循环。

此外，重症病例由于低氧血症和混合性酸中毒，多合并脑、心、肾等其他脏器损害。

二、临床表现

（一）羊水中混有胎粪

是诊断 MAS 的先决条件，包括：①分娩时可见羊水混胎粪；②患儿皮肤、脐窝和指、趾甲床留有胎粪痕迹；③口、鼻腔吸引物中含有胎粪；④气管内吸引物中可见胎粪可确诊。

（二）呼吸系统表现

症状的轻重与吸入羊水的物理性状（混悬液或块状胎粪等）及量有关。

吸入少量和混合均匀羊水者，可无症状或症状较轻；吸入大量混有黏稠胎粪羊水者，可致死胎或生后不久死亡。一般常于生后数小时出现呼吸急促（> 60 次/分）、发绀、鼻翼扇动和吸气性三凹征等呼吸窘迫表现，少数患儿也可出现呼气性呻吟。胸廓前后径增加，早期两肺有鼾音或粗湿啰音，以后出现中、细湿啰音。如呼吸窘迫突然加重和一侧呼吸音明显减弱，应怀疑发生气胸。

（三）PPHN 表现

严重 MAS 常伴有 PPHN。主要表现为严重发绀，其特点为：吸氧浓度大于 60%，发绀仍不缓解；哭闹、哺乳或躁动时发绀加重；发绀程度与肺部体征不平行（发绀重，肺部体征轻）。胸骨左缘第 2 肋间可闻及收缩期杂音。严重者可出现休克和心力衰竭。

发绀也是严重肺部疾病及青紫型先天性心脏病的主要表现，临床上可作以下试验予以鉴别。①高氧试验：吸入纯氧 15 分钟，如 PaO_2 或经皮氧饱和度 (TcSo_2)) 较前明显增加，提示肺部疾病所致。②高氧-高通气试验：经气管插管纯氧抱球，以 60 ～ 80 次/分的频率通气 10 ～ 15 分钟，若 PaO_2 较通气前升高 > 30 mmHg(4.0kPa) 或 $TcSo_2$ 升高 > 8%，提示 PPHN 存在。③动脉导管前、后血氧分压差：测定动脉导管前（右桡或颞动脉）和动脉导管后（脐或下肢动脉）的 PaO_2 或 $TcSO_2$，如 PaO_2 差值 > 15 mmHg(2.0 kPa) 或 $TcSO_2$ 差值 > 10%，表明存在动脉导管水平分流的 PPHN，但卵圆孔水平分流的 PPHN 则无明显差异。

严重 MAS 可并发 HIE、红细胞增多症、低血糖、低钙血症、多器官功能障碍及肺出血等。

三、辅助检查

（一）实验室检查

血气分析：pH 值及 PaO_2 降低，$PaCO_2$ 增高；血常规、血糖、血钙和相应血生化检查；气管内吸引物及血液的培养。

（二）X 线检查

两肺透过度增强伴有节段性或小叶性肺不张，也可仅有弥散性浸润影或并发纵隔气肿、气胸等。临床统计尚发现部分 MAS 患儿胸片改变不与临床表现成正比，即胸片严重异常者症状却很轻，胸片轻度异常甚或基本正常，症状反而很重。

（三）超声波检查

彩色 Doppler 有助于 PPHN 的诊断。

四、诊断

根据足月儿或过期产儿有羊水胎粪污染的证据，初生儿的指甲、趾甲、脐带和皮肤被胎粪污染而发黄，生后早期出现的呼吸困难，气管内吸出胎粪及有典型的胸部 X 线片表现时可做出诊断。如患儿胎龄小于 34 周，或羊水清澈时，胎粪吸入则不太可能。

五、鉴别诊断

（一）大量羊水吸入

大量羊水吸入可见于胎儿严重窒息，因宫内胎儿的喘气，吸入后羊水内的脱落上皮细胞阻塞末端气道而引起呼吸困难。患儿生后多表现为窒息后肺水肿及相关的症状，临床预后相对良好。在胎儿期，正常情况下肺内充满清澈的羊水，在分娩时羊水仍为清澈的情况下，临床很难界定是羊水吸入还是窒息后肺水肿所致呼吸困难。总之，对在羊水清澈情况下是否会发生"大量羊水吸入"仍有争议。

（二）血液吸入

其血源多来自母亲。由于在胎儿期气道充满了液体，血液较难进入呼吸道而引起严重的呼吸困难，该病临床少见；当血性羊水伴有感染时，患儿可因吸入污染羊水而发生感染性肺炎。

（三）新生儿感染性肺炎

MAS 在生后即出现临床症状，应与早发性感染性肺炎相鉴别。原发性的感染性肺炎如在生后早期（一般指＜ 3 d）发病，常为先天或经产道感染所致。肺部感染经胎盘血行获得时，母亲常有相应的感染病史和临床表现，常见病原体有梅毒、李斯特菌、病毒等。肺部感染经产道获得时，为上行性感染，母亲可有羊膜炎病史，有发热，羊水浑浊并有臭味；病原体常为衣原体、GBS、大肠埃希菌等，也可由病毒引起。新生儿早发性感染性肺炎可有感染的临床表现及相关的实验室检查证据；在胸部 X 线片检查时，胎盘血行获得的感染性肺炎表现为弥散均一的肺密度增加，而经产道获得的上行性感染时表现似支气管肺炎，可有胸膜渗出。

MAS 发生继发性感染时应与原发的感染性肺炎做出鉴别。患儿有 MAS 的典型病史和临床表现，在并发感染时原有的症状加重，胸部 X 线片可见斑片影或渗出等表现；在人工呼吸机应用状态下可见氧的需要量增加、呼吸道分泌物增多等。通过痰培养可明确感染的病原以指导治疗。

（四）足月儿 RDS

足月儿 RDS 可见于母亲宫缩尚未发动而进行的选择性剖宫产儿。近年来由于选择性剖宫产的增加而该病发病率增加。患儿常无胎粪污染羊水的证据，临床表现与早产儿 PS 缺乏的RDS 相同；X 线片有典型的 RDS 表现。

六、治疗

（一）经气管插管吸引胎粪

对病情较重且生后数小时内的 MAS 患儿，均应常规气管插管吸净胎粪，如胎粪黏稠可用生理盐水冲洗后吸出。此方法可明显减轻 MAS 严重程度并可预防 PPHN。

（二）对症治疗

1. 氧疗

根据缺氧程度选用鼻导管、面罩或头罩等吸氧方式，以维持 PaO_2 60 ～ 80 mmHg(7.9 ～ 10.6 kPa) 或 Tc SO_2 90% ～ 95% 为宜。

2. 纠正酸中毒

在保持气道通畅和提供氧疗的条件下，剩余碱 (BE) 负值大于 6 时，需应用碱性药，其剂量可按公式计算：5% 碳酸氢钠量 =-BE×体重 ×0.5；BE 负值小于 6 时，可通过改善循环加以纠正。

3. 维持正常循环

出现低体温、苍白和低血压等休克表现者，应用血浆、全血、5% 清蛋白或生理盐水等进行扩容，同时静脉点滴多巴胺和 / 或多巴酚丁胺等。

4. 机械通气

有适应证者应进行机械通气，但送气压力和呼气末压力不宜过高，以免引起肺气漏。也不主张应用持续呼吸道正压。

5. 限制液体入量

严重者常伴有脑水肿，少数还可伴肺水肿或心力衰竭，故应适当限制液体入量。

6. 抗生素

对有继发细菌感染者，根据血和气管内吸引物细菌培养及药敏结果应用抗生素。

7. 肺表面活性物质

治疗 MAS 的临床确切疗效尚有待证实。

8. 气胸治疗

气胸有应紧急胸腔穿刺抽气，然后根据胸腔内气体多少，以决定胸腔穿刺抽气或胸腔闭式引流。

9. 其他

注意保温、满足热卡需要、维持血糖和血钙正常等。

（三）PPHN 治疗

(1) 病因治疗。

(2) 碱化血液：应用快频率（＞ 60 次 / 分）机械通气，维持 PH 值 7.45 ～ 7.55，$PaCO_2$ 30 ～ 35 mmHg(4.0 ～ 4.7 kPa)，$PaO_2$80 ～ 100 mmHg(10.6 ～ 13.3 kPa) 或 $TcSO_2$ 95% ～ 98%。增高血 pH 值可降低肺动脉压力，是临床经典而有效的治疗方法。静脉应用碳酸氢钠对降低肺动脉压可能有一定疗效。

(3) 血管扩张剂：静脉注射妥拉苏林虽能降低肺动脉压，但同时也引起体循环压相应或更严重下降，其压力差较前无明显改变甚或加大，有可能增加右向左分流，故目前临床已很少应用。

(4) 一氧化氮吸入 (inhaled nitric oxide，iNO)：NO 是血管舒张因子，由于 iNO 的局部作用，

使肺动脉压力下降，而动脉血压不影响。近年来的临床试验表明，对部分病例有较好疗效。此外，在 PPHN 的治疗中高频震荡通气及体外膜肺 (ECMO) 也取得较好疗效。

（三）预防

积极防治胎儿宫内窘迫和尽量避免过期产；出生时如发现羊水混有胎粪，应在患儿开始呼吸前进行气管插管，吸净气管内胎粪。

第七节　呼吸窘迫综合征

新生儿呼吸窘迫综合征 (respiratory distress syndrome，RDS) 又称肺透明膜病。由于缺乏肺表面活性物质，呼气末肺泡萎陷，致使生后不久出现进行性加重的呼吸窘迫和呼吸衰竭。主要见于早产儿，胎龄愈小，发病率愈高，胎龄 37 周者＜ 5%，32 ～ 34 周者为 15% ～ 30%，小于 28 周者为 60% ～ 80%。此外，糖尿病母亲婴儿、剖宫产儿、双胎的第二婴和男婴，RDS 的发生率也较高。

一、病因

由于早产，肺表面活性物质合成不足，使肺功能残气量降低，肺泡萎陷，出现低氧血症和呼吸窘迫。较罕见的遗传性疾病也可引起表面活性物质合成或分泌障碍。低血容量、低体温、酸中毒和低氧血症可进一步使表面活性物质合成减少。表面活性物质不足引起的肺不张使肺泡通气不足，但仍有血液灌流，导致肺内分流和低氧血症。肺顺应性下降和肺不张使肺难以扩张，而由于早产儿的胸壁顺应性很好，在患儿通过增加吸气压力以克服肺顺应性降低时，胸膜腔的负压很大，使胸壁出现明显的凹陷。肺顺应性的下降、胸壁凹陷可进一步影响气体交换、增加生理无效腔，肺泡换气不足，导致高碳酸血症。在相对较大的早产儿由于肺小动脉平滑肌已有足够发育，低氧、高碳酸血症和酸中毒使 II 型细胞合成表面活性物质进一步减少，还可作用于肺小动脉，产生血管痉挛，使肺动脉压力增高，出现心脏卵圆孔和 (或) 动脉导管水平的右向左分流，使低氧进一步加重。由于缺氧及酸中毒使肺毛细血管通透性增高，液体漏出，肺间质水肿和纤维蛋白沉着于肺泡表面形成嗜伊红透明膜，进一步加重气体弥散障碍，加重缺氧和酸中毒，并抑制表面活性物质合成，形成恶性循环。

RDS 的发病随早产儿胎龄的降低而增加。在 28 ～ 32 周早产儿，发病率为 30% ～ 60%，32 ～ 36 周为 15% ～ 30%，＞ 37 周者为 5%，较少发生在足月儿。发病高危因素包括：围生期窒息，低体温，前置胎盘、胎盘早剥和母亲低血压等。此外，剖宫产儿，尤其是宫缩尚未开始的选择性剖宫产、双胎的第二婴和男婴，RDS 的发生率也较高。糖尿病母亲所生婴儿 (infant of diabetic mother，IDM) 比相应胎龄的非 IDM 者 RDS 的发病率可增加 5 ～ 6 倍，这是由于其血中高浓度胰岛素能拮抗肾上腺皮质激素对肺表面活性物质合成的促进作用。某些因素可使 RDS 的发病率降低，如慢性或妊娠高血压、胎膜早破时间过长、母亲产前糖皮质激素应用等。

二、临床表现

患儿常在生后不久出现临床表现，一般生后 6 h 内出现呼吸窘迫。26 ～ 30 孕周极不成熟早产儿，在产房即可出现症状；而一些较成熟的早产儿（＞34周），可在生后3～4h、甚至更晚才出现典型的RDS的表现，这可能是因早期有少量表面活性物质的储存，在消耗完后又产生不足所致。

RDS主要临床表现为气促、呻吟、吸气性三凹征和发绀。呼吸急促（＞60次/min）是为增加肺泡通气量，代偿潮气量的减少；鼻翼煽动为增加呼吸道横截面积，减少气流阻力；呼气呻吟是早产儿对抗肺泡萎陷的代偿机制，因呼气时声门部分关闭，使肺内气体潴留产生正压，防止肺泡萎陷；吸气性三凹征是呼吸辅助肌参与的结果，RDS早产儿胸廓顺应性好而肺顺应性差，使三凹征特别明显；由于RDS肺泡氧合不足，常见显著发绀。呼吸窘迫呈进行性加重是本病特点，严重时表现为呼吸浅表，呼吸节律不整、呼吸暂停及四肢松弛。由于呼气时肺泡萎陷，体格检查可见胸廓较小；因潮气量小，听诊时呼吸音减低、肺泡有渗出时可闻及细湿啰音。

RDS通常于生后第2、3天病情严重，72h后明显好转。表现为尿量增加、呼吸困难的缓解和血氧分压的改善等。但新生儿的出生体重、肺病变的严重程度、表面活性物质的治疗与否、有否感染及存在动脉导管的开放等均会对病程有不同程度的影响。若出生12h后出现呼吸窘迫，很少考虑本病。

三、检查

（一）实验室检查

1. 泡沫试验

将患儿胃液（代表羊水）1毫升加95%酒精1毫升，振荡15秒，静置15分钟后，如果沿管壁有多层泡沫表明PS多，可除外RDS；如果无泡沫表明PS少，可考虑为RDS；如果介于两者之间，则可能是RDS。其机制为PS利于泡沫形成和稳定，而酒精则起抑制作用。

2. 卵磷脂/鞘磷脂值

羊水或患儿气管吸引物中L/S≥2提示"肺成熟"，1.5～2可疑，＜1.5肺未成熟，PS中其他磷脂成分的测定也有助于诊断。

（二）X线检查

胸片表现较特异，对RDS诊断非常重要。

(1) 毛玻璃样改变：两肺呈普遍性透过度降低，可见弥散性均匀一致的细颗粒（肺泡不张）网状影。见于RDS初期或轻型病例。

(2) 支气管充气征在普遍性肺泡不张（白色）的背景下，呈熟知状充气之支气管（黑色）清晰显示，RDS中，晚期或较重病例多见。

(3) 白肺：整个肺野呈白色，肺肝界及肺心界均消失，见于严重RDS动态拍摄X线胸片有助于诊断及治疗效果的评估。

（三）彩色Doppler超声检查

确诊PPHN和动脉导管开放。

四、并发症

（一）脑室管膜下出血

该病多发生在早产儿，常有宫内窘迫史，合并出血后，往往病情进展快，预后差。偶有部分婴儿则无神经系统体征，需靠头颅B超、CT等辅助诊断。

（二）肺出血

发生在病情严重患儿的晚期。常因心力衰竭、肺水肿所致。肺部突然出现较多粗湿啰音。预后差。

（三）动脉导管未闭

流症严重缺氧致肺动脉高压使动脉导管重新开放，在心前区可听到收缩期或连续性杂音，以胸骨第 2 肋间最响。B 型超声心动图可直接查出未闭的动脉导管。

五、诊断和鉴别诊断

典型的临床表现和 X 线胸片不难确诊，应与以下疾病鉴别。

（一）湿肺 (wet lung)

湿肺亦称新生儿暂时性呼吸增快。多见于足月儿。为自限性疾病。系肺淋巴或 / 和静脉吸收肺液功能暂时低下，使其积留于淋巴管、静脉、间质、叶间胸膜和肺泡等处，影响气体交换。生后数小时内出现呼吸增快（＞60 次 / 分），但吃奶佳、哭声响亮及反应好，重者也可有发绀和呻吟等。听诊呼吸音减低，可有湿啰音。X 线胸片显示肺气肿、肺门纹理增粗和斑点状云雾影，常见毛发线（叶间积液）征对症治疗即可。一般 2 ～ 3 天症状缓解消失。

（二）B 组链球菌肺炎

B 组链球菌肺炎是由 B 组链球菌败血症所致的宫内感染性肺炎，临床及 X 线胸片表现与本病难以区别。鉴别点为：母亲妊娠晚期有感染、胎膜早破或羊水有臭味史；母血或宫颈拭子培养有 B 组链球菌生长；机械通气时所需参数较低，病程与 RDS 不同。

（三）膈疝

膈疝表现为阵发性呼吸急促及发绀。腹部凹陷，患侧胸部呼吸音减弱甚至消失，可闻及肠鸣音；X 线胸片可见患侧胸部有充气的肠曲或胃泡影及肺不张，纵隔向对侧移位。

六、治疗

本病是可逆的自限性疾病，若能渡过 72 小时，新生儿自身能产生相当量的肺泡表面活性物质，则病情渐趋缓解。治疗目的是保证通气、换气功能正常，使患儿渡过危险阶段。机械通气和表面活性物质疗法是治疗的重要手段。

（一）氧疗和机械通气

因早产儿易发生氧中毒，采用各种供养方法，使 PaO_2 维持在 50 ～ 70 mmHg(6.7 ～ 9.3 kPa) 和 $TcSO_2$ 85% ～ 92% 为宜。为防止肺不张供氧以正压呼吸 (CPAP) 为宜。机械通气是本病最重要的治疗方法，可有效地纠正呼吸衰竭；使肺泡充分扩张，减少肺泡表面活性物质的消耗；代替患儿的自主呼吸，减少呼吸功和氧耗。在无并发症情况下，经 3 天机械通气治疗，便可痊愈，如合并动脉导管开放、肺炎等，则需更长时间。

（二）酸碱平衡

需根据血气分析结果及时纠正酸碱紊乱。对混合性酸中毒首先纠正呼吸性酸中毒；呼吸性酸中毒需用机械通气治疗，不应给予碱性药物；对严重代谢性酸中毒可使用 5% $NaHCO_3$ 配成等张液，于 30 分钟内静脉滴入。

（三）PS 替代治疗

PS 替代治疗用于确诊的患儿或产房内防止 RDS 的预防性应用。一旦确诊应于生后 24 小时内应用，经气管插管注入肺内。根据所用 PS 的不同，其剂量及重复给药的间隔时间 (6 小时或 12 小时) 亦不相同。视病情轻重，可用 2 ～ 4 次。

（四）其他疗法

置患儿于适中环境温度，相对湿度在 60% 左右。由于肺透明膜病不易与 B 族链球菌感染鉴别，故常规用青霉素治疗，肾上腺皮质激素对减轻症状和表面活性物质的释放有促进作用，对早产儿可考虑使用；在使用呼吸机时或治疗后恢复期，可出现右向左分流，导致心力衰竭及肺水肿，此时可用吲哚美辛静脉滴注关闭动脉导管。

（五）加强支持疗法

注意水电解质平衡，供给足够热量，防止发生低血糖、高血糖。给予免疫球蛋白以增强免疫功能，防治感染。

七、预防

（一）预防早产

加强高危妊娠和分娩的监护及治疗；对欲行剖宫产或提前分娩者，应准确测 GR、双顶径和羊水中 L/S 值，以判定胎儿大小和胎肺成熟度。

（二）促进胎肺成熟

对孕 24 ～ 34 周需提前分娩或有早产迹象的胎儿，出生 48 小时前给孕母肌内注射地塞米松或倍他米松，可明显降低 RDS 的发病率和病死率。

（三）预防应用 PS

对胎龄＜ 28 ～ 30 周的早产儿，力争生后 30 分钟内常规应用，若条件不允许也应争取 24 小时内应用。

第八节　新生儿肺炎

新生儿肺炎是新生儿时期最常见的一种严重呼吸道疾病。以弥散性肺部病变及不典型的临床表现为其特点，需及早诊断和正确处理。由于新生儿呼吸器官和功能不成熟，如不及时治疗，就很容易引起呼吸衰竭、心力衰竭、败血症乃至死亡。

一、感染性肺炎

（一）概述

感染性肺炎可分为出生前、出生时和出生后感染，可由细菌、病毒或原虫引起。出生前、出生时感染是通过血行传播或羊水感染所致，出生后感染是通过呼吸道途径或医源性传播所致。出生前感染可有孕妇妊娠晚期感染或胎膜早破史；出生时感染可有产程中吸入被病原菌污染的产道分泌物或断脐不洁史；出生后感染多因密切接触者有呼吸道感染史，或患儿有其他部位感染史及接受过侵入性操作史。

（二）诊断标准

1. 诊断依据

(1) 体温不升或发热、反应低下、拒奶、气急、口吐白沫、鼻翼扇动、呻吟、发绀、呼吸暂停及进行性呼吸衰竭等。

(2) 肺部闻及干、湿啰音，这在疾病早期可以阴性，常在生后 12 ～ 48 小时开始出现。

(3)X 线检查表现为两肺纹理增粗，伴肺气肿，两肺中下野见斑片状阴影，小片状阴影融合成大片状阴影，在大片阴影基础上，可合并大片肺不张。

(4) 白细胞计数和分类、急性期反应蛋白如 C 反应蛋白 (CRP) 等对评价新生儿感染性肺炎病原学有参考价值，如沙眼衣原体感染可有嗜酸粒细胞升高，细菌感染者白细胞、中性粒细胞、CRP 升高。

(5) 病原学检查结果阳性。

具有上述第 (1) ～ (4) 项可临床诊断本病，同时具有第 (5) 项可做病原学确诊。

2. 区分出生前与出生后感染性肺炎

(1) 出生前感染性肺炎：尤其是 B 组溶血性链球菌感染常在出生后 3 日内起病，表现为迅速进展的循环衰竭和呼吸衰竭，其临床过程和胸部 X 线表现都难以与新生儿呼吸窘迫综合征 (NRDS) 鉴别。

(2) 出生后感染性肺炎：起病较前缓慢，往往先有上呼吸道感染和 (或) 结膜炎的症状，接着发生干咳和呼吸困难，可无发热，胸部 X 线表现为局灶性或弥散性间质炎症，常由呼吸道病毒、细菌、沙眼衣原体或真菌等引起。

（三）治疗方案

1. 一般治疗

注意保暖、供氧、超声雾化吸入，经常翻身、拍背、吸痰，保持呼吸道通畅。

2. 基本治疗

(1) 抗生素的选用：应根据可能的病原菌选用敏感抗生素，对出生后早期感染的肺炎，可选用氨苄西林 (氨苄青霉素)，对医院内感染的肺炎可选用第 3 代头孢菌素，对沙眼衣原体或解脲支原体肺炎可用大环内酯类抗生素。病毒性肺炎可用抗病毒药物。

(2) 气管内冲洗：重症肺炎经反复雾化吸痰，症状仍不能改善，提示呼吸道分泌物较多而影响了通气，可考虑行气管内冲洗，吸出气管和支气管内的分泌物。

(3) 机械通气：凡有明显呼吸困难和发绀，或反复呼吸暂停，经多次吸痰、氧疗等治疗症状仍未改善，血 $PaCO_2 > 9.3\ kPa(70\ mmHg)$ 和 $PaO_2 < 6.65\ kPa(50\ mmHg)$ 者，须考虑机械通气。

(4) 纠正酸中毒：须测血气分析，予以监控。呼吸性酸中毒在供氧后可以纠正，代谢性酸中毒须补充碳酸氢钠予以纠正。

(5) 免疫疗法：对重症患儿可静脉补充人血免疫球蛋白或重组粒细胞集落刺激因子，提高患儿的抗病能力。

（四）疗效评估

新生儿肺炎原因繁多，吸入性肺炎和感染性肺炎的治疗措施有相通之处，疗效评估标准也类似，达到以下几方面为治愈。

(1) 体温正常、反应活泼、食欲正常。

(2) 呼吸系统症状消失。

(3) 肺部啰音消失，肺气肿、纵隔气肿、气胸等吸收，肺不张消失。

(4) 胸部 X 线表现正常。

(5) 能自主呼吸，在自主呼吸状态下不出现发绀，血 PaO_2 及 $PaCO_2$ 正常。

（五）预后评估

新生儿肺炎目前根据临床实践，将其分为吸入性肺炎和感染性肺炎两大类，两类肺炎可独立存在，也可先后发生或同时并存。在吸入性肺炎中，以胎粪吸入性肺炎为重，预后差。其预后与出生时窒息程度、复苏措施是否得当、吸入胎粪的多少、有否发生大量气胸和纵隔气肿，以及炎症及肺不张范围的大小、治疗措施是否得当有力有关。感染性肺炎中，总的说来，感染的时间越早，预后越差。出生前感染性肺炎比较严重，有的出生时即为死胎。出生后感染性肺炎发生率在新生儿肺炎中最高，亦是新生儿死亡的重要原因。

（六）评述

吸入性肺炎，尤其是胎粪吸入性肺炎的治疗，产房复苏是很关键的一环。得当的产房复苏，可迅速建立起通畅的呼吸道，充分地清洁呼吸道，避免吸入更多的污染物，还可在一定程度上减少肺气肿、肺不张的可能性和程度。对合并气胸、纵隔气肿、持续性肺动脉高压 (PPH) 者，要及时采取适当措施，防止加重呼吸困难。对感染性肺炎，除了一般性治疗措施（如呼吸管理、酸中毒的处理等），抗生素的选择是很重要的一环，适当的抗生素可很快杀灭病原体，促使疾病好转。免疫疗法可提高患者的免疫力，进一步促进抗生素的作用。

（七）总结

新生儿肺炎可分吸入性肺炎和感染性肺炎两大类。吸入性肺炎又可分为羊水、胎粪和乳汁吸入性肺炎，其中尤以胎粪吸入性肺炎为重，病死率很高。感染性肺炎也可分为出生前、出生时和出生后感染，可由细菌、病毒或原虫引起。胎粪吸入性肺炎有严重宫内窘迫史，以足月小样儿和过期产儿为多见，出生后不久或复苏后立即出现呼吸困难，缺氧重者出现神经系统症状；体检胸廓隆起，呼吸音减低或有啰音；重者可并发气胸、纵隔积气或持续性肺动脉高压；X 线表现为肺气肿、不张和斑片状的实变阴影，或弥散性渗出影，可出现气胸、纵隔积气；治疗的关键在于产房复苏、合并气胸或纵隔积气的治疗、并发 PPH 的处理、抗生素的应用、肺表面活性物质的应用。感染性肺炎在出生前感染者可有孕妇妊娠晚期感染或胎膜早破史，出生时感染者可有产程中吸入被病原菌污染的产道分泌物或断脐不洁史，出生后感染者多因密切接触者有呼吸道感染史，或患儿有其他部位感染史及接受过侵入性操作史；表现为一般感染症状（如体温不升、发热、反应低下、拒奶等）、呼吸系统症状，体征往往不典型，多在生后 12 ～ 48 小时后开始出现；X 线检查表现为两肺纹理增粗、两肺中下野斑片状阴影、肺不张。对感染性肺炎，除了一般性治疗措施（如呼吸管理、酸中毒的处理等），抗生素的选择是很重要的一环。免疫疗法可提高患者的免疫力，进一步促进抗生素的作用。

二、胎粪吸入性肺炎

（一）概述

胎粪吸入性肺炎多见于严重宫内窘迫的婴儿，胎儿因缺氧排出胎粪，污染羊水，吸入后而发生肺炎。以足月小样儿和过期产儿为多见。其发病机制为：细支气管和支气管被吸入的胎粪完全性或不完全性阻塞而出现肺不张和肺气肿；同时因胎粪化学刺激形成炎症，往往病变程度重，范围广；肺气肿沿血管和淋巴管到纵隔引起纵隔气肿，或肺泡破裂至胸膜引起气胸。

（二）诊断标准

(1) 病史中多有宫内窘迫史，可有羊水污染。常为足月产儿或过期产儿。

(2) 皮肤、指（趾）甲常被胎粪所污染。出生后不久或复苏后立即出现呼吸困难，表现为气促、呻吟、发绀和三凹征。重者出现神经系统症状如凝视、眼球震颤、抽搐等。

(3) 体检胸廓隆起，呼吸音减低或有湿啰音。重者可并发气胸、纵隔积气或持续性肺动脉高压 (PPH)。

(4) X 线表现为肺气肿、肺不张和斑片状的实变阴影，或弥散性渗出影，可出现气胸、纵隔积气。

(5) 血气分析可有低氧血症、酸中毒（呼吸性、代谢性或混合性）。

具有上述第 (1) ～ (3) 项可临床诊断本病，同时具有第 4 项，伴或不伴第 5 项，可确诊本病。

（三）治疗方案

1. 产房复苏

所有产房都应备有吸引器、气管插管和立即复苏的设备。新生儿娩出后首先应建立通畅的呼吸道，在建立呼吸之前，立即用喉镜进行气管内插管，并通过气管内导管进行吸引。

2. 对症治疗

置患儿于适中温度环境（＜ 7 日的裸体足月婴儿为 31 ～ 33℃）；提供有湿度的氧。使其血 PaO_2 维持在 7.9 ～ 10.6kPa。用碳酸氢钠纠正酸中毒，保持动脉血 pH ＞ 7.4，特别是并发 PPH 新生儿；维持正常血糖与血钙水平；如患儿出现低血压或灌注不良，应予以扩容并静脉注射多巴胺，每分钟 5 ～ 10g/kg；对并发脑水肿、肺水肿或心力衰竭者，应限制液体入量。

3. 合并气胸或纵隔积气的治疗

轻者可等待其自然吸收，重者应立即穿刺抽气或胸腔插管闭式引流；并发气胸而又需要正压通气时应先做胸腔闭式引流；合并纵隔气肿者，可从胸骨旁 2 ～ 3 肋间抽气做纵隔减压；如无改善，则可考虑胸骨上切开引流或剑突下闭式引流。

4. 并发 PPH 采用的处理方法

(1) 药物治疗：酚妥拉明，首剂 1 ～ 2 mg/kg，10 ～ 30 分钟内从静脉滴入，然后以每小时 0.5 ～ 1mg/kg 维持。也可选用硝普钠或硫酸镁，这些药物对体循环也有扩张血管作用，因此应严密监测血压。

(2) 碱化疗法：可通过呼吸器过度通气，使 pH 略高于 7.45，使肺血管扩张，肺动脉压力下降。

(3) 一氧化氮 (NO) 吸入：有条件可用 NO 吸入疗法。

5. 抗生素的应用

胎粪能促进细菌生长，应注意抗感染。糖皮质激素对胎粪吸收不利，应当慎用。

6. 肺表面活性物质的应用

胎粪可使肺表面活性物质灭活，有条件可酌情给予肺表面活性物质气管内滴入。

（四）疗效评估

新生儿肺炎原因繁多，吸入性肺炎和感染性肺炎的治疗措施有相通之处，疗效评估标准也类似，达到以下几方面为治愈。

(1) 体温正常、反应活泼、食欲正常。

(2) 呼吸系统症状消失。

(3) 肺部啰音消失，肺气肿、纵隔气肿、气胸等吸收，肺不张消失。

(4) 胸部 X 线表现正常。

(5) 能自主呼吸，在自主呼吸状态下不出现发绀，血 PaO_2 及 $PaCO_2$ 正常。

（五）预后评估

新生儿肺炎目前根据临床实践，将其分为吸入性肺炎和感染性肺炎两大类，两类肺炎可独立存在，也可先后发生或同时并存。在吸入性肺炎中，以胎粪吸入性肺炎为重，预后差。其预后与出生时窒息程度、复苏措施是否得当、吸入胎粪的多少、有否发生大量气胸和纵隔气肿，以及炎症及肺不张范围的大小、治疗措施是否得当有力有关。感染性肺炎中，总的说来，感染的时间越早，预后越差。出生前感染性肺炎比较严重，有的出生时即为死胎。出生后感染性肺炎发生率在新生儿肺炎中却最高，亦是新生儿死亡的重要原因。

（六）评述

吸入性肺炎，尤其是胎粪吸入性肺炎的治疗，产房复苏是很关键的一环。得当的产房复苏，可迅速建立起通畅的呼吸道，充分地清洁呼吸道，避免吸入更多的污染物，还可在一定程度上减少肺气肿、肺不张的可能性和程度。对合并气胸、纵隔气肿、持续性肺动脉高压 (PPH) 者，要及时采取适当措施，防止加重呼吸困难。对感染性肺炎，除了一般性治疗措施 (如呼吸管理、酸中毒的处理等)，抗生素的选择是很重要的一环，适当的抗生素可很快杀灭病原体，促使疾病好转。免疫疗法可提高患者的免疫力，进一步促进抗生素的作用。

（七）总结

胎粪吸入性肺炎多见于宫内窘迫的新生儿，以足月小样儿和过期产儿为多见。诊断主要依据宫内窘迫和羊水污染病史、呼吸系统体征及 X 线检查。治疗主要是产房复苏、对症治疗及应用抗生素。预后取决于病情轻重及治疗措施是否及时。

第九节 新生儿出血症

新生儿出血症 (hemorrhagic disease of the newborn，HDN) 是由于维生素 K 缺乏而导致体内某些维生素 K 依赖凝血因子活性降低的自限性出血性疾病。近年来，由于对初生婴儿出生时常规注射维生素 K_1，此病发生率已明显减少。

一、病因和发病机制

Ⅱ、Ⅶ、Ⅸ、Ⅹ 等凝血因子主要在肝微粒体内合成，在此过程中须维生素 K 参与，这些凝血因子前体蛋白的谷氨酸残基才能 g- 羧基化，羧基型蛋白具有更多的钙离子结合位点，然后方具凝血的生物活性。当维生素 K 缺乏时，上述维生素 K 依赖因子不能羧化，只是无功能的蛋白质，因此不能参与凝血过程而致出血。

本病与下列因素有关。

1. 肝脏储存量低

母体维生素 K 经胎盘通透性很低，仅 1/10 的量到达胎儿体内；母亲产前应用抗惊厥药、抗凝药、抗结核药等，干扰维生素 K 的储存或功能。

2. 合成少

新生儿刚出生时肠道尚无细菌，或使用广谱抗生素抑制肠道正常菌群，均使维生素 K 合成不足。

3. 摄入少

母乳中维生素 K 含量明显低于牛乳，因此纯母乳喂养的婴儿多见；刚出生时摄入少、获得的维生素 K 量亦少。

4. 吸收少

有先天性肝胆疾病、慢性腹泻可影响维生素 K 的吸收。

二、临床表现

主要特点是突然发生出血，而其他情况并不严重，注射维生素 K 后出血可很快停止。根据发病日龄及并发症的不同，可分为 3 种类型。

1. 早发性出血

早发型比较少见，出生后 24 h 内发病，与孕母用药有关，如抗凝药 (双香豆素)、抗癫痫药 (苯妥英钠、苯巴比妥) 及抗结核药 (利福平、异烟肼) 等，这些药物可干扰胎儿维生素 K 的功能。出血程度轻重不一，出血部位除皮肤外，也可有颅内、胸腔或腹腔出血。

2. 典型的新生儿出血症

经典型近年已较少见，生后 2 ～ 7 d 发病，早产儿可迟至 2 周，多见于母乳喂养儿。出血部位以胃肠道 (便血和呕血) 最常见，其他有脐带残端、皮肤、帽状腱膜下、颅内、注射部位或手术伤口的渗血等，早产儿可发生颅内出血。出血程度轻重不等，但有些轻度出血可为严重致命出血 (如颅内出血) 的前驱症状，少数病例可发生消化道或脐端大出血导致休克。

3. 晚发性维生素 K 缺乏

晚发型出血生后 2 周至 3 个月发病，发生率为 (4 ～ 10)/1 万活产儿。多见于母乳喂养儿，母亲饮食中缺乏维生素 K，如绿色蔬菜、豆类、肝及蛋等。此外，与肝胆疾病、腹泻、使用广谱抗生素 (抑制肠道菌群)、长期禁食或静脉营养时未补充维生素 K 有关。出血部位主要为颅内出血，占 60% ～ 80%，患儿出现惊厥、嗜睡、昏迷、前囟隆起，严重者出现脑疝，瞳孔固定，不等大，病死率高，后遗症多。

二、辅助检查

(1) 凝血酶原时间和部分凝血活酶时间均延长，血小板正常。

(2) 测定活性 II 因子与 II 因子总量比值 两者比值小于 1 时提示维生素 K 缺乏。

(3) 测定无活性凝血酶原 用免疫学方法 (PIVKA II 法，protein induced in vitamine in K absence) 直接测定无活性凝血酶原，阳性提示维生素 K 缺乏。

三、诊断与鉴别诊断

根据有高危病史、发病时间、临床表现、实验室检查及维生素 K 治疗有效即可诊断，需与以下疾病鉴别。

（一）新生儿咽下综合征

婴儿在分娩过程中咽下母血，生后不久即呕血和（或）便血。但本病无其他部位出血及贫血，凝血机制正常；经 1% 碳酸氢钠洗胃 1～2 次后不再呕血；可行 Apt 试验鉴别呕吐物中之血是否来自母体：即取 1 份呕吐物加 5 份水，离心 10 分钟后取上清液 4ml，加入 1% 氢氧化钠 1ml，液体变为棕色为母血，粉红色为婴儿血。

（二）新生儿消化道出血

坏死性小肠结肠炎、应激性溃疡、先天性胃穿孔等可出现呕血或便血。但患儿常有窒息、感染或使用激素等原发病史，一般情况较差，腹部体征明显，易与新生儿出血症鉴别。

（三）新生儿其他出血性疾病

血小板减少性紫癜有血小板明显降低；DIC 常伴有严重原发疾病，纤维蛋白原和血小板减少；血友病患儿以男性多见，且多有家族史，主要表现为外伤后出血不止。

四、治疗

出血者可给予维生素 K_1 1～2 mg 静脉滴注，出血可迅速停止；通常 2 小时内凝血因子水平和功能上升，24 小时完全纠正。严重者可输新鲜冰冻血浆 10～20 ml/kg，以提高血浆中有活性的凝血因子水平。

五、预防

母孕期服用干扰维生素 K 代谢的药物者，应在妊娠最后 3 个月期间及分娩前各肌内注射 1 次维生素 K 110mg。纯母乳喂养者，母亲应口服维生素 K_1 20 mg，每周 2 次。所有新生儿出生后应立即给予维生素 K_1 0.5～1 mg 肌内注射 1 次，以预防晚发性维生素 K_1 缺乏。早产儿、有肝胆疾病、慢性腹泻、长期全静脉营养等高危儿应每周静脉注射 1 次维生素 K_1 0.5～1mg。

第十节 新生儿缺氧缺血性脑病的防治

一、概述

新生儿缺氧缺血性脑病 (HIE) 是指在围产期窒息而导致脑的缺氧缺血性损害。HIE 的临床症状以意识状态、肌张力变化和惊厥最重要，是区别脑病严重程度和后遗症的主要指标。本症不仅严重威胁着新生儿的生命，并且是新生儿期后病残儿中最常见的病因之一。

二、诊断标准

（一）临床诊断依据（中华儿科学会新生儿学组制订）

(1) 具有明显的围产期窒息史。见于生后 12 小时或 24 小时内出现异常神经症状，如意识障碍、肌张力改变及原始反射异常。

(2) 病情危重者有惊厥及呼吸衰竭。

根据病情不同分轻、中、重三度。

1) 轻度：过度觉醒状态、易激惹、兴奋和高度激动性（抖动、震颤），拥抱反射活跃。

2) 中度：抑制状态、嗜睡或浅昏迷、肌张力低下，50% 病例有惊厥发作、呼吸暂停和拥抱、吸吮反射减弱。

3) 重度：昏迷状态、反射消失、肌张力减弱或消失，生后数小时至 12 小时出现惊厥且呈持续状态，或为去大脑僵直状态。

（二）分度诊断

新生儿缺氧缺血性脑病临床分度见表 13-3。

表 13-3　新生儿缺氧缺血性脑病临床分度

项目	轻度（Ⅰ）	中度（Ⅱ）	重度（Ⅲ）
意识	过度兴奋	嗜睡、迟钝	昏迷
肌张力	正常	减弱	松软
拥抱反射	稍活跃	减弱	消失
吸吮反射	正常	减弱	消失
惊厥	无	通常伴有	多见或持续
中枢性呼吸困难	无	无或轻度	常有
瞳孔改变	无	缩小	不对称，扩大或对光反应消失
前囟张力	正常	正常，稍饱满	饱满，紧张
病程及预后	症状持续24小时左右，预后好	大多数1周后症状消失，不消失者如存活，可能有后遗症	病死率高，多在1周内死亡，存活者症状持续数周，多有后遗症

（三）CT 检查分度诊断

正常足月儿脑白质 CT 值＞ 20 Hu，如≤ 18Hu 为低密度。

1. 轻度

散在、局灶低密度影分布于 2 个脑叶。

2. 中度

低密度影超过 2 个脑叶，白质与灰质的对比模糊。

3. 重度

大脑半球弥散性低密度影，灰白质界限消失，侧脑室变窄。

中度、重度 HIE 常伴有蛛网膜下腔出血、脑室内出血或脑实质出血。

（四）其他辅助诊断的检查

(1) 血清磷酸肌酸激酶脑型同工酶 (CPK-BB) 增高。

(2) 血 - 内啡肽增高。

(3) 颅脑超声检查显示脑室变窄或消失，脑室周围尤以侧脑室外角后方有高回声区，此征象系白质软化、水肿所致。

（五）鉴别诊断

注意与宫内感染，中枢神经畸形，颅内出血等疾病鉴别。

1. 新生儿颅内出血

CT 检查可证实为颅内出血，可明确显示出血的类型，位置，形态，大小范围，出血量和对周围脑组织的压迫情况；而 HIE 病理变化包括脑水肿，脑组织坏死和颅内出血，这些病理改变可由临床表现及 CT 扫描证实。

2. 头颅的先天畸形和病毒感染

若缺氧缺血发生在出生前几周或几个月时，患儿在出生时可无窒息，也无神经系统症状，但在数天或数周后出现亚急性或慢性脑病的表现，临床上较难与先天性脑畸形或宫内病毒感染相区别，CT 检查可反映头颅的先天畸形，病原学和血清特异抗体检查有利于病毒感染性疾病的鉴别。

三、治疗方案

强调早期治疗，神经细胞缺氧损伤后从充血水肿到死亡有一个过程，早期治疗可减少神经元的死亡。

（一）供氧

根据病情选用各种供氧方法，保持血 PaO_2 在 $6.65 \sim 9.31$ kPa(50 ~ 70 mmHg) 以上。

（二）控制脑水肿

虽然国内、外对于使用甘露醇有不同意见，但少量的甘露醇确能迅速纠正脑水肿，其降低颅内高压的效果明显，每次用 20% 甘露醇 $0.25 \sim 0.5$ g/kg，静脉注射，每 4 ~ 6 小时 1 次。地塞米松为一种有效、作用时间较长的脱水剂，与甘露醇合用可起相辅相成的作用，剂量为每次地塞米松 0.5mg/kg，每日 2 ~ 3 次静脉推注。因脑损伤可使抗利尿激素增多而致少尿，可酌情应用呋塞米（速尿）。

（三）维持正常血压

治疗中应注意避免血压发生过大波动，以保证脑血流灌注的稳定。血压低时可用多巴胺每分钟 3 ~ 10 g/kg，静脉滴注；或用多巴酚丁胺每分钟 3 ~ 10 g/kg，静脉滴注，并监测血压。

（四）抗惊厥治疗

如惊厥频发或呈持续状态，可用负荷量苯巴比妥，首剂 15 ~ 20 mg/kg，静脉注射，维持量为每日 5 mg/kg。频发惊厥可间歇加用地西泮（安定）或水合氯醛。

（五）改善脑代谢药物的应用

1. 胞磷胆碱

胞磷胆碱可增加脑血流量，改善脑代谢，促进大脑功能恢复及改善意识状态。用 0.1g 加入 5% 葡萄糖 50 ml 中，静脉滴注，连续用 7 ~ 10 日，在颅内出血的急性期应慎用。

2. 脑活素

1 ml 加入 5% 葡萄糖 50 ml 中缓慢静脉滴注，每日 1 次，10 日为一疗程，但在尚未结合胆红素血症、肝肾功能障碍及过敏体质时慎用。

3. 吡拉西坦（脑复康）

0.1 g，每日 2 次口服，共用 3 个月。其他如丽珠赛乐亦可使用。

（六）清除自由基药物的应用

最近有人认为脑缺血重新灌注后脑组织内的自由基的产生会增多，造成脑细胞膜脂质过氧化损伤，最终导致细胞功能和结构的改变，此时可用能清除各种自由基的药物，如维生素 C、维生素 E、辅酶 A、辅酶 Q10 等。

（七）治疗展望

目前对 HIE 的治疗效果不甚理想，国内外均在寻找新的治疗方法，以下几种方法有一定疗效。

1. 亚低温疗法

亚低温能降低脑组织的代谢率和耗氧量，并能减轻脑水肿、减少神经细胞的凋亡。动物实验和成人临床应用均已证实亚低温疗法对缺氧缺血脑损伤有明显的保护作用，预计不久即会对新生儿缺氧缺血性脑病进行本疗法的临床试验。

2. 神经营养因子

实验研究证实神经营养因子能促进神经细胞分化、增殖和发育，促进受损神经细胞功能的恢复，对缺氧缺血性脑损伤有一定作用。

3. 兴奋性氨基酸递质拮抗剂

兴奋性氨基酸在神经细胞缺氧缺血损伤中起重要作用，其拮抗剂可减少神经细胞的损伤。

四、疗效评估

（一）病情好转

多数病例经治疗后病情逐渐恢复，一般来说，观察意识与肌张力变化最为重要，若意识逐渐转为清醒、肌张力正常，提示病情好转。

（二）病情反复或恶化

如患儿一直处于昏迷状态，肌张力松软或强直，则提示病情严重，可能有两方面的原因：①病情危重，脑损伤严重且范围广泛，脑干功能受损。②治疗方法不当，未能很好地维持各脏器功能及内环境的稳定，若属于这种情况应采取积极的治疗措施，以促进恢复。

五、预后评估

轻度患儿一般无死亡，后遗症的发生率低；中度患儿病死率约为 5%，后遗症发生率约为 10%；重度患儿病死率高达 30%，成活者中 50% ~ 57% 发生后遗症。

HIE 总的后遗症发生率为 25% ~ 35%，常见的后遗症有智力低下、癫痫、脑瘫，其次为听力与视力降低或丧失。出生 2 ~ 3 周后脑白质 CT 值＜ 8 ~ 10 Hu（严重低密度）者预后差。

六、评述

HIE 是围生期新生儿死亡的主要原因，也是致残的主要因素之一，应强调早期干预、早期治疗，以减少神经元的死亡。主要治疗措施是维持内环境稳定、维持各脏器的正常功能，用负荷量苯巴比妥（15 mg/kg）不仅可以镇静，而且可降低脑代谢率、减轻脑水肿、清除氧自由基。胞磷胆碱对轻、中度 HIE 疗效较好，对重度疗效较差。其他还可用丽珠赛乐、脑活素及钙离子通道阻滞剂等。

七、总结

HIE 主要因围生期发生窒息、缺氧所致，临床特征为出生后 12 小时内发生意识障碍（如过度兴奋、嗜睡、昏迷等），部分患儿可出现脑干损伤症状、中枢性呼吸衰竭、低氧血症和酸中毒。本病诊断时主要须与新生儿颅内出血、新生儿败血症、新生儿肺透明膜病相鉴别。治疗主要应用苯巴比妥、胞磷胆碱、脑活素、丽珠赛乐及钙离子通道阻滞剂。轻者预后较好，重者可引起智力障碍、脑瘫，25% 的患儿有不同程度的后遗症，甚至死亡。

第十一节 新生儿黄疸

医学上把未满月（出生 28 天内）新生儿的黄疸，称之为新生儿黄疸，新生儿黄疸是指新生儿时期，由于胆红素代谢异常，引起血中胆红素水平升高，而出现于皮肤、黏膜及巩膜黄疸为特征的病症，本病有生理性和病理性之分。生理性黄疸在出生后 2 ～ 3 天出现，4 ～ 6 天达到高峰，7 ～ 10 天消退，早产儿持续时间较长，除有轻微食欲不振外，无其他临床症状。若生后 24 小时即出现黄疸，2 ～ 3 周仍不退，甚至继续加深加重或消退后重复出现或生后一周至数周内才开始出现黄疸，均为病理性黄疸。

一、新生儿胆红素脑病

（一）概述

新生儿胆红素脑病又称核黄疸，是由于未结合胆红素 (UCB) 对脑细胞的毒性作用所致。胆红素脑病患儿的整个中枢神经系统均有胆红素浸润，但不同部位病变轻重不一，最明显处是脑基底核。病变部位的选择性可能与神经细胞的酶系统成熟度有关。游离胆红素进入脑细胞后可能使脑细胞的线粒体氧化磷酸化的偶联作用脱节（解偶联作用），抑制脑细胞的能量产生，使脑细胞损害。新生儿胆红素脑病的发病与血 - 脑屏障的成熟度、血清游离胆红素及胆红素浓度有关。当血清总胆红素＞ 342.0 mol/L 时就有可能使部分足月新生儿发生胆红素脑病，未成熟儿的总胆红素浓度为 256.5 mol/L 或更低时就可能发生核黄疸。某些高危因素可能直接或间接地促成核黄疸，如早产、窒息缺氧、化脓性脑膜炎、酸中毒、低蛋白血症、药物、饥饿及低血糖等，可减少胆红素与清蛋白的结合或降低血 - 脑屏障的保护作用。在处理新生儿高胆红素血症时，应及时考虑这些因素对血 - 脑屏障功能的影响。

（二）诊断标准

1. 诊断依据

(1) 有高未结合胆红素血症（常＞ 342.0 mol/L），一般足月儿常在生后 2 ～ 5 天出现，早产儿可稍晚，常在生后 7 天出现。

(2) 早期症状较轻，有厌食、睡眠差、呼吸暂停、低热、萎靡及拥抱反射消失等。病情继续发展可成重症，有高声尖叫、呼吸困难、心动过缓、惊厥或角弓反张等，后期（存活者）常出现某些神经系统损害症状，表现为持久性锥体外系神经动能异常，如眼球运动障碍、听觉障碍、手足徐动及智能落后等，重症者常可死亡。

具有上述两项者可诊断为新生儿胆红素脑病。

2. 分期诊断

凡高未结合胆红素血症患儿未做任何处理而发展成核黄疸的典型病例，其进行性神经症状可分为以下 4 期。

(1) 先兆（警告）期：出现骨骼肌张力减退，嗜睡及吸吮反射减弱、精神萎靡、呕吐等非特异性症状。

(2) 痉挛期：轻者仅有目光凝视、为时很短，较重者两手握拳、双臂伸直、外展强直，重者头向后仰、角弓反张，抽搐后肢体出现弛缓。

(3) 恢复期：此期大都始于生后第 1 周末，首先是吸吮力和对外界反应逐渐恢复，呼吸好转，痉挛减少或消失。

(4) 后遗症期：出现于新生儿期以后，主要表现为相对永久性锥体外系神经功能异常。

3. 早期诊断

主要是监测血清总胆红素浓度，一旦发现胆红素浓度超过 256.5 mol/L 就该密切注意神经系统症状的出现。有报道认为早期进行脑干听觉、视觉诱发电位等脑功能检测，对早期发现胆红素的神经毒性有意义。

4. 鉴别诊断

(1) 新生儿缺氧缺血性脑病：有窒息缺氧史，血清总胆红素浓度轻、中度升高，头颅 B 超、CT 等影像学检查可协助鉴别。

(2) 新生儿败血症及化脓性脑膜炎：亦常有皮肤黄染，但常有新生儿脐炎、皮肤感染等病史，伴少吃、少哭、少动，体温不升或体温升高，前囟饱满或隆起，血培养及脑脊液检查可协助鉴别。

（三）治疗方案

1. 基本治疗

药物疗法、光照疗法和换血疗法均能降低血清胆红素。

2. 对症治疗

发生新生儿高未结合胆红素血症时，往往并存有窒息、低血糖、酸中毒、硬肿症及感染等，必须针对各合并症，及时正确地治疗，可避免或减少因高未结合胆红素血症发展成核黄疸的危险性。有惊厥者选用苯巴比妥给予镇静，既可对症治疗，又可做酶诱导剂，有利于病情缓解。

3. 预防

宫内诊断和治疗新生儿溶血病，是防止核黄疸发生方法之一，对疑有溶血性疾病病史者，必须做好换血的应有准备，临产前不可滥用维生素 K_3、维生素 K_4 及磺胺类等药物。

（四）疗效评估

生后第 1 周末吸吮力和对外界反应渐恢复，呼吸好转，痉挛渐减或消失为好转。

（五）预后评估

虽然近年来由于及时治疗黄疸和光疗的普及，本病预后较前已明显好转，但严重者仍可致后遗症或死亡。

（六）评述

目前因对黄疸较早治疗，故典型病例已少见。早产儿或低出生体重儿发生核黄疸时，常缺乏典型的痉挛症状。临床上对有合并症（如窒息、低血糖、低血钙等）的及时治疗，均可使神经症状与分期时限参差不明，因此临床症状轻重不一、分期参差不明的非典型病例日趋多见。某些情况下，血清总胆红素浓度低于生理性黄疸水平时，亦可形成胆红素脑病。凡未予治疗或病情发展及症状出现缓慢的患儿，日后仍可出现后遗症。因此，在对新生儿黄疸进行干预前，首先要评估新生儿胆红素脑病的高危因素，如早产、窒息缺氧、化脓性脑膜炎、酸中毒及低蛋白血症等，易形成胆红素脑病，虽然有时临床可无胆红素脑病的表现，但长期随访仍发现胆红素的神经毒性，应积极干预。

（七）总结

新生儿胆红素脑病是由于未结合胆红素对脑细胞的毒性作用所致。一般足月儿常在生后 2～5 天出现。早产儿可稍晚，早期症状较轻，病情继续发展可成重症，后期症状常出现某些神经系统损害症状。严重者可致后遗症或死亡。防止新生儿高胆红素血症的发生是预防高胆红素脑病的要点。

二、高未结合胆红素血症

（一）概述

高未结合胆红素血症在新生儿期常见，原因多为生理性黄疸、新生儿溶血病、母乳性黄疸、感染等。

（二）诊断标准

1. 诊断依据

(1) 黄疸发生早，新生儿溶血病所致者生后 24 小时内即可出现黄疸，围产因素所致者多于生后 2～3 天即出现；感染和母乳所致者出现较晚。

(2) 黄疸发展快，24 小时内可明显加重，每天胆红素增加 85.5 mmol/L(5 mg/dl) 以上。病情进展快、胆红素 > 342.0 mmol/L(20 mg/dl) 时，可出现核黄疸症状，即精神萎靡、厌食、激惹、尖叫、惊厥、肌张力增高等。

(3) 黄疸程度重，由颜面、颈部、巩膜发展至躯干、下肢、上肢，最后手足心均黄染。黄疸颜色鲜明，并有光泽。黄疸重者可出现反应低下、嗜睡等全身症状。

(4) 尿色浅黄，不染尿布，大便色黄，不发白。

(5) 血清胆红素足月儿 > 222.3 mmol/L(13 mg/dl)，早产儿 > 256.5 mmol/L(15 mg/dl)，并以未结合胆红素增高为主。

具备以上任一项可诊断为高未结合胆红素血症。

2. 鉴别诊断

(1) 生理性黄疸：早期新生儿未结合胆红素增高须与生理性黄疸鉴别。足月儿血胆红素 24 小时内 > 102 mmol/L，48 小时内 > 153 mmol/L，72 小时内或以上 > 222 mmol/L；早产儿血胆红素 24 小时内 > 136 mmol/L，48 小时内 > 222 mmol/L，72 小时内或以上 > 256 mmol/L 均超过生理值，则属于病理性黄疸，并伴有引起黄疸的不同疾病的其他症状。而生理性黄疸除皮肤和巩膜有轻度黄染外，无任何症状。

(2) 新生儿溶血病：早期新生儿未结合胆红素 > 256 mmol/L，并伴有贫血者为溶血性贫血，24 小时内即发病者，首先考虑新生儿溶血病，尤其是 Rh 溶血病。Rh 溶血病者黄疸重、发展快，重者生后有严重贫血，且伴有水肿和心力衰竭，多见于第二胎，可于 24 小时内发病。ABO 溶血病则多见于第一胎，大多数于生后第 2～3 天发病，黄疸程度略轻，但也可为重症。测定血清免疫抗体即可确诊。

(3) 葡萄糖 -6- 磷酸脱氢酶 (G-6-PD) 缺乏：主要见于南方籍孕妇的新生儿，发病略晚，常有窒息、感染或服药史等诱因，可测高铁血红蛋白还原率或 G-6-PD 酶的活性而确诊。

(4) 遗传性球形红细胞增多症：较少见，患儿多有家族史，根据红细胞形态及红细胞脆性增加可确诊。

(5) 药物性黄疸：孕妇产前用过较大量催产素及输入大量葡萄糖液，使孕妇及胎儿均处于低渗状态，可导致胎儿红细胞肿胀、破坏而致溶血。

(6) 感染：不伴贫血者为非溶血性黄疸，主要是肝脏胆红素代谢的酶活力降低所致，多由于围产和感染因素所致，目前尚无直接检测酶的方法，主要根据病史进行鉴别。

(7) 母乳性黄疸：晚期新生儿出现黄疸以未结合胆红素为主者，要注意与迟发型母乳性黄疸鉴别。随着对母乳性黄疸认识的提高，文献报道的发生率有逐年上升趋势。早发型母乳性黄疸与新生儿生理性黄疸相比较，两者的黄疸出现时间及黄疸高峰时间均相似，但前者在生后第 3 ～ 4 天胆红素的峰值可超过生理性黄疸的平均值。迟发型母乳性黄疸的出现时间较晚，常紧接生理性黄疸而发生，亦可在生理性黄疸减轻后又加重。即常在生后 7 ～ 14 天出现。母乳性黄疸持续到第 2 ～ 3 周，部分患儿黄疸持续 2 ～ 3 个月后消失。母乳性黄疸特点为不伴贫血，无任何临床症状，生长发育好。不论早发型或迟发性母乳性黄疸，一旦停喂母乳 2 ～ 3 天，黄疸可迅速消退，若再开始给予母乳喂养，黄疸可稍加重，再停喂母乳 2 ～ 3 天，黄疸又可迅速消退，据此即可诊断。

(三) 治疗方案

生理性黄疸不需治疗，病理性黄疸，尤其是发病早者，须积极治疗不能延误。

1. 一般治疗

积极去除病因。低温者采取保暖措施，生后尽早喂奶，热量不足者静脉滴注葡萄糖液补充，防止低血糖，缺氧酸中毒者应及时纠正。避免使用与胆红素竞争葡萄糖醛酸转移酶或清蛋白联结位点的药物，如磺胺类、氯霉素、红霉素、利福平、吲哚美辛 (消炎痛)、维生素 K_3、维生素 K_4 等。

2. 基本药物治疗

(1) 血浆或清蛋白：清蛋白可与胆红素紧密联结，减少游离的未结合胆红素，防止核黄疸，尤其适用于早产儿，静脉输注清蛋白，每次 1 g/kg，或输血浆每次 10 ml/kg。

(2) 糖皮质激素：可提高肝酶活力，抑制抗原抗体反应，一般只用于重症新生儿溶血病，不需常规使用，地塞米松每日 0.3 ～ 0.5 mg/kg，静脉滴注 3 日。

(3) 酶诱导剂：能诱导肝细胞增加葡萄糖醛酸转移酶的生成，能增加肝细胞 Y 蛋白含量及肝细胞膜的通透性，增加肝细胞摄取未结合胆红素的能力，生后第 1 周服用有效，对 32 周以下的早产儿效果差。首选苯巴比妥，剂量每日 5 mg/kg，分 2 ～ 3 次服用，连服 4 日，服后 2 ～ 3 日显效。

(4) 中药：苦黄注射液每日 5ml，静脉滴注，7 ～ 10 日。

3. 其他治疗

(1) 光疗：胆红素能吸收光线，以波长 450 ～ 460 nm 的光线作用最强，波长为 427 ～ 475 nm 的蓝光照射的疗效最好；绿光、日光灯或太阳光也有效。在光的作用下可使未结合胆红素氧化为水溶性异构体，并迅速经胆汁及尿排出体外，以降低血中胆红素浓度。光疗效果好，方法简便，安全且不良反应少，现已作为首选治疗方法。双面光优于单面光。婴儿两眼应用黑色眼罩保护，以免视网膜受损；除会阴、肛门部用尿布外，余均裸露；持续时间 1 ～ 4 天。

光疗注意事项：①光疗时不显性失水增加，每日液体入量须增加 25%。现可用冷光源照射，发热、不显性失水等不良反应可减少。②如出现肝脏增大，血清结合胆红素增加（＞ 68.4 mol/L），皮肤呈青铜色，称青铜症，宜停止光疗，青铜症将自行消退。③光疗可降低皮肤黄疸的可见度，应每日监测血清胆红素。④蓝光灯管使用 2 000 小时后，能量减弱 45%，每次照射应做记录，超过 2 000 小时，应更换新管，否则会降低疗效。⑤光疗可引起发热、腹泻、皮疹、维生素 B_2 缺乏、血小板下降等不良反应，停光疗后均可消失。

(2) 换血疗法。

（四）疗效评估

一般光疗后胆红素每天可下降 85 mol/L，新生儿溶血病光疗后胆红素仍可回升，因光疗不能阻止继续溶血，但也不应认为无效而放弃。血胆红素正常、原发病治愈者为痊愈。

（五）预后评估

本病的预后与发生胆红素脑病的高危因素有关，在某些病理情况下如新生儿溶血、窒息、酸中毒、早产等易形成胆红素脑病者预后较差；一般情况下预后较好。

（六）评述

新生儿血清胆红素水平对个体的危害，受机体状态和环境等多种因素的影响，在某些病理情况下或对于早产儿，胆红素水平低于现行生理性黄疸上限，即有胆红素脑病的危险，而对超过现行生理性黄疸上限的健康足月儿不一定会造成损害，所以不能用一个固定的界限作为新生儿黄疸的干预标准。

（七）总结

本病原因复杂，血清胆红素足月儿 ＞ 222.3 mmol/L(13 mg/dl)、早产儿 ＞ 256.5 mmol/L(15 mg/dl)，以未结合胆红素增高为主可建立诊断，首选治疗方法为光疗，本病的预后与发生胆红素脑病的高危因素有关。

三、高结合胆红素血症

（一）概述

高结合胆红素血症在新生儿期较少见，多以阻塞性黄疸为特征。

（二）诊断标准

1. 诊断依据

(1) 生后 1 周内多不出现症状，等生理性黄疸消退后，重又出现，并逐渐加重。黄疸呈灰黄或暗黄色，重症常呈黄绿色。

(2) 黄疸出现后多伴有呕吐、厌食、精神差、体重不增等症状。生后大便色正常，以后转为浅黄色以至呈白陶土色，尿色深黄。

(3) 肝脏增大、质硬、边缘钝，脾大不明显，待出现肝硬化时脾脏才增大，并有腹水征。最后可因肝性脑病、大出血而致死。丙氨酸氨基转移酶 (ALT) 多增高，肝炎患儿较明显。

(4) 总胆红素增高，结合与未结合胆红素均增高，而以结合胆红素增多为主，＞34mmol/L。

(5) 甲胎球蛋白在新生儿期均阳性达 5～6 个月，随病情好转而下降。如临床症状无好转，而甲胎球蛋白转阴，提示肝脏严重受损，以致不能再生。

(6) 进一步明确病因，如疑有宫内感染，可查 HBsAg 及 TORCH 感染的特异性 IgG 及 IgM 抗体，疑为遗传性代谢缺陷可做有关检查，疑为先天胆道畸形可做 B 超或胆道造影。

具有上列任一项可诊断为高结合胆红素血症。

2. 鉴别诊断

肝炎与胆道闭锁鉴别较困难，胆道闭锁可因胎内肝炎所致，也可为先天发育障碍，治疗原则不同。

(1) 肝炎：最为常见，多为宫内感染，由母亲垂直传播，以病毒感染为主，如乙肝病毒、巨细胞病毒、EB 病毒等。生后感染多为败血症等严重细菌感染所致的中毒性肝炎。

(2) 胆汁黏稠综合征：有严重溶血所致的高未结合胆红素血症史，胆总管被黏稠的胆汁阻塞，引起继发性梗阻性黄疸，或有药物、全静脉营养导致的淤胆史。

(3) 先天性胆道畸形：肝内、肝外胆道闭锁或缺如，也可因胆总管囊肿、环状胰腺、肠旋转不良等畸形使胆管受压，应详细询问母孕早期有无感染、服药、接触有害毒物或放射线史。

(4) 先天代谢缺陷：半乳糖血症、糖原累积症、抗胰蛋白酶缺乏等，均可使异常代谢产物在肝脏累积导致肝硬化，上述各病多伴有明显发育障碍史。

（三）治疗方案

1. 一般治疗

营养过量及不足对肝炎都不利，酌情增加糖供应，适量蛋白质、低脂肪饮食，应适当补充脂溶性维生素 A、D、E、K_1。

2. 基本药物治疗

(1) 保肝药：葡醛内酯(肝泰乐)25 mg，每日 2 次，联苯双酯，每次 3～4 粒，一日 2 次口服。

(2) 抗病毒：明确为新生儿肝炎时应给予抗病毒治疗，乙肝病毒感染时可给予干扰素 50 万 U，肌内注射，每周 2～3 次；疗程 3～6 个月。

3. 其他治疗

先天发育障碍所致胆道闭锁者，诊断明确后 60 天内手术治疗。

（四）疗效评估

根据不同病因进行相应治疗后，病情缓解或消失。症状消失、血胆红素正常、原发病治愈为痊愈。

（五）预后评估

2～3 周内黄疸消退，肝功能正常可出院。预后与治疗早晚密切相关，诊断早、治疗及时者预后好，肝硬化后治疗疗效差。

（六）评述

新生儿黄疸以结合胆红素增多为主者应进一步检查，除新生儿巨细胞病毒、乙肝病毒感染外，还有其他诸多因素，应尽可能明确病因，早期治疗。

（七）总结

高结合胆红素血症多以阻塞性黄疸为特征，黄疸呈灰黄或暗黄色，大便浅黄色以至呈白陶土色，尿色深黄，肝脏增大，质硬，宫内感染所致肝炎最为常见，多为乙肝病毒、巨细胞病毒，预后与治疗早晚密切相关。

第十二节 新生儿溶血病

新生儿溶血病 (hemolytic disease of newborn，HDN) 系指母、子血型不合引起的同族免疫性溶血。有报道 ABO 溶血病占新生儿溶血的 85.3%，Rh 溶血病占 14.6%，MN 溶血病占 0.1%。ABO 血型不合中约 1/5 发病，RhD 血型不合者约 1/20 发病。

一、病因和发病机制

（一）ABO 溶血病

母亲不具有的胎儿显性红细胞 A 或 B 血型抗原 (由父亲遗传) 通过胎盘进入母体 (分娩时)，刺激母体产生相应抗体，当再次怀孕 (其胎儿 ABO 血型与上一胎相同)，不完全抗体 (IgG) 进入胎儿血循环，与红细胞相应抗原结合，形成致敏红细胞，被单核 - 吞噬细胞系统破坏引起溶血。由于自然界存在 A 或 B 血型物质如某些植物、寄生虫、伤寒疫苗、破伤风及白喉类毒素等，O 型母亲在第一次妊娠前，已接受过 A 或 B 血型物质的刺激，血中抗 A 或抗 B(IgG) 效价较高，因此怀孕第一胎时抗体即可进入胎儿血循环引起溶血。

（二）Rh 溶血病

Rh 血型系统有 6 种抗原，即 D、E、C、d、e、c(d 抗原未测出只是推测)，其抗原性强弱依次为 D ＞ E ＞ C ＞ c ＞ e，故以 RhD 溶血病最常见，其次为 RhE，Rhe 溶血病罕见。红细胞缺乏 D 抗原称为 Rh 阴性，具有 D 抗原称为 Rh 阳性，中国人绝大多数为 Rh 阳性。母亲 Rh 阳性 (有 D 抗原)，也可缺乏 Rh 系统其他抗原如 E 等，若胎儿有该抗原也可发生 Rh 溶血病。

由于自然界无 Rh 血型物质，Rh 溶血病一般不发生在第一胎。首次妊娠末期或胎盘剥离时，Rh 阳性的胎儿血 (＞ 0.5 ～ 1 ml) 进入 Rh 阴性母血中，约经过 8 ～ 9 周产生 IgM 抗体 (初发免疫反应)，此抗体不能通过胎盘，以后虽可产生少量 IgG；抗体，但胎儿已经娩出，如母亲妊娠 (胎儿 Rh 血型与上一胎相同)，若孕期有少量胎儿血 (0.05 ～ 0.1 ml) 进入母血循环，则几天内便产生大量 IgG 抗体 (次发免疫反应)，该抗体通过胎盘引起胎儿红细胞溶血。

当 Rh 阴性母亲既往输过 Rh 阳性血或有流产或人工流产史，因其怀孕前已被致敏，故第一胎可发病。极少数 Rh 阴性母亲虽未接触过 Rh 阳性血，其第一胎发病可能是由于 Rh 阴性孕母亲为 Rh 阳性，其母怀孕时已使孕妇致敏，故第一胎发病 (外祖母学说)。

二、病理生理

ABO 溶血主要引起黄疸。Rh 溶血造成胎儿重度贫血，甚至心力衰竭。重度贫血、低蛋白和心力衰竭可导致全身水肿 (胎儿水肿)。贫血时，髓外造血增强，可出现肝脾肿大。胎儿血中的胆红素经胎盘入母亲肝脏进行代谢，故娩出时黄疸往往不明显。出生后，由于新生儿胆红素的能力较差，因而出现黄疸。血清未结合胆红素过高可透过血脑屏障，使基底核等处的神经细胞黄染，发生胆红素脑病 (bilirubin encephalopathy)。

三、临床表现

ABO 溶血病不发生在母亲 AB 型或婴儿 O 型，主要发生在母亲 O 型而胎儿 A 型或 B 型；第一胎可发病；临床表现较轻。Rh 溶血病一般发生在第二胎；第一次怀孕前已致敏者其第一胎发病；临床表现较重，严重者甚至死胎。

（一）黄疸

多数 ABO 溶血病的黄疸在生后第 2～3 天出现，而 Rh 溶血病一般在 24 小时内出现并迅速加重。血清胆红素以未结合型为主，如溶血严重可造成胆汁淤积，结合胆红素升。

（二）贫血

贫血程度不一。重症 Rh 溶血生后即可有严重贫血或伴心力衰竭。部分患儿因其抗体持续存在，贫血可持续至生后 3～6 周。

（三）肝脾大

Rh 溶血病患儿多有不同程度的肝脾增大，ABO 溶血病很少发生。

四、辅助检查

1. 产前检查

(1) 绒毛膜检查：孕 12 周以内，取绒毛膜检查 Rh 型。

(2) 血清 Rh 抗体测定：孕 28、32、36 周时，测 Rh 抗体滴度，＞ 1:16 或 1:32 时宜做羊水检查，＞ 1:64 即可诊断 Rh HDN。

(3) 羊水胆红素测定：正常羊水中胆红素浓度随孕周增加而降低，故羊水透明无色，重症 HDN 的羊水呈黄色，孕 28～30 周查羊水胆红素可预测胎儿是否发病及发病程度。用分光光度计测定羊水光密度，Ⅰ区提示胎儿未发病或病情轻度，Ⅱ区提示病情属中度，Ⅲ区表示病情严重，但并非绝对。

(4) 聚合酶链反应 (PCR) 检测胎儿 RhD 型：羊膜穿刺 PCR 技术鉴定胎儿 RhD 型可降低 3/4 围产儿病死率，证明 PCR 检测羊水 Rh 血型的可取性，是近年来发展的一个新项目。

(5) 化学光反应 (CL) 测定母亲抗 D 功能活性：用于了解 Rh 阳性胎儿出生后 HDN 的严重程度。所测出的可结合单核细胞的 IgG 抗体，可阻断 Fcr-RI 和抑制单核细胞对单克隆抗 D 致敏红细胞的化学光反应。现研究已表明 CL 抑制试验是一项较为简便的、针对性与敏感性均较强的技术，可用于检测及调查有减轻 HDN 严重度的 Fcr-RI 阻断抗体，这也是近年来的又一新技术。

(6) 测 IgG 抗 A(B)、抗人球蛋白效价：ABO HDN 时测孕妇血清 IgG 抗 A(B) 盐水效价 (≥128) 及测定抗人球蛋白效价，可作为预报的指标。

(7) 影像检查：全身浮肿胎儿 X 线摄片可见软组织增宽的透明带，四肢弯曲度较差。B 超对肝脾大、胸腹腔积液都有较高的分辨率，胎儿水肿时可见周身皮肤及头皮双线回声。

2. 产时检查

HDN 时，由于胎盘水肿，胎盘重量与患儿体重之比可达 1:3～1:4(正常 1:7)，羊水颜色也为黄色。

3. 生后检查

(1) 血液学检查：红细胞减少、血红蛋白下降、网织红细胞显著增加，末梢血片中可见到有核红细胞。

(2) 血清胆红素测定：以非结合胆红素增高为主，当早产儿总胆红素＞256.5 moL/L，足月儿＞205.2 mol/L 时，即可诊断高胆红素血症。

(3) 丙二醛 (MDA) 检测：HDN 时 MDA 活性明显升高。而超氧化物歧化酶 (SOD) 活性明显降低，通过检测 MDA 可判断病情的轻重程度。

(4) 母子血型检查：母为 Rh 阴性，子为 Rh 阳性要考虑 Rh HDN，若母子 Rh 均阳性，应进一步排除 E、e、C、c 等母儿血型不合。若母儿 ABO 血型如表 13-4 所列不配合者，应考虑 ABO 血型不合。

(5) 特异抗体检查：取父、母、婴三者血液做改良抗人球蛋白试验、抗体释放试验、游离抗体试验，前两项阳性表明患儿红细胞已致敏，可确诊。其中抗体释放试验阳性率较高，可了解是哪种 Rh 血型抗体。将患儿血清与各标准细胞 (CCDee、ccDEE、ccDee、ccdEe、ccdee) 做抗人球蛋白间接试验，阳性结果表明有血型抗体存在，然后根据出现凝集的标准红细胞间哪些抗原是共同的，而不凝集的标准红细胞缺少此种抗原，可推断出抗体的类型。

表 13-4 母子 ABO 血型配合与否的判定

血型	母		子女血型	
	血球中抗原	血清中抗体	不配合	配合
O	-	抗 A、抗 B	A 型、B 型	O 型
A	A	抗 B	B 型、AB 型	A 型、O 型
B	B	抗 A	A 型、AB 型	B 型、O 型
AB	AB	-	-	A 型、B 型、AB 型

(6) 尿、粪检查：尿胆原增加；胆管阻塞时，大便灰白色，尿检可见胆红素。

(7) 其他检查：病情危重者血浆清蛋白、凝血酶原、纤维蛋白原、血小板等均降低，出血时间延长，血块收缩不良。

五、诊断和鉴别诊断

(一) 诊断

1. 产前诊断

既往所生新生儿有重度黄疸和贫血或有死胎史的孕妇及其丈夫均应进行 ABO 和 Rh 血型检查；Rh 血型不合者，孕妇在妊娠 16 周时应检测血中 Rh 血型抗体，以 2～4 周检测一次，当抗体效价逐渐升高，提示可能发生 Rh 溶血病，还应于 28 周后监测血中胆红素浓度，以了解是否发病及其程度。

2. 生后诊断

根据母子血型不合，新生儿早期出现黄疸，改良 Coombs 或抗体释放试验阳性即可确诊。

（二）鉴别诊断

本病需与以下疾病鉴别。

1. 先天性肾病

有全身水肿、低蛋白血症和蛋白尿，但无病理性黄疸和肝脾大。

2. 新生儿贫血

双胞胎的胎 - 胎间输血，或胎 - 母间输血可引起新生儿贫血，但无重度黄疸、血型不合及溶血三项试验阳性。

3. 生理性黄疸

ABO 溶血病可仅表现为黄疸，易与生理性黄疸混淆，血型不合及溶血三项试验可资鉴别。

六、并发症

胆红素脑病为新生儿溶血病最严重的并发症，早产儿更易发生。多于生后 4 ～ 7 天出现，临床上分为 4 期。

（一）警告期

警告期表现为嗜睡、反应低下、吮吸无力、拥抱反射减弱、肌张力减低等，偶有尖叫和呕吐。持续约 12 ～ 24 小时。

（二）痉挛期

痉挛期出现抽搐、角弓反张和发热（多于抽搐同时发生）。轻者仅有双眼凝视，重者 出现肌张力增高、呼吸暂停、双手紧握、双臂伸直内旋，甚至角弓反张。此期约持续 12 ～ 48 小时。

（三）恢复期

恢复期患儿吃奶及反应好转，抽搐次数减少，角弓反张逐渐消失，肌张力逐渐恢复，此期约持续 2 周。

（四）后遗症期

核黄疸四联症，具体如下。

(1) 手足徐动：经常出现不自主、无目的和不协调的动作。

(2) 眼球运动障碍：眼球向上转动障碍，形成落日眼。

(3) 听觉障碍：耳聋，对高频音失听。

(4) 牙釉质发育不良：牙呈绿色或深褐色。此外，也可留有脑瘫、智能落后、抽搐、抬头无力和流涎等后遗症。

七、治疗措施

（一）产前治疗

1. 血浆置换

对血 Rh 抗体效价明显增高，但又不宜提前分娩的孕妇，进行血浆置换，以换出抗体，减少胎儿溶血。

2. 宫内输血

对胎儿水肿或胎儿 Hb < 80 g/L，而肺尚未成熟者，可直接将与孕妇血清不凝集的浓缩红细胞在 B 超下注入脐血管或胎儿腹腔内，以纠正贫血。

3.酶诱导剂

孕妇于预产期前 1 ～ 2 周口服苯巴比妥，以诱导胎儿 UDPGT 产生增加，减轻新生儿黄疸。

4. 提前分娩

既往有输血、死胎、流产和分娩史的 Rh 阴性孕妇，本次妊娠 Rh 抗体效价逐渐升至 1:32 或 1:64 以上，用分光光度计测定羊水胆红素增高，且羊水 L/S ＞ 2 者，提示胎肺已成熟，可考虑提前分娩。

(二) 新生儿治疗

1. 光照疗法 (phototherapy)

简称光疗，是降低血清未结合胆红素简单而有效的方法。

(1) 原理：未结合胆红素在光的作用下，转变成水溶性异构体，经胆汁和尿液排出。波长 425 ～ 475 nm 的蓝光和波长 510 ～ 530 nm 的绿光效果较好，日光灯或太阳光也有一定疗效。光疗主要作用于皮肤浅层组织，因此皮肤黄疸消退并不表明血清未结合胆红素正常。

(2) 设备：主要有光疗箱、光疗灯和光疗毯等。光疗箱以单面光 160 W、双面光 320 W 为宜，双面光优于单面光；上、下灯管距床面距离分别为 40 cm 和 20 cm；蓝光灯管使用 300 小时其能量减少 20%，900 小时减少 35%，2000 小时减少 45%；光照时，婴儿双眼用黑色眼罩保护，以免损伤视网膜，除会阴、肛门部用尿布遮盖外，其余均裸露，持续照射时间不超过 3 天为宜。

(3) 指征：①一般患儿血清总胆红素 ＞ 205 mmol/L(12 mg/dl)，ELBW ＞ 85 mmol/L(5 mg/dl)，VLBW ＞ 103 mmol/L(6 mg/dl)；②新生儿溶血病患儿，生后血清总胆红素 ＞ 85 mmol (5 mg/dl)。此外，也有学者主张对 ELBW 生后即进行预防性光疗。

(4) 不良反应：可出现发热、腹泻和皮疹，但多不严重，可继续光疗；蓝光可分解体内核黄素，光疗超过 24 小时可引起核黄素减少，并进而降低红细胞谷胱苷肽还原酶活性而加重溶血，故光疗时应补充核黄素 (光疗时每日 3 次，5 mg/ 次；光疗后每日 1 次，连服 3 日)；当血清结合胆红素 ＞ 68 mmol/L(4 mg/dl)，并且血清谷丙转氨酶和碱性磷酸酶增高时，光疗可使皮肤呈青铜色即青铜症，此时应停止光疗，青铜症可自行消退。此外，光疗时应适当补充水分及钙剂。

2. 药物治疗

①清蛋白：输血浆每次 10 ～ 20 ml/kg 或清蛋白 1 g/kg，以增加其与未结合胆红素的联结，减少胆红素脑病的发生。②纠正代谢性酸中毒：应用 5% 碳酸氢钠提高血 pH 值，以利于未结合胆红素与清蛋白联结。③肝酶诱导剂：常用苯巴比妥每日 5 mg/kg，分 2 ～ 3 次口服，共 4 ～ 5 日，也可加用尼可刹米每日 100 mg/kg，分 2 ～ 3 次口服，共 4 ～ 5 日，可增加 UDPGT 的生成和肝脏摄取未结合胆红素能力。④静脉用免疫球蛋白：用法为 1 g/kg，于 6 ～ 8 小时内静脉滴入，早期应用临床效果较好，可抑制吞噬细胞破坏致敏红细胞。

3. 换血疗法 (exchange transfusion)

(1) 作用：换出部分血中游离抗体和致敏红细胞，减轻溶血；换出血中大量胆红素，防止发生胆红素脑病；纠正贫血，改善携氧，防止心力衰竭。

(2) 指征：大部分 Rh 溶血病和个别严重 ABO 溶血病有下列任一指征者即应换血：①产前已明确诊断，出生时脐血总胆红素 ＞ 68 mmol/L(4 mg/dl)，血红蛋白低于 120 g/L，伴水肿、肝脾大和心力衰竭者；②生后 12 小时内胆红素每小时上升 ＞ 12 mmol/L(0.7 mg/dl) 者；③总胆红素已达到 342 mmol/L (20 mg/dl) 者；④不论血清胆红素水平高低，已有胆红素脑病的早期表现者。小早产儿、合并缺氧和酸中毒者或上一胎溶血严重者，应适当放宽指征。

(3) 方法：①血源，Rh 溶血病应选用 Rh 系统与母亲同型，ABO 系统与患儿同型的血液，紧急或找不到血源时也可选用 O 型血；母 O 型、子 A 或 B 型的 ABO 溶血病，最好用 AB 型血浆和 O 型红细胞的混合血，也可用抗 A 或抗 B 效价不高的 O 型血或患儿同型血；有明显贫血和心力衰竭者，可用血浆减半的浓缩血。②换血量，一般为患儿血量的 2 倍 (约 150 ~ 180 ml/kg)，大约可换出 85% 的致敏红细胞和 60% 的胆红素及抗体。也有人主张用 3 倍血，以换出更多致敏红细胞、胆红素及抗体，但所需时间较长对患儿循环影响较大。③途径，一般选用脐静脉或其他较大静脉进行换血，最好选用动、静脉同步换血。

4. 其他治疗

防止低血糖、低体温，纠正缺氧、贫血、水肿和心力衰竭等。

第十三节　新生儿肺透明膜病

一、概述

新生儿肺透明膜病 (hyaline membrane disease，HMD) 又称新生儿呼吸窘迫综合征 (neonatal respiratory distress syndrome，NRDS)，系指出生后不久即出现进行性呼吸困难、青紫、呼气性呻吟、吸气性三凹征和呼吸衰竭。主要见于早产儿，因肺表面活性物质不足导致进行性肺不张。其病理特征为肺泡壁至终末细支气管壁上附有嗜伊红透明膜。

二、诊断标准

(一) 诊断依据

(1) 多见于早产儿、剖宫产儿、窒息新生儿、低体重儿或母亲为糖尿病的新生儿。

(2) 出生时 Apgar 评分正常，4 ~ 6 小时后出现呼吸频率增快 (> 60 次 / 分)、呼气性呻吟、吸气性三凹征、鼻翼扇动、青紫及呼吸不规则，并呈进行性加重。两肺呼吸音减低，四肢肌张力降低。

(3) 血气分析 PaO_2 下降，$PaCO_2$ 升高，酸中毒时碱剩余 (BE) 减少。胃液振荡试验阴性。

(4)X 线检查两侧肺野普遍性透光度下降，呈毛玻璃状 (称为 "白肺")，有支气管充气征。

(5) 排除其他原因或疾病引起的新生儿呼吸增快或不规则，如新生儿湿肺、肺炎等。

具有上述第 (1)、(2)、(4)、(5) 项，伴或不伴第 (3) 项，可诊断为新生儿肺透明膜病。

(二) 鉴别诊断

1. 湿肺

湿肺多见于足月儿，临床呼吸困难等症状较轻,肺部 X 线表现很广泛,且与肺透明膜病不同，可资鉴别。

2.B 组 β 溶血性链球菌感染

本病经宫内感染引起新生儿肺炎或败血症，症状和肺部 X 线表现与肺透明膜病相似，病理检查肺部也有透明膜形成。但本病婴儿的孕母在妊娠晚期有感染病史或分娩前有胎膜早破史。如无这些病史很难鉴别。可按败血症或肺炎用抗生素作诊断性治疗，有助鉴别。

3. 持续肺动脉高压症

本病又称持续胎儿循环或持续过渡性血循环，是指新生儿出生后较长时间保持肺动脉高压，维持从胎儿型到成人型的过渡性血循环，存在右向左分流。

均发生于足月儿，多数无产时窒息。出生时或出生 24 小时内即出现发绀、气促，心脏听诊偶闻肺动脉高压所致的收缩期杂音。X 线胸片可见心影增大，由于肺膨胀不全或羊水吸入，两肺可见斑点状阴影。超声心动图检测肺动脉高压可资鉴别。

4. 吸入综合征

肺透明膜病发生于窒息儿时需与吸入综合征鉴别，后者 X 线表现为肺气肿和斑片阴影，可以鉴别。

三、治疗方案

应及早治疗，进行呼吸支持以纠正低氧血症，同时纠正酸碱平衡紊乱，保证营养的供给，使用肺泡表面活性物质，保证患儿安全度过 72 小时危险阶段。

(一) 一般治疗

注意保暖与能量供应，应行静脉营养。

(二) 基本治疗

1. 呼吸支持

患儿在出生后不久出现呼吸困难与呼吸性呻吟时，常可发展为呼吸衰竭，为此须进行呼吸支持。

(1) 持续气道正压呼吸 (CPAP) 给氧：一旦发生呼吸性呻吟应给予 CPAP，CPAP 可使肺泡在呼气末保持一定的压力，以增加功能残气量，防止肺泡萎缩，增加肺泡气体交换面积，减少肺内分流，从而改善缺氧状态。

(2) 机械通气：对反复性呼吸暂停、自主呼吸较表浅、CPAP 压力超过 0.687 kPa(7 cmH$_2$O) 仍无效或 PaCO$_2$ 仍升高者，应及时使用机械通气。

2. 表面活性物质 (PS) 替代治疗

表面活性物质一般每次用 100 ～ 200 mg/kg，早期给药是治疗成功的关键，应多次给药，须使用 2 ～ 4 次，间隔时间为 10 ～ 12 小时。将表面活性物质经气管插管注入肺内，分仰卧、左侧位和右侧位等不同体位均等注入。

3. 抗生素治疗

若与肺部 B 群溶血性链球菌感染不易鉴别时可加用青霉素治疗。

4. 保持内环境稳定

由于本病均存在严重缺氧、高碳酸血症等因素，可引起水、电解质紊乱和酸碱平衡失调，应及时纠正，纠正代谢性酸中毒可给予 5% 碳酸氢钠溶液，所需量 (ml)=BE(负值)× 体重 (kg)×0.5。

5. 并发症的治疗

(1) 动脉导管未闭：可用吲哚美辛 (消炎痛)，首剂 0.2 mg/kg，第 2 剂和第 3 剂则改为 0.1 mg/kg，每剂间隔 12 小时，静脉滴注或栓剂塞肛。

(2) 持续肺动脉高压：可用酚妥拉明、妥拉唑啉、依前列醇 (前列环素) 及吸入一氧化氮 (NO) 等治疗。

(3) 低血压、少尿：可静脉滴注多巴胺每分钟 3 ～ 5g/kg，或多巴酚丁胺每分钟 8 ～ 10 g/kg 维持。

6. 其他

(1) 应用体外膜肺 (ECMO)。

(2) 液体通气 (LV)。采用高氟化碳 (PFC) 液体灌入肺内，PFC 对 O_2 和 CO_2 的溶解度很高，能进行快速的气体交换。

四、疗效评估

经治疗后，患儿病情稳定，呼吸平稳，血气分析正常，无电解质紊乱和酸碱平衡失调，X 线检查两肺肺纹清、无 "白肺" 现象为治愈。

五、预后评估

病死率很高，早期应用加压辅助通气者大多可存活。存活 72 小时以上者如无严重并发症，患儿常可产生足够的表面活性物质，使病情好转。并发脑室出血者预后恶劣。

六、评述

预防早产是减少本病发生的关键，如机械通气技术使用得当，使患儿能度过呼吸衰竭关，则病死率可明显下降。X 线胸片提示病变为 Ⅰ ～ Ⅱ 级即给予积极治疗，则预后较好，如果已发生严重的呼吸衰竭，且 X 线胸片提示为 "白肺" 方开始治疗，则病死率很高。PS 替代疗法宜早用，此方法是国际上公认有效的治疗手段。同时要注意减少并发症的发生，维持水、电解质平衡。体外膜肺 (ECMO) 和液体通气 (LV) 等新技术在治疗呼吸衰竭方面疗效肯定。

七、总结

新生儿呼吸窘迫综合征多见于早产儿和低体重儿，患儿出生时常正常，但在 1 2 小时内出现呼气性呻吟、吸气性三凹征、青紫及进行性呼吸困难等症状。诊断主要依据有早产或窒息病史、临床特征、X 线特殊表现、PaO_2 下降和 $PaCO_2$ 升高。本病应与湿肺、颅内出血、B 组溶血性链球菌感染、胎粪或羊水吸入、膈疝等鉴别。治疗主要为给氧、机械通气、纠正酸中毒与维持水、电解质平衡，若尽早使用 PS 则效果较好。如发生了并发症可使病情迁延较长时间。体外膜肺 (ECMO) 和高氟化碳 (PFC) 液体灌入肺内，能进行快速气体交换，其疗效肯定。如能维持 72 小时以上，随着患儿肺的逐渐成熟，其成活率也提高。

第十四节　新生儿败血症

新生儿败血症 (neonatal septicemia) 是指病原体侵入新生儿血液循环，并在其中生长、繁殖、产生毒素而造成的全身性反应。常见的病原体为细菌，也可为霉菌、病毒或原虫等。本节按阐述细菌性败血症 (bacterial sepsis)。

一、病因

由于新生儿免疫系统未成熟，免疫功能较差，极易发生感染，发生感染后很难局限而导致全身广泛炎性反应,病情进展较快。常见病原体为细菌,但也可为霉菌、病毒或原虫等其他病原体。

二、临床表现

本病可分为早发型和晚发型。早发型多在出生后7天内起病,感染多发生于出生前或出生时,病原菌以大肠杆菌等 G⁻ 杆菌为主,多系统受累、病情凶险、病死率高。晚发型在出生7天后起病,感染发生在出生时或出生后,病原体以葡萄球菌、肺炎克雷伯菌常见,常有脐炎、肺炎等局部感染病灶,病死率较早发型相对低。

新生儿败血症的早期临床表现常不典型,早产儿尤其如此。表现为进奶量减少或拒乳、溢乳、嗜睡或烦躁不安、哭声低、发热或体温不升,也可表现为体温正常、反应低下、面色苍白或灰暗、精神萎靡、体重不增等非特异性症状。

出现以下表现时应高度怀疑败血症发生。

1. 黄疸

黄疸有时可为败血症唯一表现。表现为生理性黄疸消退延迟、黄疸迅速加深,或黄疸退而复现,无法用其他原因解释。

2. 肝脾肿大

肝脾肿大出现较晚,一般为轻至中度肿大。

3. 出血倾向

皮肤黏膜瘀点、瘀斑、紫癜、针眼处流血不止、呕血、便血、肺出血、严重时发生 DIC。

4. 休克

面色苍灰,皮肤花纹,血压下降,尿少或无尿。

5. 其他

呼吸窘迫、呼吸暂停、呕吐、腹胀、中毒性肠麻痹。

6. 可合并脑膜炎、坏死性小肠结肠炎、化脓性关节炎和骨髓炎等。

三、诊断

根据病史中有高危因素(如母亲产前和产时有发热、血白细胞增高或产时胎膜早破等)、临床症状体征、外周血常规改变、C反应蛋白明显增高等可考虑本病诊断,确诊有赖于病原菌或病原菌抗原的检出。

四、并发症

新生儿败血症较易并发化脓性脑膜炎,要提高警惕。其他有肺炎、骨髓炎、坏死性肠炎、肝脓肿等。存在高胆红素血症时较易发展成胆红素脑病。

五、治疗

(一)抗生素治疗

依据细菌培养结果和药物敏感试验选用抗生素。

用药原则:早用药,合理用药,联合用药,静脉给药。疗程足,注意药物毒性作用不良反应。

(二)处理严重并发症

监测血氧和血气,及时纠正酸中毒和低氧血症,及时纠正休克,积极处理脑水肿和 DIC。

(三)清除感染灶

具体略。

（四）支持疗法

注意保温，供给足够热卡和液体。纠正酸中毒和电解质紊乱。

（五）免疫疗法

静脉注射免疫球蛋白。

第十五节 新生儿肺出血

一、概述

新生儿肺出血是指肺部大面积出血累及两个肺叶以上，多发生在各种疾病的晚期；是新生儿死亡的重要原因。本病有多种高危因素，表现为原发病的基础上患者突然出现病情恶化，呼吸困难加重；或在呼吸暂停复苏后一般情况未能好转、肺部啰音较前增多；或在原发病治疗过程中出现尿少、浮肿、出血倾向、呼吸困难、皮肤苍白、休克，均应警惕本病。此外注入高渗液体、静脉补液过量及速度过快等亦可促进肺出血的发生。也有少数肺出血患儿临床症状不明显，而为死后尸检证实为肺出血。

二、诊断标准

（一）原发病和高危因素

新生儿窒息、缺氧、早产和（或）低体重、酸中毒、感染、低体温和（或）寒冷损伤、充血性心力衰竭、重度 Rh 溶血病及 DIC 等。本病常发生在出生后第 1 周。

（二）临床表现

1. 具有肺出血原发病和高危因素

窒息缺氧、早产和（或）低体重、低体温和（或）寒冷损伤、严重原发疾病（败血症、心肺疾患）等为肺出血原发病和高危因素。

2. 症状和体征

除原发病症状与体征外，肺出血可有下列表现。

(1) 全身症状：低体温，皮肤苍白，发绀，活动力低下，呈休克状态，或可见皮肤出血斑，穿刺部位不易止血。

(2) 呼吸障碍：呼吸暂停，呼吸困难，吸气性凹陷，呻吟，发绀，呼吸增快或在原发病症状基础上临床表现突然加重。

(3) 出血：鼻腔、口腔流出或喷出血性液体，或于气管插管后流出或吸出泡沫样血性液。

(4) 肺部听诊：呼吸音减低或有湿啰音。

（三）实验室检查

①外周血红细胞及血小板减少。②血气分析可见 PaO_2 下降，$PaCO_2$ 升高，多为代谢性酸中毒。

（四）X 线检查

1. 肺间质出血

肺间质出血表现为肺纹理增多、模糊或呈网状。

2. 肺泡出血

肺泡出血可呈节段性、大叶性或两肺弥散性模糊片状影,肺透亮度降低,与支气管肺炎相似。

3. 大量肺出血

胸片可呈"白肺"样改变,可有支气管充气征。

4. 心脏表现

严重病例心脏普遍增大,以左心室增大明显,严重者心胸比例 > 0.6。

具有上述原发病和高危因素,同时具有临床表现中第 3 项可确诊本病。具有上述原发病和高危因素,同时具有临床表现中第 1.2.4 项为可疑。可疑者如具有实验室检查中第①项和 X 线检查之一项可确诊本病。

三、治疗方案

重点在于预防原发病的发生。当考虑有肺出血可能时,应严密观察。一旦怀疑有肺出血可能,应立即采取综合措施积极治疗。

(一) 一般治疗

注意保暖,保持呼吸道通畅,供氧,改善通气后纠正代谢性酸中毒可用适量的碳酸氢钠,入液量以每日 60 ～ 80 ml/kg,滴速以每小时 3 ～ 4 ml/kg 为宜。

(二) 基本治疗

1. 呼吸管理

呼吸管理是治疗肺出血的关键,必须早期气管插管,间歇正压通气 (IPPV)/ 呼气末正压呼吸 (PEEP)。

呼吸机参数初调值具体如下。

(1) 吸入氧分压 (FiO$_2$) 0.6 ～ 0.8。

(2) 呼吸频率 (RR) 35 ～ 45 次 / 分。

(3) 最大吸气峰压 (PIP)1.96 ～ 2.46 kPa(20 ～ 25 cmH$_2$O),重者可达 3.43 kPa(35 cmH$_2$O)。

(4) 呼气末正压 (PEEP)0.39 ～ 0.59 kPa(4 ～ 6 cmH$_2$O)。

(5) 吸气呼气时间比 (I:E)=1:1 ～ 1.5。

(6) 气体流量 (FL)8 ～ 12 L/ 分。然后根据血气分析调节。在用呼吸机过程中应注意气道通畅,吸净气道内血性分泌物。若肺出血发生在应用机械通气过程中,参数须相应提高。

2. 补充血容量

输新鲜血纠正贫血及补充凝血因子,每次 10 ml/kg,维持血红细胞比容 > 0.45。

3. 止血药应用

于气道吸引分泌物后,滴入巴曲酶 (立止血)0.2 U 加注射用水 1 ml,注入后用复苏囊加压供氧 30 秒,促使药物在肺泡内弥散。同时用巴曲酶 0.5 U 加注射用水 2 ml 静脉注射,20 分钟后重复上述止血药应用一次,共用药 2 ～ 3 次。或用 1:10000 肾上腺素 0.1 ～ 0.3 ml/kg 气管内滴入,共用药 2 ～ 3 次,注意监测心率。

4. 保持心功能

保持心功能可用多巴胺或多巴酚丁胺保持心功能,多巴胺每分钟 5 ～ 10 g/kg,维持收缩压 > 50 mmHg。充血性心力衰竭可用快速洋地黄类药物和利尿剂。如发生 DIC 则按 DIC 处理。

在进行上述治疗同时，应积极治疗原发病。

四、疗效评估

呼吸困难好转，出血倾向纠正，休克纠正，血压稳定，X 线表现在出血停止后很快改善，机械通气撤离后能维持自主呼吸则可视为治疗奏效。在此基础上症状消失、呼吸心率等生命体征正常且稳定、X 线表现正常为治愈。

五、预后评估

新生儿肺出血多发生在各种疾病的晚期，是新生儿死亡的重要原因，病死率高达 75% 以上，可见本病预后极差。若出血量不多，治疗顺利，出血停止后 X 线改变很快改善，则生存希望较大。

六、评述

肺出血的治疗是一个综合措施，呼吸管理是治疗的关键。合理、及时地调整呼吸机的参数是最重要的，直接关系治疗的成败。同时须积极治疗原发病，处理各种并发症及纠正贫血。本病预后不良。

七、总结

新生儿肺出血是指肺部大面积出血累及两个肺叶以上，多发生在各种疾病的晚期，病死率高达 75% 以上。其高危因素包括早产、宫内发育迟缓、缺氧、酸中毒、感染、低体温、硬肿症、充血性心力衰竭、重度 Rh 溶血病及 DIC 等，此外注入高渗液体、静脉补液过量及速度过快等亦可促进肺出血的发生。若在原发病的基础上患儿突然出现病情恶化、呼吸困难加重，呼吸暂停复苏后一般情况未能好转、肺部啰音较前增多；或在原发病治疗过程中出现尿少、浮肿、出血倾向、呼吸困难、皮肤苍白、休克时均应警惕肺出血的发生。1/4 ～ 1/2 的患儿可以从鼻孔或口腔流出血性或棕色泡沫样液体，甚至可以喷出大量新鲜血液。X 线表现无特异性，应动态观察 X 线改变，肺出血若治疗顺利，出血停止后 X 线改变很快改善。治疗重点在于预防原发病的发生。当考虑有肺出血可能时，应严密观察。一旦怀疑有肺出血可能，应立即采取综合措施积极治疗。呼吸管理是治疗肺出血的关键。同时须积极治疗原发病，处理各种并发症及纠正贫血。该病预后不良。

第十六节 新生儿寒冷损伤综合征

新生儿寒冷损伤综合征简称新生儿冷伤，亦称新生儿硬肿症。是由于寒冷和（或）多种疾病所致，主要表现为低体温和皮肤硬肿，重症可发生多器官功能损害。早产儿多见。

一、病因

（一）早产儿和保温不足

新生儿尤其是早产儿的生理特点是发生低体温和皮肤硬肿的重要原因。

（二）寒冷损伤

新生儿严重感染、早产、颅内出血和红细胞增多症。

（三）某些疾病

严重感染、缺氧、心力衰竭和休克等使能源物质消耗增加、热卡摄入不足，加之缺氧又使能源物质的氧化产能发生障碍，故产热能力不足。即使在正常散热的条件下，也可出现低体温和皮肤硬肿，严重的颅脑疾病也可抑制尚未成熟的体温调节中枢使散热大于产热，出现低体温甚至皮肤硬肿。

二、临床表现

本病主要发生在寒冷季节或重症感染时，多于出生1周内发病，低体温和皮肤硬肿是本病的主要表现。

（一）一般表现

反应低下，吮乳差或拒乳，哭声低弱或不哭，活动减少，心率减慢，也可出现呼吸暂停等。

（二）低体温

新生儿低体温＜35℃，轻度为30～35℃，重度＜30℃，可出现四肢甚或全身冰冷。

（三）皮肤硬肿

皮肤硬肿即皮肤紧贴皮下组织不能移动，按之似橡皮样感，呈暗红色或青紫色，伴水肿者有指压凹陷。硬肿常呈对称分布，其发生顺序依次为：下肢→臀部→面颊→上肢→全身。硬肿面积按头颈部20%、双上肢18%、前胸及腹部14%，背部及腰骶部14%、臀部8%及双下肢26%计算，严重硬肿可妨碍关节活动，胸部受累可致呼吸困难。

（四）多器官功能损害

重症可出现休克、DIC、急性肾衰竭和肺出血等多器官功能衰竭。

三、实验室和其他检查

（一）血常规

一般白细胞总数无明显变化。合并感染者白细胞和中性粒细胞可有不同程度升高。部分患儿血小板减少，血黏稠度增高。

（二）血液生化检查

血糖、血钙降低，血尿素氮、血钾、血磷升高，心肌酶活性增强。

（三）血气分析

提示有代谢性或混合性酸中毒。

（四）其他

心电图检查可显示心肌损害。当疑有DIC、肾衰竭时，应做相关实验室检测。

四、诊断和鉴别诊断

根据病情需要，检测血常规、动脉血气和血电解质、血糖、尿素氮、肌酐、DIC筛查试验。必要时可做ECG及X线胸片等。需与以下疾病鉴别。

（一）新生儿水肿

①局限性水肿，常发生于女婴会阴处，在数日内可完全自愈。②早产儿水肿，下肢常见，凹陷性，有时可波及手背、眼睑及头皮，大多数日内自行消退。③新生儿Rh溶血病或先天性肾病，水肿往往较严重，结合临床特点，一般不难鉴别。

（二）新生儿坏疽

新生儿坏疽多发生于寒冷季节，常由金黄色葡萄球菌感染所致。有难产或用产钳分娩史，受挤压部位易发生。表现为局部皮肤变硬、略肿、发红、边界不清，往往迅速蔓延，硬肿区软化，由暗红转为黑色，重症可有出血和溃疡形成，或融合成大片坏疽。

五、治疗

（一）复温

复温的目的是在体内产热不足的情况下，通过提高环境温度（减少失热或外加热）以恢复和保持正常体温。

(1) 若肛温 > 30℃，TA-R ≥ 0，提示体温虽低，但棕色脂肪产热较好，此时可通过减少散热，使体温回升。将患儿置于已预热至中性温度的暖箱中，一般在 6 ～ 12 小时内可恢复正常体温。

(2) 当肛温 < 30℃ 时，多数患儿 TA-R < 0，提示体温很低，棕色脂肪被耗尽，虽少数患儿 TA-R ≥ 0，但体温过低，靠棕色脂肪自身产热难以恢复正常体温，且易造成多器官功能损害。所以只要肛温 < 30℃，一般均应将患儿置于箱温比肛温高 1 ～ 2℃ 的暖箱子，中途进行外加温。每小时提高箱温 0.5 ～ 1℃（箱温不超过 34℃），在 12 ～ 24 小时内恢复正常体温。然后根据患儿体温调整暖箱温度，在肛温 > 30℃，TA-R < 0 时，仍提示棕色脂肪不产热，故此时也应采用外加温使体温回升。

若无上述条件，也可采用温水浴、热水袋、火炕、电热毯或将患儿抱怀中等加热方法。

（二）热量和液体补充

供给充足的热量有助于恒温和维持正常体温，热量供给从每日 210 kJ/kg(50 kcal/kg) 开始，逐渐增加至每日 419 ～ 502 kJ/kg(100 ～ 120 kcal/kg)。喂养困难者可给予部分或完全静脉营养，液体按 0.24 ml/kJ(1 ml/kcal) 计算。有明显心、肾功能损害者应严格控制输液速度及液体入量。

（三）控制感染

根据血培养和药敏结果应用抗生素。

（四）纠正器官功能紊乱

对心力衰竭、休克、凝血障碍、弥散性血管内凝血、肾衰竭和肺出血等，应给以相应治疗。

六、预防

做好孕期保健，避免早产、产伤、窒息，减少低体重儿的出生。寒冷季节出生的小儿应加强保暖，室温一般应保证在 20 ～ 26℃，若室温过低，应采取措施。加强合理喂养，保证足够的水分和热量。对新生儿，尤其是体弱儿，应密切注意观察，经常检查皮肤及皮下脂肪的软硬情况，发现硬肿，及时给予救治。

第十七节 新生儿高血糖症

一、概述

新生儿糖代谢特点，对奶与乳制品中糖类物质的吸收和血中葡萄糖的稳定性差，容易产生高血糖症。新生儿高血糖症 (hyperglycemia) 是指全血血糖 > 7 mmol/L(125 mg/dl)，或血浆糖 > 8.12 ～ 8.40 mmol/L(145 ～ 150 mg/dl) 为高血糖。由于新生儿肾糖阈低，当血糖 > 6.7 mmol/L(120 mg/dl) 时常出现糖尿。

二、诊断标准

(1) 轻者无症状，重者临床表现为烦渴、多尿、眼闭不合、体重不增或下降，颅内出血时出现惊厥、呼吸暂停。

(2) 新生儿暂时性糖尿病，患儿常为小于胎龄儿或有家族史，血糖升高明显达 13.3 ～ 127.7 mmol/L(240 ～ 2300 mg/dl)，可伴酸中毒、酮尿，血胰岛素降低。

(3) 新生儿全血血糖 > 7.0 mmol/L(125 mg/dl)，或血浆血糖 > 8.12 mmol/L(145 mg/dl)。尿糖阳性。

具有以上任一项可诊断本病。

三、治疗方案

(一) 医源性高血糖症

治疗措施包括降低葡萄糖溶液输注的速率 (同时将浓度从 10% 改为 5%，或减慢静脉输注速度)，通过静脉输注改善由于渗透性利尿导致的液体和电解质的丧失。在低速 (如每分钟 4 mg/kg) 输注葡萄糖时而持续有高血糖症，提示胰岛素相对缺乏或胰岛素耐受。可在 10% 葡萄糖溶液中加入人胰岛素，按正规速度 0.01 ～ 0.1 U/(kg·h) 输注，直至血糖水平正常。胰岛素可加入另外的 10% 葡萄糖溶液中，然后与维持输注的 10% 葡萄糖溶液一起使用，这样就可调节输注速率而不改变总体静脉输液的速率。对胰岛素治疗的反应无法预计，故监测血糖水平和仔细调节胰岛素的速率是非常重要的。

对新生儿暂时性糖尿病，需要细心维持葡萄糖内环境和液体的稳定，直至高血糖症自行消失，通常需要数周。

(二) 重症高血糖症

伴有明显脱水表现时，应及时补充电解质溶液，以迅速纠正血浆电解质紊乱状况，并降低血糖浓度和减少糖尿。

(三) 胰岛素

对空腹血糖浓度 > 14 mmol/L(250 mg/dl) 伴尿糖阳性或高血糖，且持续不见好转者，可试用胰岛素 0.1 ～ 0.3 U/kg，6 ～ 12 h 一次，密切监测血糖和尿糖改变，以防止低血糖的发生。

(四) 纠正酮症酸中毒

高血糖持续，尿酮体阳性，应做血气监测，并及时纠正酮症酸中毒。

(五) 去除病因

治疗原发病，如停用激素、纠正缺氧、恢复体温、控制感染、抗休克等。

四、疗效评估

(一) 治愈标准

症状消失、血糖正常 (2.24 ～ 5.04 mmol/L)，尿糖阴性，无复发。

(二) 好转标准

症状好转或偶有复发。血糖恢复正常或偶有波动。

五、预后评估

一般病症预后好，但血糖增高显著或持续时间长的病儿，发生严重高渗血症时，可因颅内出血而影响预后。

六、评述

对易发生血糖紊乱者监测血糖和尿糖，静脉输注葡萄糖时浓度不宜太高。发生高血糖后减慢葡萄糖输入速度，如血糖仍 > 14 mmol/L，可给胰岛素持续静脉点滴，并监测血糖。

七、总结

新生儿高血糖多发生于缺氧、感染、寒冷损伤或静脉滴注葡萄糖浓度过高时。临床主要特征是烦渴、多尿、眼闭不合、惊厥。诊断主要依据临床特征及血糖升高，尿糖阳性。主要治疗是减慢静脉滴注葡萄糖速度、补充电解质、静脉滴注胰岛素、监测血糖、治疗原发病。本病预后良好。

第十八节 新生儿低血糖症

一、概述

新生儿糖代谢的特点，容易产生低血糖症，新生儿低血糖 (neonatal hypoglycemia) 指血糖值低于正常同年龄婴儿的最低血糖值，低血糖易引起脑损伤，导致低血糖脑病，造成不可逆性中枢神经系统损伤，因此要积极防治。

二、诊断标准

（一）诊断依据

1. 病史

常有母亲糖尿病史，妊娠高血压综合征史，婴儿患红细胞增多症，ABO 或 Rh 血型不合溶血病，围生期窒息，感染，硬肿症，RDS 等史，特别是早产儿，SGA 儿以及开奶晚，摄入量不足等情况。

2. 临床表现

有上述疾病临床表现，特别是经滴注葡萄糖液症状好转者，或具有无原因解释的神经系统症状、体征患儿，均应考虑本症。

3. 血糖测定及其他检查

血糖测定是确诊和早期发现本症的主要手段，生后 1h 内应监测血糖，对有可能发生低血糖者（如 SGA 儿），于生后第 3，6，12，24 h 监测血糖，诊断不明确者，根据需要查血型，血红蛋白，血钙，血镁，尿常规与酮体，必要时查脑脊液，X 线胸片，心电图或超声心动图等检查。

（二）鉴别诊断

1. 低钙血症

低钙血症是新生儿惊厥的重要原因之一，低血糖和低血钙均可发生在新生儿早期，但低血钙发生在任何类型的新生儿，血钙总量低于 1.75 ~ 2 mmol/L(7.0 ~ 8.0 mg/dl) 或游离钙低于

0.9 mmol/L(3.5 mg/dl)，而低血糖多见于低出生体重儿，有相应病史和临床表现特点，实验室检测血糖降低可助诊断。

2. 缺氧缺血脑病

缺氧缺血脑病多发生在早产儿和窒息儿，颅内超声检查有助于诊断。

三、治疗方案

（一）输注葡萄糖液

(1) 血糖低于 2.5 mmol/L 者，即使无症状，也应开始治疗。予口服或鼻饲 10% 葡萄糖液，每次 2 ～ 6 ml，每 2 小时一次，直到血糖水平稳定。如血糖仍不升则改为静脉滴注 10% 葡萄糖液。

(2) 对有症状者均应静脉滴注葡萄糖液，首剂用 10% ～ 15% 葡萄糖 5 ～ 10 ml/kg，然后用 10% 葡萄糖，每日 60 ～ 80 ml/kg，或以每分钟 5 ml/kg 的速度滴注葡萄糖液，维持血糖水平在 2.2 mmol/L 以上。以后改用 5% 葡萄糖液，并逐渐减量。

(3) 持续或反复严重低血糖：如治疗 3 d 后血糖仍不能维持，则加用氢化可的松 5 mg(kg·d)2 ～ 3 d，静脉滴注；可用胰高糖素 0.03 mg/kg，肌内注射隔 6 ～ 12 h1 次，同时监测血糖；对高胰岛素血症者可试用肾上腺素、先用 1:1000(0.01mg/kg) 皮内注射，若有效，用 1:200 肾上腺素放于 25% 甘油内，按 0.005 ～ 0.01 ml/kg 每 6 h 口服 1 次。或用盐酸麻黄素 0.05 mg/kg 口服，每 3 h1 次，适用于糖尿病母亲婴儿。也可用二氮嗪（能抑制胰岛素释放），每日 10 ～ 15 mg/kg，分 3 ～ 4 次静注或口服。对胰岛细胞增生症或胰岛细胞瘤须做胰腺次全切除。如为半乳糖血症，需停用含乳糖的乳类食品，代以配方豆乳。

（二）输入氯化钠和氯化钾

24 ～ 48h 后，输入的溶液中应含生理需要量的氯化钠和氯化钾。

（三）及时喂奶

症状好转后及时喂奶，同时逐渐减少葡萄糖的输入。

（四）激素疗法

如用上述方法补充葡萄糖仍不能维持血糖水平，可加用激素疗法。

1. 氢化可的松

5 ～ 10 mg/(kg·d)，致症状消失、血糖恢复正常后 24 ～ 48 h 停止。激素疗法可应用数天至 1 周。

2. 高血糖素 (glucagon)

0.1 ～ 0.3 mg/kg 肌内注射，必要时 6 h 后重复应用。

3. 肾上腺素和生长激素

仅用于治疗慢性难治性低血糖症。

（五）病因治疗

此外，应积极治疗原发病。如半乳糖血症应完全停止乳制品，代以不含乳糖的食品；亮氨酸过敏的婴儿，应限制蛋白质；糖原贮积症应昼夜喂奶；先天性果糖不耐受症则应限制蔗糖及水果汁等。

（六）其他

治疗期间还需保持一定环境温度，以降低热能消耗，并监测血糖变化。

四、疗效评估

（一）治愈标准

症状消失，血糖正常＞ 2.2 mmol/L(40 mg/dl)，无复发。

（二）好转标准

症状好转或偶有复发。血糖恢复正常或偶有波动。

五、预后评估

低血糖发生神经损害至脑损伤预后不好，低血糖对脑组织的损伤取决于低血糖的严重程度及持续时间，多数作者认为症状性低血糖预后较差，但无症状的低血糖持续时间过长，也会导致中枢神经系统损伤。

一般能及时诊断处理，预后良好；无症状性低血糖症比症状性预后好；早产儿、SGA 儿和伴有原发疾病的患儿，预后以本身情况和原发病的严重程度而定。典型和严重反复发作型、持续低血糖时间较长者，对智力发育的影响是肯定的。因神经细胞代谢的改变而发生神经系统后遗症，与原发病引起的后遗症不易区分。有的资料报道，患新生儿感染并发低血糖症，血糖值小于 20 mg/dl 时，病情均危重，病死率高。

六、评述

新生儿低血糖发生率较高，无症状性低血糖较症状性低血糖的发生多 10 ～ 20 倍，故对易发生低血糖的新生儿如糖尿病母亲的婴儿、早产儿、SGA、缺氧、感染、寒冷损伤的新生儿，要注意监测血糖，观察反应。呼吸暂停、阵发青紫的发生比面色苍白、多汗更多见。预防比治疗更重要，对可能发生低血糖者应尽早喂哺。不论有无症状，均应治疗。

七、总结

新生儿低血糖是指血糖＜ 2.2 mmol/L，临床症状无特异性。诊断主要依据病史、临床表现及血糖的降低，并应注意与低钙血症、缺氧缺血性脑病、新生儿化脓性脑膜炎鉴别。治疗主要是静脉注射葡萄糖。无症状性低血糖预后好，持续低血糖影响智力发育。

第十九节　新生儿破伤风

新生儿破伤风 (neonatal tetanus) 是指破伤风梭状杆菌侵入脐部、并产生痉挛毒素而引起以牙关紧闭和全身肌肉强直性痉挛为特征的急性感染性疾病。随着我国城乡新法接生技术的应用和推广，本病发病率已明显降低。

一、病因

发病的主要原因是接生时用未经严格消毒的剪刀剪断脐带，或接生者双手不洁，或出生后不注意脐部的清洁消毒，致使新生儿破伤风，又称"四六风""七日风"或"脐风"。通常是在接生断脐时，由于接生人员的手或所用的剪刀、纱布未经消毒或消毒不严密，脐部被破伤风杆菌侵入而引起。多数发生在出生后 4 ～ 7 天。

二、临床表现

潜伏期 3 ～ 14 天，多为 4 ～ 7 天，此期愈短，病情愈重，病死率也愈高。早期症状为哭闹、口张不大、吃奶困难，如用压舌板压舌时，用力愈大，张口愈困难，有助于早期诊断。随后牙关紧闭，面肌紧张，口角上牵，呈"苦笑"面容，伴有阵发性双拳紧握。上肢过度屈曲，下肢伸直，呈角弓反张状，呼吸肌和喉肌痉挛可引起青紫之窒息。痉挛发作时患儿神志清楚为本病的特点，任何轻微刺激即可诱发痉挛发作，经合理治疗 1 ～ 4 周后痉挛逐渐减轻，发作间隔时间延长，能吮乳，完全恢复约需 2 ～ 3 个月。病程中常并发肺炎和败血症。

三、实验室检查

取脐部或伤口等处渗出液，涂片染色镜检及厌氧菌培养，大多可查出破伤风杆菌。

四、诊断和鉴别诊断

（一）诊断

1. 接生时处理脐带不当

特别是断脐所用剪刀未正确消毒。

2. 牙关紧闭，苦笑面容

出生后 3 ～ 14 天，常见 7 天左右出现牙关紧闭，苦笑面容等。

3. 病情进展者

患者表现为四肢抽动或强直性痉挛，一经刺激即引起痉挛发作，重者喉肌，呼吸肌痉挛，甚至窒息，并发肺炎。

病史加出生后典型发作表现，一般容易诊断，早期尚无典型表现时，可用压舌板检查患儿咽部，若越用力下压，压舌板反被咬得越紧，也可确诊。

（二）鉴别诊断

应与以下疾病鉴别：

1. 婴儿痉挛症

婴儿痉挛症是婴幼儿时期所特有的一种严重的癫痫发作形式，以痉挛发作、智能障碍、脑电图高峰节律紊乱为特点。

2. 新生儿颅内出血

颅内出血时其母有难产史，虽有抽搐，但无牙关紧闭和苦笑面容，常呈兴奋和抑制状态相继出现，前囟隆起。

3. 新生儿低血钙

新生儿低血钙较少见。无不洁断脐或护理不当史，无苦笑面容、牙关紧闭，两次抽搐之间肌张力正常，血钙降至 2 mmol/L 以下。

五、治疗

控制痉挛、预防感染、保证营养是治疗的三大要点，疾病初期控制痉挛、细心护理尤为重要。

（一）护理与营养

置患儿于安静、避光的环境，禁止一切不必要的刺激，测温、换尿布、翻动等应集中同时进行。痉挛期应暂禁食，痉挛减轻后用胃管喂养，插胃管前应使用镇静剂，每次喂奶量不宜过多。及时清除痰液，保持呼吸道通畅及口腔、皮肤清洁。有缺氧、青紫时给氧。防止因痰堵和中枢抑制造成的窒息，做好窒息的复苏。

（二）控制痉挛

止痉是本病治疗的关键。常用地西泮与苯巴比妥交替，每4～6小时1次，临时加用水合氯醛。交替用药的目的是增强抗痉效果，减少药物不良反应。早期宜静脉给药。止痉剂的使用以无刺激时无痉挛，刺激时仅肌张力增高为度。痉挛减轻后延长间隔时间或减少药量，逐渐停药。

1. 地西泮（安定）

地西泮首选药，具有抗惊厥及松弛肌肉作用。作用强而迅速，不良反应小，每次0.3～0.5 mg/kg，静脉缓注或静脉滴注维持，每4～8小时1次。

2. 苯巴比妥钠

苯巴比妥钠止痉效果好，维持时间长，但作用较慢。首剂用负荷量15～20 mg/kg肌内注射或缓慢静脉注射；12～24小时后用维持量5 mg/(kg·d)。每4～8小时1次。可与地西泮交替使用。

3. 氯丙嗪

每次1mg/kg，静脉滴入，4～8小时1次，一般为配合使用。

4. 10% 水合氯醛

10%水合氯醛止惊作用快，比较安全。每次0.5 ml/kg，保留灌肠或由胃管滴入。

（三）中和毒素

一般用破伤风抗毒素TAT(马血清)1万～2万U静脉滴注，用前须做皮试。也可配合3000 U作脐周注射。只能中和未与神经组织结合的外毒素，早期应用有效。有条件者可用破伤风免疫球蛋白（人)500～3000 U肌内注射，其半衰期长达24天，无变态反应，不需做皮试。

（四）应用抗生素

青霉素20万U/(kg·d)，共10天，能杀灭破伤风杆菌。也可用灭滴灵10～15 mg/(kg·d)静脉滴注。

（五）脐部处理

用3%过氧化氢或1:4000高锰酸钾液清洗脐部，再涂以碘酒。

六、预防

严格执行新法接生完全可预防本病。一旦接生时未严格消毒，须在24小时内将患儿脐带远端剪去一段，并重新结扎、消毒脐蒂处，同时肌内注射TAT1500～3000 IU，或注射TIG 75～250 U。

第二十节　新生儿坏死性小肠结肠炎

新生儿坏死性小肠结肠炎为一种获得性疾病，由于多种原因引起的肠黏膜损害，使之缺血、缺氧的因素，导致小肠、结肠发生弥散性或局部坏死的一种疾病。主要在早产儿或患病的新生儿中发生，以腹胀，便血为主要症状，其特征为肠黏膜甚至为肠深层的坏死，最常发生在回肠远端和结肠近端，小肠很少受累，腹部 X 线平片部分肠壁囊样积气为特点，本症是新生儿消化系统极为严重的疾病。

一、病因及发病机制

本病的确切机制尚不清楚，可能与下列因素有关。

(一) 早产儿胃肠道功能不成熟

早产儿胃酸分泌少，胃肠动力差，蛋白酶活性低，消化道黏膜通透性高，消化吸收和局部免疫反应低下，因此，在感染、肠壁缺血缺氧、不适当的肠道喂养等致病因素作用下易导致肠道损伤引发 NEC。

(二) 感染

败血症或肠道感染时，细菌及其毒素可直接损伤黏膜或间接通过增加炎症介质如血小板活化因子 (PAF)、白细胞介素 (IL)、肿瘤坏死因子 (TNF) 等的释放，引起肠黏膜损伤；另外，肠道内细菌的过度繁殖造成的肠胀气也可加重肠损伤。较常见的细菌有大肠杆菌、梭状芽孢杆菌、绿脓杆菌、沙门氏菌、克雷白杆菌、产气荚膜杆菌等。病毒和真菌也可引起本病。

(三) 肠黏膜缺氧缺血

机体缺氧时血液重新分配，以保证心、脑等重要脏器的供应，此时肠系膜血管收缩、肠道血流可减少至正常的 35% ～ 50%，如缺血持续存在或缺血后再灌注发生，则可引起肠黏膜损伤。因此围生期窒息、严重心肺疾病、严重呼吸暂停、低体温、红细胞增多症、休克及脐动脉插管均可导致肠道损伤。

(四) 摄入高渗乳及高渗溶液

早产儿经口、经胃或经肠摄入渗透压过高 (> 460 mmol/L) 的配方乳以及渗透压较高的药物如维生素 E、茶碱、消炎痛等，大量液体由血管转入肠腔，影响肠血流灌注而损伤肠黏膜，高渗乳及高渗溶液也可直接损伤未成熟的肠黏膜。

二、病理

本病好发部位为回肠远端及近端升结肠，重者可累及全胃肠道。十二指肠较少受累。主要改变为肠腔充气，黏膜呈斑片状或大片坏死，肠壁不同程度积气、出血及坏死。严重时肠壁全层坏死和穿孔。

三、临床表现

本病男婴多于女婴，以散发病例为主，无明显季节性，出生后胎粪正常，常在生后 2 ～ 3 周内发病，以 2 ～ 10 天为高峰，在新生儿腹泻流行时 NEC 也可呈小流行，流行时无性别，年龄和季节的差别。

(一) 腹胀和肠鸣音减弱

患儿先有胃排空延迟，胃潴留，随后出现腹胀，轻者仅有腹胀，严重病例症状迅速加重，腹胀如鼓，肠鸣音减弱，甚至消失，早产儿 NEC 腹胀不典型，腹胀和肠鸣音减弱是 NEC 较早出现的症状，对高危患儿要随时观察腹胀和肠鸣音次数的变化。

(二) 呕吐

患儿常出现呕吐，呕吐物可呈咖啡样或带胆汁，部分患儿无呕吐，但胃内可抽出含咖啡或胆汁样胃内容物。

（三）腹泻和血便

开始时为水样便，每天 5 ～ 6 次至 10 余次不等，1 ～ 2 天后为血样便，可为鲜血，果酱样或黑便，有些病例可无腹泻和肉眼血便，仅有大便隐血阳性。

（四）全身症状

NEC 患儿常有反应差，精神萎靡，拒食，严重病例面色苍白或青灰，四肢厥冷，休克，酸中毒，黄疸加重，早产儿易发生反复呼吸暂停，心律减慢，体温正常或有低热，或体温不升。

四、X 线检查

腹部 X 平片对诊断很有价值，其表现为：①胃肠道动力性肠梗阻。②肠壁积气，呈囊样（泡沫状或串珠状）、环状及细条状透亮影。③门静脉充气征，是肠壁积气的气体被肠壁间质内血管吸收，使门静脉出现树枝样充气影。④选择性肠襻扩张固定征象，表明该段肠襻出血、坏死等病理改变严重。⑤腹腔渗液，提示累及肠道已穿孔或即将穿孔。⑥气腹。凡具有上述③～⑥表现之一，即表明病变严重。

五、诊断

存在引起本病危险因素的小儿，一旦出现相关的临床表现及 X 线检查改变，即可做出较肯定的诊断。对有些腹胀、呕吐的小儿，X 线检查仅有胃肠道动力性肠梗阻改变，并无肠壁积气者，并不能除外本症的轻型早期，应严密随访。新生儿坏死性肠炎，血培养有一定阳性率，应重视此项检查。

六、治疗

治疗上以禁食、维持水电解质和酸碱平衡、供给营养及对症为主。近年来由于广泛应用全静脉营养，加强支持疗法，使本病的预后大大改善。

（一）禁食

1. 禁食时间

一旦确诊应立即禁食，轻者 5 ～ 10 天，重者 10 ～ 15 天或更长。腹胀明显时给予胃肠减压。

2. 恢复进食标准

腹胀消失，大便潜血转阴，腹部 X 线平片正常，一般状况明显好转。如进食后患儿又出现腹胀、呕吐等症状，则需再次禁食。

3. 喂养食品

开始进食时，先试喂 5% 糖水 3 ～ 5 毫升，2 ～ 3 次后如无呕吐及腹胀，可改喂稀释的乳汁，从每次 3 ～ 5 毫升开始，逐渐加量，每次增加 1 ～ 2 毫升，以母乳最好，切忌用高渗乳汁。

（二）静脉补充液体及维持营养

禁食期间必须静脉补液，维持水电解质及酸碱平衡，供给营养。

1. 液量

根据日龄每日总液量为 100 ～ 150 ml/kg。

2. 热卡

病初保证每日 209.2 kJ/kg(50 kcal/kg)，以后逐渐增加至 418.4 ～ 502.1 kJ/kg(100 ～ 120 kcal/kg)。其中 40% ～ 50% 由碳水化合物提供，45% ～ 50% 由脂肪提供，10% ～ 15% 由氨基酸提供。

3. 碳水化合物

一般用葡萄糖，每天 5 ～ 18 g/kg，周围静脉输注浓度 ++、血糖 > 7.28 mmol/L，应减少糖的输入；如血糖多次测定 > 11.2 ～ 16.8 mmol/L，应加用胰岛素 0.25 ～ 0.5 U/kg。

4. 蛋白质

常用 6% 小儿氨基酸注射液，开始以每日 0.5 g/kg，按每日 0.25 ～ 0.5 g/kg 递增，最大量为每日 2.5 g/kg。输注氨基酸的主要目的是在保证热量的前提下，有利于蛋白质的合成，故使用时要求非蛋白质与蛋白质热量之比约 10:1，每克氨基酸氮输入时要求热量为 628 ～ 837 kJ。

5. 脂肪

常用 10% Intralipid，开始每日 0.5 g/kg，按每日 0.25 ～ 0.5 g/kg 递增，最大量每日 3 g/kg，输注速度为：胎龄 33 周者每小时不超过 3.0 ml/kg。

6. 电解质

一般每日供给钠 3 ～ 4 mmol/kg，钾 2 ～ 3 mmol/kg，氯 2 ～ 3 mmol/kg，与上述营养物质配成 1/4 ～ 1/5 张液体输入。但应监测血电解质浓度，随时调整。钾的浓度不应大于 3‰。如有额外丢失（呕吐、腹泻及胃肠减压）则需提高氯化钠的供给，一般配成 1/3 张液体输入。如存在酸中毒，可每次给 5% 碳酸氢钠 3 ～ 5 ml/kg，必要时根据血气检测调整。

7. 各种微量元素及维生素

常用安达美（含各种微量元素）每日 1 ml/kg，水乐维他（含各种水溶性维生素）每日 1 ml/kg，维他利匹特（含各种脂溶性维生素）每日 5 毫升。

（三）抗感染

常用氨苄青霉素及丁胺卡那霉素，也可根据培养药敏选择抗生素。

（四）对症治疗

病情严重伴休克者应及时治疗，扩容除用 2:1 含钠液外，还可用血浆、清蛋白、10% 低分子右旋糖酐。血管活性药物可选用多巴胺、酚妥拉明等，并可给氢化可的松每次 10 ～ 20 mg/kg，每 6 小时 1 次。缺氧时应面罩吸氧。

（五）外科治疗指征

肠穿孔、腹膜炎症状体征明显，腹壁明显红肿或经内科治疗无效者应行手术治疗。

第二十一节　新生儿脐炎

一、概述

脐带，是胎儿在母体内由母亲供给胎儿营养和胎儿排泄废物的通道。胎儿出生后，医务人员会将脐带结扎，切断。断脐后，脐带残端逐渐干枯变细，而成为黑色。一般在宝宝出生后 3 ～ 7 天脐带脱落，脐带脱落前伤口很容易感染而发生脐炎。脐炎是指脐残端被细菌入侵、繁殖所引起的急性炎症。

二、诊断依据

(1) 脐带脱落后伤口迁延不愈，有渗液或脓性分泌物。

(2) 脐周皮肤红肿，深及皮下，重则蔓延形成蜂窝织炎或脐周脓肿，甚至继发腹膜炎。

(3) 可有发热，血白细胞数增加。

三、治疗方案

（一）急性期处理

控制感染保持局部干燥。

1. 轻症处理

去除局部结痂，使用 3% 过氧化氢溶液和 75% 乙醇随时清洗；成人可用热盐水湿敷；保持脐部干燥。

2. 脓肿处理

脓肿未局限时可于脐周外敷金黄膏或作理疗，以使感染局限促进脓肿形成并向外破溃。脓肿形成后应切开引流。

3. 全身感染处理

脓液较多，或并发腹膜炎及败血症者，应给予足量广谱抗生素如青霉素，并根据细菌学检查结果选用有效的抗生素。

4. 支持疗法

并发全身感染时应注意补充水及电解质，为提高机体免疫力可适当给予新鲜全血、血浆或清蛋白。

（二）慢性期处理

小的肉芽创面可用 10% 硝酸银烧灼然后涂以抗生素油膏。大的肉芽创面可手术切除或电灼去除肉芽组织。保持脐窝清洁、干燥即可愈合。有分泌物的创面不宜用滑石粉，避免刺激肉芽增生。

四、疗效评估

治愈标准为脐部无红肿，局部干燥，无并发症；好转标准为脐残端红肿及渗出液减少。

五、预后评估

本病预后良好，痊愈率 99%。严重病例发生败血症者病死率高。

六、评述

脐残端局部处理很重要，应先用 3% 过氧化氢或 2% 碘酊，然后用 75% 酒精清洗。局部保持干燥。

七、总结

新生儿脐炎是脐残端细菌感染所致。临床特征是脐部及脐周皮肤红肿，有分泌物。诊断主要依据临床表现，单纯脐分泌物培养阳性不能作为诊断依据。治疗主要是局部清洗及静脉用抗生素。本病预后良好。

第二十二节 新生儿低钙血症

正常新生儿血清总钙 2.25 ～ 2.75 mmol/L，当血清总耗 < 2.0 mmol/L 或血清离子钙 < 0.9 mmol/L 称为低血钙症 (hypocalcemia)，新生儿易发生低血钙症。

一、病因

按起病时间分为早期和晚期低钙血症。

1. 早期低钙血症

早期低钙血症发生在出生后 3 d 内。孕母在妊娠后期经胎盘输给胎儿的钙增加，胎儿血钙较高，可抑制甲状旁腺功能，出生后血钙来源中断，易发生低钙血症，新生儿早期降钙素分泌增多，也与低钙血症有关。早产儿因胎儿钙储存不足，出生时易发生低钙血症。窒息新生儿因缺氧使降钙素分泌增加可引起低血钙症。糖尿病母亲转给胎儿的钙比正常情况多，胎儿甲状旁腺功能更受抑制，出生后易发生低钙血症。

2. 晚期低钙血症

晚期低钙血症发生在出生 3 d 以后。多见于牛乳喂养的新生儿，因牛乳含磷量较高，摄入后抑制钙的吸收。碱中毒、换血时用枸橼酸钠作抗凝剂也可发生低钙血症。

3. 持续性低钙血症

先天性甲状旁腺功能不全者可发生持续性、顽固性低钙血症，见于 Di-George 综合征，该征为 X 连锁性隐性遗传，胸腺和甲状旁腺发育不全，同时伴有免疫缺陷、小颌畸形、主动脉弓异常。

二、临床表现

本病的临床表现主要为神经肌肉兴奋性增高，出现不安、震颤、惊跳、手足抽搐、惊厥，严重者出现喉痉挛和窒息。

早产儿低钙血症一般无惊厥，常表现为屏气、呼吸暂停、青紫，严重者可发生猝死。发作间期一般状况良好，但肌张力较高，腱反射增强。先天性甲状旁腺功能不全者低钙血症持续性存在，常发生频繁惊厥。心电图示 Q-T 间期延长，足月儿 Q-T 间期大于 0.19 s，早产儿大于 0.20 s。尿钙定性检查阴性。

三、治疗

发生低钙血症者即给予 10% 葡萄糖酸钙 1 ～ 2 ml/kg，加 5% 葡萄糖 1 ～ 2 倍稀释缓慢静脉滴注，有症状者每 8 ～ 12 h1 次，症状控制后改为每天 1 次，静脉滴注，维持 3 d。如短时间内症状未能控制，应同时使用镇静止惊厥剂，钙剂静脉滴注过快可使心脏停搏致死，如心率 < 100 次 /min 应暂停注射，钙剂外溢至血管外可造成组织坏死。

对甲状旁腺功能不全者除补钙外，可口服维生素 D_3 1 万～ 2 万 U/d，疗程需数月，对先天性甲状旁腺功能不全者，需长期服用钙剂和维生素 D_3。维生素 D 剂量应个体化，血浆维生素 D_3 水平降低时，给维生素 D 2000 U/(kg•d)，正常后减量。使用维生素 D 时要监测血钙和尿钙，如出现高血钙症或高尿钙，要暂停维生素 D 制剂，待血钙和尿钙正常后，按原剂量减 20% 给予。

1，25- 二羟胆骨化醇 [1，25-(OH)$_2$D$_3$] 的剂量为 0.03 ～ 0.05 μg/(kg·d)。

低血钙症伴低血镁症时，单纯补钙惊厥不易控制，甚至使血镁更低，应同时补镁。

第二十三节　早产儿视网膜病

早产儿视网膜病 (retinopathy of prematurity，ROP) 于 1942 年首次报道，但直到 1980 年后才引起特别关注，当时美国等发达国家由于呼吸机和肺表面活性物质的广泛应用，早产儿存活率明显提高，ROP 的发生率随之显著增加，许多早产儿因发生 ROP 导致失明或严重视力障碍，造成灾难性后果。2000 年后，中国等发展中国家由于同样原因，ROP 发生率开始明显增加，但我国人口基数大，全国每年早产儿出生数达 180 万，其中每年有 100 万早产儿面临发生 ROP 的危险，其危害更为严重。目前 ROP 已成为世界范围内儿童致盲的重要原因，占儿童致盲原因的 6% ～ 18%，根据 WHO 估计全世界已有 5 万多名儿童因 ROP 导致失明。2004 年卫生部将出生体重＜ 2000g 早产儿列为 ROP 高发对象，要求加强防治，因此加强对 ROP 的防治非常重要。

一、流行病学特点

2000 年 10 月开始，美国实施了一个多中心临床研究，ROP 早期治疗研究 (ETROP)，历时 2 年，共有 26 个 NICU 参与，筛查 6998 例出生体重＞ 1251 g 的早产儿，其中 5541 例 (68%) 早产儿发生各类 ROP，总的发生率与 CRYO-ROP 的研究结果相似，发生 ROP 的时间、严重 ROP(阈值前 ROP) 发生的时间也几乎没有变化，而且，1 区 ROP 和严重 ROP 的发生均有上升。英国 Hameed 等经过 10 年研究报道，在出生体重＞ 1250 g 的早产儿 ROP 的发生率上升，因此，尽管经过 20 年不懈努力，ROP 的高发生率仍然是早产儿的重要威胁。美国每年约有 37000 例新生儿出生体重不足 1500 g，其中约 8000 例 (21.6%) 发生各种类型 ROP，这些患儿中 2100 例 (26.3%) 因 ROP 而发生伴有视力障碍的眼病，500 例 (6.3%) 最终成为法定盲。

二、病因及高危因素

1. 早产低出生体重

ROP 的发病因素很多，但目前一致公认早产低出生体重是发生 ROP 的根本原因。胎龄越小，体重越低，视网膜发育越不成熟，ROP 的发生率越高，病情越严重。CRYO-ROP 小组研究显示，出生体重 (BW) ＜ 750 g、750 ～ 999 g、1000 ～ 1250 g 的早产儿 ROP 的发病率分别为 90%、78.2%、46.9%，胎龄＜ 27 周、28 ～ 31 周、＞ 32 周的早产儿 ROP 的发病率分别为 83.4%、55.3%、29.5%。

2. 基因变异或个体差异

研究显示，有些早产儿即使不吸氧也会发生 ROP，而有些早产儿即使吸氧时间超过 1 个月甚至更长也没有发生 ROP。这提示 ROP 的发生有明显个体差异，可能与特殊基因有关。

3. 吸氧

早产低体重儿由于呼吸系统发育不成熟，通气和换气功能障碍，生后给予一定量的氧气吸入才能维持生命。多数学者认为吸氧与 ROP 存在一定关系，但有些早产儿不吸氧也可发生

ROP，也有人提出相反的观点：适当的吸氧可延缓 ROP 的进展，因此，吸氧与 ROP 的关系非常复杂。吸氧是否会导致 ROP 取决于多个因素：吸氧浓度、吸氧时间、吸氧方式、动脉氧分压的波动及对氧的敏感性等。①吸氧浓度：吸氧浓度越高，ROP 发生率越高。②吸氧时间：研究显示吸氧时间越长，ROP 的发生率越高。③吸氧方式：有些早产儿不吸氧也可发生 ROP，有些早产儿吸入较高浓度的氧气也不会发生 ROP，提示 ROP 的发生可能与不同的吸氧方式有关。动脉氧分压的波动对 ROP 的进展起重要作用，研究发现动脉血氧分压波动越大（尤其是生后 2 周内），ROP 的发生率越高，程度越重。

4. 贫血和输血

贫血及输血与 ROP 的发生发展可能有关，输血次数与 ROP 的发展有关 (P=0.04)，Cooke 等研究发现体重＜1500 g 早产儿中未发生 ROP 与发生 ROP 的早产儿输血次数明显不同 (1 vs 7)，发生 ROP Ⅰ～Ⅲ期与 ROP 阈值病变的早产儿输血次数不同 (6:16)。

5. 代谢性酸中毒

研究显示代谢性酸中毒是 ROP 的发病因素之一。研究发现酸中毒可引起新生鼠视网膜新生血管形成，酸中毒的持续时间越长，新生血管形成的发生率越高（酸中毒持续 1、3、6 d，新生血管形成的发生率分别为 34%、38%、55%)，并且在酸中毒后的 2～5 d 发生率最高。

6. 呼吸暂停

研究显示，反复呼吸暂停早产儿 ROP 发生率较高，OR 值 4.739。

7. 感染

有学者认为念珠菌败血症的发生与 ROP 的发生发展有关。

8. 动脉血二氧化碳分压 ($PaCO_2$) 过低

研究发现生后第 2 周 ROP 患儿 $PaCO_2$ 为 33 mmHg±8 mmHg，无 ROP 的早产儿 $PaCO_2$ 为 39 mmHg±8 mmHg，差异有显著意义，提示动脉血 $PaCO_2$ 过低与 ROP 有关。

三、发病机制

由于早产儿视网膜血管发育未成熟，在血管进一步成熟过程中，由于代谢需求增加导致局部视网膜缺氧，在各种高危因素作用下，使发育未成熟的视网膜血管收缩、阻塞，使视网膜血管发育停止，导致视网膜缺氧。视网膜缺氧可继发血管生长因子大量产生，从而刺激新生血管形成，最终导致 ROP。因此，ROP 的发生可分为两个阶段：第一阶段，视网膜血管阻塞或发育受阻、停止；第二阶段，视网膜缺氧继发新生血管形成，新生血管都伴有纤维组织增殖，纤维血管膜沿玻璃体前面生长，在晶状体后方形成晶体后纤维膜，膜的收缩将周边部视网膜拉向眼球中心，引起牵引性视网膜脱离，使视网膜结构遭到破坏，最后导致眼球萎缩、失明。

参与视网膜新生血管生成的因子：其中促进血管增生的因子有，血管内皮生长因子(VEGF)、胰岛素样生长因子-Ⅰ(IGF-Ⅰ)、碱性成纤维细胞生长因子 (bFGF)、肝细胞生长因子 (HGF)、表皮生长因子、血小板衍生的血管内皮生长因子 (PDGF)、β-转化生长因子、血管促白细胞生长素等。抑制血管增生的因子有，色素上皮衍生因子 (PEDF) 及一氧化氮 (NO) 等。

四、临床表现

1. 分期及表现

按视网膜病变严重程度分为Ⅰ～Ⅴ期。

Ⅰ期：视网膜后极部有血管区与周边无血管区之间出现一条白色平坦的细分界线。

Ⅱ期：白色分界线进一步变宽且增高，形成高于视网膜表面的嵴形隆起。

Ⅲ期：嵴形隆起愈加显著，呈粉红色，此期伴纤维增殖，进入玻璃体。

Ⅳ期：部分视网膜脱离，根据是否累及黄斑可分为 a、b 两级。Ⅳa 为周边视网膜脱离未累及黄斑，Ⅳb 为视网膜脱离累及黄斑。

Ⅴ期：视网膜全脱离，常呈漏斗形，可分为宽漏斗、窄漏斗、前宽后窄、前窄后宽四种。此期有广泛结缔组织增生和机化膜形成，导致晶体后纤维膜。

2. 某些特定的病变

(1) 附加病变 (Plus)：后极部视网膜血管怒张、扭曲，或前部虹膜血管高度扩张。附加病变是 ROP 活动期指征，一旦出现常意味预后不良。存在 Plus 时在病变分期的期数旁写 "+"，如Ⅲ期 +。

(2) 阈值病变 (threshold ROP)：是指Ⅲ期 ROP，位于Ⅰ区或Ⅱ区，新生血管连续占据 5 个时钟范围，或病变虽不连续，但累计达 8 个时钟范围，同时伴 Plus。此期是早期治疗的关键时期。

(3) 阈值前病变 (prethreshold ROP)：包括两种情况。若病变局限于Ⅰ区，ROP 可为Ⅰ、Ⅱ、Ⅲ期。若病变位于Ⅱ区，则有三种可能：Ⅱ期 ROP 伴 plus；Ⅲ期 ROP 不伴 plus；Ⅲ期 ROP 伴 plus，但新生血管占据不到连续 5 个时钟范围或不连续累计 8 个时钟范围。

(4)Rush 病变：ROP 局限于Ⅰ区，新生血管行径平直。Rush 病变发展迅速，一旦发现应提高警惕。

(5) 退行期：大多数患儿随年龄增长 ROP 自然停止，进入退行期。此期特征是嵴上血管往前面无血管区继续生长为正常视网膜毛细血管，嵴逐渐消退，周边视网膜逐渐透明。

五、诊断及筛查

Ⅰ期和Ⅱ期 ROP 为疾病早期，一般不需要立即治疗，需严密观察。而Ⅳ期和Ⅴ期 ROP 为晚期，治愈成功率比较低，视力损害和致盲发生率均非常高。Ⅲ期为治疗的关键，如发现Ⅱ期病变即开始治疗，疗效比较好，大部分可以避免致盲，患儿预后大为改善。根据发达国家的经验，早期诊断 ROP 最好的办法就是开展筛查，因此，建立筛查制度，在合适的时机进行眼底检查，成为 ROP 早期诊断及治疗的关键。

1. 筛查对象和指征

有效的筛查既要及时检测出阈值 ROP，又要减少不必要的检查次数。由于 ROP 主要发生在较小的早产儿，国际上一般将出生体重小于 1500 g 或胎龄小于 32 周的所有早产儿，不管是否吸过氧都被列为筛查对象，对出生体重在 1500～2000 g 或胎龄在 32～34 周的早产儿，如吸过氧或有严重并发症者，也列为筛查对象。

我国卫生部在 2004 年制订了现阶段我国的《早产儿治疗用氧和视网膜病变防治指南》（以下简称《指南》）。《指南》中明确了我国目前 ROP 的筛查对象是：①胎龄＜34 周或出生体重＜2000 g 的早产儿；②出生体重＞2000 g 的新生儿，但病情危重曾经接受机械通气或 CPAP 辅助通气，吸氧时间较长者。

我国制订的 ROP 筛查指征虽然比国际上多数国家都要高，增加了筛查工作量，但是由于我国刚刚开始筛查，筛查制度还没有普遍建立，将筛查标准定得高一些，主要是为了减少漏诊和增强大家的筛查意识。

2. 筛查时间

初次筛查的时间最好同时考虑生后日龄 (CA) 和矫正胎龄 (PA)，尤其是 PA 与严重 ROP 出现的时间更相关，急性 ROP 绝大部分出现于纠正胎龄 (PA)35 ～ 41 周 (高峰期为 38.6 周)，90% 患者均在 PA44 周以前出现。目前，大多数国家将首次筛查时间定在生后第 4 周或纠正胎龄 32 周。美国儿科学会和眼科学会在 2006 年对孕周、日龄、矫正胎龄和 ROP 初筛的关系有一很好的总结。我国的《指南》规定，首次筛查时间为出生后 4 ～ 6 周。

3. 检查方法

一般用间接检眼镜或眼底数码相机检查。间接检眼镜检查有一定的主观性，可能存在漏诊，需要检查者有较高的技术。近年国际上越来越多的 NICU 中心采用先进的眼底数码相机进行检查，检查结果较客观，不同的眼科医生对结果判断的准确性、一致性和可靠性大大增加，检查结果可保存，有利于病情随访。

4. 随访方法

根据第 1 次检查结果而定，随访频度应根据上一次检查的结果，由眼科医生决定，直至矫正胎龄足月，视网膜完全血管化。

六、预防

应针对 ROP 的发病因素，采取预防措施。在 ROP 的发病因素中，早产儿视网膜发育不成熟是公认的关键因素，而其他各种因素是相关高危因素，有些还存在较大的争议，但是在临床工作中针对各种相关高危因素采取综合预防措施，对降低 ROP 发生率具有重要作用。

1. 加强对早产儿各种并发症的防治

早产儿并发症越多、病情越严重，如重症感染、呼吸衰竭、休克等，ROP 的发生率越高，加强对早产儿各种并发症的治疗，使早产儿尽可能平稳度过危险期，减少吸氧机会，可以降低 ROP 的发生率。

2. 规范吸氧

早产儿由于呼吸系统发育不成熟，通气和换气功能障碍，生后常依靠吸氧才能维持生命，在吸氧时要注意以下问题。①尽可能降低吸氧浓度；②缩短吸氧时间；③减少动脉血氧分压的波动。

3. 其他

积极防治呼吸暂停，积极治疗代谢性酸中毒，积极预防贫血及减少输血，防治感染，防治动脉血二氧化碳分压 $(PaCO_2)$ 过低。

ROP 的致病因素众多，发病机制非常复杂，目前还没有单一的预防手段，应采取综合性的预防措施，尽可能使病情保持稳定。同时对高危病例进行规范的筛查，早期发现 ROP 病变，及时进行激光或手术治疗。

七、治疗

在筛查过程中，一旦发现Ⅲ期病变，应及时开始治疗，目前国际上主要采用以下治疗方法。

1. 激光

光凝治疗近年，随着间接检眼镜输出激光装置的问世，光凝治疗早期 ROP 取得良好效果。与冷凝治疗相比，光凝对Ⅰ区 ROP 疗效更好对Ⅱ区病变疗效相似，且操作更精确，可减少玻璃体积血、术后球结膜水肿和眼内炎症。目前认为，对阈值 ROP 首选光凝治疗。

2. 冷凝治疗

据 CRYO-ROP 小组研究表明，对阈值 ROP 进行视网膜周边无血管区的连续冷凝治疗，可使 50% 病例免于发展到黄斑部皱襞、后极部视网膜脱离、晶状体后纤维增殖等严重影响视力的后果。目前 ROP 冷凝治疗的短期疗效已得到肯定，但远期疗效还有待进一步确定。

3. 巩膜环扎术

如果阈值 ROP 没有得到控制，发展至Ⅳ期或尚能看清眼底的Ⅴ期 ROP，采用巩膜环扎术可能取得良好效果。巩膜环扎术治疗 ROP 是为了解除视网膜牵引，促进视网膜下积液吸收及视网膜复位，阻止病变进展至Ⅴ期。

4. 玻璃体切割手术

巩膜环扎术失败及Ⅴ期患者，只有做复杂的玻璃体切割手术。但术后视网膜得到部分或完全解剖复位，患儿最终视功能的恢复极其有限，很少能恢复有用视力。

5. 内科治疗

目前 ROP 的内科治疗仍在研究之中，还没有用于临床，目前正在研究的有 VEGF 抗体、PTOF 重组蛋白、IGF-1 替代治疗等方法。

第二十四节　新生儿常见先天性畸形

一、先天性食管闭锁

食管闭锁的发病率为 1/(3000 ~ 4000)，以食管上段闭锁，下段有瘘管与气管相通的类型最为常见，约占 86%。约 50% 患者伴有其他先天性畸形，如先天性心脏病 (包括室间隔缺损、动脉导管未闭、法洛四联症) 达 29%，胃肠道畸形 (包括肛门畸形、十二指肠闭锁、肠旋转不良)27%，各种泌尿系畸形 24%，染色体病 8%，脊柱及其他骨骼畸形。7% 患儿合并多种畸形，包括脊柱、肛门、食管、肾脏和桡骨称之为 VATER 综合征。

（一）发病机制

食管气管共同起源于前肠，初级前肠的发育异常是导致食管、气管畸形的根本原因。在胚胎第 3 ~ 6 周食管发育过程中管腔贯通发生障碍，以及食管气管间分隔不全，形成食管闭锁及不同形态的食管 - 气管瘘。

（二）临床表现

出生后口腔及咽部有大量黏稠泡沫不断向口鼻溢出。第一次喂水或奶，吸吮 1 ~ 2 口后即出现剧烈咳呛，发绀，呼吸困难甚至窒息，经吸引清除后方可缓解，再次喂食又出现同样症状。当伴有食管 - 气管瘘时，由于酸性胃液经瘘管反流入气管、支气管，引起化学性肺炎或肺不张，然后继发细菌感染，出现气急、发绀，肺部湿性啰音。同时因大量气体随呼吸经瘘管进入胃肠道，腹部膨胀，叩诊鼓音。如系无瘘管者，气体不能经食管进入胃，则呈舟状腹。

（三）诊断

母亲常有羊水过多。经腹或经阴道超声检查，如探不到胃泡，提示食管闭锁。但伴食管-气管瘘时，羊水可经瘘管进入胃内而无上述表现。羊膜腔穿刺造影，可发现造影剂未入胎儿胃肠道而进入呼吸道，显示气管、支气管及其分支，出生前即可确诊。

出生后见有唾液外溢，喂食后呛咳、发绀等症状，应怀疑食管闭锁。可经口或鼻孔插入F8号导管，若进入10 cm左右时有受阻感，则提示导管达到食管盲端，如继续插入导管可从口腔回出，不能进入胃内。经导管注入空气1～2 ml，进行颈胸腹正侧位X线片，可清楚显示闭锁的食管盲端。胃肠道明显充气者表明有食管气管瘘，如无气体，则为食管闭锁而无瘘管，同时需注意心、肺、脊柱、肋骨的X线表现。

（四）治疗

诊断确立后，应置导管至食管盲端持续吸引，清除口咽分泌物。患儿置上体抬高30°～40°体位，保暖，吸氧，静脉补液。如有呼吸窘迫，因面罩加压吸氧、持续呼吸道正压呼吸（CPAP）或气管内插管均可引起急性胃扩张，应同时做急症胃造口才能缓解。

体重超过1500 g，无肺炎等情况应争取尽早做食管端端吻合术。如体重＜1500 g，伴有肺炎则应延期手术，可吸引盲端分泌物，应用抗生素，静脉营养（TPN），并做胃造口，待体重＞1500 g，肺炎吸收后再手术治疗。

术后发生胃食管反流、食管狭窄和气管软化等并发症者，应尽早认识和及时处理。如胃食管反流导致肺炎，不能维持正常生长发育，应早期行胃底折叠术。吻合口狭窄可采用气囊扩张术。

（五）预后

影响食管闭锁预后的危险因素有肺炎、严重的伴发畸形。现在，食管闭锁生存率均有明显提高，国外报道出生体重1500 g以上、无其他严重合并畸形者，治愈率可达98%，国内一些儿科专科医院的治愈率亦可达90%。

二、先天性膈疝

先天性膈疝（congenital diaphragmatic hernia，CDH）是新生儿期的严重疾病，出生后即出现呼吸困难、青紫、呼吸衰竭，病死率较高，需及时手术治疗，为新生儿常见急诊之一。发生率为1/(2500～4000)活产儿，若不紧急处理抢救，病死率可达70%以上。

（一）发病机制

为膈肌缺陷，腹部脏器进入胸腔所致，压迫肺和心脏，发生不同程度的肺发育不良和畸形。

（二）临床表现

CDH患儿出生时即可发生窒息、青紫、呼吸困难、胸部呼吸运动弱、胸壁饱满、叩诊浊音、听诊呼吸音消失、可听到肠鸣音、心尖冲动及气管向健侧移位、腹部平坦空虚等表现。如不及时抢救或抢救方法不正确，常在数小时内死亡，部分甚至死产。在复苏时通常气囊加压吸氧，使气体进入胃肠道，因为CDH患儿胃或肠道疝入胸腔，如胃肠道内气体越多，对肺的压迫就越严重，尤其在复苏效果不理想时就越会增加气囊加压吸氧，结果导致恶性循环，患儿很快死亡。如能做到产前诊断，在出生时就做好相应的准备，采取正确的抢救方法，可明显提高存活率。

（三）诊断

1.产前诊断

CDH 产前诊断主要依靠超声检查，如胎儿腹腔脏器疝入胸腔则可确定诊断，一般在胎龄 15 周即可检测到。产前超声检查发现羊水过多、纵隔偏移、腹腔内缺少胃泡等征象应予进一步详细检查是否有腹腔脏器疝入胸腔。产前鉴别诊断包括先天性腺瘤样囊肿畸形、肺叶隔离征、气管或支气管闭塞等。40% ～ 60% 的 CDH 患儿合并其他先天畸形，产前诊断还可及时发现其他先天畸形，经产前超声诊断的 CDH 患儿合并其他畸形及染色体异常的可能性大。

2.出生后诊断

仍有相当部分患儿不能做到产前 B 超检查，或因为超声检查技术问题即使做了 B 超检查，而未能做出产前诊断。对出生后即出现呼吸困难，怀疑 CDH 者，立即摄 X 线胸片，如 X 线胸片显示胸腔内有胃泡或肠曲影，肺组织受压，心脏和纵隔移位，可明确诊断。

（四）治疗

1.出生时的急救处理

对产前明确诊断为 CDH 的患儿应及时做围生期处理，出生时先插胃管，然后气囊加压吸氧，如复苏效果不理想，应尽快气管插管，机械通气。

2.机械通气

呼吸困难较明显，并有青紫者，一般需机械通气。在手术前，机械通气的主要目的是改善缺氧，尽可能使病情稳定，使 PaO_2、$PaCO_2$、PH、BE 尽可能正常，创造手术条件。手术后的机械通气要根据术中肺发育状况而定，如肺压迫解除后，肺发育较好，机械通气比较容易，应尽可能短时间、低参数机械通气，过渡数天即可。如术中发现肺发育非常差，机械通气很棘手，参数较高常发生气漏，参数不高难以达到有效通气，很难维持正常血气。应同时采取其他综合治疗措施。

3.高频机械通气

对严重病例，常频机械通气效果不理想者，可改为高频机械通气，部分病例使用高频机械通气后可获得较好效果。

4.吸入一氧化氮 (NO)

由于 CDH 患儿肺血管发育不良，肺血管阻力很高，常导致严重而顽固性的持续肺动脉高压 (PPHN)，发生持续性低氧血症，是导致死亡的主要原因之一。及时降低肺动脉高压是治疗 CDH 的关键环节，近年吸入一氧化氮应用的明显增加，从以往的 30% 增加到 80%。由于 CDH 患儿 PPHN 压力高，持续时间较长，使用 NO 的剂量要相应增加，时间适当延长，避免反跳。

5.体外膜肺 (ECMO)

ECMO 是抢救危重呼吸衰竭的最后手段，对一些危重 CDH 患儿通常需要 ECMO 挽救生命。但近年来由于高频机械通气和吸入一氧化氮的使用，严重 CDH 患儿使用 ECMO 概率在减少 (75% 对 52%)。

6.手术治疗

长期以来都认为急症 CDH 患儿手术修补是抢救和治愈本病的唯一有效手段。现在认为在术前经呼吸支持等各种措施使新生儿状况稳定 4 ～ 16 h，纠正缺氧和低灌注可提高 CDH 患儿生存和减少潜在的肺动脉高压形成，手术修补时间并不影响肺发育不全的程度，注意力应放在术前改善肺功能及降低血管阻力的非手术治疗上。

（五）预后

重症 CDH 患儿病死率仍然很高，为 50% ～ 60%，预后主要取决于肺压缩及肺发育情况，如肺压缩严重、肺发育很差，病死率较高。产前诊断时间与预后相关，产前诊断时间越早，预后越差。发现诊断时间大于 25 周的预后良好。

三、先天性肥厚性幽门狭窄

先天性肥厚性幽门狭窄是新生儿期常见疾病，是由于幽门环肌肥厚、增生，使幽门管腔狭窄而引起的机械性幽门梗阻。我国发病率约为 1/1000，男女之比为 (4 ～ 5):1，多见于第一胎足月产儿。

（一）病因

本病病因尚无定论，可能与以下因素有关。

(1) 遗传因素：本病有家族性发病倾向，可发生于同胞兄弟或孪生子。母亲如患此病，其子女的发病率为男孩 19%、女孩 7%，如父亲患病，其子女的发病率分别为 5% 和 2.5%。目前认为可能是一种多基因病，但遗传基因尚未明确。

(2) 神经细胞发育不良，做幽门神经节细胞组织化学检查、酶活性测定，发现胆碱酯酶和脱氧酶及神经特异性烯醇酶的活性降低，阻碍了神经节细胞的发育。

(3) 胃肠激素：患儿术前有血清胃泌素增高，但究竟是病因还是幽门狭窄的结果尚有争议。有研究发现患儿血清及胃液中前列腺素 (PGE_2) 有明显升高，提示发病机制是幽门肌层局部激素浓度增高，使幽门处于持续痉挛而致继发性肥厚。

(4) 局部生长因子异常：近年来较多报道提示幽门局部的生长因子异常与本病的相关性。

（二）病理

幽门肌层弥散性明显增生肥厚，以环肌为主，达正常的 3 倍，使幽门区呈一细长管道，引起狭窄，甚至仅 1 mm 直径。整个幽门成纺锤形肿块，质地坚硬，表面光滑，色泽苍白。肥厚的肌层凸出于幽门管内，近端向胃窦部移行逐渐趋向正常，远端肥厚肌肉突然终止，突出于十二指肠内。

（三）临床表现

1. 喷射性呕吐

呕吐常于生后第 2 ～ 3 周出现。起初仅为溢奶或一般的呕吐，以后呕吐的程度及频度进行性加重，可在每次喂奶后短期内发生。呈喷射状、量多，为奶及奶块与胃液，不含胆汁，但可能带有咖啡色血液。呕吐后即饥饿欲食，但食后又再次发生呕吐。

2. 右上腹肿块

上腹部可见胃蠕动波。触诊时在右上腹肝脏下缘腹直肌外侧可扪及橄榄大小质地坚硬的幽门肿块，此为本病特有的体征，对诊断有重要意义。

3. 营养不良、代谢紊乱

随呕吐加剧、摄入不足，引起脱水、营养不良。大量胃液丢失，导致低氯性碱中毒及低钾血症。血中游离钙下降，可发生喉痉挛及手足搐搦。以后又可因酸性代谢产物潴留而致代谢性酸中毒。2% ～ 9% 患儿伴有黄疸，可能因肝细胞葡萄糖醛酸转移酶活力降低或因胆红素肝肠循环增加，亦可能在脱水时胆汁浓缩淤积而引起，黄疸于手术后 72 h 内消退。

（四）诊断

根据反复的喷射性非胆汁性呕吐及右上腹扪及橄榄样肿块即可临床确诊。B 超声显像示肥厚的幽门肌层呈实质性低回声区，幽门管长度增加≥ 18mm，肌层厚度增厚＞ 3 mm，幽门指数（肌层厚度 ×2/ 幽门直径 ×100%)＞ 50% 者，可诊断本病。

对临床症状不典型，腹部未扪及肿块的患儿，应做钡剂检查，以确定诊断。主要的 X 线片表现有：胃扩张，胃蠕动增强，幽门管延长 (1 ～ 3.5 cm)，管腔呈线形狭窄，幽门前区呈鸟喙状，十二指肠球底压迹呈蕈状阴影及胃排空延迟。检查后应放置胃管吸出钡剂，并用温盐水洗胃，以免呕吐发生钡剂吸入。

本病应与幽门痉挛、胃食管反流、食管裂孔疝以及肠梗阻、中枢神经系统疾病、全身或局部感染等鉴别。

（五）治疗

确诊后纠正失水和代谢失衡，尽早手术做幽门环肌切开术。

四、先天性肠旋转不良

先天性肠旋转不良是胚胎期肠管发育过程中，中肠以肠系膜上动脉为轴心的旋转运动不完全或异常，使肠道位置发生变异及肠系膜附着不全，引起肠梗阻或肠扭转。发病率约为 1/6000，男多于女。

（一）病理

1. 腹膜索带压迫十二指肠

因盲肠与结肠襻旋转过程受阻，盲肠停顿于中上腹胃幽门部的下方，由盲肠和升结肠出发的片状腹膜索带附着于右侧后腹壁，跨越并压迫十二指肠而形成十二指肠梗阻。有些病例空肠第一段亦被腹膜组织所牵缠，使之扭曲而形成梗阻。

2. 肠扭转

由于小肠系膜附着不全，仅在肠系膜上动脉根部有狭窄的系膜附着于后腹壁，全部小肠乃至右半结肠悬挂于该狭窄段的系膜根部，因而小肠极易环绕肠系膜根部发生顺时针方向的扭转（即中肠扭转）。从而造成间歇性或急性肠梗阻，甚至绞窄性肠梗阻，肠系膜上动脉栓塞，导致整个中肠坏死。

（二）临床表现

80% 于新生儿期出现症状，少数于婴儿期或儿童期发病。患儿出生后有正常胎粪排出，一般在第 3 ～ 5 天出现胆汁性呕吐，腹部不胀，表现为十二指肠梗阻。若症状加重，呕吐咖啡样液体，出现血便，并有发热、腹胀、腹膜炎体征甚至休克，表明肠扭转引起绞窄性肠梗阻，以至广泛的肠段坏死、腹膜炎。婴儿及儿童多表现为十二指肠不全梗阻，呕吐呈间歇性发作，常能缓解，营养发育较差。

（三）诊断

凡新生儿有高位肠梗阻症状，且曾有正常胎粪排出者，应考虑肠旋转不良。腹部 X 线平片显示有十二指肠梗阻。做钡剂灌肠，见到盲肠和升结肠位于上腹部或中腹部，即可确诊。

（四）治疗

有肠梗阻症状者应尽早手术。术前做电解质测定、补液以纠正水电解质失衡和酸中毒、胃肠减压，必要时输血或血浆。

若无其他严重的先天性畸形并存，预后良好。肠旋转不良的最主要死亡原因为肠扭转导致小肠广泛坏死，一旦发生，患儿常因严重的中毒性休克而死亡。

五、先天性巨结肠

先天性巨结肠是一种比较多见的因胃肠道发育畸形而引起的功能性肠梗阻，是新生儿结肠梗阻最常见的原因。发病率 1/(2000 ～ 5000)。其发病的性别差异非常明显，男性较女性多 3 ～ 4 倍。有家族性发病倾向，不同的文献报道兄弟姐妹及后代的发病率高达 1.5% ～ 17.6%，为正常人群中男孩的 130 倍，女孩的 360 倍。可同时伴发 21- 三体综合征、室间隔缺损等其他先天性畸形。

（一）病因

从胚胎第 6 周到第 12 周，迷走神经嵴中的神经母细胞沿着从头端到尾端的方向逐步移行到消化道壁内，形成肌间神经丛中的神经节细胞。以后在胚胎第 12 ～ 16 周，肌间神经丛的神经母细胞通过肠壁环肌，亦是依从头到尾方向，移行到黏膜下与黏膜形成黏膜下神经节细胞。如果移行过程中发生停顿，则停顿开始部位的远端肠壁肌间神经丛和黏膜下神经丛中就缺乏神经节细胞。发育停顿愈早，无神经节细胞肠段愈长。尾端的直肠、乙状结肠最后形成神经节细胞，因而是最常见的病变部位。

近年，随着遗传病因学与分子生物学的进展，认为先天性巨结肠是性修饰多基因遗传。研究显示，导致肠段神经节细胞的缺失与原癌基因 RET、血管内皮素 -β 受体基因 (EDNRB) 及血管内皮素 3 基因 (EDN_3) 三种基因有关。胚胎发育时，若神经节细胞 RET 表达量减少 50%，节细胞就不能移行到肠壁内，造成先天性巨结肠。

（二）病理

1. 病理变化

先天性巨结肠的病理变化可分为三部分。

(1) 扩张段：肠段异常扩大，较正常粗 1 ～ 2 倍，色泽略苍白，肠壁增厚，黏膜水肿，可有小的溃疡。肠腔内有大量粪便积潴，一般多为近端乙状结肠和部分降结肠。

(2) 狭窄段：在扩大肠管之远端，常为直肠和部分乙状结肠。肠壁无明显异常，但较狭窄，缺乏正常蠕动，呈痉挛状，故又称"痉挛段"。

(3) 移行段：在扩张段和狭窄段之间有一过渡的移行区，呈漏斗形，长 3 ～ 8 cm。

2. 组织学检查变化

(1) 狭窄段：肠壁内肌层和黏膜下层神经丛的神经节细胞完全缺如，这是本病的基本病变，故先天性巨结肠又称"无神经节细胞症"。其次，在这些神经丛内，副交感神经的节前胆碱能神经纤维增多、增粗，紧密交织成束。

(2) 扩张段：肌层肥厚，黏膜呈卡他性炎症，但肌间神经丛内有正常的神经节细胞，副交感神经纤维无变化。

(3) 移行段：肠壁肌层可见少量发育不良的神经节细胞。

3. 病变范围

在临床上最常见的无神经节细胞肠段从齿状线开始向上达乙状结肠中下段，约占 80%。少数病变范围局限于直肠远端，称短段型。亦有病变范围广泛，包括降结肠、脾曲，称为长段型。极少数病例整个结肠甚至包括回肠末端受累，完全没有神经节细胞，称为全结肠或结肠 - 回肠无神经节细胞症。

（三）临床表现

新生儿出生后无胎粪排出，或每天仅有少量胎粪，3 ～ 5 d 尚未排净，同时出现明显的腹部膨胀，并可有呕吐，吐出物含有胆汁或粪汁，表现为急性低位肠梗阻的症状。直肠指检于取出手指时有较多的胎粪和气体冲出，放置肛管，又可排出大量胎粪和气体，腹胀改善，症状暂时缓解，但以后仍经常便秘，必须依靠开塞露或灌肠才能排出粪便。部分患儿于初生时排便基本正常，数周或数月后才出现便秘现象。由于便秘，食欲不佳，患儿有失水，体重下降、低蛋白血症、贫血。有些患儿可发生小肠结肠炎，表现为腹泻、排出大量黄色水样奇臭的粪便，高热，严重腹胀、失水、酸中毒，全身情况迅速恶化，严重者肠段坏死，穿孔，甚至死亡。

（四）诊断

在新生儿期典型的表现为胎粪排出障碍，腹胀及胆汁样呕吐，新生儿出现低位肠梗阻应怀疑先天性巨结肠。诊断方法包括钡剂灌肠、直肠肠壁组织学检查。钡剂灌肠可见无神经节细胞肠段与其近端结肠的口径差别，尤其在侧位片可见直肠及乙状结肠远端较细狭（狭窄段），随之为一锥形扩张（移行段），以后为扩大的近侧肠管（扩大段）。24 h 复查仍有钡剂滞留。新生儿由于近端肠段尚未扩张，不易做出对比，有 20% ～ 30% 不能确诊。

经肛门于距齿状线 2 ～ 3 cm 处吸取直肠壁进行组织学检查，如在黏膜下及肌间神经丛无神经节细胞，做组织化学检查见乙酰胆碱酯酶染色呈阳性可以肯定诊断，准确率达 96% ～ 100%。直肠肛管测压法因新生儿常缺乏正常的直肠反射，在新生儿期测试的准确性不高。

（五）治疗

一旦诊断确定立即需进行治疗，根据具体情况选择相应治疗。

1. 结肠灌洗

结肠灌洗适用于诊断尚未完全确定的病例，或已确诊作为术前准备，多用于病变段不超过乙状结肠远端的常见类型者。用温等渗盐水反复灌洗抽吸，直到流出液不含粪汁，腹部柔软不胀，保证扩大肠段内充分减压并使发生小肠结肠炎的危险性达到最低程度。

2. 结肠造口

灌洗效果不满意或已有小肠结肠炎者，应及早做结肠造口。造口部位需选择在经术中冷冻切片证实已有神经节细胞的正常结肠部位。

3. 根治性手术

诊断明确，全身情况良好者，不论任何年龄，均应尽早施行根治术。

第十三章 造血系统疾病

第一节 小儿贫血

一、概述

（一）贫血的定义和贫血的程度

贫血是指外周血中单位容积内的红细胞数、血红蛋白量或红细胞压积低于正常。婴儿和儿童的红细胞数和血红蛋白量随年龄不同而有差异，根据世界卫生组织的资料，血红蛋白的低限值在 6 个月～ 6 岁者为 110 g/L，6 ～ 14 岁为 120 g/L，海拔每升高 1000 米，血红蛋白上升 4%；低于此值者为贫血。6 个月以下的婴儿由于生理性贫血等因素，血红蛋白值变化较大，目前尚无统一标准。我国小儿血液学组 (1989 年) 暂定：血红蛋白在新生儿期＜ 145 g/L，1 ～ 4 月时＜ 90 g/L，4 ～ 6 个月时＜ 100 g/L 者为贫血。

根据外周血血红蛋白含量或红细胞数可将贫血分为轻、中、重、极重 4 度：血红蛋白110 g/L ～ 90 g/L 者为轻度，90 g/L ～ 60 g/L 为中度，60 g/L ～ 30 g/L 为重度，＜ 30 g/L 为极重度；新生儿血红蛋白 145 g/L ～ 120 g/L 者为轻度，120 g/L ～ 90 g/L 为中度，90 g/L ～ 60 g/L 为重度，＜ 60 g/L 为极重度。

（二）贫血的分类

1. 根据疾病发生的原因，将贫血分为失血性，溶血性和生成不足性三类。

(1) 失血性贫血，具体如下。

1) 急性失血：如外伤，出血性疾病等。

2) 慢性失血：如肠道畸形、溃疡病、钩虫病、肠息肉、特发性肺含铁血黄素沉着症等。

(2) 溶血性贫血，具体如下。

1) 红细胞内在缺陷，具体如下。

①红细胞膜缺陷：如遗传性球形细胞增多症、遗传性椭圆形细胞增多症。②红细胞酶缺陷：如葡萄糖 -6- 磷酸脱氢酶缺陷症、丙酮酸激酶缺陷症等。③血红蛋白合成与结构异常：如地中海贫血、异常血红蛋白病等。

2) 红细胞外在异常。①免疫因素：存在破坏红细胞的抗体，如新生儿溶血症、自身免疫性溶血性贫血、药物所致免疫性溶血性贫血等。②感染因素：因寄生虫、细菌毒素、溶血素等破坏红细胞。③化学物理因素：如苯、铅、砷、蛇毒、烧伤等可直接破坏红细胞。④其他：如脾功能亢进。

(3) 红细胞生成不足，具体如下。

1) 缺乏造血物质：缺铁性贫血，营养性巨幼细胞性贫血。

2) 骨髓抑制：再生障碍性贫血、严重感染、恶性肿瘤等。

2. 形态分类

根据检测红细胞数、血红蛋白量和红细胞压积计算红细胞平均容积 (MCV)、红细胞平均血红蛋白含量 (MCH) 和红细胞平均血红蛋白浓度 (MCHC) 的结果，将贫血分为 4 类 (表 14-1)。

病因分类对诊断和治疗有指导意义，形态分类有助于病因推断，因此临床上大多采用二者结合。

表 14-1 贫血的细胞形态分类

	MCV(fl)	MCH(pg)	MCHC(%)
正常值	80 ～ 94	28 ～ 32	32 ～ 38
大细胞性	> 94	> 32	32 ～ 38
正细胞性	80 ～ 94	28 ～ 32	32 ～ 38
单纯小细胞	< 80	< 28	32 ～ 38
小细胞低色素性	< 80	< 28	< 32

(三) 贫血的临床表现

临床表现与贫血发生的急缓、病因和轻重程度有关，如急性溶血或失血导致急性贫血时，虽贫血程度不很重，亦可引起严重症状甚至休克；而慢性贫血时则由于机体各器官的代偿功能，早期可无症状或症状较轻，在代偿不全时才逐渐出现症状。红细胞的主要功能是输送氧气，贫血时由于组织与器官缺氧而产生一系列症状。

1. 一般表现

皮肤、黏膜苍白为突出表现，但当伴有黄疸、青紫或其他皮肤色素沉着改变时常掩盖贫血的表现。病程较长的患儿常有易疲倦、毛发干枯、营养低下、体格发育迟缓等症状。

2. 造血器官反应

当小儿发生贫血时，尤其是婴儿期，往往出现骨髓外造血，导致肝、脾和淋巴结肿大 (再生障碍性贫血一般很少引起骨髓外造血)，在增生性贫血时，骨髓中红细胞系统增生激活，末梢血中可出现有核红细胞、幼稚粒细胞。

3. 各系统状态

(1) 循环和呼吸系统：贫血时由于组织缺氧，可出现一系列心脏功能代偿紊乱现象。心动过速、脉搏加快、动脉压增高、呼吸加速，心前区可闻及杂音，这是机体对缺氧的代偿性反应。在重度贫血、代偿失调时，可出现心脏扩大和充血性心力衰竭。

(2) 消化系统 胃肠蠕动及消化酶的分泌功能均受影响，出现食欲减退、恶心、腹胀或便秘等。偶有舌炎、舌乳头萎缩等。

(3) 神经系统：贫血时脑组织缺氧常表现精神不振、嗜睡，注意力不集中、情绪易激动等。年长儿可有头痛、晕眩、眼前有黑点或耳鸣等。

(四) 贫血的诊断要点

贫血是一种综合征，除诊断有无贫血及其程度外，还必须查明贫血的原因。详细询问病史、全面的体格检查和必要的实验室检查是做出贫血病因诊断的重要依据。

1. 病史

(1) 发病年龄：可提供诊断线索。对出生后就有严重贫血者，首先要考虑分娩过程中的失血所致；生后 48 小时内出现贫血、黄疸者，以新生儿溶血症的可能性较大；对婴幼儿期发病者应多考虑营养性贫血、感染性贫血和溶血性贫血；对学龄前及学龄儿童应多考虑慢性失血、再生障碍性贫血及其他造血系统或全身性疾病引起的贫血。

(2) 病程经过和伴随症状：起病急、发展快者提示急性溶血；起病缓慢者提示慢性溶血、营养障碍或肿瘤引起的贫血；伴有黄疸和血红蛋白尿提示溶血；伴有骨骼疼痛提示骨髓浸润性贫血；伴有神经精神症状如嗜睡、震颤、智力减退等提示维生素 B_{12} 缺乏；贫血呈进行性加重，且多伴发肝脾及淋巴结肿大提示肿瘤性疾病如白血病等引起的贫血。

(3) 喂养史：详细了解婴幼儿的喂养方法及饮食的质和量，对诊断和分析病因有重要意义。如单纯母乳喂养未及时添加辅食的婴儿，易患营养性巨幼红细胞贫血；饮食质量差或搭配不合理者可能导致缺铁性贫血。

(4) 过去史：询问有无其他系统疾病，如消化系统疾病、慢性肾病等与贫血均有关系。此外，还要询问有无服用对造血系统有不良作用的药物如氯霉素和磺胺等。

(5) 家族史：与遗传有关的贫血，如球形细胞增多症、珠蛋白生成障碍性贫血等常有阳性家族史。

2. 体格检查

(1) 生长发育：慢性贫血往往有生长发育障碍。某些遗传性溶血性贫血，特别是重型地中海贫血，除发育障碍外还呈现特殊面貌，如颧、额较突出，眼距宽，鼻梁低，下颌骨较大等。

(2) 营养状况营养不良患儿常伴有营养性贫血。

(3) 皮肤、黏膜：其苍白程度一般与贫血的程度成正比。小儿因自主神经功能不稳定，故面颊的潮红与苍白有时不一定能正确反映有无贫血，观察甲床、结合膜及唇黏膜的颜色比较可靠。如贫血伴有皮肤、黏膜出血或淤斑者，要注意排除白血病和出血性疾病；伴有黄疸时提示溶血性贫血。

(4) 指甲和毛发：缺铁性贫血者指甲菲薄、脆弱，严重者呈扁平，甚或匙状甲。巨幼红细胞性贫血者的头发干稀、黄而无光泽。

(5) 肝脾和淋巴结肿大：这是婴幼儿贫血常见的体征。如肝脾轻度肿大，多提示髓外造血；肝脾明显肿大且以脾大为主者，多提示遗传性溶血性贫血。

3. 实验室检查

血液检查是贫血鉴别诊断必不可少的措施，应由简而繁进行。

(1) 红细胞形态：是一项简单而又重要的检查方法。仔细观察血涂片中红细胞大小、形态及染色情况，对贫血的诊断有较大启示。如红细胞较小、染色浅、中央淡染区扩大，多提示缺铁性贫血；红细胞呈球形，染色深，提示遗传性球形细胞增多症；红细胞大小不等，呈小细胞低色素表现并有异形、靶形和碎片者，多提示地中海贫血；红细胞形态正常则见于急性溶血或骨髓造血功能障碍。还可同时观察血涂片中白细胞及血小板的质和量的改变，对判断贫血的原因也有帮助。

(2) 网织红细胞计数：增多提示骨髓造血功能活跃，可见于急、慢性溶血或失血性贫血；减少提示造血功能低下，可见于再生障碍性贫血、营养性贫血等。此外，在治疗过程中定期检查网织红细胞计数，有助于判断疗效。如缺铁性贫血及巨幼红细胞性贫血经合理治疗后，网织红细胞在 1 周左右即开始增加。

(3) 白细胞计数和血小板计数：可协助诊断或初步排除造血系统其他疾病如白血病，再生障碍性贫血以及感染性疾病所致的贫血。

(4) 骨髓涂片检查：可直接了解骨髓造血细胞生成的质和量的变化，对某些贫血的诊断具有决定性意义 (如白血病、再生障碍性贫血、营养性巨幼红细胞性贫血)；如同时做骨髓活检，对白血病、转移瘤等骨髓病变更具诊断价值。

(5) 红细胞脆性试验：脆性增高见于遗传性球形细胞增多症；减低则见于珠蛋白生成障碍性贫血。

(6) 特殊检查：红细胞酶活力测定可以诊断先天性红细胞酶缺陷所致的溶血性贫血；抗人球蛋白试验可以诊断自身免疫性溶血等；血清铁、铁蛋白检查可以了解体内铁代谢情况；用核素 ^{51} 铬可以测定红细胞寿命。

(五) 贫血的治疗原则

1. 去除病因

病因去除是治疗贫血的关键。

2. 一般疗法

加强护理，预防感染，注意饮食质量和搭配等。

3. 药物治疗

针对贫血的病因，选择有效的药物治疗，如铁剂治疗缺铁性贫血；维生素 B_{12} 和叶酸治疗营养性巨幼红细胞性贫血。

4. 输血疗法

长期慢性贫血而代偿功能良好的患者，可不必输血。当贫血引起心功能不全或血红蛋白小于 30 g/L 时，输血是抢救措施，贫血重者应输给浓缩红细胞，按每次 10 ml/kg 计量，速度不应过快，以免引起心力衰竭和肺水肿。对于贫血合并肺炎的患儿，每次输血量以 5 ～ 7 ml/kg 为宜，速度更应减慢。对自身免疫性溶血性贫血应输经氯化钠溶液洗涤后同型红细胞。

5. 治疗并发症

婴幼儿贫血易合并急、慢性感染，营养不良，消化功能紊乱等，应积极治疗。

二、营养性缺铁性贫血

营养性缺铁性贫血 (nutritional iron deficiency anemia，NIDA) 是由于体内铁缺乏导致血红蛋白合成减少所致。临床上以小细胞低色素性贫血、血清铁蛋白减少和铁剂治疗有效为特点。缺铁性贫血是小儿最常见的一种贫血，以婴幼儿发病率最高，严重危害小儿健康，是我国重点防治的小儿常见病之一。

(一) 铁的代谢

1. 人体总铁含量及其分布

人体总铁含量正常成人男性约为 50 mg/kg、女性约为 35 mg/kg。新生儿约为 75 mg/kg。

总铁量的 60% ～ 70% 存在于血红蛋白和肌红蛋白中，约 30% 以铁蛋白及含铁血黄素形式贮存于肝、脾和骨髓中，极少量存在于含铁酶（如各种细胞色素酶、琥珀酸脱氢酶等）及血中。

2. 铁的来源

铁的来源主要有二：①从食物中摄取，每天约摄取 1 ～ 1.5 mg。②体内红细胞衰老破坏释放的血红蛋白铁。小儿体内的铁约 70% 来源于此种途径。

3. 铁的吸收和运转

食物中的铁主要在十二指肠和空肠上部被吸收。肠黏膜细胞对铁的吸收有调节作用，当体内贮铁充足或造血功能减退时铁吸收减少，在缺铁和造血功能增强时，铁通过肠黏膜细胞进入血液的量增多。肉类、鱼类、肝脏等动物性食物中的铁属于血红素铁，吸收率较高，约为 10% ～ 25%；人乳中铁 50% 可被吸收；而牛乳中铁吸收率约为 10%。植物性食物中的铁属于非血红素铁，吸收率甚低，约 1%，且易受肠腔内其他因素的影响。维生素 C、果糖、氨基酸等还原物质能使 Fe^{3+} 变成 Fe^{2+}，有利于吸收；而磷酸、草酸等则与铁形成不溶性铁盐，难于吸收；植物纤维、茶、咖啡、蛋、牛奶更可抑制铁的吸收。

4. 铁的贮存与利用

铁在体内以铁蛋白及含铁血黄素形式贮存。当机体需要铁时，即通过还原酶的作用使铁蛋白中的 Fe^{2+} 释放，然后由氧化酶氧化成 Fe^{3+}，再与转铁蛋白结合，转运至需铁组织。铁到达骨髓造血组织后即进入幼红细胞，在线粒体中与原卟啉结合形成血红素，后者再与珠蛋白结合形成血红蛋白。

5. 铁的需要量和排泄量

正常人每日铁的排泄量相对恒定，约为 1 mg，主要由胆汁、尿、汗和脱落的黏膜细胞排出。小儿每日自饮食中摄入较多量的铁以满足生长发育的需要，成熟儿自生后 4 个月至 3 岁每天约需铁 1 mg/kg；早产儿需铁量较多，约为 2 mg/kg。各年龄小儿每天摄入总量不宜超过 15 mg。

（二）病因

1. 先天储铁不足

胎儿从母体获得的铁以妊娠最后三个月最多，故早产、双胎或多胎、胎儿失血和孕母严重缺铁等均可使胎儿储铁减少。

2. 铁摄入量不足

这是缺铁性贫血的主要原因。人乳、牛乳、谷物中含铁量均低，如不及时添加含铁较多的辅食，容易发生缺铁性贫血。

3. 生长发育因素

婴儿期生长发育较快，5 个月时和 1 岁时体重分别为出生时的 2 倍和 3 倍；随着体重增加，血容量也增加较快，1 岁时血循环中的血红蛋白增加二倍；未成熟儿的体重及血红蛋白增加倍数更高；如不及时添加含铁丰富的食物，则易致缺铁。

4. 铁的吸收障碍

食物搭配不合理可影响铁的吸收。慢性腹泻不仅铁的吸收不良，而且铁的排泄也增加。

5. 铁的丢失过多

正常婴儿每天排泄铁量相对比成人多。每 1 ml 血约含铁 0.5 mg，长期慢性失血可致缺铁，如肠息肉、美克尔憩室、膈疝、钩虫病等可致慢性失血，用不经加热处理的鲜牛奶喂养的婴儿可因对牛奶过敏而致肠出血 (每天失血约 0.7 ml)。

（三）临床表现

任何年龄均可发病，以 6 个月至 2 岁最多见。发病缓慢，其临床表现随病情轻重而有不同。

1. 一般表现

皮肤黏膜逐渐苍白，以唇、口腔黏膜及甲床较明显。易疲乏，不爱活动。年长儿可诉头晕、眼前发黑、耳鸣等。

2. 髓外造血表现

由于髓外造血，肝、脾可轻度肿大；年龄愈小、病程愈久、贫血愈重，肝脾肿大愈明显。

3. 非造血系统症状

(1) 消化系统症状：食欲减退，少数有异食癖 (如嗜食泥土、墙皮、煤渣等)；可有呕吐、腹泻；可出现口腔炎、舌炎或舌乳头萎缩；重者可出现萎缩性胃炎或吸收不良综合征。

(2) 神经系统症状：表现为烦躁不安或萎靡不振，精神不集中、记忆力减退，智力多数低于同龄儿。

(3) 心血管系统症状：明显贫血时心率增快，严重者心脏扩大甚至发生心力衰竭。

(4) 其他：因细胞免疫功能降低，常合并感染。可因上皮组织异常而出现反甲。

（四）实验室检查

1. 血常规

血红蛋白降低比红细胞数减少明显，呈小细胞低色素性贫血。血涂片可见红细胞大小不等，以小细胞为多，中央淡染区扩大，MCV < 80 fl，MCH < 26 pg，MCHC < 0.31。网织红细胞数正常或轻度减少。白细胞、血小板一般正常。

2. 骨髓象

骨髓呈增生性贫血骨髓象，幼红细胞增生活跃，以中、晚幼红细胞增生为主。各期红细胞均较小，胞质量少，边缘不规则，染色偏蓝，显示胞质成熟程度落后于胞核。粒细胞系和巨核细胞系一般无明显异常。

3. 有关铁代谢的检查

(1) 血清铁蛋白 (SF)：可较敏感地反映体内贮铁情况，在缺铁的 ID 期即已降低，IDE 和 IDA 期更明显。缺铁合并感染、肿瘤、肝脏和心脏疾病时，SF 值可不降低，此时可测定不受这些因素影响的红细胞内碱性铁蛋白帮助诊断。

(2) 红细胞游离原卟啉 (FEP)：红细胞内缺铁时，原卟啉不能完全与铁结合成血红素，血红素减少又反馈性地使原卟啉合成增多，因而未被利用的原卟啉在红细胞内堆积，使 FEP 值增高。SF 降低、FEP 增高 > 0.9 mmol/L(500 mg/dl) 而尚未出现贫血，即为缺铁 IDE 期的典型表现。FEP 增高也见于铅中毒、慢性炎症和先天性原卟啉增多症等，应予鉴别。

(3) 血清铁 (SI)、总铁结合力 (TIBC) 和转铁蛋白饱和度 (TS)：IDA 时 SI 降低，TIBC 增高。SI 正常值为 12.8 ～ 31.3 mmol/L(75 ～ 175 mg/dl)，< 9.0 ～ 10.7 mmol/L(50 ～ 60 mg/dl) 有意义；其生理变异大，在感染、恶性肿瘤、类风湿性关节炎等多种疾病时也可降低。TIBC > 62.7 mmol/L(350 mg/dl) 有意义，其生理变异较小，在病毒性肝炎时可增高。TS < 15% 有诊断

意义。

(4) 骨髓可染铁：是反映体内贮存铁的敏感而可靠的指标。骨髓涂片用普鲁士蓝染色镜检，缺铁时细胞外铁减少，铁粒幼细胞数亦可减少 (< 15%)。

(五) 诊断

根据病史特别是喂养史、临床表现和血常规特点，一般可做出初步诊断。进一步作有关铁代谢的生化检查有确诊意义。必要时可作骨髓检查。用铁剂治疗有效可证实诊断。

地中海贫血、异常血红蛋白病、维生素 B_6 缺乏性贫血、铁粒幼红细胞性贫血等亦表现为小细胞低色素性贫血，应根据各病临床特点和实验室检查特征加以鉴别。

(六) 治疗

主要原则为去除病因及给予铁剂。

1. 一般治疗

对重症患者应加强护理，避免感染，注意休息，保护心脏功能。

2. 对因治疗

对饮食不当者应合理安排饮食，纠正不合理的饮食习惯和食物组成。此外，如驱除钩虫、手术治疗肠道畸形、控制慢性失血等。

3. 铁剂治疗

(1) 口服铁剂：是最经济、方便和特效的方法。二价铁较易吸收，常用制剂有硫酸亚铁 (含铁 20%)、富马酸铁 (含铁 30%)、葡萄糖酸亚铁 (含铁 11%) 等。口服剂量以元素铁计算，一般为每次 1 ~ 2 mg/kg，每日 2 ~ 3 次。最好于两餐之间服药，既减少对胃黏膜的刺激，又利于吸收；同时口服维生素 C 以促进铁的吸收。铁剂应服用至血红蛋白达正常水平后 2 个月左右再停药，以补足铁的贮存量。治疗中最好测定血清铁蛋白，以避免铁过量。如口服 3 周仍无效，应考虑是否有诊断错误或其他影响疗效的原因。

(2) 注射铁剂：因较易出现不良反应，故较少应用。常在不能口服铁剂的情况下，用右旋糖酐铁、山梨醇枸橼酸铁复合物 (均含铁 50 mg/ml) 作肌内注射。铁剂治疗有效者，于 3 ~ 4 天后网织红细胞即见升高，7 ~ 10 天达高峰，2 ~ 3 周后下降至正常；治疗约 2 周后，血红蛋白相应增加，临床症状亦随之好转。

4. 输血治疗

一般病例无须输血。重症贫血并发心功能不全或明显感染者可输给浓缩红细胞，以尽快改善贫血状态。贫血愈重，一次输血量应愈小、速度应愈慢。可同时用快速利尿剂。

(七) 预防

主要是做好卫生宣教工作，使全社会尤其是家长认识到缺铁对小儿的危害性及做好预防工作的重要性，使之成为儿童保健工作中的重要内容。主要预防措施包括：①提倡母乳喂养，因母乳中铁的吸收利用率较高；②做好喂养指导，无论是母乳或人工喂养的婴儿，均应及时添加含铁丰富且铁吸收率高的辅助食品，如精肉、血、内脏、鱼等，并注意膳食合理搭配，婴儿如以鲜牛乳喂养，必须加热处理以减少牛奶过敏所致肠道失血；③婴幼儿食品 (谷类制品、牛奶制品等) 应加入适量铁剂加以强化；④对早产儿，尤其是非常低体重的早产儿宜自 2 个月左右给予铁剂预防。

三、营养性巨幼红细胞性贫血

营养性巨幼细胞贫血 (nutritional megaloblastic anemia) 是由于维生素 B_{12} 或（和）叶酸缺乏所致的一种大细胞性贫血。主要临床特点是贫血、神经精神症状、红细胞的胞体变大、骨髓中出现巨幼细胞、用维生素 B_{12} 或（和）叶酸治疗有效。

（一）病因

1. 维生素 B_{12} 缺乏的原因

(1) 摄入量不足：胎儿可通过胎盘获得维生素 B_{12} 储存于肝内供出生后利用，如孕妇缺乏维生素 B_{12}，可致婴儿维生素 B_{12} 储存不足。单纯母乳喂养而未及时添加辅食的婴儿，尤其是乳母长期素食或患有维生素吸收障碍疾病者，可致维生素 B_{12} 摄入不足。食物中以动物性食物含维生素 B_{12} 丰富而植物性食物一般不含维生素 B_{12}，偏食或仅进食植物性食物也可出现维生素 B_{12} 不足。

(2) 吸收和运输障碍：食物中维生素 B_{12} 的吸收是先与胃底部壁细胞分泌的糖蛋白结合成维生素 B_{12}- 糖蛋白复合物后由末端回肠黏膜吸收，进入血循环后需与转钴胺素质蛋白 (transcobalamin) 结合，再运送到肝脏贮存，此过程任何一个环节异常均可致维生素 B_{12} 缺乏。

(3) 需要量增加：婴儿生长发育较快，对维生素 B_{12} 的需要量也增加，严重感染者维生素 B_{12} 的消耗量增加，如维生素 B_{12} 摄入量不敷所需即可致缺乏。

2. 叶酸缺乏的原因

(1) 摄入量不足：羊乳含叶酸量很低，牛乳中的叶酸如经加热也遭破坏，故单纯用这类乳品喂养而未及时添加辅食的婴儿可致叶酸缺乏。

(2) 药物作用：长期应用广谱抗生素可使正常结肠内部分含叶酸的细菌被清除而减少叶酸的供应。抗叶酸代谢药物 (如甲氨蝶呤、巯嘌呤等) 抑制叶酸代谢而致病。长期服用抗癫痫药 (如苯妥英钠、扑痫酮等) 也可导致叶酸缺乏。

(3) 吸收不良：慢性腹泻、小肠病变、小肠切除等可致叶酸肠吸收障碍。

(4) 需要增加：早产儿、慢性溶血等对叶酸的需要增加。

(5) 代谢障碍：遗传性叶酸代谢障碍、某些参与叶酸代谢的酶缺陷也可致叶酸缺乏。

（二）发病机制

叶酸吸收进入人体后，被叶酸还原酶还原成四氢叶酸，四氢叶酸是合成 DNA 过程中必需的辅酶，而维生素 B_{12} 在叶酸转变为四氢叶酸过程中起催化作用，从而促进 DNA 的合成。维生素 B_{12} 或叶酸缺乏均引起四氢叶酸减少、DNA 合成减少。

幼红细胞内的 DNA 减少使红细胞的分裂和增殖时间延长，红细胞核发育落后于胞质，因其胞质的血红蛋白合成不受影响，故红细胞胞体变大，形成巨幼红细胞。由于红细胞的生成速度变慢，且这些异形红细胞在骨髓内容易遭受破坏，进入血流中的成熟红细胞寿命也较短，故造成贫血。粒细胞核也因 DNA 不足而致成熟障碍，胞体增大，因而出现巨大幼稚粒细胞和中性粒细胞分叶过多现象。骨髓中巨核细胞亦常受累，而致核分叶过多。

维生素 B_{12} 能促使脂肪代谢产生的甲基丙二酸变成琥珀酸参与三羧酸循环，这一作用与神经髓鞘中脂蛋白的形成有关，因而能保持中枢和外周有髓鞘神经纤维的完整功能；当其缺乏时，可导致周围神经变性，脊髓亚急性联合变性和大脑损害，因而出现神经精神症状。叶酸缺乏症主要引起情感改变，偶见深感觉障碍，其机制不详。

（三）临床表现

多见于婴幼儿，2岁以下者占96%以上，起病缓慢。

1. 一般表现

多呈虚胖，或伴轻度浮肿，毛发稀疏发黄，严重病例可有皮肤出血点或淤斑。

2. 贫血表现

轻度或中度贫血者占大多数。患儿面色苍黄，疲乏无力。常伴有肝、脾肿大。

3. 精神神经症状

患儿可出现烦躁不安、易怒等症状。维生素 B_{12} 缺乏者还可出现表情呆滞、嗜睡，对外界反应迟钝，少哭不笑，智力、动作发育落后，甚至退步。此外，还常出现肢体、躯干、头部和全身震颤，甚至抽搐、感觉异常、共济失调、踝阵挛和巴彬斯基征阳性等。

4. 消化系统症状

常有食欲不振、腹泻、呕吐和舌炎等。

（四）实验室检查

1. 血常规

呈大细胞性贫血，$MCV > 94\ fl$，$MCH > 32\ pg$。红细胞数的减少比血红蛋白量的减少更为明显。血涂片可见红细胞大小不等，以大细胞多见、中央淡染区不明显，嗜多色性和嗜碱性点彩红细胞易见，可见到巨幼变的有核红细胞。网织红细胞计数常减少。中性粒细胞数和血小板数常减低。中性粒细胞变大并有分叶过多现象，这种分叶过多现象可出现在红细胞改变前，因此有早期诊断意义。此外，还可见到巨大晚幼、巨大多分叶核中性粒细胞。

2. 骨髓象

骨髓增生明显活跃，以红细胞系统增生为主，粒红比值常倒置，各期幼红细胞均出现巨幼变，表现为胞体变大、核染色质粗而松，副染色质明显，显示细胞核的发育落后于胞质。可见到大的并有胞质空泡形成的中性粒细胞，巨核细胞的核有过度分叶现象。

3. 血清维生素 B_{12} 测定

正常值为 $200 \sim 800\ ng/L$，如 $< 100\ ng/L$，则提示维生素 B_{12} 缺乏。

4. 血清叶酸测定

正常值为 $5 \sim 6\ mg/L$；如 $< 3\ mg/L$ 提示叶酸缺乏。

（五）诊断

根据贫血表现、血常规和骨髓中发现巨幼红细胞，即可诊断为巨幼红细胞性贫血。结合患儿不同的病史，有无神经系统症状，必要时测定血清维生素 B_{12} 含量和叶酸含量，可进一步明确是由缺乏维生素 B_{12} 所致，还是缺乏叶酸所致。

（六）治疗

1. 一般治疗

注意营养，及时添加辅食；加强护理，防止感染；震颤明显而不能进食者可用鼻饲数天。

2. 去除病因

对引起维生素 B_{12} 和叶酸缺乏的原因应予去除。

3. 维生素 B₁₂ 和叶酸治疗

有精神神经症状者，应以维生素 B_{12} 治疗为主，如单用叶酸反而有加重症状的可能。维生素 B_{12} 500～1000 μg 一次肌内注射；或每次肌内注射 100 μg，每周 2～3 次，连用数周，直至临床症状好转，血常规恢复正常为止；当有神经系统受累表现时，可予每日 1mg，连续肌内注射 2 周以上；由于维生素 B_{12} 吸收缺陷所致的患者，每月肌内注射 1mg，长期应用。用维生素 B_{12} 治疗后 6～7 小时骨髓内巨幼红细胞可转为正常幼红细胞；一般精神症状 2～4 天后好转；网织红细胞 2～4 天开始增加，6～7 天达高峰，二周后降至正常；精神神经症状恢复较慢。

叶酸口服剂量为 5mg，每日 3 次，连续数周至临床症状好转、血常规恢复正常为止。同时口服维生素 C 有助叶酸的吸收。服叶酸 1～2 天后食欲好转，骨髓中巨幼红细胞转为正常；2～4 天网织红细胞增加，4～7 天达高峰；2～6 周红细胞和血红蛋白恢复正常。因使用抗叶酸代谢药物而致病者，可用甲酰四氢叶酸钙 (calc leucovorin) 治疗。先天性叶酸吸收障碍者，口服叶酸剂量应增至每日 15～50 mg 才有效。

（七）预防

改善哺乳母亲的营养，婴儿应及时添加辅食，注意饮食均衡，及时治疗肠道疾病，注意合理应用抗叶酸代谢药物。

四、营养性感染性贫血

营养性感染性贫血又名雅克什综合征，是以严重贫血、肝脾肿大、周围血白细胞数增高并出现幼粒、幼红细胞为主要表现的一种综合征。其特点为贫血与感染同时存在。本病在我国农村仍可见到，早期诊断、及时治疗可完全治愈。

（一）病因及发病机制

本症不是一个独立的疾病，是婴幼儿时期机体对贫血、感染的一种特殊反应。主要致病因素是营养缺乏（主要是造血物质缺乏）及长期慢性或反复感染（多见于流感嗜血杆菌、金黄色葡萄球菌和链球菌所致感染）。婴幼儿期骨髓造血储备力较差，在发生营养性贫血及反复或慢性感染的情况下，一方面要求机体造血功能代偿增加，另一方面又因感染中毒使骨髓造血功能受到抑制，因此必须恢复骨髓外造血功能以代偿骨髓造血的不足，故临床可见肝脾肿大及特殊血常规。

（二）临床表现

本症多发生于 6 个月至 2 岁的婴幼儿，起病缓慢。面色逐渐苍白或蜡黄，身体消瘦，精神萎靡。常由于反复感染而有不规则发热。有时可见皮肤出血点和浮肿。肝脾逐渐增大，尤以脾大明显，甚至可达骨盆，质地较硬。由于肝脾肿大，故腹部膨隆。全身淋巴结可有轻度肿大。此外，常有佝偻病的临床表现。病程长者多有脾功能亢进表现，如血小板减少等。

（三）实验室和其他检查

血常规以缺铁性贫血为主或呈混合性贫血。血涂片红细胞大小不等，以小细胞为主，合并维生素 B_{12} 缺乏时可见红细胞变形。白细胞显著增多，可达 $30 \times 10^9/L$ 以上，可见中幼、晚幼粒细胞和有核红细胞。网织红细胞正常或轻度增多。骨髓增生活跃，为营养性贫血骨髓象。

（四）诊断及鉴别诊断

主要根据年龄、营养缺乏史、反复或慢性感染史，贫血、肝脾肿大以及血常规中出现幼稚粒细胞和有核红细胞等考虑诊断。但应注意与以下疾病相鉴别：

1. 白血病

急性粒细胞白血病发展快，病情重，多有出血倾向，血常规中幼稚粒细胞以原幼阶段为主，红细胞无营养性贫血特点，血小板大多明显减少，骨髓象有典型白血病改变。慢性粒细胞白血病在小儿极少见，特点为进展较快，血小板计数大都减少，骨髓象以粒细胞系改变明显，胎儿血红蛋白测定常明显升高，有特殊诊断价值，可资鉴别。

2. 类白血病反应

类白血病反应主要表现为周围血白细胞数增高及出现幼稚粒细胞，与本症有相似之处。但类白血病反应多能查出原发病 (败血症、结核病或其他严重感染)，血常规无红细胞代偿增生改变，粒细胞有感染中毒时的形态改变。感染控制后血常规可恢复正常。

3. 其他

本病还应与溶血性贫血、组织细胞增生症、骨骼石化症 (大理石骨病) 等鉴别。

(五) 治疗

主要针对原发病治疗，控制感染。补充铁剂、维生素 D 或叶酸、维生素 B_{12}。感染如能得到控制，贫血自然减轻或消失，一般不需要输血。重度肾性贫血时可输浓缩的红细胞。

第二节 特发性血小板减少性紫癜

特发性血小板减少性紫癜 (idiopathic thrombocytopenic purpura，ITP) 又称自身免疫性血小板减少性紫癜，是小儿最常见的出血性疾病。其主要临床特点是：皮肤、黏膜自发性出血和束臂实验阳性，血小板减少、出血时间延长和血块收缩不良。

一、病因

患儿在发病前常有病毒感染史。目前认为病毒感染不是导致血小板减少的直接原因，而是由于病毒感染后使机体产生相应的抗体，这类抗体可与血小板膜发生交叉反应，使血小板受到损伤而被单核 - 巨噬细胞系统所清除；此外，在病毒感染后，体内形成的抗原 - 抗体复合物可附着于血小板表面，使血小板易被单核 - 巨噬细胞系统吞噬和破坏，使血小板的寿命缩短，导致血小板减少。患者血清中血小板相关抗体 (PAIgG) 含量多增高，且急性型比慢性型抗体量增加更为明显。PAIgG 的含量与血小板数呈负相关关系：即 PAIgG 愈高，血小板数愈低；但也有少数患者的 PAIgG 含量不增高。现已知道，血小板和巨核细胞有共同抗原性，抗血小板抗体同样作用于骨髓中巨核细胞，导致巨核细胞成熟障碍，巨核细胞生成和释放均受到严重影响，使血小板进一步减少。

二、发病机制

目前认为，病毒感染不是导致血小板减少的直接原因，导致血小板减少的最重要原因是体内产生抗血小板自身抗体，这类抗体可与血小板膜上特异性抗原结合，再被单核 - 巨噬细胞系统所清除。急性 ITP 与病毒急性感染后免疫反应有关，抗原多为与血小板膜有黏附能力的循环分子，病毒感染后，体内形成的抗原-抗体复合物可附着于血小板表面，使血小板易被单核-巨噬细胞系统吞噬和破坏，使血小板的寿命缩短，如带有免疫球蛋白的血小板，其寿命由正常的 8 ～ 11 d 缩短至数天或数小时。目前已知，血小板主要在脾脏中被破坏，肝脏、骨髓及肺等也是血小板被破坏的场所。

三、临床表现

本病见于小儿各年龄时期，多见于 1 ～ 5 岁小儿，男女发病数无差异，春季发病数较高。急性型患儿于发病前 1 ～ 3 周常有急性病毒感染史，如上呼吸道感染、流行性腮腺炎、水痘、风疹、麻疹、传染性单核细胞增多症等，偶亦见于接种麻疹减毒活疫苗或接种结核菌素之后发生。大多数患儿发疹前无任何症状，部分可有发热。患儿以自发性皮肤和黏膜出血为突出表现，多为针尖大小的皮内或皮下出血点，或为瘀斑和紫癜，少见皮肤出血斑和血肿。皮疹分布不均，通常以四肢为多，在易于碰撞的部位更多见。常伴有鼻衄或齿龈出血，胃肠道大出血少见，偶见肉眼血尿。青春期女性患者可有月经过多。少数患者可有结膜下和视网膜出血。颅内出血少见，如一旦发生，则预后不良。出血严重者可致贫血，肝脾偶见轻度肿大，淋巴结不肿大。

大约 80% ～ 90% 的患儿于发病后 1 ～ 6 个月内痊愈，10% ～ 20% 的患儿呈慢性病程。病死率约为 0.5% ～ 1%，主要致死原因为颅内出血。

四、实验室检查

（一）血液检查

1. 血小板减少

该表现最为突出，血小板计数在 100×10^9/L 以下，急性型 ITP 血小板计数多低于 20×10^9/L，而慢性型 ITP 血小板数多波动于 $(30 \sim 80) \times 10^9$/L 之间。出血轻重与血小板高低成正比，血小板计数低于 50×10^9/L 时可见自发出血，大于 20×10^9/L 时出血明显，小于 10×10^9/L 时出血严重。

2. 失血量大

可有与失血量相一致的贫血；白细胞计数一般正常。

3. 出血时间延长

凝血时间正常，血块收缩不良；血清凝血酶原消耗不良。

（二）骨髓象

巨核细胞增多或正常，以未成熟型巨核细胞增多为主，部分病例可见幼稚型巨核细胞，血小板生成障碍，产板型巨核细胞较少低于 30%。

（三）血小板抗体测定

PAIgG 或 PAIgM 或 PAIgA 明显升高。PAIgG 变化对 ITP 的预后有指导意义。

（四）血小板寿命测定

用同位素标记法测定血小板寿命，患儿血小板存活时间明显缩短，甚至只有数小时（正常为 8 ～ 10 d）。

（五）其他

束臂试验阳性。

五、诊断与鉴别诊断

以出血为主要症状，无明显肝、脾及淋巴结肿大，血小板计数小于 $100 \times 10^9/L$，骨髓以有核细胞为主，巨核细胞总数增加或正常，血清中检出抗血小板抗体 (PAIgG、PAIgM、PAIgA)，血小板寿命缩短，并排除其他引起血小板减少的疾病，即可诊断。

本症还需与急性白血病、再生障碍性贫血、过敏性紫癜、其他继发性血小板减少性紫癜相鉴别。

六、治疗

（一）一般治疗

发病 1～2 周内应减少活动，避免创伤，重者卧床休息；积极预防及控制感染；忌用抗血小板药物，如阿司匹林；给予足量液体和易消化饮食；为减少出血倾向，常给大量维生素 C 及维生素 P；局部出血者压迫止血。

（二）糖皮质激素

激素可以降低毛细血管通透性、抑制血小板抗体产生、抑制单核 - 巨噬细胞系统破坏有抗体吸附的血小板。用药原则是早期、大量、短程。一般用泼尼松 1.5～2 mg/(kg•d)，分 3 次口服。出血严重者，可用甲基泼尼松龙或地塞米松冲击疗法，用法为甲基泼尼松龙 20～30 mg/(kg•d)，或地塞米松 0.5～2 mg/(kg•d)，静脉滴注，连用 3 d，症状缓解后改服泼尼松。用药至血小板数回升至接近正常水平即可逐渐减量，疗程一般不超过 4 周。停药后如有复发，可再用泼尼松治疗。

（三）大剂量静脉丙种球蛋白

出血重、合并感染或免疫缺陷状态者，应选择大剂量丙种球蛋白静脉注射，剂量为 0.4 g/(kg•d)，连用 5 d；或每次 1 g/kg 静脉滴注，用 1～2 次。

（四）血小板输注

血小板输注可作为严重出血时的紧急治疗。因患儿血循环中含有大量抗血小板抗体，输入血小板很快被破坏。故输注血小板需同时给予大剂量肾上腺皮质激素，以减少输入血小板破坏。

（五）脾切除

脾切除对慢性 ITP 的缓解率为 70%～75%。但应严重掌握手术指征，尽可能推迟切脾时间。适用对象为病程超过一年，有较严重的出血症状，药物治疗效果不好者，巨核细胞数减少、PA IgG 显著增高者，脾切除的疗效差。

（六）免疫抑制剂

激素治疗无效者，可试用长春新碱、硫唑嘌呤、环磷酰胺和环孢素 A 等，可单用或与皮质激素合用。免疫抑制剂的不良反应较多，应注意密切观察。

（七）达那唑

达那唑是一种人工合成雄激素，治疗顽固性慢性 ITP 患者，短期效果好，但维持效果时间较短，剂量为 10～15 mg/(kg•d)，分次口服，连用 2～4 个月。

（八）抗 -D 免疫球蛋白

抗 -D 免疫球蛋白又称抗 Rh 球蛋白，其作用机制尚未完全清楚，主要作用是封闭网状内皮细胞的 Fc 受体。其升高血小板作用较激素和大剂量丙种球蛋白慢，但持续时间长。常用剂量为每日 25 ～ 50 mg/kg，静脉注射，连用 5 天为 1 疗程。主要不良反应是轻度溶血性输血反应和 Coombs 试验阳性。

（九）部分性脾栓塞术

介入放射学选择性插导管至脾门部脾动脉，经导管向脾动脉内注入。直径 300 ～ 550 tan 的聚乙烯微粒，阻断脾脏外周皮质的供血动脉，保留脾脏中心部的髓质供血动脉，使脾脏皮质缺血、坏死、液化并逐渐吸收，达到部分切除脾脏之目的。部分性脾栓塞术后 2 小时，血小板即可明显升高。由于保留了脾脏的髓质即保留了脾脏的免疫功能，部分性脾栓塞术尤适应于儿童期激素治疗无效的 ITP。

第三节 原发性血小板减少性紫癜

特发性血小板减少性紫癜（简称 ITP）是小儿常见的出血性疾病。经过 40 多年的研究，证明本病与机体免疫有关，被认为是一种自身免疫性疾病。临床上以皮肤、黏膜自发性出血为特点，患病前有病毒感染史，如上呼吸道感染（感冒）。本病分为急性和慢性两型，小儿多为急性特发性血小板减少性紫癜，急性 ITP 各年龄阶段均可发病，但以婴幼儿时期多见，春季发病数较高。此病在小儿急性型中约 80% ～ 90% 于 6 个月恢复，10% ～ 25% 转为慢性。慢性病例多见于学龄儿童，病程在 6 个月以上，约有 1/3 ～ 1/2 于 5 年内恢复。急性病例中个别可能发生严重出血（尤其是颅内出血）而导致死亡。

一、病因与发病机制

多认为与病毒感染有关，发病前常有急性病毒感染史。病毒感染使机体产生相应的抗体，这类抗体可与血小板膜发生交叉反应，使血小板受到损伤而被单核巨噬细胞系统清除；此外，在病毒感染后，体内形成的抗原 - 抗体复合物可附着于血小板表面，使血小板易被单核 - 巨噬细胞系统吞噬和破坏而导致血小板减少。患儿血清中血小板相关抗体 (PAIgG) 含量比正常小儿明显增高。PAIgG 的性质未明，在血小板膜上可能有其相关抗原，抗原与抗体相结合后，附有 PAIgG 的血小板在脾、肝内被阻滞而遭破坏，使血小板寿命缩短，导致血小板减少。慢性 ITP 可伴有血小板功能异常而加重出血。同时，补体在 ITP 的发病中也起一定作用。脾也是产生血小板抗体的主要器官。

二、临床表现

本病分为急性型和慢性型两种类型。

（一）急性型

急性型较为常见，多见于 2 ～ 8 岁小儿，发病无性别差异。患儿于发病前 1 ～ 3 周常有急性病毒感染史，如上呼吸道炎、流行性腮腺炎、水痘、风疹、麻疹、传染性单核细胞增多症等。起病急骤，常有发热；以自发性皮肤和黏膜出血为突出表现，多为针尖大小的皮内或皮下出血点，或为淤斑和紫癜，分布不均，通常以四肢较多，易于碰撞的部位更多见，躯干则较少见；常伴有鼻衄或齿龈出血，胃肠道大出血少见，偶见肉眼血尿。青春期女性患者可有月经过多。

少数患儿可有结膜下和视网膜出血。颅内出血少见，如一旦发生，则预后不良。淋巴结不肿大，偶见肝脾轻度肿大。本病呈自限性经过，85%～90% 患儿于发病后 1～6 个月内能自然痊愈；约有 10% 转为慢性型；病死率约为 1%，主要致死原因为颅内出血。

（二）慢性型

病程超过 6 个月者为慢性型，多见于学龄期儿童，男女发病数约 1:3。起病缓慢，出血症状较急性型轻，主要为皮肤和黏膜出血，可为持续性出血或反复发做出血，每次发作可持续数月甚至数年，病程呈发作与缓解交替出现。间歇期长短不一，可自数周至数年，在间歇期可全无出血或仅有轻度鼻衄。约 30% 患儿于发病数年后自然缓解。反复发作者有脾脏轻度肿大。

三、实验室检查

（一）血常规

血小板计数通常小于 20×10^9/L，慢性型常在 $(30～80)\times10^9$/L 之间。血小板数高于 50×10^9/L 时可无出血症状，血小板数小于 50×10^9/L 时即可见自发性出血。失血较多时，可有贫血。白细胞数正常。出血时间延长，凝血时间正常，血块收缩不良，血清凝血酶原消耗不良。

（二）骨髓象

骨髓巨核细胞数正常或稍高，慢性型显著增多。巨核细胞大小不一，以小型巨核细胞较为多见；幼稚巨核细胞增多，核分叶减少，且常有空泡形成、颗粒减少和胞质少等现象。

（三）PAIgG 测定

用荧光标记或酶联免疫等方法测定 PAIgG，含量明显增高。

（四）其他

束臂试验阳性。

四、诊断与鉴别诊断

根据病史、临床表现和实验室检查即可做出诊断；本病须与急性白血病、再生障碍性贫血、过敏性紫癜、急性感染、败血症、伤寒等及和药物所致的血小板减少相鉴别。

诊断标准如下。

(1) 血小板计数 < 100×10^9/L。

(2) 骨髓巨核细胞增多或正常，有成熟障碍，主要表现为幼稚型和 / 或成熟型无血小板释放的巨核细胞比例增加，巨核细胞颗粒缺乏，胞质少。

(3) 有皮肤出血点、瘀斑和 / 或黏膜出血等临床表现。

(4) 脾脏无肿大。

(5) 具有以下 5 项中任何 1 项：①肾上腺皮质激素治疗有效。②脾切除有效。③血小板相关抗体或特异性抗血小板抗体阳性。④血小板寿命缩短。⑤排除其他可引起血小板减少的疾病，如再生障碍性贫血、白血病、骨髓增生异常综合征 (MDS)、其他免疫性疾病以及药物性因素等。

五、治疗

轻型患者无须治疗，多于 4 周内恢复。

（一）一般疗法

适当限制活动，避免外伤。有或疑有感染者，酌情使用抗生素。避免应用影响血小板功能的药物，如阿司匹林等。

（二）支持疗法

1. 血小板输注

血小板 $< 10 \times 10^9$/L，伴有严重出血或有危及生命的出血需紧急处理者，可酌情输注浓缩血小板制剂，每次 0.2 ～ 0.25U/kg，静脉滴注，隔日 1 次，至出血减轻，血小板达安全水平（$> 30 \times 10^9$/L）。同时，给予皮质激素或 IVIG，可以提高疗效。

2. 红细胞输注

红细胞输注仅用于严重急性失血性贫血（Hb < 60 g/L）者。

（三）糖皮质激素的应用

糖皮质激素的应用适用于有严重出血倾向，血小板 $< 30 \times 10^9$/L 的患儿。主要药理作用：降低毛细血管通透性，抑制血小板抗体产生，抑制单核 - 巨噬细胞系统对有抗体吸附的血小板的破坏。一般采用泼尼松 1.5 ～ 2 mg/(kg•d)，分 3 次服。严重者可用冲击疗法，地塞米松 0.5 ～ 2 mg/(kg•d) 或甲基泼尼松龙 20 ～ 30 mg/(kg•d)，加入葡萄糖液静脉滴注，有效者 24 ～ 48 小时血小板数回升，$\geq 100 \times 10^9$/L。连用 3 天后，改泼尼松口服。激素用至出血减轻，血小板上升后减量、停药。疗程一般不超过 4 ～ 6 周。停药后如有复发，再用泼尼松治疗。用药期间，应密切观察糖皮质激素的不良反应，不良反应明显时应及时减量，对症处理。

（四）大剂量静脉注射丙种球蛋白（WIG）

大剂量静脉注射丙种球蛋白适用于激素无效患儿或危重型患儿。剂量及疗程：0.4 g/(kg•d)，连用 5 天，或 1 g/(kg•d)，1 ～ 2 天，有效者第 2 天血小板上升，4 ～ 11 天达高峰，第 2 个 10 天稳定于一定水平，视病情需要 1 ～ 6 周内可再给药一次，有效率 91.7%。IgA 缺乏症禁用。20% 患者有头痛，1% ～ 3% 患者有寒战、发热。

（五）免疫抑制剂

糖皮质激素治疗无效或依赖大剂量皮质激素维持者，可选用以下药物：①硫唑嘌呤 1 ～ 3 mg/(kg•d)，分次口服，1 个月后方见效。②环磷酰胺 2 ～ 3 mg/(kg•d)，分 3 次服；或 300 ～ 600 mg/m² 静脉滴注，每周一次，2 周后开始见效。③长春新碱 1.5 ～ 2 mg/m²（每次最大量 2 mg）缓慢静注，每周 1 次，连用 4 ～ 6 周。此类药物主要不良反应有脱发、周围神经炎、肝功能损害、出血性膀胱炎和骨髓抑制。

（六）其他药物

除上述药物外可酌情选用以下几种药物。

(1) 干扰素，3 万 ～ 6 万 U/kg，皮下注射，每周 3 次，连续 4 周。主要不良反应为不同程度发热。

(2) 大剂量维生素 C2 ～ 3 g/d，加入 10% 葡萄糖液，静脉滴注 7 ～ 14 天，或 2 ～ 3 g/d 口服，连续 2 ～ 3 个月。

(3) 达那唑 15 ～ 20 mg/(kg•d)，分次口服，一般 2 ～ 4 个月开始出现疗效。主要不良反应为肝功能损害，停药后可恢复。

（七）脾切除术

脾切除术的指征如下。

(1) 经以上正规治疗，仍有危及生命的严重出血或急需外科手术者。

(2) 病程超过 1 年，年龄大于 5 岁，且有反复严重出血，药物治疗无效或依赖大剂量皮质激素维持，骨髓巨核细胞增多者。

(3) 病程超过 3 年，血小板持续＜ $30×10^9$/L，有活动性出血。

(4) 年龄大于 10 岁，药物治疗无效者。切脾缓解率为 60%～90%，病死率为 1%，部分切脾未缓解者再用药物治疗有效。

（八）急救处理

发生危及生命的出血（如颅内出血、消化道大出血等）的患儿需输血小板，若贫血明显，可输新鲜全血。

第四节 急性白血病

白血病 (1eukemia) 是造血组织中某一血细胞系统过度增生，浸润到各组织和器官，从而引起一系列临床表现的恶性血液病。是我国最常见的小儿恶性肿瘤。据调查，我国 10 岁以下小儿白血病的发生率为 3～4/10 万，男性发病率高于女性。急性白血病占 90%～95%，慢性白血病仅占 3%～5%。

一、病因

本病病因尚未完全明了，可能与下列因素有关。

（一）病毒感染

多年研究已证明属于 RNA 病毒的反转录病毒 (retrovirus)，又称人类 T 细胞白血病病毒 (HTLV) 可引起人类 T 淋巴细胞白血病。

（二）物理和化学因素

电离辐射能引起白血病。小儿对电离辐射较为敏感，在曾经放射治疗胸腺肥大的小儿中，白血病发生率较正常小儿高 10 倍；妊娠妇女照射腹部后，其新生儿白血病的发病率比未经照射者高 17.4 倍。苯及其衍生物、氯霉素、保泰松、乙双吗啉和细胞毒药物等均可诱发急性白血病。

（三）遗传素质

白血病不属遗传性疾病，但在家族中却可有多发性恶性肿瘤的情况。少数患儿可能患有其他遗传性疾病，如 21- 三体综合征、先天性睾丸发育不全症、先天性再生障碍性贫血伴有多发畸形 (Fanconi 贫血)、先天性远端毛细血管扩张性红斑症 (Bloom 综合征) 以及严重联合免疫缺陷病等。这些疾病患儿的白血病发病率比一般小儿明显增高。此外，单卵孪生儿中一个患急性白血病，另一个患白血病的概率为 20%，比双卵孪生儿的发病率高 12 倍。以上现象均提示白血病的发生与遗传素质有关。

二、发病机制

白血病是恶性病，其类型繁多、发病机制也复杂。一般认为是各种原因所致的单个细胞原癌基因决定性的突变，一个或多个癌基因的激活和抑癌基因的失活，使得造血干细胞恶性克隆性增生，分裂增殖而不分化成熟，抗凋亡增强，凋亡减弱，导致白血病。

三、分类和分型

急性白血病的分类或分型对于指导治疗和提示预后有重要意义。根据增生的白细胞种类的不同，可分为急性淋巴细胞白血病 (急淋，ALL) 和急性非淋巴细胞白血病 (急非淋，ANLL) 两大类，儿童时期以急性淋巴细胞白血病最常见。近几年国内外开展 MICM 综合分型，即骨髓细胞形态学 (M)、免疫学 (I)，细胞遗传学 (C) 和分子生物学 (M) 分型，用来指导治疗和提示预后。

(一) 形态学分型 (FAB 分型)

1. 急性淋巴细胞白血病

根据原淋巴细胞形态学的不同，分为以下三种类型。

(1)L_1 型以小细胞为主，核染色质均匀，核形规则；核仁很小，一个或无；胞质少，胞质空泡不明显。

(2)L_2 型以大细胞为主，大小不一，核染色质不均匀，核形不规则；核仁一个或多个，较大；胞质量中等，胞质空泡不定。

(3)L_3 型以大细胞为主，细胞大小一致，核染色质细点状，均匀，核形规则；核仁一个或多个；胞质量中等，胞质空泡明显。

2. 急性非淋巴细胞白血病

本病分为以下八种类型。

(1) 原粒细胞做分化型 (M_0)。

(2) 原粒细胞白血病未分化型 (M_1)。

(3) 原粒细胞白血病部分分化型 (M_2)。

(4) 颗粒增多的早幼粒细胞白血病 (M_3)。

(5) 粒 - 单核细胞白血病 (M_4)。

(6) 单核细胞白血病 (M_5)。

(7) 红白血病 (M_6)。

(8) 急性巨核细胞白血病 (M_7)。

(二) 免疫学分型

1. 急性淋巴细胞白血病

应用单克隆抗体检测淋巴细胞表面抗原标记，一般可将急性淋巴细胞白血病分 T、B 淋巴细胞二大系列。T-ALL 主要表现为 TdT，CD_1、CD_3、CD_5、CD_7、CD_8 阳性。B-ALL 表现为 SmIg，CD_{10}，CD_{19}，HLA-DR 阳性。B 细胞系 ALL 分为四型：急性早期 B 前体细胞白血病 (ear-ly B-ALL)，普通型 ALL(C-ALL)，急性前 B 细胞白血病 (Pre B-ALL) 和急性 B 细胞白血病 (B-ALL)。

2. 急性非淋巴细胞白血病

$M_1 \sim M_5$ 型可有 CD_{13}、CD_{14}、CD_{15}、MPO 阳性。M_6 型可见血型糖蛋白 A 阳性，M_7 型可见血小板膜抗原Ⅱb/Ⅲa(GPⅡb/Ⅲa) 阳性、CD_{41}、CD_{68} 阳性。

(三) 细胞遗传学分型

1. 急性淋巴细胞白血病的染色体畸变

①染色体数目异常，如小于或等于 45 条的低二倍体，或大于或等于 47 条的高二倍体。

②染色体核型异常，如 12 号和 21 号染色体易位，即 t(12；21)；t(9；22) 及 t(4；11) 等。

2. 急性非淋巴细胞白血病的染色体核型异常

t(9；22)；t(6；9)；t(8；21)(q22；q22)；t(15；17) 等。

(四) 临床分型

一般根据预后不同，把急性淋巴细胞白血病分为高危型和标危型两类。

1. 高危型急性淋巴细胞白血病 (HR-ALL)

凡具备下述 1 项或多项与小儿急淋预后密切相关的危险因素者为 HR-ALL。

(1) 小于 12 个月的婴儿白血病。

(2) 诊断时已发生中枢神经系统白血病和 (或) 睾丸白血病者。

(3) 染色体核型为 t(4；11) 或 t(9；22) 异常者。

(4) 少于 45 条染色体的低二倍体者。

(5) 诊断时外周血白细胞计数 > $50 \times 10^9/L$ 者。

(6) 泼尼松试验不良效应者 [泼尼松 60 mg/(m^2•d) 诱导 7 d，第 8 天外周血白血病细胞 > $1 \times 10^9/L$]。

(7) 标危型急淋经诱导化疗 6 周不能获完全缓解者。

2. 标危型急性淋巴细胞白血病 (SR-ALL)

不具备上述任何一项危险因素，或 B 系 AL)L 有 t(12；21) 染色体核型者。也有人将急性淋巴细胞白血病分为标危型、中危型和高危型 3 型。

四、临床表现

各型急性白血病的临床表现基本相同，主要表现为正常血细胞减少症群及白血病细胞增多症群。

(一) 正常血细胞减少症群

1. 发热

多数患儿起病时有发热，热型不定。其原因是由于白细胞质和量的异常以及机体抵抗力下降，继发局部或全身感染。

2. 贫血

由于骨髓造血干细胞受到抑制所致及红细胞寿命缩短。

3. 出血

由白血病细胞浸润，血小板减少，并发弥散性血管内凝血等因素引起。表现为皮肤、黏膜出血，或脏器出血。

(二) 白血病细胞增多症群

1. 肝、脾和淋巴结肿大

具体略。

2. 中枢神经系统浸润

出现头痛、呕吐、嗜睡、视盘水肿等颅内压增高表现，脑脊液涂片可发现白血病细胞。

3. 骨、关节

约 25% 患儿以骨、关节疼痛为首发症状，局部无红润，有肿胀，皮温不高，呈炸裂性疼痛，常伴有胸骨压痛。骨痛的原因主要与骨髓腔内白血病细胞大量增生、压迫和破坏邻近骨质以及骨膜浸润有关。

4.其他

泌尿、生殖系统浸润引起肾区剧痛、血尿、睾丸肿胀；鼻窦、眼眶、肋骨、骨盆局部肿瘤形成；睾丸浸润，表现为局部肿大、触痛；皮肤浸润，表现为皮疹、结节或肿块；心脏浸润可引起心脏扩大、心包积液和心衰等；消化系统浸润可引起食欲不振、腹泻等。

五、实验室检查

（一）血常规

血常规表现为三低一高，即红细胞、血红蛋白及血小板均减少，白细胞数增高者，但50%患儿白细胞正常或减少。白细胞分类显示原始细胞和幼稚细胞占多数。

（二）骨髓象

骨髓象是确诊的主要依据，多数患儿的骨髓有核细胞增生明显或极度活跃，以原始和幼稚细胞为主，幼红细胞和巨核细胞减少。但也有少数患儿的骨髓表现为增生低下。

（三）组织化学染色

常用组织化学染色法检测过氧化物酶（POX）、糖原反应（PAS）、非特异性酯酶（NSE）碱性磷酸酶（AKP/NAP）等以协助鉴别细胞类型。

（四）其他

包括免疫学检查、细胞遗传学和分子生物学检查等。

六、诊断和鉴别诊断

典型病例根据临床表现、血常规和骨髓象的改变即可做出诊断。部分患儿外周血白细胞数正常或减少，血涂片不易找到幼稚白细胞，要早做骨髓穿刺检查。注意与类白血病反应、再生障碍性贫血、传染性单核细胞增多症等疾病鉴别。

七、治疗

以化疗为主的综合治疗。可配合支持疗法、免疫疗法或做骨髓移植。

治疗原则为早诊、早治，有间歇、交替用药，坚持长期治疗，预防复发。

化疗：目的是杀灭白血病细胞，解除白血病细胞浸润引起的症状，缓解病情以至痊愈。

化疗程序：①诱导治疗，使白血病达完全缓解。急性淋巴细胞白血病常用长春新碱、泼尼松、环磷酰胺等联合用药；急性粒细胞白血病常用阿糖胞苷、柔红霉素、足叶乙甙等联合用药。②巩固治疗，在白血病达完全缓解后进行，以最大限度杀灭白血病细胞。一般情况下持续完全缓解3年者可停药观察。

八、急性白血病疗效判定标准

（一）缓解标准

1.完全缓解（CR）

①骨髓象：原粒细胞Ⅰ+Ⅱ型（原单+幼单或原淋+幼淋）≤5%，RBC和巨核细胞系正常。②血常规：Hb≥90g/L，中性粒细胞绝对值≥1.5×10^9/L，PLT≥100×10^9/L，分类中无幼稚细胞。③临床表现：无白血病细胞浸润所致的症状和体征，生活正常或接近正常。

2. 部分缓解 (PR)

①骨髓象：原粒 Ⅰ + Ⅱ 型 (原单 + 幼单或原淋 + 幼淋) ＞ 5% 但≤ 20%。②临床、血常规 2 项中有 1 项未达 CR 标准者。

3. 未缓解 (NR)

骨髓象、血常规及临床 3 项均未达上述标准者。

（二）复发标准

凡具有下列 3 项之一称为复发。

1. 骨髓象

原粒细胞 Ⅰ + Ⅱ 型 (原单 + 幼单或原淋 + 幼淋) ＞ 5% 但＜ 20%，经有效抗白血病治疗 1 疗程仍未达到骨髓象 CR 标准者。

2. 骨髓象

原始粒细胞 Ⅰ + Ⅱ 型 (原单 + 幼单或原淋 + 幼淋)≥ 20% 者。

3. 髓外白血病细胞浸润者。

（三）持续完全缓解

持续完全缓解指从治疗后 CR 之日起计算，其间无白血病复发≥ 3 年者。

（四）长期存活

白血病自确诊之日起所存活的时间 (包括带病生存)≥ 5 年者。

（五）临床治愈

停止化疗＞ 15 年者。

九、预后

近年来由于化疗的不断改进，急性淋巴细胞白血病的预后已大为改善，5 年无病生存率达 80%，急性非淋巴细胞白血病的 5 年无病生存率约 50%。

第五节 血友病

血友病是一组遗传性凝血功能障碍的出血性疾病，包括以下几种。

(1) 血友病甲、即因子Ⅷ (又称抗血友球蛋白，AHG) 缺乏症。

(2) 血友病乙，即因子Ⅸ (又称血浆凝血活酶成分，PTC) 缺乏症。

(3) 血友病丙，即因子Ⅺ (又称血浆凝血活酶前质，PTA) 缺乏症。其发病率为 5 ～ 10/10 万，以血友病甲较为常见，血友病乙次之，血友病丙罕见。其共同特点为终生在轻微损伤后发生长时间出血。

一、病因及病理

血友病甲和乙为 X 连锁隐性遗传，由女性传递，男性发病。血友病丙为常染色体不完全性隐性遗传，男女均可发病或遗传疾病。

因子Ⅸ、Ⅺ缺乏均可使凝血过程的第一阶段中的凝血活酶生成减少，引起血液凝固障碍，导致出血倾向。因子Ⅷ是血浆中的一种球蛋白（其抗原为Ⅷ:Ag，功能部分称为Ⅷ：C），它与vWF以非共价形式合成复合物存在于血浆中，因子Ⅷ和vWF是由不同基因编码、性质和功能完全不同的二种蛋白质。Ⅷ:C仅占复合物的1%，水溶性，80%由肝脏合成，余20%由脾、肾和单核-巨噬细胞等合成，其活性易被破坏，在37℃储存24小时后可丧失50%，vWF的功能主要有：①作为因子Ⅷ的载体而对因子Ⅷ起稳定作用，②参与血小板黏附和聚集功能。vWF缺乏时，可引起出血和因子Ⅷ缺乏。

因子Ⅸ是一种由肝脏合成的糖蛋白，在其合成不过程中需要维生素K的参与。因子Ⅺ也是在肝内合成，在体外储存时其活性稳定，故给本病患者输适量储存血浆即可补充因子Ⅺ。

二、诊断步骤

（一）病史采集要点

1. 性别

血友病甲和血友病乙一般为X-连锁隐性遗传，因此患儿为男性，女性多为携带者而无症状。血友病丙为常染色体遗传，男女均可发病。

2. 主要症状

血友病的主要症状为出血。最常见的是关节尤其是膝关节出血，表现为局部肿胀、疼痛；其次为颅内出血，表现为头痛、抽搐和神志改变。出血可为自发性，也可为外伤所致，且反复出血往往发生于同一部位。血肿可自行吸收消退，颅内严重出血有时可致命。仔细询问可发现患儿多数有外伤后或肌内注射后出血难止的病史。

3. 其他病史

多数患儿有阳性家族史。血友病甲和血友病乙患儿母系男性亲属中可有类似出血病史的患者。

（二）体格检查要点

1. 一般情况

除非有颅内出血，患儿一般情况良好。

2. 皮肤黏膜

可有皮下软组织血肿造成的局部淤肿，有触痛，多数分布于四肢等易受外力作用处。一般没有皮肤出血点、瘀点等常见于血小板减少的表现。大量出血者可因失血过多有皮肤黏膜苍白等贫血表现。

3. 肝脾、淋巴结

患儿一般无肝脾、淋巴结肿大。

4. 其他表现

反复的关节出血可导致受累关节肿胀、畸形以及活动受限，严重颅内出血可有神经系统后遗症表现。

（三）门诊资料分析

1. 血常规

白细胞、红细胞、血小板计数均无异常。出血量大时可伴失血性贫血，血红蛋白降低并有网织红细胞计数增加。

2. 出、凝血检查

出血时间正常；凝血时间延长，轻症患儿凝血时间可正常；血块退缩不良。

3. 其他常规检查

伴肾脏挫伤时，尿常规可见红细胞。血友病伴消化道出血者少见，大便常规潜血阳性常常为口腔出血咽下所致。

(四) 进一步检查项目

1. 补充门诊未做的血常规和出凝血检查

2. 凝血功能检查

活化部分凝血活酶时间 (APTT) 延长，重症者常达正常上限的 2 ～ 3 倍，但轻症者可仅较对照延长数秒。凝血酶原时间 (PT)、凝血酶时间 (TT) 均正常。

3. 凝血功能纠正试验

无条件检测凝血因子活性的单位，可用凝血功能纠正试验来判断属于何种类型的血友病：正常血浆经硫酸钡吸附后含因子Ⅷ和Ⅺ，不含Ⅸ；正常血清则含因子Ⅸ和Ⅺ，不含Ⅷ。如患者凝血功能试验异常被硫酸钡吸附后的正常血浆纠正而不被正常血清纠正，为血友病甲；如被正常血清纠正而不被硫酸钡吸附后的正常血浆纠正，为血友病乙；两者均可纠正，则为血友病丙。

4. 凝血因子活性测定

直接测定相应的凝血因子活性是确诊血友病最可靠的方法，正常参考范围为 60% ～ 150%(0.6 ～ 1.5 U/ml)。

5.von Willebrand 因子 (vWF)

vWF 为Ⅷ因子的载体，其血浓度降低 (von Willebrand 病，vWD) 也影响到Ⅷ因子水平。测定 vWF 有助于鉴别 vWD 与轻型或亚临床型血友病甲。

三、诊断对策

(一) 诊断

根据患儿出血的特征，结合阳性家族史，即可考虑为血友病。实验室检查 PT 正常而 APTT 延长支持血友病的诊断，分型则需要进行凝血功能纠正试验。直接测定凝血因子活性不但能确诊并分型，还可以判断病情严重程度。

(二) 鉴别诊断

1. 血管性假血友病 (von Willebrand 病，vWD)

本病也是遗传性出血性疾病，也有Ⅷ因子活性减低、凝血时间延长，易误诊为血友病甲。但本病为常染色体显性遗传，男女均可发病，其出血机制主要为血小板功能的异常，表现为皮肤黏膜出血，其出血时间延长、束臂试验阳性和阿司匹林试验阳性，测定 vWF 水平有助于与血友病鉴别。

2. 晚发性维生素 K 缺乏症

晚发性维生素 K 缺乏症主要见于 1 ～ 2 个月的婴儿，需与此年龄段发生出血的血友病鉴别。除男女均可发病外，患儿有 PT 延长及用维生素 K 可迅速纠正是其最有力的证据。

3. 血小板减少性紫癜

严重的血小板减少性紫癜也可合并内脏出血及出血不止，但其皮肤黏膜出血更显著，血常规血小板计数减少，易与血友病鉴别。

4. 血小板功能异常

包括多种疾病引起的血小板功能异常也可引起严重的出血，且血小板计数正常。同样，血小板功能异常引起的出血以皮肤黏膜出血为主，有出血时间延长、束臂试验阳性等，血小板功能检测可以明确。

5. 关节炎

血友病患儿反复关节出血可导致关节的畸形和肿胀，需与各种原因引起的关节炎鉴别。关节炎患儿既往无出血性疾病病史，往往有发热及其他关节炎的表现，APTT正常。

（三）临床表现

出血症状是本组疾病的主要表现，轻微损伤或小手术后有长时间出血的倾向，但血友病丙的出血症状药品帮助一般较小，血友病甲和乙大多在2小时发病，亦可在新生儿期即发病。

1. 皮肤、黏膜出血

明显由于皮下组织、口腔、齿龈黏膜易于受伤，为出血好发部位，幼儿亦常见于头部碰撞后出血和血肿。

2. 关节积血

关节积血是血友病最常见的临床表现之一，多见于膝关节，其次为踝、髋、肘、肩关节等处，关节出血可以分为3期。①急性期：关节腔内及周围组织出血，引起局部红、肿、热、痛和功能障碍。由于肌肉痉挛，关节多处于屈曲位置，②关节炎期：因反复出血、血液当然不能完全被吸收，刺激关节组织，形成慢性炎症，滑膜增厚，③后期：关节纤维化、强硬、畸形、肌肉萎缩、骨质破坏，导致功能丧失，膝关节反复出血，常引起膝屈曲、外翻、腓骨半脱位，形成特征性的血友病步态。

3. 肌肉出血和血肿

重型血友病甲常发生肌肉出血和血肿，多发生在创伤或活动过久后，多见于用力的肌群。深部肌肉出血时可形成血肿，导致局部肿痛和活动受限，可引起局部缺血性损伤和纤维变性。在前臂可引起手挛缩，小腿可引起跟腱缩短，腰肌痉挛可引起下腹部疼痛。

4. 创伤或手术后出血

不同程度的创伤、小手术，如拔牙、扁桃体摘除，脓肿切开，肌肉注射或针灸等，均可以引起严重的出血。

5. 其他部位的出血

如鼻出血、咳血、呕血、黑便、血便和血尿等。也可发生颅内出血，是最常见的致死原因之一。

四、治疗

（一）治疗原则

(1) 尽早明确诊断，减少出血损伤。

(2) 适当限制活动，防止外伤出血。

(3) 避免肌内注射，避免使用干扰凝血功能的药物。

(4) 有出血时，补充凝血因子。

(二) 治疗计划

1. 一般治疗

(1) 注意日常活动,既要避免受伤又不能过分限制,以免影响正常的生长发育,需要向患儿及其监护人进行耐心宣教,使患儿养成安静的生活习惯,成人后选择适当的职业。

(2) 在其他疾病的治疗中,尽量不采用注射尤其是肌内注射,避免使用阿司匹林等干扰凝血功能的药物,在拔牙、手术前需要预防性输注凝血因子。

(3) 发生关节出血时,需限制该关节活动并将其置于功能位置,局部可以冷敷。

(4) 发生颅内出血时,在输注凝血因子基础上脱水降颅内压,必要时穿刺或切开引流积血以抢救生命。

2. 凝血因子替代治疗

这是重度血友病并发出血时最根本的治疗措施。

(1) 纯化Ⅷ因子:鼻衄或早期轻度出血,每次用 10 ~ 15 U/kg,每 12 小时静脉滴注 1 次,用 1 ~ 3 次或至出血停止;关节血肿形成或轻度创伤活动性出血,每次用 20 ~ 25 U/kg,每 12 小时 1 次,共 3 ~ 4 天或至止血、伤口愈合;危及生命的出血如颅内出血、体腔出血、骨折等,每次 50 U/kg,每 8 小时 1 次,用 10 ~ 14 天或至伤势痊愈。以上情况首剂量均需加倍。

(2) 冷沉淀:无纯化Ⅷ因子时可用冷沉淀,每单位 (袋)20 ~ 30 ml,含Ⅷ因子 80 ~ 100 U 以及丰富的纤维蛋白原。用量同上。

(3) 纯化Ⅸ因子:血友病乙可用纯化Ⅸ因子,或含Ⅸ因子的凝血酶原复合物。用法用量与前述大致相仿,但Ⅸ因子的半衰期长,每天仅需用 1 次。

(4) 凝血酶原复合物:含因子Ⅱ、Ⅶ、Ⅸ、Ⅹ,用于血友病乙或血友病甲出现凝血因子抑制物时。应注意使用时有发生 DIC 和栓塞的危险,一旦出现,需要停药或减量使用。

(5) 新鲜冰冻血浆 (FFP):含多种凝血因子包括Ⅷ、Ⅸ、Ⅺ。由于输注容量的限制,FFP 不能用于严重的血友病甲和乙,仅用于血友病丙、轻症血友病乙及诊断未明需要紧急处理时。每次 10 ~ 15 ml/kg,每天 1 次。

3. 其他止血药物

(1) 脱氧 -8- 精氨酸加压素 (DDAVP):可促使内皮细胞迅速释放 vWF,使轻症血友病甲患者循环中Ⅷ因子水平升高 2 ~ 10 倍,减轻其出血症状,但对重症患者无效。剂量为每次 0.2 ~ 0.3 g/kg,加入 NS 中缓慢静注,或皮下注射,也可经滴鼻给药。如有必要,12 ~ 24 小时后可重复使用,但要注意心血管反应和低渗性水中毒等不良反应。

(2)6- 氨基己酸 (EACA):轻症血友病患者尤其是在牙科小手术时,也可用抗纤溶药物如 EACA 等预防或治疗出血,肾脏出血禁用。剂量为每次 0.08 ~ 0.12 g/kg,静脉滴注,用 5 ~ 7 天。

(3) 糖皮质激素:可减轻出血和炎症,只适用于肾脏出血和关节出血,一般连用 3 天。

(三) 治疗方案的选择

(1) 没有出血症状的患儿,无须凝血因子替代治疗,只需注意日常活动防止外伤。

(2) 表浅部位的出血可用局部压迫的方法止血。

(3) 轻型患儿在口腔出血时,可单用 EACA 等抗纤溶药物,其中轻型血友病甲还可选用 DDAVP。

(4) 重型患儿合并出血时，应及时使用凝血因子替代治疗。

五、预防

加强血友病携带者的检测，对血友病家族中的孕妇进行产前诊断，血友病胎儿应终止妊娠，无疑会降低血友病的发病率，根据本组疾病的遗传方式，对患者的家族成员需进行筛查，以确定其中患者和携带者，并对他们进行有关本组疾病的遗传咨询，使他们了解遗传规律，对家族中的孕妇要采用基因分析法进行产前诊断，如确定胎儿为血友病甲患者，可及时终止妊娠，预防出血应自幼养成安静生活习惯，以减少和避免外伤出血，尽可能避免肌内注射，如因患外科疾病需做手术治疗，应注意在术前，术中和术后输血或补充所缺乏的凝血因子。

第六节 晚发性维生素 K 缺乏性出血症

一、概述

维生素 K 缺乏症 (deficiency of vitaminK) 是由于维生素 K 缺乏引起的凝血障碍性疾病。维生素 K 缺乏影响某些凝血因子激活，发生凝血障碍而出血。本病为新生儿、婴儿期常见疾病，发生于 1 周内的新生儿叫新生儿出血症；发生于婴儿期的叫晚发性或迟发性维生素 K 依赖因子缺乏症；因肝病、胆病、迁延性腹泻、滥用抗生素引起的维生素 K 缺乏症，叫继发性维生素 K 缺乏症；无上述原因引起的维生素 K 缺乏症，叫特发性维生素 K 缺乏症。其中 90% 系因单纯母乳喂养引起。所以单纯母乳喂养是特发性维生素 K 缺乏症的主要发病原因。维生素 K 缺乏症主要表现是出血，出血可发生在任何部位，常合并颅内出血及肺出血而导致婴儿死亡，颅内出血对婴儿生命威胁最大，尤其是晚发性维生素 K 缺乏症，多见于 3 个月以内单纯母乳喂养而母亲不吃蔬菜的小儿起病急骤、病情严重，首发症状常常是颅内出血容易误诊延误诊治和严重颅内出血常造成死亡，或遗留后遗症。及时补充维生素 K，有肯定效果。出生后补充维生素 K 能预防晚发性维生素 K 缺乏性出血症。因此，对可能引起维生素 K 缺乏的孕妇，哺乳期母亲及小儿应预防性用维生素 K。

流行病学：本病为新生儿、婴儿期常见疾病，多见于 3 个月以内单纯母乳喂养而母亲不吃蔬菜的小儿，尤以新生儿期出血为多见。据相关文献报道，90% 以上的维生素 K 缺乏出血是发生在母乳喂养健康搜索的婴儿中。母乳含维生素 K 很少，每 1000 ml 母乳仅含维生素 K 15 ng，初乳几乎不含维生素 K；牛乳维生素 K 含量却很高，每 1000 ml 牛乳含维生素 K 60 ng。所以单纯母乳喂养的婴儿维生素 K 缺乏症的发病率比牛乳喂养儿高 15～20 倍。

病因：维生素 K 又称凝血维生素，是天然和人工合成维生素 K 的总称。存在于食物中的称维生素 K_1，猪肝、黄豆和绿叶食物如苜蓿和菠菜中含量丰富。人体肠道内细菌合成的称维生素 K_2，二者均为脂溶性，在肠道吸收，需有胆盐及胰腺酶参与，人工合成的维生素 K 有维生素 K_3 和维生素 K_4，均为水溶性维生素。维生素 K 不但是凝血酶原的主要成分，而且还能促使肝脏制造凝血酶原，有利于止血。

二、诊断

（一）病史

1. 药物史

近日有无应用磺胺类、解热镇痛药、头孢菌素等。

2. 既往史

有无黄染、肝脾大等肝炎综合征的表现。

3. 家族史

母孕期有无偏食史，有无肝脏病史。有无出、凝血性疾病史。

4. 其他

出血倾向。

（二）查体

1. 多发性出血

注射穿刺部位出血、呕血、便血、皮肤淤斑和血肿及鼻出血等。

2. 苍白

多数因急性失血而呈进行性贫血，面色突然苍白。

3. 肝脾肿大

肝脾肿大程度各异，可伴有发热，黄疸。

4. 神经系统体征

神经系统体征多因颅内出血所致。以硬脑膜下、蛛网膜下隙及脑实质常见，其次为脑室内。多于夜间突然发作，以颅内高压症及血肿压迫脑组织所致神经定位症状为主；早期精神不振，昏睡，烦躁，呻吟，前囟膨隆，颅缝增宽，头围增大和呕吐等，随后可发生惊厥或意识丧失，双眼凝视，瞳孔大小不等及呼吸不整，肢体瘫痪，面瘫，眼睑下垂及脑膜刺激征等。重者呼吸、循环衰竭。50%～65% 同时或数天前有其他部位出血。

（三）辅助检查

1. 血常规

呈中、重度贫血。

2. 生化学

间接胆红素轻度增高，约 40% 患儿血清转氨酶呈一过性升高。

3. 凝血功能试验

出血时间正常，凝血时间多数延长，凝血酶原时间、部分凝血活酶时间 (APTT) 显著延长，血纤维蛋白原正常。

4. 维生素 K 依赖性凝血因子定量测定

维生素 K 依赖性凝血因子的定量测定减低。

5. 其他

颅内出血者，眼底检查证实视盘水肿、出血，硬膜下穿刺呈血性；颅脑 B 超、CT 或 MRI 可确定出血部位、范围。

（四）诊断要点

1. 生后 1 个月～ 1 岁发病

多见于生后 1 ～ 2 个月，病前大多健康；半数患儿病前有抗生素应用史。

2. 多为母乳喂养儿

3. 突然发生急性、亚急性颅内压增高症及意识障碍

经眼底、颅脑 CT、MRI 或硬膜下穿刺证实为颅内出血。

4. 其他部位的出血

特别是针刺部位出血不止。

5. 失血性贫血

6. 应用维生素 K_1

新鲜血浆或凝血酶原复合物治疗迅速止血，APTT 恢复正常。

（五）鉴别诊断

1. 婴儿维生素 D 缺乏性手足搐搦症

该病与本症处于同一高发年龄，但婴儿低钙抽搐不伴有颅高压征象，抽搐间期一般情况良好，无贫血及全身出血倾向，有血钙降低，故易鉴别。

2. 化脓性脑膜炎

该病有原发病灶，全身中毒症状明显；脑脊液浑浊、非血性，白细胞数＞ $1\,000 \times 10^6/L$，以中性粒细胞为主，涂片可找到革兰阳性和（或）阴性菌。

3. 败血症并 DIC

该病呈弛张型热，中毒症状严重，肝脾肿大，血小板进行性降低，凝血酶原时间、APTT、血纤维蛋白原均可异常等，维生素 K 治疗效果差。

4. 血友病

二者在临床表现上有相似之处，均表现为出血，但凝血实验检查二者有不同之处，血友病单纯表现为 APTT 延长，而迟发性维生素缺乏症除 APTT 延长外，PT 明显延长，进一步地纠正实验可以明确诊断。

5. 婴幼儿急性白血病

其临床表现酷似本症，对可疑病例除检查血常规外，应作凝血四项（包括凝血酶原时间、凝血酶时间、APTT 及纤维蛋白原）检测进行初筛，重点作骨髓检查以资鉴别。

三、治疗

（一）药物治疗

1. 即刻处理

维生素 K_1 5 ～ 10 mg/ 次，静脉注射，连用 3 ～ 5 d。若出血不止，可输新鲜冰冻血浆或凝血酶原复合物。

2. 紧急输血

输新鲜血或血浆 10 ～ 15 ml/(kg· 次)，使血红蛋白维持在正常值。

3. 对症处理

①颅高压：止血后用 20% 甘露醇 2.5 ml/(kg· 次)，但不宜过早应用，以免加重颅内出血。

若无效，加用地塞米松 0.3 ～ 0.5 mg/(kg•次)，或呋塞米 1 mg/(kg•次)，使前囟门保持平软。②抗惊厥：5% 水合氯醛 1 ～ 2 ml/(kg•次)，或地西泮 0.3 ～ 0.5 mg/(kg•次)。若控制不住，可用麻醉环，但应注意呼吸抑制。

（二）外科处理

常规治疗无效，有压迫症状并有反复抽搐和神经定位者，经 CT 扫描或超声波检查后，应由脑外科清除血肿，或硬膜下穿刺引流。

（三）快速处理

(1) 一旦考虑存在本病，应立即注射维生素 K_1 或新鲜血浆。

(2) 对于颅内出血者，必须控制惊厥的发生。

第七节 噬血细胞综合征

噬血细胞综合征 (hemophagocytic syndromeHPS) 又称噬血细胞性淋巴组织细胞增生症 (hemophagocytic lymphohistio-cytosis) 或称噬血细胞性网状细胞增生症 (hemophagocytic reticulosis)，是 1979 年由美国 Risdali 等首先报道的一组以在骨髓或其他淋巴组织、器官中出现异常增多的组织细胞 / 巨噬细胞且伴有活跃的吞噬自身细胞现象为特征的临床综合征。

一、诊断步骤

（一）病史采集要点

1. 发病年龄

HPS 多数在 2 岁以内发病，但也有迟至 8 岁发病者；继发性 HPS 无明显年龄特征。

2. 起病诱因

注意有无前期感染、预防接种或免疫缺陷病史。

3. 常见症状

绝大多数患儿早期有发热，贫血或出血的症状，可有黄疸、浮肿、腹胀、食欲低下等肝功能损害的症状。中枢神经系统的症状一般在病程晚期出现，但也可发生在早期，表现为兴奋性增高、颅内压增高、共济失调、抽搐、意识障碍、颅神经损伤等。肺部的症状多为刺激性咳嗽、气促等，为肺部淋巴细胞及巨噬细胞浸润所致。

4. 家族史

如在同一家族中，有发病年龄相似的患儿，支持 HPS 的诊断。婴幼儿患者应注意询问其母亲有无妊娠晚期流产史。

（二）体格检查要点

1. 一般情况

发病早期尚好，但随病程进展迅速恶化。

2. 皮肤黏膜

可有贫血、皮肤黏膜出血的体征，发热时可见多形性皮疹。大多数患儿有皮肤巩膜黄染。

3. 肝脾淋巴结

绝大多数患儿早期肝脾中度以上增大，质地中等，可有叩痛，20% ～ 50% 患儿有淋巴结增大。

4. 神经系统体征

脑膜刺激征、病理征可能阳性，与病变侵犯的部位有关。

5. 原发病的体征

继发性 HPS 可伴原发疾病的体征。

（三）门诊资料分析

1. 血常规

往往表现为两系到三系血细胞不同程度减少，以血小板减少最明显。

2. 肝肾功能

大多数患儿肝功能损害，血 ALT、TBIL、DBIL、LDH 等升高，清蛋白降低。肾功能多数正常，有时生化可见低钠血症。

（四）进一步检查项目

1. 血常规和血型

补充门诊未做的血常规项目，网织红细胞计数常偏低；因为可能需要输血，所以必须查血型。

2. 血脂检查

三酰甘油升高可在病程早期出现，其余胆固醇、极低密度脂蛋白和低密度脂蛋白亦可以升高，高密度脂蛋白降低。

3. 血清铁蛋白

明显升高。

4. 凝血功能

血小板减少可以致出血时间延长甚至凝血时间延长。在疾病活动期，纤维蛋白原明显降低。

5. 免疫学检查

细胞比例上升，CD_4/CD_8 倒置，NK 细胞活性明显降低，细胞因子如 IL_2、IL_6、IL_8 等明显升高，以 IL_2 最为明显。体液免疫功能检查无明显异常，补体正常或偏高。

6. 骨髓细胞学检查

早期为增生性骨髓象，常表现为反应性组织细胞增多，组织细胞比例增多（超过 2%），晚期则表现为增生低下。在疾病极期可以见到吞噬了正常幼红细胞、红细胞、淋巴细胞或血小板等的噬血细胞，但阳性率不高，往往需要多次、多部位取材方能发现。除骨髓检查外，噬血细胞可以在脾、淋巴结、肝脏、脑等器官发现，此外还可见于甲状腺、肺、心、肠、肾和胰腺。

7. 病原学检查

感染特别是病毒感染与噬血细胞综合征关系密切。因此可以进行 EB 病毒、CMV、HIV、风疹病毒、单纯疱疹病毒、柯萨奇病毒等以及血细菌、真菌培养、PPD 皮试等检查。

8. 脑脊液检查

如有中枢神经系统侵犯的症状，应作脑脊液检查。脑脊液蛋白和白细胞计数升高，以淋巴细胞为主，可能有单核细胞，但脑脊液改变不具有特异性。

9. 其他辅助检查

胸片有时可见肺间质性改变，头颅 MRI 或 CT 可以帮助明确中枢病变。腹部 B 超可以了解肝、胆、脾、腹膜后淋巴结等情况。

二、诊断

（一）诊断要点

对于起病急骤、原因不明或是难以用原发疾病解释的发热、全血细胞减少、肝脾增大的患儿，均要考虑到本病可能。根据 HPS 2004 的诊断指南，如果满足下面两点中的任何一点，噬血细胞综合征的诊断即能成立。

(1) 分子诊断与噬血细胞综合征相符合。

(2) 满足下列 8 点诊断标准中的 5 点。

1) 发热（热峰超过 38.5℃，5 天以上）。

2) 脾大（肋下 3cm 以上）。

3) 外周血细胞减少，累及 2 个及 2 个以上系统：血红蛋白＜ 90 g/L，小于 4 周的婴儿＜ 100g/L；血小板＜ 100×10^9/L，中性粒细胞＜ 100×10^9/L。

4) 高三酰甘油血症和 / 或低纤维蛋白血症（空腹三酰甘油≥3 mmol/L，纤维蛋白原≤1.5 g/L）。

5) 在骨髓、脾或淋巴结找到噬血细胞，没有恶性证据。

6)NK 细胞的活性减低或者缺乏。

7) 血清铁蛋白＞ 500 mg/L。

8) 可溶性 CD_{25}（如可溶性 IL-2 受体）＞ 2400 U/ml。

有以下情况者需考虑HPS：阳性家族史、Muncl3～4基因和穿孔素基因的突变、近亲结婚等。

（二）鉴别诊断要点

1. 急性白血病

两者均可以有发热、贫血、出血、肝脾淋巴结增大等临床表现，但骨髓细胞学检查见大量幼稚细胞可以明确诊断，但要注意白血病在治疗前和治疗过程中均可能继发噬血细胞综合征。

2. 系统性红斑狼疮

本病多见于女性患儿，临床表现除发热、血常规改变、中枢神经系统症状外，亦可以有肝脾增大，皮疹有时为多形性，但 SLE 的血常规改变为免疫性破坏导致，网织红细胞计数增加，查 ANA、dsDNA(+)、补体下降，肾脏损害、尿常规异常，无血脂和纤维蛋白原改变等可以鉴别。

3.Langerhans 细胞组织细胞增生症

该病是一组与免疫功能异常有关的反应性增殖性疾病，共同的组织学特点是朗格汉斯细胞增生、浸润，并伴有嗜酸细胞、单核巨噬细胞和淋巴细胞等不同程度的增生。本病可以有发热、肝脾大、皮疹、神经系统、肺部浸润等，部分患者骨髓检查可见组织细胞增多，须与噬血细胞综合征鉴别。确诊靠病变部位的病理活检，免疫组化有 CD_1a(+)、S100 蛋白、ATP 酶阳性、D-甘露糖酶阳性，电镜见 Birbeck 颗粒等。

4. 契 - 东综合征

该病是一类先天性溶酶体病，表现为反复呼吸道感染和皮肤化脓感染，外周血常规主要是粒细胞减少和功能障碍，也可以有溶血性贫血、全血细胞减少，NK 细胞功能减低等表现。特征改变是外周血粒细胞或骨髓前质细胞胞质可见巨大过氧化物酶阳性的嗜苯胺蓝颗粒。

5. 恶性组织细胞病 (MH)

主要有发热、出血，肝脾淋巴结增大，黄疸、浆膜腔积液等症状、体征，外周血常规可见全血细胞减少，骨髓、淋巴结、肝、脾等组织见到恶性增生的组织细胞。有时很难与噬血细胞综合征区分。亦有学者认为恶性组织细胞病是一个消失的疾病，以前诊断的 MH 实质为噬血细胞综合征或间变性大细胞性淋巴瘤。

（三）临床类型

根据发病原因，HPS 分为以下两类。

1. 家族性噬血细胞综合征

该病为常染色体隐性遗传病，不一定有明确的家族史，其发病和病情加剧常与感染有关。一般认为，在 2 岁前发病者多为 FEL，而 8 岁后发病者，则多考虑为继发性 HPS。在 2 ～ 8 岁之间发病者，则要根据临床表现综合判断。持续的 NK 细胞活性降低支持 FEL。

2. 继发性噬血细胞综合征

继发于严重的病毒、细菌、真菌、立克次体等感染（感染相关性噬血细胞综合征，IAHS），或白血病、淋巴瘤、精原细胞肿瘤等恶性肿瘤（肿瘤相关性噬血细胞综合征，MAHS)以及自身免疫性疾病、免疫缺陷性疾病如 SLE、韦格纳肉芽肿、代谢性疾病、长期静脉营养导致的脂肪超载综合征等。

三、治疗对策

（一）治疗原则

(1) 早期发现、早期诊断、早期治疗。

(2) 尽力寻找病因，进行针对性处理。

(3) 积极支持治疗。

（二）治疗计划

1. 病因治疗

继发于严重感染者，应及时使用有效的抗微生物治疗；如果是在应用免疫抑制剂时发生的 HPS，则应停用免疫抑制剂；HPS 发生于治疗前的肿瘤患者，治疗的重点为抗肿瘤；如果 HPS 发生于化疗后而肿瘤已缓解，则应停止抗肿瘤治疗。消除 HPS 的诱发因素后，疾病常可自行缓解。

2. 对症支持治疗

主要是对症处理高热、贫血、出血、DIC、肝功能损害、颅内压增高、抽搐等。

3. 免疫抑制治疗

使用免疫抑制剂抑制过度活化的淋巴细胞和巨噬细胞活性是治疗本病的关键。有效的免疫抑制治疗，可以使病情取得长期缓解。常用药物有长春新碱、肾上腺皮质激素、VP-16、CSA 等，亦曾有使用抗胸腺细胞球蛋白 (ATG) 治疗 HPS 的报道。下面介绍以 HPS-2004 方案的治疗方法为参考，略作修改的方法。

(1) 诱导治疗（第 1 ～ 8 周）：地塞米松每日 10 mg/m² 连用 2 周，第 3 周起地塞米松每两周减半量，第 8 周减停；VP-16 在前 2 周每周 2 次 150 mg/m²，第 3 周到第 8 周为每周 1 次；

环孢素 A 每日 5～6 mg/kg 口服，维持血药浓度在 200 mg/L 左右，疗程 1 年。有神经症状或脑脊液异常者，在第 3～6 周每周予鞘内注射甲氨蝶呤 (MTX)+ 地塞米松 (DEX)1 次共 4 次。剂量：≤1 岁患儿：MTX 5 mg、DEX 2 mg；1～2 岁 MTX 7.5 mg、DEX 2 mg；2～3 岁 MTX 10 mg、DEX 4 mg；>3 岁 MTX 12.5 mg、DEX 4 mg。

(2) 维持治疗 (第 9～40 周)：从第 9 周起进入维持，VP-16 减为每 2 周 1 次，与每 2 周 3 次的地塞米松 (10 mg/m²)，两者相间隔开。继续服用 CSA。

4. 造血干细胞移植 (HSCT)

HSCT 是目前治愈 FEL 的唯一办法，Allo-HSCT 的时机是由诱导缓解后尽早进行，治愈率约 60%～70%。对于诱导不能完全缓解或者复发的非家族性 HPS 也应行 HSCT。研究表明，匹配的亲属供体、匹配的非亲属供体的移植效果无差别。在没有匹配的供者时，不完全匹配的供者也是可以接受的。

(三) 治疗方案的选择

(1)FEL：诱导治疗 8 周，然后进入维持，尽快行 HSCT。

(2) 继发性 HPS 诱导治疗 8 周不缓解者，进入维持，尽快行 HSCT。

(3) 继发性 HPS 诱导治疗缓解者，维持治疗 40 周复查后可停止治疗。

(4) 继发性 HPS 治疗缓解后复发者，按初发疾病诱导治疗疗程第 2 周开始，时间不超过 8 周，缓解后继续维持治疗，并行 HSCT。有神经症状复发者仍然需要鞘内给药治疗。

停止治疗的指征：继发的 HPS，治疗后缓解，随访 1 年以上，无发热、肝脾增大、神经系统异常、贫血、血小板减少、中性粒细胞减少，血清铁蛋白、转氨酶和 SCD25 正常，可停止治疗。

第八节 传染性单核细胞增多症

小儿传染性单核细胞增多症 (传单) 是一种由 EB 病毒引起的以侵犯淋巴系统为主的急性感染性疾病。临床表现变化多端，常见有发热咽炎、淋巴结和肝脾肿大等，血中淋巴细胞增多并有异型淋巴细胞。血清中可检出 EB 病毒抗体。

一、病因

EB 病毒系由 Epstein 和 Barr 等在非洲儿童淋巴瘤 (Burkitt 淋巴瘤) 细胞培养中最先发现，属疱疹病毒群，电镜下形态结构与此群的其他病毒相同，但抗原性不同。近年证明本病是由 EB 病毒引起。

二、临床表现

EB 病毒通过唾液飞沫传染，又被称之为"接吻病"。潜伏期在青少年是 30～50 天，在儿童可能短些多数为 5～15 天。一年四季散在发病，寒冷季节可能发病数增加，偶有流行发生。

1. 一般症状

急性或隐袭起病。乏力、发热和肌痛，发热可高可低，持续 1～2 周后骤退或渐退，也有持续 3～4 周或持续低热达 3 个月之久。部分患儿伴缓脉类似伤寒。

2. 鼻咽部表现

最常见为咽峡部腭垂充血，扁桃腺充血肿大，甚至少数可发生呼吸困难或吞咽困难。扁桃腺表面可有厚霜样渗出物，少数有假膜形成。

3. 淋巴结肿大

淋巴结肿大是本病主要表现之一。多见于颈后区淋巴结，但全身浅表淋巴结均可累及。淋巴结一般呈轻、中度肿大、直径在 3～4cm 以上者少见。硬度中等，分散无粘连，压痛不明显。肿大的淋巴结大多需在热退后数周消退。肠系膜淋巴结肿大可引起腹痛等症状。

4. 肝、脾肿大

约半数以上患儿肝、脾可增大，肿大程度轻重不等，随体温下降病情好转而缩小。偶可伴有脾区疼痛或触痛。大多伴有一种或多种肝功能异常部分病例有黄疸。

5. 皮肤黏膜表现

少数病例在病后 4～10 天出现形态不一的皮疹，可为丘疹、斑丘疹，类似麻疹或猩红热样皮疹。部分患儿在口腔软硬腭交界处有针尖样大小出血点。眼结合膜充血或眼睑水肿。除以上典型症状表现外，相当多的小儿 EB 病毒感染常可无症状或症状轻微。由于本病全身各脏器都可受累，为数不少的患儿，其临床症状变化多端，表现多样。临床医师有时根据患儿临床突出表现，分为心脏型、神经型、肝炎型、肾炎型、肺炎型胃肠型等。

三、诊断要点

诊断主要依靠以下三方面。

(1) 有发热、咽扁桃体炎、淋巴结和脾肿大，有眶周水肿、软腭黏膜出血斑等临床表现。

(2) 外周血涂片异形淋巴细胞 10% 以上。

(3)EB 病毒感染的证据如：嗜异凝集反应阳性，或 EB 病毒感染急性期抗体阳性。

四、鉴别诊断要点

（一）类传染性单核细胞增多症

CMV、弓形虫、腺病毒、肝炎病毒、HIV、风疹病毒、支原体等感染也可引起类似的临床表现，尤其是在婴幼儿及成人，需要与 IM 鉴别。EB 病毒抗体阴性而相应病原体抗体阳性可确立诊断。

（二）链球菌咽炎

本病可有明显的咽痛等症状，可引起扁桃体渗出，IM 亦可有同样的表现，需与之鉴别。细菌性感染常有外周血常规中性粒细胞比例增加并有核左移等，CRP 增高，咽分泌物培养阳性，经初步实验室检查后一般易鉴别。少数 (5%)IM 患儿咽分泌物可培养出 A 组溶血性链球菌，属带菌状态，此时可进行青霉素试验性治疗，如无效则应考虑 IM 的诊断。

（三）急性白血病

IM 患儿有发热、肝脾淋巴结肿大，部分患儿当外周血白细胞计数非常高或白细胞计数减少，尤其是少数合并血小板减少或溶血性贫血时，有必要与急性白血病鉴别，需要进行骨髓涂片检查。

五、治疗

目前治疗尚无特异性治疗以对症治疗为主，患儿大多能自愈。有报告用阿昔洛韦（无环鸟苷）、干扰素等治疗。本病并发细菌感染时如咽部、腭扁桃体的 β- 溶血性链球菌感染可选用青霉素 G、红霉素等抗生素，有人认为使用甲硝唑（灭滴灵）或克林霉素（氯林可霉素）也有一定效果。肾上腺皮质激素可用于重症患儿，如咽部、喉头有严重水肿，有呼吸道梗阻、溶血性贫血出现神经系统并发症、血小板减少性紫癜、心肌炎、心包炎等危急情况，可应用皮质激素治疗。可酌情采用人血丙种球蛋白等，可改善症状，消除炎症。但一般病例不宜采用。

实用儿科诊疗方案
（下）

徐桂芳等◎主编

吉林科学技术出版社

第十四章 消化系统疾病

第一节 小儿消化系统解剖生理特点

一、口腔

口腔是消化道的起端，具有吸吮、吞咽、咀嚼、消化、味觉、感觉和语言等功能。足月新生儿出生时已具有较好的吸吮吞咽功能。新生儿及婴幼儿口腔黏膜薄嫩，血管丰富，唾液腺不够发达，口腔黏膜干燥，因此易受损伤和局部感染；3～4个月时唾液分泌开始增加，5～6个月时明显增多，但婴儿口底浅，尚不能及时吞咽所分泌的全部唾液，因此常发生生理性流涎。

二、食管

新生儿和婴儿的食管呈漏斗状，黏膜纤弱、腺体缺乏、弹力组织及肌层尚不发达，下食管括约肌发育不成熟，控制能力差，常发生胃食管反流，绝大多数在8至10个月时症状消失。婴儿吸奶时常吞咽过多空气，易发生溢奶。

三、新生儿胃容量

新生儿胃容量约为30～60 ml，1～3个月时90～150 ml，1岁时250～300 ml，5岁时为700 ml～850 ml，成人约为2000 ml，故年龄愈小每天喂养的次数愈多。但哺乳后不久幽门即开放，胃内容物陆续进入十二指肠，故实际胃容量不完全受上述容量限制。婴儿胃略呈水平位，当开始行走时其位置变为垂直。胃平滑肌发育尚未完善，在充满液体食物后易使胃扩张。由于贲门和胃底部肌张力低，幽门括约肌发育较好，故易发生幽门痉挛而出现呕吐。胃排空时间随食物种类不同而异，稠厚含凝乳块的乳汁排空慢，水的排空时间为1.5～2小时；母乳2～3小时；牛乳3～4小时；早产儿胃排空更慢，易发生胃潴留。

四、肠

小儿肠管相对比成人长，一般为身长的5～7倍，或为坐高的10倍。小肠的主要功能包括运动（蠕动、摆动、分节运动）、消化、吸收及免疫保护。大肠的主要功能是贮存食物残渣、进一步吸收水分以及形成粪便。小儿肠黏膜肌层发育差，肠系膜柔软而长，结肠无明显结肠带与脂肪垂，升结肠与后壁固定差，易发生肠扭转和肠套叠。肠壁薄故通透性高，屏障功能差，肠内毒素、消化不全产物和过敏源等可经肠黏膜进入体内，引起全身感染和变态反应性疾病。

由于小儿大脑皮层功能发育不完善，进食时常引起胃-结肠反射，产生便意，所以大便次数多于成人。

五、肝

年龄愈小，肝脏相对愈大。婴儿肝脏结缔组织发育较差，肝细胞再生能力强，不易发生肝硬化，但易受各种不利因素的影响，如缺氧、感染、药物中毒等均可使肝细胞发生肿胀、脂肪浸润、变性、坏死、纤维增生而肿大，影响其正常功能。婴儿时期胆汁分泌较少，故对脂肪的消化，吸收功能较差。

六、胰腺

出生后 3 ～ 4 个月时胰腺发育较快，胰液分泌量也随之增多，出生后一年，胰腺外分泌部生长迅速，为出生时的 3 倍。胰液分泌量随年龄生长而增加，至成人每日可分泌 1 ～ 2 升。酶类出现的顺序为：胰蛋白酶最先，而后是糜蛋白酶、羧基肽酶、脂肪酶，最后是淀粉酶。新生儿所含脂肪酶活性不高，直到 2 岁～ 3 岁时才接近成人水平。婴幼儿时期胰腺液及其消化酶的分泌易受炎热天气和各种疾病的影响而被抑制，容易发生消化不良。

七、肠道细菌

在母体内，胎儿肠道是无菌的，生后数小时细菌即侵入肠道，主要分布在结肠和直肠。肠道菌群受食物成分影响，单纯母乳喂养儿以双歧杆菌占绝对优势，人工喂养和混合喂养儿肠内的大肠杆菌、嗜酸杆菌、双歧杆菌及肠球菌所占比例几乎相等。正常肠道菌群对侵入肠道的致病菌有一定的拮抗作用。婴幼儿肠道正常菌群脆弱，易受许多内外界因素影响而致菌群失调，引起消化功能紊乱。

八、健康小儿粪便

食物进入消化道至粪便排出时间因年龄而异：母乳喂养的婴儿平均为 13 小时，人工喂养者平均为 15 小时，成人平均为 18 ～ 24 小时。

1. 人乳喂养儿粪便

粪便为黄色或金黄色，多为均匀膏状或带少许黄色粪便颗粒，或较稀薄，绿色、不臭，呈酸性反应 (pH 4.7 ～ 5.1)。平均每日排便 2 ～ 4 次，一般在添加辅食后次数即减少。

2. 人工喂养儿粪便

粪便为淡黄色或灰黄色，较干稠，呈中性或碱性反应 (pH 6 ～ 8)。因牛乳含蛋白质较多，粪便有明显的蛋白质分解产物的臭味，有时可混有白色酪蛋白凝块。大便 1 ～ 2 次 / 日，易发生便秘。如果只是排便间隔超过 48 小时，不伴任何不适，不应称为便秘。

3. 混合喂养儿粪便

人乳加牛乳者的粪便与单喂牛乳者相似，但较软、黄。添加淀粉类食物可使大便增多，稠度稍减，稍呈暗褐色，臭味加重。添加各类蔬菜、水果等辅食时大便外观与成人粪便相似，初加菜泥时，常有小量绿色便排出。便次每日 1 次左右。

第二节 口炎

口炎 (stomatitis) 是指口腔黏膜由于各种感染引起的炎症，若病变限于局部如舌、齿龈、口角亦可称为舌炎，齿龈炎或口角炎等。本病多见于婴幼儿。可单独发生，亦可继发于全身疾病如急性感染、腹泻、营养不良、久病体弱和维生素 B、C 缺乏等。感染常由病毒、真菌、细菌引起。不注意食具及口腔卫生或各种疾病导致机体抵抗力下降等因素均可导致口腔炎的发生。

一、鹅口疮

鹅口疮 (thrush，oral candidiasis) 又称雪口病，为白色念珠菌感染在黏膜表面形成白色斑膜的疾病。多见于新生儿和婴幼儿，营养不良、腹泻、长期使用广谱抗生素或激素的患儿常有此症。新生儿多由产道感染或因哺乳时奶头不洁及污染的乳具感染。

（一）临床表现

可见口腔黏膜表面覆盖白色乳凝块样小点或小片状物，可逐渐融合成大片，不易擦去，周围无炎症反应，强行剥离后局部黏膜潮红、粗糙、可有溢血，不痛，不流涎，一般不影响吃奶，无全身症状；重症则整个口腔均被白色斑膜覆盖，甚至可蔓延到咽、喉头、食管、气管、肺等处而危及生命。重症患儿可伴低热、拒食、吞咽困难。取白膜少许放玻片上加10%氢氧化钠一滴，在显微镜下可见真菌的菌丝和孢子。

（二）治疗

一般不需口服抗真菌药物。可用2%碳酸氢钠溶液于哺乳前后清洁口腔。或局部涂抹10万～20万 U/ml 制霉菌素鱼肝油混悬溶液，每日2～3次。亦可口服肠道微生态制剂，纠正肠道菌群失调，抑制真菌生长。预防应注意哺乳卫生，加强营养，适当增加维生素 E_2 和 C。

二、疱疹性口腔炎

疱疹性口腔炎 (herptic stomatitis) 为单纯疱疹病毒 I 型感染所致。多见于1～3岁小儿，发病无明显季节差异。从患者的唾液、皮肤病变和大小便中均能分离出病毒。

（一）临床表现

起病时发热可达38℃～40℃，1～2天后，齿龈、唇内、舌、颊黏膜等各部位口腔黏膜出现单个或成簇的小疱疹，直径约2 mm，周围有红晕，迅速破溃后形成溃疡，有黄白色纤维素性分泌物覆盖，多个溃疡可融合成不规则的大溃疡，有时累及软腭、舌和咽部。由于疼痛剧烈，患儿可表现拒食、流涎、烦躁，所属淋巴结经常肿大，有压痛。体温在3～5天后恢复正常，病程约1～2周。局部淋巴结肿大可持续2～3周。

本病应与疱疹性咽峡炎鉴别，后者大都为柯萨奇病毒所引起，多发生于夏秋季。常骤起发热及咽痛，疱疹主要发生在咽部和软腭，有时见于舌但不累及齿龈和颊黏膜，此点与疱疹性口腔炎迥异。

（二）治疗

保持口腔清洁，多饮水，禁用刺激性药物。局部可涂疱疹净抑制病毒，亦可喷撒西瓜霜，锡类散等。为预防继发感染可涂2.5%～5%金霉素鱼肝油。疼痛严重者可在餐前用2%利多卡因涂抹局部。食物以微温或凉的流质为宜。发热时可用退热剂，有继发感染时可用抗生素。

第三节 胃食管反流

胃食管反流 (infantile gastroesophageal reflux，GER) 是指胃及（或）十二指肠内容反流入食管。GER 在小儿十分常见，绝大多数属于生理现象 Stephen 等将小儿 GER 分为3种类型。①生理性反流：多见于新生儿和小婴儿喂奶后发生的暂时反流。②功能性反流（或称易发性呕吐）常见于婴幼儿不引起病理损害。③病理性反流：根据 Carre 早期统计，约占新生儿的1/500 反流症状持续存在常合并吸入性肺炎窒息和生长发育障碍等。

一、症状体征

小儿胃食管反流的临床表现轻重不一，主要与反流的强度、持续时间、有无并发症以及小儿的年龄有关。小儿胃食管反流通常有以下 4 种表现。

1. 反流本身引起的症状

主要表现为呕吐，奶后呕吐为典型表现，85% 患儿生后第 1 周即出现呕吐，65% 的小儿虽未经临床治疗可在半年至 1 年内自行缓解，实际上这部分患儿属生理性反流范畴，临床不需特殊治疗。仅少数患儿表现为反复呕吐，并逐渐加重，由此可导致营养不良和生长发育迟缓。年长患儿可有反酸、打嗝等表现。

2. 反流物刺激食管所引起的症状

由于胃内容或十二指肠内容含有大量的攻击因子，引起食管黏膜的损害，年长小儿可表现为烧心、胸骨后痛、吞咽性胸痛等症状，食管病变重者可表现为反流性食管炎而出现呕血或吐咖啡样物，此类患儿多见贫血。反流性食管炎症状持续存在者可进一步导致食管狭窄、Barrett 食管等并发症。

3. 食管以外的刺激症状

近年来，注意最多的是胃食管反流与反复呼吸道感染之间的因果关系，1/3 的患儿因吸入反流物而反复出现呛咳、哮喘、支气管炎和吸入性肺炎等呼吸道感染症状，反流引起的哮喘无季节性，常有夜间发作。反复发生的吸入性肺炎可导致肺间质纤维化。在新生儿，反流可引起突然窒息甚至死亡。少数病例可表现为 Sandifer 综合征，发作时呈特殊的"公鸡头样"姿势，同时伴反酸、杵状指、低蛋白和贫血等。个别病例甚至可因口腔溃疡及牙病在口腔科就诊，而反流症状却不明显或被忽略，食管镜检查可能缺乏食管炎的表现，经抗反流治疗后，口腔溃疡可减轻或愈合。

二、诊断

GER 临床表现复杂，缺乏特异性，有多种方法明确诊断。包括食管钡剂造影，24h 食管 pH 24h 监测，胃 - 食管核素闪烁扫描记录或食管压力测定等。

三、治疗

注意喂养方法和体位。少量多餐和增稠食物。前倾俯卧 30° 或抬高床头 15 ～ 20cm 体位最佳。用促胃肠动力剂的药物多潘立酮 (吗丁啉)、西沙必利和止酸剂、胃黏膜保护剂综合治疗。GER 引起严重食管炎、食管狭窄或因 GER 导致营养不良，生长迟缓者则宜手术治疗。

第四节 胃炎

胃炎 (gastrms) 是指由各种物理性、化学性或生物性有害因子引起的胃黏膜或胃壁炎性改变的一种疾病。根据病程分急性和慢性两种，后者发病率高。

一、急性胃炎

多为继发性，可由严重感染、休克、颅内损伤、严重烧伤、呼吸衰竭和其他危重疾病所致的应激反应（又称胃肠功能衰竭）引起。误服毒性物质和腐蚀剂，摄入由细菌及其毒素污染的食物，服用对胃黏膜有损害的药物，如乙酰水杨酸等非甾体类抗炎药，食物过敏，胃内异物，情绪波动、精神紧张和各种因素所致的变态反应等均能引起胃黏膜的急性炎症。

（一）临床表现

发病急骤，轻者仅有食欲不振、腹痛、恶心、呕吐，严重者可出现呕血、黑便、脱水、电解质及酸碱平衡紊乱。有感染者常伴有发热等全身中毒症状。

（二）治疗

去除病因，积极治疗原发病，避免服用一切刺激性食物和药物，及时纠正水、电解质紊乱。有上消化道出血者应卧床休息，保持安静，监测生命体征及呕吐与黑便情况。静脉滴注 H_2 受体拮抗剂，口服胃黏膜保护剂，可用局部黏膜止血的方法。细菌感染者应用有效抗生素。

二、慢性胃炎

慢性胃炎是有害因子长期反复作用于胃黏膜引起损伤的结果，小儿慢性胃炎中以浅表性胃炎最常见，约占90%～95%，萎缩性胃炎极少。

（一）临床表现

本病常见症状为反复发作、无规律性的腹痛，疼痛经常出现于进食过程中或餐后，多数位于上腹部、脐周，部分患儿部位不固定，轻者为间歇性隐痛或钝痛，严重者为剧烈绞痛。常伴有食欲不振、恶心、呕吐、腹胀，继而影响营养状况及生长发育。胃黏膜糜烂出血者伴呕血/黑便。

（二）诊断

诊断主要靠内镜和活组织检查。胃镜下黏膜充血、水肿，黏液增多，微小结节（淋巴细胞样小结节增生）形成或黏膜糜烂出血。此外可见幽门收缩不良、反流增多、胆汁反流等。病理组织检查：上皮细胞变性、增生，固有层淋巴细胞和浆细胞浸润。幽门螺杆菌培养、组织染色和尿素酶活性试验及血清幽门螺杆菌特异性 IgG 抗体测定有助诊断。放射性核素尿素呼气试验是一种简便、非侵入性的检查，是临床评价幽门螺杆菌感染和疗效的"金标准"，其 ^{13}C 核素无放射性，适合儿童检查。

（三）治疗

(1) 去除病因，积极治疗原发病。

(2) 饮食治疗：养成良好的饮食习惯和生活规律。饮食定时定量，避免服用刺激性食品和对胃黏膜有损害的药物。

(3) 药物治疗，具体如下。

1) 黏膜保护剂：如碱式碳酸铋、硫糖铝、蒙脱石粉剂等。

2)H_2 受体拮抗剂：常用西咪替丁、雷尼替丁、法莫替丁等。

3) 胃肠动力药：腹胀、呕吐或胆汁反流者加用吗叮啉、西沙必利。

4) 有幽门螺杆菌感染者应进行规范的抗 Hp 治疗（见消化性溃疡病治疗）。药物治疗时间视病情而定。

第五节 小儿腹泻

小儿腹泻 (infantile diarrhea)，或称腹泻病，是一组由多病原、多因素引起的以大便次数增多和大便性状改变为特点的消化道综合征，是我国婴幼儿最常见的疾病之一。6 个月～2 岁婴幼儿发病率高，一岁以内约占半数，是造成小儿营养不良、生长发育障碍的主要原因之一。

一、病因

（一）体质因素

本病主要发生在婴幼儿，其内因特点，具体如下。

(1) 婴儿胃肠道发育不够成熟，酶的活性较低，但营养需要相对地多，胃肠道负担重。

(2) 婴儿时期神经、内分泌、循环系统及肝、肾功能发育均未成熟，调节机能较差。

(3) 婴儿免疫功能也不完善。血清大肠杆菌抗体滴度以初生至 2 周岁最低，以后渐升高。因而婴幼儿易患大肠杆菌肠炎。母乳中大肠杆菌抗体滴度高，特别是初乳中致病性大肠杆菌分泌型 IgA 高，所以母乳喂养儿较少发病，患病也较轻。同理小婴儿轮状病毒抗体低，同一集体流行时，小婴儿罹病多。

(4) 婴儿体液分布和成人不同，细胞外液占比例较高，且水分代谢旺盛，调节功能又差，较易发生体液、电解质紊乱。婴儿易患佝偻病和营养不良，易致消化功能紊乱，此时肠道分泌型 IgA 不足。

（二）感染因素

感染分为消化道内与消化道外感染，以前者为主。

1. 消化道内感染

致病微生物可随污染的食物或水进入小儿消化道，因而易发生在人工喂养儿。哺喂时所用器皿或食物本身如未经消毒或消毒不够，亦有感染可能。病毒也可通过呼吸道或水源感染。其次是由成人带菌（毒）者的传染，如病房内暴发细菌性（或病毒性）肠炎后部分医护人员受染，成为无症状肠道带菌（毒）者，可导致病原传播。

2. 消化道外感染

消化道外的器官、组织受到感染也可引起腹泻，常见于中耳炎、咽炎、肺炎、泌尿道感染和皮肤感染等。腹泻多不严重，年龄越小者越多见。引起腹泻的原因一部分是因为肠道外感染引起消化功能紊乱，另一部分可能是肠道内外均为同一病原（主要是病毒）感所引起。

3. 滥用抗生素所致的肠道菌群紊乱

长期较大量地应用广谱抗生素，如氯霉素、卡那霉素、庆大霉素、氨苄青霉素、各种头孢霉素，特别是两种或以上并用时，除可直接刺激肠道或刺激自主神经引起肠蠕动增快、葡萄糖吸收减少、双糖酶活性降低而发生腹泻外，更严重的是可引起肠道菌群紊乱。此时正常的肠道大肠杆菌消失或明显减少，同时耐药性金黄色葡萄球菌、变形杆菌、绿脓杆菌、难辨梭状芽孢杆菌或白色念珠菌等可大量繁殖，引起药物较难控制的肠炎。

（三）消化功能紊乱

(1) 饮食因素。

(2) 不耐受碳水化物。

(3) 食物过敏。

(4) 药物影响。

(5) 其他因素：如不清洁的环境、户外活动过少、生活规律的突然改变、外界气候的突变（中医称为"风、寒、暑、湿泻"）等也易引起婴儿腹泻。

二、发病机制

（一）非感染性腹泻

非感染性腹泻主要是由饮食不当引起。当进食过量或食物成分不恰当时，婴儿消化功能发生障碍，食物的消化和吸收均不良，积滞于小肠上部，同时酸度下降，有利于肠道下部细菌上移并繁殖，使消化功能更为紊乱。此外，由于肠内产生乳酸等有机酸，使肠腔内渗透压增高，加上食物分解后腐败性毒性产物如胺类等刺激肠道，使肠蠕动增强而引起腹泻。此外，毒性产物被吸收进入血液循环后，可出现不同程度全身症状。

（二）感染性腹泻

不同病原微生物引起的腹泻，发病机制不尽相同。

1. 细菌性腹泻

(1) 细菌肠毒素的作用：肠道致病菌如 ETEC，主要通过其产生的肠毒素而引起腹泻。一般细菌本身不造成肠黏膜组织学的损伤，但产生的不耐热肠毒素可与小肠上皮细胞上的 d 额受体神经节苷脂 (GM_1 ganglioside) 结合，并激活腺苷酸环化酶，后者使细胞内的 ATP 转变为 cAMP，结果 cAMP 增加，促使肠液中 Na^+、Cl^- 及水分分泌明显增加，肠液贮积，导致腹泻、失水及电解质紊乱。至于耐热性肠毒素通过激活鸟苷酸环化酶而使三磷酸鸟苷 (GTP) 转变为 cGMP，促使小肠分泌增加，导致水样腹泻。细菌的产毒性还可通过质粒 (Plasmid) 传递，使其他非毒性大肠杆菌获得产毒性。此外，细菌还可在肠道上部繁殖，通过分解食物引起类似上述非感染性腹泻过程，并产生中毒症状。

(2) 细菌侵袭肠黏膜的作用：如 EIEC、胎儿空肠弯曲菌、鼠伤寒沙门菌、小肠结肠炎耶尔森菌以及金黄色葡萄球菌等，可侵入肠黏膜组织，呈现广泛的炎症反应，故大便初为水样，随即以血便或黏冻状大便为主。粪便常规检查很像菌痢，症状可有高热、腹痛、呕吐、里急后重等。

2. 病毒性腹泻

以最常见的轮状病毒为例，一般认为是由于病毒颗粒侵入小肠上部的上皮细胞，使绒毛细胞受损，由于绒毛细胞毁损后修复功能不全，结果引起水、电解质吸收减少，导致腹泻。此外，病变肠道黏膜细胞双糖酶的活性亦明显减低，其结果使肠腔内的糖分解吸收发生障碍，如蔗糖不能完全水解，反被肠道内细菌分解，产生有机酸，增加肠内渗透压，使水进入肠腔更进一步加重腹泻。再有葡萄糖和钠同绒毛内载体结合的偶联运转也发生障碍，结果发生大量水样腹泻。由于轮状病毒感染仅有肠绒毛破坏，故本病粪便镜检常呈阴性或仅有少量白细胞存在。其他如诺沃克病毒等所致的病理改变与轮状病毒相似。

三、临床表现

（一）腹泻分期

(1) 急性腹泻：病程在 2 周以下者。

(2) 迁延性腹泻：病程持续 2 周至 2 月者。

(3) 慢性腹泻：病程持续 2 月以上者。

（二）腹泻分型

腹泻按程度分 2 型：轻型（单纯性腹泻）、重型（中毒性腹泻）。

1. 轻型腹泻

轻型腹泻多为饮食因素或肠道外感染所致，或由肠道内病毒或非侵袭性细菌引起。主要是胃肠道症状，其每日大便次数多在 10 次以下，少数病例可达十几次，每次大便量不多，稀薄或带水，呈黄色，有酸味，常见白色或黄白色奶瓣（皂块）和泡沫，可混有少量黏液。一般无发热或发热不高，伴食欲不振，偶有溢乳或呕吐，无明显的全身症状，精神尚好，无脱水症状，多在数日内痊愈。

2. 重型腹泻

重型腹泻多因肠道感染引起。

(1) 胃肠道症状：腹泻频繁，10 ～ 30 次/日以上，水分多而粪质少，或混有黏液的稀水便多，同时可伴有腹胀和呕吐。

(2) 脱水：脱水程度分轻、中、重三度。脱水性质：分等渗、低渗、高渗性三种。

脱水一般分为三度，具体如下。

轻度脱水：失水量约为体重的 5%(50 ml/kg)。精神稍差，皮肤干燥、弹性稍低，眼窝、前囟稍凹陷，苦时有泪，口腔黏膜稍干燥，尿量稍减少。

中度脱水：失水量约占体重的 5% ～ 10% 以上 (50 ～ 100 ml/kg)。精神萎靡，皮肤干燥、弹性差，捏起皮肤皱褶展开缓慢，眼窝和前囟明显凹陷，哭时少泪，口腔黏膜干燥，四肢稍凉，尿量减少。

重度脱水：失水量约为体重的 10% 以上 (100 ～ 120 ml/kg)。精神极度萎靡，表情淡漠，昏睡或昏迷。皮肤明显干燥、弹性极差，捏起皮肤皱褶不易展平，眼窝和前囟深陷，眼睑不能闭合，哭时无泪，口腔黏膜极干燥。

脱水性质因水和电解质丢失比例的不同，可分为等渗性脱水、低渗性脱水和高渗性脱水。

1) 等渗性脱水：水与电解质成比例地丢失，血清钠在 130 ～ 150 mmol/L 之间 (300 ～ 345 mg/L)。各种病因所致的脱水，其失水和失钠的比例可不同，若其比例相差不大时，通过肾脏调节，可使体液维持在等渗状态，故等渗性脱水较多见。这类脱水主要丢失细胞外液，临床上表现为一般性的脱水症状：如体重减轻，口渴不安，皮肤苍白、干燥、弹力减低，前囟及眼窝凹陷，黏膜干燥，心音低钝，唾液和眼泪减少，重者可导致循环障碍与休克。

2) 低渗性脱水：电解质的丢失相对多于水的丢水，血钠低于 130 mmol/L(300 mg/L)。这类脱水由于腹泻较重，病程较长，粪质钠常丢失极多；又因腹泻期间饮水偏多，输液时单纯用葡萄糖溶液，而给钠溶液较少，导致细胞外液渗透压过低，一部分水进入细胞内，血容量明显减少。低渗性脱水多见于吐泻日久不止的营养不良患儿，在失水量相同的情况下，脱水症状较其他两种脱水严重。因口渴不明显，而循环血量却明显减少，故更易发生休克。因脑神经细胞水肿，可出现烦躁不安、嗜睡、昏迷或惊厥。

3) 高渗性脱水：水的丢失相对比电解质丢失多，血钠超过 150 mmol/L(345 mg/L)。这类脱水由于细胞外液渗透压较高，细胞内液一部分水转移到细胞外，主要表现为细胞内脱水。如腹泻初起，有发热，喝水少，病后进食未减者，容易引起高渗性脱水。滥用含钠溶液治疗，如口服或注射含钠溶液较多（如单纯用生理盐水补液），也可造成高渗性脱水。在失水量相同的情况下，其脱水体征比其他两种脱水为轻，循环障碍的症状也最轻，但严重脱水时亦可发生休克。由于高渗和细胞内脱水，可使黏膜和皮肤干燥，出现烦渴、高热、烦躁不安、肌张力增高甚至惊厥。严重高渗可使神经细胞脱水、脑实质皱缩、脑脊液压力降低、脑血管扩张甚至破裂出血（新生儿颅内出血），亦可发生脑血栓。

(3) 代谢性酸中毒：病儿呼吸深快，有苹果酸味，口唇樱桃红色或口周发绀，烦躁不安或精神萎靡、昏睡。血浆碳酸氢根离子降低，PH < 7.3。

(4) 低血钾症：患儿精神萎靡，哭声小，肌无力，腹胀、肠麻痹、尿潴留、心率减慢、心音低钝、心律失常，严重者可因心脏停搏，呼吸肌麻痹而死亡。血清钾低于 3.5 mmol/l，心电图可有不同程度的改变。

(5) 低血钙症：易出现在腹泻较久或有活动性佝偻病患儿，尤其易发生在输液和酸中毒纠正后，可发生喉痉挛、手足搐搦、惊厥，一般血清钙低于 2 mmol/L。

(6) 低镁血症：当低血钙症状用钙剂治疗无效时，应考虑此症的可能，血镁常低于 0.6 mmol/L。

(7) 低磷血症：重者血磷可低于 0.5 mmol/L，患儿可嗜睡、昏迷、软弱乏力、心肌收缩无力、呼吸变浅、溶血、糖尿等。

四、诊断

婴儿腹泻仅是症状诊断，临床应根据喂养史、有无肠道内外感染现象、大便肉眼所见等，必要时大便镜检及培养等，做出病因诊断。一般如病因已明确，亦可根据致病微生物命名，如确诊由致腹泻性大肠杆菌引起，称致腹泻性大肠杆菌肠炎。

一般说，肠道内感染引起的腹泻症状多较重，发热较高，由于饮食不当或肠道外感染引起者，腹泻较轻。饮食不当引起腹泻的大便，有腐败臭味者常表示蛋白质消化不良，多泡沫时表示糖消化不良，若外观油腻表示脂肪消化不良。

婴儿腹泻除确定病因外，还应根据体征和尿量多少判断有无失水和电解质紊乱。

五、鉴别诊断

（一）细菌性痢疾

婴儿菌痢的临床表现可不典型，常无里急后重或黏液血便。此时应注意接触史和大便镜检，一般菌痢大便镜检每高倍视野白细胞数超过 10 个以上，并见红细胞和吞噬细胞，有时要靠大便培养方能鉴别。

（二）生理性腹泻

外观较虚胖且伴有湿疹的婴儿，大便次数可较多，每天 3 ～ 7 次不等。大便稀薄呈黄绿色，不伴呕吐，食欲好，体重增加正常，此种现象到添加辅食后自然消失。

（三）急性坏死性肠炎

中毒症状严重，腹痛，腹胀，频繁呕吐，高热。开始时大便为稀水黏液状或蛋花汤样，大便隐血阳性，而后出现血便或呈"赤豆汤"样便，具有腥臭味，重者常出现休克。

六、治疗

原则为：调整饮食，预防和纠正脱水，合理用药，加强护理，预防并发症。不同时期的腹泻病治疗重点各有侧重，急性腹泻多注意维持水、电解质平衡及抗感染，迁延及慢性腹泻则应注意肠道菌群失调问题及饮食疗法问题。治疗不当往往会得到事倍功半或适得其反的结果。

（一）急性腹泻的治疗

1. 饮食疗法

腹泻时进食和吸收减少，而肠黏膜损伤的恢复，发热时代谢旺盛，侵袭性肠炎丢失蛋白等因素使得营养需要量增加，如限制饮食过严或禁食过久常造成营养不良，并发酸中毒，以致病情迁延不愈影响生长发育。故应强调继续饮食，满足生理需要，补充疾病消耗，以缩短腹泻后的康复时间，应根据疾病的特殊病理生理状况、个体消化吸收功能和平时的饮食习惯进行合理调整。以母乳喂养的婴儿继续哺乳，暂停辅食；人工喂养儿可喂以等量米汤或稀释的牛奶或其他代乳品，由米汤、粥、面条等逐渐过渡到正常饮食。有严重呕吐者可暂时禁食4～6小时（不禁水），待好转后继续喂食，由少到多，由稀到稠。病毒性肠炎多有继发性双糖酶（主要是乳糖酶）缺乏，对疑似病例可暂停乳类喂养，改为豆制代乳品，或发酵奶，或去乳糖配方奶粉以减轻腹泻，缩短病程。腹泻停止后逐渐恢复营养丰富的饮食，并每日加餐一次，共2周。

2. 纠正水、电解质紊乱及酸碱失衡

(1) 口服补液：ORS可用于腹泻时预防脱水及纠正轻、中度脱水。轻度脱水口服液量约50～80 ml/kg，中度脱水约80～100 ml/kg，于8～12小时内将累积损失量补足。脱水纠正后，可将ORS用等量水稀释按病情需要随意口服。因ORS为2/3张液，故新生儿和有明显呕吐、腹胀、休克、心肾功能不全等患儿不宜采用口服补液。

(2) 静脉补液：适用于中度以上脱水、吐泻严重或腹胀的患儿。输用溶液的成分、量和滴注持续时间必须根据不同的脱水程度和性质决定，同时要注意个体化，结合年龄、营养状况、自身调节功能而灵活掌握。

1) 第1天补液具体如下。

总量：包括补充累积损失量、继续损失量和生理需要量，一般轻度脱水约为90～120 ml/kg、中度脱水约为120～150 ml/kg、重度脱水约为150～180 ml/kg，对少数营养不良，肺炎、心、肾功能不全的患儿尚应根据具体病情分别作较详细的计算。

溶液种类：溶液中电解质溶液与非电解质溶液的比例应根据脱水性质（等渗性、低渗性、高渗性）分别选用，一般等渗性脱水用1/2张含钠液、低渗性脱水用2/3张含钠液、高渗性脱水用1/3张含钠液。若临床判断脱水性质有困难时，可先按等渗性脱水处理。

输液速度：主要取决于脱水程度和继续损失的量和速度，对重度脱水有明显周围循环障碍者应先快速扩容，20 ml/kg等渗含钠液，30～60分钟内快速输入。累积损失量（扣除扩容液量）一般在8～12小时内补完，约每小时8～10 ml/kg。脱水纠正后，补充继续损失量和生理需要量时速度宜减慢，于12～16小时内补完，约每小时5ml/kg。若吐泻缓解，可酌情减少补液量或改为口服补液。

纠正酸中毒：因输入的混合溶液中已含有一部分碱性溶液，输液后循环和肾功能改善，酸中毒即可纠正。也可根据临床症状结合血气测定结果，另加碱性液纠正。对重度酸中毒可用 1.4% 碳酸氢钠扩容，兼有扩充血容量及纠正酸中毒的作用。

纠正低钾：有尿或来院前 6 小时内有尿即应及时补钾；浓度不应超过 0.3%；每日静脉补钾时间，不应少于 8 小时；切忌将钾盐静脉推入，否则导致高钾血症，危及生命。细胞内的钾浓度恢复正常要有一个过程，因此纠正低钾血症需要有一定时间，一般静脉补钾要持续 4～6 天。能口服时可改为口服补充。

纠正低钙、低镁：出现低钙症状时可用 10% 葡萄糖酸钙（每次 1～2 ml/kg，最大量 ≤10 ml）加葡萄糖稀释后静注。低镁者用 25% 硫酸镁按每次 0.1 mg/kg 深部肌肉注射，每 6 小时一次，每日 3～4 次，症状缓解后停用。

2) 第二天及以后的补液：经第一天补液后，脱水和电解质紊乱已基本纠正，第二天及以后主要是补充继续损失量（防止发生新的累积损失）和生理需要量，继续补钾，供给热量。一般可改为口服补液。若腹泻仍频繁或口服量不足者，仍需静脉补液。补液量需根据吐泻和进食情况估算，并供给足够的生理需要量，用 1/3～1/5 张含钠液补充。继续损失量是按"丢多少补多少""随时丢随时补"的原则，用 1/2～1/3 张含钠溶液补充。将这两部分相加于 12～24 小时内均匀静脉滴注。仍要注意继续补钾和纠正酸中毒的问题。

3. 药物治疗

(1) 控制感染，具体如下。

水样便腹泻患者（约占 70%）多为病毒及非侵袭性细菌所致，一般不用抗生素，应合理使用液体疗法，选用微生态制剂和黏膜保护剂。如伴有明显中毒症状不能用脱水解释者，尤其是对重症患儿、新生儿、小婴儿和衰弱患儿（免疫功能低下）应选用抗生素治疗。

黏液、脓血便患者（约占 30%）多为侵袭性细菌感染，应根据临床特点，针对病原经验性选用抗菌药物，再根据大便细菌培养和药敏试验结果进行调整。大肠杆菌、空肠弯曲菌、耶尔森菌、鼠伤寒沙门菌所致感染常选用庆大霉素、卡那霉素、氨苄青霉素、红霉素、氯霉素、头孢霉素、诺氟沙星、环丙沙星、呋喃唑酮、复方新诺明等。金黄色葡萄球菌肠炎、伪膜性肠炎、真菌性肠炎应立即停用原使用的抗生素，根据症状可选用万古霉素、新青霉素、利福平、甲硝唑或抗真菌药物治疗。婴幼儿选用氨基糖苷类及其他不良反应较为明显的抗生素时应慎重。

(2) 微生态疗法：有助于恢复肠道正常菌群的生态平衡，抑制病原菌定植和侵袭，控制腹泻。常用双歧杆菌、嗜酸乳杆菌、粪链球菌、需氧芽孢杆菌、腊样芽孢杆菌制剂。

(3) 肠黏膜保护剂：能吸附病原体和毒素，维持肠细胞的吸收和分泌功能，与肠道黏液糖蛋白相互作用可增强其屏障功能，阻止病原微生物的攻击，如蒙脱石粉。

(4) 避免用止泻剂，如洛哌丁醇，因为它抑制胃肠动力的作用，增加细菌繁殖和毒素的吸收，对于感染性腹泻有时是很危险的。

（二）迁延性和慢性腹泻治疗

因迁延性、慢性腹泻常伴有营养不良和其他并发症，病情较为复杂，必须采取综合治疗措施。

(1) 积极寻找引起病程迁延的原因，针对病因进行治疗，切忌滥用抗生素，避免顽固的肠道菌群失调。

(2) 预防和治疗脱水，纠正电解质及酸碱平衡紊乱。

(3) 营养治疗：此类病儿多有营养障碍，继续喂养对促进疾病恢复，如肠黏膜损伤的修复、胰腺功能的恢复、微绒毛上皮细胞双糖酶的产生等，是必要的治疗措施，禁食对机体有害。

1) 继续母乳喂养。

2) 人工喂养儿应调整饮食，< 6 个月婴幼儿用牛奶加等量米汤或水稀释，或用发酵奶（即酸奶），也可用奶 - 谷类混合物，每天喂 6 次，以保证足够热卡。大于 6 个月的婴儿可用已习惯的平常饮食，如选用加有少量熟植物油、蔬菜、鱼末或肉末的稠粥、面条等，由少到多，由稀到稠。

3) 双糖不耐受患儿由于有不同程度的原发性或继发性双糖酶缺乏，食用含双糖（包括蔗糖、乳糖、麦芽糖）的饮食可使腹泻加重，其中以乳糖不耐受最多见，治疗宜采用去双糖饮食，可采用豆浆（每 100 毫升鲜豆浆加 5 ~ 10 克葡萄糖）、酸奶，或去乳糖配方奶粉。

4) 过敏性腹泻：这患儿在应用无双糖饮食后腹泻仍不改善时，需考虑对蛋白质过敏（如对牛奶或大豆蛋白过敏）的可能性，应改用其他饮食。

5) 要素饮食：是肠黏膜受损伤患儿最理想的食物，系由氨基酸、葡萄糖、中链甘油三酯、多种维生素和微量元素组合而成。即使在严重黏膜损害和胰消化酶、胆盐缺乏情况下仍能吸收与耐受，应用时的浓度和量视患儿临床状态而定。

6) 静脉营养：少数严重病儿不能耐受口服营养物质者，可采用静脉高营养。推荐方案为：脂肪乳剂每日 2 ~ 3 g/kg，复方氨基酸每日 2 ~ 2.5 g/kg，葡萄糖每日 12 ~ 15 g/kg，电解质及多种微量元素适量，液体每日 120 ~ 150 ml/kg，热卡每日 50 ~ 90 cal/kg。通过外周静脉输入，好转后改为口服。

4. 药物治疗

(1) 抗生素：仅用于分离出特异病原的感染患儿，并根据药物敏感试验选用。

(2) 补充微量元素和维生素：如锌、铁、烟酸、维生素 A、B_{12}、C 和叶酸等，有助于肠黏膜的修复。

(3) 应用微生态调节剂和肠黏膜保护剂。

(5) 中医辨证论治有良好疗效，并可配合中药、推拿、捏脊、针灸和磁疗等。

七、预防

(1) 合理喂养，提倡母乳喂养，及时添加辅助食品，每次限一种，逐步增加，适时断奶。人工喂养者应根据具体情况选择合适的代乳品。

(2) 对于生理性腹泻的婴儿应避免不适当的药物治疗，或者由于小儿便次多而怀疑其消化能力，而不按时添加辅食。

(3) 养成良好的卫生习惯，注意乳晶的保存和奶具、食具、便器、玩具和设备的定期消毒。

(4) 气候变化时，避免过热或受凉，居室要通风。

(5) 感染性腹泻患儿，尤其是大肠杆菌、鼠伤寒沙门菌、轮状病毒肠炎的传染性强，集体机构如有流行，应积极治疗患者，做好消毒隔离工作，防止交叉感染。

(6) 避免长期滥用广谱抗生素，对于因败血症、肺炎等肠道外感染必须使用抗生素，特别是广谱抗生素的婴幼儿，即使无消化道症状时亦应加用微生态制剂，以防止难治性肠道菌群失调所致的腹泻。

(7) 轮状病毒肠炎流行甚广，接种疫苗为理想的预防方法，口服疫苗已见诸报道，保护率在 80% 以上，但持久性尚待研究。

第六节 消化性溃疡

消化性溃疡 (pepticulcer) 是指胃和十二指肠的慢性溃疡，也可发生在与酸性胃液相接触的其它胃肠道部位。各年龄儿童均可发病，以学龄儿童多见。婴幼儿多为急性、继发性溃疡，常有明确的原发疾病，胃溃疡和十二指肠溃疡发病率相近；年长儿多为慢性、原发性溃疡，以十二指肠溃疡多见，男孩多于女孩，可有明显的家族史。

一、病因和发病机制

原发性消化性溃疡的病因与诸多因素有关，确切发病机制至今尚未完全阐明，目前认为溃疡的形成是由于对胃和十二指肠黏膜有损害作用的侵袭因子 (酸、胃蛋白酶、胆盐、药物、微生物及其他有害物质) 与黏膜自身的防御因素 (黏膜屏障、黏液重碳酸盐屏障、黏膜血流量、细胞更新、前列腺素、表皮生长因子等) 之间失去平衡的结果。一般认为，与酸有关因素对十二指肠溃疡的意义较大，而组织防御因素对胃溃疡有更重要的意义。

（一）胃酸和胃蛋白酶的侵袭力

酸和胃蛋白酶是对胃和十二指肠黏膜有侵袭作用的主要因素。十二指肠溃疡患者基础胃酸、壁细胞数量及壁细胞对刺激物质的敏感性均高于正常人，且胃酸分泌的正常反馈抑制机制亦发生缺陷，故酸度增高是形成溃疡的重要原因。新生儿生后 1～2 天胃酸分泌高，与成人相同，4～5 天时下降，以后又逐渐增高，故生后 2～3 天亦可发生原发性消化性溃疡。因胃酸分泌随年龄而增加，因此年长儿消化性溃疡的发病率较婴幼儿高。

（二）胃和十二指肠黏膜的防御功能

决定胃黏膜抵抗损伤能力的因素包括黏膜血流、上皮细胞的再生、黏液分泌和黏膜屏障的完整性。在各种攻击因子的作用下，黏膜血循环及上皮细胞的分泌与更新受到影响，屏障功能受损，发生黏膜缺血、坏死而形成溃疡。

（三）幽门螺杆菌感染

小儿十二指肠溃疡 Hp 检出率约为 52.6%～62.9%，Hp 被根除后溃疡的复发率即下降，说明 Hp 在溃疡病发病机制中起重要作用。

（四）遗传因素

消化性溃疡具有遗传素质的证据，20%～60% 患儿有家族史，单卵双胎发生溃疡的一致性也较高，但其家族史也可能与 Hp 感染的家族聚集倾向有关。O 型血的人十二指肠溃疡发病率较其他血型的人高；2/3 的十二指肠溃疡患者家族成员血清胃蛋白酶原升高。

（五）其他

精神创伤、中枢神经系统病变、外伤、手术后、饮食习惯不当如暴饮暴食，过冷、油炸食品、气候因素、对胃黏膜有刺激性的药物如非甾体抗炎药、肾上腺皮质激素等均可降低胃黏膜的防御能力，引起胃黏膜损伤。

继发性溃疡是由于全身疾病引起的胃、十二指肠黏膜局部损害，见于各种危重疾病所致的应激反应。

二、临床表现

小儿消化性溃疡临床表现多样，并无特异性，且年龄愈小，症状愈不典型。绝大多数表现为不规律的上腹隐痛，由于小儿胃黏膜柔嫩，轻度炎症或有溃疡形成则易并发出血，所以小儿溃疡易出现便血或呕血。不同各年龄阶段患者的临床表现各有其特点。

1. 新生儿期

新生儿期继发性溃疡多见，多属应激性溃疡，原发病常为早产儿伴窒息缺氧史、败血症、低血糖、呼吸窘迫综合征及中枢系统疾病。常急性起病，出现呕血、黑便。生后 2～3 日也可发生原发性溃疡。轻者可痊愈，重者可发生胃肠出血及穿孔。

2. 婴幼儿期

婴幼儿期继发性溃疡多见，胃和十二指肠发病率相等。多表现为急性起病，主要表现为反复呕吐、腹胀、呕血、黑便，甚至发生胃肠穿孔。

3. 学龄前期及学龄期

学龄前期及学龄期以原发十二指肠溃疡多见，主要表现为反复发作脐周及上腹部疼痛、烧灼感，饥饿时及夜间多见发作。严重者可出现呕吐、便血、贫血，甚至穿孔，穿孔时疼痛剧烈并放射至背部和上腹部。也有仅表现为贫血、大便隐血试验阳性者。

三、辅助检查

1. 粪便隐血试验

素食 3 天后检查粪便隐血试验，阳性者提示有活动性溃疡存在。

2. 胃肠道 X 线钡餐造影

溃疡病 X 线征象有直接和间接两种，直接征象为胃和十二指肠龛影，是溃疡病的确诊依据；间接征象包括胃大弯侧痉挛性切迹、十二指肠壶腹激惹、充盈不佳、畸形等，对本病诊断有价值。X 线钡餐造影的诊断准确性为 60%，气钡双重造影小儿不能配合。急性溃疡较浅表，愈合较快，X 线检查易漏诊或误诊。

3. 纤维胃镜检查

纤维胃镜检查是确诊本病的最好方法，对消化性溃疡确诊率达 95% 以上。不仅对胃、十二指肠病变局部形态可直接观察，还可取黏膜组织做组织学和细菌学检查。

消化性溃疡胃镜下所见为黏膜缺损呈圆形、椭圆形、线形、不规则形，底部平坦，边缘整齐，为白苔或灰白苔覆盖；或为一片充血黏膜上散在小白苔，形如霜斑，称"霜斑样溃疡"。

根据胃镜下所见可分为如下三期。①活动期：溃疡基底部有白色或灰白色厚苔，边缘整齐，周围黏膜充血、水肿，有时易出血；水肿消退，呈黏膜向溃疡集中。十二指肠溃疡有时表现为一片充血黏膜上散在小白苔，即霜斑样溃疡。②愈合期：溃疡变浅，周围黏膜充血水肿消退，基底出现薄苔；薄苔是愈合期的标志。③瘢痕期：溃疡基底部白苔消失，遗下红色瘢痕，以后红色瘢痕转为白色瘢痕，其四周黏膜呈辐射状，表示溃疡完全愈合，但仍可遗留轻微凹陷。

4. 幽门螺杆菌检测

幽门螺杆菌检测常用方法有胃黏膜组织做细菌染色涂片、细菌培养及尿素酶试验，血清学检测幽门螺杆菌的 IgG、IgA 抗体，PCR 法检测幽门螺杆菌的 DNA 等。但在小儿中尚未广泛开展。

四、治疗措施

目的是缓解和消除症状，促进溃疡愈合，防止复发，并预防并发症。

（一）一般治疗

急性出血时，应积极监护治疗，以防止失血性休克。应监测生命体征如血压、心率及末梢循环。禁食同时注意补充足够血容量，如失血严重时应及时输血。应积极进行消化道局部止血（如喷药、胃镜下硬化、电凝治疗）及全身止血。

应培养良好的生活习惯，饮食定时定量，避免过度疲劳及精神紧张，适当休息，消除有害因素如避免食用刺激性、对胃黏膜有损害的食物和药物。

（二）药物治疗

原则为抑制胃酸分泌和中和胃酸，强化黏膜防御能力，抗幽门螺杆菌治疗。

1. 抑制胃酸治疗

抑酸治疗是消除侵袭因素的主要途径。

(1) H_2 受体拮抗剂 (H_2R_1)：可直接抑制组织胺、阻滞乙酰胆碱和胃泌素分泌，达到抑酸和加速溃疡愈合的目的。常用的药物如下。①西咪替丁 (cimitedine)，每日 10～15 mg/kg，分 4 次于饭前 10 分钟至 30 分钟口服，或分 1～2 次静脉滴注；②雷尼替丁 (ranitidine)，每日 3～5 mg/kg，每 12 小时一次，或每晚一次口服，或分 2～3 次静脉滴注，疗程均为 4～8 周；③法莫替丁 (farmotidine)，0.9mg/kg，睡前一次口服，或 1 次 / 日静脉滴注，疗程 2～4 周。

(2) 质子泵抑制剂 (PPl)：作用于胃黏膜壁细胞，降低壁细胞中的 H^+-K^+-ATP 酶活性，阻抑 H^+ 从细胞质内转移到胃腔而抑制胃酸分泌。常用奥美拉唑 (omeprazole，洛塞克)，剂量为每日 0.6～0.8mg/kg，清晨顿服。疗程 2～4 周。

(3) 中和胃酸的抗酸剂：起缓解症状和促进溃疡愈合的作用。常用碳酸钙、氢氧化铝、氢氧化镁等。

(4) 胃泌素受体阻滞剂：如丙古胺，主要用于溃疡病后期，作为其他制酸药停药后维持治疗，以防胃酸反跳。

2. 胃黏膜保护剂

(1) 硫糖铝：在酸性胃液中与蛋白质形成大分子复合物，凝聚成糊状物覆盖于溃疡表面起保护作用，尚可增强内源性前列腺素合成，促进溃疡愈合。常用剂量为每日 10～25 mg/kg，分 4 次口服，疗程 4～8 周。

(2) 枸橼酸铋钾：在酸性环境中沉淀，与溃疡面的蛋白质结合，覆盖其上，形成一层凝固的隔离屏障。促进前列腺素分泌，还具抗幽门螺杆菌的作用。剂量每日 6～8mg/kg，分 3 次口服，疗程 4～6 周。本药有导致神经系统不可逆损害和急性肾衰竭等不良反应，长期大剂量应用时应谨慎，最好有血铋监测。

(3) 蒙脱石粉、麦滋林 -S 颗粒剂：亦有保护胃黏膜、促进溃疡愈合的作用。

(4) 米索前列醇：即前列腺素样作用，其作用机制可能与刺激黏液和碳酸氢盐分泌，或直接保护胃黏膜上皮的完整性有关。但因其不良反应临床应用较少，罕见儿科应用。

3. 抗幽门螺杆菌治疗

有 Hp 感染的消化性溃疡，需用抗菌药物治疗。临床常用的药物：枸橼酸铋钾 6～8 mg/(kg•d)；羟氨苄青霉素 50 mg/(kg•d)；克拉霉素 15～30 mg/(kg•d)；甲硝唑 25～30 mg/(kg•d)；呋喃唑酮 5～10 mg/(kg•d)，分 3 次口服。已证明奥美拉唑亦具有抑制 Hp 生长的作用。由于 Hp 栖居部位环境的特殊性，不易被根除，目前多主张联合用药。以下方案可供参考：

(1) 以 PPI 为中心药物的"三联"方案：① PPI+ 上述抗生素中的 2 种，持续 2 周；② PPI+ 上述抗生素中的 2 种，持续 1 周。

(2) 以铋剂为中心药物的"三联""四联"治疗方案：①枸橼酸铋钾 4～6 周 +2 种抗生素 (羧氨苄青霉素 4 周、克拉霉素 2 周、甲硝唑 2 周、呋喃唑酮 2 周)；②枸橼酸铋钾 4～6 周 +H_2R_1 4～8 周 + 上述 2 种抗生素 2 周。

4. 手术治疗

消化性溃疡一般不需手术治疗。但如有以下情况，应根据个体情况考虑手术治疗：①溃疡合并穿孔；②难以控制的出血，失血量大，48 小时内失血量超过血容量的 30%；③有幽门完全梗阻，经胃肠减压等保守治疗 72 小时仍无改善；④慢性难治性疼痛。

第七节 急性出血性坏死性肠炎

急性出血性坏死性肠炎是以小肠急性广泛性、出血性、坏死性炎症为特征的消化系统急症，又称急性坏死性小肠结肠炎或节段性肠炎。临床上以突然起病、腹痛、腹泻、便血为主要特征，起病急，病情变化快，多数患儿症状严重，常伴发休克，病死率极高。

一、病因

本病病因尚未完全了解，可能与以下两个因素相关。

(一) 肠内存在某些细菌及其所产毒素

以 C 型产气荚膜梭状杆菌 B 毒素可能性较大，因发现本病患者粪便厌氧培养，此菌检出率及其 B 毒素血清抗体阳性率均显著高于正常人群。将此菌菌液注入豚鼠小肠，可使其肠道发生出血性病变而死亡。

(二) 病儿胰蛋白酶活性降低

上述 B 毒素可被肠内胰蛋白酶水解而失去致病作用。长期蛋白质营养不良和 (或) 经常食用甘薯、玉米等含丰富胰蛋白酶抑制物的食物，均可使肠内胰蛋白酶活性显著降低，使病儿易于发病。

二、临床表现

(一) 腹泻便血型

腹泻便血型以黏膜渗出性病变为主，腹软无压痛。应行内科保守治疗。

（二）肠梗阻型

肠管肌层受严重侵害而肿胀，肠管僵直、丧失蠕动，临床出现机械性肠梗阻症状。

（三）腹膜炎型

浆膜层有大量炎症细胞浸润与渗出，腹腔内有大量炎性渗液，或因坏死而为血性液。临床表现腹膜炎症状。

（四）中毒休克型

此型患儿全身中毒症状较严重，早期即出现面色苍白、精神萎靡、无力、四肢冷厥、脉搏微弱、血压低，甚至测不到。舌质红，稍带暗紫，舌苔黄腻。有时伴有少量血便、脱水及电解质失衡。腹稍胀并有肌紧张，多疑为绞窄性肠梗阻。当小儿突发腹痛、呕吐、腹泻、便血并伴有高热及中毒症状者，应考虑本病的可能。

三、辅助检查

（一）血液检查

周围血白细胞总数和中性粒细胞增多，核左移，有中毒颗粒。血小板常减少。血培养可有非特异性细菌生长。

（二）大便检查

大便隐血试验强阳性，镜检有少量白细胞和大量红细胞。厌氧菌培养多数可分离到产气荚膜杆菌。大便胰蛋白酶活性显著降低。

（三）X线检查

表现为动力性肠梗阻或机械性肠梗阻的征象，典型者可见肠壁间积气、"双轨征"。肠穿孔后出现气腹。忌做钡餐或钡剂灌肠检查。

四、诊断

根据临床表现突然腹痛、呕吐、腹胀、腹泻、便血，伴有毒血症表现或早期中毒性休克等应考虑本病，结合X线及实验室检查即可诊断。

五、治疗

一般采用非手术疗法及对症处理。总的原则为加强全身支持疗法，纠正水电解质紊乱，缓解中毒症状，抗感染，积极防治休克及其他并发症。

（一）禁食

禁食是本病的重要治疗措施，血便和腹胀期间，临床一旦考虑有坏死性肠炎的可能，即应开始禁食，中、重度腹胀者应尽早进行胃肠减压，经鼻插十二指肠管行胃肠减压。

（二）纠正和维持水及电解质、酸碱平衡

重症病例水与电解质失衡比较突出，低血钠和低血钾比较多见。因禁食时间较长，因此必须精确地计算出入量及热量，根据患儿年龄给予维持生理的需要量，并补足累积损失和继续损失量。

（三）营养支持

具体略。

（四）血管活性药物治疗

具体略。

（五）中毒性休克治疗

早期发现休克及时抢救。严重坏死性肠炎常合并中毒性休克，并常是致死的主要原因。具体措施同感染性休克的处理，开始应迅速补充血容量，改善组织缺氧、纠正酸中毒，应用血管活性药物，采用低分子右旋糖酐、山莨菪碱注射液及人工冬眠疗法为主的抢救方案，防治重要脏器功能衰竭等。

（六）抗凝血治疗

坏死性肠炎患儿发生 DIC 的概率较高，有人观察发现，小儿急性出血性坏死性肠炎患儿约 2/3 的病例 DIC 检查阳性，故对重症病例进行抗凝血治疗是很有必要的。一般采用肝素治疗，静脉滴注或静脉注射，注意观察有无出血倾向，维持凝血时间（试管法）20～30 分钟为宜。

（七）抗生素应用

选用对肠道细菌敏感的广谱抗生素，如氨苄西林（氨苄青霉素）加用核糖霉素、奈替米星（乙基西梭霉素）或第二代、第三代头孢菌素。也可口服甲硝唑。

（八）胰蛋白酶应用

病变的发生与胰蛋白酶活性减低及分泌减少有关，建议常规口服胰蛋白酶。有休克及重症者加肌内注射。胰蛋白酶可水解 Welchii 杆菌产生的 B 毒素，减少其吸收，并可清除肠道坏死组织，有利于病变恢复。

（九）肾上腺皮质激素

为抑制变态反应，减轻中毒症状，对重症及休克患者应早期应用，用药不超过 3～5 天。氢化可的松或地塞米松静脉滴注。如应用时间过长（＞1 周），有促进肠坏死、诱发出血和肠穿孔的危险。

（十）外科治疗

手术治疗指征为：①肠梗阻保守治疗无效；②明显腹膜炎症状或有肠穿孔者；③多次大量出血，内科止血无效者；④中毒性休克抢救无效或不稳定者；⑤腹部症状迅速恶化，明显腹胀，有固定压痛点，估计为肠坏死加剧所致者。手术前应积极改善一般情况，包括禁食、胃肠减压、抗休克、输血、纠正水电解质紊乱。如休克经 4～6 小时积极抢救无好转，即应行手术探查。

如肠梗阻症状明显，疑有腹膜炎、肠坏死、肠穿孔者；或 X 线检查中见肠管扩张无张力、轮廓模糊粗糙、腹腔渗液显著时，应考虑紧急手术治疗。手术方法可根据肠管病变的程度进行选择肠切除吻合、减压造瘘及腹腔引流等。

第八节　肠套叠

肠套叠（intussusception）系指部分肠管及其肠系膜套入邻近肠腔所致的一种绞窄性肠梗阻，是婴幼儿时期最常见的急腹症之一，是 3 个月至 6 岁期间引起肠梗阻的最常见原因。60% 本病患儿的年龄在 1 岁以内，但新生儿罕见。80% 患儿年龄在 2 岁以内，男孩发病率多于女孩，约为 4:1。健康肥胖儿多见，发病季节与胃肠道病毒感染流行相一致，以春秋季多见。常伴发于中耳炎、胃肠炎和上呼吸道感染。

一、病因及发病机制

肠套叠分原发和继发两种。95%为原发性，多为婴幼儿，病因迄今尚未完全清楚，有人认为婴儿回盲部系膜尚未完全固定、活动度较大是引起肠套叠的原因。5%继发性病例多为年长儿，发生肠套叠的肠管可见明显的机械原因，如梅克尔憩室翻入回肠腔内，成为肠套叠的起点；肠息肉、肠肿瘤、肠重复畸形、腹型紫癜致肠壁血肿等均可牵引肠壁而发生肠套叠。

有些促发因素可导致肠蠕动的节律发生紊乱，从而诱发肠套叠，如饮食改变、腹泻及其病毒感染等均与之有关。有研究表明病毒感染可引起末段回肠集合淋巴结增生，局部肠壁增厚，甚至凸入肠腔，构成套叠起点，加之肠道受病毒感染后蠕动增强而导致发病。

二、病理

肠套叠多为近端肠管套入远端肠腔内，依据其套入部位不同分为以下几种。

(1) 回盲型：回盲瓣是肠套叠头部，带领回肠末端进入升结肠，盲肠、阑尾也随着翻入结肠内，此型最常见，约占总数的50%～60%。

(2) 回结型：回肠从距回盲瓣几厘米处起，套入回肠最末端，穿过回盲瓣进入结肠，约占30%。

(3) 回结型：回肠先套入远端回肠内，然后整个再套入结肠内，约占10%。

(4) 小肠型：小肠套入小肠，少见。

(5) 结肠型：结肠套入结肠，少见。

(6) 多发型：回结肠套叠和小肠套叠合并存在。肠套叠多为顺行性套叠，与肠蠕动方向相一致。套入部随着肠蠕动不断继续前进，该段肠管及其肠系膜也一并套入鞘内，颈部束紧不能自动退出。由于鞘层肠管持续痉挛，致使套入部肠管发生循环障碍，初期静脉回流受阻，组织充血水肿，静脉曲张，黏膜细胞分泌大量黏液，进入肠腔内，与血液及粪质混合成果酱样胶冻状排出，肠壁水肿、静脉回流障碍加重，使动脉受累，供血不足，导致肠壁坏死并出现全身中毒症状，严重者可并发肠穿孔和腹膜炎。

三、临床表现

主要有腹痛、呕吐、血便、腹部肿块等表现。

(一) 腹痛

腹痛为早期出现的症状，其特点是平素健康的婴儿，无任何诱因而突然发生剧烈的有规律的阵发性腹痛。患儿表现阵发性哭闹不安、屈腿、面色苍白。每次发作10～20分钟不等，以后安静入睡或正常玩耍，约数十分钟后又突然发作，其症状如前。如此反复多次，患儿精神渐差、疲乏不堪、面色苍白。

(二) 呕吐

起病不久即出现反射性呕吐。这是由于肠系膜被牵拉所致，呕吐物为奶块或食物，以后即有胆汁甚至可为粪便样物，是肠梗阻严重的表现。

(三) 血便

血便多于病后6～12小时出现，是本病特征之一，常为暗红色果酱样便，亦可为新鲜血便或血水，一般无臭味，当疑为本病而尚无便血时可作直肠指检，如指检染血则有同样诊断意义。

（四）腹部肿块

腹部肿块是具有重要诊断意义的腹部体征，肿块的部位依套入点和套入程度而定，一般多在升结肠、横结肠和降结肠位置。在病程早期，肿块多位于右腹上区，呈腊肠样，光滑而不太硬，略带弹性，可稍活动，有压痛。以后随套叠的进展，肿块可沿结肠移至左腹部，严重时可套入直肠内，直肠指检可触及子宫颈样肿物。

四、诊断和鉴别诊断

凡健康婴幼儿突然发生阵发性腹痛或阵发性哭闹、呕吐、便血和腹部扪及腊肠样肿块时可确诊。肠套叠早期在未排出血便前应做直肠指检。本病应与以下疾病鉴别。

（一）急性痢疾

夏季发病。大便次数多，含黏液、脓血，里急后重，多伴有高热等感染中毒症状。粪便检查可见成堆脓细胞，细菌培养阳性。但必须注意菌痢偶尔亦可引起肠套叠，两种疾病可同时存在或肠套叠继发于菌痢后。

（二）梅克尔憩室出血

大量血便，常为无痛性，亦可并发肠套叠。

（三）过敏性紫癜

有阵发性腹痛，呕吐、便血，由于肠管有水肿、出血、增厚，有时左右下腹可触及肿块，但绝大多数患儿有出血性皮疹、关节肿痛，部分病例有血尿。该病由于肠功能紊乱和肠壁血肿，亦可并发肠套叠。

（四）蛔虫性肠梗阻

症状与肠套叠相似，婴儿少见，无便血。腹部肿块呈条状，多在脐周及脐下。

五、治疗

急性肠套叠是一种危及生命的急症，其复位是一个紧急的过程，一旦确诊需立即进行。

（一）非手术疗法

1. 适应证

肠套叠在 48 小时内，全身情况良好，腹部不胀，无明显脱水及电解质紊乱。

2. 方法

包括：①B 超监视下水压灌肠；②空气灌肠；③钡剂灌肠复位三种方法。

3. 注意事项

灌肠复位时应作如下观察：①拔出肛管后排出大量带臭味的黏液血便和黄色粪水；②患儿很快入睡，不再哭闹及呕吐；③腹部平软，触不到原有的包块；④灌肠复位后给予 0.5～1g 活性炭口服，6～8 小时后应有炭末排出，表示复位成功。

4. 禁忌证

(1) 病程已超过 48 小时，全身情况差，如有脱水、精神萎靡、高热、休克等症状者，对 3 个月以下婴儿更应注意。

(2) 高度腹胀，腹部腹膜刺激征者 X 线腹部平片可见多数液平面者。

(3) 套叠头部已达脾曲，肿物硬而且张力大者。

(4) 多次复发疑有器质性病变者。

(5) 小肠型肠套叠。

（二）手术治疗

肠套叠超过 48～72 小时，或虽时间不长但病情严重疑有肠坏死或穿孔者，以及小肠型肠套叠均需手术治疗。根据患儿全身情况及套叠肠管的病理变化选择进行肠套叠复位，肠切除吻合术或肠造瘘术等。5%～8% 患儿可有肠套叠复发。灌肠复位比手术复位的复发率高。

第九节　上消化道出血

上消化道出血指屈氏韧带以上的消化道，包括食管、胃、十二指肠、上段空肠及肝、胆、胰腺等病变引起的出血，包括胃空肠吻合术后的空肠病变出血，排除口腔、鼻咽、喉部出血和咳血。上消化道出血是儿科临床常见的急症。其常见原因为消化性溃疡、急慢性胃炎、肝硬化合并食管或胃底静脉曲张破裂、胃痛、应激性溃疡等。消化道出血可发生在任何年龄。临床表现为呕血、便血，大量的消化道出血可导致急性贫血及出血性休克。

一、诊断步骤

（一）病史采集要点

上消化道出血可以是显性出血，也可以是隐性出血。其主要症状是呕血。呕血是指上消化道疾病（屈氏韧带以上的消化器官，包括食管、胃、十二指肠、肝、胆、胰疾病）或全身性疾病所致的急性上消化道出血，血液经口腔呕出。呕血或呕红色血液提示上消化道出血常为急性出血，通常来源于动脉血管或曲张静脉。呕咖啡样血系因出血缓慢或停止，红色的血红蛋白受胃酸作用变成褐色的正铁血红素所致。便血常提示下消化道出血，也可因活动性上消化道出血迅速经肠道排出所致。黑便通常提示上消化道出血，但小肠或右半结肠的出血也可有黑便。通常上消化道出血量达 100～200 ml 时才会出现黑便，在一次严重的出血后黑便可持续数日之久，不一定表示持续性出血。隐血试验阴性的黑色粪便可能因摄入铁剂、铋剂或各种食物所致，不应误认为出血所致的黑便。长期隐性出血可发生于消化道的任何部位。

小儿各年龄组消化道出血的常见病因有所不同。新生儿期出血多为出生时咽下母血或新生儿出血症、新生儿败血症、新生儿坏死性小肠结肠炎、新生儿血小板减少性紫癜、胃坏死出血以及严重的酸中毒等。1 个月至 2 岁多为消化性溃疡、反流性食管炎等。2 岁以上多为消化道溃疡、胆管出血。此外，还见于血小板减少性紫癜、过敏性紫癜、血友病以及白血病、胃肠道畸形等，可发生于任何年龄。

有进食或服用制酸剂可缓解的上腹部疼痛史的患者，提示消化性溃疡病。然而许多溃疡病出血的患者并无疼痛史。出血前有呕吐或干呕提示食管的 Mallory-Weiss 撕裂（胃贲门黏膜撕裂综合征），然而有 50% 的撕裂症患者并无这种病史。出血史（如紫癜、淤斑、血尿）可能表明是一种出血素质（如血友病）。服药史可揭示曾使用过破坏胃屏障和损害胃黏膜的药物（如阿司匹林，非甾体类消炎药），服用这些药物的数量和持续时间是重要的。

（二）体格检查

在对患者的生命体征做出评估后，体格检查应包括检查鼻咽部以排除来自鼻和咽部的出血。应寻找外伤的证据，特别是头、胸及腹部。蜘蛛痣、肝脾肿大和腹水是慢性肝病的表现。动静脉畸形尤其是胃肠黏膜的动静脉畸形可能与遗传性出血性毛细血管扩张症 (Rendu-Osler-Weber 综合征) 有关，其中消化道多发性血管瘤是反复发作性血管瘤的原因。皮肤指甲床和消化道的毛细血管扩张可能与硬皮病或混合性结缔组织病有关。

（三）门诊资料分析

急性消化道出血时，门诊化验应包括血常规、血型、出凝血时间、大便或呕吐物的隐血试验、肝功能及血肌酐、尿素氮等。

对疑有上消化道出血的患者应作鼻胃吸引和灌洗，血性鼻胃吸引物提示上消化道出血，但约 10% 的患者鼻胃吸引物阴性；咖啡样吸引物表明出血缓慢或停止；持续的鲜红色吸引物提示活动性大量出血。鼻胃吸引还有助于监测出血状况。

（四）进一步检查项目

1. 内镜检查

在急性上消化道出血时，胃镜检查安全可靠，是当前首选的诊断方法，其诊断价值比 X 线钡剂检查为高，阳性率一般达 80% ～ 90% 以上。对一些 X 线钡剂检查不易发现的贲门黏膜撕裂症、糜烂性胃炎、浅溃疡，内镜可迅速做出诊断。X 线检查所发现的病灶 (尤其存在两个病灶时)，难以辨别该病灶是否为出血原因。而胃镜直接观察，即能确定，并可根据病灶情况作相应的止血治疗。

做纤维胃镜检查时应注意以下几点。

(1) 胃镜检查的最好时机是在出血后 24 ～ 48 h 内进行。如若延误时间，一些浅表性黏膜损害部分或全部修复，从而使诊断的阳性率大大下降。

(2) 处于失血性休克的患者，应首先补充血容量，待血压有所平稳后做胃镜较为安全。

(3) 事先一般不必做洗胃准备，但若出血过多，估计血块会影响观察时，可用冰水洗胃后进行检查。

2.X 线钡剂造影

尽管内镜检查的诊断价值比 X 线钡剂造影优越，但并不能取而代之。对已确定有上消化道出血而全视式内镜检查阴性或不明确的患者，也可考虑进行上消化道钡餐检查，因为一些肠道的解剖部位不能被一般的内镜窥见，而且由于某些内镜医师经验不足，有时会遗漏病变，这些都可通过 X 线钡剂检查得以补救。但在活动性出血后不宜过早进行钡剂造影，否则会引起再出血或加重出血。一般主张在出血停止、病情稳定 3 天后谨慎操作。注意残留钡剂可干扰选择性动脉造影及内镜的检查。

3. 放射性核素扫描

经内镜及 X 线检查阴性的病例，可做放射性核素扫描。其方法是采用核素 (例如 ^{99m}Tc) 标记患者的红细胞后，再从静脉注入患者体内。当有活动性出血，而出血速度能达到 0.1 ml/min，核素便可以显示出血部位。注射一次 ^{99m}Tc 标记的红细胞，可以监视患者消化道出血达 24 h。经验证明，若该项检查阴性，则选择性动脉造影检查亦往往阴性。

4.选择性动脉造影

当消化道出血经内镜和 X 线检查未能发现病变时，应做选择性动脉造影。若造影剂外渗，能显示出血部位，则出血速度至少在 0.5 ～ 1.0 ml/min(750 ～ 1500 ml/d)。故最适宜于活动性出血时做检查，阳性率可达50%～77%。而且，尚可通过导管滴注血管收缩剂或注入人工栓子止血。禁忌证是碘过敏或肾衰竭等。

二、诊断对策

(一)诊断要点

1.首先鉴别是否消化道出血

临床上常须鉴别呕血与咳血(详见表 15-1)。

表 15-1　呕血与咳血的鉴别

	咳血	呕血
病因	TB、支扩、肺炎、肺脓肿、肺癌、心脏病	消化性溃疡、肝硬化、胃癌
出血前症状	喉部痒感、胸闷、咳嗽	上腹不适、恶心、呕吐等
颜色	鲜红	棕黑、暗红、有时鲜红
出血方式	咯出	呕出
血中混合物	痰，泡沫	食物残渣、胃液
反应	碱性	酸性
黑便	除非咽下，否则没有	有，可为柏油便、呕血停止后仍持续数日
出血后痰性状	常有血痰数日	无痰

2.失血量的估计

对进一步处理极为重要。一般每日出血量在 5 ml 以上，大便色不变，但隐血试验就可以为阳性，50 ～ 100 ml 以上出现黑便。以呕血、便血的数量作为估计失血量的资料，往往不太精确。因为呕血与便血常分别混有胃内容与粪便，另一方面部分血液尚贮留在胃肠道内，仍未排出体外。因此可以根据血容量减少导致周围循环的改变，做出判断。

(1)一般状况：失血量少，血容量轻度减少，可由组织液及脾贮血所补偿，循环血量在 1h 内即得改善，故可无自觉症状。当出现头晕、心慌、冷汗、乏力、口干等症状时，表示急性失血量较大；如果有晕厥、四肢冰凉、尿少、烦躁不安时，表示出血量大，若出血仍然继续，除晕厥外，尚有气短、无尿。

(2)脉搏：脉搏的改变是失血程度的重要指标。急性消化道出血时血容量锐减、最初的机体代偿功能是心率加快。小血管反射性痉挛，使肝、脾、皮肤血窦内的储血进入循环，增加回心血量，调整体内有效循环量，以保证心、肾、脑等重要器官的供血。一旦由于失血量过大，机体代偿功能不足以维持有效血容量时，就可能进入休克状态。所以，当大量出血时，脉搏快而弱(或脉细弱)，脉搏每分钟增至 100 ～ 120 次以上，再继续失血则脉搏细微，甚至扪不清。有些患者出血后，在平卧时脉搏、血压都可接近正常，但让患者坐或半卧位时，脉搏会马上增快，出现头晕、冷汗，表示失血量大。如果经改变体位无上述变化，测中心静脉压又正常，则可以排除有过大出血。

(3) 血压：血压的变化同脉搏一样，是估计失血量的可靠指标。当急性失血占总血量的 20% 以上时，收缩压可正常或稍升高，脉压缩小。尽管此时血压尚正常，但已进入休克早期，应密切观察血压的动态改变。急性失血占总血量的 20% ～ 40% 时，收缩压可降至 9.33 ～ 10.67 kPa(70 ～ 80 mmHg)，脉压小。急性失血占总血量的 40% 时，收缩压可降至 6.67 ～ 9.33 kPa(50 ～ 70 mmHg)，更严重的出血，血压可降至零。

(4) 血常规：血红蛋白测定、红细胞计数、血细胞压积可以帮助估计失血的程度。但在急性失血的初期，由于血浓缩及血液重新分布等代偿机制，上述数值可以暂时无变化。一般需组织液渗入血管内补充血容量，即 3 ～ 4 h 后才会出现血红蛋白下降，平均在出血后 32 h，血红蛋白可被稀释到最大限度。如果患者出血前无贫血，血红蛋白在短时间内下降至 7 g 以下，表示出血量大。大出血后 2 ～ 5 h，白细胞计数可增高，但通常不超过 15×10^9/L，然而在肝硬化、脾功能亢进时，白细胞计数可以不增加。

(5) 尿素氮：上消化道大出血后数小时，血尿素氮增高，1 ～ 2 天达高峰，3 ～ 4 天内降至正常。如再次出血，尿素氮可再次增高。尿素氮增高是由于大量血液进入小肠，含氮产物被吸收。而血容量减少导致肾血流量及肾小球滤过率下降，则不仅尿素氮增高，肌酐亦可同时增高。如果肌酐在 133 mol/L(1.5 mg/L) 以下，而尿素氮 > 14.28 mmol/L(40 mg/L)，则提示上消化道出血量大。

3. 失血恢复的评价

绝大多数消化道出血患者可自动停止 (如约 80% 无门脉高压的上消化道出血患者可自行停止)。大量出血常表现为脉率 > 110 次 / 分，收缩压 < 100 mmHg(13.3 kPa)，直立位血压下降 ≥ 16 mmHg(2.1 kPa)，少尿、四肢湿冷和由于脑血流灌注减少所致的精神状态的改变 (精神混乱、定向力障碍、嗜睡、意识丧失、昏迷)。红细胞压积是失血的有价值指标，但若出血在几小时前发生，则不一定准确，因为通过血液稀释完全恢复血容量需要数小时。若有进一步出血的危险、血管并发症、合并其他病态或严重疾病者，通常需要输血使红细胞压积维持在 30 左右。在血容量适量恢复后，还需严密观察继续出血的征象 (如脉搏加快、血压下降、呕新鲜血液、再次出现稀便或柏油样便等)。

(二) 临床类型

消化道出血病因大致可归纳为以下三类。

1. 出血性疾病

新生儿自然出血、过敏性出血 (特别是过敏性紫癜)、血友病、白血病等。

2. 感染性疾病

新生儿败血症、出血性肠炎、肠伤寒出血、胆管感染出血等。

3. 胃肠道局部病变出血

常见病因有食管静脉曲张、婴幼儿溃疡病出血、异位或迷生胰、胃肠道血管瘤等。

(三) 鉴别诊断要点

1. 有严重消化道出血的患者

胃肠道内的血液尚未排出体外，仅表现为休克，此时应注意排除心源性休克 (急性心肌梗死）、感染性或过敏性休克，以及非消化道的内出血（宫外孕或主动脉瘤破裂）。若发现肠鸣音活跃，肛检有血便，则提示为消化道出血。

2. 出血的病因诊断

对消化道大出血的患者，应首先治疗休克，然后努力查找出血的部位和病因，以决定进一步的治疗方针和判断预后。上消化道出血的原因很多，大多数是上消化道本身病变所致，少数是全身疾病的局部表现。常见的病因包括溃疡病、肝硬化所致的食管、胃底静脉曲张破裂和急性胃黏膜损害。其他少见的病因有食管裂孔疝、食管炎、贲门黏膜撕裂症、十二指肠球炎、胃平滑肌瘤、胃黏膜脱垂、胆管出血等。

(1) 消化性溃疡病：出血是溃疡病的常见并发症。溃疡病出血占上消化道出血病例的50%，其中尤以十二指肠球部溃疡居多。致命性出血多属十二指肠球部后壁或胃小弯穿透溃疡腐蚀黏膜下小动脉或静脉所致。部分病例可有典型的周期性、节律性上腹疼痛，出血前数日疼痛加剧，出血后疼痛减轻或缓解。这些症状，对溃疡病的诊断很有帮助。但有30%溃疡病合并出血的病例并无上述临床症状。溃疡病除上腹压痛外，无其他特异体征，尽管如此，该体征仍有助于鉴别诊断。

(2) 食管、胃底静脉曲张破裂：绝大部分病例是由于肝硬化、门脉高压所致。临床上往往出血量大，呕出鲜血伴血块，病情凶险，病死率高。如若体检发现有黄疸、肝掌、蜘蛛痣、脾大、腹壁静脉怒张、腹水等体征，诊断肝硬化不难。但确定出血原因并非容易。一方面大出血后，原先肿大的脾脏可以缩小，甚至扪不到，造成诊断困难；另一方面肝硬化并发出血并不完全是由于食管、胃底静脉曲张破裂，有1/3病例合并溃疡病或糜烂性胃炎出血。肝硬化合并溃疡病的发生率颇高。肝硬化合并急性糜烂性胃炎，可能与慢性门静脉瘀血造成缺氧有关。因此，当临床不能肯定出血病因时，应尽快作胃镜检查，以便及时做出判断。

(3) 急性胃黏膜损害：急性胃黏膜损害包括急性应激性溃疡病和急性糜烂性胃炎两种疾病。而两者主要区别在于病理学，前者病变可穿透黏膜层，以致胃壁穿孔；后者病变表浅，不穿透黏膜肌层。以前的上消化道出血病例中，诊断急性胃黏膜损害仅有5%。自从开展纤维胃镜检查，使急性胃黏膜损害的发现占上消化道出血病例的15%～30%。①急性糜烂性胃炎：应激反应、酗酒或服用某些药物（如阿司匹林、消炎痛、利舍平、肾上腺皮质激素等）可引起糜烂性胃炎。病灶表浅，呈多发点、片状糜烂和渗血。②急性应激性溃疡：这是指在应激状态下，胃和十二指肠以及偶尔在食管下端发生的急性溃疡。应激因素常见有烧伤、外伤或大手术、休克、败血症、中枢神经系统疾病以及心、肺、肝、肾衰竭等严重疾患。

严重烧伤所致的应激性溃疡称柯林（Curling）溃疡，颅脑外伤、脑肿瘤及颅内神经外科手术所引起的溃疡称库兴（Cushing）溃疡，应激性溃疡的发生机制是复杂的。严重而持久的应激会引起交感神经强烈兴奋，血中儿茶酚胺水平增高，导致胃、十二指肠黏膜缺血。在许多严重应激反应的疾病中，尤其是中枢神经系统损伤时，可观察到胃酸和胃蛋白酶分泌增高（可能是通过丘脑下部 - 垂体 - 肾上腺皮质系统兴奋或因颅内压增高直接刺激迷走神经核所致）从而使胃黏膜自身消化。至于应激反应时出现的胃黏膜屏障受损和胃酸的 H^+ 回渗，亦在应激性溃疡的发病中起一定作用。归结起来是由于应激反应造成神经 - 内分泌失调，造成胃、十二指肠黏膜局部微循环障碍，胃酸、胃蛋白酶、黏液分泌紊乱，结果形成黏膜糜烂和溃疡。溃疡面常较浅，多发，边缘不规则，基底干净。临床主要表现是难以控制的出血，多数发生在疾病的第 2 ～ 15 天。因患者已有严重的原发疾病，故预后多不良。

(4) 食管 - 贲门黏膜撕裂症：本症是引起上消化道出血的重要病因，占 8%。有食管裂孔疝的患者更易并发本症。多数发生在剧烈干呕或呕吐后，造成贲门或食管下端黏膜下层的纵行性裂伤，有时可深达肌层。常为单发，亦可多发，裂伤长度一般 0.3 ～ 2 cm。出血量有时较大甚至发生休克。

(5) 食管裂孔疝：多属食管裂孔滑动疝，食管胃连接处经横膈上的食管裂孔进入胸腔。由于食管下段、贲门部抗反流的保护机制丧失，易并发食管黏膜水肿、充血、糜烂甚至形成溃疡。食管炎以及疝囊的胃出现炎症可出血。以慢性渗血多见，有时大量出血。

(6) 胆管出血：肝化脓性感染、肝外伤、胆管结石及出血性胆囊炎等可引起胆管出血。临床表现特点是出血前有右上腹绞痛，若同时出现发热、黄疸，则常可明确为胆管出血。出血后血凝块可阻塞胆管，使出血暂停。待胆汁自溶作用，逐渐增加胆管内压，遂把血凝块排出胆管，结果再度出血。因此，胆管出血有间歇发作倾向。此时有可能触及因积血而肿大的胆囊，积血排出后，疼痛缓解，肿大的胆囊包块亦随之消失。

三、治疗对策

(一) 治疗原则

呕血、黑便或便血在被否定前应被视为急症。在进行诊断性检查之前或同时，应采用输血和其他治疗方法以稳定病情。所有患者需要有完整的病史和体格检查、血液学检查，包括凝血功能检查 (血小板计数、凝血酶原时间及部分凝血酶原时间)，肝功能试验 (胆红素、碱性磷酸酶、清蛋白、谷丙转氨酶、谷草转氨酶) 以及血红蛋白和红细胞压积的反复监测。

1. 一般治疗

加强护理，密切观察，安静休息，大出血者禁食。

2. 补充有效循环血量

(1) 补充晶体液及胶体液。

(2) 中度以上出血，根据病情需要适量输血。

3. 应用止血药物

(1) 炎症性疾患引起的出血：可用 H_2 受体拮抗剂，质子泵抑制剂。

(2) 亦可用冰水加去甲肾上腺素洗胃。

(3) 食管静脉曲张破裂出血：用三腔管压迫止血；同时以垂体后叶素静注，再静脉滴注维持直至止血。

(4) 凝血酶原时间延长者：可以静脉注射维生素 K_1，每日 1 次，连续使用 3 ～ 6 天；安络血，肌内注射或经胃管注入胃腔内，每 2 ～ 4 小时用 1 次。以适量的氯化钠溶液溶解凝血酶，使成每毫升含 50 ～ 500 单位的溶液，口服或经胃镜局部喷洒，每 1 ～ 6 小时用 1 次。

4. 内镜下止血

(1) 食管静脉曲张硬化剂注射。

(2) 喷洒止血剂。

(3) 高频电凝止血。

(4) 激光止血。

(5) 微波组织凝固止血。

(6) 热凝止血。

5. 外科治疗

经保守治疗，活动性出血未能控制，宜及早考虑手术治疗。

6. 中医药治疗

具体略。

（二）治疗计划

上消化道大出血的治疗原则是在积极抢救休克的同时进一步查明出血原因，随时按可能存在的病因做必要的检查和化验。一般是尽可能以非手术方法控制出血，纠正休克，争取条件确定病因诊断及出血部位，为必要的手术做好准备。在活动性消化道出血，特别是有咽反射功能不全和反应迟钝或意识丧失的患者中，由吸入血液所致的呼吸道并发症常可成为该病发病率和病死率的主要原因。为了防止意识改变患者的这种并发症，应考虑作气管内插管以保证呼吸道畅通。

除按照一般原则抢救休克外，大出血的抢救尚须从下列四方面考虑。

1. 镇静疗法

巴比妥类为最常用的镇静剂。吗啡类药物对出血效果较好，但须注意对小儿抑制呼吸中枢的危险性。应用冬眠合剂（降温或不降温方法），对严重出血患儿有保护性作用。但应特别注意对休克或休克前期患儿的特殊抑制作用，一般镇静剂均可使休克患儿中枢衰竭而致死亡，因此应先输液、输血、纠正血容量后，再给镇静剂。使用冬眠快速降温常可停止出血，延长生命，有利于抢救。

2. 输液、输血疗法

等量快速输液、输血为抢救大出血的根本措施。一般靠估计失血量，以半小时内30～50 ml/kg 速度加压输入。输完第一步血后测量血压如不升，可再重复半量为第二步，以后可再重复半量(20～30 ml/kg)，直至血压稳定为止。一般早期无休克之出血，可以输浓缩红细胞，有利于预防继续出血；晚期有休克时，应先输碱性等渗液及低分子右旋糖酐后再输浓缩红细胞，以免增加血管内凝血的机会。血红蛋白低于 60 g/L 则需输浓缩红细胞。一般输血输液后即可纠正休克，稳定血压；如仍不能升压，则应考虑出血不止而进行必要的止血手术。大量出血有时较难衡量继续出血的速度、肠腔内存血情况及休克引起心脏变化等。血容量是否已恢复，是否仍需输血输液，可借助于中心静脉压的测定。静脉压低，就可大量快速加压输血（液）每次 20～30 ml/kg，以后再测静脉压，如仍低则再输血或输液，直至动脉压上升，中心静脉压正常为止。如果动脉压上升而中心静脉压仍低，则需再输一份，以防血压再降，休克复发。如静脉压过高，则立刻停止静脉输血，此时如估计血容量仍未补足，动脉压不升，则应改行动脉输血或输液，一份血（液）量仍为 20～30 ml/kg。同时根据周围循环情况使用多巴胺、654-2 山莨菪碱等血管舒张药，根据心脏功能迅速使用速效强心剂，如西地兰或毒毛旋花子甙等，使心脏迅速洋地黄化。这样可以比较合理地控制输血量、心脏与动静脉活动情况。

3. 止血药的应用

一般是从促进凝血方面用药。大出血，特别是曾使用大量代血浆或枸橼酸血者，同时给予

6-氨基己酸为宜(小儿一次剂量为 1～2 g,静脉滴注时浓度为 6-氨基己酸 2 g 溶于 5 0ml 葡萄糖溶液或氯化钠溶液中);也可用对羧基苄胺,其止血作用与前药相同,但作用较强,每次 100 mg 可与氯化钠溶液或葡萄糖液混合滴入。新生儿出血宜使用维生素 K_1 肌内注射。出血患儿准备进行可能导致一些损伤的检查或手术以前,注射止血敏可减少出血。疑有其他凝血病或出血病者,按情况使用相应药物,如凝血酶原。疑为门脉压高而出血者,可注射垂体后叶素,以葡萄糖水稀释滴入。疑为幽门溃疡出血者,可静脉注射阿托品 0.05 mg/kg 或山莨菪碱等类似药物。局部用药如凝血酶及凝血质,中药云南白药等均可口服或随洗胃注入胃内;引起呕吐者,则应避免口服。

4. 止血术

对有局限出血病灶者,首先考虑内镜检查同时止血,一般食管、胃、十二指肠及胆管出血均可鉴别,并能进行必要的处理。如无内镜条件或患儿不能耐受内镜,最可靠的止血术是外科手术止血。但外科手术需要一定的条件,最起码的条件是出血部位的大致确定,从而决定手术途径及切口的选择。至少要区别食管出血或胃肠出血,以决定进行开胸或开腹探查。使用气囊导尿管或三腔气囊管,成人用管也可用于小儿,但需根据食管的长度,适当减短食管气囊上方的长度,以防压迫气管。在止血的同时还可对出血部位进行鉴别。经鼻(婴儿可经口)插入胃中,吹起气囊,拉紧后将管粘在鼻翼上或加牵引,使压住贲门,而把胃与食管分隔成两室。然后以另一鼻孔将另一导尿管插入食管,用盐水冲洗(注意小量冲洗,以免水呛入气管)。如果食管内无出血,则可很快洗清。如果冲洗时仍有不同程度的出血,则可判断为食管(静脉曲张)出血。查完食管后,还可再经过该管的胃管冲洗,如能很快冲洗成清水,则可说明胃内无出血。如始终有鲜血洗出,则不能排除胃、十二指肠段出血,则需开腹探查胃、十二指肠(切开探查)、胆管、胰腺。屈氏韧带下用肠钳闭合空肠后冲洗。如果洗胃证明出血不在胃、十二指肠,则可直接探查小肠。小肠出血一般透过肠壁可以看到,但大量出血时,常不易看出原出血灶,则需采取分段夹住肠管后穿刺冲洗肠腔的办法。

一般消化道大出血,绝大多数可经非手术治疗而止血,当呕血、便血停止,排出正常黄色大便,或留置胃管的吸出物已无血时,应立即检查大便及胃液有无潜血。出血停止后,一般情况恢复,条件许可时,应再做如下检查:①钡餐 X 线检查若怀疑为上消化道出血,如食管静脉曲张、胃及十二指肠溃疡,可行上消化道钡餐 X 线检查。②纤维内镜检查胃、十二指肠镜可诊断与治疗胃、十二指肠病变及逆行胆管造影诊断肝胆病变。不少大出血患儿一次出血后,查不出任何原因,并且也不再发生出血。即使有过一两次大出血发作,而无明确的局部出血灶病变者,均不宜采取手术探查。但宜努力检查,争取明确诊断。只有出血不止,威胁生命,或屡次出血,严重影响健康(贫血不能控制)时,才考虑诊断性探查手术。

(三)治疗方案的选择

1. 迅速补充血容量

大出血后,患者血容量不足,可处于休克状态,此时应首先补充血容量。在着手准备输血时,立即静脉输液。强调不要一开始单独输血而不输液,因为患者急性失血后血液浓缩,血较黏稠,此时输血并不能更有效地改善微循环的缺血、缺氧状态。因此主张先输液,或者紧急时输液、输血同时进行。当收缩压在 6.67 kPa(50 mmHg) 以下时,输液、输血速度要适当加快,甚至需加压输血，以尽快把收缩压升高至 $10.67 \sim 12$ kPa(80 $\sim$ 90 mmHg) 水平，血压能稳住则减慢输液速度。输入库存血较多时，每 600 ml 血应静脉补充葡萄糖酸钙 10 ml。对肝硬化或急性胃黏膜损害的患者，尽可能采用新鲜血。对于有心、肺、肾疾患者，要防止因输液、输血量过多、过快引起的急性肺水肿。因此，必须密切观察患者的一般状况及生命体征变化，尤其要注意颈静脉的充盈情况，最好通过测定中心静脉压来监测输入量。血容量已补足的指征有下列几点：四肢末端由湿冷、青紫转为温暖、红润；脉搏由快、弱转为正常、有力；收缩压接近正常，脉压差 > 4 kPa(30 mmHg)；肛温与皮温差从 $> 3℃$ 转为 $< 1℃$；尿量 > 30 ml/h；中心静脉压恢复正常 $(5 \sim 13$ cmH$_2$O)。

2. 止血

应针对不同的病因，采取相应的止血措施。

(1) 非食管静脉曲张出血的治疗，具体如下。

1) 组胺 H$_2$ 受体拮抗剂和抗酸剂：胃酸在上消化道出血发病中起重要作用，因此抑制胃酸分泌及中和胃酸可达到止血的效果。消化性溃疡、急性胃黏膜损害、食管裂孔疝、食管炎等引起的出血，用该法止血效果较好。组胺 H$_2$ 受体拮抗剂有甲氰咪胍 (Cimetidine) 及雷尼替丁 (Ranitidine) 等，已在临床广泛应用。甲氰咪胍口服后小肠吸收快，$1 \sim 2$ h 血浓度达高峰，抑酸分泌 6h。一般用口服，禁食者用静脉制剂。雷尼替丁抑酸作用比甲氰咪胍强 6 倍。抑酸作用最强的药是质子泵阻滞剂洛赛克 (Losec)。

2) 灌注去甲肾上腺素：去甲肾上腺素可以刺激肾上腺素能受体，使血管收缩而止血。胃出血时可用去甲肾上腺素 8 mg，加入冷氯化钠溶液 $100 \sim 200$ ml，经胃管灌注或口服，每 $0.5 \sim 1$ h 灌注 1 次，必要时可重复 $3 \sim 4$ 次。应激性溃疡或出血性胃炎避免使用。

3) 内镜下止血法：内镜下直接对出血灶喷洒止血药物；高频电凝止血：电凝止血必须确定出血的血管方能进行，决不能盲目操作。因此，要求病灶周围干净。如若胃出血，电凝止血前先用冰水洗胃。对出血凶猛的食管静脉曲张出血，电凝并不适宜。操作方法是用凝固电流在出血灶周围电凝，使黏膜下层或肌层的血管凝缩，最后电凝出血血管。单极电凝比双极电凝效果好，首次止血率为 88%，第二次应用止血率为 94%。激光止血：近年可供作止血的激光有氩激光 (Argonlaser) 及石榴石激光 (Nd.YAG) 两种。止血原理是由于光凝作用，使照射局部组织蛋白质凝固，小血管内血栓形成。止血成功率在 80% $\sim$ 90%，对治疗食管静脉曲张出血的疗效意见尚有争议。激光治疗出血的合并症不多，有报道个别发生穿孔、气腹以及照射后形成溃疡，导致迟发性大出血等。局部注射血管收缩药或硬化剂经内镜用稀浓度即 1/10000 肾上腺素做出血灶周围黏膜下注射，使局部血管收缩，周围组织肿胀压迫血管，起暂时止血作用。继之局部注射硬化剂如 1% 十四烃基硫酸钠，使血管闭塞。有人用纯酒精作局部注射止血。该法可用于不能耐受手术的患者。放置缝合夹子内镜直视下放置缝合夹子，把出血的血管缝夹止血，伤口愈合后金属夹子会自行脱落，随粪便排出体外。该法安全、简便、有效，可用于消化性溃疡或应激性溃疡出血，特别对小动脉出血效果更满意。动脉内灌注血管收缩药或人工栓子经选择性血管造影导管，向动脉内灌注垂体加压素，$0.1 \sim 0.2$ U/min 连续 20 分钟，仍出血不止时，浓度加大至 0.4 U/min。止血后 $8 \sim 24$ h 减量。注入人工栓子一般用吸收性明胶海绵，使出血的血管被堵塞而止血。

(2) 食管静脉曲张出血的治疗，具体如下。

1) 气囊填塞：一般用三腔二囊管或四腔二囊管填塞胃底及食管中、下段止血。其中四腔二囊管专有一管腔用于吸取食管囊以上的分泌物，以减少吸入性肺炎的发生。食管囊和胃囊注气后的压力要求在 4.67 ～ 5.33 kPa(35 ～ 40 mmHg)，使之足以克服门脉压。初压可维持 12 ～ 24 h，以后每 4 ～ 6 h 放气一次，视出血活动程度，每次放气 5 ～ 30 分钟，然后再注气，以防止黏膜受压过久发生缺血性坏死。另外要注意每 1 ～ 2 小时用水冲洗胃腔管，以免血凝块堵塞孔洞，影响胃腔管的使用。止血 24 h 后，放气观察 1 ～ 2 天才拔管。拔管前先喝些花生油，以便减少气囊与食管壁的摩擦。气囊填塞对中、小量食管静脉曲张出血效果较佳，对大出血可作为临时应急措施。止血有效率在 40% ～ 90% 不等。

2) 垂体加压素：该药使内脏小血管收缩，从而降低门静脉压力以达到止血的目的。对中、小量出血有效，大出血时需配合气囊填塞。近年采用周围静脉持续性低流量滴注法，剂量 0.2 ～ 0.3 U/min，止血后减为 0.1 ～ 0.2 U/min 维持 8 ～ 12 h 后停药，当有腹痛出现时可减慢速度。

3) 内镜硬化治疗：近年不少报道用硬化治疗食管静脉曲张出血，止血率在 86% ～ 95%。有主张在急性出血时做，但多数意见主张先用其他止血措施，待止血 12 h 或 1 ～ 5 天后进行。硬化剂有 1% 十四烃基硫酸钠、5% 鱼肝油酸钠及 5% 油酸乙醇胺等多种。每周注射 1 次，4 ～ 6 周为一疗程。并发症主要有食管穿孔、狭窄、出血、发热、胸骨后疼痛等。一般适于对手术不能耐受的患者。胃底静脉曲张出血治疗较难，有使用血管黏合剂止血成功。

4) 抑制胃酸：虽然控制胃酸不能直接对食管静脉曲张出血起止血作用，但严重肝病时常合并应激性溃疡或糜烂性胃炎，故肝硬化发生上消化道出血时可给予控制胃酸的药物。雷尼替丁对肝功能无明显影响，较甲氰咪胍为好。

3. 手术治疗

在消化道大出血时做急症手术往往并发症及病死率比择期手术高，所以尽可能先采取内科止血治疗。只有当内科止血治疗无效，而出血部位明确时，才考虑手术治疗止血。手术疗法在上消化道出血的治疗中仍占重要的地位，尤其是胃十二指肠溃疡引起的出血，如经上述非手术疗法不能控制止血，患者的病情稳定，手术治疗的效果是令人满意的。凡对出血部位及其病因已基本弄清的上消化道出血病例，经非手术治疗未能奏效者，可改用手术治疗。手术的目的是首先控制出血，然后根据病情许可对病变部位做彻底的手术治疗。如经各种检查仍未能明确诊断而出血仍不停止者，可考虑剖腹探查，找出病因，针对处理。

第十节 先天性巨结肠

先天性巨结肠 (congenital megacolon) 又称先天性无神经节细胞症 (aganglionosis) 或赫什朋病 (Hirschsprung's disease，HD) 是由于直肠或结肠远端的肠管持续痉挛，粪便淤滞在近端结肠，使该肠管肥厚、扩张。本病是小儿常见的先天性肠道畸形，发病率为 1/2000 ～ 1/5000，男女之比 3 ～ 4:1，有遗传倾向。

一、病因

其原因可能有以下几方面。

（一）肠壁神经节细胞在胚胎发育时缺陷

可能在妊娠早期，因病毒感染或代谢紊乱、中毒等，产生运动神经原发育障碍，使远端肠道神经节细胞缺乏。

（二）遗传因素

有人认为巨结肠遗传因子可能在第 21 对染色体出现异常。

（三）环境因素

环境因素包括出生前、出生时、出生后的环境因素影响。有人报道有的早产儿因缺氧而发生"巨结肠症"。缺氧可发生严重的"选择性循环障碍"，改变早产儿未成熟远端结肠神经节细胞功能。还有人报道手术损伤可引起巨结肠（获得性巨结肠）。

二、临床表现

（一）便秘

多数病例生后胎便排出延迟，顽固性便秘腹胀，患儿因病变肠管长度不同而有不同的临床表现。生后 24～48 小时内无胎便排出或仅排出少量胎便，可于 2～3 日内出现低位部分甚至完全性肠梗阻症状，呕吐腹胀不排便。痉挛段越长，出现便秘症状越早越严重。痉挛段不太长者，经直肠指检或温盐水灌肠后可排出大量胎粪及气体而症状缓解。痉挛段不太长者，梗阻症状多不易缓解，有时急需手术治疗。肠梗阻症状缓解后仍有便秘和腹胀，须经常扩肛灌肠方能排便，严重者发展为不灌肠不排便，腹胀逐渐加重。

（二）呕吐

呕吐是新生儿巨结肠的常见症状，一般次数较少，但也有频繁呕吐者，呕吐物中可有胆汁，偶有呕吐粪样物。

（三）腹胀

多数患儿均有腹胀，由于高度腹胀，脐向外突出，腹壁皮肤发亮，静脉怒张，甚至压迫膈肌引起呼吸困难。粪便淤积使结肠肥厚扩张，腹部有时可见巨大的肠型和蠕动波。在儿童可于左下腹部触到充满粪便的肠袢及粪石。

（四）营养不良发育迟缓

由于长期便秘，食欲不佳，营养物质吸收障碍，患儿生长发育明显落后于同龄正常儿，年龄越大越显著，可出现消瘦、贫血、下肢水肿等症状。

三、诊断

（一）病史及体征

90% 以上患儿生后 36～48 小时内无胎便，以后即有顽固性便秘和腹胀，必须经过灌肠、服泻药或塞肛栓才能排便的病史。常有营养不良、贫血和食欲不振。腹部高度膨胀并可见肠型，直肠指诊感到直肠壶腹部空虚不能触及粪便，超过痉挛段到扩张段内方触及大便。

（二）X 线所见

腹部立位平片多显示低位结肠梗阻。钡剂灌肠侧位和前后位照片中可见到典型的痉挛肠段和扩张肠段，排钡功能差，24 小时后仍有钡剂存留，若不及时灌肠洗出钡剂，可形成钡石，合并肠炎时扩张肠段肠壁呈锯齿状表现，新生儿时期扩张肠管多于生后半个月方能对比见到。若仍不能确诊则进行以下检查。

（三）活体组织检查

取距肛门 4cm 以上直肠壁黏膜下层及肌层一小块组织，检查神经节细胞的数量，巨结肠患儿缺乏节细胞。

（四）肛门直肠测压法

测定直肠和肛门括约肌的反射性压力变化，可诊断先天性巨结肠和鉴别其他原因引起的便秘。在正常小儿和功能性便秘，当直肠受膨胀性刺激后，内括约肌立即发生反射性放松，压力下降，先天性巨结肠患儿内括约肌非但不放松，而且发生明显的收缩，使压力增高。此法在 10 天以内的新生儿有时可出现假阳性结果。

（五）直肠黏膜组织化学检查法

此乃根据痉挛段黏膜下及肌层神经节细胞缺如处增生、肥大的副交感神经节前纤维不断释放大量乙酰胆碱和胆碱酶，经化学方法可以测定出两者数量和活性均较正常儿童高出 5～6 倍，有助于对先天性巨结肠的诊断，并可用于新生儿。

四、鉴别诊断

新生儿先天性巨结肠要与其他原因引起的肠梗阻如低位小肠闭锁、结肠闭锁、胎便性便秘、新生儿腹膜炎等鉴别。

较大的婴幼儿、儿童应与直肠肛门狭窄、管腔内外肿瘤压迫引起的继发性巨结肠，结肠无力（如甲状腺功能低下患儿引起的便秘）、习惯性便秘以及儿童特发性巨结肠（多在 2 岁以后突然发病，为内括约肌功能失调，以综合保守治疗为主）等相鉴别。

并发小肠结肠炎时与病毒、细菌性肠炎或败血症肠麻痹鉴别。

五、治疗

应进行根治手术切除无神经节细胞肠段和部分扩张结肠。先天性巨结肠许多并发症发生在生后 2 个月内，故要特别重视此期间的治疗。

（一）保守治疗

①口服缓泻剂、润滑剂，帮助排便；②使用开塞露、扩肛等刺激括约肌，诱发排便；③灌肠：肛管插入深度要超过狭窄段，每日一次注入生理盐水，揉腹后使灌肠水与粪水排出，反复数次，逐渐使积存的粪便排出。

（二）手术治疗

手术治疗包括结肠造瘘术和根治术。凡合并小肠结肠炎不能控制者、合并有营养不良、高热、贫血、腹胀、不能耐受根治术者，或保守治疗无效、腹胀明显影响呼吸者，均应及时行结肠造瘘术。现多主张早期进行根治手术，认为体重在 3 kg 以上，一般情况良好即可行根治术。

第十五章 泌尿系统疾病

第一节 小儿泌尿系统解剖生理特点

一、解剖特点

（一）肾脏

小儿年龄愈小，肾脏相对愈重，新生儿两肾重量约为体重的 1/125，而成人两肾重量约为体重的 1/220。婴儿肾脏位置较低，其下极可低至髂嵴以下第 4 腰椎水平，2 岁以后始达髂嵴以上。右肾位置稍低于左肾。2 岁以内健康小儿腹部触诊时容易扪及肾脏。婴儿肾脏表面呈分叶状，至 2～4 岁时，分叶完全消失。

（二）输尿管

婴幼儿输尿管长而弯曲，管壁肌肉和弹力纤维发育不良，容易受压及扭曲而导致梗阻，易发生尿潴留而诱发感染。

（三）膀胱

婴儿膀胱位置比年长儿高，尿液充盈时，膀胱顶部常在耻骨联合之上，顶入腹腔而容易触到，随年龄增长逐渐下降至盆腔内。

（四）尿道

新生女婴尿道长仅 1cm（性成熟期 3～5 cm），且外口暴露而又接近肛门，易受细菌污染。男婴尿道虽较长，但常有包茎，尿垢积聚时也易引起上行性细菌感染。

二、生理特点

肾脏有许多重要功能，具体如下。

(1) 排泄体内代谢终末产物如尿素、有机酸等；

(2) 调节机体水、电解质、酸碱平衡，维持内环境相对稳定；

(3) 内分泌功能，产生激素和生物活性物质如促红细胞生成素、肾素、前列腺素等。

肾脏完成其生理活动，主要通过肾小球滤过和肾小管重吸收、分泌及排泄。小儿肾脏虽具备大部分成人肾的功能，但其发育是由未成熟逐渐趋向成熟。在胎龄 36 周时肾单位数量已达成人水平（每肾 85 万～100 万），出生后上述功能已基本具备，但调节能力较弱，贮备能力差，一般至 1～2 岁时接近成人水平。

（一）胎儿肾功能

人胎于 12 周末，由于近曲小管刷状缘的分化及小管上皮细胞开始运转，已能形成尿液。但此时主要通过胎盘来完成机体的排泄和调节内环境稳定，故无肾的胎儿仍可存活和发育。

（二）肾小球滤过率 (GFR)

新生儿出生时 GFR 平均约 20 ml/(min·1.73 m²)，为成人的 1/4，早产儿更低，3～6 个月为成人 1/2，6～12 个月为成人 3/4，2 岁达成人水平，故不能有效地排出过多的水分和溶质。

（三）肾小管重吸收及排泄功能

新生儿葡萄糖肾阈较成人低，静脉输入或大量口服葡萄糖时易出现糖尿。氨基酸和磷的肾阈也较成人低。新生儿血浆中醛固酮浓度较高，但新生儿近端肾小管回吸收钠较少，远端肾小管回吸收钠相应增加，生后数周近端肾小管功能发育成熟，大部分钠在近端肾小管回吸收，此时醛固酮分泌也相应减少。新生儿排钠能力较差，如输入过多钠，容易发生钠潴留和水肿。低体重儿排钠较多，如输入不足，可出现钠负平衡而致低钠血症。生后头 10 天的新生儿，钾排泄能力较差，故血钾偏高。

（四）浓缩和稀释功能

新生儿及幼婴由于髓袢短，尿素形成量少（婴儿蛋白合成代谢旺盛）以及抗利尿激素分泌不足，使浓缩尿液功能不足，在应激状态下保留水分的能力低于年长儿和成人。婴儿每由尿中排出 1 mmol 溶质时需水分 1.4 ～ 2.4 ml，成人仅需 0.7 ml。脱水时幼婴尿渗透压最高不超过 700 mmol/L，而成人可达 1400 mmol/L，故入量不足时易发生脱水甚至诱发急性肾功能不全。新生儿及幼婴尿稀释功能接近成人，可将尿稀释至 40 mmol/L，但因 GFR 较低，大量水负荷或输液过快时易出现水肿。

（五）酸碱平衡

酸碱平衡新生儿及婴幼儿易发生酸中毒，主要原因如下。

(1) 肾保留 HCO_3^- 的能力差，碳酸氢盐的肾阈低，仅为 19 ～ 22 mmol/L。

(2) 泌 NH_3 和泌 H^+ 的能力低。

(3) 尿中排磷酸盐量少，故排出可滴定酸的能力受限。

（六）肾脏的内分泌功能

新生儿的肾脏已具有内分泌功能，其血浆肾素、血管紧张素和醛固酮均等于或高于成人，生后数周内逐渐降低。新生儿肾血流量低，因而前列腺素合成速率较低。由于胎儿血氧分压较低，故胚肾合成促红细胞生成素较多，生后随着血氧分压的增高，促红细胞生成素合成减少。婴儿血清 1，25-$(OH)_2D_3$ 水平高于儿童期。

（七）小儿排尿及尿液特点

1. 排尿次数

93% 新生儿在生后 24h 内，99% 在 48 h 内排尿。生后头几天内摄入量少，每日排尿仅 4 ～ 5 次；1 周后，因为新陈代谢旺盛，进水量较多而膀胱容量小，排尿突增至每日 20 ～ 25 次；1 岁时每日排尿 15 ～ 16 次，至学龄前和学龄期每日 6 ～ 7 次。

2. 排尿控制

正常排尿机制在婴儿期由脊髓反射完成，以后建立脑干 - 大脑皮层控制，至 3 岁已能控制排尿。在 1.5 岁～ 3 岁之间，小儿主要通过控制尿道外括约肌和会阴肌控制排尿，若 3 岁后仍保持这种排尿机制，不能控制膀胱逼尿肌收缩，则出现不稳定膀胱，表现为白天尿频、尿急，偶尔尿失禁和夜间遗尿。

3. 每日尿量

小儿尿量个体差异较大，新生儿生后 48 小时正常尿量一般每小时为 1 ～ 3 ml/kg，2 天内平均尿量为 30 ～ 60 ml/d，3 ～ 10 天为 100 ～ 300 ml/d，2 个月为 250 ～ 400 ml/d，约 1 岁为

400 ～ 500 ml/d, 约 14 岁为 800 ～ 1400 ml/d, ＞ 14 岁为 1000 ～ 1600 ml/d。若新生儿尿量每小时＜ 1.0 ml/kg 为少尿, 每小时＜ 0.5 ml/kg 为无尿。学龄儿童每昼夜排尿量少于 400 ml, 学龄前儿童少于 300 ml, 婴幼儿少于 200 ml 时, 即为少尿; 每昼夜尿量少于 30 ～ 50 ml 为无尿。

4. 尿的性质

(1) 尿色: 生后头 2 ～ 3 天尿色深, 稍混浊, 放置后有红褐色沉淀, 此为尿酸盐结晶。数日后尿色变淡。正常婴幼儿尿液淡黄透明, 但在寒冷季节放置后可有盐类结晶析出而变混, 尿酸盐加热后, 磷酸盐加酸后可溶解, 可与脓尿或乳糜尿鉴别。

(2) 酸碱度: 生后头几天因尿内含尿酸盐多而呈强酸性, 以后接近中性或弱酸性, PH 多为 5 ～ 7。

(3) 尿渗透压和尿比重: 新生儿的尿渗透压平均为 240 mmol/L, 尿比重为 1.006 ～ 1.008, 随年龄增长逐渐增高; 婴儿尿渗透压为 50 ～ 600 mmol/L, 1 岁后接近成人水平, 儿童通常为 500 ～ 800 mmol/L, 尿比重范围为 1.003 ～ 1.030, 通常为 1.011 ～ 1.025。

(4) 尿蛋白: 正常小儿尿中仅含微量蛋白, 通常≤ 100 mg/(m²•24h), 定性为阴性, 一次尿蛋白 (mg/dl)/ 肌酐 (mg/dl) ≤ 0.2. 若尿蛋白含量＞ 150 mg/d, 或＞ 100 mg/L, 定性实验阳性为异常。尿蛋白主要来自血浆蛋白, 2/3 为清蛋白, 1/3 为 Tamm-Horsfall 蛋白和球蛋白。

(5) 尿细胞和管型: 正常新鲜尿液离心后沉渣镜检, 红细胞＜ 3 个 /HP, 白细胞＜ 5 个 /HP, 偶见透明管型。12 h 尿细胞计数 (Addis count), 红细胞＜ 50 万, 白细胞＜ 100 万, 管型＜ 5000 个为正常。

第二节 急性肾小球肾炎

急性肾小球肾炎 (AGN) 简称急性肾炎, 是指一组病因不一, 临床表现为急性起病, 当有前驱感染, 以血尿为主, 伴不同程度蛋白尿, 可有水肿、高血压, 或肾功能不全等特点的肾小球疾患。可分为急性链球菌感染后肾小球肾炎 (APSGN) 和非链球菌感染后肾小球肾炎本节急性肾炎主要是指 APSGN。

1982 年全国 105 所医院的调查结果为急性肾炎患儿占同期泌尿系统疾病的 53.7%。本病多见于儿童和青少年, 以 5 ～ 14 岁多见, 小于 2 岁少见, 男女之比为 2:1。

一、病因

尽管本病有多种病因, 但绝大多数的病例属 A 组 β 溶血性链球菌急性感染后引起的免疫复合性肾小球肾炎。溶血性链球菌感染后, 肾炎的发生率一般在 0% ～ 20%。1982 年全国 105 所医院儿科泌尿系统疾病住院患者调查, 急性肾炎患儿抗 "O" 升高者占 61.2%。我国各地区均以上呼吸道感染或扁桃体炎最常见, 占 51%, 脓皮病或皮肤感染次之占 25.8%。急性咽炎 (主要为溶血性链球菌感染 12 型) 后肾炎发生率约为 10% ～ 15%, 脓皮病与猩红热后发生肾炎者约 1% ～ 2%。

除 A 组 β 溶血性链球菌之外, 其他细菌如绿色链球菌、肺炎球菌、金黄色葡萄球菌、伤寒杆菌、流感杆菌等，病毒如柯萨基病毒 B4 型、ECHO 病毒 9 型、麻疹病毒、腮腺炎病毒、乙型肝炎病毒、巨细胞病毒、EB 病毒、流感病毒等，还有疟原虫、肺炎支原体、白色念珠菌丝虫、钩虫、血吸虫、弓形虫、梅毒螺旋体、钩端螺旋体等也可导致急性肾炎。

二、病理

在疾病早期，肾脏病变典型，呈毛细血管内增生性肾小球肾炎改变。光镜下肾小球表现为程度不等的弥散性增生性炎症及渗出性病变。肾小球增大、肿胀，内皮细胞和系膜细胞增生，炎性细胞浸润。毛细血管腔狭窄甚至闭锁、塌陷。肾小球囊内可见红细胞、球囊上皮细胞增生。部分患者中可见到新月体。肾小管病变较轻，呈上皮细胞变性，间质水肿及炎症细胞浸润。

电镜检查可见内皮细胞胞质肿胀呈连拱状改变，使内皮孔消失。电子致密物在上皮细胞下沉积，呈散在的圆顶状驼峰样分布。基膜有局部裂隙或中断。

免疫荧光检查在急性期可见弥散一致性纤细或粗颗粒状的 IsG、Q 和备解素沉积，主要分布于肾小球毛细血管袢和系膜区，也可见到 IgM 和 IgA 沉积。系膜区或肾小球囊腔内可见纤维蛋白原和纤维蛋白沉积。

三、临床表现

急性肾炎临床表现轻重悬殊，轻者全无临床症状仅发现镜下血尿，重者可呈急进性过程，短期内出现肾功能不全。

（一）前驱感染

90% 病例有链球菌的前驱感染，以呼吸道及皮肤感染为主。在前驱感染后经 1～3 周无症状的间歇期而急性起病。咽炎为诱因者病前 6～12 天（平均 10 天）多有发热、颈淋巴结大及咽部渗出。皮肤感染见于病前 14～28 天（平均 20 天）。

（二）典型表现

急性期常有全身不适、乏力、食欲不振、发热、头痛、头晕、咳嗽、气急、恶心、呕吐、腹痛及鼻出血等。

1. 水肿

70% 的病例有水肿，一般仅累及眼睑及颜面部，重者 2～3 天遍及全身，呈非凹陷性。

2. 血尿

50%～70% 患者有肉眼血尿，持续 1～2 周即转镜下血尿。

3. 蛋白尿

程度不等。有 20% 可达肾病水平。蛋白尿患者病理上常呈严重系膜增生。

4. 高血压

30%～80% 病例有血压增高。

5. 尿量减少

肉眼血尿严重者可伴有排尿困难。

（三）严重表现

少数患儿在疾病早期(2 周之内)可出现下列严重症状。

1. 严重循环充血

严重循环充血常发生在起病一周内，由于水、钠潴留，血浆容量增加而出现循环充血。当肾炎患儿出现呼吸急促和肺部出现湿啰音时，应警惕循环充血的可能性，严重者可出现呼吸困难、端坐呼吸、颈静脉怒张、频咳、吐粉红色泡沫痰、两肺满布湿啰音、心脏扩大、甚至出现奔马律、肝大而硬、水肿加剧。少数可突然发生，病情急剧恶化。

2. 高血压脑病

由于脑血管痉挛，导致缺血、缺氧、血管渗透性增高而发生脑水肿。近年来也有人认为是脑血管扩张所致。常发生在疾病早期，血压突然上升之后，血压往往在 $150 \sim 160/100 \sim 110 \, mmHg$ 以上。年长儿会主诉剧烈头痛、呕吐、复视或一过性失明，严重者突然出现惊厥、昏迷。

3. 急性肾功能不全

急性肾功能不全常发生于疾病初期，出现尿少、尿闭等症状，引起暂时性氮质血症、电解质紊乱和代谢性酸中毒，一般持续 $3 \sim 5$ 日，不超过 10 天。

（四）非典型表现

1. 无症状性急性肾炎

症状性急性肾炎为亚临床病例，患儿仅有镜下血尿或仅有血清 C_3 降低而无其他临床表现。

2. 肾外症状性急性肾炎

有的患儿水肿、高血压明显，甚至有严重循环充血及高血压脑病，此时尿改变轻微或尿常规检查正常，但有链球菌前驱感染和血 C_3 水平明显降低。

3. 以肾病综合征表现的急性肾炎

少数病儿以急性肾炎起病，但水肿和蛋白尿突出，伴轻度高胆固醇血症和低清蛋白血症，临床表现似肾病综合征。

四、实验室和其他检查

（一）尿液检查

尿蛋白可在 (+ ~ +++) 之间，且与血尿的程度相平行。尿镜检见多少不等的红细胞，可有透明、颗粒或红细胞管型，疾病早期可见较多的白细胞和上皮细胞。尿常规一般 $4 \sim 8$ 周恢复正常，12 小时尿细胞计数 $4 \sim 8$ 个月恢复正常。

（二）血常规检查

常有轻、中度贫血，系血液稀释性贫血。白细胞一般轻度升高或正常。血沉加快，一般 $2 \sim 3$ 个月恢复正常。

（三）肾功能及血生化检查

血尿素氮和肌酐一般正常，明显少尿时可升高。肾小管功能正常。持续少尿、无尿者，血肌酐 (SCr) 升高，内生肌酐清除率降低，尿浓缩功能受损。早期可有稀释性低钠血症，少数病例可出现高钾血症和代谢性酸中毒。

（四）免疫学检查

①咽炎后，APSGN 患儿 ASO 大多升高，通常于链球菌感染 $10 \sim 14$ 天开始升高，$3 \sim 5$ 周达高峰，$3 \sim 6$ 个月恢复正常；抗双磷酸吡啶核苷酸酶 (ADPNase) 滴度升高。②皮肤感染后，APSGN 患儿 ASO 常不增高，而抗脱氧核糖核酸酶 (ANDase-B)、抗透明质酸酶 (HAase) 滴度升高。③血清补体测定：$80\% \sim 90\%$ 患儿急性期血清 C_3 下降，94% 至第 8 周恢复正常。若超过 8 周

补体持续降低，应考虑为膜增殖性肾小球肾炎。

（五）肾活组织病理检查

急性肾炎出现以下情况时，应考虑肾活检：①持续性肉眼血尿在 3 个月以上者。②持续性蛋白尿和血尿在 6 个月以上者。③发展为肾病综合征者。④肾功能持续减退者。

五、诊断及鉴别诊断

根据链球菌前驱感染史，急性起病，临床表现有血尿、蛋白尿和管型尿、水肿、高血压，急性期 ASO 升高，血清 C_3 下降，即可做出临床诊断。但应注意与以下疾病相鉴别。

（一）其他病原体感染的肾小球肾炎

多种病原体可引起急性肾炎，可从原发感染灶及各自的临床特点加以区别。如病毒性肾炎一般前驱期短（3 ～ 5 天），临床症状轻，以血尿为主，无明显水肿及高血压，血 C_3 及 ASO 正常。

（二）慢性肾炎急性发作

无明显前驱感染，患儿多数有贫血、生长发育落后等体征，肾功能持续异常，尿比重低且固定，尿改变以蛋白增多为主。

（三）IgA 肾病

IgA 肾病以血尿为主要症状，多在上呼吸道感染后 2 ～ 3 天，出现反复发作性肉眼血尿。多无水肿、高血压，血 C_3 正常。确诊需依靠肾活检免疫病理诊断。

（四）特发性肾病综合征

具有肾病综合征表现的急性肾炎需与特发性肾病综合征鉴别。若患儿呈急性起病，有明确的链球菌感染证据，血 C_3 降低，肾活检病理为毛细血管内增生性肾炎者，有助于急性肾炎的诊断。

（五）其他

应与急进性肾炎、紫癜性肾炎、狼疮性肾炎、乙肝病毒相关性肾炎等相鉴别。

六、治疗

本病治疗以休息及对症治疗为主。急性肾衰竭病例应予透析，待其自然恢复。本病为自限性疾病，不宜应用糖皮质激素及细胞毒性药物。

（一）一般治疗

急性期应卧床休息，待肉眼血尿消失、水肿消退及血压恢复正常后逐步增加活动量。急性期应予低盐（每日 3 g 以下）饮食。肾功能正常者不需限制蛋白质入量，但氮质血症时应限制蛋白质摄入，并以优质动物蛋白为主。明显少尿者应限制液体入量。

（二）治疗感染灶

以往主张病初注射青霉素 10 ～ 14 天（过敏者可用大环内酯类抗生素），但其必要性现有争议。反复发作的慢性扁桃体炎，待病情稳定后（尿蛋白少于 +，尿沉渣红细胞少于 10 个/HP）可考虑做扁桃体摘除，术前、术后两周需注射青霉素。

（三）对症治疗

包括利尿消肿、降血压，预防心脑合并症的发生。休息、低盐和利尿后高血压控制仍不满意时，可加用降压药物。

（四）透析治疗

少数发生急性肾衰竭而有透析指征时，应及时给予透析治疗，以帮助患者度过急性期。由于本病具有自愈倾向，肾功能多可逐渐恢复，一般不需要长期维持透析。

七、预后

急性肾炎急性期预后好。95% APSGN 病例能完全恢复，小于 5% 的病例可有持续尿异常，死亡病例在 1% 以下。主要死因是急性肾衰竭。

八、预防

最根本的是防治感染。平时加强体质锻炼，注意皮肤清洁卫生，减少呼吸道和皮肤感染。一旦发生急性扁桃体炎、猩红热及脓疱疮，应及早、彻底给予青霉素或其他敏感抗生素治疗。A 组溶血性链球菌感染后 1 ～ 3 周内，应注意检查尿常规，以便及早发现异常。

第三节 肾病综合征

小儿肾病综合征 (NS) 是一种常见的儿科肾脏疾病，是由于多种病因造成紧小球基底膜通透性增高，大量蛋白从尿中丢失的临床综合征。主要特点是大量蛋白尿、低清蛋白血症、严重水肿和高胆固醇血症。根据其临床表现分为单纯性肾病、肾炎性肾病和先天性肾病三种类型。在 5 岁以下小儿，肾病综合征的病理型别多为微小病变型，而年长儿的病理类型以非微小病变型（包括系膜增生性肾炎、局灶节段性硬化等）居多。

一、病因及发病机制

PNS 约占小儿时期 NS 总数的 90%。原发性肾脏损害使肾小球通透性增加导致蛋白尿，低蛋白血症、水肿和高胆固醇血症是继发的病理生理改变。

PNS 的病因及发病机制目前尚不明确。近年研究已证实下列事实。

(1) 肾小球毛细血管壁结构或电化学改变可导致蛋白尿。实验动物模型及人类肾病的研究看到微小病变时肾小球滤过膜多阴离子丢失，致静电屏障破坏，使大量带阴电荷的中分子血浆清蛋白滤出，形成高选择性蛋白尿。因分子滤过屏障损伤，尿中丢失大中分子量的多种蛋白，形成低选择性蛋白尿。

(2) 非微小病变型常见免疫球蛋白和（或）补体成分肾内沉积，局部免疫病理过程可损伤滤过膜正常屏障作用而发生蛋白尿。

(3) 微小病变型肾小球未见以上沉积，其滤过膜静电屏障损伤原因可能与细胞免疫失调有关。

(4) 患者外周血淋巴细胞培养上清液经尾静脉注射可致小鼠发生大量蛋白尿和肾病综合征的病理改变，表明 T 淋巴细胞异常参与本病的发病。

近年发现 NS 的发病具有遗传基础。国内报道糖皮质激素敏感 NS 患儿 HLA-DR7 抗原频率高达 38%，频复发 NS 患儿则与 HLA-DR9 相关。另外 NS 还有家族性表现，且绝大多数是同胞患病。在流行病学调查发现，黑人患 NS 症状表现重，对糖皮质激素反应差。提示 NS 发病与人种及环境有关。

自 1998 年以来，对足细胞及裂孔膈膜的认识从超微结构跃升到细胞分子水平提示"足细胞分子"nephrin、CD2-AP 等是肾病综合征发生蛋白尿的关键分子。

二、病理生理

原发性肾脏损害使肾小球通透性增加导致蛋白尿，而低蛋白血症、水肿及高胆固醇血症是继发的病理生理改变。

(一) 蛋白尿

蛋白尿是最主要的病理生理改变，也是导致本病其他三大特征的基础。在微小病变型，主要是由于电荷屏障减弱或消失，使带阴电荷的中分子血浆清蛋白漏入肾小囊，形成高选择性蛋白尿。而非微小病变型，是由于分子屏障损伤，导致大中分子量的多种血浆蛋白漏出，形成低选择性蛋白尿。

(二) 低蛋白血症

导致低蛋白血症的主要原因是大量血浆蛋白自尿中丢失及从肾小球滤出后被肾小管吸收分解，肝脏合成清蛋白与清蛋白分解代谢率的改变也使血浆蛋白降低。此外，患儿胃肠道亦可丢失少量蛋白。

(三) 水肿

水肿是肾病综合征的主要临床表现。其发生与下列因素有关。

(1) 低蛋白血症使血浆胶体渗透压下降，当血浆清蛋白小于 25 g/L 时，血浆中水分自血管渗入组织间隙，造成局部水肿，小于 15 g/L 则可形成腹水或胸水。

(2) 血浆胶体渗透压下降引起血容量减少，刺激容量和压力感受器，使 ADH 和肾素 - 血管紧张素 - 醛固酮分泌增加、心钠素减少，远端肾小管钠、水重吸收增加，导致钠、水潴留。

(3) 低血容量使交感神经兴奋性增高，近端肾小管 Na^+ 重吸收增加。

(4) 某些肾内因子改变了肾小管管周体液平衡机制，使近曲小管 Na^+ 吸收增加。

(四) 高脂血症

患儿血清胆固醇、甘油三酯、低密度脂蛋白 (LDL) 及极低密度脂蛋白 (VLDL) 均增高，多数认为是由于低蛋白血症刺激肝脏合成大量脂蛋白，其中脂蛋白因分子量大而不能从肾小球滤出，使之在血中蓄积导致高脂血症。

三、病理

PNS 可见于各种病理类型。根据国际儿童肾脏病研究组 (1979) 对 521 例小儿 PNS 的病理观察有以下类型：微小病变 (76.4%)，局灶性节段性肾小球硬化 (6.9%)，膜性增生性肾小球肾炎 (7.5%)，单纯系膜增生 (2.3%)，增生性肾小球肾炎 (2.3%)，局灶性球性硬化 (1.7%)，膜性肾病 (1.5%)，其他 (1.4%)。由此可见，儿童 NS 最主要的病理变化是微小病变型。

四、临床表现

发病年龄和性别，以学龄前为发病高峰。单纯性发病年龄偏小，男比女多，男：女约为 $1.5 \sim 3.7:1$。

水肿是最常见的临床表现。常最早为家长所发现。始自眼睑、颜面，渐及四肢全身。水肿为可凹性，尚可出现浆膜腔积液如胸水、腹水，男孩常有显著阴囊水肿。体重可增 30% ～ 50%。严重水肿患儿于大腿和上臂内侧及腹壁皮肤可见皮肤白纹或紫纹。水肿严重程度通常与预后无关。水肿的同时常有尿量减少。

除水肿外，患儿可因长期蛋白质丢失出现蛋白质营养不良，表现为面色苍白、皮肤干燥、毛发干枯萎黄、指趾甲出现白色横纹、耳壳及鼻软骨薄弱。患儿精神萎靡、倦怠无力、食欲减退，有时腹泻，可能与肠黏膜水肿和/或伴感染有关。病期久或反复发作者发育落后。肾炎性患儿可有血压增高和血尿。

五、并发症

（一）感染

感染是最常见的并发症及引起死亡的主要原因。本征易发生感染的原因如下。

(1) 体液免疫功能低下 (免疫球蛋白自尿中丢失、合成减少、分解代谢增加)。

(2) 常伴有细胞免疫功能和补体系统功能不足。

(3) 蛋白质营养不良、水肿致局部循环障碍。

(4) 应用皮质激素、免疫抑制剂。细菌性感染中既往以肺炎球菌感染为主，近年杆菌所致感染亦见增加 (如大肠杆菌)。常见的有呼吸感染、泌尿道感染、皮肤类丹毒及原发性腹膜炎。一般不主张预防性投用抗生素，因效果不可靠，又易引起耐药菌株增殖和菌群失调；但一旦发生感染应及时积极治疗。患儿对病毒感染亦较敏感，尤其在接受皮质激素和免疫抑制剂的过程中，并发水痘、麻疹、带状疱疹时病情往往较一般患儿为重；对有接触史者，激素和免疫抑制剂可暂时减量，并给予 γ- 球蛋白注射。感染麻疹后有暂时导致肾病缓解的个别报道。

（二）高凝状态及血栓栓塞合并症

肾病时体内凝血和纤溶系统可有如下变化。

(1) 纤维蛋白原增高。

(2) 血浆中第 V、Ⅷ 凝血因子增加。

(3) 抗凝血酶 Ⅲ 下降。

(4) 血浆纤溶酶原的活性下降。

(5) 血小板数量可增加，其黏附性和聚集力增高。其结果可导致高凝状态，并可发生血栓栓塞合并症，其中以肾静脉血栓形成最为临床重视。

急性者表现为骤然发作的肉眼血尿和腹痛，检查有脊肋角压痛和肾区肿块，双侧者有急性肾功能减退。慢性的肾静脉血栓形成临床症状不明显，常仅为水肿加重、蛋白尿不缓解。X 线检查患肾增大、输尿管切迹。B 超有时能检出，必要时肾静脉造影以确诊。除肾静脉外，其他部位的静脉或动脉也可发生此类合并症，如股静脉、股动脉、肺动脉、肠系膜动脉、冠状动脉和颅内动脉等，并引起相应症状。临床上当静脉取血时发现血液易凝，则应考虑高凝的可能，最简便的是测定纤维蛋白原和血小板计数以初筛，有条件再测其他指标。

（三）钙及维生素 D 代谢紊乱

肾病时血中维生素 D 结合蛋白由尿中丢失，体内维生素 D 不足，影响肠钙吸收，并反馈导致甲状旁腺功能亢进。临床表现为低钙血症、循环中维生素 D 不足、骨钙化不良。这些变化在生长期的小儿尤为突出。

（四）低血容量

因血浆清蛋白低下、血浆胶体渗透压降低，本征常有血容量不足，加以部分患儿长期不恰当忌盐，当有较急剧的体液丢失 (如吐、泻、大剂量利尿应用、大量放腹水等) 时即可出现程度不等的血容量不足的症状，如体位性低血症、肾前性氮质血症、甚至出现休克。

（五）急性肾功能减退

本征急起时暂时性轻度氮质血症并不少见。病程中偶可发生急性肾功能减退。其原因为：①低血容量、不恰当地大量坏死。②严重的肾间质水肿，肾小管为蛋白管型堵塞以致肾小囊及近曲小管内静水压力增高而肾小球滤过减少。③药物引起的肾小管间质病变。④并发双侧肾静脉血栓形成。

（六）肾小管功能障碍

肾小管功能障碍可表现为糖尿、氨基酸尿、尿中失钾失磷、浓缩功能不足等。

（七）动脉粥样硬化

持续高血脂患儿偶可发生。累及冠状动脉时可有胸闷、心绞痛、心电图改变，甚至猝死。

（八）其他

患儿偶可发生头痛、抽搐、视力障碍等神经系统症状，可能系由高血压脑病、脑水肿、稀释性低钠血症、低钙血症、低镁血症等多种原因引起。

六、实验室和其他检查

（一）尿液检查

尿蛋白定性多在 (+++) 以上，约 15% 有短暂镜下血尿，大多可见透明管型、颗粒管型和卵圆脂肪小体。24 小时尿蛋白定量＞ 50 mg/kg 或＞ 40 mg/(h•m^2)，尿蛋白 / 尿肌酐＞ 3.5(正常儿童上限为 0.2)。

（二）血浆蛋白、胆固醇和肾功能测定

(1) 血浆总蛋白＜ 50 g/L、清蛋白＜ 25 g/L，可诊断为 NS 的低总蛋白血症和低清蛋白血症；因肝脏合成增加，球蛋白增高，IgG 降低，IgM、IgE 可增加。

(2) 血清胆固醇＞ 5.7mmol/L，甘油三酯、LDL、VLDL 均增高，HDL 多正常。

(3) 血 BUN、Cr 多正常，肾炎型肾病可有不同程度升高，晚期患儿可有肾小管功能损害。

（三）其他检查

1. 血清补体测定

单纯型和微小病变型肾病血清补体正常，肾炎型肾病补体多降低。

2. 系统性疾病的血清学检查

对新诊断的 NS 患儿，需检测抗核抗体 (ANA)、抗 -dsDNA 抗体、Smith 抗体等。对有血尿、补体减少的患儿尤其重要。

3. 感染依据的检查

新诊断 NS 患儿需进行链球菌感染及其他病原学的血清学检查。

4. 高凝状态和血栓形成的检查

多数患儿存在不同程度的高凝状态，血小板增多，血浆纤维蛋白原增加，尿纤维蛋白裂解产物 (FDP) 增高。对疑有血栓形成的患儿，可通过多普勒 B 型超声、数字减影血管造影 (DSA) 检查以明确诊断。

5. 经皮肾穿刺组织病理学检查

多数患儿不需进行诊断性肾活检。NS 肾活检指征：①对糖皮质激素治疗耐药或频繁复发者。②有证据支持肾炎型肾病或慢性肾小球肾炎的患儿。

七、诊断与鉴别诊断

凡具备"三高一低"四大特征即可诊断 NS，其中大量蛋白尿和低蛋白血症是诊断的必备条件。在排除继发性 NS 如狼疮性肾炎、过敏性紫癜性肾炎、乙型肝炎病毒相关性肾炎等后，方可诊断 PNS。根据有无血尿、高血压、氮质血症、低补体血症，将 PNS 分为单纯型和肾炎型肾病。

八、治疗

（一）一般治疗

1. 休息和生活制度

除高度水肿、并发感染者外，一般不需绝对卧床。病情缓解后活动量逐渐增加。缓解 3 ～ 6 月后可逐渐参加学习，但宜避免过劳。

2. 饮食低盐食

水肿严重和血压高得忌盐。高度水肿和 / 或少尿患儿应适当限制水量，但大量利尿或腹泻、呕吐失盐时，须适当补充盐和水分。

（二）对症治疗

一般应用激素后 7 ～ 14 天内多数患儿开始利尿消肿，故可不用利尿剂；但高度水肿、合并皮肤感染、高血压、激素不敏感者常需用利尿剂。

用药原则如下。

(1) 药物的选择以生物半衰期 12 ～ 36 小时的中效制剂为宜，如泼尼松，除能较快诱导缓解外，也适用于巩固时的隔日疗法。

(2) 开始治疗时应足量，分次服用，较快诱导尿蛋白阴转。

(3) 尿蛋白阴转后的维持治疗阶段以隔日晨顿服为宜。因肾上腺分泌皮质醇呈晨高夜低的昼夜波动规律，隔日晨顿服法对视丘 - 垂体 - 肾上腺轴 (HIP) 的抑制作用是最小。

(4) 维持治疗不宜过短，应待病情稳定再停药，以减少复发，且尿蛋白出现反复时也易使之缓解。

九、预后

NS 的预后转归主要取决于其病理改变的类型。微小病变型预后最好，局灶性肾小球硬化和系膜毛细血管性肾小球肾炎预后最差。90% ～ 95% 的微小病变型患儿对首次应用糖皮质激素有效，其中 85% 可有复发，复发在第 1 年比以后更常见。3 ～ 4 年未复发者，其后复发的机会约有 5%。微小病变型发展为尿毒症者极少见，可死于感染或糖皮质激素的严重不良反应。

第四节　肾小管性酸中毒

肾小管性酸中毒 (RTA) 是由于近端肾小管重吸收碳酸氢盐或远端肾小管排泌氢离子功能缺陷所致的临床综合征。

一、分类

根据肾小管受损部位及其病理生理基础分为以下 4 型。

Ⅰ型为远端肾小管酸中毒 (DRTA) 又称经典型肾小管酸中毒。

Ⅱ型为近端肾小管酸中毒 (PRTA)。

Ⅲ型为Ⅰ型和Ⅱ型的混合，又称混合型。

Ⅳ型肾小管酸中毒是由于先天性或获得性醛固酮分泌不足或肾小管对醛固酮反应不敏感所引起的代谢性中毒和高血钾症。

二、病因

本病分为原发性和继发性。

（一）原发性

原发性属于常染色体隐性遗传疾病，亦有报告属常染色体显性遗传的先天性远肾单位缺陷，多在婴儿期发病，散发性者可于任何时期发病。

（二）继发性

可由多种原因引起，继发于先天性遗传病如镰状细胞贫血，马凡氏综合征 (Marfan syndrome) 及爱唐综合；继发于各种自身免疫性疾病，如全身性系统性红斑狼疮，高免疫球蛋白血症和慢性活动性肝炎等；各种原因造成的钙磷代谢异常，如甲状旁腺功能亢进症，甲状腺机能亢进症等；还可因药物如维生素 D 中毒，毒物中毒，此外，肾盂肾炎，梗阻性肾脏疾患也可导致 DRTA。

三、临床表现

（一）原发性近端 RTA(Ⅱ型)

近端肾小管对碳酸氢盐再吸收缺陷。多见于男孩，生长缓慢，酸中毒症状，低钠血症症状，患儿食欲不振、常有恶心、呕吐、乏力、便秘、脱水等症状。碳酸氢盐的肾阈值约为 18 ～ 20 mmol/L 以下。氯化铵负荷试验时，可排出 pH < 5.5 的酸性尿。

（二）原发性远端 RTA(Ⅰ型)

远端肾小管分泌 H^+ 功能障碍，致使尿液不能酸化，而呈高氯性代谢性酸中毒。为常染色体显性遗传。女孩多见 (约 70%)，生长发育落后，顽固性佝偻病，可表现骨痛及鸭步态。肾钙化、肾结石、肾绞痛、烦渴、多尿、脱水、低钾血症、高氯血性代谢性酸中毒伴碱性尿或弱酸性尿。氯化铵负荷试验，尿 pH 不能降至 5.5 以下为与近端 RTA 重要不同之点。

（三）混合型（Ⅲ型）

混合型兼有Ⅰ型及Ⅱ型的特征。见于婴儿，症状出现早，可在生后 1 个月即出现症状，多尿明显。

（四）Ⅳ型

其特点为持续性高血钾及肾源性高氯血性酸中毒，多有某种程度的慢性肾功能不全及伴有肾小管及间质疾病。肾素分泌减少，醛固酮分泌缺陷，肾酸化功能失调同Ⅱ型，尿碳酸氢盐排泄常为 2% ～ 3%，且无其他近端肾小管功能异常。小儿患者可随年龄增长而酸中毒减轻。

四、检查

（一）生化检查

五低两高特征，即低血磷，低血钾、低二氧化碳结合力，低血清 pH 值，低血钙（或正常），高血氯，高血清碱性磷酸酶。

（二）X 线检查

骨骼 X 线摄片显示活动性佝偻病、骨质疏松、骨龄延迟，或伴有病理性骨折、股骨头无菌坏死、泌尿系结石及肾钙化。

（三）B 超检查

肾脏 B 超可存在双肾皮质弥散性损伤、肾发育不良、双肾积水、双肾输尿管扩张或双肾钙盐沉着。

（四）超声检查

Ⅰ型患儿的肾髓质回声显著增高，高回声锥体围绕肾窦呈放射状排列，与皮质分界清晰，内部呈光亮的细点状回声，后方无声影或淡声影。皮质区和集合系统回声正常。彩色多普勒显示：早期肾血管树仍可较规则地显示至肾小叶间动静脉，随着病程的延长，肾髓质内沉积物的聚集，逐渐形成了对血管的压迫，主要受累的是段动脉和叶间动脉，弓形动脉以下血流减少重者皮质区血供呈星点状。Ⅱ型患肾无一例出现肾钙积。

五、诊断

诊断肾小管酸中毒首先要仔细询问病史和认真准确的体格检查。凡遇小儿有生长发育落后、厌食、恶心、乏力；多尿烦渴及尿比重低或脱水酸中毒原因不明者应考虑本症，临床表现为顽固性佝偻病的患儿，或年长儿出现佝偻病、病理性骨折、肾钙化或肾结石症者，应进一步测定血生化和尿 pH，当证实有酸中毒及碱性尿时基本可以确定诊断。为确定临床分型和寻找病因可采取以下诊断步骤。①测定尿铵：目的在于排除近端肾小管酸中毒和非肾性高氯性酸中毒。如尿铵＜ 50 mmol/d，应考虑远端肾小管酸中毒。②测定血钾：若为高血钾症可诊断Ⅳ型 RTA。若血钾低或正常应测定尿 pH 并进一步作碳酸氢钠试验、中性磷酸盐试验及硫酸钠试验加以鉴别。

六、治疗

（一）碱性药物

常用制剂有碳酸氢钠和枸橼酸盐混合液。碳酸氢钠可直接发挥作用，急性或慢性酸中毒时均可采用。

（二）钾盐补充

肾小管酸中毒除高氯性酸中毒外，由于远端肾小管肾单位 H^+ 排泌障碍，H^+-Na^+ 交换减少，竞争性的 K^+-Na^+ 交换增加，致使排钾过多，造成低钾血症；近端肾小管由于 $NaHCO_3$ 的大量丢失，血浆容量减少，引起继发性醛固酮增多，结果是 NaCl 重吸收增加，代替丢失的 $NaHCO_3$ 而产生高氯血症酸中毒；吸钠排钾引起明显的低钾血症，因此钾的补充十分重要，当有明显低钾血症时，应先补钾盐再纠正酸中毒。常含有钾盐的枸橼酸盐合剂。

（三）钙制剂应用

慢性酸中毒可导致尿钙排出增加，妨碍 25-(OH)D_3 转变为 1，25-(OH)$_2D_3$，此外，有些患者胃酸缺乏，影响肠道对钙的吸收，使血钙偏低。低血钙可引起继发性甲状旁腺功能亢进，增加磷廓清，血中磷酸盐与钙离子降低则使骨质不能矿化，形成佝偻病；在纠正酸中毒过程中也可出现低钙血症，甚至惊厥。均需要补充钙剂。

（四）维生素 D 治疗

慢性酸中毒可影响维生素 D 及钙代谢，特别在无端肾小管酸中毒并有明显佝偻病时需补充维生素 D。它可促进胃肠黏膜和肾小管对钙的吸收，提高血钙浓度，有利于骨的矿化。利尿剂对 I，III 型病例可减少肾脏钙盐沉积。

七、预后

本症多数病例需要长期治疗，甚至需终生治疗。应定期门诊随访测定血的 pH 值。碳酸氢盐浓度和尿钙排出量，谨慎调整药物剂量。其预后取决于早期诊断，早期合理治疗和长期坚持规律性治疗。若能早期合理治疗，可预防严重肾钙化和肾功能不全，预后较好。若中断治疗，代谢性酸中毒所致临床症状可复发，则导致肾功能不全或衰竭，预后不良。

第五节 泌尿道感染

泌尿道感染 (urinary tract infection，UTI) 是指病原体直接侵入尿路，在尿液中生长繁殖，并侵犯尿路黏膜或组织而引起损伤。按病原体侵袭的部位不同，分为肾盂肾炎 (pyelonephritis)、膀胱炎 (cystitis)、尿道炎 (urethritis)。肾盂肾炎又称上尿路感染，膀胱炎和尿道炎合称下尿路感染。由于小儿时期感染局限在尿路某一部位者较少，且临床上又难以准确定位，故常不加区别统称为 UTI。可根据有无临床症状，分为症状性泌尿道感染 (syruptomaticUTI) 和无症状性菌尿 (asymptomatic bacteriuria)。

据我国 1982 年全国调查显示，尿路感染占本系统疾病的 8.5%；1987 年全国 21 省市儿童尿过筛检查统计，UTI 占儿童泌尿系疾病的 12.5%。无论成人或儿童，女性 UTI 的发病率普遍高于男性，但新生儿或婴幼儿早期，男性发病率却高于女性。

无症状性菌尿是儿童 UTI 的一个重要组成部分，见于各年龄、性别儿童，甚至 3 个月以下的小婴儿，但以学龄女孩更常见。

一、病因

任何致病菌均可引起 UTI，但绝大多数为革兰阴性杆菌，如大肠杆菌、副大肠杆菌、变形杆菌、克雷伯杆菌、绿脓杆菌，少数为肠球菌和葡萄球菌。大肠杆菌是 UTI 中最常见的致病菌，约占 60% ～ 80%。初次患 UTI 的新生儿、所有年龄的女孩和 1 岁以下的男孩，主要的致病菌仍是大肠杆菌，而在 1 岁以上男孩主要致病菌多是变形杆菌。对于 10 ～ 16 岁的女孩，白色葡萄球菌亦常见；克雷伯杆菌和肠球菌多见于新生儿 UTI。

二、发病机制

本病发病机制较复杂，是宿主内在因素与细菌致病性相互作用的结果。

（一）感染途径

1. 上行性感染

上行性感染是泌尿道感染最主要的感染途径。主要致病菌是大肠杆菌，其次是变形杆菌或其他肠杆菌。致病菌从尿道口上行并进入膀胱，引起膀胱炎，膀胱内的致病菌再经输尿管移行至肾脏，引起肾盂肾炎。膀胱输尿管反流(VUR)常是细菌上行性感染的直接通道。

2. 血源性感染

主要致病菌为金黄色葡萄球菌。多见于新生儿及小婴儿。

3. 淋巴感染和直接蔓延

多见为结肠内的细菌可通过淋巴管感染肾脏，或盆腔感染也可通过淋巴管感染肾脏或膀胱。

（二）易感因素

1. 生理因素

(1) 因婴儿使用尿布，尿道口常受粪便污染，且局部防卫能力差，加上女婴尿道短、直而宽，男婴包皮，故易致上行感染。

(2) 尿道上皮细胞伞型受体的密度增加，大肠杆菌黏附力增强，易患泌尿道感染。

(3) 尿道周围菌种的改变及尿液性状的变化：正常情况下，尿道周围寄生的细菌以乳酸杆菌、表皮葡萄球菌和粪链球菌为主，它们能够抑制大肠杆菌和变形杆菌的繁殖。如果因为治疗等原因导致该处正常菌群发生改变，则成为条件致病菌入侵和繁殖的有利条件。尿液性状的某些改变也可能导致致病菌的滋生繁殖。

2. 免疫因素

某些患儿 sIgA 的产生存在缺陷，使尿中 sIgA 的浓度降低，细菌在黏膜表面易于黏附，增加泌尿道感染的发生。

3. 膀胱的防御机制

有膀胱排空功能紊乱、神经性膀胱和 VUR 等，形成残存尿，细菌不能被冲走，则增加尿路感染的危险性。

4. 全身性因素

糖尿病、高钙血症、高血压、慢性肾脏疾患、镰刀状细胞贫血、长期使用糖皮质激素或免疫抑制剂的患儿，其泌尿道感染的发病率可增高。

（三）细菌毒力

除泌尿系结构异常等易感染内在因素外，细菌毒力是决定其能否引起上行性感染的主要因素。

三、临床表现

（一）急性 UTI 的临床症状

随患儿年龄组的不同存在着较大差异。

1. 新生儿

临床症状极不典型，多以全身症状为主，如发热或体温不升、苍白、吃奶差、呕吐、腹泻等。许多患儿有生长发育停滞，体重增长缓慢或不增，伴有黄疸者较多见。部分患儿可有嗜睡、烦躁甚至惊厥等神经系统症状。新生儿 UTI 常伴有败血症，但其局部排尿刺激症状多不明显，30% 的病儿血和尿培养出的致病菌一致。

2. 婴幼儿

临床症状也不典型，常以发热最突出。拒食、呕吐、腹泻等全身症状也较明显。局部排尿刺激症状可不明显，但细心观察可发现有排尿时哭闹不安，尿布有臭味和顽固性尿布疹等。

3. 年长儿

年长儿以发热、寒战、腹痛等全身症状突出，常伴有腰痛和肾区叩击痛，肋脊角压痛等。同时尿路刺激症状明显，患儿可出现尿频、尿急、尿痛、尿液浑浊，偶见肉眼血尿。

（二）慢性 UTI

慢性 UTI 是指病程迁延或反复发作伴有贫血、消瘦、生长迟缓、高血压或肾功能不全者。

（三）症状性菌尿

在常规的尿过筛检查中，可以发现健康儿童存在着有意义的菌尿，但无任何尿路感染症状。这种现象可见于各年龄组，在儿童中以学龄女孩常见。无症状性菌尿患儿常同时伴有尿路畸形和既往症状尿路感染史。病原体多数是大肠杆菌。

四、实验室和其他检查

（一）尿常规检查及尿细胞计数

1. 尿常规检查

如清洁中段尿离心沉渣中白细胞 > 10 个 /HP，即可考虑泌尿道感染。如白细胞成堆或见白细胞管型，则诊断价值更大。血尿也很常见。肾盂肾炎患者有中等蛋白尿、白细胞管型尿及晨尿的比重和渗透压下降。

2. 尿细胞计数

1 小时尿白细胞排泄率测定，其判断指标是：白细胞数 > 30×10^4/h 为阳性，可怀疑尿路感染；< 20×10^4/h 为阴性，可排除尿路感染。

（二）尿培养细菌学检查

尿细菌培养及菌落计数是诊断尿路感染的主要依据。尿标本可以通过清洁排空、尿路插管、耻骨上膀胱穿刺获取，小婴儿还可通过尿袋来收集。

通常认为，中段尿培养菌落数 ≥ 10^5/ml 可确诊，$10^4 \sim 10^5$/ml 为可疑，< 10^4/ml 为污染。但结果分析应结合患儿性别、有无症状、细菌种类及繁殖力综合评价。通过耻骨上膀胱穿刺获取的尿培养，只要发现有细菌生长，即有诊断意义。由于粪链球菌一个链含有 32 个细菌，一般认为，菌落数在 $10^3 \sim 10^4$/ml 时即可诊断。无症状女孩如连续 2 次尿培养菌落数 ≥ 10^5/ml，且为同一细菌，其确诊率可达 95%。伴有严重尿路刺激症状的女孩，如果尿中有较多白细胞，中段尿细菌定量培养 ≥ 10^2/ml，且致病菌为大肠杆菌类或腐物寄生球菌等，亦可诊断为泌尿道感染。对临床高度怀疑泌尿道感染而尿普通细菌培养阴性的，应做 L 型细菌和厌氧菌培养。

（三）尿液直接涂片

取一滴清洁混匀的新鲜尿置玻片上烘干，用亚甲蓝或革兰染色，油镜下如每个视野都能找到细菌，表明尿内细菌数 > 10^5/ml；如几个视野都找不到细菌，可以初步认为无菌尿存在。

（四）亚硝酸盐试纸条试验

利用绝大多数细菌能将尿中硝酸盐还原成亚硝酸盐的原理而设计。大肠杆菌、副大肠杆菌和克雷伯杆菌呈阳性，产气杆菌、变形杆菌、铜绿假单胞菌和葡萄球菌为弱阳性。采用晨尿，可提高其阳性率。

（五）影像学检查

常用 B 型超声检查、静脉肾盂造影加断层摄片 (检查肾瘢痕形成)、排泄性膀胱尿路造影 (检查 VUR)、动态或静态肾核素造影、CT 扫描等。影像学检查目的：①确定泌尿系有无畸形。②了解以前由于漏诊或治疗不当所引起的慢性肾损害或瘢痕进展情况。③辅助上尿路感染的诊断。

（六）其他检查

(1) 尿沉渣找闪光细胞 (甲紫沙黄染色)(2 ～ 4) 万 /h 可确诊。

(2) 新生儿上尿路感染血培养可阳性。

(3) 肾功能测定。

五、诊断

年长儿泌尿道感染症状与成人相似，尿路刺激症状明显，结合实验室检查，易于诊断。婴幼儿尤其是新生儿，由于表现不典型易致漏诊。因此，对于原因不明的发热患儿均应反复查尿，争取在使用抗生素之前，做尿培养、菌落计数和药敏试验。

确诊条件如下：①中段尿路培养菌落计数 > 10^5/ml。②离心尿沉渣 WBC > 5 个 /HP，或有尿路感染症状。③耻骨上膀胱穿刺，只要有细菌生长，即可确诊。④离心尿沉渣涂片革兰染色查找细菌，> 1 个 /HP，结合临床、尿路感染症状，也可确诊。⑤尿菌落计数在 10^4 ～ 10^5/ml 为可疑，应复查。具备①、②两条可确诊，如无第②条，应再做菌落计数，若 > 10^5/ml，且两次细菌相同者可确诊。完整的泌尿道感染诊断应包括：本次感染是初染、复发或再感染；确定致病菌的类型；有无尿路畸形如 VUR、尿路梗阻等，如有 VUR，还要进一步了解 "反流" 的严重程度及有无肾脏瘢痕形成；感染的定位，即确定是上尿路感染还是下尿路感染。

六、鉴别诊断

（一）急性肾小球肾炎

早期也可有轻微的尿路刺激症状，尿常规检查红细胞增多明显，也有白细胞明显增多，但多有蛋白尿和管型尿。临床上多伴有水肿和高血压。尿培养阴性。

（二）肾结核

年长儿多见，患儿常有尿路刺激症状和脓尿，易误诊为泌尿道感染。但肾结核患儿多有既往结核病史，起病缓慢，临床上常见低热、盗汗等结核中毒症状，结核菌素试验或 PPD 阳性。尿沉渣中可找到结核杆菌，普通细菌尿培养阴性。

（三）急性尿道综合征

临床表现为尿频、尿急、尿痛、排尿困难等尿路刺激症状，清洁中段尿培养无细菌生长或为无意义性菌尿。多次尿培养可资鉴别。

七、治疗

治疗目的是控制症状，根除病原体，去除诱发因素，预防再发。

（一）一般处理

(1) 急性期需卧床休息，鼓励患儿多饮水以增加尿量，女孩还应注意外阴部的清洁卫生。

(2) 鼓励患儿进食，供给足够的热卡、丰富的蛋白质和维生素，以增强机体的抵抗力。

(3) 对症治疗：对高热、头痛、腰痛的患儿应给予解热镇痛剂缓解症状。对尿路刺激症状明显者，可用阿托品、山莨菪碱等抗胆碱药物治疗或口服碳酸氢钠碱化尿液。以减轻尿路刺激症状。

（二）抗菌药物治疗

选用抗生素的原则如下。①感染部位：对肾盂肾炎应选择血浓度高的药物，对膀胱炎应选择尿浓度高的药物。②感染途径：对上行性感染，首选磺胺类药物治疗。如发热等全身症状明显或属血源性感染，多选用青霉素类、氨基糖苷类或头孢菌素类单独或联合治疗。③根据尿培养及药敏试验结果，同时结合临床疗效选用抗生素。④药物在肾组织、尿液、血液中都应有较高的浓度。⑤选用的药物抗菌能力强，抗菌谱广，最好能用强效杀菌剂，且不易使细菌产生耐药菌株。⑥对肾功能损害小的药物。

1. 症状性 UTI 的治疗

对单纯性 UTI，在进行尿细菌培养后，初治首选复方磺胺异恶唑 (SMZCo)，按 SMZCo 50 mg/(kg•d)，TMP 10mg/(kg•d) 计算，分 2 次口服，连用 7 ～ 10 天。待尿细菌培养结果出来后药敏试验结果选用抗菌药物。

对上尿路感染或有尿路畸形病儿，在进行尿细菌培养后，一般选用两种抗菌药物。新生儿和婴儿用氨苄西林 75 ～ 100 mg/(kg•d) 静注，加头孢噻肟钠 50 ～ 100 mg/(kg•d) 静注，连用 10 ～ 14 天；1 岁后小儿用氨苄西林 100 ～ 200 mg/(kg•d) 分 3 次滴注，或用头孢噻肟钠，也可用头孢曲松钠 50 ～ 75 mg/(kg•d) 静脉缓慢滴注。疗程共 10 ～ 14 天。治疗开始后应连续 3 天送尿细菌培养，若 24 小时后尿培养阴转，表示所用药物有效，否则按尿培养药敏试验结果调整用药。停药 1 周后再作尿培养一次。

2. 无症状菌尿的治疗

单纯无症状菌尿一般无须治疗。但若合并尿路梗阻、VUR 或存其他尿路畸形，或既往感染使肾脏留有陈旧性瘢痕者，则应积极选用上述抗菌药物治疗。疗程 7 ～ 14 天，继之给予小剂量抗菌药物预防，直至尿路畸形被矫治为止。

3. 再发 UTI 的治疗

再发 UTI 有两种类型，即复发和再感染。复发是使原来感染的细菌未完全杀灭，在适宜的环境下细菌再度滋生繁殖。绝大多数患儿复发多在治疗后 1 月内发生。再感染是指上次感染已治愈，本次是由不同细菌或菌株再次引发 UTI。再感染多见于女孩。多在停药后 6 月内发生。

再发 UTI 的治疗在进行尿细菌培养后选用 2 种抗菌药物治疗，疗程 10 ～ 14 天为宜，然后予以小剂量药物维持，以防再发。

（三）积极矫治尿路畸形

具体略。

（四）UTI 的局部治疗

常采用膀胱内药液灌注治疗，主要治疗顽固性慢性膀胱炎经全身给药治疗无效者。

八、预后

急性泌尿道感染经合理抗菌治疗，多于数日内迅速治愈，但有近 50% 患儿可复发或再感染。再发病例多伴有尿路畸形，其中以 VUR 最常见。VUR 与肾瘢痕形成关系密切，后者是影响泌尿道感染预后的最重要因素。肾瘢痕在学龄期儿童最易形成，一旦肾瘢痕导致高血压，如不能有效控制，将最终发展为慢性肾衰竭。

急性泌尿道感染疗程结束后，应每月随访 1 次，共 3 次，如无复发可认为治愈。反复发作者，每 3 ～ 6 个月复查 1 次，共 2 年或更久。

九、预防

预防主要包括以下措施：注意个人卫生，不穿紧身内裤，勤洗外阴，防止细菌入侵；及时发现和处理男孩包茎、女孩处女膜伞、蛲虫感染等；及时矫治尿路畸形，防止尿路梗阻和肾瘢痕形成。

第十六章 内分泌疾病

第一节 概述

内分泌学是研究激素及其相关物质对生命活动进行联系和调控的生物医学。人类对内分泌学认识的历史十分久远，随着现代医学研究的飞速发展，内分泌系统与神经系统、免疫系统的联系日益紧密，构成神经 - 内分泌 - 免疫网络，调控生物整体功能，以保持机体代谢稳定，脏器功能协调，促进人体生长发育、性成熟和生殖等生命过程。有关内分泌激素及其相关物质的研究已深入到分子生物学水平，随着新激素的不断发现，相关概念发生了很大的改变，促进了内分泌学的迅速发展。

传统的观念认为内分泌激素 (hormone) 是由内分泌器官产生，释放入血循环，转运到靶器官或组织发挥一定效应的微量化学物质。这些物质实际上起着化学信使的作用，除经典激素外，像细胞因子、生长因子、神经递质、神经肽等重要的化学信使都可纳入广义激素的范畴。实际上，广义的激素是由一系列高度分化的内分泌细胞所合成和分泌的化学信使，是一种参与细胞内外联系的内源性信息分子和调控分子，进入血液或细胞间传递信息。

多数内分泌细胞聚集形成经典的内分泌腺体，如脑垂体、甲状腺、甲状旁腺、胰岛、肾上腺和性腺等，共同组成传统的内分泌系统。除此以外，有一些非经典内分泌器官 (如心血管、肝、胃肠道、皮肤、免疫等组织器官) 亦具有内分泌功能。产生促胸腺生成素、胃泌素、促胰液素、促红细胞生成素、肾素 - 血管紧张素等激素的分泌细胞分散于相应的器官；分泌前列腺素以及胰岛素样生长因子、表皮生长因子、神经生长因子、血小板源性生长因子等各种生长因子的细胞则广泛分布于全身组织中，还有一些具有内分泌功能的神经细胞集中于下丘脑的视上核、室旁核、腹正中核及附近区域，其分泌的肽类激素亦称神经激素，可直接作用于相应的靶器官或靶细胞，也可通过垂体分泌间接调控机体的生理代谢过程。

在经典内分泌学里，内分泌细胞及分泌的激素是特异性的，即一种内分泌细胞只产生一种激素，一种激素也只由一种内分泌细胞产生。新的研究结果则表明一种内分泌细胞可产生几种激素，而同一种激素也可由不同部位的内分泌细胞产生。譬如，同一种垂体细胞可产生黄体生成素 (LH) 和卵泡刺激素 (FSH)；而生长抑素既可由下丘脑神经元产生，也可由甲状腺 C 细胞、胰岛 D 细胞及中枢和外周神经的许多神经元产生。同时一个基因只对应于一种肽类激素的概念也已改变，某些肽类激素的基因由于不同启动子的作用，其转录于的大小不一，使最后的蛋白质产物也不一样。此外，初级转录本还由于"选择性剪接"现象产生不同的蛋白产物。

在激素概念演化的同时，对其分泌方式的认识也在不断更新。经典的内分泌 (endocrine) 概念是相对于外分泌 (exocrine) 而言的，指激素释放入血循环，并转运至相应的靶细胞发挥其生物学效应，而不是像外分泌样释放至体外或体腔中。广义的概念则认为激素既能以传统的内分泌方式起作用，也有由细胞分泌后直接弥散到临近细胞的邻 (或旁) 分泌 (paracrine) 方式或对分泌细胞自身发挥效应的自分泌 (autocrine) 方式。此外还有并列分泌 (juxtacrine)、腔分泌 (solinocrine)、胞内分泌 (intracrine)、神经分泌 (neurocrine) 和神经内分泌 (neuroendocrine) 等方式发挥作用。一种激素还可以几种方式起作用。各种激素在下丘脑 - 垂体 - 靶腺轴的各种反馈机制及其相互之间的调节作用下处于动态平衡，维持正常的生理状态。

激素按其化学本质可分为两大类：蛋白质 (肽) 类与非蛋白质类。蛋白质类包括了蛋白、肽和多肽类激素，如胰岛素、胃泌素、甲状旁腺素和降钙素等。而非蛋白质类则包括类固醇激素 (如孕酮、雌二醇、皮质类固醇、维生素 D 等)、氨基酸衍生物 (色氨酸衍生物，如 5- 羟色胺、褪黑素等；酪氨酸衍生物，如多巴胺、肾上腺素、甲状腺素等) 和脂肪酸衍生物 (如前列腺素、血栓素等)。

各类激素传递信息的方式不尽相同，按其作用的受体又可分为膜受体激素和核受体激素。蛋白质 (肽) 类激素大都为作用于膜受体的激素，其受体位于膜上，为亲水性激素，不能自由透过脂性细胞膜，本身作为第一信使，需要和细胞膜上的受体结合，形成 “配体 - 受体复合物” 得以使信息传递至细胞内，进而激活细胞内的第二信使系统。

80% 的蛋白 (肽) 激素和细胞功能调控因子通过位于细胞质膜胞质面上的 G- 结合蛋白 (guanosine nucleotide binding protein) 发挥作用，G- 结合蛋白是一组由 α、β、γ 三个亚单位组成的异源三聚体化合物，各种 G- 结合蛋白的 α 亚单位不同，可分为刺激性 G 蛋白 (Gs 蛋白) 和抑制性 G 蛋白 (Gi 蛋白)。当 α 亚单位被配体 - 受体复合物激活后即作用于第二信使系统刺激 (Gs 蛋白) 或抑制 (Gi 蛋白) 靶细胞功能。主要的第二信使有：①腺苷酸环化酶和 cAMP；②环鸟苷磷酸特异性磷酸二酯酶；③磷酸酰肌醇和磷脂酶 C；④花生四烯酸和磷脂酶 A_2；⑤钾和钙离子通道等。这些第二信使之间相互作用和依赖，完成细胞信息的调控。

另一些蛋白 (肽) 激素 (如胰岛素、生长激素、泌乳素、促红细胞生成素、瘦素等) 在与受体结合后即可激活内源性酪氨酸蛋白激酶 (PTK)，使胞内磷酸酯酶和蛋白激酶等磷酸化，通过一系列酶促反应最后使细胞发生功能性应答。

非蛋白质类激素大都为作用于核受体的激素，其受体位于细胞内，为脂溶性的小分子化合物，属脂溶性激素，可以自由穿透胞膜及核膜，并识别和结合细胞核或细胞质内相应受体上的专一 DNA 序列，如高度保守的 “锌指结构” (由 4 个半胱氨酸残基、锌离子和 12 ～ 13 个氨基酸构成的环状结构)、激素效应元件 (hormone response element，HRE) 等，诱导靶基因转录活性，完成配体 - 受体复合物的二聚化、磷酸化等，以此调节靶基因的表达与转录，改变细胞功能。

内分泌激素结构和功能的异常均可造成内分泌疾病，其病因和其他系统疾病一样，主要有遗传因素及环境因素。主要由遗传因素决定者，是指起因于基因突变的单基因病，如肽类激素基因突变、激素膜受体基因突变、激素核受体基因突变、合成激素所需酶基因突变等。

许多环境因素也可引起内分泌疾病，如生态环境中碘缺乏导致的地方性甲状腺肿及甲状腺功能减低症，经济发达地区高热量饮食导致的肥胖症，还有感染也可引起多种内分泌疾病。此外还有一些是遗传因素和环境因素共同作用下引起的内分泌疾病，如糖尿病等。这类环境因素所致的内分泌疾病也常有遗传学背景，但非单基因，而是多基因 (包括多态性) 异常之故。

由于内分泌功能与生长发育密切相关，其功能障碍常导致生长障碍、性分化和激素功能异常，严重影响其智能和体格发育，若不早期诊治，易造成残疾甚至夭折。

近年来，激素测定技术快速发展和影像学检查的不断更新，如放射免疫分析法 (RIA)、免疫放射法 (IRMA)、放射受体分析法 (RRA)、酶联免疫吸附法 (ELISA)、荧光免疫法 (FIA) 和化学发光免疫法等各种精确的结合测定法的广泛应用，一系列具有临床诊断价值的动态试验 (兴奋或抑制) 方法的建立和完善，极大地提高了内分泌疾病的临床诊断水平。目前随着细胞分子生物学分析技术的深入发展和临床应用，正不断更新儿科内分泌学的理论概念，开拓新的研究领域。

第二节 生长激素缺乏症

生长激素缺乏症 (growth hormone deficiency，GHD) 是由于垂体前叶合成和分泌生长激素 (growth hormone，GH) 部分或完全缺乏，或由于结构异常、受体缺陷等所致的生长发育障碍性疾病。其身高处在同年龄、同性别正常健康儿童生长曲线第三百分位数以下或低于两个标准差，符合矮身材 (short stature) 标准。发生率约为 20/10 万～ 25/10 万。

一、病因

生长激素缺乏症是由于 hGH 分泌不足，其原因如下。

（一）特发性 (原发性)

这类患儿下丘脑、垂体无明显病灶，但 GH 分泌功能不足，其原因不明。其中因神经递质 -神经激素功能途径的缺陷，导致 GHRH 分泌不足而致的身材矮小者称为生长激素神经分泌功能障碍 (GHND)。由于下丘脑功能缺陷所造成的 GHD 远较垂体功能不足导致者为多。

约有 5% 左右的 GHD 患儿由遗传因素造成，称为遗传性生长激素缺乏 (HGHD)。人生长激素基因簇是由编码基因 $GH_1(GH-N)$ 和 $CSHP_1$、CSH_1、GH_2、CSH_2 等基因组成的长约 55Kbp 的 DNA 链。由于 GH_1 基因缺乏的称为单纯性生长激素缺乏症 (IGHD)，而由垂体 Pit-1 转录因子缺陷所致者，临床上表现为多种垂体激素缺乏，称为联合垂体激素缺乏症 (CPHD)。IGHD 按遗传方式分为 I(AR)、Ⅱ (AD)、Ⅲ (X 连锁) 三型。此外，还有少数矮身材儿童是由于 GH 分子结构异常、GH 受体缺陷 (Laron 综合征) 或 IGF 受体缺陷 (非洲 Pygmy 人) 所致，临床症状与 GHD 相似，但呈现 GH 抵抗或 IGF-1 抵抗，血清 GH 水平不降低或反而增高，是较罕见的遗传性疾病。

（二）器质性 (获得性)

继发于下丘脑、垂体或其他颅内肿瘤、感染、细胞浸润、放射性损伤和头颅创伤等，其中产伤是国内 GHD 的最主要的病因。此外，垂体的发育异常，如不发育、发育不良或空蝶鞍，其中有些伴有视中隔发育不全 (Septo-optic dysplasia)，唇裂、腭裂等畸形，均可引起生长激素合成和分泌障碍。

（三）暂时性体质性

青春期生长延迟、社会 - 心理性生长抑制、原发性甲状腺功能减退等均可造成暂时性 GH

分泌功能低下，在外界不良因素消除或原发疾病治疗后即可恢复正常。

二、临床表现

特发性生长激素缺乏症多见于男孩，男：女 =3:1。患儿出生时身高和体重均正常，1 岁以后出现生长速度减慢，身长落后比体重低更为严重，身高低于同年龄、同性别正常健康儿童生长曲线第三百分位数以下（或低于两个标准差），身高年增长速率小于 4 cm，智能发育正常。患儿头颅圆形，面容幼稚，脸圆胖，皮肤细腻，头发纤细，下颌和额部发育不良，牙齿萌出延迟且排列不整齐。患儿虽生长落后，但身体各部比例匀称，与其实际年龄相符。骨骼发育落后，骨龄落后于实际年龄 2 岁以上，但与其身高年龄相仿。骨骺融合较晚。多数青春期发育延迟。

一部分生长激素缺乏患儿同时伴有一种或多种其他垂体激素缺乏，这类患儿除生长迟缓外，尚有其他伴随症状：伴有促肾上腺皮质激素 (ACTH) 缺乏者容易发生低血糖；伴促甲状腺激素 (TSH) 缺乏者可有食欲不振、不爱活动等轻度甲状腺功能不足的症状；伴有促性腺激素缺乏者性腺发育不全，出现小阴茎（即拉直的阴茎长度小于 2.5 cm)，到青春期仍无性器官和第二性征发育等。

器质性生长激素缺乏症可发生于任何年龄，其中由围生期异常情况导致者，常伴有尿崩症状。值得警惕的是颅内肿瘤则多有头痛、呕吐、视野缺损等颅内压增高和视神经受压迫的症状和体征。

三、辅助检查

1.骨龄检查

本病骨龄明显落后实足龄。若骨骺生长线已闭合，则已失去了替代治疗的机会。

2.血清生长激素测定

(1) 生理性筛查试验：正常儿童于运动后或睡眠 1 小时后血中生长激素浓度增高。睡眠试验适用于 3 岁以下的小儿。运动试验适用于 3 岁以上的小儿。结果判断：生长激素＞ 10 g/L。排除生长激素缺乏症，生长激素＜ 10 g/L，进一步做确诊试验。

(2) 确诊试验（药物激发试验）：由于正常小儿休息时血生长激素值甚低，一般单次测定无助于 GHD 的诊断，应做激发试验。常用的激发试验如表 17-1。

表 17-1 生长激素药物激发试验

名称	方法	采血时间
胰岛素试验	胰岛素 0.05 ～ 0.10 U/kg 加入氯化钠溶液中，以 1U/ml 的浓度	0，15，30，45，60，90 分钟采血测血糖、GH、氢化可的松于空腹时静脉注射
精氨酸激发试验	0.5 g/kg(最大量不超过 30 g)，用注射用水配成 5% ～ 10% 溶液，空腹时于 30 分钟静脉滴注（可有恶心、呕吐及注射处疼痛等反应）	0，30，60，90，120 分钟采血测 GH
左旋多巴激发试验	空腹口服左旋多巴 10mg/kg(最大剂量不超过 500mg)	0，30，45，75，90 分钟采血测 GH
可乐定激发试验	空腹口服可乐定 4g/kg(或 0.15 mg/m²)	同上

以上试验中，一般认为胰岛素试验的峰值最高，假阳性较少。结果判断：有两种激发试验血生长激素的峰值均小于正常值 (正常值 > 10 g/L)，可确诊，其中血生长激素峰值在 5 ~ 10g/L 者称不完全缺乏，低于 5 g/L 者称完全缺乏。

3. 生长激素释放激素 (GHRH) 试验

明确了生长激素缺乏，可用 GHRH 试验定位病变在下丘脑还是在垂体。1 次或多次静脉注射 GHRH 后，测血生长激素，若峰值高于 10 g/L 则病变在下丘脑，若峰值低于 10 g/L 则病变在垂体。

4. 血清胰岛素样生长因子 -1(IGF-1) 测定

GHD 患儿的血清 IGF-1 常 < 0.5 U/ml，但应结合 GH 测定结果予以判断。

5. 影像学检查

蝶鞍 X 线平片可发现垂体体积变小。CT 或 MRI 检查可见垂体缩小，垂体后叶移位、消失及垂体柄消失。

6. 甲状腺功能测定

应用生长激素治疗后，常会有甲状腺功能减退的倾向，治疗前应常规测定促甲状腺激素 (TSH) 和甲状腺素 (T_4) 的血浓度，以便于治疗后对照。

7. 核型分析

女性患儿还应做血白细胞染色体核型分析，以排除非典型的先天性卵巢发育不全综合征。

四、治疗措施

(一) 生长激素

基因重组人生长激素 (recombination hGH，rhGH) 替代治疗已被广泛应用，目前大都采用 0.1 U/kg 每日临睡前皮下注射一次，每周 6 ~ 7 次的方案。治疗应持续至骨骺愈合为止。治疗时年龄越小，效果越好，以第一年效果最好，年增长可达到 10 cm 以上，以后生长速度逐渐下降。在用 rhGH 治疗过程中可出现甲状腺素缺乏，故须监测甲状腺功能，若有缺乏适当加用甲状腺素同时治疗。

应用 rhGH 治疗不良反应较少，主要有：①注射局部红肿，与 rhGH 制剂纯度不够以及个体反应有关，停药后可消失；②少数注射后数月会产生抗体，但对促生长疗效无显著影响；③较少见的不良反应有暂时性视盘水肿、颅内高压等；④此外研究发现有增加股骨头骺部滑出和坏死的发生率，但危险性相当低。

恶性肿瘤或有潜在肿瘤恶变者、严重糖尿病患者禁用 rhGH。

(二) 促生长激素释放激素 (GHRH)

目前已知很多 GH 缺乏属下丘脑性，故应用 GHRH 可奏效，对 GHND 有较好疗效，但对垂体性 GH 缺乏者无效。一般每天用量 8 ~ 30 mg/kg，每天分早晚 1 次皮下注射或 24 h 皮下微泵连续注射。

(三) 口服性激素

蛋白同化类固醇激素如下。

(1) 氟羟甲睾酮 (Fluoxymesterone) 每天 2.5 mg/m^2。

(2) 氧甲氢龙 (Oxandvolone) 每天 0.1 ~ 0.25 mg/kg。

(3) 吡唑甲氢龙每日 0.05 mg/kg。

以上三种均为雄激素的衍生物，其合成代谢作用强，雄激素的作用弱，有加速骨骼成熟和发生男性化的不良反应，故应严密观察骨骼的发育。苯丙酸诺龙 (Durabolin) 目前已较少应用。

同时伴有性腺轴功能障碍的 GHD 患儿骨龄达 12 岁时可开始用性激素治疗，男性可注射长效庚酸睾酮 25 mg，每月一次，每 3 月增加 25 mg，直至每月 100 mg；女性可用炔雌醇 1～2 mg/d，或妊马雌酮 (premarin) 自每日 0.3 mg 起酌情逐渐增加，同时需监测骨龄。

第三节 儿童糖尿病

儿童糖尿病 (juvenile diabetes) 是指 15 岁或 20 岁以前发生的糖尿病。由于儿童期糖尿病的病因不一，临床和治疗、预后并不同，因此儿童糖尿病一词由于概念不清楚已含弃不用。糖尿病 (diabetes) 是由遗传因素、免疫功能紊乱、微生物感染及其毒素、自由基毒素、精神因素等等各种致病因子作用于机体导致胰岛功能减退、胰岛素抵抗 (Insulin Resistance，IR) 等而引发的糖、蛋白质、脂肪、水和电解质等一系列代谢紊乱综合征，临床上以高血糖为主要特点，典型病例可出现多尿、多饮、多食、消瘦等表现，即"三多一少"症状。

一、病因及发病机制

Ⅰ型糖尿病确切病因机制尚未完全阐明。目前认为是在遗传易感性基因的基础上，在外界环境因素的作用下，引起自身免疫反应，导致胰岛 β 细胞的损伤和破坏，当胰岛素分泌减少至正常的 90% 以上时即出现临床症状。

(一) 遗传易感性

根据同卵双胎的研究，Ⅰ型糖尿病的患病一致性为 50%，说明本病是除遗传因素外还有环境因素作用的多基因遗传病。人类白细胞抗原 (HLA) 的 D 区 Ⅱ 类抗原基因 (位于 6p21.3) 与本病的发生有关，已证明与 HLA-DR3 和 DR4 的关联性特别显著。还有研究认为 HLA-DQ β 链上第 57 位非门冬氨酸及 HLA-DQα。链上第 52 位的精氨酸的存在决定 Ⅰ型糖尿病的易感性；反之 HLA-DQ α52 位非精氨酸和 HLA-DQ β57 位门冬氨酸决定 Ⅰ型糖尿病的保护性。但遗传易感基因在不同种族间有一定的差别，说明遗传基因可能有多态性。

(二) 环境因素

Ⅰ型糖尿病的发病与病毒感染 (如风疹病毒、腮腺炎病毒、柯萨奇病毒等)、化学毒物 (如链尿菌素、四氧嘧啶等)、食物中的某些成分 (如牛乳蛋白：α、β- 酪蛋白、乳球蛋白等) 有关，以上因素可能对带有易感性基因者激发体内免疫功能的变化，产生 β 细胞毒性作用，最后导致发生 Ⅰ型糖尿病。

(三) 自身免疫因素

约 90% 的 Ⅰ型糖尿病患者在诊断时血中有胰岛细胞自身抗体 (ICA)、胰岛 β 细胞膜抗体 (1GSA)、胰岛素自身抗体 (IAA) 以及谷氨酸脱羧酶 (GAD) 自身抗体、胰岛素受体自身抗体 (IRA) 等多种抗体，并已证实这些抗体在补体和 T 淋巴细胞的协同作用下具有对胰岛细胞的毒性作用。

新近证实细胞免疫异常对 I 型糖尿病的发病起重要作用，树突状细胞源性细胞因子白细胞介素 (IL)-12，促进初始型 $CD4^+T$ 细胞 (TH_0) 向 I 型辅助性 $T(TH_1)$ 细胞转化，使其过度活化，产生 TH_1 细胞类细胞因子如干扰素 -γ 等，引起大量炎症介质的释放，导致胰岛组织细胞的破坏。

二、发病机制

IDDM 胰岛 B 细胞破坏，分泌胰岛素减少引起代谢紊乱，胰岛素对能量代谢有广泛的作用，激活靶细胞表面受体，促进细胞内葡萄糖的转运，使葡萄糖直接供给能量功转变为糖原，促进脂肪合成，抑制脂肪的成员。胰岛素还加强蛋白质的合成促进细胞的增长和分化。促进糖酵解抑制糖异生。IDDM 患者胰岛素缺乏，进餐后缺少胰岛素分泌的增高，餐后血糖增高后不能下降，高血糖超过肾糖阈值而出现尿糖，体内能量丢失，动员脂肪分解代谢增加，酮体产生增多。由于胰岛素缺乏可损及生长，在多尿、多饮等症状出现前已有体重的减轻。

另外糖尿病时反调节激素如胰升糖素、肾上腺素、皮质醇衣生长激素的增多，加重了代谢的紊乱，使糖尿病发展为失代偿状态。反调节激素促进糖原分解、糖异生增加，脂肪分解旺盛，产生各种脂肪中间代谢的产物和酮体。由于高血糖、高血脂和高酮体血症引起渗透性利尿，而发生多尿、脱水、酸中毒。由于血浆渗透压增高而产生口渴多饮，体重明显减低。

酮症酮中毒时大脑功能受损伤，氧利用减低，逐渐出现嗜睡、意识障碍而渐进入昏迷。酸中毒严重时 CO_2 储留，为了排出较多的 CO_2 呼吸中枢兴奋而出现不规则的呼吸深快 (Kussmaul's 呼吸)。呼吸中的丙酮产生特异的气味 (腐烂水果味)。

三、流行病学

IDDM 的发病情况因地区和民族等因素有很大差别，患病率最高的欧美国家可达 100 ～ 200/10 万人口，中国 1980 年对 14 省市 14 万 4 岁以下儿童的调查，糖尿病患病率为 5/10 万。IDDM 可发生于 30 岁以前的任何年龄，我们所见确诊病例中年龄最小的为 10 月婴儿。男女性别无送别。近年亦能偶见确诊为 NIDDM 的儿童病例，再者中国肥胖儿童增多，对其中葡萄糖耐量损伤者应追踪观察以使早期诊断 NIDDM。

四、临床表现

IDDM 常为比较急性起病，多数患者是由于感染、情绪过激或饮食不当等诱因而起病，出现多饮、多尿、多食和体重减轻的症状，全称为 IDDM 的三多一少症状。但是，婴儿是多尿多饮不易被发觉，很快发生脱水和酮症酸中毒。幼年儿童因夜尿增多可发生遗尿。多食并非患者必然出现的症状，部分儿童食欲正常或减低。体重减轻或消瘦很快，疲乏无力、精神萎靡亦常见。如果有多饮、多尿又出现呕吐、恶心、厌食或腹痛、腹泻和腿痛等症状则应考虑并发糖尿病酮症酸中毒。发热、咳嗽等呼吸道感染或皮肤感染、阴道痛痒和结核病可与糖尿病并存。

体格检查时除见有体重减轻、消瘦外，一般无阳性体征。酮症酸中毒时可出现呼吸深长、发散出酮体味，脱水征及神智的改变。病程较久，对糖尿病控制不好时可发生生长落后、身矮，智能发育迟缓，肝大称为糖尿病侏儒 (Mauriac 综合征)。晚期可出现白内障、视力障碍、视网膜病变，甚至双目失明。还可有蛋白尿、高血压等糖尿病肾病，最后致肾衰竭。

自然病程：IDDM 的病程有一定发展规律。从出现症状至临床诊断时间多在 3 月以内，此时期有各种症状，称为急性代谢紊乱期，其中 20% 左右为糖尿病酮症酸中毒，20% ～ 40% 为糖尿病酮症，无酸中毒，其余仅为高血糖和高尿糖。患者全部需要用胰岛素治疗，治疗后症状消失，血糖下降，尿糖减少"+"性变"-"，即进入缓解期，此时胰岛素需要量减少，历时数周至年余。少数患者的缓解期不明显。患者经过缓解期后，逐渐都将进入糖尿病强化期，胰岛素用量比较稳定，称为永久糖尿病期。青春期时由于性激素增多，对胰岛素的拮抗，胰岛素用量再次增大，病情易不稳定。青春期过后胰岛素需要量有所减少，病情又趋稳定。每当有感染或应激状态病情会迅速恶化。

五、并发症

IDDM 最常见的急性并发症为糖尿病酮症酸中毒 (diabetic ketoacidosis，DKA) 和低血糖，前者为胰岛素不足，后者为胰岛素过量。还有随时可发生的各种感染。

（一）酮症酸中毒

IDDM 患者在发生急性感染、延误诊断、过食或中断胰岛素治疗时均可发生酮症酸中毒，临床表现如前述。年龄越小酮症酸中毒的发生率越高。新的 IDDM 患者以酮症酸中毒起病时可误诊为肺炎、哮喘、败血症、急腹症和脑膜炎等，应予以鉴别。酮症酸中毒血糖增高可＞ 28.0 mmol/L(500 mg/dl)，血酮体可＞ 10 mmol/L(200 mg/dl)，血酮体中不仅有乙酰乙酸，β- 羟丁酸和丙酮，还有多种脂肪酸代谢的中间产物，许多酮体，如 α- 戊酮，3- 戊烯 -2- 酮等大分子酮体及脂肪酸如已二酸，葵二酸等均明显增高。糖尿病患者酮症酸中毒时的脂肪代谢紊乱较为复杂。酮症酸中毒时血 pH 下降，HCO_3^- 减低，血钠、钾、氯亦低于正常，有的治疗前血钾不低，用胰岛素治疗使钾进入胞内钾迅速降低。尿酮体定性试验所有酮体粉为硝基氢氰酸，这些可和乙酰乙酸起反应，不与 β- 羟丁酸等起反应酮体和脂肪酸增高，尿酮体试验阳性反应可较弱或 (-)，经初步治疗后乙酰乙酸产生增多，尿酮体反应反而增强。

（二）低血糖

糖尿病用胰岛素治疗后发生低血糖是由于胰岛素用量过多或注射胰岛素后未能按时进餐，出现心悸、出汗，饥饿感，头晕和震颤等，严重时可发生低血糖昏迷甚至惊厥；抢救不及时可引起死亡。反复低血糖发作可产生脑功能障碍或发生癫痫。

（三）感染

IDDM 为终身疾病，随时可发生各种感染的可能，包括呼吸道、泌尿系及皮肤等急慢性感染。每当有轻度感冒时亦可使病情加重，严重感染时可发生中毒性休克，如果只注重感染的治疗，忽视对糖尿病的诊断和治疗，可造成严重后果应予以警惕。

（四）糖尿病高渗性非酮症性昏迷

儿童 IDDM 时少见，患者多数先有神经系统的疾病。高血糖非酮症性昏迷诊断为糖尿病高渗性非酮症昏迷时必须是发生在原患有糖尿病的患者，应与医源性由于注射高张葡萄糖盐水等引起的高血糖渗性昏迷相鉴别。糖尿病渗性昏迷时血糖常＞ 28 ～ 54 mmol/L (500 mg ～ 1000 mg/dl)，血 Na ＞ 145 mmol/L，血浆渗透压＞ 310 mmol/L，有时可达＞ 370 mmol/L，有脱水及昏迷，但血、尿酮体不明显增高，无酸中毒、治疗需用等渗液或低于血浆渗透压 40 mmol/L(20 moSm/L) 的高渗液体，如血浆渗透液＞ 370 mmol/L(370 moSm/ng) 时用＞ 330 mmol/L 的高渗液。胰岛素用量应小、血糖降低速度应慢，防止血糖迅速下降使血浆渗透压降低太快引起脑水肿。本症病死率较高。

六、辅助检查

（一）尿糖

尿糖定性一般经常阳性，近年来改用尿糖试纸测尿糖与标准颜色比较。无试纸时仍用硫酸酮还原试剂（班替氏液）9滴加新鲜尿1滴烧（煮）沸测尿糖。结果蓝色为(-)，绿色(+)，黄色(++)，橘红色(+++)，砖红色(++++)。在开始治疗时应每日于早、午、晚餐前及睡前留4次尿糖，每次留尿前30分钟先排空膀胱，再留尿检查，尿糖可表示二次留尿期间的血糖。急性紊乱期时还需留4段尿糖，即早餐后至年餐前，午餐后至晚餐前，晚餐后至睡前，睡后至次日早餐前，四段时间分别留尿，记录尿量，检查尿糖及尿酮体。四段尿结果综合即是24小时尿量和尿糖，能较细致地了解胰岛素的根据。还应定期(2～4周)测24小时尿糖定量。

糖尿病酮症或酮症酸中毒时尿酮体阳性，有时可有尿蛋白阳性。

（二）血液

血常规检查正常，酮症酸中毒时白细胞总数增高。血糖检查未经治疗的IDDM随时的血糖多＞11 mmol/L(＞200 mg/dl)，轻患者空腹血糖＞6.7 mmol/L(120 mg/dl)。血液中各种脂肪成分在血糖未控制时均增高。

（三）葡萄糖耐量试验

尿糖阳性、空腹血糖增高者，已可明确诊断糖尿病，不需做葡萄糖耐量试验。本试验用于空腹血糖正常或正常高限，餐后血糖高于正常或偶见尿糖阳性者，不能确诊的患者。方法为在空腹8～16小时后先取空腹血糖，然后口服葡萄糖(1.75 g/kg)，最大量葡萄糖为75g，每克加水2.5 ml，3分钟内服完（可加入不含糖的果汁便于耐受）。于服糖后1/2、1、2、3小时分别测血糖，每次取血前留尿查尿糖。结果：正常空腹血糖为4.4～6.7 mmol/L(80～120 mg/dl)，服糖后1/2～1小时血糖8.4～10.08 mmol/L(150～180 mg/dl)，2小时后恢复至空腹水平，3小时后可低于空腹血糖，仍在正常范围，各次尿糖均阴性。葡萄糖耐量损伤(IGT)（过去称糖尿病性曲线）为空腹血糖＞6.7 mmol/L(120 mg/dl)，1小时≥10.08 mmol/L(180 mg/dl)，2小时≥7.8 mmol/L[140 mg/dl]或者其中之一高于正常。试验前3天食糖类每天不得少于150 g。试验前避免剧烈运动、精神紧张，停服双氢克尿噻、水杨酸等影响糖代谢的药物。

（四）糖基化血红蛋白

血红蛋白在红细胞内与血中葡萄糖或磷酸化葡萄糖呈非酶化结合形成的糖基化血红蛋白(HbA1)其主要成分为HbA1c主要是与葡萄糖结合，正常人HbA1c为4%～6%。糖尿患者未治疗前多增高一倍，常在12%以上，治疗后的IDDM患者最好能＜9%，最高亦应低于10%。

七、治疗措施

儿童期1型糖尿病为终身疾病，需长期治疗和管理。

治疗目的：给予合理的胰岛素替代治疗，尽可能使患儿血糖维持在正常或接近正常水平，积极处理酮症酸中毒，纠正体内代谢紊乱状况，使患儿获得正常的生长发育，保证正常的生活、学习。

（一）饮食管理

糖尿病患儿的饮食以每日恒定为原则，合理的饮食应满足儿童生长发育和活动的需要。

每日所需总热量简单计算法：1岁以内婴儿按460 kJ/(kg·d)计算，以后每3岁减去42 kJ/(kg·d)，至15岁时为290 kJ/(kg·d)。热能分配为：蛋白质、脂肪、糖类所供给的热量分别占总热量的 20%、30%、50%。三餐热量分配为早餐占 1/5，中餐占 2/5 及晚餐占 2/5，提倡多餐，从午、晚餐中留出 1/5 作为餐间及睡前点心。蛋白质宜选用禽鱼类动物蛋白，脂肪宜选用富含不饱和脂肪酸的植物油类。保证足够的蔬菜，其纤维素可减慢肠道对食物的吸收，使葡萄糖缓慢进入血液。

（二）胰岛素治疗

胰岛素替代治疗是 1 型糖尿病治疗的关键，一经确诊，应立即用胰岛素治疗，一般不间断，需终身胰岛素替代治疗。

1. 胰岛素的种类和时间

传统的药用胰岛素多用牛、猪的胰腺制备：胰岛素 (RI)、中性鱼精蛋白胰岛素 (NPH) 及鱼精蛋白锌胰岛素 (PZI)。现在采用基因工程 / 重组 DNA 技术生物合成的人胰岛素制剂，比牛、猪胰岛素制剂有更少的免疫和变态反应，已在临床广泛应用。根据胰岛素作用时间的长短，胰岛素可分为短效、中效及长效三种。

2. 胰岛素制剂的选择及应用

(1) 短效胰岛素：用于急性首次发生糖尿病患儿。开始剂量为 0.5 ~ 1 U/(kg•d)，分 3 次于早、中、晚餐前 15 ~ 30 分钟皮下注射。三餐具体量的分配为：早餐前用日总量的 1/3 强、中餐前为 1/3 弱、晚餐前为 1/3。以后根据餐前尿糖及前一日用胰岛素效果酌情增减。

(2) 联合应用：用于病情稳定、病程较长及血糖难以控制的患儿。为了模拟生理状态胰岛素分泌，使中、短效制剂或长、短效制剂混合应用。短效与中效的比例为 1:3 或 1:2，总量分两次皮下注射，早餐前半小时给总量的 2/3，晚餐前半小时给总量的 1/3。如无中效胰岛素则可使用短效与长效合用，短效与长效的比例不少于 2:1，并以长效为基础，辅以每餐前半小时按尿糖情况加用短效 1 次。

(3) 胰岛素泵的应用：目前已有两种胰岛素泵用于临床，一种是持续皮下胰岛素输注泵，另一种是腹腔内植入型胰岛素输注泵。其原理为：把每日所需胰岛素的总量分为基础量和进餐后的追加量两部分，24 小时持续输注，更好的模拟生理胰岛素分泌，能有效的控制血糖，也减少了一日多次注射给患儿带来的痛苦。但费用昂贵，应用受限。

3. 调整剂量

胰岛素的剂量要个体化，婴儿、轻症及早期确诊治疗者需要胰岛素量少，0.2 ~ 0.5 U/(kg•d)。随着年龄增长或临床症状严重时需要量加大，尤其酮症酸中毒的恢复期，胰岛素量可达 1.5 U/(kg•d) 或更高。进入缓解期后，胰岛素量减少，每日需要量不超过 10 U，可少到每日 2 ~ 4U，一般不完全停药。调整剂量要根据血糖值或尿糖情况，观察 2 ~ 3 日后调量 1 次，1 次增减 2 U，逐步调整，避免频繁大幅度变动。皮下注射部位宜更换，可在大腿前外侧、手臂、臀部及前腹部轮流注射，以避免注射部位脂肪萎缩。

4. 胰岛素治疗中应注意的问题

(1) 低血糖反应：在胰岛素用量过大或患儿运动后发生，轻者出现心悸、出汗、饥饿感等，重则影响中枢神经系统功能，出现头晕、复视、震颤、抽搐甚至昏迷。因此，糖尿病患儿应携带少量食物，自己掌握低血糖症状，随时对低血糖进行纠正。

(2) 胰岛素过敏：注射部位出现痒、红肿或偶见全身皮疹等，一般可自然消失，重者改用人胰岛素。

(3) 慢性胰岛素过量——Somogyi 现象：由于慢性胰岛素过量，出现不明显的低血糖。多发生在夜间，不易发现。在夜间低血糖后，于清晨出现高血糖现象。患儿血糖波动大，而胰岛素用量已近 2 U/kg 时，病情仍控制不好，应首先排除胰岛素慢性过量。

(4) 慢性胰岛素用量不足：持久的慢性胰岛素用量不足，患儿长期处于高血糖状态，糖尿病症状未完全消除，24 小时尿糖 > 50 ～ 100 g，患儿生长缓慢或停滞、身材矮小、肝大、肥胖等，称为糖尿病侏儒。

(5) 胰岛素耐量：在无酮症酸中毒情况下，每日胰岛素用量 > 2 U/kg，血糖仍不能控制，并排除 Somogyi 现象，可考虑为胰岛素耐药。加用小剂量泼尼松，数日后胰岛素用量可减少。

（三）运动

运动能调节葡萄糖的代谢，坚持运动后胰岛素的用量可能减少。糖尿病患儿在糖代谢紊乱控制后，应上学并上体育课，进行适当的体育锻炼。运动前或后加餐，避免发生低血糖。

（四）宣教及管理

由于糖尿病需要终身饮食控制和注射胰岛素，给患儿和其家庭带来痛苦和精神负担，医务人员必须对患儿及家长进行糖尿病知识的教育，帮助其树立信心，掌握糖尿病治疗的基本技能，使患儿能坚持有规律的生活及在家庭中日常的治疗，并定期到医院随访复查。

（五）酮症酸中毒的治疗

酮症酸中毒是儿童期糖尿病急症死亡的主要原因。一经诊断，应迅速开通两条静脉通道：一条为快速输液用，以扩充血容量，纠正电解质紊乱；另一条持续静脉滴注胰岛素以纠正代谢紊乱。治疗主要是降低血糖、纠正脱水及酸中毒、纠正电解质紊乱、控制感染。密切观察病情变化、血气和血糖、尿糖及酮体等变化情况，随时调整治疗方案。

1. 液体疗法

酮症酸中毒时细胞外液减少，脱水量约为 100 ml/kg(10%)，多数按等渗性脱水治疗。通常在输液开始的第 1 小时内快速输入 0.85% 氯化钠溶液 20 ml/kg，第 2 小时后按 10 ml/kg，第 3 小时后按 6 ～ 10 ml/kg 静脉滴注，根据血钠浓度选用 0.85% 氯化钠溶液或 0.45% 氯化钠溶液。当血糖 < 16.7 mmol/L(300 mg/dl) 后，改用含有 0.2% 氯化钠的 5% 葡萄糖液静脉滴注，在前 12 小时内补足积累损失量的一半。在此后的 24 小时内按 60 ～ 80 ml/kg 静脉滴注同样液体，以供给生理需要量和补充继续丢失量。输液可使患儿尿量增多，同时也增加了尿糖排出，有利于降低血糖。

2. 纠正酸中毒

酮症酸中毒不宜常规使用碱性液，只有在中、重度酮症酸中毒 (pH < 7.2 或碳酸氢根 < 12 mmol/L) 时才用碱性液纠正酸中毒。一般用 1.4% 碳酸氢钠，用量按下列公式计算：

所需碳酸氢钠毫升数 =[15- 所测得 (mmol/L)]×0.6× 体重 (kg)。

计算后的量先输入一半后，再查血气分析，仍为 pH < 7.2 时再将另一半量输入，若血 pH > 7.2 时则不再输入。碳酸氢钠不宜输得过多，以免引起脑水肿。

3. 补钾

开始时血钾不低，胰岛素应用后钾转移至细胞内致血钾逐渐减低，因此，只要有尿，于补液 1 小时后即可补钾。一般每日补充量按 2 ~ 3 mmol/kg(150 ~ 225 mg/kg)，输液浓度不得大于 40 mmol/L(0.3 g/dl)，重症可补 300 ~ 450 mg/(kg•d)。在停用静脉输液后还应继续口服氯化钾 1 ~ 3 g/d，共 3 ~ 5 日。

4. 胰岛素治疗

酮症酸中毒时胰岛素的用法采用小剂量胰岛素持续静脉滴注，选用胰岛素，先静脉推注 0.1 U/kg，然后按每小时 0.1 U/kg 计算，将胰岛素 25 U 加入等渗盐水 250 ml 中 (0.1 U/ml)，用另一静脉途径按需缓慢输入。监测血糖调节输入量。一般病例每小时血糖可下降 5.6 mmol/L(100 mg/dl) 左右。当血糖 < 16.7 mmol/L(300mg/dl) 时，将输入液体换成含 0.2% 氯化钠的 5% 葡萄糖液，并停止静脉滴注胰岛素，改为胰岛素皮下注射，每次 0.25 ~ 0.5 U/kg，每 4 ~ 6 小时 1 次，直至患儿进食、血糖稳定为止。

5. 其他治疗

若存在感染因素时，应采用有效的抗生素控制感染；创伤引起者，应尽快处理创伤。补充复合维生素 B，改善糖代谢。应用 1，6- 二磷酸果糖 (FDP) 可提供能量，抑制脂肪及蛋白分解，减少酮体生成。

八、预防

由于 IDDM 的免疫变化的特点，如发病与 HLA 的易感型有关，发病开始的胰岛素的细胞浸润和出现抗胰岛细胞抗体，以及 T 细胞亚类比值的异常都证实 IDDM 是自身免疫病。由于这些原因促使对新诊断患者，特别是刚刚开始发生血糖增高者采取免疫治疗。对鼠的研究以注入体内病毒感染，鼠可发生类似人 IDDM 的胰岛炎的免疫过程，如果能对这些病毒感染提供某些保护，动物可以不发生慢性感染，希望将来能用于人类。

第四节 性早熟

性早熟是一种以性成熟提前出现为特征的性发育异常。性早熟是指在性发育年龄以前出现了第二性征，即乳房发育，阴毛、腋毛出现，身高、体重迅速增长，外生殖器发育。在男女儿童中，性早熟的发生率大约为 0.6%，其中女性多于男性。性早熟是指任何一个性征出现的年龄比正常人群的平均年龄要早 2 个标准差。目前一般认为，女孩在 8 岁前第二性征发育或 10 岁前月经来潮，男孩在 10 岁前开始性发育，可诊断为性早熟。

一、病因

（一）中枢性性早熟 (CPP)

CPP 亦称真性性早熟，由于下丘脑 - 垂体 - 性腺轴功能过早启动，GnRH 脉冲分泌，患儿除有第二性征的发育外，还有卵巢或睾丸的发育。性发育的过程和正常青春期发育的顺序一致。只是年龄提前。主要包括继发于中枢神经系统的器质性病变和特发性性早熟。

（二）特发性性早熟

特发性性早熟又称体质性性早熟，是由于下丘脑对性激素的负反馈的敏感性下降，使促性腺素释放激素过早分泌所致，女性多见，约占女孩 CPP 的 80% 以上，而男孩则仅为 40% 左右。

（三）继发性性早熟

继发性性早熟多见于中枢神经系统异常，包括：①肿瘤或占位性病变，下丘脑错构瘤、囊肿、肉芽肿；②中枢神经系统感染；③获得性损伤，外伤、术后放疗或化疗，④发育异常，脑积水、视中隔发育不全等。

（四）其他疾病

原发性甲状腺功能减低症。

（五）外周性性早熟

外周性性早熟亦称假性性早熟。是非受控于下丘脑 - 垂体、性腺功能所引起的性早熟，有第二性征发育，有性激素水平升高，但下丘脑 - 垂体 - 性腺轴不成熟、无性腺的发育。

（六）部分性性早熟

单纯乳房早发育、单纯性阴毛早发育、单纯性早初潮。

二、临床表现

（一）真性性早熟

1. 特发性性早熟

特发性性早熟以女孩多见，占女孩性早熟的 80% 以上，男孩性早熟的 40%。部分患儿有家族性。绝大多数在 4～8 岁出现，但也有婴儿期发病者。发育顺序与正常青春期发育相似，但提前并加速。女孩首先出现乳房发育，可有触痛，继而外生殖器发育、阴道分泌物增多及阴毛生长，然后月经来潮和腋毛出现。开始多为不规则阴道出血，亦无排卵，以后逐渐过渡到规则的周期性月经，故有妊娠的可能。男孩首先出现睾丸及阴茎增大，以后可有阴茎勃起及排精，并出现阴毛、痤疮和声音低沉，体力较一般同龄儿强壮。

在性发育的同时，患儿的身高及体重增长加快，骨骼生长加速，故身材常较同龄儿高，然而由于其骨骼成熟加速，骨骺提前融合，成年后身材将比正常人矮小，约有 1/3 患儿最终身高不足 150 cm。患儿的智能及心理状态则与其实际年龄相称。不同患儿临床表现及其发展速度快慢可有较大差异。少数轻症病例，经 1～2 年自行缓解。

2. 颅内肿瘤

颅内肿瘤的发病率男孩远高于女孩。往往先出现性早熟表现，病情发展至一定阶段方出现中枢占位性症状，故应警惕。肿瘤多位于第三脑室底、下丘脑后部，故常可伴有多饮、多尿、过食、肥胖等下丘脑功能紊乱的表现。常见者为下丘脑错构瘤、胶质瘤、颅咽管瘤、松果体瘤等。

3. 原发性甲状腺功能减低

部分甲状腺功能减低的女孩乳房发育，男孩睾丸增大，但生长仍缓慢，骨龄仍延迟，可能由于 T_4 分泌减少，负反馈作用减弱，导致下丘脑 TRH 分泌增多，刺激垂体 PRL、TSH 分泌增加，且可能 FSH、LH 分泌也同时增加之故。

（二）假性性早熟

1. 卵巢肿瘤

因瘤体自律性分泌大量雌激素所致。患儿乳房发育，乳晕及小阴唇色素沉着，阴道分泌物增多并可有不规则阴道出血。恶性肿瘤有卵巢颗粒细胞瘤及泡膜细胞瘤，良性的多为卵巢囊肿。

切除后阴道出血停止，第二性征可完全消退。有的卵巢囊肿也可自行消退。

2. 先天性肾上腺皮质增生症

在男孩引起同性性早熟，但睾丸不增大，女孩则为异性性早熟（假两性畸形）伴原发性闭经。因肾上腺皮质 21- 羟化酶或 11- 羟化酶缺陷引起脱氢异雄酮分泌过多所致。男性患儿用皮质激素替代治疗开始过晚者，往往发展为真性性早熟。

3. 后天性肾上腺皮质增生症及肿瘤

除雄激素增多表现外，还伴有库欣征。

4. 异位产生促性腺激素的肿瘤

绒毛膜上皮癌或畸胎瘤可产生绒毛膜促性腺激素，肝母细胞瘤可产生类似 LH 样物质，均可引致性激素分泌过多。但患儿并无下丘脑 - 垂体 - 性腺轴的真正发动，也不具备生殖能力，故属假性性早熟。

5. 外源性

因摄入含性激素的药物或食物，如避孕药，含蜂王浆、花粉、鸡胚、蚕蛹等的制剂所引起，近年来有逐渐增多的趋势。摄入的雌激素过多，可致乳房发育、乳晕色素沉着，女孩还可出现小阴唇色素沉着，阴道分泌物增多，甚至阴道出血。停止摄入后，上述征象会逐渐自行消退。

6.Mc Cune-Albright 综合征

几乎皆为女孩，除性早熟外还伴有单侧或双侧多发性的骨纤维结构不良，同侧肢体皮肤有片状棕褐色色素沉着（牛奶咖啡斑），也可伴有多种内分泌腺的功能异常，如结节性甲状腺肿性甲亢、肾上腺皮质增生症、高泌乳素血症等。其性早熟是由卵巢黄体化的滤泡囊肿自主性产生过多的雌激素所致。本征的发病机制是胚胎早期的体细胞内编码细胞膜上 G_s- 蛋白亚基的基因发生点突变，使其内在的 GTP 酶活性显著降低，引起腺苷酸环化酶持续的激活，导致 cAMP 水平的增高与累积，从而诱生激素反应细胞的增殖及自主性的功能亢进。

（三）部分性性早熟

1. 单纯性乳房早发育

单纯性乳房早发育患者以女孩为主，多在 4 岁以前出现，2 岁以下更多。乳房增大但无乳头、乳晕增大或色素沉着，不伴有其他性征发育及生长加速。可能与此年龄期下丘脑稳定的负反馈机制尚未建立而有 FSH 及 E_2 增高有关。病程呈自限性，大多于数月或数年内回缩，或持续存在，个别的发展为真性性早熟。

2. 单纯性阴毛早现

单纯性阴毛早现患者以女孩多见，自 5 ～ 6 岁即有阴（腋）毛出现，可伴生长加速，但无其他性征发育。可能与肾上腺皮质过早分泌脱氢异雄酮或阴（腋）毛囊受体对后者过早敏感有关。

三、诊断与鉴别诊断

对性征过早出现的患儿，首先应确定是同性还是异性，其次确定性征发育程度及各性征是否相称，再应区分真性还是假性，最后则区分其病因系特发性还是器质性。

详细询问病史，全面体格检查，并选择下列有关的实验室检查做出鉴别诊断。

（一）骨龄

骨龄代表骨骼的成熟度，能较准确地反映青春期发育的成熟程度。真性性早熟及先天性肾上腺皮质增生症骨龄往往较实际年龄提前，单纯性乳房早发育骨龄不提前，而原发性甲状腺功能减低则骨龄显著落后。

（二）盆腔 B 超

盆腔 B 超可观察子宫的形态，测定子宫、卵巢体积，卵泡直径，了解内生殖器官发育情况，并可确定卵巢有无占位性病变。

（三）性激素测定

性激素分泌有显著的年龄特点。男孩血清 T、女孩血清 E_2 均在 2 岁前较高，2 岁后下降并持续维持在低水平，至青春期再度升高，其水平与发育程度密切相关。性早熟者性激素水平较正常同龄儿显著升高，而性腺肿瘤者则性激素往往增加极甚。先天性肾上腺皮质增生者血 17- 羟孕酮及尿 17- 酮类固醇显著升高。

（四）促性腺激素测定

测定促性腺激素水平对鉴别真性和假性性早熟意义较大。真性者水平升高，假性者水平低下，而分泌促性腺激素肿瘤者则显著升高。FSH、LH 的分泌也具有与性激素类似的年龄差异，此外，在青春期早期其分泌特点为睡眠诱发的脉冲式释放，因此一次血标本往往不能反映其真正的分泌水平，如留取 24 小时尿标本测定则意义较大。

（五）促性腺激素释放激素 (GnRH) 兴奋试验

对鉴别真性和假性性早熟很有价值。真性者静脉注射 GnRH 后 15～30 分钟，FSH、LH 水平成倍升高，而假性者无此反应。单纯性乳房早发育者仅稍有增高。

（六）其他

头颅磁共振显像 (MRI) 及眼底检查可协助鉴别颅内肿瘤，长骨摄片则可鉴别 McCuneAlbright 综合征。

四、治疗

（一）治疗目的

①抑制或减慢性发育，特别是阻止女孩月经来潮。②抑制骨骼成熟，改善成人期最终身高，③恢复相应年龄应有的心理行为。

（二）病因治疗

肿瘤引起者应手术摘除或进行化疗，放疗、甲状腺功能低下所致者予甲状腺制剂纠正甲状腺功能，先天性肾上腺皮质增生患者可采用皮质醇类激素治疗。

（三）药物治疗

1. 促性腺激素释放激素类似物 (GnRHa)

天然的 GnRH 为 10 个氨基酸多肽，目前常用的几种 GnRHa 都是将分子中第 6 个氨基酸，即甘氨酸换成 D- 色氨酸、D- 丝氨酸、D- 组氨酸、D- 亮氨酸而成的长效合成激素，其作用是通过下降调节，减少垂体促性腺激素的分泌，使雌激素恢复到青春期前水平。可按 0.1mg/kg，每 4 周肌肉注射 1 次，用药后，患者的性发育及身高增长，骨龄成熟均得以控制，其作用为可逆性，若能尽早治疗可改善成人期最终身高。

2. 性腺激素

其作用机制是采用大剂量性激素反馈抑制下丘脑 - 垂体促性腺激素分泌。如甲孕酮又称安宫黄体酮，为孕酮衍生物，用于女孩性早熟，出现疗效后减量维持。环丙孕酮为 17- 羟孕酮衍生物，不仅可阻断性激素受体，并可减少促性腺激素的释放，上述两药不能改善成人期身高。

提示：在药物治疗方面，轻度性早熟可采用中药如知柏地黄丸、大阴补丸及其他汤药治疗；中度以上及真性性早熟则可在医生指导下用孕激素、促性腺释放激素类药品治疗。

（四）性早熟的西医治疗

目前来讲，药物治疗方面，促性腺激素释放激素的抑制剂是目前治疗真性性早熟最有效的药物，这个药物能够降调节促性腺激素释放激素细胞的表面 GnRh 受体，使它的性激素的分泌减少，生物活性降低，这是最有效的，但是这种往往用在比较重的孩子，青春期到了四期、五期，或者月经来临的这些孩子，才应用这个。

第五节 先天性甲状腺功能减低症

先天性甲状腺功能减低症 (congenital hypothyroidism)，是由于患儿甲状腺先天性缺陷或因母孕期饮食中缺碘所致，前者称散发性甲状腺功能减低症，后者称地方性甲状腺功能减低症。其主要临床表现为体格和智能发育障碍。是小儿常见的内分泌疾病。

一、病因及发病机制

甲状腺的主要功能是合成甲状腺素 (T_4) 和三碘甲腺原氨酸 (T_3)。甲状腺激素的主要原料为碘和酪氨酸，碘离子被摄取进入甲状腺上皮细胞后，经一系列酶的作用与酪氨酸结合。

甲状腺素的合成与释放受下丘脑分泌的促甲状腺素释放激素 (TRH) 和垂体分泌促甲状腺激素 (TSH) 控制，而血清中 T_4 可通过负反馈作用降低垂体对 TRH 的反应性，减少 TSH 的分泌。

甲状腺素加速细胞内氧化过程；促进新陈代谢；促进蛋白质合成，增加酶活性；增进糖的吸收和利用；加速脂肪分解氧化；促进钙、磷在骨质中的合成代谢；促进中枢神经系统的生长发育。

当甲状腺功能不足时，可引起代谢障碍、生理功能低下、生长发育迟缓、智能障碍等。

先天性甲状腺功能低下的主要原因是甲状腺不发育或发育不全，可能与体内存在抑制甲状腺细胞生长的免疫球蛋白有关；其次为甲状腺素合成途径中酶缺陷（为常染色体隐性遗传病）；促甲状腺激素缺陷与甲状腺或靶器官反应低下所致者少见。目前继发感染致甲状腺功能低下者增多。

二、病理生理

甲状腺的主要功能是合成甲状腺素 (T_4) 和三碘甲状腺原氨酸 (T_3)。合成甲状腺激素的原料包括碘和酪氨酸。甲状腺素的合成与释放受下丘脑分泌的 TRH 和垂体分泌的 TSH 控制，同时血清中 T_4 可通过负反馈作用，降低垂体对 TRH 的反应性、减少 TSH 的分泌。T_3、T_4 释放入血后，大部分与血浆中甲状腺结合球蛋白 (TBG) 结合，仅少量游离的 T_3 和 T_4 发挥生理作用。

甲状腺素的主要作用是加速细胞内的氧化过程，增加酶活力，促进新陈代谢；促进蛋白合成；促进糖原分解和组织对糖的利用以及脂肪的分解和利用；促进组织、细胞的生长发育和成熟；促进钙、磷在骨质中的合成代谢和骨、软骨的生长；促进和保持肌肉、循环、消化系统的功能；促进中枢神经系统的生长发育，在胎儿及婴儿期显得更为重要。因此甲状腺素缺乏将造成对脑组织的不可逆损害，导致各种生理功能低下及发育迟缓。

三、临床表现

症状出现的早晚及轻重程度与患儿残留的甲状腺组织分泌功能有关。先天性无甲状腺或酶缺陷的患儿，在婴儿早期即可出现症状，甲状腺发育不良者常在生后3～6个月时出现症状，偶有在数年之后才渐显症状者。主要特点是智能落后、生长发育迟缓、生理功能低下。

（一）新生儿期症状

患儿在胎儿期即胎动减少，多为过期产儿或巨大儿。生后睡眠多、吃奶差、反应迟钝、肌张力低、体温低，黄疸常超过2周；常有胎便排出延迟、腹胀及便秘，易被误诊为巨结肠。

（二）典型症状

典型症状多数在出生半年后出现。

1. 特殊面容和体态

头大，颈短，面色苍黄，皮肤粗糙，毛发稀疏无光泽，腹部膨隆，常有脐疝，面部黏液性水肿，眼距宽，鼻梁低平，舌大而厚，常伸出口外。

2. 生长发育落后

身材矮小，躯干长而四肢短小，比例不对称，上部量/下部量＞1.5，囟门关闭延迟，出牙过晚。

3. 神经系统症状

动作迟缓，智力发育落后，神经反射迟钝，表情淡漠、呆板。

4. 生理功能低下

精神及食欲差，少哭，少动，嗜睡，体温低而怕冷，心音低钝，呼吸、脉搏缓慢，肌张力低，肠蠕动弱，腹胀、便秘，第二性征出现晚，心电图可见P-R间期延长，T波低平，低电压等改变。

（三）地方性甲状腺功能减低症

因胎儿期碘缺乏而不能合成足量的甲状腺素，严重影响中枢神经系统的发育，临床表现为以下两种不同的类型，但有时会交叉重叠。

(1) 神经系统症状为主：患儿以明显的智力低下，共济失调、聋哑和痉挛性瘫痪为特征。但身高正常，甲状腺功能正常或仅轻度降低。

(2) 黏液水肿为主：患儿以黏液性水肿、显著的生长发育和性发育落后、智力低下为特征。神经系统检查正常，血清T_4降低，TSH增高。

四、实验室和其他检查

（一）新生儿筛查

采用出生后2～3天的新生儿干血滴纸片检测TSH浓度作为初筛，若结果大于20mU/L，则再采集血标本检测血清T_4和TSH以确诊。

（二）血清T_3、T_4和TSH测定

如T_4降低而TSH明显增高，即可确诊。少数患儿血清T_3可降低或正常。

（三）放射性核素检查

可采用静脉注射 ^{99m}Tc 后以单光子发射计算机体层摄影术 (SPECT) 来检查患儿甲状腺有无异位、结节及发育情况等。

（四）TRH 刺激试验

对疑有 TSH 或 TRH 分泌不足的患儿，可静注 TRH 7 g/kg。正常情况下于注射 20～30 分钟内出现 TSH 峰值，90 分钟后回至基础值。如 TSH 峰值甚高或持续时间延长，则提示下丘脑病变；若未出现高峰，应考虑垂体病变。

（五）其他

拍膝关节（适用于 6 个月以下）或腕部正位片显示骨龄明显落后。甲状腺扫描技术可检出甲状腺先天缺如、不全或异位。基础代谢率测定有助于诊断的参考。

五、诊断和鉴别诊断

根据典型的临床症状和甲状腺功能测定，诊断不甚困难。但在新生儿期不易确诊，应对新生儿进行群体筛查。年长儿应与下列疾病鉴别。

（一）先天性巨结肠

患儿出生后即开始便秘、腹胀，并常有脐疝，但其面容、精神反应及哭声等均正常，钡灌肠可见结肠痉挛段与扩张段。

（二）21-三体综合征

患儿智能及动作发育落后，但有特殊面容：眼距宽、外眼角上斜、鼻梁低、舌伸出口外，皮肤及毛发正常，无黏液性水肿，常伴有其他先天畸形。染色体核型分析可鉴别。

（三）佝偻病

患儿有动作发育迟缓、生长落后等表现。但智能正常，皮肤正常，有佝偻病的体征，血生化和 X 线片可鉴别。

（四）骨骼发育障碍的疾病

如骨软骨发育不良、黏多糖病等都有生长迟缓症状，骨骼 X 线片和尿中代谢物检查可资鉴别。

六、治疗

治疗主要采用替代疗法。一旦确诊本病，应坚持终身服用甲状腺制剂，且用药越早，疗效越好。在补充甲状腺素的同时，还应供给丰富的蛋白质、维生素、铁剂等，以保证小儿正常发育的需要。

常用左旋甲状腺素钠（内含 T_4）口服，每日 1 次。婴儿 8～14 g/kg，儿童 4 g/kg。也可用甲状腺干粉片（从猪或牛体内提取，内含 T_3 和 T_4），从 5～10 mg/d 开始，每 1～2 周加量 1 次，直至临床症状改善、血 T_4 和 TSH 正常，即作为维持量使用。其缺点是不同批号的制剂疗效不尽相同，故应注意调整用量。

甲状腺素用量不足可影响智力及体格发育；如用量过大，可出现烦躁、多汗、消瘦等症状，用药过程中应注意观察，并根据血 T_4 和 TSH 变化及时调整用量。

第六节 甲状腺炎

甲状腺炎为甲状腺组织发生炎症病理改变而引起的一系列临床病症，包括感染性和自身免疫性甲状腺炎。急性甲状腺炎是因细菌感染引起甲状腺化脓性改变，亚急性甲状腺炎是病毒感染引起炎性反应，慢性甲状腺炎一般为自身免疫性疾病。

一、亚急性甲状腺炎

亚急性甲状腺炎系非化脓炎性疾病，随甲状腺炎性破坏、组织损害至完全恢复，临床出现相应表现和甲状腺功能变化，即从甲状腺功能亢进→甲状腺功能低下→甲状腺功能正常。多见于成人，小儿极少见。本病为自限性疾病，病程数周至数月。

（一）病因病理

本病为甲状腺非化脓性感染性疾病，又称 De Quervain 病，病因至今未完全阐明，为非特异性。目前认为本病可能与病毒感染有关，常发生于病毒感染后 2 ～ 3 周，如腮腺炎病毒。亚急性甲状腺炎常在流行性腮腺炎流行期间发病高。曾从 2 例患者甲状腺组织分离出腮腺炎病毒，11 例中有 10 例患者体内抗腮腺炎病毒抗体滴度阳性，故可能系病毒感染后免疫反应性疾病，儿科有报道继本病之后发展为甲低。HLA-BW35 基因型曾报告与患亚急性甲状腺炎有关。还有埃柯病毒，柯萨奇病毒等。也有人报道甲状腺外伤和放射性损害也可导致本病，为无痛性变异型，可以急性、亚急性，偶尔慢性过程。

（二）发病机制

病变的甲状腺明显肿大，大多数为一叶或两叶受累。主要表现为水肿、充血、质地坚硬，与周围正常甲状腺组织分界不明显，病理切片为亚急性和慢性炎症表现。最典型的可在退化的甲状腺滤泡周围见有肉芽样组织形成，内有巨细胞，本病后期变化与慢性甲状腺炎相似，腺体内有较多的纤维组织形成。质地坚硬。

（三）诊断要点

根据病前呼吸道感染史，甲状腺局部疼痛、压痛、放射痛，血 T_3，T_4，FT_3，FT_4 升高，^{131}I 吸收率降低伴血沉升高可考虑诊断本病。

（四）鉴别诊断要点

需与慢性淋巴细胞性甲状腺炎鉴别，慢性淋巴细胞性甲状腺炎抗甲状腺球蛋白抗体 (TGAb) 和抗微粒体抗体 (TMAb) 阳性可帮助鉴别。

（五）治疗对策

1. 治疗原则

(1) 糖皮质激素：用于症状严重者。

(2) 对症处理：必要时用解热镇痛剂；心率加快等甲亢症状者，予心得安。

(3) 监测甲状腺功能减退的发生。

2. 治疗计划

(1) 泼尼松 (Prednisone)：1 mg/kg，一般用 1 ～ 2 个月。

(2) 心得安：有甲亢症状者服用适量心得安。

(3) 甲状腺素片：有甲低症状者加服甲状腺片 40 ～ 80 mg/d。

二、慢性淋巴细胞性甲状腺炎

慢性淋巴细胞性甲状腺炎 (CLT) 又称自身免疫性甲状腺炎，是一种以自身甲状腺组织为抗原的慢性自身免疫性疾病。日本九州大学 Hashimoto 首先 (1912 年) 在德国医学杂志上报道了 4 例，故又被命名为 Hashimoto(桥本) 甲状腺炎 (HT)，为临床中最常见的甲状腺炎症。近年来发病率迅速增加，有报道认为已与甲亢的发病率相近。本病是儿童及青少年甲状腺肿大及获得性甲状腺功能减退症最常见的原因。

（一）病因

CLT 的病因尚不清楚。由于有家族聚集现象，常在同一家族的几代人中发生，并常合并其他的自身免疫性疾病，如恶性贫血、糖尿病、肾上腺功能不全等，故认为 CLT 是环境因素和遗传因素共同作用的结果。环境因素的影响主要包括感染和膳食中过量的碘化物。近年来，较多的研究表明，易感基因在发病中起一定作用。

（二）临床表现

(1) 发展缓慢，病程较长，早期可无症状，当出现甲状腺肿时，病程平均达 2 ～ 4 年。

(2) 常见全身乏力，许多患者没有咽喉部不适感，10% ～ 20% 患者有局部压迫感或甲状腺区的隐痛，偶尔有轻压痛。

(3) 甲状腺多为双侧对称性、弥散性肿大，峡部及锥状叶常同时增大，也可单侧性肿大。甲状腺往往随病程发展而逐渐增大，但很少压迫颈部出现呼吸和吞咽困难。触诊时，甲状腺质地韧，表面光滑或细沙粒状，也可呈大小不等的结节状，一般与周围组织无粘连，吞咽运动时可上下移动。

(4) 颈部淋巴结一般不肿大，少数病例也可伴颈部淋巴结肿大，但质软。

（三）鉴别诊断

1. 结节性甲状腺肿

少数 CLT 患者可出现甲状腺结节样变，甚至多个结节产生。但结节性甲状腺肿患者的甲状腺自身抗体滴度减低或正常，甲状腺功能通常正常，临床少见甲减。

2.Graves 病

肿大的甲状腺质地通常较软，抗甲状腺抗体滴度较低，但也有滴度高者，二者较难区别，如果血清 TRAb 阳性，或伴有甲状腺相关性眼病，或伴有胫前黏液性水肿，对诊断 Graves 病十分有利，必要时可行细针穿刺细胞学检查。

3. 甲状腺恶性肿瘤

CLT 可合并甲状腺恶性肿瘤，如甲状腺乳头状癌和淋巴瘤。CLT 出现结节样变时，如结节孤立、质地较硬时，难与甲状腺癌鉴别，应检测抗甲状腺抗体，甲状腺癌病例的抗体滴度一般正常，甲状腺功能也正常。如临床难以诊断，应作 FNAC 或手术切除活检以明确诊断。

4. 慢性侵袭性纤维性甲状腺炎

该病又称为木样甲状腺炎。病变常超出甲状腺范围，侵袭周围组织，产生邻近器官的压迫症状，如吞咽困难，呼吸困难、声嘶等。甲状腺轮廓可正常，质硬如石，不痛，与皮肤粘连，不随吞咽活动，周围淋巴结不大。甲状腺功能通常正常，甲状腺组织完全被纤维组织取代后可出现甲减，并伴有其他部位纤维化，抗甲状腺抗体滴度降低或正常。可行细针穿刺活检和甲状腺组织活检。

（四）治疗对策

1. 治疗原则

(1) 维持患儿正常的甲状腺功能。

(2) 对症处理。

2. 治疗计划

(1) 有甲低表现者给予甲状腺素，剂量必须个体化，要求血清 T_4 浓度维持在正常值上限，TSH 抑制到正常值。

(2) 有一过性甲亢者可用心得安对症处理。

(3) 中、重度甲亢可短期应用小剂量抗甲状腺药物。

(4) 甲状腺明显肿大产生压迫症状如呼吸困难、吞咽困难、声音嘶哑或疑有癌变考虑手术治疗。

第七节 先天性肾上腺皮质增生症

先天性肾上腺皮质增生症 (CAH) 是由于肾上腺皮质激素生物合成酶系中某种或数种酶的先天性缺陷，使皮质醇等激素水平改变所致的一组疾病。常呈常染色体隐性遗传。临床上以21-羟化酶缺陷症为最常见，占 90% 以上，其发病率约为 1/4500 新生儿，其中约 75% 为失盐型，其次为 11β-羟化酶缺陷症，约占 5%～8%，其发病率约为 1/5000～7000 新生儿。其他类型均为罕见。

一、病因

本病病因尚不明确。已证实 AIMAH 可由 ACTH 以外的因素引起，目前已发现抑胃肽 (GIP)、精氨酸加压素 (AVP)、β_2-肾上腺素受体在肾上腺异常表达可引起 AIMAH。

二、临床表现

根据临床表现的严重程度分为 3 种类型：失盐型、单纯男性化，此 2 种合称为经典型以及非经典型。3 种类型的 21-羟化酶缺陷症为同一种疾病连续谱的人为划分，反映了 21-羟化酶缺陷不同程度的一般规律。

（一）失盐型

失盐型为临床表现最重的一型。除了雄激素过多引起的男性化表现外，有明确的失盐表现。占经典型患者的 3/4。失盐型患者由于 21-羟化酶活性完全缺乏，孕酮的 21-羟化过程严重受损，导致醛固酮分泌不足。醛固酮的缺乏引起肾脏、结肠和汗腺钠丢失。21-羟化酶缺陷引起的皮质醇分泌不足又加重了醛固酮缺陷的作用，盐皮质激素和糖皮质激素同时缺陷更易引起休克和严重的低钠血症。另外，堆积的类固醇前体物质会直接拮抗盐皮质激素受体，加重盐皮质激素缺陷表现，特别是未接受治疗的患者更是如此。已知孕酮有明确的抗盐皮质激素作用。尚无证据表明 17- 羟孕酮有直接或间接抗盐皮质激素的作用。

失盐的临床表现可以是一些不特异的症状，如食欲差、呕吐、嗜睡和体重增加缓慢。严重患者通常在出生后 1～4 周内出现低钠血症、高钾血症、高肾素血症和低血容量休克等肾上腺危象表现。如果不能得到正确及时的诊治，肾上腺危象会导致患者死亡。对于男性失盐型婴儿问题尤为严重，因为他们没有女性婴儿的外生殖器两性畸形，在这些患者出现脱水和休克之前医生没有警惕 CAH 的诊断。随着年龄的增长，在婴幼儿期发生过严重失盐表现的 CAH 患者钠平衡能力会得以改善，醛固酮合成会更加有效。

（二）单纯男性化

该型与失盐型比较，除没有严重失盐表现外，其他雄激素过多的临床表现大致相同。占经典型患者的 1/4。

（三）非经典型

以前也称为迟发型 21- 羟化酶缺陷症，患者只有轻度雄激素过多的临床表现。女性患者在出生时外生殖器正常或轻度阴蒂肥大，没有外生殖器两性畸形。肾上腺类固醇前体物质仅轻度升高，17- 羟孕酮水平在杂合子携带者和经典型患者之间。ACTH 1～24 兴奋试验后 (60 分钟时)17- 羟孕酮一般在 10 ng/ml 以上，如果只测定基础血清 17- 羟孕酮水平，会使患者漏诊。轻度雄激素过多的症状和体征差异很大，很多受累个体会没有症状。最常见的症状为儿童阴毛提早出现，或年轻女性中表现为严重囊性痤疮、多毛症、多囊卵巢、月经稀发甚至闭经。非经典型 21- 羟化酶缺陷症女性患者也存在生育能力下降，程度比经典型患者轻。

三、诊断

诊断年龄在青春期以后的非经典型男性患者通常表现为痤疮或不育。但大多数是在家系筛查中诊断的，没有任何症状。在很少的情况下，男性非经典型 21- 羟化酶缺陷症患者表现为单侧睾丸增大。在男孩中，很难明确界定经典型单纯男性化患者和非经典型患者之间的界线。因为在轻型和严重病例之间 17- 羟孕酮水平是连续的变化过程，而男性雄激素过多的临床表现不如女性患者明显。

四、鉴别诊断

（一）真两性畸形

女性患儿应注意与真两性畸形相鉴别，真两性畸形系在一人体内具有两性的生殖腺——卵巢及睾丸的组织，但发育不全，因而其雌激素、雄激素及尿 17- 酮类固醇排出量皆较正常为低。

（二）尿道下裂伴隐睾

女孩尿道、阴道同开口于生殖窦的患者，特别是开口位于阴蒂基底部时，须注意与男孩尿道下裂伴隐睾相鉴别。可做碘油造影观察有无子宫，并可做染色体检查助诊。

（三）胃肠道疾病

失盐型患者于出生后早期出现呕吐、脱水等症状时，应注意与幽门狭窄及肠梗阻等胃肠道疾病相鉴别，尤其是男性患儿，如经补液而低血钠、高血钾不易纠正者应予注意。

五、治疗

早期诊断后及应及早应用糖皮质激素。

（一）及时纠正水、电解质紊乱（针对失盐型患儿）

静脉补液可用生理盐水，有代谢性酸中毒则用 0.45% 氯化钠和碳酸氢钠溶液。忌用含钾溶液。重症失盐型需静脉滴注氢化可的松，若低钠和脱水不易纠正，则可肌肉注射醋酸脱氧皮质酮 (DOCA) 或口服氟氢可的松，脱水纠正后，糖皮质激素改为口服，并长期维持，同时口服氯化钠。其量可根据病情适当调整。

（二）长期治疗

1. 糖皮质激素

糖皮质激素治疗一方面可补偿肾上腺分泌皮质醇的不足，一方面可抑制过多的 ACTH 释放，从而减轻雄激素的过度产生，故可改善男性化、性早熟等症状，保证患儿正常的生长发育过程。

2. 盐皮质激素

盐皮质激素可协同糖皮质激素的作用，使 ACTH 的分泌进一步减少。可口服氟氢可的松，症状改善后，逐渐减量，停药。因长期应用可引起高血压。0.1 mg 氟氢可的松相当于 1.5 mg 氢化可的松，应将其量计算于皮质醇的用量中，以免皮质醇过量。

在皮质激素治疗的过程中，应注意监测血 17- 羟孕酮或尿 17- 酮类固醇，失盐型还应该监测血钾、钠、氯等。调节激素用量，患儿在应激情况下（如：感染、过度劳累、手术等）或青春期，糖皮质激素的剂量应比平时增加 1.5 ～ 2 倍。

（三）手术治疗

男性患儿勿需手术治疗。女性两性畸形患儿宜 6 个月～ 1 岁阴蒂部分切除术或矫形术。

第八节 低血糖症

新生儿低血糖症一般指：足月儿出生 3 天内全血血糖 < 1.67 mmol/L(30 mg/dl)；3 天后 < 2.2 mmol/L(40 mg/dl)；低体重儿出生 3 天内 < 1.1 mmol/L(20 mg/dl)；1 周后 < 2.2 mmol/L(40 mg/dl) 为低血糖；目前认为凡全血血糖 < 2.2 mmol/L(40 mg/dl) 可诊断为新生儿低血糖症。

一、病因和发病机制

（一）葡萄糖产生过少

葡萄糖产生过少见于以下几种情况。

(1) 早产儿、小于胎龄儿，主要与肝糖原、脂肪、蛋白质贮存不足和糖原异生功能低下有关；

(2) 败血症、寒冷损伤、先天性心脏病，主要由于热卡摄入不足，代谢率高，而糖的需要量增加，糖原异生作用低下所致。

(3) 先天性内分泌和代谢缺陷病常出现持续顽固的低血糖。

（二）葡萄糖消耗增加

葡萄糖消耗增加多见于糖尿病母亲的婴儿、Rh 溶血病、Beckwith 综合征、窒息缺氧及婴儿胰岛细胞增生症等，均由高胰岛素血症所致。

二、症状体征

无症状或无特异性症状，表现为反应差或烦躁、喂养困难、哭声异常、肌张力低、易激惹、惊厥、呼吸暂停等。经补糖后症状消失、血糖恢复正常。低血糖症多为暂时的，如反复发作需考虑糖原累积症、先天性垂体功能不全、胰高血糖素缺乏和皮质醇缺乏等。对可疑低血糖者常用纸片法，进行血糖监测。持续反复发作低血糖者，应作进一步有关的辅助检查。

三、诊断检查

(一) 病史

注意发病年龄，新生儿应了解出生体重、胎盘情况，家族遗传史，产妇糖尿病和妊娠高血压综合征史。注意低血糖的诱因和发病特点，如寒冷、饥饿、产伤、缺氧、窒息、感染，新生儿溶血症，乙醇、水杨酸盐及其他降低血糖药的应用。患儿是否厌恶水果或甜食，食后常有呕吐、腹泻，有无高蛋白饮食或喂养，它与发病有无联系，是否多在清晨空腹时发病。注意有无低血糖的可疑症状：如易激惹、嗜睡、吮乳差、哭声弱、呼吸暂停、阵发性发绀、眼球转动异常、泛红、苍白、虚弱、多汗、疲乏无力、肌肉软弱、头痛、头晕、复视、震颤、昏厥、心动过速、神志恍惚、言语障碍、抽搐、昏迷及精神错乱等。

(二) 体检

注意生长发育情况，有否矮小、畸形。注意神志、体温、脉搏、血压、皮肤颜色与干湿度，巩膜有无黄染，心界大小如何，肝脏是否肿大、压痛，肌张力和膝反射有无异常，有无其他休克或心衰体征。

(三) 检验与辅助检查

(1) 血糖测定：婴幼儿童空腹血糖≤2.22 mmol/L，足月婴儿生后3日内≤1.67 mmol/L，早产儿或小样儿≤1.11 mmol/L(血清或血浆葡萄糖值比全血高15%～20%)，即可诊断为低血糖。

(2) 根据临床考虑的可能病因，有条件可选做下列试验。

1) 血和尿液酮体检查。

2) 尿糖测定：尿糖阳性时用层析法鉴定有否半乳糖和果糖。

3) 葡萄糖耐量试验：口服法(葡萄糖1.25～2.5 g/kg)曲线平坦提示吸收不良或血胰岛素过高，3 h后血糖仍继续降低说明肾上腺皮质或垂体对低血糖缺乏反应；静脉法(葡萄糖0.5～1 g/kg，25%葡萄糖液不超过100 ml)，静注后血糖继续上升者有肝糖原累积症可能。

4) 胰高血糖素(0.01～0.03 mg/kg，不超过1 mg)试验：肌内注射于10～20 min内血糖上升高于空腹水平40%～60%为正常，低于此值提示糖原分解障碍。

5) 肾上腺素(0.01～0.03 mg/kg，不超过0.3 mg)试验：是一种糖原动员能力试验，注射后血糖上升不到空腹水平的30%～70%为异常。

6) 亮氨酸耐量试验：口服亮氨酸150 mg/kg后，血糖于20～45 min内下降超过空腹水平的40%，提示亮氨酸过敏。

7) 血液胰岛素测定：超过10 mU/L表示胰岛素分泌过多。

8) 怀疑生长激素缺乏和肾上腺皮质功能低下时可测定血浆生长激素及可的松；

9) 肝功能检查及血氨测定。

10) 肝脏活检及糖代谢有关酶活性检查。

(3) 必要时作脑电图和肝超声检查和肝胰 CT、MRI 检查。

四、预后

除本身有器质性病变外，低血糖症经过治疗一般很少复发，也无后遗症。由于新生儿脑细胞代谢需要糖，因此，在低血糖发病早、病程长和血糖过低者可能使脑细胞受损，遗留智力低下等后遗症，其中，以小样儿和糖尿病母亲的巨大婴儿发生率较高。

五、治疗原则

无症状低血糖可给予进食葡萄糖，如无效改为静脉输注葡萄糖。对有症状患儿都应静脉输注葡萄糖。对持续或反复低血糖者除静脉输注葡萄糖外，结合病情予氢化考的松静脉点滴。胰高糖素肌肉注射或泼尼松口服。

第九节 两性畸形

两性畸形是指表型性别不能确定的间性状态，或表型性别与性腺性别或遗传性别呈矛盾表现，是性分化异常的结果。人类正常的性分化和发育包括了三个依次不可分割的性别决定成分和阶段，遗传性别、性腺性别和表型性别。性分化的三大组成成分和阶段中任一环节的异常均可导致性分化异常，从病理角度可分为性腺分化异常和外生殖器分化异常。两性畸形总体又分为真、假两性畸形两大类，假两性畸形更多见。假两性畸形又分为男性假两性畸形和女性假两性畸形。

男性假两性畸形是指 46，XY 的个体，有两个分化正常的睾丸，但生殖管道及外生殖器呈不同程度的男性化不全或女性化。严重者可完全呈女性外阴，一般呈间性，而轻者则为男性化不良，如小阴茎、尿道下裂或隐睾。

女性假两性畸形是 46，XX 核型个体，有正常的卵巢和苗氏管结构 (子宫，输卵管和阴道上 2/3)，无华氏管结构，其解剖学异常仅限于外生殖器男性化。

真两性畸形是极少见的间性畸形，占间性畸形的 10%。患者有双重性腺性别并可有双重遗传性别或遗传性别与性腺性别相矛盾。重要的特征是在同一个体中同时具备睾丸和卵巢组织。内、外生殖器可以是男性，女性或两性的性器官兼具，其具体发育完好程度取决于有功能的睾丸组织含量。

一、临床表现

(一) 真两性畸形

性腺生殖器及性征具有男女两性的特点，即具有卵巢和睾丸，或为一个性腺内具有两种性腺组织 (又称卵睾)。染色体为 46，XX 或 46，XY，或二者嵌合体。外生殖器可为女性、男性或二者混合型。真两性畸形的发生原因尚不清楚。

(二) 假两性畸形

性腺与外生殖器呈相反的性别。

1. 男假两性畸形

男假两性畸形患者具有睾丸组织，性染色体为 XY，性染色质为阴性，发育有不同程度的女性内、外生殖器官。根据患者的外生殖器形态、阴囊的异常、睾丸大小部位及阴部外观分为三型。

(1) 男性外生殖器型：阴茎发育较正常，伴有阴茎阴囊型的尿道下裂及一侧隐睾，在隐睾侧有小子宫及输卵管甚至有上段索条状的阴道。病因是由于副中肾管退化不全，自动的发育成子宫、输卵管、上段阴道。

(2) 外生殖器似男非男型：有明显的阴囊会阴型尿道下裂，阴囊分裂成两片形似阴唇，尿道开口下方还有盲端阴道的开口，假阴道为 3 ~ 5 厘米。阴茎短小，睾丸发育正常，有附睾、射精管，但前列腺小，乳房不发育。此型的发病机制主要是胚胎在发育过程中，雄激素的靶细胞受体对雄激素缺乏效应，为 X 连锁隐形遗传。

(3) 睾丸女性化症候群：根据外阴、体态分为女性化不完全型和女性化完全型，此类患者自幼均作女性打扮。女性化不完全型，阴蒂肥大为阴茎，大小阴唇发育差，大阴唇皮肤有皱褶如阴囊，睾丸在两侧阴囊内或腹股沟处，阴道深浅不一，呈盲端，身材同男性，肩平宽，臀围小，四肢粗大，有喉结但不突出，皮下脂肪少，但乳房较丰满。女性化完全型，外阴部酷似女性，但阴道深浅不一呈盲端，睾丸多位于腹股沟处，身材较苗条，肩窄臀宽，皮肤细腻，皮下脂肪较丰富，喉结不明显，乳房为少女型，无腋毛、阴毛。此型为 X 连锁隐形遗传病，是由于发育过程中，靶细胞的雄激素受体完全缺失，影响了雄性化的发展。

2. 女假两性畸形

女假两性畸形患者具有卵巢组织，性染色体为 XX，性染色质为阳性，外生殖器呈现不同程度的男性化。临床表现为患者具有男性体征，阴蒂肥大甚至与男性阴茎相似，体毛呈男性分布，肌肉发达，有喉结及声音嘶哑，皮肤粗糙，面部为男性，上唇有须，两耳前有鬓角等。由于男性激素过多，可影响乳房及子宫的发育，无月经来潮，阴毛的分布又为女性，阴道口小，常因阴唇后联合过长而将阴道口遮盖。此型的病因为先天性肾上腺皮质增生，也可由于妊娠早期母体内雄激素过多所致。先天性肾上腺皮质增生为一种常染色体隐形遗传病，肾上腺分化发生在副中肾管发育滞后和外生殖器和尿生殖窦发育之前，故仅引起外生殖器异常，内生殖器仍为女性。

二、检查

两性畸形的患者如有外生殖器畸形，通常在幼儿时就诊，而多数患者是由于在青春期因性器官发育受限或异常才就诊，通常需要进一步检查方能确诊。两性畸形的诊断需要通过以下几个方面。

（一）病史

有无家族史，孕期病史。

（二）体格检查

体形、外貌、第二性征、肛检。

（三）性染色体检查

睾丸组织、皮肤组织、骨髓、外周血均可，为避免遗漏嵌合体，采样组织可在两种以上。

（四）性染色质检查

性染色质在正常女性间期细胞核中可以找到，可采取口腔黏膜细胞、阴道壁细胞、尿沉淀细胞、皮肤、头发等，常采用口腔黏膜细胞。

（五）化验检查

24小时尿17-酮类固醇的增加和孕三醇的显著增加，对诊断女性假两性畸形很有价值。

（六）B超检查

盆腔有无卵巢或隐睾的存在以及两侧肾上腺有无肿大，对疾病诊断很有价值。

三、诊断

（一）真两性畸形

外阴部表现同时存在男性及女性的生殖器官，在阴唇部能扪及睾丸，有月经来潮者不难确诊。在与假两性畸形鉴别困难时可行性腺活检，真两性畸形性腺具有两种性腺组织。

（二）假两性畸形

(1) 男性假两性畸形：性染色体为XY，有睾丸，必定具备女性内或外生殖器如盲端阴道、输卵管或子宫等，雄激素分泌正常。

(2) 女性假两性畸形：性染色体为XX，阴蒂明显增大，阴唇后联合过长，会阴增宽，身材偏矮及其他男性体征。内分泌检查可见尿17-酮类固醇与孕三醇含量增高，血浆睾酮也明显增高，即可确诊。

四、治疗

（一）真两性畸形

根据社会性别的心理发展及患者和家属的意愿取舍为主，根据性腺、性器官的优势取舍为次。如作为男性，则应切除卵巢组织、输卵管、子宫和增大的乳房，阴道可不予处理。作女性者，需切除睾丸组织，肥大的阴蒂行修复术。到青春期后再根据性别应用性激素治疗。

（二）假两性畸形

1. 男性假两性畸形

确定性别以年龄越小越好，一般2～3岁为宜。男性外生殖器型作男性最佳，原则上只需行阴茎矫直及尿道成形术。似男非男型主要根据阴茎和睾丸的发育情况、社会性别、家属及患者意愿而定。睾丸女性化型社会性别多为女性，多数乳房已发育，可行两侧睾丸切除并做阴道成形术。

2. 女性假两性畸形

需糖皮质激素终身替代治疗，调整剂量以维持24小时尿17-酮类固醇于正常水平，可促进月经来潮，乳房发育，体毛相应减少，皮肤逐渐细腻，面部清秀等。肥大阴蒂需行阴蒂阴唇整复术及阴道外口增宽术等。

五、预防

两性畸形多为先天性疾病，目前无明确预防的方法及药物。孕妇应在围产期进行科学的围产保健和规律的产前检查，避免激素水平异常影响胎儿发育。根据患者的社会性别，家属及患者的意愿选择合适的手术方式，有助于患者的恢复并形成正常的人格。

第十七章　神经系统疾病

第一节　小儿神经系统解剖生理特点和检查方法

　　小儿中枢神经系统 (CNS) 仍处于一个逐渐发育和不断成熟的过程中。小儿中枢神经系统在解剖、生理、疾病表现和疾病类型及检查、定位、定性诊断等诸多方面，与成人相比，存在着重大差别。有的表现如伸直性跖反射，在成人或年长儿属病理性，但在婴幼儿却是一种暂时的生理现象。临床各种辅助检查中，年龄越小，与成人表现差异越大。在小儿神经系统的检查与评价中，都不能脱离相应年龄期的正常神经生理学特征。

一、小儿神经系统解剖生理特点

（一）脑

　　在小儿生长发育过程中，神经系统发育最早，速度亦快。新生儿大脑已有主要沟回，3 岁时细胞分化基本成熟，8 岁时接近成人。神经髓鞘的发育从胎儿第 6 个月开始，至婴幼儿时期，神经纤维外层的形成还不完善，故婴幼儿时期，外界刺激引起的神经冲动传入大脑，不仅速度慢，易于泛化，而且不易在大脑皮层内形成稳定兴奋灶。脊髓在出生时已具备功能，2 岁时接近成人。小脑在胎儿期发育较差，生后 6 个月达生长高峰，生后 15 个月小脑大小已接近成人。

（二）脑脊液

　　正常小儿脑脊液压力在 0.69 ～ 1.96 kPa，新生儿为 0.29 ～ 0.78 kPa，外观清，潘氏实验为阴性，白细胞数为 $(0 ～ 10) \times 10^6/L$，小婴儿为 $(0 ～ 20) \times 10^6/L$，蛋白质为 0.2 ～ 0.4 g/L，新生儿为 0.2 ～ 1.28 g/L，糖类为 2.8 ～ 4.5 mmol/L，婴儿为 3.9 ～ 5.0 mmol/L，氯化物为阴性 117 ～ 127 mmol/L，婴儿为 110 ～ 122 mmol/L。

（三）神经反射

　　正常小儿的生理反射有两种，一是终生存在的反射 (浅反射及腱反射)，另一种为婴儿特有的反射如觅食、吸吮、握持、拥抱、颈肢、交叉伸展、降落伞等反射。小儿 3 ～ 4 个月前 Kerig 征可为阳性，2 岁以下 Babinski 征也可为阳性。

二、小儿神经系统检查

　　小儿神经系统的发育尚未成熟，各年龄阶段存在正常差异，检查方法及对结果的判断也具有特点。因此，对小儿神经系统的检查及评价需结合其年龄阶段的生理特征进行，同时注意小儿心理的特殊性，尽量取的小儿配合，减少其恐惧、不安的情绪。应重点检查以下的内容。

（一）一般检查

1.意识与精神状态

　　根据小儿对外界刺激的反应，判断是否存在意识障碍及其程度，按轻重将意识障碍分为嗜睡、意识模糊、昏睡、昏迷。

2. 头颅和脊柱

通过测量头颅检查头颅大小是否正常。头围过大，考虑有无脑积水、硬膜下积液等；头围过小，警惕是否有发育停滞现象。检查囟门大小及张力情况，小头畸形者过早闭合；颅内压增高时，前囟不仅增大、膨隆、张力增高，而且颅缝裂开。

脊柱的检查重点在于发现有无脊柱裂、异常弯曲及叩击痛等。

（二）颅神经检查

颅神经检查包括视力、视野、和眼底在内的视神经检查；对各种气味有无反应的嗅神经检查；观察表情发生变化时面部两侧是否对称的面神经检查；舌伸出的方向有无偏斜等。

（三）运动检查

通过运动检查观察小儿的粗大与精细运动的发展是否达到该年龄的正常标准，了解各部位肌力情况，观察婴儿能否以准确动作握持玩具，儿童能否完成指鼻检查等，以判断其运动是否协调；通过对姿势与步态的观察，了解小脑、前庭功能情况。

（四）反射检查

1. 出生时已存在、终身不消失的反射

角膜反射、瞳孔反射、结膜反射、吞咽反射等。当神经系统发生病理改变时，这些反射可减弱或消失。

2. 出生时存在、以后逐渐消失的反射

觅食反射、拥抱反射、握持反射、吸吮反射、颈肢反射等，于生后 3～6 个月消失。病理改变时，这些反射的存在与消失的时间将发生变化。

3. 出生时不存在、以后出现并终身不消失的反射

腹壁反射、提睾反射，在新生儿期不易引出，至 1 岁时才稳定。提睾反射正常时可有轻度不对称。

4. 病理反射

检查、判断方法与成人相同。如戈登征、奥本海姆征等。判定巴彬斯基征为病理情况需在小儿 2 岁以后，2 岁以内阳性者为生理现象。此外，颅内压增高时可出现脑膜刺激征即颈强直、克匿格征、布鲁津斯基征的阳性反射。而生后 3～4 个月的婴儿，由于屈肌紧张，颈强直、克匿格征、布鲁津斯基征出现阳性结果时一般无临床意义。即使在病理状态下，由于婴儿颅缝和囟门对颅内压的缓解作用，脑膜刺激征表现通常不明显或出现得较晚。

三、小儿神经系统疾病辅助检查

（一）脑脊液检查

腰椎穿刺取脑脊液（cerebral spinal fluid，CSF）检查，是诊断颅内感染和蛛网膜下腔出血的重要依据。CSF 可被用于多种项目的检测，主要包括外观、压力、常规、生化和病原学检查等。然而，对严重颅压增高的患儿，在未有效降低颅压之前，腰椎穿刺有诱发脑疝的危险，应特别谨慎。

（二）脑电图和主要神经电生理检查

1. 脑电图

脑电图（electroencephalography，EEG）是对大脑皮层神经元电生理功能的检查。包括以下

几种。

(1) 常规 EEG：借助电子和计算机技术从头皮记录皮层神经元的生物电活动。主要观察：①有无棘波、尖波、棘 - 慢复合波等癫痫样波，以及它们在不同脑区的分布，是正确诊断癫痫、分型与合理选药的主要实验室依据；②清醒和睡眠记录的背景脑电活动是否正常。全脑或局部的各种原因脑损伤，均可引起相应脑区的脑电活动频率慢化。不同年龄期的背景脑活动差异很大，若只用一个标准去判断不同年龄期 EEG 易导致结论的假阳性。记录时间不足 20 分钟，未作睡眠中记录是导致结论假阴性的主要因素。

(2) 动态 EEG(ambulatory EEG，AEEG)：连续进行 24 小时、甚至数日的 EEG 记录。因增加描记时间而提高异常阳性率。若同时获得发作期 EEG，更有助癫痫诊断和分型。

(3) 录像 EEG(video-EEG，VEEG)：不仅可长时程地记录 EEG，更可实时录下患者发作中表现，以及同步的发作期 EEG，对癫痫的诊断、鉴别诊断和分型有更大帮助。

2. 诱发电位

诱发电位分别经听觉、视觉和躯体感觉通路，刺激中枢神经诱发相应传导通路的反应电位。

(1) 脑干听觉诱发电位 (BAEP)：以耳机声刺激诱发。因不受镇静剂、睡眠和意识障碍等因素影响，可用于包括新生儿在内任何不合作儿童的听力筛测，以及昏迷患儿脑干功能评价。

(2) 视觉诱发电位 (VEP)：以图像视觉刺激 (patternedstimuli) 诱发，称 PVEP，可分别检出单眼视网膜、视神经、视交叉、视交叉后和枕叶视皮层间视通路各段的损害。婴幼儿不能专心注视图像，可改闪光刺激诱发，称 FVEP，但特异性较差。

(3) 体感诱发电位 (SEP)：以脉冲电流刺激肢体混合神经，沿体表记录感觉传入通路反应电位。脊神经根、脊髓和脑内病变者可出现异常。

3. 周围神经传导功能

习称神经传导速度 (NCV)。帮助弄清被测周围神经有无损害、损害性质 (髓鞘或轴索损害) 和严重程度。据称，当病变神经中有 10% 以上原纤维保持正常时，测试结果可能正常。

4. 肌电图 (EMG)

帮助弄清被测肌肉有无损害和损害性质 (神经源性或肌源性)。

(三) 神经影像学检查

1. 电子计算机断层扫描 (computed tomography，CT)

电子计算机断层扫描可显示不同层面脑组织、脑室系统、脑池和颅骨等结构形态。必要时注入造影剂以增强扫描分辨率。CT 能较好显示病变中较明显的钙化影和出血灶，但对脑组织分辨率不如 MRI 高，且对后颅窝、脊髓病变因受骨影干扰难以清楚辨认。

2. 磁共振成像 (magnetic resonance imaging，MRI)

磁共振成像无放射线。对脑组织和脑室系统分辨率较 CT 高，能清楚显示灰、白质和基底节等脑实质结构。由于不受骨影干扰，能很好发现后颅窝和脊髓病灶。同样可作增强扫描进一步提高分辨率。主要缺点是费用较 CT 高，成像速度较慢，对不合作者需用镇静剂睡眠中检查，对钙化影的显示较 CT 差。

3. 其他

如磁共振血管显影 (MRA)、数字减影血管显影 (DSA) 用于脑血管疾病诊断。单光子发射断

层扫描 (SPECT) 和正电子发射断层扫描 (PET) 均属于功能影像学，是根据放射性示踪剂在大脑组织内的分布或代谢状况，显示不同脑区的血流量或代谢率，对癫痫放电源的确认有重要帮助。

第二节 注意力缺陷多动障碍

注意力缺陷多动障碍 (ADHD)，又称儿童多动综合征，突出症状是注意力不集中、活动过度和冲动行为，男性发病率高。本病可能与遗传、轻微脑损伤、社会 - 心理因素有关。影像技术显示，前运动神经元和上额叶前部皮质葡萄糖代谢减低。国外报道，在学龄儿童中的患病率为 3% ～ 14%，我国的调查结果为 1.3% ～ 13.4%。按照目前 DSM- Ⅳ 的诊断标准，比较公认的患病率为 3% ～ 7%，男孩比女孩多，约为 4:1 至 9:1。

一、病因

本病由多种因素引起。遗传因素在本病发生中有相当大的作用。可能是一种多基因的遗传性疾病。此外还与妊娠及分娩期脑轻微损伤、精神发育损害或延迟、神经递质及有关酶改变、不良社会和家庭环境及其他心理障碍有关。

二、临床表现

(一) 注意力障碍

注意力障碍是诊断多动症的必须症状。多动症儿童注意障碍主要是表现在注意的集中性，稳定性和选择性等特征上的异常。正常儿童在不同年龄阶段注意集中的时间不同，随着年龄增长而逐渐延长。

一般来说，2～3 岁时专注时间 10～12 分钟，5～6 岁达 12～15 分钟，7～10 岁为 20 分钟，10～12 岁为 25 分钟，12 岁以上可以达到 30 分钟以上。注意力缺陷障碍 (ADD) 的孩子专注时间短于上述范围，因此，他们很难维持注意较长时间去从事某一活动，每节课听 5～10 分钟就坚持不下去了，做事往往有始无终，不能完成父母分配的任务。做自己感兴趣的事情维持的时间可能会长一些。

他们从事一项活动时容易分心。因此，在上课时，只要听到教室内有一点响动，他的眼睛立即循声而去，窗户外面有人走过，马上转头张望。在家里做作业时，听到楼下小朋友的说话声会马上探头寻找或跑下楼去，具备典型的"蚂蚱听不得水响"的特性。这种注意力分散性与注意力选择性差有关，不能从同时感觉到的各种刺激中选择性地对某些刺激发生反应而忽视另外一些刺激。由于分心，所以对于完成的工作任务或学习任务，总是粗心大意，差错百出。尤其是一些需要有耐心去观察和完成的细节性任务更容易出错。经常丢三落四，把书本、铅笔、文具盒等学习用品或生活用品丢失在家或忘在学校。做作业拖拖拉拉也是这类儿童常见的症状，只有 1 个小时的作业，他们常常拖拖拉拉，一会儿喝水、一会儿上厕所、一会儿玩东西，2～3 个小时也完不成，需要家长在旁边时时督促，甚至考试时也因注意不集中而做不完卷子。

不同个体对不同刺激的敏感性不同，有的儿童接受视觉刺激不专心，有的儿童接受听觉刺激不专心，而另外一些患儿对视觉和听觉刺激均不专心。据本院研究及临床观察，多动症儿童更多的是表现为对听觉刺激目标的注意缺陷。有视觉注意障碍时，表现为不喜欢看书，阅读时粗心马虎，容易出错。有听觉注意障碍时，上课听课特别不专心，平常别人对他说话他似听非听，甚至给人他的耳朵有问题的感觉。因此，这些孩子难以服从指令完成任务，甚至要大人不断的发出语言命令时才开始去执行任务。

（二）冲动控制能力差

冲动控制能力差表现为耐心差，不能等待，对挫折的耐受能力低。所以，常常是别人话还没说完，他们就抢着回答。在与别人交流时也不把别人的话听完就插嘴，不能耐心地倾听别人说话往往是这类儿童的突出特点。考试中粗心大意，从来不会检查核对，常常丢掉一些题目未做或把本来计算正确的结果抄错，甚至试卷的背面还未翻过来看就交卷，导致考试成绩不好。在集体游戏或比赛中不能遵照游戏规则，不能等待着按顺序轮流进行，而是插队抢先。经常去干扰其他儿童的活动，与同伴发生冲突，不受人欢迎。平常行为鲁莽，行事不考虑后果，凭一时冲动，把原本良好的愿望变成不好的结果。当他们有要求时，必须立即得到满足，不能等待；遇到挫折时不能忍受，出现激烈的情绪波动和冲动行为，甚至常常会动手打人，导致别人受伤害。由于难于接受社会性规矩的约束，经常违反校规校纪，受到老师的批评，学校的处罚。而且这些错误经常重复发生，难以改正。

过去认为冲动控制力差这一症状在诊断多动症中的地位次于注意力障碍和多动。但是，近年来认知理论强调冲动性在多动症中的地位，认知模式是高级执行功能的缺陷，行为反应抑制缺陷或抑制延迟是多动症的核心症状。多动症的抑制能力差是由于行为抑制系统与行为激活系统的不平衡引起。这两种系统控制着儿童对惩罚和奖赏信号的反应。行为抑制系统受惩罚和非奖赏信号激活而产生的反应抑制。相反，行为激活系统受奖赏信号激活而产生行为激活。多动症儿童行为抑制系统功能降低，不能根据惩罚和非奖赏性信号及时抑制自己的冲动。

（三）活动过度

1. 活动过多

患儿躯体活动明显地比别的儿童多，精力旺盛，不能安静下来。因此他们喜欢户外活动而不喜欢待在家中，走路时不是"走"而是"跑"，很难"老老实实"地让大人牵着手行走，常从大人手中挣脱出来跑在前面。行走时不是走在路中间，而是在路旁跳来跳去，或是绕着障碍物行走。过马路时不怕危险，快速地奔跑。到需要安静的公共场所也不安静，总是让大人为他绷着一根弦，担心他们的安危。

在家里，儿童不能安静地坐下来，常常从一张椅子跳到另外一张椅子上，站到沙发靠背上，爬到桌子上，家里的弹簧床成了他们的"跳床"，家具经常被他们弄坏。翻箱倒柜，不能动的东西他要去动，如拨弄电插座，扳倒开水瓶，导致经常受伤，搞的家里人不得安宁。

在学校，上课不安静，做小动作，玩文具、书本，用手去撩拨邻座同学，弄出噪声。下课后不安静地呆在教室里，总是在教室内外与别的同学追追打打，高声叫喊，严重影响学校秩序。

2. 小动作过多

除了上述躯体活动增多以外，多动症儿童的小动作也明显增多。如坐着时不安静，有如"陀螺"一样不断的转动，好像有针刺在屁股上不舒服而扭来扭去。上课和做作业时双手也停不下来，总是玩东西，把书页的边卷来卷去，以致学期未结束课本就破烂得不能用了。有的儿童手中没有东西玩就咬手指和指甲，咬铅笔。做作业过程中总是离开坐位，一会儿去喝水，一会儿又去上厕所或者这里摸一摸，那里动一下。部分儿童主要表现为小动作的增多，而在外跑跑跳跳的大范围活动增多并不明显。因此，对于这一部分患儿，只有长期与儿童接触的老师和家长才能发现他们的多动，不熟悉的人总觉得他们乖。

3. 语言过多

多动儿童往往也会表现出语言的增多。平常好争吵，爱插嘴，很难静下来倾听别人的谈话。在课堂上喜欢同旁边的同学说话，回答问题时经常会在老师的问题还未说完就抢着回答，以致回答错误。有的患儿好出风头，经常在课堂上弄出一些噪声或说出一些引起别人好笑的话而吸引别人的注意，搞得全教室哄堂大笑。

（四）学习困难

多动症儿童的学业成就一般都会受到影响，表现为学习成绩的下绛。但是，不同患儿学习成绩下降的程度不同。有的儿童成绩很差，可能不及格，有的儿童成绩能达到班级的中等水平。学习成绩下降的时间也不一致，有的在开始入学后就出现，多数在 3 年级以后出现，少数在初中才发生。一般各门功课都会下降，但随儿童对不同科目兴趣的不同而有区别，不喜欢的下降明显，感兴趣的保持较好。学习成绩与智力水平高低、儿童本身认知特点、是否合并学习障碍、学习行为、学习兴趣和家庭背景等心理社会因素有关。有些患儿成绩下降明显，甚至到初中后才表现出，可能是他们的症状相对较轻、智力水平高、家庭对儿童的管理比较成功。另外，多动症患儿成绩往往具有很大的波动性，家长与老师管得严格一些时就上升，放松管理后又下降到低谷。多动症儿童几乎 90% 学习成绩差。

（五）感知觉功能异常

多动症一般没有神经系统的异常，但是部分患儿存在感知觉功能以及中枢神经生理功能的异常。翻掌等活动不灵活，拿筷子、握笔书写、扣纽扣、系鞋带、做手工操作等动作笨拙，手 - 眼协调性差，视 - 运动功能障碍，视 - 听转换障碍，空间位置障碍，左右分辨困难，眼球轻微震颤，阅读时眼球运动不协调，认字时把偏旁相近的字搞混淆，如 6 与 9，b 与 p 之间区分困难。

（六）品行问题

部分多动症伴有违抗性、攻击性和反社会性行为，如在家违抗父母的命令，故意与父母对着干，在学校不听老师的话，违反学校纪律。说谎，打架，逃学，旷课，外出不归。这些患儿可能同时符合品行障碍或对立违抗性障碍的诊断标准。本研究院发现 13.8% 的多动症儿童同时伴有品行障碍。

多动症伴发品行问题，与自身的心理素质因素及外界环境因素有关。因为他们控制能力差，对环境的抑制性信息反应功能低下，难以接受约束和控制，容易违反社会常规。环境对他们往往做出比正常儿童更多的负性反应，而这对患儿发展为品行问题起到推波助澜的作用。

（七）社交问题

大约一半以上多动症患者有社会问题，他们常常在学校很孤独，感到没有朋友。发生这些问题的原因是他们在与小伙伴的交往中常常以自我为中心，对别人发号施令，干扰别人游戏；他们常缺乏社交技能，不尊敬长辈，不能与小伙伴合作，在游戏时不守规则，不能依次轮流等待；他们不能体察别人的感受，例如开玩笑引起别人恼怒时不能及时转换话题；对人有敌意，遇事总是从坏的方面猜测别人，在和同学产生矛盾时常采用语言和躯体攻击的方式解决……因而不受小朋友欢迎。为此他们总喜欢找和他们一样有类似行为的孩子在一起玩。如果儿童合并对立违抗障碍和品行障碍，其社交问题往往更严重。影响社交关系的另一个原因是这些儿童自我调节情绪存在困难。

（八）情绪问题

情绪问题在多动症中也比较多见，如表现烦躁不安、易激惹、不高兴，遇到不愉快的事不能通过自我调节来缓解自己的不快，而总是发脾气，起极端，甚至出现对抗大人。攻击他人的行为。

多动症患儿常常伴有自我评价降低，自信心差，把自己看成是不快乐、不幸福、不成功和无能的人。国内万国斌（1993）曾以 Piers-Harris 儿童自我意识量表评价多动症患儿的自我意识状况，发现他们对自己总的评价以及行为、智力与学校情况、幸福与满足感等方面的评价低于正常儿童，比正常儿童更加焦虑和不合群。这一结果反映了多动症患儿的自我意识水平偏低，同时也反映了他们有情绪异常。

这些儿童由于注意力障碍、多动、冲动控制力差等症状的存在，导致学习成绩低下，生活中经常受到挫折和失败，受到同伴的排斥，因而变得缺乏自信和自尊，导致自我意识水平的降低，这是多动症患儿自暴自弃、向品行障碍发展的一个重要中间环节。另外由于他们的行为不能符合大人的要求，而外界环境可能又给他们过高的压力与批评指责，自身状态与环境之间出现冲突，从而产生情绪问题。

三、治疗原则

除心理治疗和教育外，对本症唯一有效的药物为精神兴奋剂，如哌醋甲酯（利他林）、苯丙胺、匹莫林。用药从小剂量开始，白天早餐后顿服，节假日停药，6 岁以下及青春期以后原则上不用药。

四、常见护理诊断

(1) 思维过程改变 (altered thought Processes) 与神经发育延迟或损伤、遗传等因素有关。

(2) 焦虑（家长）与患儿常有攻击破坏行为及学习成绩落后有关。

五、护理措施

1. 心理护理

需家长、教师、医务人员密切地配合进行。针对患儿临床表现特点，尽可能寻觅、除去致病诱因、减少对患儿的不良刺激（打骂、歧视），发现优点予以表扬，以提高自尊心。积极开展文娱、体育活动，不仅对过多的精力给予了出路，对培养小儿注意力也有帮助。为患儿制订简单可行的规矩，培养一心不二用，如吃饭时不看书，做作业时不玩玩具等。对于一些攻击和破坏性行为不可袒护，严加制止。加强家庭与学校的联系，共同教育，持之以恒。

2. 药物治疗的护理

对需要用药物治疗的患儿，指导用药的方法、疗效及不良反应的观察。精神兴奋剂仅能改善患儿注意力，而对多动、冲动等无多大影响。该类药物有引起淡漠、刻板动作、食欲减退、影响发育等不良反应，用药应予注意。抗精神病药、安眠药对本症无效，有时还会使症状恶化，不宜使用。

<h1>第三节 儿童孤独症</h1>

儿童孤独症是广泛性发育障碍的一种亚型，以男性多见，起病于婴幼儿期，主要表现为不同程度的言语发育障碍、人际交往障碍、兴趣狭窄和行为方式刻板。约有 3/4 的患者伴有明显的精神发育迟滞，部分患儿在一般性智力落后的背景下某方面具有较好的能力。

该症患病率 3 ～ 4/ 万。但近年报道有增高的趋势，据美国国立卫生研究院精神健康研究所 (NIMH) 的数据，美国孤独症患病率在 1‰～ 2‰。国内未见孤独症的全国流调数据，仅部分地区作了相关报道，如 2010 年报道，广东孤独症患病率为 0.67‰，深圳地区高达 1.32‰。

一、病因

本病病因尚不清楚，可能与以下因素有关。

（一）遗传

遗传因素对孤独症的作用已趋于明确，但具体的遗传方式还不明了。

（二）围产期因素

围产期各种并发症，如产伤、宫内窒息等较正常对照组多。

（三）免疫系统异常

发现 T 淋巴细胞数量减少，辅助 T 细胞和 B 细胞数量减少、抑制 - 诱导 T 细胞缺乏、自然杀伤细胞活性减低等。

（四）神经内分泌和神经递质

本病与多种神经内分泌和神经递质功能失调有关。研究发现孤独症患者的单胺系统，如 5- 羟色胺 (5-HT) 和儿茶酚胺发育不成熟，松果体 - 丘脑下部 - 垂体 - 肾上腺轴异常，导致 5-HT、内啡肽增加，促肾上腺皮质激素 (ACTH) 分泌减少。

二、临床表现

（一）孤独离群，不会与人交往

有的患儿从婴儿时期起就表现这一特征，如从小就和父母亲不亲，也不喜欢要人抱，当人要抱起他时不伸手表现期待要抱起的姿势；不主动找小孩玩，别人找他玩时表现躲避，对呼唤没有反应，总喜欢自己单独活动；他们愿意怎样做就怎样做，毫无顾忌，旁若无人，周围发生什么事似乎都与他无关，很难引起他的兴趣和注意，目光经常变化，不易停留在别人要求他注意的事情上面；另外他们的目光不注视对方甚至回避对方的目光，平时活动时目光也游移不定，看人时常眯着眼，很少微笑。

（二）言语障碍突出

大多数患儿言语很少，会说会用的词汇有限，并且即使有的患儿会说，也常常不愿说话而宁可以手势代替。有的会说话，但声音很小，很低或自言自语重复一些单调的话。有的患儿只会模仿别人说过的话，而不会用自己的语言来进行交谈。不少患儿不会提问或回答问题，只是重复别人的问话。语言的交流上还常常表现在代词运用的混淆颠倒。

（三）兴趣狭窄，行为刻板重复，强烈要求环境维持不变

自闭症儿童常常在较长时间里专注于某种或几种游戏或活动，如着迷于旋转锅盖，单调地摆放积木块，热衷于观看电视广告和天气预报，面对通常儿童们喜欢的动画片则毫无兴趣；一些患儿天天要吃同样的饭菜，出门要走相同的路线，排便要求一样的便器，如有变动则大哭大闹表现明显的焦虑反应，不肯改变其原来形成的习惯和行为方式，难以适应新环境；多数患儿同时还表现无目的活动，活动过度，单调重复地蹦跳、拍手、挥手、奔跑旋转，也有的甚至出现自伤自残，如反复挖鼻孔、抠嘴、咬唇、吸吮等动作。

三、诊断

通过采集全面详细的生长发育史、病史和精神检查，若发现患者在 3 岁以前逐渐出现言语发育与社会交往障碍、兴趣范围狭窄和刻板重复的行为方式等典型临床表现，排除儿童精神分裂症、精神发育迟滞、Asperger 综合征、Heller 综合征和 Rett 综合征等其他广泛性发育障碍，可做出儿童孤独症的诊断。

少数患者的临床表现不典型，只能部分满足孤独症症状标准，或发病年龄不典型，例如在 3 岁后才出现症状。可将这些患者诊断为非典型孤独症。应当对这类患者继续观察随访，最终做出正确诊断。

四、治疗

（一）训练干预方法

虽然目前孤独症的干预方法很多，但是大多缺乏循证医学的证据。尚无最优治疗方案，最佳的治疗方法应该是个体化的治疗。其中，教育和训练是最有效、最主要的治疗方法。目标是促进患者语言发育，提高社会交往能力，掌握基本生活技能和学习技能。孤独症患者在学龄前一般因不能适应普通幼儿园生活，而在家庭、特殊教育学校、医疗机构中接受教育和训练。学龄期以后患者的语言能力和社交能力会有所提高，部分患者可以到普通小学与同龄儿童一起接受教育，还有部分患者可能仍然留在特殊教育学校。

目前国际上受主流医学推荐和使用的训练干预方法，为孤独症的规范化治疗提供了方向，这些主流方法主要有

1. 应用行为分析疗法 (ABA)

应用行为分析疗法主张以行为主义原理和运用行为塑造原理，以正性强化为主促进孤独症儿童各项能力发展。训练强调高强度、个体化、系统化。

2. 孤独症以及相关障碍儿童治疗教育课程 (TEACCH) 训练

该课程根据孤独症儿童能力和行为的特点设计个体化的训练内容，对患儿语言、交流以及感知觉运动等各方面所存在的缺陷有针对性地进行教育，核心是增进孤独症儿童对环境、教育和训练内容的理解和服从。

3. 人数关系训练法

人数关系训练法包括 Greenspan 建立的地板时光疗法和 Gutstein 建立的人际关系发展干预 (RDI) 疗法。

上述治疗方法在国内一些孤独症康复机构已开展，获取了较好的治疗效果，但还需要进一步研究论证。

（二）药物治疗

目前药物治疗尚无法改变孤独症的病程，也缺乏治疗核心症状的特异性药物，但药物可以改善患者的一些情绪和行为症状，如情绪不稳、注意缺陷和多动、冲动行为、攻击行为、自伤和自杀行为、抽动和强迫症状以及精神病性症状等，有利于维护患者自身或他人安全、顺利实施教育训练及心理治疗。常用药物如下。

1. 中枢兴奋药物

中枢兴奋药物 适用于合并注意缺陷和多动症状者。常用药物是哌醋甲酯。

2. 抗精神病药物

抗精神病药物应小剂量、短期使用，在使用过程中要注意药物不良反应，特别是锥体外系不良反应。

(1) 利培酮：对孤独症伴发的冲动、攻击、激越、情绪不稳、易激惹等情感症状以及精神病性症状有效。

(2) 氟哌啶醇：对冲动、多动、刻板等行为症状和情绪不稳、易激惹等情感症状以及精神病性症状有效，据报道还可改善社会交往和语言发育障碍。

(3) 阿立哌唑、奎硫平、奥氮平等非典型抗精神病药物 在控制患者的冲动、攻击和精神病性症状也有效。

3. 抗抑郁药物

抗抑郁药物能减轻重复刻板行为、强迫症状，改善情绪问题，提高社会交往技能，对于使用多巴胺受体阻滞剂后出现的运动障碍如退缩、迟发性运动障碍、抽动等也有一定效果。

选择性 5-HT 再摄取抑制剂 (SSRIs) 对孤独症患者的行为和情绪问题有效。如舍曲林可试用于 6 岁以上患者。

第四节 儿童情绪障碍

儿童情绪障碍的发生率仅次于行为问题，在儿童精神障碍中占第二位。Rutter(1981) 报道各种情绪障碍在儿童少年中的患病率为 2.5%，占伦敦市区儿童门诊量的 1/3。中国湖南地区患病率为 1.05%，南京儿童精神科门诊中情绪障碍占 2.1%。常见类型有焦虑症、恐怖症、抑郁症、强迫症、癔症，但临床类型常有重叠而不易分型。现分别介绍如下。

一、焦虑症

儿童焦虑症 (anxiety disorder of childhood) 是最常见的情绪障碍，是一组以恐惧不安为主的情绪体验。可通过躯体症状表现出来，如无指向性的恐惧、胆怯、心悸、口干、头痛、腹痛等。婴幼儿至青少年均可发生。

Anderson 等 1987 年报道 11 岁新西兰儿童分离性焦虑症 (SAD) 年患病率为 3.5%，过度焦虑性障碍 (OAD) 年患病率为 2.9%。Bowen 等 1990 年报道 12 ～ 16 岁儿童的 SAD 和 OAD 患病率是 3.6% 和 2.4%。Whitaker 报道 14 ～ 17 岁少年 OAD 的终生患病率为 3.7%。国内目前仍无关于儿童焦虑症的流行病学资料。

（一）病因

儿童焦虑症主要与心理社会因素及遗传因素有关。患儿往往是性格内向和情绪不稳定者，在家庭或学校等环境中遇到应激情况时产生焦虑情绪，并表现为逃避或依恋行为。部分患儿在发病前有急性惊吓史，如与父母突然分离、亲人病故、不幸事故等。如父母为焦虑症患者，患儿的焦虑可迁延不愈，成为慢性焦虑。家族中的高发病率及双生子的高同病率都提示焦虑症与遗传有关。

（二）临床表现

1. 临床特点

焦虑症的主要表现是焦虑情绪、不安行为和自主神经系统功能紊乱。不同年龄的患儿表现各异。幼儿表现为哭闹、烦躁；学龄前儿童可表现为惶恐不安、不愿离开父母、哭泣、辗转不宁，可伴食欲不振、呕吐、睡眠障碍及尿床等；学龄儿童则上课思想不集中、学习成绩下降、不愿与同学及老师交往，或由于焦虑、烦躁情绪与同学发生冲突，继而拒绝上学、离家出走等。自主神经系统功能紊乱以交感神经和副交感神经系统功能兴奋症状为主，如胸闷、心悸、呼吸急促、出汗、头痛、恶心、呕吐、腹痛、口干、四肢发冷、尿频、失眠、多梦等。

2. 临床分型

根据起病形式、临床特点和病程，临床上可分为惊恐发作与广泛性焦虑症。惊恐发作为急性焦虑发作，发作时间短，表现为突然出现强烈的紧张、恐惧、烦躁不安，常伴有明显的自主神经系统功能紊乱。广泛性焦虑症为广泛持久性焦虑，焦虑程度较轻，但持续时间长，患儿上课紧张、怕被老师提问、怕成绩不好等，也有自主神经系统功能紊乱表现。

根据发病原因和临床特征分为分离性焦虑、过度焦虑反应和社交性焦虑。分离性焦虑多见于学龄前儿童，表现为与亲人分离时深感不安，担心亲人离开后会发生不幸，亲人不在时拒不就寝，拒绝上幼儿园或上学，勉强送去时哭闹并出现自主神经系统功能紊乱症状。过度焦虑反应表现为对未来过分担心、忧虑和不切实际的烦恼。多见于学龄期儿童，担心学习成绩差、怕黑、怕孤独，常为一些小事烦恼不安、焦虑。患儿往往缺乏自信，对事物反应敏感，有自主神经系统功能紊乱表现。社交性焦虑患儿表现为与人接触或处在新环境时出现持久而过度的紧张不安、害怕，并试图回避，恐惧上幼儿园或上学，有明显的社交和适应困难。

（三）诊断

焦虑症可根据临床特点、起病形式、病程和患儿的情绪体验做出诊断。

1. 惊恐发作的 DSM-Ⅳ 诊断标准

一段时间的极度害怕或不舒服，有以下 4 种以上症状突然发生，并在 10min 内达到顶峰。

(1) 心悸、心慌或心率加快。

(2) 出汗。

(3) 颤抖。

(4) 觉得气短或胸闷。

(5) 窒息感。

(6) 胸痛或不舒服。

(7) 恶心或腹部不适。

(8) 感到头晕、站不稳、头重脚轻或晕倒。

(9) 环境解体 (非现实感) 或人格解体 (感到并非自己)。

(10) 害怕失去控制或将要发疯。

(11) 害怕即将死亡。

(12) 感觉异常 (麻木或刺痛感)。

(13) 寒颤或潮热。

2. 广泛性焦虑症的 DSM- Ⅳ 诊断标准

(1) 至少在 6 个月以上的多数日子里，对不少事件和活动呈现过分的焦虑和担心。

(2) 发现难以控制住自己不去担心。

(3) 这种焦虑和担心都伴有以下 6 种症状之 1 项以上：坐立不安或感到紧张、容易疲倦、思想难以集中或头脑一下子变得空白、易激惹、肌肉紧张、睡眠障碍。

(4) 这种焦虑和担心不仅限于某种精神障碍上。

(5) 此障碍并非由于某种物质 (如药物) 或一般躯体情况 (如甲状腺功能亢进所致之直接生理性效应)，也排除心境障碍、精神病性障碍或广泛性发育障碍的可能。

(四) 治疗

以综合治疗为原则，以心理治疗为主，辅以药物治疗。首先了解并消除引起焦虑症的原因，改善家庭与学校环境，创造有利于患儿的适应过程与环境，减轻患儿压力，增强自信。对于 10 岁以上的患儿予认知疗法可取得良好效果。松弛治疗可使生理性警醒水平降低，以减轻紧张、焦虑情绪，但年幼儿对此治疗理解与自我调节有困难，不易进行，而游戏和音乐疗法可取得一定疗效。对于有焦虑倾向的父母，要帮助他们认识到本身的个性弱点对患儿产生的不利影响，他们必须同时接受治疗。对于严重的焦虑症患儿，应予抗焦虑药物治疗，如应用丁螺环酮、苯二氮䓬类药物如地西泮、劳拉西泮、阿普唑仑以及抗抑郁药如多虑平、西酞普兰、舍曲林等。

二、抑郁症

儿童抑郁症是指以情绪抑郁为主要临床特征的疾病，因为患儿在临床表现上具有较多的隐匿 (masked) 症状、恐怖和行为异常，同时由于患儿认知水平有限，不像成人抑郁症患者那样能体验出诸如罪恶感、自责等情感体验。一般来讲，学龄前儿童抑郁症患病率很低，约为 0.3%，青少年期的为 2% ～ 8%，随着年龄增大，患病率有增加趋势，而且女性多于男性。

(一) 病因

1. 遗传因素

遗传因素在情感性精神障碍发病率中所占的重要性已为多数学者所共认。

2. 心理社会因素

关于心理社会因素对儿童抑郁症的影响，有以下三种观点。

(1) 亲代对子代的影响，亲代的抑郁症可以影响到子代的生活环境、使子代出现抑郁症状、疏远亲子关系、家庭气氛不和等，这些因素都可以导致儿童出现抑郁症。

(2) 早年急性生活事件如丧失父母、生活困难、逆境、易患素质是儿童抑郁症的诱发因素。其中逆境对儿童的影响不仅是困难、更重要的是父母对困难的态度和战胜困难的信心，懦弱的态度和信心不足会促使儿童出现抑郁心情。特殊的生活经历使儿童出现抑郁症状，如父母离异、洪水、地震等自然灾害、战争、身处集中营、躯体虐待、性虐待和心理虐待，都意味着在儿童抑郁症的发病中起重要致病作用。

(3) 从心理学机制上讲，习得的无助感是抑郁症的主要心理机制。无助感往往给人带来对期望的等待，无望的等待就会导致情绪抑郁，产生消极认知活动，对自己和自己的前途、周围的世界产生消极观。

3. 精神生化异常

目前基本一致的假设认为抑郁症患儿体内单胺类神经递质系统功能低下，形成这种观点的理由有所有能导致中枢神经系统突触间隙（神经细胞之间）单胺递质在耗竭的药物都可以引起抑郁症状。有效的抗抑郁剂都是通过抑制突触间隙神经递质的再回收，使该部位的神经递质水平增加，从而达到消除症状之目的。

（二）临床表现

婴儿期抑郁主要是因为婴儿与父母分离所致，先表现为不停地啼哭、易激动、四处寻找父母、退缩、对环境没有兴趣、睡眠减少、食欲下降、体重减轻。当与母亲重新团聚后，这种症状可以消失。Spitz 称为婴儿依恋性抑郁症。

学龄前期儿童由于语言和认知能力尚未完全发展，对情绪体验的语言描述缺乏，往往表现为游戏没兴趣、食欲下降、睡眠减少、哭泣、退缩、活动减少。

学龄期可表现为注意力不能集中、思维能力下降、自我评价低、记忆力减退、自责自罪，对学校和班级组织的各种活动不感兴趣、易激惹、睡眠障碍也比较突出，攻击行为和破坏行为也是抑郁症的表现之一。严重者部分患儿表现为头疼、腹痛、躯体不适等隐匿性抑郁症状。

青春前期抑郁症状明显增多，除表现为心情低落、思维迟滞、理解和记忆力下降以外，另一类较明显的症状是行为异常，攻击行为、破坏行为、多动、逃学、说谎、自伤自杀等。国际疾病分类第 10 版 (ICD-10) 将这种既有抑郁情绪，又存在品行问题的类型称为"抑郁性品行障碍"。

（三）诊断

目前国内外均采用的成年人精神病学诊断和分类系统如美国的精神障碍诊断和统计手册 (DSM-IV) 来帮助评估和诊断儿童、青少年抑郁症。在诊断和评估前常遵循以下诊断步骤。

1. 全面了解病史

全面了解病史，包括围产期情况、生长发育过程、家庭及社会环境背景、家族精神病史、亲子关系、适应能力、学业情况、躯体情况、性格特点及有无重大精神刺激等。询问对象除患儿父母及患儿本身外还应包括保姆、教师及其他亲属。

2. 详细的精神和躯体检查

由于儿童用言语描述自己情感体验能力差，医师主要通过观察其面部表情、姿势、动作、词语量、语言语调和活动情况来综合判断，要结合病史反复验证，排除干扰因素，最后确定症状。

3. 必要的辅助检查

重点是排除器质性疾病，如脑 CT、脑电图检查、DST（地塞米松抑制试验）可作为诊断参考。

（四）治疗

一些符合诊断标准的儿童、青少年患者，却在数周内自愈，有明显抑郁症症状的儿童、青少年患者，持续 6 周以上时需要干预和治疗，常用治疗方法有抗抑郁药物治疗、电痉挛治疗、心理治疗。

1. 抗郁郁药物治疗

(1) 三环类抗抑郁药 (TCAs)：研究发现对儿童期抑郁症，TCAs 和安慰剂相比治疗效果差异无显著性，对青少年期抑郁症 TCAs 疗效略高于安慰剂，还发现 TCAs 对儿童、青少年有潜在的心脏毒不良反应，严重者甚至导致死亡。对儿童、青少年抑郁症的治疗弊大于利，多数专家建议不再用于儿童、青少年患者的治疗的一线用药。

(2) 新型抗抑郁剂 近来新型抗抑郁剂渐渐取代了 TCAs 对成人抑郁症的治疗，调查还发现 5-羟色胺再摄取抑制剂 (SSRIs) 广泛用于儿童、青少年的治疗，且处方量逐年增加。虽然在 2004 年美国食物和药物管理部 (FDA)，发出警告 SSRIs 抗抑郁药物可能会增加 18 岁以下儿童、青少年抑郁症患者的自杀风险，要求制药公司对此在说明书上采用黑色标记以示警告。但 2007 年最新研究发现采用新型抗抑郁剂治疗儿童、青少年抑郁症利大于弊。在 SSRIs 中，氟西汀 (Fluoxetine) 治疗儿童、青少年抑郁症疗效确实，帕罗西汀治疗儿童、青少年抑郁症证据不足，舍曲林和西酞普兰治疗儿童、青少年抑郁症证据也不十分充分，但研究建议在氟西汀治疗无效的情况下可以考虑使用舍曲林。

2. 电痉挛治疗

电痉挛治疗主要用于有自杀倾向或木僵、拒食的患儿。电痉挛治疗目前仍是防范自杀的应急手段。12 岁以下儿童不宜选用。

3. 心理治疗

研究证实许多设计严谨、结构完善的心理治疗方法，如认知行为治疗 (CBT)、人际关系治疗 (IPT)、家庭治疗、心理和精神动力学治疗等可以有效治疗成人抑郁症。其中认知行为治疗 (CBT) 有大量证据表明可以有效治疗儿童、青少年抑郁症，其他方法则有待于进一步研究证实。

三、强迫症 (obsessive-compulsive disorder，OCD)

儿童强迫症 (obsessive-compulsive disorder，OCD) 是以强迫观念与强迫行为为主要表现的一种儿童期情绪障碍，占儿童与少年精神科住院与门诊患者的 0.2% ～ 1.2%。国外 Flarment 调查少年人口的患病率为 0.8%，终身患病率为 1.9%。1/3 ～ 1/2 的成年强迫症患者来自于儿童期。

儿童强迫症发病平均年龄在 9 岁～ 12 岁，10% 起病于 7 岁以前。男孩发病比女孩平均早 2 年。早期发病的病例更多见于男孩、有家族史和伴有抽动障碍的患儿。低龄患儿男女之比为 3.2:1，青春期后性别差异缩小。2/3 的患儿被诊断后 2 ～ 14 年，仍持续有这种障碍。

（一）病因

1. 遗传因素

儿童 OCD 具有遗传易感性，Lenane(1990) 发现 OCD 患者的 20% 的一级亲属可以诊断为 OCD。在多发性抽动症与 OCD 之间存在遗传相关性，甚至认为两者是同一基因的不同表现形式。

Pauls 等发现在 5 ～ 9 岁起病的 OCD 儿童中，家庭成员患抽动症的比率更高。

2. 脑损害

脑损害被认为是 OCD 的发病原因之一。引起基底节损伤的各种脑损害都可以引起 OCD。脑炎后帕金森疾病和亨庭顿舞蹈病患者发生 OCD 的比率增加。近年来发现 OCD 与小舞蹈病之间存在相关，在有小舞蹈病的儿童中 OCD 发生率增加。有人以 CT 检测发现，儿童期起病的 OCD 患者尾状核缩小，正电子发射 X 线体层摄影(PET)检查显示异常的局部葡萄糖代谢方式。虽然 OCD 的病因不明，但是许多线索提示与额叶、边缘叶、基底节功能失调有关。

3. 神经递质异常

5- 羟色胺回收抑制剂能有效地治疗 OCD，因此推论 OCD 存在 5- 羟色胺功能紊乱。多巴胺等神经递质也可能参与 OCD 的发病过程。

4. 心理因素

精神分析理论认为儿童强迫症状源于性心理发展固着在肛门期，这一时期正是儿童进行大小便训练的时期，家长要求儿童顺从，而儿童坚持不受约束的矛盾在儿童内心引起冲突，导致儿童产生敌意情绪，使性心理的发展固着或部分固着在这一阶段，强迫症状就是此期内心冲突的外在表现。

5. 父母性格特征

早在 1962 年，Kanner 就认识到强迫症儿童多数生活在父母过分十全十美的家庭中，父母具有循规蹈矩、按部就班、追求完美、不善改变等性格特征。

(二) 临床表现

儿童强迫症主要表现为强迫观念和强迫行为两种类型。

1. 强迫观念包括

(1) 强迫怀疑：怀疑已经做过的事情没有做好、被传染上了某种疾病、说了粗话、因为自己说坏话而被人误会等。

(2) 强迫回忆：反复回忆经历过的事件、听过的音乐、说过的话、看过的场面等，在回忆时如果被外界因素打断，就必须从头开始回忆，因怕人打扰自己的回忆而情绪烦燥。

(3) 强迫性穷思竭虑：思维反复纠缠在一些缺乏实际意义的问题上不能摆脱，如沉溺于"为什么把人称人，而不把狗称人"的问题中。

(4) 强迫对立观念：反复思考两种对立的观念，如"好"与"坏"、"美"与"丑"。

2. 强迫行为包括

(1) 强迫洗涤：反复洗手、洗衣服、洗脸、洗袜子、刷牙等。

(2) 强迫计数：反复数路边的树、楼房上的窗口、路过的车辆和行人。

(3) 强迫性仪式动作：做一系列的动作，这些动作往往与"好"、"坏"或"某些特殊意义的事物"联系在一起，在系列动作做完之前被打断则要重新来做，直到认为满意了才停止。

(4) 强迫检查：反复检查书包是否带好要学的书、口袋中钱是否还在、门窗是否上锁、自行车是否锁上等。强迫症状的出现往往伴有焦虑、烦躁等情绪反应。严重时会影响到患儿睡眠、社会交往、学习效率、饮食等多个方面。

（三）诊断

根据 DSM-Ⅳ诊断标准进行诊断，诊断依据包括以强迫性思维和（或）强迫性行为为主要临床表现；患者认识到这些症状是过分与不现实的，因无法摆脱而苦恼不安（在年幼儿童可能不具备这一特点）；症状影响日常生活、工作、学习、社会活动或交往等功能；排除其他神经精神疾病或强迫症状，不能以其他精神障碍所解释。

（四）治疗

1. 药物治疗

药物治疗是治疗强迫症的主要方法之一，大量强迫症治疗的研究结果显示氯丙咪嗪、氟西汀、舍曲林、氟伏沙明、文拉法辛等药效果较好。

2. 心理治疗

行为治疗与认知行为治疗是能成功地治疗儿童强迫症的最常用的心理治疗方法。根据患者的情况及治疗者的经验选择各种具体治疗技术，如反应阻止 (response prevention)、焦虑处理训练等，对于一些严重重复的、类似于抽动症状的仪式动作可以采用习惯反转训练 (habit reversal)。家庭治疗也是治疗强迫症的重要方法，特别是对于那些存在有家庭不和、父母婚姻有问题、家庭成员存在特殊问题、家庭成员之间角色混乱的患儿，更适合做家庭治疗。治疗的目标是将家庭成员纳入治疗系统中，让所有行为问题都公开呈现出来，充分理解每个家庭成员怎样对强迫性行为产生影响，重新组织家庭关系，减轻患儿的强迫性行为，逐渐形成各种良性行为。

3. 家庭治疗

家庭治疗主要针对父母进行咨询指导，消除父母的焦虑，纠正其不当养育方法，鼓励父母建立典范行为来影响儿童，并配合好医师进行心理治疗。

第五节 化脓性脑膜炎

化脓性脑膜炎 (Purulent Meningitis，以下简称化脑) 是小儿，尤其婴幼儿时期常见的中枢神经系统化脓性细菌的感染性疾病。临床以急性发热、惊厥、意识障碍、颅内压增高和脑膜刺激征以及脑脊液脓性改变为特征。随诊断治疗水平不断发展，本病预后已有明显改善，但病死率仍在 5%～15% 间，约 1/3 幸存者遗留各种神经系统后遗症，6 月以下幼婴患本病预后更为严重。

一、病因

化脓性脑膜炎可由任何化脓性细菌引起，最常见的致病菌为脑膜炎双球菌，嗜血流感杆菌和肺炎球菌，其次为金黄色葡萄球菌，链球菌，大肠杆菌，变形杆菌，沙门菌及绿脓杆菌等，其他较为少见，新生儿脑膜炎以大肠杆菌和溶血性链球菌为多见，开放性颅脑损伤所引起的多数为葡萄球菌，链球菌和绿脓杆菌。

二、发病机制

小儿免疫功能低下和／或致病菌毒力强，致病菌通过各种感染途径穿过血－脑脊液屏障，侵入脉络丛及脑膜，播散至脑脊液及蛛网膜下隙并迅速繁殖，细菌代谢产物及死亡的菌体导致严重的免疫反应，使得血管通透性增加、脑水肿，脑膜、脑组织及神经细胞损伤。

多数化脑是由分泌物或飞沫传播，致病菌通过血流途径到达脑膜微血管而致病；少数则由邻近组织感染扩散而致病，常见于中耳炎、鼻窦炎、乳突炎、颅骨骨折、皮肤窦道或脑脊膜膨出等。

三、病理

炎症可累及整个软脑膜和蛛网膜，脑脊髓膜虹管高度充血扩张，炎性分泌物广泛分布于脑组织表面、基底部、脑沟、脑裂及脊髓表面，一般以大脑额叶及顶叶最为明显。分泌物中有大量中性粒细胞及纤维蛋白和少数单核细胞、淋巴细胞浸润，革兰染色可找到脑膜炎双球菌等致病菌。严重者还可出现血管炎、血管闭塞、脑梗死、脑室管膜炎、脑膜脑炎及脑积水等。由于脑膜血管扩张、颅内压增高及炎症的侵犯，可导致相应的颅神经功能障碍。脑膜间的桥静脉发生栓塞性静脉炎时，则导致血管渗出明显增多而形成硬膜下积液或积脓。炎症波及脊神经及神经根时，可引起脑膜刺激征。

四、临床表现

大多为暴发性或急性起病。急性期常表现全身症状，有畏寒、发热、全身不适及上呼吸道感染症状。头痛为突出的症状，并伴呕吐、颈项强直、项背痛及畏光等。精神症状常见，表现为激动、精神混乱、谵妄，以后发展为意识模糊、昏睡以至昏迷。在新生儿及婴儿，癫痫发病率高达 50%，在流感杆菌脑膜炎的患者中发病率更高，常为局限性发作伴偏瘫，而成人癫痫发作少见。体检可发现脑膜刺激征，但在婴幼儿、年老或病情严重者，则此症常不明显。新生儿的临床表现不典型，其中 1/3 病例有前囟饱满，1/4 出现角弓反张。其他神经体征尚可有颅神经麻痹，以眼球运动障碍多见，如眼下垂、眼外肌麻痹、斜视、复视，另可有面神经瘫痪、耳聋等；可有偏瘫、失语、病理征，视盘水肿罕见，由于颅内压增高，有时可致脑疝形成。约 1/3 患者可发生皮疹，最常见于脑膜炎球菌感染，其次是葡萄球菌和肺炎球菌感染。在脑膜炎球菌脑膜炎中 70% 的患者皮肤黏膜有瘀点或瘀斑，大小为 1～2 mm 至 1cm。病情严重者，瘀点、淤斑可迅速扩大，这种情况常合并弥散性血管内凝血 (DIC) 和皮肤血管炎，可造成皮肤大片坏死。

五、实验室和其他检查

（一）实验室检查

急性期血液中白细胞计数增高，中性粒细胞占 80%～90%。脑脊液压力增高，浑浊或呈脓性，细胞数增多，在 $(1000～10000)×10^6/L$，甚至更高，以多形核细胞为主，有时脓细胞聚集呈块状物，此时细胞培养、涂片阳性率高。蛋白质含量增高，糖含量降低，可低至 0.5 mmol/L 以下，甚至为"零"。氯化物含量亦下降。50% 病例可在脑脊液中找到致病菌。脑脊液中 pH 降低，乳酸、乳酸脱氢酶、溶菌酶的含量以及免疫球蛋白 IgG 和 IgM 明显增高。

（二）影像学检查

疾病早期 CT 检查正常。有神经系统并发症时可见脑室扩大、脑沟增宽、脑肿胀、脑室移位等异常表现。室管膜炎时脑室周围示低密度异常，注射造影剂后出现增强反应。硬膜下积液及脑内脓肿通过 CT 扫描，均易被识别。

六、并发症

(一) 硬脑膜下积液

30% ～ 60% 的化脑患儿可出现硬脑膜下积液，其中以 1 岁以下的婴儿多见，病原菌多为流感嗜血杆菌和肺炎双球菌。一般在起病 1 周内发生，因绝大多数患儿 (占 85% ～ 90%) 无明显症状，故有以下情况时，应考虑硬脑膜下积液的可能：①化脑经正规治疗 3 天后体温不降，或热退后复升。②治疗过程中出现进行性前囟饱满、颅缝分离、头围增大、呕吐、惊厥、意识障碍等，颅骨叩诊有破壶音。临床疑有硬脑膜下积液时可做颅骨透照试验、颅脑 B 超、CT 协助诊断。硬脑膜下穿刺放液是最直接的诊断手段，当积液 > 2 ml、蛋白定量 > 0.4 g/L，或细菌学检查阳性，即可确诊。

(二) 脑室管膜炎

革兰阴性杆菌引起的新生儿或小婴儿脑膜炎，如诊断或治疗不及时，易发生脑室管膜炎。患儿出现发热持续不退、频繁惊厥、甚至呼吸衰竭等危重情况，查体前囟饱满，颅脑影像学检查显示脑室扩大。侧脑室穿刺后如 CSF 检出病原菌，或白细胞数 ≥ 50×10^6/L，糖 < 1.6 mmol/L，蛋白 > 0.4 g/L，即可确诊。

(三) 脑积水

脑积水多见于 6 个月以下婴儿，临床表现为前囟膨隆、头围增大甚至颅缝裂开，"落日目"等。头颅 CT 可见进行性脑室扩张。

(四) 抗利尿激素异常分泌综合征 (脑性低钠)

炎症如果累及下丘脑或垂体后叶，可引起抗利尿激素不适当分泌，导致血钠和渗透压降低，表现为恶心、呕吐、尿少及软弱无力等，并可加重脑水肿和意识障碍，促使惊厥发作。

(五) 其他

炎症常累及 Ⅰ、Ⅲ、Ⅵ、Ⅶ、Ⅷ 对颅神经，出现耳聋、失明、斜视等。脑实质受损可出现继发性癫痫、瘫痪、智力低下等。

七、诊断与鉴别诊断

根据发热、头痛、脑膜刺激征，脑脊液中以多形核白细胞计数增多为主的炎症变化，可予诊断。

在疾病早期，CSF 常规检查有时可无明显异常，此时对高度怀疑的患儿，应在 24 小时后再次复查 CSF。化脑经过不规则治疗后，其 CSF 改变可不典型：细胞数不多，且以淋巴细胞为主，涂片及细菌培养也可呈阴性，则需结合病史、症状、体征及治疗经过进行综合判断，以做出正确诊断。本病需与以下疾病鉴别。

(一) 病毒性脑炎

病毒性脑炎起病急，一般感染中毒症状较化脑轻。CSF 外观清亮，白细胞总数多在数百个以下，以淋巴细胞为主，蛋白质轻度增高或正常，糖和氯化物正常，细菌培养及涂片找菌均为阴性。

(二) 结核性脑膜炎

多数患者起病较缓 (婴幼儿可急性起病)，常有结核接触史及肺部等处的结核病灶，PPD

试验阳性。CSF 外观呈毛玻璃样，一般细胞总数小于 $500 \times 10^6/L$，以淋巴细胞为主，蛋白质增高或明显增高，糖和氯化物含量降低，薄膜抗酸染色可找到结核杆菌。PCR 检查、结核菌培养有助于诊断。

（三）隐球菌性脑膜炎

隐球菌性脑膜炎起病较慢，临床主要表现为进行性颅内高压和剧烈头痛，其临床及脑脊液改变与结核性脑膜炎相似。CSF 墨汁染色找到新型隐球菌或培养出该菌可以确诊。

八、治疗

治疗及时与否和预后密切相关。治疗效果取决于致病菌对药物的敏感性以及在脑脊液中所能达到的浓度。因此，诊断一经确立，按病原菌选用抗生素。如病原菌未明确者，应选用广谱抗生素，并按一般发病规律选用药物。首先经静脉给药，使其血浓度短期内明显升高，脑脊液中相应达到较高的药物浓度。某些抗生素经静脉给药不能通过血 - 脑屏障，可做鞘内注射或脑室内给药，但应注意药物剂量、稀释浓度、注射速度及间隔时间。

（一）脑膜炎球菌脑膜炎

鉴于我国所流行的 A 群菌株，大多对磺胺药敏感，故仍为首选药物。磺胺嘧啶的脑脊液浓度为血浓度的 40% ～ 80%。国外由于大多为耐磺胺的 B 群及 C 群菌株流行，故以青霉素为首选药物。对暴发型流脑，宜用大剂量青霉素 G 和（或）氯霉素。氯霉素易透过血 - 脑屏障，其脑脊液浓度为血浓度的 30% ～ 50%。应密切注意对骨髓的抑制作用亦可用氨苄西林。本药和氯霉素对脑膜炎球菌、肺炎球菌和流感杆菌均有抗菌活性，适用于病原未明确的病例。

（二）肺炎双球菌脑膜炎

50% 在急性大叶性肺炎恢复期发生。若青霉素敏感者首选青霉素 G。青霉素耐药者，选用青霉素或头孢曲松或头孢噻肟钠。当青霉素耐药＞ 1 μg/ml 时，选用头孢曲松或头孢噻肟或头孢吡肟加万古霉素或加利福平。

（三）金黄色葡萄球菌脑膜炎

目前认为 90% 以上的金黄色葡萄球菌对青霉素 G 耐药。苯唑青霉素的蛋白质结合率低于其他半合成青霉素，所以较易透入脑脊液，可作为首选药物。青霉素过敏者可用万古霉素，剂量为 2g/d。杆菌肽对葡萄球菌有高度活性，使用时耐受性好。

（四）流感杆菌脑膜炎

以氨苄西林或氯霉素作为首选药物，剂量同前。近年来，国外建议首选头孢噻肟或头孢曲松，剂量如肺炎球菌。

（五）肠道革兰阴性杆菌脑膜炎

该组脑膜炎在成人中占 22%，以大肠杆菌多见，其次为肺炎杆菌、铜绿假单胞菌。

九、预防

让小儿多做户外锻炼，增强体质，提高机体免疫力，积极防治上呼吸道感染。在上呼吸道感染和化脑好发季节，注意易感小儿的保护。根据情况注射流脑菌苗和流感杆菌菌苗。对于流脑密切接触者，可服用复方新诺明 50 mg/(kg•d)，或利福平 10 mg/(kg•d)，分两次服用，连用 3 天。

第六节 小儿病毒性脑炎与脑膜脑炎

病毒性脑炎 (viral encephalitis) 和病毒性脑膜炎 (viral meningitis) 均是指多种病毒引起的颅内急性炎症。由于病原体致病性能和宿主反应过程的差异，形成不同类型疾病。若炎症过程主要在脑膜，临床重点表现为病毒性脑膜炎。主要累及大脑实质时，则以病毒性脑炎为临床特征。大多患者具有病程自限性。

一、病因和发病机制

临床工作中，目前仅能在 1/3 ～ 1/4 的中枢神经病毒感染病例中确定其致病病毒，其中，80% 为肠道病毒，其次为虫媒病毒、腺病毒、单纯疱疹病毒、腮腺炎病毒和其他病毒等。虽然当前在多数患者尚难确定其病原体，但从其临床和实验室资料，均能支持急性颅内病毒感染的可能性。

病毒各自经肠道 (如肠道病毒) 或呼吸道 (如腺病毒和出疹性疾病) 进入淋巴系统繁殖，然后经血流 (虫媒病毒直接进入血流) 感染颅外某些脏器，此时患者可有发热等全身症状。若病毒在定居脏器内进一步繁殖，即可能入侵脑或脑膜组织，出现中枢神经系统症状。因此，颅内急性病毒感染的病理改变主要是大量病毒对脑组织的直接入侵和破坏，然而，若宿主对病毒抗原发生强烈免疫反应，将进一步导致脱髓鞘、血管与血管周围脑组织损害。

二、病理

脑膜和 (或) 脑实质广泛性充血、水肿，伴淋巴细胞和浆细胞浸润。可见炎症细胞在小血管周围呈袖套样分布，血管周围组织神经细胞变性、坏死和髓鞘崩解。病理改变大多弥散分布，但也可在某些脑叶突出，呈相对局限倾向。单纯疱疹病毒常引起颞叶为主的脑部病变。

在有的脑炎患者，见到明显脱髓鞘病理表现，但相关神经元和轴突却相对完好。此种病理特征，代表病毒感染激发的机体免疫应答，提示"感染后"或"过敏性"脑炎的病理学特点。

三、临床表现

病情轻重差异很大，取决于病变主要是在脑膜或脑实质。一般说来，病毒性脑炎的临床经过较脑膜炎严重，重症脑炎更易发生急性期死亡或后遗症。

(一) 病毒性脑膜炎

病毒性脑膜炎急性起病，或先有上感或前驱传染性疾病。主要表现为发热、恶心、呕吐、软弱、嗜睡。年长儿会诉头痛，婴儿则烦躁不安，易激惹。一般很少有严重意识障碍和惊厥。可有颈项强直等脑膜刺激征。但无局限性神经系统体征。病程大多在 1 ～ 2 周内。

(二) 病毒性脑炎

本病起病急，但其临床表现因主要病理改变在脑实质的部位、范围和严重程度而有不同。

(1) 大多数患儿在弥散性大脑病变基础上主要表现为发热、反复惊厥发作、不同程度意识障碍和颅压增高症状。惊厥大多呈全部性，但也可有局灶性发作，严重者呈惊厥持续状态。患儿可有嗜睡、昏睡、昏迷、深度昏迷，甚至去皮质状态等不同程度意识改变。若出现呼吸节律不规则或瞳孔不等大，要考虑颅内高压并发脑疝可能性。部分患儿尚伴偏瘫或肢体瘫痪表现。

(2) 有的患儿病变主要累及额叶皮层运动区，临床则以反复惊厥发作为主要表现，伴或不伴发热。多数为全部性或局灶性强直 - 阵挛或阵挛性发作，少数表现为肌阵挛或强直性发作。皆可出现痛性发作持续状态。

(3) 若脑部病变主要累及额叶底部、颞叶边缘系统，患者则主要表现为精神情绪异常，如躁狂、幻觉、失语以及定向力、计算力与记忆力障碍等。伴发热或无热。多种病毒可引起此类表现，但由单纯疱疹病毒引起者最严重，该病毒脑炎的神经细胞内易见含病毒抗原颗粒的包涵体，有时被称为急性包涵体脑炎，常合并惊厥与昏迷，病死率高。

其他还有以偏瘫、单瘫、四肢瘫或各种不自主运动为主要表现者。不少患者可能同时兼有上述多种类病毒性脑炎病程大多 2 ～ 3 周。多数完全恢复，但少数遗留癫痫、肢体瘫痪、智能发育迟缓等后遗症。

四、实验室和其他检查

(一) 脑电图

脑电图以弥散性或局限性异常慢波背景活动为特征，少数伴有棘波、棘慢综合波。慢波背景活动只能提示异常脑功能，不能证实病毒感染性质。某些患者脑电图也可正常。

(二) 脑脊液检查

外观清亮，压力正常或增加。白细胞数正常或轻度增多，分类计数以淋巴细胞为主，蛋白质大多正常或轻度增高，糖含量正常。涂片和培养无细菌发现。

(三) 病毒学检查

部分患儿脑脊液病毒培养及特异性抗体测试阳性。恢复期血清特异性抗体滴度高于急性期 4 倍以上有诊断价值。

五、诊断和鉴别诊断

大多数病毒性脑膜炎或脑炎的诊断有赖于排除颅内其他非病毒性感染、Reye 综合征等常见急性脑部疾病后确立。少数患者若明确地并发于某种病毒性传染病，或脑脊液检查证实特异性病毒抗体阳性者，可直接支持颅内病毒性感染的诊断。

(一) 颅内其他病原感染

主要根据脑脊液外观、常规、生化和病原学检查，与化脓性、结核性、隐球菌脑膜炎鉴别。此外，合并硬膜下积液者支持婴儿化脓性脑膜炎。发现颅外结核病灶和皮肤 PPD 阳性有助结核性脑膜炎诊断。

(二) Reye 综合征

因急性脑病表现和脑脊液无明显异常使两病易相混淆，但依据 Reye 综合征无黄疸而肝功明显异常、起病后 3 ～ 5 天病情不再进展、有的患者血糖降低等特点，可与病毒性脑膜炎或脑炎鉴别。

六、治疗

本病缺乏特异性治疗。但由于病程自限性，急性期正确的支持与对症治疗，是保证病情顺利恢复、降低病死率和致残率的关键。主要治疗原则包括如下。

(1) 维持水、电解质平衡与合理营养供给。对营养状况不良者给予静脉营养剂或清蛋白。

(2) 控制脑水肿和颅内高压。

(3) 控制惊厥发作及严重精神行为异常。参见"痫性发作与癫痫"节中癫痫持续状态的抢救。

(4) 抗病毒药物无环鸟苷 (Aciclovir)，每次 5 ～ 10 mg/kg，每 8 小时 1 次。或其衍生物丙氧鸟苷 (Ganciclovir)，每次 5 mg/kg，每 12 小时 1 次。两种药物均需连用 10 ～ 14 天，静脉滴注给药。主要对单纯疱疹病毒作用最强，对其他如水痘 - 带状疱疹病毒、巨细胞病毒，EB 病毒也有抑制作用。

第七节 脑性瘫痪

脑脑性瘫痪 (cerebral palsy，简称脑瘫) 是指发育早期阶段各种原因所致的非进行性脑损伤，临床主要表现为中枢性运动障碍和姿势异常。根据我国第一届小儿脑瘫学术会议 (1988) 的建议，所谓发育早期阶段是指出生前到生后 1 个月期间。本病并不少见，发达国家患病率在 1‰～ 4‰ 间，我国 2% 左右。

一、病因

多年来，许多围生期危险因素被认为与脑瘫的发生有关，主要包括：早产与低出生体重、脑缺氧缺血、产伤、先天性脑发育异常、核黄疸和先天性感染等。然而，对很多患儿却无法明确其具体成因。人们还发现，虽然近 20 年来产科和新生儿医疗保健有了极大发展，脑瘫的发病率却未见下降。为此，近年国内、外对脑瘫的病因作了更深入的探讨，一致认为胚胎早期阶段的发育异常，很可能就是导致婴儿早产、低出生体重和易有围生期缺氧缺血等事件的重要原因。胚胎早期的这种发育异常主要来自受孕前后孕妇体内外环境影响、遗传因素以及孕期疾病引起妊娠早期胎盘羊膜炎症等。

二、临床表现

(一) 基本表现

脑瘫以出生后非进行性运动发育异常为特征，一般都有以下 4 种表现。

1. 运动发育落后和瘫痪

肢体主动运动减少患儿不能完成相同年龄正常小儿应有的运动发育进程，包括竖颈、坐、站立、独走等粗大运动，以及手指的精细动作。

2. 肌张力异常

肌张力异常因不同临床类型而异，痉挛型表现为肌张力增高；肌张力低下型则表现为瘫痪肢体松软，但仍可引出腱反射；而手足徐动型表现为变异性肌张力不全。

3. 姿势异常

受异常肌张力和原始反射消失不同情况影响，患儿可出现多种肢体异常姿势，并因此影响其正常运动功能的发挥。体检中将患儿分别置于俯卧位、仰卧位、直立位以及由仰卧牵拉成坐位时，即可发现瘫痪肢体的异常姿势和非正常体位。

4. 反射异常

多种原始反射消失延迟。痉挛型脑瘫患儿腱反射活跃，可引出踝阵挛和阳性 Babinski 征。

（二）临床类型

1. 按运动障碍性质分类

(1) 痉挛型：最常见，约占全部病例的 50% ～ 60%。主要因锥体系受累，表现为上肢肘、腕关节屈曲，拇指内收，手紧握拳状。下肢内收交叉呈剪刀腿和尖足。

(2) 手足徐动型：除手足徐动外，也可表现扭转痉挛或其他锥体外系受累症状。

(3) 肌张力低下型：可能因锥体系和锥体外系同时受累，导致瘫痪肢体松软但腱反射存在。

(4) 强直型：全身肌张力显著增高僵硬，锥体外系受损症状；

(5) 共济失调型：小脑性共济失调。

(6) 震颤型：多为锥体外系相关的静止性震颤。

(7) 混合型。

2. 按瘫痪累及部位分类

可分为四肢瘫（四肢和躯干均受累）、双瘫（也是四肢瘫，但双下肢相对较重）、截瘫（双下肢受累，上肢躯干正常）、偏瘫、三肢瘫和单瘫等。

（三）伴随症状和疾病

作为脑损伤引起的共同表现，一半以上脑瘫患儿可能合并智力低下、听力和语言发育障碍，其他如视力障碍、过度激惹、小头畸形、癫痫等。有的伴随症状如流涎、关节脱位则与脑瘫自身的运动功能障碍相关。

三、诊断与鉴别诊断

脑瘫有多种类型，使其临床表现复杂，容易与婴幼儿时期其他神经肌肉性瘫痪相混淆。然而，只要认真问清病史和体格检查，遵循脑瘫的定义，正确确立诊断并不困难。1/2 ～ 2/3 的患儿可有头颅 CT、MRI 异常，但正常者不能否定本病的诊断。脑电图可能正常，也可表现异常背景活动，伴有痫性放电波者，应注意合并癫痫的可能性。诊断脑瘫同时，需对患儿同时存在的伴随症状和疾病如智力低下、癫痫、语言听力障碍、关节脱位等做出判断，为本病的综合治疗创造条件。

诊断条件具体如下。

(1) 引起脑瘫的脑损伤为非进行性。

(2) 引起运动障碍的病变部位在脑部。

(3) 症状在婴儿期出现。

(4) 有时合并智力障碍、癫痫、感知觉障碍及其他异常。

(5) 除外进行性疾病所致的中枢性运动障碍及正常小儿暂时性的运动发育迟缓。

四、治疗

采用损伤、残能、残障的国际分类 (ICIDH) 和粗大运动功能分类系统 (GMFCS) 对脑瘫患儿进行评价，运动障碍与肌张力障碍型脑瘫属于中、重度残疾，患儿的移动运动、手功能、言语、社交技能等随意运动都受到不同程度的影响。目前的治疗措施仍以神经发育学治疗为主，以运动康复为主流，兼顾所有受累功能区以及相关障碍。不但应及早进行物理治疗、作业治疗，而且应重视口运动、进食技能、语言与言语功能的早期干预。

（一）治疗原则

1. 及早发现和及早治疗

婴儿运动系统正处发育阶段，早期的治疗容易取得较好疗效。

2. 促进正常运动发育

抑制异常运动和姿势。

3. 采取综合治疗手段

除针对运动障碍外，同时控制其癫痫发作，以阻止脑损伤的加重。对同时存在的语言障碍、关节脱位、听力障碍等也需同时治疗。

4. 医师指导和家庭训练相结合

医师指导和家庭训练相结合以保证患儿得到持之以恒的正确治疗。

（二）主要治疗措施

物理治疗（PT）主要通过制订治疗性训练方案来实施，常用的技术包括：软组织牵拉、抗异常模式的体位性治疗、调整肌张力技术、功能性运动强化训练、肌力和耐力训练、平衡和协调控制、物理因子辅助治疗等。具体治疗方法有作业治疗、支具或矫形器的应用、语言治疗、心理行为治疗、特殊教育。

（三）药物治疗

目前还没发现治疗脑瘫的特效药物，可用小计量苯海索缓解手足徐动症的多动，改善肌张力；注射肉毒素 A 可缓解肌肉痉挛，配合物理治疗可治疗痉挛性脑瘫。

（四）手术治疗

手术治疗主要用于痉挛型，目的是矫正畸形，恢复或改善肌力与肌张力的平衡。

（五）其他

如高压氧舱、水疗、电疗等。

第八节　癫痫

小儿癫痫俗称"羊羔风"，是小儿时期常见的神经系统慢性疾病，患病率为 3‰～ 6‰。癫痫是由多种病因导致的脑细胞群异常的同步放电，引起突然的发作性的一过性的脑功能障碍。临床表现多样，可有意识改变或丧失、肢体抽动、感觉异常、特殊行为等。以往人们对癫痫病的了解与研究较少，很多患者得不到科学的治疗，癫痫发作控制不满意。20 世纪 80 年代以后，很多新药不断问世，癫痫的治疗水平有了很大的提高，癫痫已不再是"不治之症"。

一、分类与病因

（一）分类

根据病因，可粗略地将癫痫分为三大类，具体如下。

1. 特发性癫痫

特发性癫痫又称原发性癫痫。是指由遗传因素决定的长期反复癫痫发作，不存在症状性癫痫可能性者。

2. 症状性癫痫

症状性癫痫又称继发性癫痫。痫性发作与脑内器质性病变密切关联。

3. 隐源性癫痫

虽未能证实有肯定的脑内病变，但很可能为症状性者。

(二) 病因

虽然小儿癫痫的病因十分复杂，但随着医学科技的快速发展，大部分病因已被人们明确认识，总体讲从病因学上可将癫痫分为两大类。

1. 没有明确病因的癫痫

这一类癫痫占癫痫患者总数20%，大多与遗传有关，因此也称作隐源性癫痫或遗传性癫痫。

2. 可查出明确病因的癫痫

(1) 先天脑发育畸形：如无脑回畸形，巨脑回畸形，多小脑回畸形，灰质异位症，脑穿通畸形，先天性脑积水，胼胝体发育不全，蛛网膜囊肿，头小畸形，巨脑症等。

(2) 神经皮肤综合征：最常见的有结节性硬化，神经纤维瘤病和脑三叉血管瘤病等。

(3) 遗传代谢病：如苯丙酮尿症、高氨血症、脑脂质沉积症、维生素 B_6 依赖症等。

(4) 围产期脑损伤：主要是产伤、窒息、颅内出血、缺氧、缺血性脑病，其中以缺氧缺血性脑病而致癫痫者最常见。

(5) 颅内感染：如细菌性脑膜炎、病毒性脑炎、脑脓肿、霉菌性脑膜炎、脑寄生虫病、接种后脑炎、传染后脑炎等。

(6) 营养代谢障碍及内分泌疾病：常见有的低血糖、低血钙、低血镁、维生素 B_6 缺乏，甲状腺功能低下。

(7) 脑血管病：如脑血管畸形、颅内出血、脑血管炎、脑梗死等。

(8) 外伤：由外伤而致的颅内出血、颅骨骨折、脑挫裂伤等均可引起癫痫，但发病率与损伤程度及部位有关。

(9) 高热惊厥后脑损伤也导致癫痫：不论哪种原因引起的癫痫，积极治疗原发病，迅速控制发作，接受正规、合理、无毒不良反应的治疗是疾病顺利康复的保证。

3. 引起癫痫的脑病疾病

(1) 先天性或发育性疾病：脑发育畸形 (小头畸形、脑穿通畸形、小脑回畸形)、脑积水、神经皮肤综合征 (结节性硬化、脑三叉神经血管瘤) 脑性瘫痪等。

(2) 颅脑损伤：产伤 (颅内出血硬脑膜撕裂伤、脑挫裂伤)、急性颅脑损伤 (闭合性、开放性)、硬膜下或硬膜外血肿或积液，外伤后瘢痕形成等。

(3) 感染：细菌性脑膜炎、脑脓肿、病毒性脑膜炎或脑炎、结核性脑膜炎或结核瘤霉菌性脑膜炎、破伤风、脑寄生虫或原虫病等。

(4) 脑瘤：脑胶质瘤、脑膜瘤、脑白质病等。

(5) 脑血管病：脑动脉瘤、动静脉畸形、颅内出血、脑血管栓塞、动静脉及静脉窦血栓形成、慢性硬膜下血肿及高血压脑病等。

(6) 脑变性病：脑黄斑变性、多发性硬化、亚急性硬化性全脑炎。

(7) 中毒性脑病：中毒的原因有药物中毒，如酚噻嗪类、皮质类固醇抗组织胺药、柳酸制剂、停药综合征 (即突然停用抗惊厥药)，食物中毒，一氧化碳 (CO) 中毒，有机磷中毒，重金属中毒 (汞、铅、砷) 等。缺氧、休克、窒息、严重贫血、急性大出血、心肺疾患等；内分泌及代谢障碍；蛋白质、糖、脂肪代谢异常；水、盐代谢障碍 (水中毒、碱中毒、尿崩症、高渗性脱水)；低血钙、低血镁；维生素乏症 (维生素 B_6 依赖症、维生素 B_{12} 叶酸缺乏等) 肝性脑病；肾功能不全；核黄疸等也可引起中毒性脑病。

二、临床表现

(一) 儿童癫痫早期症状

在早期的儿童癫痫症状中患儿在喂奶及睡眠时头部多汗，多汗引起局部刺激，因而儿童喜欢摇头。摇头时，枕部受到摩擦，日久而致脱发。此外，患儿烦躁不安，睡眠时易惊醒。

(二) 儿童癫痫大发作

常见癫痫大发作，失神发作和精神病的形式。大发作发病率最高，发作时突然神志丧失，呼吸停止，口吐白沫，四肢抽动，可能伴有舌咬伤和尿失禁 (排尿不受控制)，历时 1 ～ 5 分钟，抽动停止后入睡。醒后头痛、无力，对发作无记忆这是儿童癫痫症状。

(三) 儿童癫痫小发作

失神小发作表现为突然发生和突然中止的短暂意识障碍，不抽动。在发作的时候，儿童患者会静止不动，脸色会略有苍白，言语活动暂停，手不能握住物品，有时会站不稳。发病一般在 2 至 10 分钟后停止。

(四) 儿童癫痫局限性发作

一侧口角、眼睑、手指、足趾或一侧面部及肢体末端短阵性抽搐或麻木刺痛。抽搐有时可由手指至上肢扩展到对侧。儿童癫痫精神运动性发作。儿童癫痫病症状类似失神小发作，但持续 1 分钟以上。或出现多种幻觉、错觉、无意识的动作，如吸吮、咀嚼、咂嘴、脱衣、解纽扣等。

三、诊断

确立癫痫诊断，应力求弄清以下 3 个问题：①其发作究竟是否为痫性发作。②若系痫性发作，进一步弄清是什么发作类型，抑或属于某一特殊的癫痫综合征。③尽可能明确或推测癫痫发作的病因。

(一) 相关病史

1. 发作史

癫痫患儿可无明显异常体征，详细而准确的发作史对诊断特别重要。癫痫发作应具有发作性和重复性这一基本特征。问清楚从先兆、发作起始到发作全过程，有无意识障碍，是局限性还是全身性发作，发作次数及持续时间，有无任何诱因，以及与睡眠的关系等。

2. 提示与脑损伤相关的个人与过去史

如围生期异常、运动及智力发育落后、颅脑疾病与外伤史等。

3. 家族病史

癫痫、精神病及遗传代谢病家族史。

(二) 体格检查

尤其是与脑部疾患相关的阳性体征，如头围、智力低下、瘫痪、锥体束征或各种神经皮肤综合征等。

（三）辅助检查

癫痫定位检查的方法分为 3 大类，即：①脑电生理检查，如各种 EEG；②脑形态学检查，如 CT、MRI 等；③脑功能显像，如 MAR、DSA、脑代谢显像及脑神经受体显像。

1. 脑电图 (EEG)

脑电图是诊断癫痫最重要的实验室检查，不仅对癫痫的确诊，而且对临床发作分型和转归分析均有重要价值。EEG 中出现棘波、尖波、棘 - 慢复合波等痫样放电者，有利癫痫的诊断。多数痫样波的发放是间歇性的，EEG 描记时间越长，异常图形发现率越高。若仅做常规清醒描记，EEG 阳性率不到 40%，加上睡眠等各种诱发试验可增至 70%。故一次常规 EEG 检查正常不能排除癫痫的诊断。必要时可进一步做动态脑电图 (AEEG) 或录像脑电图 (VEEG)，连续做 24 小时或更长时程记录，可使阳性率提高至 80% ～ 85%。若在长时程记录中出现"临床发作"，不仅能获得发作期痫性放电图形，还可弄清楚癫痫波发放的皮层起源区，区分原发与继发性癫痫。实时地观察"临床发作"录像，能更好确认发作类型。若"临床发作"中无癫痫发作 EEG 伴随，癫痫发作的可能性就很小了。

2. 影像学检查

当临床表现或脑电图提示为局灶性发作或局灶继发全身性发作的患儿，应做颅脑影像学包括 CT、MRI 甚至功能影像学检查。

四、鉴别诊断

（一）癔症

患者有癔症性格特点，神志不丧失，瞳孔无变化，不出现咬伤、跌伤或大小便失禁，暗示治疗有效，脑电图检查无异常。

（二）晕厥

晕厥常无先兆，少见咬伤和尿失禁，无明显后遗症，脑电图检查与癫痫发作有明显区别。

（三）高热惊厥

以半岁至 4 岁的小儿多见，伴有高热，仅个别病例发作两次以上，发作后恢复较快，神经系统检查多为正常。

（四）偏头痛

偏头痛发病年龄较晚，持续时间较长，脑电图检查无异常，抗癫药物治疗无效，可与头痛性癫痫相鉴别。

（五）抽动障碍

表现为不自主的、反复的快速的一个部位或多个部位肌肉运动性抽动和发声。意志可控制暂时不出现。脑电图无癫痫样放电可鉴别。

五、治疗

以前，癫痫治疗依靠药物，技术落后，人们对癫痫病研究、了解很少，所以，很多人得不到很好治疗，癫痫发作得不到控制。但 20 世纪 80 年代以后，科学发展很快，很多新药不断问世，水平不断提高，癫痫的治疗水平有了很大的提高。事实证明，采用高频电割治手术大多数患者完全可以康复。小儿患者和癫痫大发作治愈率高。这一结果远比人们估计的乐观，早期正规治疗是决定治疗效果的主要因素。

我国目前很多人错误地认为癫痫不能治愈，是"不治之症"，"会变傻、痴呆"。这是因为我国很多地方癫痫治疗的现状远远不如人意。长期以来，我国医学院校大学教学要求对"癫痫"的内容只是"了解"，相当多的医生，特别是非专科医生，对现代癫痫治疗基本知识不了解，治疗上缺乏系统性和正规性，使大部分本来可以治愈的患者，失去良好机会；癫痫反复发作，使本来能够治愈的患者，丧失了信心，认为治愈的希望渺茫，自己不科学停药用药，使癫痫病情进一步加重。

第九节 小儿脑肿瘤

脑肿瘤(BrainTumors)居小儿时期恶性肿瘤类疾病第二位，仅次于白血病。各年龄均可患病，但5～8岁是本病的发病高峰。多种因素影响脑肿瘤的发生，某些脑瘤的发病可能与特定基因的缺失或突变有关，如所有胶质瘤都存在染色体17p特定基因缺失，高分化胶质瘤同时还有染色体9p上的基因丢失。又如脑膜瘤与第10号染色体、髓母细胞瘤与17p染色体部分缺失相关。

一、病理类型

脑肿瘤有多种病理类型，小儿时期常见以下几种。

(1) 胶质细胞瘤：最为常见，包括星形细胞瘤、室管膜瘤和多形性成胶质细胞瘤等。

(2) 原始神经外胚层细胞瘤：属于未分化的原胚细胞，包括髓母细胞瘤、成松果体细胞瘤等。

(3) 胚胎残余组织形成的颅内肿瘤：如颅咽管瘤、皮样或上皮样囊肿等。

(4) 其他。

从好发部位来看，小儿脑瘤发生在天幕下(后颅窝)和脑中线结构者较成人多，据统计，2～12岁间小儿的颅内肿瘤，2/3发生在天幕下。但在2岁以下和12岁以上患儿中，幕上和幕下各占一半。同时，75%的小儿脑瘤好发于第3、4脑室、视交叉、小脑蚓部或脑干等中线结构处。

二、临床表现

大多呈慢性或亚急性进行性加重的临床过程。可将其临床表现归类为颅内高压和肿瘤局部灶症状两类。

(一)颅内高压症状和体征

症状和体征包括头痛、呕吐和视盘水肿。婴儿不会诉头痛，主要表现前囟饱满、颅缝开裂、头围增大和头颅破壶音。头痛最初为间断性，以后可转为持续性伴阵发性加重，全脑或额、枕部。头痛与呕吐常于清晨更严重，呕吐以后可有头痛的短暂减轻。颅压增高可能引起支配眼球运动的外展、动眼、滑车神经麻痹，导致眼球偏斜和复视。长时间的颅压增高还可致继发性视神经萎缩而出现视力减退。

患儿常同时有血压增高、缓脉、多动、易激惹和精神不振等表现。若有瞳孔不等大或明显意识障碍时，应考虑天幕裂孔疝。若出现呼吸节律不规则和颈项强直，要考虑并发枕骨大孔疝。

（二）肿瘤引起的局灶症状和体征

因肿瘤部位和大小而异。常见有以下几种。

1. 肢体瘫痪

大脑半球肿瘤可引起偏瘫伴锥体束征阳性。脑干肿瘤引起交叉瘫，即病变同侧颅神经核性或核下性瘫痪以及对侧肢体核上性麻痹。

2. 癫痫发作

癫痫发作见于大脑半球肿瘤，呈局灶性或全部性发作。

3. 共济失调

步态蹒跚，常伴有眼球震颤，多见于小脑肿瘤。

4. 视力减退和视野缺损

颅咽管瘤等蝶鞍区肿瘤压迫视交叉可致视神经萎缩和视野缺失。

5. 下丘脑和垂体功能障碍

蝶鞍区或第Ⅲ脑室前角处肿瘤可引起生长发育落后、性早熟、尿崩症或肥胖等症状。

三、诊断

小儿出现进行性加重的颅内高压，或相关的局灶性症状体征时，应注意颅内肿瘤的可能性。

头颅影像学检查是进一步确诊的关键，电子计算机断层扫描 (CT) 能帮助大部分患儿明确诊断，但对后颅窝区肿瘤因受颅底骨影重叠干扰，清晰度不如磁共振成像 (MRI)。后者较 CT 成像更清晰，有鲜明的脑内解剖显示，因而对中线结构和后颅窝病变的诊断优点突出，但对钙化和骨质的显示不如 CT。

其他检查如下。

(1) 头颅 X 线平片：可了解有无颅缝分离、颅板指压迹等颅压增高征。还可见到肿瘤钙化斑或蝶鞍区扩大等。

(2) 腰椎穿刺：主要用于和颅内感染性疾病的鉴别。但对颅压显著增高者有诱发脑疝危险，应先适当降低颅内压后再考虑腰椎穿刺。

四、鉴别诊断

某些脑肿瘤，如髓母细胞瘤或脑室周围肿瘤患儿，脑脊液中可因肿瘤脱落细胞而被误认为感染性"白细胞"增多，然而，仔细的细胞形态学检查可以做出区别。有的脑肿瘤患儿在诊断明确以前使用激素、脱水剂或其他对症治疗，可使颅内高压或定位表现暂时好转，切莫将其误诊为颅内感染等其他疾病。后颅窝肿瘤或严重颅压增高时可有颈部抵抗，不要误认为脑膜刺激征。

五、治疗

小儿颅内肿瘤以手术切除为主，对多数肿瘤，术后可辅以放射治疗和化学治疗。

（一）手术治疗

治疗原则包括：尽可能全部切除肿瘤；保证术后能缓解颅内高压；手术应解除或至少部分解除对重要神经结构的压迫；对不能全切者，尽可能做到最大限度地切除肿瘤，以解除对颅内重要结构的压迫，包括恢复正常脑脊液循环，缓解颅内高压等，同时为后期放疗、化疗创造条件；对切除的肿瘤进行病理学诊断。

（二）放射治疗

放射是手术以后的常规辅助治疗，主要用于手术无法全切或术后复发者。

（三）化学治疗

原则上用于恶性肿瘤术后，与放疗协同进行。也用于恶性肿瘤复发者的治疗。

第十八章 呼吸系统疾病

第一节 小儿呼吸系统解剖生理特点和检查方法

小儿呼吸系统的解剖生理特点与小儿时期易患呼吸道疾病密切相关。呼吸系统以环状软骨下缘为界，分为上、下呼吸道。上呼吸道包括鼻、鼻窦、咽、咽鼓管、会厌及喉；下呼吸道包括气管、支气管、毛细支气管、呼吸性细支气管、肺泡管及肺泡。

一、解剖特点

（一）上呼吸道

1. 鼻和鼻窦

婴幼儿时期，由于头面部颅骨发育不成熟，鼻和鼻腔相对短小，后鼻道狭窄，缺少鼻毛，鼻黏膜柔嫩，富于血管组织，故易受感染。感染时鼻黏膜充血肿胀使鼻腔更加狭窄，甚至堵塞，引起呼吸困难及吮吸困难。婴儿时期鼻黏膜下层缺乏海绵组织，至性成熟时期才发育完善，故婴儿极少发生鼻衄，6～7岁后鼻出血才多见。此外，小儿鼻泪管较短，开口部的瓣膜发育不全，在上呼吸道感染时易侵犯眼结膜，引起结膜炎症。婴幼儿鼻窦发育未成熟，上颌窦及筛窦出生时虽已形成，但极小，2岁后才开始发育，至12岁才发育充分。额窦在1岁以前尚未发育，2岁时开始出现。蝶窦出生即存在，5～6岁时才增宽。婴儿可患鼻窦炎，但以筛窦及上颌窦最易感染。

2. 咽和咽鼓管

小儿咽部相对狭小及垂直，鼻咽部富于集结的淋巴组织，其中包括鼻咽扁桃体和腭扁桃体，前者在4个月即发育，如增殖过大，称为增殖体肥大；后者在1岁末逐渐退化。因此，扁桃体炎多发生在年长儿，而婴幼儿则较少见到。扁桃体具有一定防御及免疫功能，对其单纯肥大者不宜手术切除，但当细菌藏于腺窝深处，形成慢性感染病灶，长期不能控制，则可手术摘除。小儿咽后壁间隙组织疏松，有颗粒型的淋巴滤泡，1岁内最明显，以后逐渐萎缩，故婴儿期发生咽后壁脓肿最多。婴幼儿咽鼓管较宽，短而直，呈水平位，故上呼吸道感染后容易并发中耳炎。

3. 喉

小儿喉部相对较长，喉腔狭窄，呈漏斗形，软骨柔软，声带及黏膜柔嫩，富于血管及淋巴组织，容易发生炎性肿胀，由于喉腔及声门都狭小，患喉炎时易发生梗阻而致吸气性呼吸困难。

（二）下呼吸道

1. 气管和支气管

小儿气管和支气管管腔相对狭小，软骨柔软，缺乏弹力组织。支气管以下分为叶间支气管、节段支气管及毛细支气管。婴幼儿毛细支气管无软骨，平滑肌发育不完善，黏膜柔嫩，血管丰富，黏液腺发育不良，分泌黏液不足而较干燥，黏膜纤毛运动差，清除吸入的微生物等作用不足。因此，不仅易感染，而且易引起呼吸道狭窄与阻塞。儿童气管位置较成人高，由于右侧支气管较直，似由气管直接延伸，左侧支气管则自气管侧方分出，故支气管异物多见于右侧，引起右侧肺段不张或肺气肿。

2. 肺脏

小儿肺组织发育尚未完善，弹力组织发育较差，肺泡数量少，气体交换面积不足，但间质发育良好，血管组织丰富，毛细血管与淋巴组织间隙较成人为宽，造成含气量少而含血多，故易于感染。炎症时也易蔓延，感染时易引起间质性炎症、肺不张及坠积性肺炎。由于肺弹力纤维组织发育差，肺膨胀不够充分，易发生肺不张和肺气肿。

3. 肺门

肺门包括支气管、血管和几组淋巴结（支气管淋巴结、支气管分叉部淋巴结和气管旁淋巴结），肺门淋巴结与肺部其他部位淋巴结相互联系，当肺部各种炎症时，肺门淋巴结易引起炎症反应。

（三）胸廓与纵隔

小儿胸廓较短小，其前后径约与横径相等，呈圆桶状。肋骨处于水平位，与脊柱几乎成直角。膈肌位置较高，使心脏呈横位，胸腔狭小，但肺脏相对较大，几乎充满胸廓；加上胸部呼吸肌不发达，主要靠膈肌呼吸，易受腹胀等因素影响，肺的扩张受到限制不能充分地进行气体交换，使小儿的呼吸在生理和病理方面经常处于不利的地位。小儿纵隔相对较成人大，占胸腔的空间较大，故肺的活动受到一定限制。纵隔周围组织柔软而疏松，富于弹性，当胸腔大量积液、气胸、肺不张时，易引起纵隔器官（气管、心脏及大血管）的移位。

二、生理特点

（一）呼吸频率与节律

由于小儿胸廓解剖特点，肺容量相对较小，使呼吸受到一定限制，而小儿代谢旺盛，需氧量接近成人，为满足机体代谢和生长需要，只有增加呼吸频率来代偿。故年龄愈小，呼吸频率愈快，因此在应付额外负担时的储备能力较成人差。婴幼儿因呼吸中枢发育不完善，呼吸运动调节功能较差，迷走神经兴奋占优势，易出现呼吸节律不齐、间歇呼吸及呼吸暂停等，尤以新生儿明显。

（二）呼吸型

婴幼儿胸廓活动范围受限，呼吸辅助肌发育不全，故呼吸时肺向横膈方向移动，呈腹（膈）式呼吸。随年龄增长，肋骨由水平位逐渐成斜位，呼吸肌也逐渐发达，胸廓前后径和横径增大，膈肌和腹腔器官下降，至 7 岁以后大多数改变为胸腹式呼吸，少数 9 岁以上的女孩可表现为胸式呼吸。

（三）呼吸功能特点

1. 肺活量

肺活量指一次深吸气后作尽力呼气时的最大呼气量，包括潮气量、补吸气量及补呼气量的总和。它表示肺最大扩张和最大收缩的呼吸幅度，小儿正常值为 50 ～ 70ml/kg。在安静时儿童仅用肺活量的 12.5% 来呼吸，而婴儿则需用 30% 左右，说明婴儿的呼吸潜力较差。凡可使呼吸运动受限制的疾病以及肺组织受损的疾病均可使肺活量明显减少。

2. 潮气量

潮气量即安静呼吸时每次吸入或呼出的气量。小儿约 6 ml/kg，仅为成人的 1/2 量，年龄愈小，潮气量愈小，其值随年龄的增长而增加。

3. 每分通气量

每分通气量指潮气量乘以呼吸频率。通气量的多少与呼吸频率和呼吸深浅幅度有关，足够的通气量是维持正常血液气体组成的重要保证。正常婴幼儿由于呼吸频率快，每分通气量为 3500～4000 ml/m²，与成人相似。CO_2 排出量亦与成人相似。

4. 气体的弥散

气体的弥散指氧和二氧化碳通过肺泡毛细血管膜的过程。气体弥散的多少，取决于该气体弥散系数和分压差，与弥散面积距离也有关系。小儿肺脏小，肺泡毛细血管总面积和总容量均比成人小，故气体总弥散量也小，但以单位肺容量计算则与成人近似。因 CO_2 在体液的溶解度远远超过 O_2，其弥散能力远比 O_2 大，因此，临床上所指的气体弥散障碍是指 O_2 而言。

5. 气道阻力

气道阻力的大小取决于管径大小和气体流速等。管道气流与管腔半径的 4 次方成反比。小儿气道阻力大于成人，气道管径随发育而增大，阻力随年龄而递减。婴幼儿肺炎时，气道管腔黏膜肿胀，分泌物增加，支气管痉挛等，易使管腔极为狭窄，气道阻力增大，此为小儿肺炎易发生呼吸衰竭的原因。

四、检查方法

（一）体格检查

1. 望诊

(1) 呼吸频率改变：呼吸困难的第一征象为呼吸频率增快，年龄越小越明显。呼吸频率减慢或节律不规则也是危险征象。

(2) 发绀：肢端发绀为末梢性发绀，舌、黏膜的发绀为中心性发绀。中心性发绀较末梢性发绀发生晚，但更有意义。

(3) 吸气时胸廓软组织凹陷：上呼吸道梗阻或严重肺实变时，胸骨上、下，锁骨上窝及肋间隙软组织凹陷，称为"三凹征"。

2. 吸气喘鸣和呼气喘鸣

吸气时出现喘鸣音，同时伴吸气延长，是上呼吸道梗阻的表现。呼气时出现喘鸣音同时伴呼气延长，是下呼吸道梗阻的表现。

3. 肺部听诊

哮鸣音常于呼气相明显，提示细小支气管梗阻。不固定的中、粗湿啰音常来自小支气管的分泌物。于吸气时，特别是深吸气末，听到固定不变的细湿啰音提示肺泡内存在分泌物，常见于肺泡炎。

（二）血气分析

血气反映气体交换和血液的酸碱平衡状态，为诊断和治疗提供依据。小儿血气分析正常值见表 19-1。

当动脉血氧分压 (PaO_2) ＜ 6.67 kPa(50 mmHg)、动脉二氧化碳分压 ($PaCO_2$) ＞

6.67kPa(50mmHg)、动脉血氧饱和度 (SaO₂) < 85% 时为呼吸衰竭。

表 19-1 小儿血液气体分析正常值

项目	新生儿	≤2 岁	>2 岁
pH 值	7.35～7.45	7.35～7.45	7.35～7.45
PaO₂ (kPa)	8～12	10.6～13.3	10.6～13.3
PaCO₂ (kPa)	4.00～4.67	4.00～4.67	4.67～6.00
(mmol/L)	20～22	20～22	22～24
BE(mmol/L)	-6～+2	-6～+2	-4～+2
SaO₂	90%～97%	95%～97%	96%～98%

（三）肺脏影像学

胸部 X 射线透视和摄片是最常用的检查。近 20 年，肺脏影像学发展迅速，CT、高分辨 CT(HRCT)、磁共振 (MRI) 和数字化胸部 X 射线摄片等技术的使用使肺部疾病的诊断率大为提高。

1.MRI

MRI 特别适合肺门及纵隔肿块或淋巴结的检查，在显示肿块与肺门、纵隔血管关系方面优于 CT。利用三维成像技术可发现亚段肺叶中血管内的血栓。气管及血管的同时三维成像能非常清楚地显示小儿异常血管环对气道的压迫。

2.HRCT

HRCT 对许多肺脏疾病有无法估量的价值，尤其是对慢性肺间质病变的描述。HRCT 是应用一种薄层技术（层厚 1～2 mm），详细评价肺实质病变，它能描述小至 200～300 mm 的肺脏解剖细节，识别直径 1～2 mm 的气道和直径 0.1～0.2 mm 的血管。

（四）纤维支气管镜（纤支镜）检查

纤维支气管镜（纤支镜）检查可在直视下作活检或刷检，可视范围大，容易取材，进行细胞和组织学检查，可提高阳性率。亦可进行支气管肺泡灌洗，了解肺泡灌洗液中细胞成分、形态和生物学特征，分析各种细胞因子和炎症介质。

第二节 急性上呼吸道感染

急性上呼吸道感染系由各种病原引起的上呼吸道炎症，简称上感，俗称"感冒"，是小儿最常见的疾病。该病主要侵犯鼻、鼻咽和咽部，如上呼吸道某一局部炎症特别突出，即按该炎症处命名，如急性鼻炎、急性咽炎、急性扁桃体炎等。急性上呼吸道感染主要用于上呼吸道局部感染定位并不确切者。

一、病因

各种病毒和细菌均可引起，但 90% 以上为病毒，主要有鼻病毒 (RV)、呼吸道合胞病毒 (RSV)、

流感病毒 (FluV)、副流感病毒 (paraFluV)、腺病毒 (ADV) 等。病毒感染后可继发细菌感染，最常见为溶血性链球菌，其次为肺炎链球菌，流感嗜血杆菌等，近年来肺炎支原体亦不少见。

婴幼儿时期由于上呼吸道的解剖和免疫特点而易患本病。营养障碍性疾病，如维生素 D 缺乏性佝偻病、亚临床维生素 A、锌或铁缺乏症等，或护理不当，气候改变和环境不良等因素，则易发生反复上呼吸道感染或使病程迁延。

二、临床表现

由于年龄大小、体质强弱、病变部位不同，病情轻重程度可不同。年长儿多较轻，婴幼儿多较重。

（一）一般类型上呼吸道感染

(1) 局部症状如鼻塞、流涕、喷嚏、干咳、咽部不适和咽痛等。

(2) 全身症状，如发热、烦躁不安、头痛、全身不适、乏力等。部分患儿有食欲缺乏、呕吐、腹泻、腹痛等消化道症状。

（二）特殊类型上呼吸道感染

(1) 疱疹性咽峡炎病原体为柯萨奇 A 组病毒，好发于夏秋季，起病急骤，临床表现为高热、咽痛、流涎、厌食、呕吐等。

(2) 咽结合膜热病原体为腺病毒 3 及 7 型。以发热、咽炎、结膜炎为特征。好发于春夏季。临床表现为高热、咽痛、眼部刺痛，有时伴消化道症状。

三、实验室检查

(1) 外周血常规：病毒感染者白细胞计数正常或偏低，中性粒细胞减少，淋巴细胞计数相对增高。细菌感染者白细胞计数可增高，中性粒细胞增高。

(2) 病毒分离和血清学检查可明确病原，近年来免疫荧光、免疫酶及分子生物学技术可做出早期诊断。

(3) 咽拭子培养可发现致病菌，在使用抗菌药物前进行可提高阳性率。

(4) 链球菌引起者于感染 2 ～ 3 周后 ASO 滴度可增高。

(5) 反复上呼吸道感染者可检测免疫功能和血微量元素。

(6) 根据病情选择心电图和 X 线检查。

四、鉴别诊断

（一）流行性感冒

由流感病毒、副流感病毒引起。有明显的流行病史，局部症状较轻，全身症状较重。常有高热、头痛、四肢肌肉酸痛等，病程较长。

（二）急性传染病早期

上感常为各种传染病的前驱症状，如麻疹、流行性脑脊髓膜炎、百日咳、猩红热等，应结合流行病史、临床表现及实验室资料等综合分析，并观察病情演变加以鉴别。

（三）急性阑尾炎

伴腹痛者应注意与急性阑尾炎鉴别。本病腹痛常先于发热，腹痛部位以右下腹为主，呈持续性，有固定压痛点、反跳痛及腹肌紧张、腰大肌试验阳性等体征，白细胞及中性粒细胞增高。

在排除上述疾病后，尚应对上呼吸道感染的病因进行鉴别：病毒性抑或细菌性感染，以便指导治疗。

五、治疗

（一）一般治疗

病毒性上呼吸道感染有一定的自限性。注意休息，多饮水，补充大量维生素C，给予清淡、易消化而富于营养的饮食。婴儿食欲不佳可适当减少哺乳量。注意口腔、眼部和鼻腔的清洁。保持良好的周围环境，室内空气清新，适当的温度和湿度。

（二）抗感染治疗

1. 抗病毒药物

抗病毒药物常用利巴韦林（病毒唑），也可选用中药双黄连、炎琥宁等。

2. 抗生素

抗生素用于细菌性上呼吸道感染或病毒性上呼吸道感染继发细菌感染者。常选用青霉素类、复方磺胺甲噁唑及大环内酯类抗生素。若证实为链球菌感染，或继往有风湿热、肾炎病史者，青霉素疗程应为 10～14 天。

（三）对症治疗

1. 退热

高热时可给予物理降温（头部冷敷、温水擦浴）及退热药，如对乙酰氨基酚或布洛芬。也可用中药，如羚羊角口服液等。

2. 镇静

伴有烦躁者可在退热的同时给予镇静药，如苯巴比妥或水合氯醛。既往有高热惊厥史的患儿给苯巴比妥预防。如已发生惊厥，应给予地西泮、苯巴比妥钠、水合氯醛等止惊。6个月内婴儿应慎用地西泮，因偶可引起呼吸暂停。

3. 鼻塞

婴儿可因鼻塞影响吮奶和睡眠，可先清除鼻腔分泌物后，用0.25%～0.5%麻黄碱溶液滴鼻，1天内次数不要超过 4～6 次，持续时间不超过 3 天。

4. 局部给药

咽痛者可含服咽喉片。口腔溃疡者局部可用珠黄散或锡类散涂抹，以促进溃疡愈合。咽结合膜炎患儿可用阿昔洛韦眼药水滴眼（患侧）。

（四）支持治疗

对反复上呼吸道感染患儿，可使用细胞、体液免疫调节药或非特异免疫调节药，如胸腺肽、丙种球蛋白、中药等。适当补充微量元素及维生素(A，C)，有助于增强抗感染能力。

六、预防

主要靠加强体格锻炼以增强抵抗力；提倡母乳喂养；防治佝偻病及营养不良；避免去人多拥挤的公共场所。

第三节　急性毛细支气管炎

近 20 余年来对累及小气道的炎症性病变即细支气管炎（伴或不伴闭塞）一类疾病的认识显著增加，有人称为细支气管综合征，包括多种不同疾病或作为其他疾病相关的病理状态。

一、病因

呼吸道合胞病毒是细支气管炎最常见的病原，其次为副流感病毒 1 型和 3 型。此外，腺病毒、鼻病毒、肠道病毒、流感病毒和肺炎支原体等亦占一定比例。不同地区中，这些病原体所占比例存在一定差异。儿童中细支气管炎约 55% 由呼吸道合胞病毒引起。少见病原体有冠状病毒、风疹病毒、腮腺炎病毒、带状疱疹病毒、流感病毒、鼻病毒和微小病毒。

二、临床表现

本病起病急骤，1～3 天内迅速出现呼吸增快和咳喘，伴有激惹、呕吐、食欲减退等表现。上呼吸道卡他症状和咳嗽常为细支气管炎发作的先兆。先兆期常有 1～7 天的轻度发热。下呼吸道累及后，则出现重度咳嗽和高热。咳嗽是细支气管炎的突出症状，先为阵发性干咳，以后伴有咯痰，多为白色黏稠痰液。同时出现轻重不等的喘憋。与普通肺炎相比，喘憋症状较严重，出现亦早。发作时呼吸浅而快，伴有呼气性喘鸣，呼吸频率达每分钟 60～80 次或更快。由于过度换气及液体摄入不足，部分患者有脱水和酸中毒。缺氧严重时可出现神志模糊、惊厥、昏迷等脑病征象，严重低氧血症时出现青紫。部分患儿可有呕吐、腹泻，但一般不严重。肺部体检叩诊呈过清音，听诊呼吸音减低，满布哮鸣音或哨笛音，喘憋减轻时可闻及细湿啰音。多数患者有明显的"三凹征"，鼻翼扇动，烦躁不安和发绀。心力衰竭已很少。随病程进展，有时尽管体温已降至正常，心动过速却成为突出的症状。听诊的变化很大，喘息伴或不伴爆裂声。呼吸困难加重，而相应的肺部听诊阳性体征发现减少，提示阻塞加重和呼吸衰竭即将发生。

三、检查

严重病例伴高碳酸血症。

胸部影像学表现不典型，可发现肺透亮度增加，肋间隙增宽，横膈平坦。两侧肺门阴影增大，肺纹理增多、增粗，支气管周围有自肺门起始的密度不均匀、不规则线状阴影。一般肺实质无浸润阴影，若肺泡受累明显者，则有小点状或散在片状阴影。多处区域可见小片肺不张，与普通的肺炎浸润很难鉴别。呼吸道合胞病毒感染时，支气管血管影突出。

四、诊断

依据临床表现特征、患儿年龄及流行病学资料等诊断。在呼吸道分泌物，特别是鼻洗液中分离到病毒则有确诊价值。绝大多数病毒引起的细支气管炎，3～7 天内可通过组织培养分离出病毒。应用快速病原诊断技术也可在数小时内从呼吸道分泌物中检测出病毒抗原，尤其是呼吸道合胞病毒。血清学检查对诊断帮助不大，因检测恢复期血清至少需 2～4 周，对临床治疗无助；且婴幼儿体内有从母体内获得的抗体，对诊断有影响。

五、鉴别诊断

患儿年龄偏小，在发病初期即出现明显的发作性喘憋，体检及 X 线检查在初期即出现明显肺气肿，故与其他急性肺炎较易区别。但本病还需与以下疾病鉴别。

（一）婴幼儿哮喘

婴儿的第一次感染性喘息发作，多数是毛细支气管炎。毛细支气管炎当喘憋严重时，毛细支气管接近于完全梗阻，呼吸音明显降低，此时湿啰音也不易听到，不应误认为是婴幼儿哮喘发作。如有反复多次喘息发作，亲属有变态反应史，则有婴幼儿哮喘的可能。婴幼儿哮喘一般不发热，表现为突发突止的喘憋，可闻及大量哮鸣音，对支气管扩张药及皮下注射小剂量肾上腺素效果明显。

（二）喘息性支气管炎

喘息性支气管炎多见于 1～3 岁幼儿，常继发于上呼吸道感染之后，多为低至中等度发热，肺部可闻及较多不固定的中等湿啰音、喘鸣音。病情多不重，呼吸困难，缺氧不明显。

（三）粟粒性肺结核

有时呈发作性喘憋，发绀明显，多无啰音。有结核接触史或家庭病史，结核中毒症状，PPD 试验阳性，可与急性毛细支气管炎鉴别。

（四）可发生喘憋的其他疾病

如百日咳、充血性心力衰竭、心内膜弹力纤维增生症、吸入异物等。

(1) 因肺脏过度充气，肝脏被推向下方，可在肋缘下触及，且患儿的心率与呼吸频率均较快，应与充血性心力衰竭鉴别。

(2) 急性毛细支气管炎：一般多以上呼吸道感染症状开始，此点可与充血性心力衰竭、心内膜弹力纤维增生症、吸入异物等鉴别。

(3) 百日咳：为百日咳鲍特杆菌引起的急性呼吸道传染病。人群对百日咳普遍易感。目前我国百日咳疫苗为计划免疫接种，发病率明显下降。百日咳典型表现为阵发、痉挛性咳嗽，痉咳后伴 1 次深长吸气，发出特殊的高调鸡啼样吸气性吼声俗称"回勾"。咳嗽一般持续 2～6 周。发病早期外周血白细胞计数增高，以淋巴细胞为主。采用鼻咽拭子法培养阳性率较高，第 1 周可达 90%。百日咳发生喘憋时需与急性毛细支气管炎鉴别，典型的痉咳、鸡啼样吸气性吼声、白细胞计数增高以淋巴细胞为主、细菌培养百日咳鲍特杆菌阳性可鉴别。

六、并发症

细支气管炎与肺炎也可同时存在，个别尚可见胸膜反应。严重患者可并发呼吸衰竭。

七、治疗

该病最危险的时期是咳嗽及呼吸困难发生后的 48～72 小时。主要死因是过长的呼吸暂停、严重的失代偿性呼吸性酸中毒、严重脱水。病死率为 1%～3%。

（一）对症治疗

吸氧、补液、湿化气道、镇静、控制喘憋。

（二）抗生素

考虑有继发细菌感染时，应想到金黄色葡萄球菌、大肠杆菌或其他院内感染病菌的可能。对继发细菌感染的重症患儿，应根据细菌培养结果选用敏感抗生素。

（三）并发症的治疗

及时发现和处理代谢性酸中毒、呼吸性酸中毒、心力衰竭及呼吸衰竭。并发心力衰竭时应及时采用快速洋地黄药物，如毛花苷 C。对疑似心力衰竭的患儿，也可及早试用洋地黄药物观察病情变化。

(1) 监测心电图、呼吸和血氧饱和度，通过监测及时发现低氧血症、呼吸暂停及呼吸衰竭的发生。一般吸入氧气浓度在 40% 以上即可纠正大多数低氧血症。当患儿出现吸气时呼吸音消失，严重三凹征，吸入氧气浓度在 40% 仍有发绀，对刺激反应减弱或消失，血二氧化碳分压升高，应考虑做辅助通气治疗。病情较重的小婴儿可有代谢性酸中毒，需做血气分析。1/10 的患者有呼吸性酸中毒。

(2) 毛细支气管炎患儿因缺氧、烦躁而导致呼吸、心跳增快，需特别注意观察肝脏有无在短期内进行性增大，从而判断有无心力衰竭的发生。小婴儿和有先天性心脏病的患儿发生心力衰竭的机会较多。

(3) 过度换气及液体摄入量不足的患儿要考虑脱水的可能。观察患儿哭时有无眼泪，皮肤及口唇黏膜是否干燥，皮肤弹性及尿量多少等，以判断脱水程度。

(四) 抗病毒治疗

抗病毒治疗多用利巴韦林、中药双黄连。

1. 利巴韦林

利巴韦林常用剂量为每日 10 ～ 15 mg/kg，分 3 ～ 4 次。利巴韦林是于 1972 年首次合成的核苷类广谱抗病毒药，最初的研究认为，它在体外有抗 RSV 作用，但进一步的试验却未能得到证实。目前美国儿科协会不再推荐常规应用这种药物，但强调对某些高危、病情严重患儿可以用利巴韦林治疗。

2. 中药双黄连

北京儿童医院采用双盲随机对照方法的研究表明，双黄连雾化吸入治疗 RSV 引起的下呼吸道感染是安全有效的方法。

(五) 呼吸道合胞病毒 (RSV) 特异治疗

1. 静脉用呼吸道合胞病毒免疫球蛋白 (RSV-IVIG)

在治疗 RSV 感染时，RSV-IVIG 有两种用法：①一次性静脉滴注 RSV-IVIG 1500mg/kg；②吸入疗法，只在住院第 1 天给予 RSV-IVIG 制剂吸入，共 2 次，每次 50 mg/kg，20 分钟，间隔 30 ～ 60 分钟。两种用法均能有效改善临床症状，明显降低鼻咽分泌物中的病毒含量。

2.RSV 单克隆抗体

RSV 单克隆抗体用法为每月肌内注射 1 次，每次 15 mg/kg，用于整个 RSV 感染季节，在 RSV 感染开始的季节提前应用效果更佳。

(六) 支气管扩张药及肾上腺糖皮质激素

1. 支气管扩张药

过去认为支气管扩张药对毛细支气管炎无效，目前多数学者认为，用受体兴奋药治疗毛细支气管炎有一定的效果。综合多个研究表明，肾上腺素为支气管扩张药中的首选药。

2. 肾上腺糖皮质激素

长期以来对糖皮质激素治疗急性毛细支气管炎的争议仍然存在，目前尚无定论。但有研究表明，糖皮质激素对毛细支气管炎的复发有一定的抑制作用。

八、预后

该病常可自限。多数儿童急性期持续 3～7 天，经 1～2 周逐渐恢复，但部分病例可能持续数周，此时应注意有无其他并发症的可能。多数患儿能完全恢复正常。部分则发展为支气管扩张症、纤维闭塞性细支气管炎和单侧或局限性肺气肿。

细支气管炎对肺发育的远期影响尚未阐明。住院患儿有复发喘息及长期肺功能异常的可能，轻度者无此危险性。小气道功能异常可持续数年，但临床无任何表现。有人认为肺功能异常与特异质及气道高反应性有关。

第四节 急性感染性喉炎

急性感染性喉炎为喉部黏膜急性弥散性炎症，以犬吠样咳嗽、声音嘶哑、喉鸣、吸气性呼吸困难为临床特征。可发生于任何季节，以冬春季为多。多见于婴幼儿。急性感染性喉炎由病毒或细菌感染引起，常见病毒为副流感病毒 1 型或腺病毒，常见细菌为金黄色葡萄球菌、肺炎链球菌、溶血性链球菌、流感嗜血杆菌等，多为病毒感染基础上继发细菌感染，也可并发于麻疹、百日咳、流感和白喉等急性传染病。

一、病因

由病毒或细菌感染引起，亦可并发于麻疹、百日咳和流感等急性传染病。常见的病毒为副流感病毒、流感病毒和腺病毒，常见的细菌为金黄色葡萄球菌、链球菌和肺炎链球菌。由于小儿喉部解剖特点，炎症时易充血、水肿而出现喉梗阻。

二、临床表现

本病起病急、症状重。可有发热、犬吠样咳嗽、声嘶、吸气性喉鸣和三凹征。严重时可出现发绀、烦躁不安、面色苍白、心率加快。咽部充血，间接喉镜检查可见喉部、声带有不同程度的充血、水肿。一般白天症状轻，夜间入睡后加重，喉梗阻者若不及时抢救，可窒息死亡。

按吸气性呼吸困难的轻重，将喉梗阻分为四度：Ⅰ度：患者仅于活动后出现吸气性喉鸣和呼吸困难，肺呼吸音及心率无改变；Ⅱ度：于安静时亦出现喉鸣和吸气性呼吸困难，肺部听诊可闻喉传导音或管状呼吸音，心率加快；Ⅲ度：除上述喉梗阻症状外，患儿因缺氧而出现烦躁不安，口唇及指趾发绀，双眼圆睁，惊恐万状，头面部出汗，肺部呼吸音明显降低，心率快，心音低钝；Ⅳ度：患儿渐显衰竭、昏睡状态，由于无力呼吸，三凹征可不明显，面色苍白发灰，肺部听诊呼吸音几乎消失，仅有气管传导音，心律不齐，心音钝、弱。

三、诊断和鉴别诊断

根据急起犬吠样咳嗽、声嘶、喉鸣、吸气性呼吸困难等临床表现不难诊断，但应与白喉、喉痉挛、支气管异物等所致的喉梗阻鉴别。

四、治疗

(一) 保持呼吸道通畅

保持呼吸道通畅可用 1%～3% 麻黄素和糖皮质激素超声雾化吸入，促进黏膜水肿消退。

（二）控制感染

及时静脉输入足量抗生素，一般给予青霉素、大环内酯类或头孢菌素类等，严重者予以两种以上抗生素。

（三）糖皮质激素

有抗炎和抑制变态反应等作用，能及时减轻喉头水肿，缓解喉梗阻。可口服泼尼松，静点地塞米松或氢化可的松。

（四）对症治疗

缺氧者予以吸氧；烦躁不安者可用异丙嗪，除镇静外还有减轻喉头水肿的作用；痰多者可止咳祛痰，必要时直接喉镜吸痰；不宜使用氯丙嗪。

（五）气管切开

经上述处理仍有严重缺氧征象或有Ⅲ度以上喉梗阻者，应及时行气管切开术。

第五节　急性支气管炎

急性支气管炎是气管及支气管黏膜发生炎症所致，是儿童时期常见呼吸道疾病。婴幼儿多见。急性支气管炎常继发于上呼吸道感染，或为急性传染病的一种临床表现。病原为各种病毒或细菌，或为混合感染，能引起上呼吸道感染的病原体都可引起支气管炎，其中病毒是主要病因。免疫功能失调、营养不良、佝偻病、特异性素质、鼻炎、鼻窦炎等都是本病的诱发因素。

一、病因

病原为各种病毒或细菌，或为混合感染。能引起上呼吸道感染的病原体都可引起支气管炎。免疫功能低下、特异性体质、营养障碍、佝偻病和支气管局部结构异常等均为本病的危险因素。

二、临床表现

本病患者大多先有上呼吸道感染症状，之后以咳嗽为主要症状，开始为干咳，以后有痰。婴幼儿症状较重，常有发热、呕吐及腹泻等。一般无全身症状。双肺呼吸音粗糙，可有不固定的散在的干啰音和粗中湿啰音。

婴幼儿可发生一种特殊类型的支气管炎，称为哮喘性支气管炎（asthmatoid bronchitis），泛指一组有喘息表现的婴幼儿急性支气管感染。

除上述临床表现外，其特点为：①多见于3岁以下，常有湿疹或其他过敏史；②有类似哮喘的表现，如呼气性呼吸困难，肺部叩诊呈鼓音，听诊双肺满布哮鸣音及少量粗湿啰音；③部分病例复发，大多与感染有关；④近期预后大多良好，到了3～4岁发作次数减少，渐趋康复，但少数可发展成为哮喘。目前有学者认为哮喘性支气管炎实际是婴儿哮喘的一种表现。

三、治疗

（一）一般治疗

注意休息保持安静。给予清淡、易消化而富于营养的饮食。婴儿食欲不佳可适当减少哺乳量。注意口腔、眼部和鼻腔的清洁。保持室内空气清新，适当的温度和湿度。经常变换患儿体位，多饮开水，以利于排痰。

（二）抗感染治疗

(1) 由于病原体多为病毒，一般不采用抗生素。如无明确细菌感染，可用利巴韦林（病毒唑）或双黄连等雾化吸入或静脉滴入。

(2) 对婴幼儿有发热、黄痰、白细胞增多，或体质较弱者，可适当选用抗生素，如青霉素、头孢氨苄、头孢羟氨苄、复方磺胺甲𫫇唑等。若考虑为肺炎支原体感染可选用大环内酯类药物，如红霉素、罗红霉素、阿奇霉素等。

（三）对症治疗

1. 化痰止咳

一般不用镇咳药或镇静药，以免抑制咳嗽反射，影响黏痰咳出。对于咳嗽剧烈、痰液黏稠者，可行雾化吸入（含糜蛋白酶、庆大霉素、利巴韦林等），或口服乙酰半胱氨酸、吉诺通、中药鲜竹沥等。咳嗽频繁影响小儿睡眠时可给予适量镇静药，但应避免用药过量抑制咳嗽反射。异丙嗪可使痰液干燥不易排出，痰多时尽量少用。

2. 平喘

对喘息症状明显者，可选用支气管扩张药，如喘乐宁雾化吸入，或口服氨茶碱，每次 $2 \sim 4$ mg/kg，6 小时 1 次；可行超声雾化吸入（含糜蛋白酶、庆大霉素、利巴韦林等）；喘憋严重时可加用泼尼松 1 mg/(kg·d)，$1 \sim 3$ 天。

四、病情观察

1. 发热、咳嗽

一般患儿发热 $2 \sim 4$ 天后可降至正常，咳嗽持续 $5 \sim 10$ 天好转。若发热持续不退、咳嗽加重者，要考虑肺炎发生的可能。若恢复期并发低热，应考虑有无继发细菌感染。

2. 哭闹不安

若病程中有不明原因的哭闹不安，应注意检查耳部有无中耳炎发生。营养不良或体质弱的患儿易发生并发症。

3. 呕吐、腹泻

小婴儿呼吸道感染可影响消化功能，引发消化道症状。所以对小婴儿病程中出现食欲缺乏、呕吐、腹泻等症状时，需注意观察大便次数和性状改变，并做大便常规检查，必要时可做大便培养，以区别是急性支气管炎的消化道症状，还是合并肠道感染而引起的腹泻病。

4. 体征变化

病程中尤其要注意体征变化以及时判断病情的发展。

(1) 注意肺部啰音出现的部位是否固定，范围大小有无变化，啰音有无变细、增多。若出现固定的湿啰音，啰音范围增大且变细、增多，应考虑有肺炎的发生，应及时复查 X 线胸片，调整治疗方案。

(2) 注意有无哮鸣音的出现。部分婴幼儿在起病数日后出现喘息，可闻及哮鸣音，需与婴幼儿哮喘鉴别。可适当选用支气管扩张药。

5. 血常规检查

血常规一般每周检查 1 次。若血白细胞计数和中性粒细胞比例持续增高，应结合临床表现，考虑细菌感染尚未得到完全控制，需及时调整治疗方案。

6.X 线检查

不宜过多。如病情无明显变化，一般 10 ～ 14 天复查。X 线改变往往落后于临床症状的出现，应结合临床症状和体征的改变，综合判断，不能仅凭 X 线表现轻易下结论，以免贻误病情。

五、病情转归

1. 病情好转

病毒感染所致者，病程呈自限性。通常治疗持续至症状、体征消失后 3 天左右即可。

2. 病情迁延或反复

应反复仔细询问病史，综合分析，重新考虑诊断，进一步检查有无原发基础疾病，如气管异物吸入、支气管扩张症、先天性心脏病、低球蛋白血症以及慢性鼻窦炎、腭扁桃体炎等；还要考虑是否为特殊病原感染，如肺炎支原体感染者病程多较长且对多数抗生素疗效不佳。

3. 病情进展

病情进展常见于年幼体弱的婴幼儿，或有先天性心脏病的患儿。大多可能为继发细菌感染或炎症进一步蔓延引起肺炎。

第六节　支气管哮喘

支气管哮喘是一种表现反复发作性咳嗽、喘鸣和呼吸困难，并伴有气道高反应性的可逆性、梗阻性呼吸道疾病。一般认为，与变态反应有关，但众多的研究证明，不是所有哮喘患者都有明确的免疫学变化，反之，也不是所有变态反应性疾病患者均发生哮喘。哮喘可在任何年龄发病，但多数始发于 4 ～ 5 岁以前。积极防治小儿支气管哮喘对防治成人支气管哮喘意义重大。

一、病因

诱因诱发支气管哮喘的因素是多方面的，常见因素如下。

(一) 过敏源

过敏物质大致分为以下三类。

(1) 引起感染的病原体及其毒素：小儿哮喘发作常和呼吸道感染密切相关，婴幼儿哮喘中 95% 以上是由于呼吸道感染所致，主要病原体是呼吸道病毒，如合胞病毒 (RSV)、腺病毒、流感、副流感病毒等。现已证明合胞病毒感染可因发生特异性 IgE 介导 Ⅰ 型变态反应而发生喘息。其他如鼻窦炎、扁桃体炎、龋齿等局部感染也可能是诱发因素。

(2) 吸入物：通常自呼吸道吸入，国内应用皮肤试验显示，引起哮喘最主要过敏源为尘螨、屋尘、霉菌、多价花粉 (蒿属、豚草)、羽毛等，亦有报告接触蚕发哮喘，特别是螨作为吸入性变应原，在呼吸道变态反应性疾病中占有一定重要地位。儿童期对螨的过敏比成人为多，春秋季是螨生存地最短适宜季节，因此尘螨性哮喘好发于春秋季，且夜间发病者多见。此外，吸入变应原所致哮喘发作往往与季节、地区和居住环境有关，一旦停止接触，症状即可减轻或消失。

(3) 食物：主要为异性蛋白质，如牛奶、鸡蛋、鱼虾、香料等，食物过敏以婴儿期为常见，

4～5 岁以后逐渐减少。

（二）非特异性刺激物质

非特异性刺激物质如灰尘、烟（包括香烟及蚊香）、气味（工业刺激性气体、烹调时油气味及油漆味）等。这些物质均为非抗原性物质，可刺激支气管黏膜感觉神经末梢及迷走神经，引起反射性咳嗽和支气管痉挛，长期持续可导致气道高反应性，有时吸入冷空气也可诱发支气管痉挛。有学者认为空气污染日趋严重，也可能是支气管哮喘患病率增加重要原因之一。

（三）气候

儿童患者对气候变化很敏感，如气温突然变冷或气压降低，常可激发哮喘发作，因此，一般春秋两季儿童发病明显增加。

（四）精神因素

儿童哮喘中精神因素引起哮喘发作虽不如成人明显，但哮喘儿童也常受情绪影响，如大哭大笑或激怒恐惧后可引起哮喘发作。有学者证明在情绪激动或其他心理活动障碍时常伴有迷走神经兴奋。

（五）遗传因素

哮喘具有遗传性，患儿家庭及个人过敏史，如哮喘、婴儿湿疹、荨麻疹、过敏性鼻炎等的患病率较一般群体为高。

（六）运动

国外报道约 90% 哮喘患儿，运动常可激发哮喘，又称运动性哮喘，多见于较大儿童，剧烈持续 (5～10 分钟以上) 的奔跑以后最易诱发哮喘，其发生机制是免疫性的。

（七）药物

药物引起的哮喘也较常见。主要有两类药物，一类是阿司匹林及类似的解热镇痛药，可造成所谓内源性哮喘，如同时伴有鼻窦炎及鼻息肉，则称为阿司匹林三联症。其他类似药物有消炎痛、甲灭酸等。引起哮喘的机制可能为阿司匹林抑制前列腺素合成，导致 cAMP 含量减少，释放化学介质引起哮喘，这类哮喘常随年龄增长而减少，青春期后发病减少。另一类药物为作用于心脏的药物，如心得安、心得平等可阻断 β 受体而引起哮喘，此外很多喷雾吸入剂亦可因刺激咽喉反射性引起支气管痉挛，如色甘酸钠、痰易净等，其他如碘油造影，磺胺药过敏也常可诱发哮喘发作。

二、临床表现

（一）先兆期表现

先兆期常有胸闷、咳嗽、喷嚏、鼻塞、流涕、鼻痒、咽痒、眼痒和流泪等反应。

（二）发作期表现

婴幼儿起病常较缓慢，年长儿多呈急性过程。发病时往往先有刺激性干咳，接着可咳大量白黏痰，伴有呼气性呼吸困难和哮吼声，出现烦躁不安或被迫坐位，咳喘剧烈时还可出现腹痛。哮喘发作以夜间更为严重，可自行或经治疗缓解。若哮喘急剧严重发作，经合理应用拟交感神经药物仍不能在 24 小时内缓解，称为哮喘持续状态。随病情变化，患儿由呼吸困难的挣扎状态转为软弱、咳嗽无力、血压下降，出现发绀，甚至死于急性呼吸衰竭。

三、辅助检查

（一）过敏源检查

过敏源检查目的在于发现和明确诱发哮喘的原因，以便在日常生活中避免与之接触，以防哮喘发作。

（二）激发试验

对于症状与哮喘一致，但肺功能检查正常的患者，乙酰胆碱和组胺的气道反应性测定或运动激发试验有助于确定哮喘诊断。

（三）肺功能测定

哮喘患儿用力肺活量(FVC)和一秒用力呼气容积(FEV_1)降低，FEV_1/FVC减低，PEFR减低，肺功能残气量(FRC)增加。

（四）测定气道炎症的无创性标志物

可以通过检查自发生成痰液中或高渗盐水诱发痰液中的嗜酸细胞和异染细胞来评估与哮喘相关的气道炎症。

（五）其他检查

X线胸片显示肺过度充气；血嗜酸性粒细胞增多(0.05～0.15)或绝对值增多（＞$300×10^6$/L）；T淋巴细胞亚群包括Th_1/Th_2测定；嗜碱性粒细胞脱颗粒试验；嗜碱性粒细胞计数等。有些检查虽可符合哮喘诊断，但无特异性。

四、诊断标准

（一）婴幼儿哮喘诊断标准

(1) 年龄＜3岁，喘息发作≥3次。

(2) 发作时双肺闻及呼气相哮鸣音，呼气相延长。

(3) 具有特应性体质，如过敏性湿疹、过敏性鼻炎等。

(4) 父母有哮喘病等过敏史。

(5) 除外其他引起喘息的疾病。

凡具有以上(1)(2)(3)条即可诊断哮喘。如喘息发作2次，并具有第(2)(5)条，诊断为可疑哮喘或喘息性支气管炎。如同时具有第(3)和（或）第(5)条时，可考虑给予哮喘治疗性诊断。

（二)3岁以上儿童哮喘诊断标准

(1) 年龄≥3岁，喘息呈反复发作者或可追溯与某种变应原或刺激因素有关。

(2) 发作时双肺闻及以呼气相为主的哮鸣音，呼气相延长。

(3) 支气管舒张药有明显的疗效。

(4) 除外其他引起喘息、胸闷和咳嗽的疾病。

对各年龄组疑似哮喘同时肺部有哮鸣音者，可做以下任何一项支气管舒张试验：①用 b_2 受体激动药的气雾剂或溶液雾化吸入；② 0.1% 肾上腺素 0.01 ml/kg 皮下注射，每次最大量不超过 0.3 ml。在做以上任何一项试验后 15 分钟，如果喘息明显缓解及肺部哮鸣音明显减少，或一秒钟用力呼气容积 (FEV_1) 上升率≥ 15%，支管舒张试验阳性，可作哮喘诊断。

（三）咳嗽变异性哮喘诊断标准（年龄不分大小）

(1) 咳嗽持续或反复发作＞1个月，常在夜间或清晨发作，痰少，运动后加重，临床无感染征象，或经较长期抗生素治疗无效。

(2) 用支气管扩张药可使咳嗽发作缓解（基本诊断条件）。

(3) 有个人过敏史或家族过敏史，变应原试验阳性可作辅助诊断。

(4) 气道呈高反应性特征，支气管激发试验阳性可作辅助诊断。

(5) 除外其他原因引起的慢性咳嗽。

五、鉴别诊断

（一）毛细支气管炎

主要是由呼吸道合胞病毒及副流感病毒感染所致，好发于2～6个月婴儿，常于冬春季流行。喘息是急性呼吸道感染最常见的症状，尤其以病毒感染为著。第1次婴幼儿喘息可能是毛细支气管炎，而1岁时出现多次喘息就可能是哮喘，如根据哮喘治疗有效，则有助于诊断。

（二）喘息性支气管炎

发生在3岁以内，临床表现为支气管炎伴喘息，常有发热、喘息，随炎症控制而消失，一般无呼吸困难，病程1周。大部分到4～5岁时发作停止。现一般倾向如有典型呼气相喘息，发作3次，并除外其他引起喘息疾病，即可诊断为哮喘；如喘息发作2次，有特应性体质、家族哮喘病史、血清IgE升高，应及早进行抗哮喘治疗。许多国家已经取消此名称，我国的儿童哮喘常规将其纳入可疑哮喘。

（三）先天性喉喘鸣

先天性喉喘鸣是因喉部发育较差引起喉软骨软化，在吸气时喉部组织陷入声门而发生喘鸣及呼吸困难。于出生时或生后数天出现持续吸气性喘鸣，重者吸气困难，并有胸骨上窝及肋间凹陷。在俯卧位或被抱起时喘鸣有时可消失。喘鸣一般在6个月到2岁消失。

（四）异物吸入

好发于幼儿及学龄前期，有吸入异物史，呛咳可有可无，有时胸部X线摄片检查无异常，应作吸气及呼气相透视或摄片，可有纵隔摆动，或由于一侧气体滞留而两肺透光度不一致。如X线检查阴性，仍不能除外异物，可做支气管镜检查。

（五）支气管淋巴结核

支气管淋巴结核可由肿大淋巴结压迫支气管或因结核病变腐蚀和侵入支气管壁导致部分或完全阻塞，出现阵发性痉挛性咳嗽伴喘息，常伴有疲乏、低热、盗汗、体重减轻。可做PPD及X线检查、痰结核菌检查、测定血清抗体，疑有支气管内膜结核引起的气道阻塞应做支气管镜检。

（六）环状血管压迫

环状血管压迫为先天性畸形，多发生于主动脉弓处，有双主动脉弓或有环状血管畸形。由一前一后血管围绕气管和食管，随后两者又合并成降主动脉，某些病例右侧主动脉弓和左侧主动脉韧带形成一个环，前者压迫气管及食管。

（七）胃食管反流

多数婴儿进食后发生反流，食管黏膜有炎症改变，反流可引起反射性气管痉挛而出现咳嗽、喘息，可行吞钡 X 线检查，近年来用食管 24 小时 pH 监测以助诊断。

（八）先天性气管畸形

先天性气管畸形如喉蹼、血管瘤、息肉等，先天性气道发育异常造成喉部狭窄，若喉部完全阻塞者生后可因窒息而死亡。如喉部部分阻塞，哭声减弱、声音嘶哑或失声，有吸气及呼气时呼吸困难及发绀。体检局部无炎症表现，喉镜检查可见喉蹼；对息肉及血管瘤，X 线检查及支气管镜检查有助诊断。

六、治疗

治疗原则为急性发作时采用多种措施缓解支气管痉挛，改善肺通气功能，控制感染。急性发作的治疗主要包括吸氧、支气管扩张药和皮质类固醇。所用药物种类和剂量取决于哮喘发作的严重性。上述治疗措施对免疫性和非免疫性哮喘都是有效的。

（一）常用拟交感胺类药物

兴奋 α 受体和 $β_1$ 受体药，应用后可出现面色苍白、头痛、呕吐、心悸、心律不齐和血压增高等不良反应，已逐渐被 $β_2$ 受体兴奋剂替代。而后者对 $β_2$ 受体有高度选择性，治疗剂量能显著扩张支气管平滑肌，而对心脏等方面作用较少，但亦有时表现轻度恶心、呕吐、偶可因刺激骨骼肌 $β_2$ 受体引起肌肉震颤、心悸。长久使用，可产生耐药性。

急性发作时应首选 $β_2$ 受体兴奋剂之气雾剂，因其奏效迅速，用量少，不良反应亦少。目前常用剂型为定量型喷雾器 (MDI 即手控式) 与雾化器给药一样既可治疗哮喘急性发作也可用于维持治疗。使用前者时需手控和吸入同步，因 4～5 岁以下小儿不易掌握，常可影响疗效。目前为提高疗效，在定量气雾器与含口器中，接一储气罐，可通过重复呼吸，吸入大部分药物。最近国外又发明了粉型气雾剂和"碟式吸纳器 (旋达碟)"，不但提高了吸入疗法的疗效，又避免了 MDI 中含有氟利昂的刺激和对空气的污染。对重症哮喘亦可用雾化吸入法，骨内和静脉注射。

（二）茶碱类药物

茶碱类药物是最常用的支气管扩张剂。临床应用的氨茶碱，为茶碱乙二胺复盐 (含茶碱 80%～85%)。急性发作者，如口服无效，可由静脉注入，以 5%～10% 葡萄糖液稀释，在 30 分钟内缓慢注入。如已采用氨茶碱治疗。(在 6 小时内)，应将剂量减半。以后可给予维持量。1～9 岁小儿，可选择氨茶碱静点，有条件时应测氨茶碱血浓度，治疗哮喘的有效血浓度为 10～20 μg/ml。每 6～8 小时给药一次。有条件的单位应监测氨茶碱血浓度的峰值与谷值，寻找最佳投药方案。病情稳定后，可每隔 2～3 月监测浓度一次。

由于氨茶碱有效血浓度范围狭窄，且有个体差异，故治疗中应密切注意毒性反应，如遇恶心、呕吐、烦躁不安、甚至呕血、耳鸣、谵妄、惊厥等，应立即停药。有心力衰竭、肝功能不全、发热或同时服用红霉素类药物时，由于药物排泄变慢，剂量应减少。

（三）抗胆碱能药

1. 异丙托品

异丙托品为阿托品的异丙基衍生物，对支气管平滑肌有较高的选择性，能阻断迷走神经胆碱纤维引起的支气管平骨肌收缩作用。主要作气雾吸入。婴儿疗效优于学龄儿童，治疗剂量一般不引起分泌物黏稠，不干扰纤毛的清除力。有人推荐抗胆碱能药和 $β_2$ 兴奋剂联合应用，可提高平喘疗效。

2. 东莨菪碱

东莨菪碱具有舒张支气管平滑肌，抑制腺体分泌，改善通气功能和镇静作用。可肌内注射或加入葡萄糖液中缓慢静点，同时亦有减慢心率和轻度降压作用，对伴有心动过速者可减少氨茶碱对心血管的不良反应。

(四)α受体阻滞剂

国内常用α受体阻滞剂为酚妥拉明。它可扩张小血管，缓解肺动脉痉挛，增加心脏收缩力和扩张痉挛的支气管，对疏通肺循环，调节通气/血流比例有效。常与β受体兴奋性协同，起到改善毛细血管通透性以及稳定溶酶体酶等作用。其不但能使痉挛的支气管扩张，而且可消除气道炎症反应。过去皮质激素主要用于哮喘持续状态和慢性顽固性哮喘发作患者，但在重症发作时也可静洋氢化可的松、地塞米松等，一般病情好转后改用泼尼松等口服，并逐渐减量维持。长期口服皮质激素的弊端是会导致肾上腺皮质功能受损，一旦停药或减量有时可出现肾上腺皮质功能不全症状或再次诱发哮喘。

第七节 支气管肺炎

支气管肺炎是小儿时期最常见的肺炎，全年均可发病，以冬春寒冷季节较多。营养不良、维生素D缺乏性佝偻病、先天性心脏病、低出生体重儿等均易发生本病。病原微生物为细菌和病毒，发达国家中小儿肺炎病原以病毒为主，发展中国家以细菌为主。细菌感染以肺炎链球菌多见，近年来肺炎支原体和流感嗜血杆菌有增多趋势。支气管肺炎主要的病理生理改变是支气管、细支气管和肺泡的炎症导致通气与换气功能障碍，引起低氧血症和高碳酸血症。

一、病因

(一) 好发因素

婴幼儿时期容易发生肺炎是由于呼吸系统生理解剖上的特点，如气管，支气管管腔狭窄，黏液分泌少，纤毛运动差，肺弹力组织发育差，血管丰富易于充血，间质发育旺盛，肺泡数少，肺含气量少，易为黏液所阻塞等，在此年龄阶段免疫学上也有弱点，防御功能尚未充分发展，容易发生传染病，营养不良，佝偻病等疾患，这些内在因素不但使婴幼儿容易发生肺炎，并且比较严重，1岁以下婴儿免疫力很差，故肺炎易于扩散，融合并延及两肺，年龄较大及体质较强的幼儿，机体反应性逐渐成熟，局限感染能力增强，肺炎往往出现较大的病灶，如局限于一叶则为大叶性肺炎。

(二) 病原菌

凡能引起上呼吸道感染的病原均可诱发支气管肺炎，但以细菌和病毒为主，其中肺炎链球菌，流感嗜血杆菌，RSV最为常见，20世纪90年代以后美国等发达国家普遍接种b型流感嗜血杆菌(Hib)疫苗，因而流感嗜血杆菌所致肺炎已明显减少，一般支气管肺炎大部分由于肺炎球菌所致，占细菌性肺炎的90%以上，其他细菌如葡萄球菌，链球菌，流感杆菌，大肠埃希杆菌，肺炎杆菌，铜绿假单胞菌则较少见，肺炎球菌至少有 86 个不同血清型，都对青霉素敏感，所以目前分型对治疗的意义不大，较常见肺炎球菌型别是第 14，18，19，23 等型。

二、临床表现

（一）发热

热型不定，多为不规则发热，亦可为弛张热或稽留热，重度营养不良者可不发热。

（二）咳嗽

咳嗽较频繁，早期为刺激性干咳，以后咳嗽有痰。

（三）气促或呼吸困难

多发生于发热、咳嗽之后，呼吸加快，可达 40～80 次/分，并有鼻翼扇动，重者呈点头状呼吸、三凹征、唇周发绀。

（四）肺部体征

早期可不明显或仅呼吸音粗糙，以后可闻及固定的中、细湿啰音，叩诊正常；当病灶融合扩大累及部分或整个肺叶时，则出现相应肺实变体征，语颤增强、叩诊浊音，听诊呼吸音减弱或出现管状呼吸音。

三、X 线胸片

早期肺纹理增粗，以后出现散在点状及小斑片状阴影，以双肺下野、中内带及心膈区居多，并可见肺气肿或肺不张。

四、实验室检查

（一）周围血白细胞计数及中性粒细胞比例

细菌性肺炎大多增高，可有核左移，胞质中可有中毒颗粒。病毒性、部分金黄色葡萄球菌和大肠杆菌肺炎可正常或降低。

（二）细菌感染时粒细胞碱性磷酸酶 (AKP) 积分 > 200，C- 反应蛋白 (CRP) 明显升高；病毒感染时 AKP 积分多 < 100，CRP 不增高。

五、鉴别诊断

本病应与以下疾病鉴别。

（一）急性支气管炎

急性支气管炎患者一般无发热或发热不高，全身情况好，以咳嗽为主要症状，肺部有不固定的干、湿啰音。婴幼儿由于呼吸道解剖特点易发生气管痉挛而致呼吸困难，有时与肺炎不易区别，宜按肺炎处理。

（二）支气管哮喘合并肺部感染

支气管哮喘合并肺部感染表现为发作性咳嗽、喘鸣，肺部哮鸣音出现早，发热和中细湿啰音出现晚。既往有反复咳喘发作史、个人过敏史及类似疾病家族史。

（三）支气管异物

支气管异物患者多有异物吸入或突发呛咳史。异物滞留于气管可引起剧烈的咳嗽、喘鸣、呼吸困难，甚至青紫，听诊有气管拍击音，触诊有气管撞击感；异物进入一侧支气管，可因异物堵塞和并发炎症，发生肺不张、肺气肿、支气管扩张等，患侧肺部叩诊浊音或鼓音，呼吸音减低，有时可闻及位置较固定的干、湿性啰音或高调的笛音。X 线可见肺不张、肺气肿、肺部炎症及纵隔摆动等表现。支气管镜可确诊。部分患儿无明确异物吸入史，但反复多次同一部位的肺炎发生或炎症控制后不可解释的肺不张、肺气肿应高度怀疑支气管异物，进一步检查。

（四）肺结核

小儿最常见的类型为原发性肺结核，有结核接触史，起病缓慢，多有低热、食欲缺乏、疲乏、盗汗等结核中毒症状，X 线胸片可见肺内原发病灶及气管或支气管旁淋巴结肿大，结核菌素试验阳性。试验性抗结核治疗有效。此外，对有咳嗽症状的小儿均应询问卡介苗接种史。

（五）特发性肺含铁血黄素沉着症

特发性肺含铁血黄素沉着症以反复呼吸道感染、咳血痰和贫血为三大主要表现，急性期 X 线表现有片絮状阴影或毛玻璃样改变，较难与支气管肺炎相鉴别。痰液和胃液于光镜下找到含铁血黄素巨噬细胞可确诊，但 1～2 次阴性不能排除本病，有时需反复多次细致查找。婴幼儿多无咳血及痰中带血表现，临床遇到反复肺部感染合并小细胞低色素性贫血者应高度怀疑特发性肺含铁血黄素沉着症的可能。

六、治疗

（一）护理

病室应保持空气流通，室温维持在 20℃左右，湿度以 60% 为宜。给予足量的维生素和蛋白质，经常饮水及少量多次进食。保持呼吸道通畅，及时清除上呼吸道分泌物，经常变换体位，减少肺瘀血，以利炎症吸收及痰液的排出。为避免交叉感染，轻症肺炎可在家中或门诊治疗，对住院患儿应尽可能将急性期与恢复期的患儿分开，细菌性感染与病毒性感染分开。

（二）氧气疗法

氧气疗法是纠正低氧血症，防止呼吸衰竭和肺、脑水肿的主要疗法之一。因此，有缺氧表现时应及时给氧。最常用鼻前庭导管持续吸氧，直至缺氧消失方可停止。新生儿或鼻腔分泌物多者，以及经鼻导管给氧后缺氧症状不缓解者，可用口罩、鼻塞、头罩或氧帐给氧。给氧浓度过高，流量过大，持续时间过长，容易导致不良反应，如弥散性肺纤维化或晶体后纤维增生症等。严重缺氧出现呼吸衰竭时，应及时用呼吸器间歇正压给氧或持续正压给氧以改善通气功能。

（三）抗菌药物治疗

抗生素主要用于细菌性肺炎、支原体肺炎、衣原体肺炎及有继发细菌感染的病毒性肺炎。治疗前应作咽部分泌物或血液、胸腔穿刺液培养加药敏试验，以便于针对性选用有效药物。在病原菌未明，对未用过抗生素治疗的患儿，应首选青霉素，每次 20～40 万 U，每日肌内注射 2 次，直至体温正常后 5～7 天为止。重症者可增加剂量 2～3 倍，静脉给药。年龄小或病情严重者需用广谱抗生素联合治疗，可用氨苄青霉素，每日 50～100 mg/kg，分 2 次肌内注射或静脉注射，加用庆大霉素或卡那霉素等。青霉素疗效不佳或对青霉素过敏的患儿改用红霉素，每日 15～30 mg/kg，用 10% 葡萄糖溶液稀释成 0.5～1 mg/ml，分 2 次静脉滴注。疑为金葡菌感染可用新青霉素 Ⅱ，Ⅲ 加庆大霉素或氯霉素等，亦可应用先锋霉素、万古霉素等。疑为革兰阴性杆菌感染可用氨苄青霉素加庆大霉素，或卡那霉素等。病原体已明确者，根据药敏试验选择有效抗生素治疗。支原体、衣原体感染首选红霉素。真菌感染应停止使用抗生素及激素，选用制霉菌素雾化吸入，每次 5 万 U，4～6 小时一次，亦可用克霉唑、大扶康或二性霉素 B。

（四）抗病毒药物治疗

国内用病毒唑治疗早期腺病毒肺炎有一定疗效，对晚期的病例疗效不明显。该药尚可试用于流感病毒肺炎。呼吸道合胞病毒对上药疗效不明显。

近年来国内运用免疫制剂治疗病毒性肺炎，如特异性马血清治疗腺病毒肺炎，对早期无合并感染者疗效较好。干扰素可抑制细胞内病毒的复制，提高巨噬细胞的吞噬能力，治疗病毒性肺炎有一定疗效。

用乳清液雾化剂气雾吸入治疗合胞病毒肺炎，对减轻症状缩短疗程均有一定作用。

（五）对症治疗

咳嗽有痰者，不可滥用镇咳剂，因抑制咳嗽而不利于排痰。为避免痰液阻塞支气管，可选用祛痰剂如复方甘草合剂、10% 氯化铵溶液、吐根糖浆、敌咳糖浆等。

痰液黏稠可用 α- 糜蛋白酶 5 mg 加生理盐水 15 ～ 20 ml 超声雾化吸入，也可用鱼腥草雾化吸入。干咳影响睡眠和饮食者，可服用 0.5% 可待因糖浆，每次 0.1 ml/kg，每日偶用 1 ～ 3 次，该药能抑制咳嗽反射，亦能抑制呼吸，故不能滥用或用量过大。美沙芬每次 0.3 mg/kg，每日 3 ～ 4 次，有镇咳作用，但不抑制呼吸。

七、病情转归

（一）病情好转

一般患儿经恰当治疗，首先精神好转，体温逐日下降，肺部啰音由细变粗至消失，咳嗽在 10 天左右缓解。腺病毒肺炎、支原体肺炎病程 2 ～ 3 周，金黄色葡萄球菌肺炎病程可更长。

（二）病情反复

处于不同病程阶段的患儿以及受不同病原感染的患儿，若不注意隔离，容易发生交叉感染、重复感染导致病情反复。故应注意将急性期与恢复期患儿以及不同病原体感染的患儿分室居住，加强空气消毒，减少交叉感染的发生。

（三）病情加重

病情加重可见于以下几种情况。

(1) 致病菌毒力强，如耐药的金黄色葡萄球菌、革兰阴性杆菌，对抗生素不敏感或抗生素选用不当。

(2) 原有先天性心脏病、营养不良、佝偻病等基础病变的患儿。

(3) 治疗过程中未能及时发现和清理呕吐物而导致窒息。

(4) 小婴儿输液过多过快导致心力衰竭。补液应按生理需要量 60 ～ 80 ml/(kg•d)，心力衰竭时 40 ～ 60 ml/(kg•d)，1/3 ～ 1/5 张，输液速度在 5 ml/(kg•h) 以下。

第十九章 儿童青少年常见和重性精神障碍

第一节 焦虑障碍

焦虑障碍 (anxiety disorders) 是一组以不安和恐惧为主的情绪障碍，其出现无明显原因或是不现实的、先占性的情绪反应，伴恐惧、不安的认知和自主神经活动亢进的焦虑性躯体症状。

在 ICD-10 中，儿童期的焦虑障碍主要包括特发于童年期的分离性焦虑障碍、恐惧性焦虑障碍、社交性焦虑障碍，以及常见于成人的广泛性焦虑障碍、惊恐障碍。学前儿童常见前三种形式的焦虑障碍。在 DSM-5 中，焦虑障碍不再区分儿童和成人，都采用相同的分类，选择性缄默纳入其中，还有物质 / 药物引起的焦虑障碍。

一、流行病学

焦虑障碍是儿童和青少年最常见的一类精神障碍。儿童期任何一种焦虑障碍的 3 个月发病率为 8% ~ 10%，6 个月为 5% ~ 18%。分离性焦虑障碍、特定性恐惧障碍是儿童期最常见的焦虑障碍，分离性焦虑障碍的患病率约 3% ~ 5%，特定性恐惧障碍的患病率约 2% ~ 9%。少年中社交恐惧症大约 5%，广泛性焦虑障碍大约 3%。美国 NIH 公布的数据：13 ~ 18 岁青少年中，焦虑障碍的终生患病率为 25.1%，严重焦虑障碍患病率为 5.9%。

二、病因

焦虑障碍的病因很多。总之，生物学因素和环境因素对焦虑的发生、发展都很重要。遗传学研究显示，焦虑障碍有遗传性，父母有焦虑障碍的儿童，其患病率高于无家族史的儿童。广泛性焦虑障碍儿童的生物遗传学因素更为明显，在学前幼儿可以发生但较青少年少见。抑制、退缩的儿童气质特点，以及不恰当的教养方式 (溺爱、忽视、虐待)、不安全性依恋、应激生活事件、创伤经历都是儿童焦虑障碍的不利因素。

三、临床表现

焦虑障碍的症状表现在行为、躯体和认知三个方面。

1. 行为的症状

行为的症状有回避行为，如拒绝上幼儿园或上学；烦躁、哭泣、吵闹而且难以安抚；胆小、退缩、缄默；黏人或不愿与照养人分离；不能静坐，坐立不安；茫然、失神、发呆；退行性行为，如吸吮手指、婴儿样说话、言语幼稚；神经性或紧张性行为，如易分心、咬指甲、咬笔、咬手指、卷衣服或头发、干咳、清嗓子等；对立违抗，攻击。

2. 躯体的症状

躯体的症状有气促、心慌、胸闷、多汗、口干、头晕、恶心、呕吐、腹部不适、食欲减退、尿频、遗尿、便秘或便裤、睡眠不安、噩梦多、肌肉紧张、麻木、身体颤抖或抽搐，以及容易感到乏力、疲劳等。

3. 认知的症状

认知的症状表现不能集中注意力、注意减退；过分担心、害怕，如害怕失去家长、害怕自己会死去、害怕学校作业、考试被老师批评等；感到现实不真实，感到思维一片空白，感到要逃跑。

(1) 分离性焦虑障碍的症状：儿童与家长或依恋对象分离或将要分离时，产生与发育水平不符的过度焦虑。没有主要依恋者陪伴就不肯入睡；面临分离时过分忧伤(如发脾气)；做与分离有关的噩梦；非常想家(被分离时渴望回家或与抚养人联系)；经常性生理有躯体症状，如腹痛和心择。

(2) 恐惧性焦虑障碍的症状：对某对象或处境产生过分的害怕，并且回避这类引起其产生害怕的情景。例如：恐惧乘飞机、某种动物、血液、打针、乘电梯、高处空旷地区、学校等，或同时恐惧几种事物。

(3) 社交性焦虑障碍的症状：患儿对陌生人的持久或反复的害怕或回避，其程度超出了与患儿年龄相符的正常范围，同伴关系、学校功能和家庭功能因社交恐惧而受损。但同时，患儿仍选择性地与熟悉的家人和小伙伴保持正常的交往。患儿经常有消极的先占观念，如怕自己说话或行为愚蠢、怕当众出丑、怕被同伴拒绝、怕说话脸红、怕当众失败等。

(4) 广泛性焦虑障碍：是持久、过分和不现实的担心，没有特定的对象或情景。在同样的环境中，这类儿童比其他儿童更过分地担心自己的成绩和能力，担心个人和家庭成员的安全，或担心自然灾害和将来要发生的事件。担心的内容有多种，可以变换，而且这种担心很难得到转变。过分的担心使儿童的日常生活、学习和完成其他活动的能力受损。

(5) 惊恐障碍：反复出现的恐惧发作，在发作期间表现出胸闷、呼吸困难、窒息感、心悸、出汗、口感、恶心、头昏，有濒死感。伴随着躯体症状，患儿可能有"要疯了"、"要死了"以及失控感受和想法。症状在 10 分钟之内达到高峰，一般半小时内缓解。发作可能没有明显诱发因素，或在某种有压力的场合中发作。

四、辅助检查

辅助检查包括躯体检查、心理行为发育状态检查、心理发育测验等。

1. 躯体检查和实验室检查

进行这类检查排除可能导致类似焦虑症状的躯体疾病。如心脏的相关检查、甲状腺素功能、血色素等检查，血药浓度检测排除药物过量(如兴奋剂或皮质醇激素滥用)，MRI、CT 影像学检查排除脑肿瘤或癫痫发作。

2. 心理评估

了解儿童的生长发育过程、家庭教养方式、家庭应激事件和社会环境情况，包括焦虑障碍的家族史、儿童的成长经历、气质特点、家庭环境、教养方式以及同伴交往情况等。家庭中是否存在经常强化焦虑的情况，例如，儿童没有被鼓励要适当分离，反而奖励不分离(如当儿童拒绝离开时被给予过多的关注)。

对于 7 岁以上儿童焦虑的筛查，可用自我评估问卷《儿童焦虑性情绪障碍筛查表》(SCARED，7 ～ 16 岁)。6 岁以上儿童焦虑的诊断性检查，可使用结构化访谈问卷，如 KicWie-SADS。

五、诊断与鉴别诊断

多方面采集病史，了解儿童的生长发育情况、家庭背景、教养方式、气质或个性特征、与焦虑相关的促发因素、症状以及其他对鉴别诊断有价值的信息。

1. 诊断要点

本病发病常有一些日常生活事件作为诱因，家庭和环境中的不利因素是发病的影响因素，患儿常有敏感、退缩、情绪消极的气质特点，家族史可作为参考，特别是对广泛性焦虑障碍。具体诊断标准见 ICD-10 或 DSM-5。

(1) 分离性焦虑障碍：对分离的恐惧是核心的症状，通常表现为明显的临床焦虑症状，如不现实地和反复地担忧所喜爱人的安全，尤其与主要依恋者分离或分离时受到威胁。伴随着严重的担忧并持续相当一段时间不能改善而且社会功能受损。

按照中国和国际精神疾病诊断标准 ICD-10，分离焦虑起病于 6 岁前，但实际上 6 岁以上儿童也经常出现，在美国的 DSM-5 中对该诊断取消了年龄限制。对于儿童和青少年，只要符合症状标准和严重程度标准并持续至少 4 周，就做此诊断。

(2) 恐惧性焦虑障碍：儿童暴露于所恐惧对象时出现焦虑不安的恐惧表现，这种恐惧是过分、不合理的。对某对象或处境产生过分的害怕以及回避是其诊断要点，焦虑达到临床异常的程度，症状导致的回避性行为使患儿的日常生活、社交和学习受损，焦虑不是更广泛的障碍的一部分。

(3) 社交性焦虑障碍：患儿表现出对陌生人的持久或反复的害怕和（或）回避，这种害怕可主要针对成人或小伙伴或两者兼有。同时伴有正常的选择性依恋父母或其他熟悉的人。害怕或回避见人在程度上超出了患儿的年龄所应有的正常界限，具有临床意义的社会功能失常，且不是某种更广泛的情绪紊乱的一部分。

做以上三种焦虑障碍的诊断，需要排除广泛性焦虑障碍、更广泛的情绪、品行或人格紊乱，或者弥散性发育障碍、精神病性障碍或使用精神活性物质的障碍，病程至少 4 周。

(4) 广泛焦虑障碍：存在不能控制的对多种事件或活动的过分焦虑和担心，至少有一半的日子出现强烈的焦虑和担心。这种焦虑和担心至少见于两种场合、事件或活动（如工作或学业），焦虑、担心或躯体症状在社交、职业或其他重要方面造成具有临床意义的功能紊乱或损害，且持续至少已 6 个月。

焦虑不能归因于物质（如精神活性物质、药物）的直接作用或一般性疾病（如甲状腺功能亢进），亦非肯定地产生于心境障碍、精神病性障碍或弥散性发育障碍的病程之中。

2. 鉴别诊断

(1) 与正常儿童焦虑的鉴别：区分儿童在发育过程中可能出现的害怕、恐惧，需要评估儿童的害怕是否切合实际，是否与发育年龄相符合。

1) 分离性焦虑障碍与正常的分离焦虑：婴幼儿当实际或可能与他们所依恋的人离别时出现某种程度的焦虑是正常的。鉴别点在于其严重程度在统计学上属于少见（包括持续时间超长，超出了通常的特定年龄段），并且社会功能也伴有明显的问题。需要明确，在各种场合下，引起儿童焦虑的共同因素是与主要依恋之人的分离这一情景。

2) 恐惧性障碍与正常的恐惧：某些恐惧具有显著的发育阶段特定性并且发生于大多数儿童有不同程度的此类害怕，例如很多学龄前期害怕蜘蛛。

3) 社交恐惧性障碍与正常的社交焦虑：对陌生人的警惕在 0.5～1 岁时是正常现象。在童年早期，当儿童遇到从未见过的、陌生的或具有社会性威胁的情景时出现一定程度的担心或焦虑也是正常的。

(2) 分离性焦虑障碍与广泛性焦虑障碍的鉴别：分离焦虑障碍是儿童与所依恋的人离别而产生的过度焦虑，对离别的恐惧构成焦虑的核心。广泛性焦虑是没有特定对象的过分担心，担心的内容多种多样，多变。

(3) 躯体疾病、药物及其他精神疾病所致的焦虑：注意从病史采集、躯体检查和精神检查中了解相关信息，从而发现相应的病史、躯体症状或其他精神症状。

六、治疗

儿童焦虑障碍治疗原则，一般以心理行为治疗为主，药物治疗为辅，且应与家长教育结合起来。

1. 心理支持和心理治疗

以支持性和认知行为治疗为主。首先要建立良好的医患关系，消除家长和患儿对躯体疾病的担心以及家长的焦虑情绪。行为治疗，如系统脱敏法、榜样示范法、角色扮演、想象、行为奖励、放松训练、游戏疗法等。对 3、4 岁后有一定认识领悟能力的幼儿，教给积极的自我言语、矫正不恰当的信念，教给应对策略。鼓励进行有规律的体育活动。

对于分离焦虑，建立应对分离的新反应方式，鼓励儿童和家庭尽量正常生活，预防继发性获益，预防功能受损。对于拒绝上幼儿园或上学的儿童，排除其他分离之外的恐惧因素，然后逐级练习分离，令儿童尽快回到学校。

2. 家长教育和家庭治疗

为儿童提供一个稳定和支持性的家庭环境对预防和治疗焦虑有重要意义。家长需要参与治疗过程，了解焦虑的发生和持续原因，明确治疗目标、过程和预后。教给父母和其他主要抚养者应对儿童焦虑的策略和如何给做榜样（如：以积极的态度看待事物，用积极的言语和深呼吸放松紧张心情和保持镇静），尽量减少心理社会应激或创伤事件。例如，发现过分依恋障碍和倾向就应开始预防分离焦虑和拒绝上学的出现，进行咨询检查，教给家长与儿童分离的技术，处理家庭应激和同伴关系的方法。

对有心理问题的家长进行咨询和治疗，改变家庭成员的精神躯体症状、焦虑、抑郁等问题。

3. 学校干预

如担心在学校被欺负、同伴交往或担心学业失败、学习困难等，应联系老师给予相应支持和处理。

4. 药物治疗

幼儿尽量不用药物治疗。学龄儿童，焦虑显著时，可选择小剂量的抗焦虑剂或有抗焦虑作用的抗抑郁药，首选 5- 羟色胺再摄取抑制剂。

七、预后

分离焦虑和恐惧性焦虑预后良好，症状往往随着年龄增长而减轻或消失。社交性焦虑和广泛性焦虑如果得到早期、有效的治疗，则预后良好，但仍有以后发生同类或其他类型焦虑的倾向。

八、预防

培养积极情绪和独立性，以鼓励为主。避免无端恐吓和过于呵护。在分离前或到陌生环境前提前告知、做好预先准备，避免在社交场合指责孩子。家长在孩子面前尽量保持镇静的情绪，避免过于紧张。

第二节 抽动障碍

抽动障碍 (ticdisorders) 是一种不随意的突发、快速、重复、非节律性、刻板的单一或多部位肌肉运动或发声。根据临床表现、病程长短和是否伴有发声抽动而分为短暂性抽动障碍、慢性运动或发声抽动障碍和 Tourette 综合征 (发声与多种运动联合抽动障碍)。

一、流行病学

抽动障碍在儿童期较常见，经常起病于 4 ～ 6 岁，最早可 2 岁，10 ～ 12 岁达到高峰。曾经有过暂时性抽动症状的比例可高至 20%，慢性抽动障碍在儿童少年期的患病率为 1% ～ 2%。Tourette 综合征的患病率，根据 DSM-5，在学龄儿童中为，男性是女性的 2:1 ～ 4:1。

二、病因与发病机制

该障碍病因和发病机制复杂，与生物遗传学因素和社会 - 心理因素的交互作用有关，Tourette 综合征的生物学因素更为主要。有些患者的症状发生前有局部躯体因素疾病造成的不适 (如结膜炎、鼻炎、咽炎)，心理因素、药物、发热，以及食物和环境过敏可诱发和加重抽动的症状。

1. 生物遗传学因素

(1) 遗传因素：有家族聚集现象。在一些家庭中，Tourette 综合征、其他类型的抽动障碍及强迫障碍间存在一定的联系，提示它们之间有共同的遗传易感性。

(2) 神经生化研究：①多巴胺功能异常，多巴胺活动过度或受体超敏感。目前研究发现可能与多巴胺 D_2 或 D_4 受体有关。② 5- 羟色胺功能异常，有研究发现 TS 患者的血浆色氨酸水平比正常人低，但结果不一致，改变 5- 羟色胺功能的药物疗效也不稳定。③去甲肾上腺素，曾发现 TS 患者的促肾上腺皮质激素增加，但至今没有确实的证据。④其他神经递质异常，乙酰胆碱不足、活性降低，γ- 氨基丁酸抑制功能降低，基底节和下丘脑脑啡肽功能障碍，都曾被报道可见于抽动障碍。

(3) 影像学研究：fMRI 和 PET 提示 TS 患者某些脑部位体积和功能异常，如部分患儿存在左侧基底节缩小及胼胝体减小，双侧基底节、额叶皮质、颞叶的代谢过度，但需要更多研究证实。

(4) 脑电生理研究：部分儿童的 EEG 异常，但非特异性，事件相关电位 (ERPs) 发现存在抑制性功能异常。

2. 社会 - 心理因素

社会 - 心理因素应激可诱发有遗传易感性的个体发生该障碍。在感到压力、紧张、不愉快或焦虑、疲劳、过度兴奋时，抽动症状加重。患儿努力控制症状会导致心理紧张和焦虑，加重症状。放松可以缓解抽动。

3. 其他药物 (中枢兴奋剂、抗精神病药)

此药也可诱发该障碍。有研究报道该障碍可能与β溶血性链球菌感染引起的自身免疫有关，但证据不足。

三、临床表现

抽动症状是不自主的，可在短时间受意志控制，但不久又会出现。在应激下加重，多数病例在睡眠时明显减轻或消失，也有少数因抽动而导致明显的睡眠问题。抽动症状的种类非常丰富，运动抽动和发声抽动都可分为简单和复杂两类。抽动前有时涉及不舒服的感觉，如压力、瘙痒、冷、热或定位在身体某个部位的感觉异常，在受到影响的地方有意识做个动作就可缓解。

1. 运动抽动症状

简单的运动抽动最常见，表现为突然的、短暂的、没有意义的运动，涉及有限的几块肌肉或一组肌肉的抽动，为一个或独立的重复方式，如眨眼、伸舌头、扮鬼脸、耸肩，或转头。复杂的运动抽动，表现为协调的、连续的运动方式，如跳、蹦、闻物、摸鼻、摸其他人或打自己的自伤行为。

2. 发声抽动症状

发声抽动症状可以影响语言的流利，类似口吃、结巴或其他语言不流利性障碍。简单性发声抽动，如简单、无意义的发声，如呼噜声、吸鼻、清嗓声、吼叫、咳嗽。复杂发声抽动，表现为不自主地发出有意义的音节、单词或词组，如秽语、模仿言语、重复言语。运动性抽动症状可与发声抽动同时出现。

四、辅助检查

抽动障碍的诊断依据病史和精神检查，观察抽动和一般行为表现。躯体检查并非必要，仅用以排除或需要鉴别与抽动障碍相似的躯体疾病时进行，如血沉和抗链球菌溶血素 O 及黏蛋白检查排除链球菌感染及风湿性舞蹈病。脑电图排除癫痫。

五、诊断与鉴别诊断

1. 诊断要点

抽动的症状在 18 岁前出现。

(1) 短暂性抽动障碍：特点为急性单纯性抽动，常限于某一部位一组肌肉或两组肌肉群发生运动或发声抽动，通常表现眨眼、扮鬼脸或头部抽动；抽动天天发生，1 天多次，至少已持续 2 周，但不超过 12 个月；某些患儿的抽动只有单次发作，另一些可在数月内交替发作；不是由 Tourette 综合征、小舞蹈病、药物或神经系统其他疾病所致。

(2) 慢性运动或发声抽动障碍：是以限于一组肌肉或两组肌肉群发生运动或发声抽动 (但两者不并存) 为特征，抽动可以是单一的也可是多种的，持续 1 年以上，在 1 年中没有持续 2 个月以上的缓解期；不是由于 Tourette 综合征、小舞蹈病、药物或神经系统其他疾病所致。

(3)Tourette 综合征 (发声与多种运动联合抽动障碍)：以进行性发展的多部位运动和一种或多种发声抽动为特征，在整个病程中两类症状均存在，但不一定同时出现。部分患儿伴有模仿言语、模仿动作，或强迫、攻击、情绪障碍，以及注意缺陷等行为障碍。日常生活和社会功能明显受损，患儿感到十分痛苦和烦恼。抽动时轻时重，但自首次发作持续时间 1 年以上。排除其他可导致抽动的躯体疾病和物质滥用。

2. 鉴别诊断

(1) 风湿性舞蹈病 (小舞蹈病)：为风湿性感染所致，以舞蹈样异常运动为特征。无发声抽动，有风湿性感染的体征和阳性化验结果，抗风湿治疗有效。

(2) 肌阵挛型癫痫：为癫痫的一种类型，症状与运动抽动相似，但症状出现时必有发作期痫样脑电图异常，脑电图检查有助诊断，抗癫痫治疗大多有效。

(3) 强迫症状：某些特点和病理机制有相同之处。抽动特征为突发性、快速出现，强迫性动作一般无此特点。强迫症状经常涉及思维 (但有时在儿童不能发现)，而抽动不涉及强迫思维。复杂抽动和强迫性动作有时难以区分，两者可同时存在。复杂抽动有时可以用治疗强迫症的药物缓解。

(4) 急性运动障碍：表现为不突然不自主运动，如扭转痉挛、舞蹈样动作、震颤，常为服用某种药物后引起，如抗精神病药物、左旋多巴、甲氧氯普胺，一般停药后症状可消失。

六、治疗与预后

1. 治疗

心理健康教育、心理支持，必要时予以药物治疗。

(1) 心理健康教育：给予家长和患儿抽动障碍相关的知识和注意事项，消除不必要的误解和歧视，给予儿童心理支持，消除由疾病带来的自卑，正确看待和处理所遇到的问题 (如同学的耻笑等)，消除环境中对患儿症状产生不利影响的各种因素，改善患儿情绪，增强患儿自信。对于与心理因素关系密切的抽动儿童，给予合适的心理治疗，如放松技术、认知疗法、家庭治疗等。

合理安排患儿生活，避免过度兴奋、紧张、劳累、感冒、发热等，从而避免诱发或加重该障碍。

(2) 药物治疗：轻度抽动通常不需要药物治疗，仅当症状对功能造成影响时需要治疗。中度和重度抽动在必要时给予药物治疗，并给予指导性支持，以及咨询或行为治疗。

轻度抽动常使用 α_2- 肾上腺素能受体激动剂和硫必利，但仅后者在我国有适应证。

α_2- 肾上腺素能受体激动剂 (如可乐定)：常用可乐定治疗轻度抽动障碍，起始量每日 0.025 ～ 0.05 mg，一次口服或分两次；缓慢加量至期望的有效量，通常 0.05 ～ 0.1 mg，每日 2 ～ 3 次。治疗前做 ECG 和血压检查。不良反应较小，可见口干、过度镇静、嗜睡、头痛、眩晕，偶见体位性低血压。长期大量服用停用时宜渐停药，以免引起血压急剧增高。目前有可乐定缓释贴片。

硫必利：多巴胺 D2 受体阻滞剂，甲砜基的邻茴香醚胺衍生物，有抗多巴胺能的活性作用，主要用于轻度和中度抽动的治疗。起始剂量为每次 50 mg，每日 2 ～ 3 次。常用治疗剂量 300 ～ 600 mg/d，分 2 ～ 3 次口服。不良反应总体较小，主要有头晕、无力、嗜睡。

对于中、重度的抽动障碍，一般首选抗精神病药物。传统抗精神病药物，氟哌啶醇疗效最好且有儿童抽动障碍适应证，但不良反应大，已不建议作为一线药物。不典型的抗精神病药物对抽动障碍也有良好效果，且不良反应较小，如利培酮等，但因无适应证，因此不建议非精神科医生使用。

氟哌啶醇：儿童开始剂量为每日 0.5 ～ 1 mg，晚服。根据疗效，逐渐加量，平均治疗量为每日 2 ～ 12 mg，分 1 ～ 2 次服用。有效率 70% ～ 80%。常见而且严重的不良反应为锥体外系反应，其他有静坐不能、头晕、乏力、口干、便秘、皮疹等，少见心电图改变、迟发运动障碍，可导致抑郁。最严重的是恶性综合征，以高热、心动过速、意识障碍等症状为特点。若出现锥体外系反应可同时使用盐酸苯海索片抗锥体外系反应，日量 2～4 mg，分 2 次服用。

药物剂量应个体化，小剂量开始。建议普通儿科医生在低或平均剂量范围用药，疗效不好及时转诊。

禁忌证：闭塞性外周血管疾病（包括 Raynaud 综合征）和抑郁史禁用 a_2- 肾上腺素能阻滞剂；继往对抗精神病药物过敏和迟发性运动史障碍者，禁用抗精神病药物。

如有共病，则选择适合的药物进行共病治疗，对于共病建议转诊相应的专科医生治疗。

2. 预后

大多患者的持续短暂，其严重程度、频率和症状的变化在青春期和成人期减轻或完全消失，少数可持续至成年，甚至加重，患者中 < 10% 的人持续终生。

第三节　智力障碍

智力障碍 (intellectual disabilities) 或智力发育障碍 (intellectual development disorder)，过去称为精神发育迟滞 (mental retardation)。起病于发育时期，包括显著的智力和适应性功能的缺陷，体现在概念、社会和实践方面。它并非单一的疾病，而是很多先天或后天的因素造成的精神发育受阻或者不完全。

一、流行病学

DSM-5 给出的智力障碍患病率约为总人口的 1%，严重智力障碍患病率约 6%。患病率因地区、年龄而异。通常，经济文化水平落后地区高于发达地区，偏远农村高于城市。在多数研究报道中，男性略多于女性，轻度的男女比例 1.6:1，重度的男女比例 1.2:1。

二、病因

致病因素很多而且复杂，任何引起大脑损伤或影响大脑发育的因素都可以造成，而且多种致病因素可共同出现、交互作用，包括出生前、出生时和出生后的任何可影响脑发育的遗传生物学和社会文化因素。

1. 出生前常见因素

遗传性因素，智力落后有家族聚集现象；母亲在妊娠期间被病毒感染、暴露于有毒有害物质，如母孕期感染巨细胞病毒、风疹病毒、弓形虫感染、先天性梅毒，妊娠之初的 3 个月内受感染对胎儿脑发育危害更大。孕妇酗酒、吸烟、吸毒，接受放射线；孕妇营养不良、内分泌异常、缺氧、妊娠中毒症、严重躯体疾病、高龄初产、先兆流产，多胎妊娠等。

造成智力障碍的疾病可有：遗传代谢病，如苯丙酮尿症、脂质沉积症、黏多糖病、脑白质营养不良等；染色体异常，如唐氏综合征、脆性 X 综合征、Rett 综合征、Turner 综合征等；先天性颅脑畸形，如先天性脑积水、神经管闭合不全、脑膜脑膨出等。

2. 出生时常见因素

出生过程中早产、难产，未成熟儿、宫内或出生时窒息、产伤、新生儿颅内出血。

3. 出生后常见因素

中枢神经系统感染；颅脑外伤；脑缺氧；热性惊厥、癫痫；甲状腺功能低下；某些物质引起的中毒；幼年时重度营养不良；与社会严重隔离、缺乏良性环境刺激、缺乏文化教育机会。

至今仍有很多智力障碍的病因不明。

三、临床表现

基本临床症状是智力低下及社会适应能力缺陷。其程度轻重不一，根据智商 (IQ) 水平可分为以下四级，表现出不同的认知缺陷以及生活能力和社会适应、人数交往能力缺陷的症状。此外，还常伴有情绪行为异常，如冲动行为、刻板动作、强迫行为等。

(1) 轻度：IQ50～69，约占智力障碍的75%～80%。早年发育较正常儿童差，语言发育迟缓，有一定表达能力，大多到幼儿园后期或入学后才发现有学习困难，理解、抽象概括能力低下，分析综合能力欠缺，思维简单，经努力勉强可小学毕业，有一定社交能力，成年后具有低水平的社会适应及职业能力，智力水平相当于 9～12 岁正常儿童。

(2) 中度：IQ 35～49 为中度，约占智力障碍的12% 左右。自幼语言及运动功能发育均缓慢，语言发育差，词汇贫乏，不能完整表达意思，理解力、抽象概括能力等均差，学习能力低下，经过长期教育训练，部分可有简单的读写计算能力，成年后智力水平相当于 6～9 岁正常儿童，不能完全独立生活，经耐心训练可在监护下从事简单工作。

(3) 重度智力落后：IQ 20～34，约占8%。婴幼儿期语言、运动发育更落后，只能学会简单词句，难以建立数的概念，不能接受学习教育，不会识辨危险，情感幼稚。长期反复训练可学会部分简单自理技能，但不能自理，终生需人照顾。成年后智力水平相当于 3～6 岁正常儿童。

(4) 极重度：IQ 低于 20，约占 5% 多数患儿因严重躯体疾病等早年夭折。发育极差，走路很晚，部分终生不能行走，完全没有语言能力，不能分辨亲疏，不知躲避危险，仅有原始情绪反应，以哭闹、尖叫表示需求或不良情绪。偶有爆发性攻击或破坏行为，完全缺乏生活自理能力，终生需人照料。智障儿童多无躯体症状，但某些病因所致者则可有躯体、颜面、皮肤、手指 (足趾) 甚至内脏畸形，可有视听觉障碍、癫痫发作、肢体瘫痪等神经系统体征。

四、辅助检查

辅助检查包括体格检查、实验室检查和心理评估。

1. 全面的体格检查

注意有无头面部、脊柱、肢体、外生殖器等畸形，肤色及毛发有无异常，有无视听觉障碍、语言功能障碍等。

2. 实验室检查

根据可能病因进行选择，如脑电图、计算机断层成像 (CT)、磁共振 (MRI) 等。若考虑到遗传代谢病，还可进行尿有机酸、血氨基酸分析、酶学检查、染色体检查以及基因学检查等。

3. 精神访谈和心理测验

通过精神访谈评估患儿的精神状态和智能状态，之后进行必要的心理测验。心理测验主要进行智力测验和社会适应能力评估。诊断性智力测验可根据年龄选择不同测试工具，如婴幼儿贝莉发育测验、盖塞尔发育测验、学龄前韦氏智力测验或学龄儿童韦氏智力测验。社会和生活适应能力评估如婴儿 - 初中生社会生活能力量表、美国的适应行为量表。

五、诊断与鉴别诊断

智力障碍是在发育期间出现的智能落后，成年以后因疾病或其他因素而致的智力衰退均不属于此诊断。

1. 诊断要点

智力障碍的诊断必须满足三个条件，起病于发育期，智能落后，并有适应性功能的缺陷。智能落后的确认需经过临床评估和标准化智力测验，智商低于 70。适应不良的判断需要根据发育和社会文化标准，在多个环境中 (家庭、学校、工作和社区) 都表现出日常至少一个方面的缺陷，如独立生活、沟通、人数交往。根据损害程度分为轻度、中度、重度和极重度四个级别。

2. 鉴别诊断

本病常需要与以下情况相鉴别。

(1) 认知的暂时性障碍：儿童慢性躯体疾病、病后虚弱状态、营养不良、服用镇静药物或环境、学习条件不良等，都可造成思维困难，易被误认为智力低下，身体康复或改善生活、学习条件后，智力可迅速恢复。

(2) 病因明确的神经认知障碍：如唐氏综合征等一些损害神经系统的障碍，可有认知缺陷，但有明确的病因学和其他躯体症状，宜首先诊断主要的疾病，可同时做智力障碍的诊断。

(3) 其他精神障碍伴随的认知损害：儿童精神分裂症的发作期和衰退期，可表现出认知减退，但发病前智力正常并有精神分裂症的症状。

注意缺陷多动障碍常因注意力不集中导致学习成绩差，但智力通常为正常水平，少数儿童在治疗前的智力测验可因注意缺陷而结果低于 70，注意改善后认知能力迅速提高达到正常。

大多孤独症儿童智力落后，但同时还有交往障碍、行为刻板的孤独症核心症状，少数孤独症儿童智力正常，但由于沟通障碍不能正常学习，也难以配合常规的智力测验，可能被认为智力落后，需要适当的方式评估其智力水平。

抑郁障碍发作期间，也可存在认知障碍、假性痴呆，抑郁改善则认知恢复。

沟通障碍和特定性学习技能障碍患儿有时也容易被误诊为智力障碍，但这两类障碍仅在沟通或特定学习相关领域存在认知缺陷。

(4) 视、听障碍以致适应环境及学习困难：早年耳聋严重者有语言发育障碍，容易误认为是智力障碍。某些脑病所引起的失语、失用、失读、失写，亦影响学习及语言能力，但其一般智力良好。

六、治疗与预防

无较好治疗方法。原则是结合病因治疗、药物治疗，加强教育训练，重视预防。

1. 病因治疗

本病只有少数可针对病因获得改善，多数不能进行病因治疗。对于一部分遗传代谢病、先天颅脑畸形的婴幼儿，如能早期诊断及早治疗干预，可改善病情避免发生严重智力障碍。如先天性甲状腺功能低下、苯丙酮尿症，从婴儿时期开始治疗可以避免智力落后。

2. 教育及训练

开展特殊的教育训练是治疗的主要方法，对不同程度智障患者的训练方法和目标不同，目的都是增强其自身的能力。对于轻者，可进行基础教育，学习基本的读、写、计算和社会交往技能，在青春期进行低技术性的职业培训，大多数患儿成年后可自食其力，社会生活达到或接近正常。对中度患者，需要特殊教育和训练，重点在生活自理能力，并在指导下从事简单的任务、劳作。重者需要终身监护，但可通过长期的训练，具备简单卫生习惯及基本生活能力。极重症患者通常训练无效，需终生照料。

3. 药物治疗

药物方面一般应用各种促进大脑发育的药物，如吡拉西坦、脑活素、脑氨肽、γ- 氨酪酸等，但效果都不很理想。对于伴有精神症状的患儿，如兴奋、冲动，可对症使用精神类药物。

4. 预防

(1) 加强优生优育的宣传教育：忌近亲结婚，鼓励适龄生育，减少高龄妊娠，提倡婚前检查。

(2) 遗传咨询和产前诊断：对于智力落后高危因素的家庭应慎重生育。产前诊断可判断胎儿是否异常，应告知家长风险，自行决定是否终止妊娠。

(3) 加强孕期保健和儿童保健：母孕期应注意营养，尽量避免接触有毒有害物质，预防感染，避免发生胎儿脑缺氧；预防婴幼儿中枢神经系统感染、中毒、避免脑外伤，慎用损害视、听神经的药物等。科学育儿，创造有利于儿童生长发育的环境；对婴幼儿进行定期的发育检查，以能及时发现发育落后指征，尽早干预。

七、预后

对于多数轻度智力障碍患者，随着年龄增长，脑功能亦有缓慢改善，但是不能完全恢复正常。特殊教育能帮助其智力及功能提高以适应简单职业需要，不少最终能够生活自理。

第四节　抑郁障碍

抑郁障碍 (depressive disorders) 是一组以情绪低落为主要特征的疾病，伴有相应的认知和行为改变。DSM-5 中将抑郁障碍单独分类，主要包括破坏性心境失调障碍、重性抑郁障碍、持续性抑郁障碍 (恶劣心境)。

抑郁障碍是慢性、复发性疾病，需要早期识别和治疗。儿童期起病的抑郁如果得不到充分治疗，则预后不良，导致学业成绩差、社会功能缺陷、自杀行为、他杀意念、酒精和物质成瘾的危险性增高。因此，早期识别和充分治疗很重要。

一、流行病学

对学前儿童的调查：重性抑郁儿童 1.4%，其他未定型的抑郁 0.7%，恶劣心境 0.6%。青少年中，社区和临床样本的患病率为 1.5% ～ 8%，青少年终身患病率 20%。抑郁的性别比例随年龄而不同。10 岁前男孩和女孩的患病比例相当，而青少年中女孩的比例明显增高，男女比例 2:1。

二、病因

1. 遗传学心境障碍

遗传学心境障碍有明显的遗传学证据。儿童重性抑郁的发生与抑郁障碍或双相障碍的家族史有关，家长中有抑郁患病者是儿童和青少年患病的强烈预测因子。

2. 生物学因素

一些生物学因素与心境障碍有关，包括基础皮质醇、促肾上腺皮质激素释放激素、甲状腺素、生长激素的调控以及睡眠脑电的异常。与成人一致的发现是，患儿的去甲肾上腺素 (NE) 和 5-羟色胺水平异常。对儿童青少年的磁共振研究发现早发性心境障碍患者脑区的功能性、解剖学和生化异常，包括边缘系统 - 丘脑 - 前额叶环路和边缘系统 - 纹状体 - 苍白球 - 丘脑环路。

3. 环境因素

家庭的遗传和环境因素对心境障碍共同起作用。家长抑郁的家庭对孩子的指责批评较多、关怀少、冲突多、沟通差。家庭的婚姻矛盾、物质滥用、缺乏支持也会影响亲子关系，是儿童抑郁的高危因素。应激事件明显增加抑郁症状的发生。

4. 其他

个人内在素质和应激事件的交互作用导致抑郁的发生。个人素质或与遗传和生物学倾向有关，或与认知因素有关，如不良的应对技能和消极的认知模式。

三、临床表现

儿童心境障碍的核心症状与成人相同，但儿童的临床表现经常与成人的典型临床表现不同，并因年龄阶段而有所差异。

抑郁发作的典型症状是情绪低落、兴趣或愉快感减退甚至丧失，精力不足或乏力，以及易激惹、睡眠障碍、食欲改变、缺乏自尊和自信、自我评价过低、社会退缩、自杀观念或行为等。

1. 儿童抑郁的常见表现

缺乏动力或不爱玩，缺乏好奇和探索欲，感到无聊 / 厌烦；学业成绩下降；做负性的自我评价，如"你们恨我"、"我笨"；集中注意或静坐困难；不活跃或缺乏互动，或过度好动、杂乱无章；易激惹，激越，攻击；难入睡或嗜睡；喜欢谈论死亡，声称"我希望永远不生出来"或"我希望我死了"。抑郁的儿童通常不会说他们感到"压抑""伤心"等常见的抑郁感受，他们可能会说"没劲"、"生气"，或当要他们做事情、上学、外出活动、找朋友玩时，显得没有动力，没有理由地不想做。婴儿的抑郁可以是继发与于家长的分离，表现为漠然、无兴趣或伤心的表情，对其他接替的照养人无反应，生长延迟和严重的精神运动性发育迟缓。学前儿童的抑郁，快感缺乏更有特异性。儿童抑郁可表现出很多焦虑症状（包括恐惧和分离焦虑）和躯体主诉（如腹痛、头痛），抑郁经常被躯体症状所掩饰。

2. 青少年抑郁的常见表现

情绪消极或过于敏感，易激惹，容易争辩，冲动；孤僻，无主动性，显得没有动力，不愿意参加活动；感到无聊 / 厌烦；静坐困难，坐立不安；不活跃或缺乏互动，或过度好动但无条理性；负性的自我评价，如"我胖""我丑""每个人都恨我"；注意力难集中，容易分心；难入睡、早醒或睡眠过多；躯体不适的主诉；食欲和体重改变；感到绝望，反复想死或与死亡有关的主题，声称想死或企图自杀。严重者有精神病性症状，多疑、偏执、幻觉、妄想。

3. 破坏性心境失调障碍

DSM-5 新提出的破坏性心境失调障碍，以严重反复的发脾气为特征，在轻度和持续时间上严重超乎所处情形。首次诊断在 6～18 岁的儿童青少年中。

四、辅助检查

1. 躯体和实验室检查

躯体、内分泌检查排除药物、躯体疾病所致心境异常，如甲状腺素功能低下可引起情绪低落。有些药物可能对心脏和肝功能有毒不良反应，在药物治疗前后应根据所使用的药物的可能不良反应考虑是否进行心电、肝功能的检查。

2. 心理评估

心理评估包括问卷检查和精神访谈。

五、诊断与鉴别诊断

1. 诊断要点

诊断的关键是异常低落的心境。诊断标准主要采用 ICD-10、DSM-5。儿童的诊断标准与成人基本一致，在儿童青少年中易激惹可替代抑郁心境的表现。

抑郁的典型特征是心境低落、兴趣和愉快感丧失、精力降低，其他常见症状是：①集中注意和注意的能力降低；②自我评价降低；③自罪观念和无价值感；④认为前途暗淡悲观；⑤自伤或自杀的观念或行为；⑥睡眠障碍；⑦食欲下降。

ICD-10 抑郁发作的诊断，要求符合上述典型症状 2～3 条加上其他症状 2～4 条至少 2 周，排除继发性抑郁。根据严重程度划分为轻度、中度和重度。儿童青少年恶劣心境的诊断持续 1 年即可。

DSM-5 中增加了破坏性心境失调障碍 (disruptive mood dysregulation disorder) 的诊断，该障碍以严重反复的发脾气为特征，在轻度和持续时间上严重超乎所处情形。

2. 鉴别诊断

(1) 焦虑障碍：广泛性焦虑障碍、社交焦虑障碍和选择性缄默需要与抑郁发作鉴别，焦虑障碍以持久的过分担忧为主，选择性缄默的不言语有情境性，兴趣、愉快感基本保持正常。

(2) 创伤后应激障碍：有闪回、回避、警觉性增高的症状表现，心境低落和高涨不明显，无发作性特点。

(3) 对立违抗性障碍：以易激惹、发脾气、过分的不服从、违拗为主要表现，但具有情境性，在不涉及需要服从、听指令的场合则情绪表现正常，发脾气的程度较躁狂轻。

(4) 精神分裂症：该病的早期可有孤僻、兴趣降低、退缩等类似抑郁的行为特点，但无心境低落的主观体验，随着病程的发展出现精神分裂症的特征性症状；在急性期可因幻觉、妄想而出现抑郁，仔细检查可发现导致抑郁的精神病性症状；在缓解期的青少年可因对自己疾病的认识出现自卑、对未来丧失信心等抑郁症状。

六、治疗与预后

1. 心理治疗

心理治疗适合轻或中度抑郁发作的患儿，以及在发作缓解期间进行心理支持。对于儿童青少年常采用认知行为治疗、家庭治疗、游戏治疗等。认知行为心理治疗更适合于轻至中度抑郁，寻找并确认患儿的负性信念，替代以积极合理的认知模式，予以放松、愤怒管理、沟通等行为技能训练。

家庭治疗适合因家庭问题所致的抑郁，改善家长角色、养育模式和家庭成员之间的冲突，建立积极的沟通方式和家庭关系。对于低年龄儿童游戏治疗如沙盘游戏治疗更容易进行。但心理治疗效果不佳，则要采取药物治疗。

2. 药物治疗

药物治疗原则是足量、足疗程，分急性期、缓解期（巩固期）和维持期3个治疗阶段。

(1) 抗抑郁剂：对于儿童的抑郁，在抑郁发作期间，首选5-羟色胺再摄取抑制剂及其他的新型抗抑郁剂，其次可使用三环类抗抑郁剂。并注意选择有儿童青少年适应证的抗抑郁剂。

(2) 心境稳定剂：双相障碍的抑郁，需要同时用心境稳定剂治疗。

(3) 新型抗精神病药物：伴或不伴精神病性症状的严重抑郁发作，或抑郁发作有易激惹、自杀行为，躁狂和抑郁混合发作以及在抑郁转躁狂时期，需合并非典型抗精神病药物治疗，如利培酮、喹硫平、奥氮平、阿立哌唑。

3. 预后

重性抑郁障碍的平均发作时间为6～9个月，2年内的复发率40%，5年内的复发率70%。

第五节 精神分裂症

精神分裂症（schizophrenia）是一种严重的精神障碍，以基本个性改变、特征性思维障碍、感知觉障碍、情感与环境不协调为主要特征。在包括妄想、幻觉、言语紊乱、明显的行为紊乱（或紧张性行为）以及阴性症状（以情感平淡、思维贫乏等为主要表现）这5个方面，至少存在2个方面的异常。在DSM-5中归于精神分裂症谱系。

一、流行病学

在儿童期发病的精神分裂症非常罕见。在总人群中，15岁前的患病率为14/100000，13岁前的患病率为1.6/100000。在精神分裂症患者群中，15岁前发病的占4%，10岁前发病者则占0.5%～1%。文献报道最小患者为3岁。

二、病因

精神分裂症是异源性障碍，具体病因不清。是遗传和环境危险因素的交互作用结果，但遗传因素是发病的决定性因素。

1. 遗传因素

精神分裂症有很强的遗传因素。单卵双生子的同病率为40%～60%，而双卵双生子和非孪生子的同病率为5%～15%。国内文献报道，本症患儿家族中有精神病遗传史者为16%～64%；父母同患精神分裂症，其子女有40%的患病危险；父母之一患病，子女患病的危险率为7%～17%。虽然研究发现了一些等位基因与精神分裂症有关，但这些基因也与其他精神障碍，如双相障碍、抑郁症和孤独症谱系障碍的发病有关。

2. 神经发育性因素

一些影响胚胎神经发育的因素可能与最终发展为精神分裂症有关，如孕妇严重营养不良、病毒感染、孕期合并症、吸毒、中毒、围产期损伤。

3. 神经生物学改变

成人精神分裂症的脑影像学发现侧脑室扩大，前额叶、海马、扣带回和下丘脑体积减小。这些解剖学改变可在疾病早期就已出现。在一些早发性精神分裂症的研究中也发现有脑局部的发育缺陷。从儿童期到成年期，精神分裂症的病理改变具有连续性。

在生化代谢方面，中枢多巴胺系统活动过度和去甲肾上腺素的功能不足与发病有关。此外，脑内 5- 羟色胺、谷氨酸和内啡肽的水平变化也与发病和病理变化有关。针对这些脑内生化异常的抗精神病药物治疗可取得很好的效果。

4. 社会 - 心理学因素

儿童病前受到强烈惊吓、亲人死亡、受委屈或讽刺、父母离异、学习负担过重或升学未能如愿等精神因素较为常见。有时，病前只是微小的事件或无明显的心理事件。心理因素往往作为诱发因素，在生物学的易感性基础上致病。但社会 - 心理因素可影响起病的时间、病程、预后和严重程度。

5. 病前性格特征

大多数精神分裂症患儿为个性独特或内向，表现为孤僻、敏感、多疑、冷漠、主动性差、兴趣较少或行为怪异。但病前性格并非发病的决定因素，而是患病的基础，在此基础上受到心理压力或不良事件后，则发病的可能性明显增加。

三、临床表现

儿童期起病的精神分裂症，主要症状与成人相同，但低龄患儿较难诊断。在感知觉、思维、情感和行为等方面存在异常，在疾病的不同时期，其主要表现有很大不同。

1. 前驱期

在较小的儿童，特别是 10 岁以下儿童常潜隐或是渐进性缓慢发病，到青春期时则多急性起病且症状明显。急性发病的前驱期可仅数日，潜隐起病或慢性起病的前驱期可持续 1 年以上。

早期症状不易发现，症状主要体现为总体功能的衰退，常表现为：社交退缩、与人疏远、话少、注意力不集中、学习成绩下降、自理能力减退、躯体主诉；无故紧张恐惧、焦虑、抑郁、易发脾气、攻击；坐立不安或活动减少、强迫行为或其他古怪的行为；食欲改变和睡眠障碍。

2. 急性期

急性期表现为以幻觉、妄想、思维和行为紊乱为主的阳性精神病性症状，或表现以情感平淡、违拗、思维或言语贫乏为主的阴性精神病性症状，也可初期为阳性症状，之后常转为阴性症状。儿童的幻觉和妄想比成人简单。

(1) 感知障碍：各种形式的幻觉在儿童精神分裂症均可见到，幻视更常见。如看到鬼怪和动物，不完整的人形；听见奇怪的声音在议论他、指责或命令他，儿童受幻听影响，可与声音对骂或自言自语；有的儿童有感知综合障碍，如觉得自己变丑了、身体变形了。

(2) 思维障碍：儿童的思维障碍主要表现为各种形式的言语障碍。如说话重复、言语刻板、模仿言语或缄默不语，也有的自造新词或怪句子；讲话逻辑性差，联想松散，令人费解。

妄想在儿童中比较简单及带有幻想性。其特点是幻想内容荒谬离奇与现实脱离，活动受幻想支配，自认为是幻想中的角色，整天沉溺其中，对周围事物漠不关心。有的患者认为父母不是亲的，到处去寻找亲父母，称为非血统妄想。有的患者坚信自己是小羊或其他动物，在地上爬，要吃草或吃地上污秽之物。

(3) 情感异常：情绪不稳、不协调，不分场合无故痴笑，时哭时笑或紧张害怕；情感平淡，对亲人冷漠。

(4) 行为异常：行为紊乱，如兴奋乱跑、旋转身体、撞头或大喊大叫等；刻板、冲动、攻击行为，仪式性动作，凭空做奇怪动作，姿势奇特，木僵、违拗等紧张性行为；缺乏精力和动机，孤僻、退缩，与人接触被动，不想学习，生活懒散。

(5) 自知力缺乏：患儿不能正确地评估自身和现实环境，认识不到自己患了病，拒绝就医治疗。

(6) 其他：精神分裂症本身不影响智力，但儿童处于生长发育期，病后影响知识的学习而表现出智力障碍；也可由精神衰退所致。

可有一些异常的躯体症状和发育迟缓症状，但无特异性。幼年患者，或精神分裂症患者在发育早期，经常表现出轻度发育缺陷的症状，如运动发育迟缓、言语发育障碍、学习问题。大多数患儿有自主神经系统功能紊乱，如面色苍白、面部油脂较多，女孩可出现月经紊乱等。

3. 恢复期

急性期症状缓解后的时期，仍有明显的功能损害，持续数月，通常由于阴性症状的影响，如情感平淡、社会退缩。有些患者可能出现精神病后抑郁。

4. 残留期

有些患儿的阳性的精神病症状总体上改善，但仍残留某些症状难以消失，尤其是一些阴性症状持续存在，如孤僻、少语、思维逻辑差、行为怪异、情感淡漠或不协调，持续数月或更长。

四、辅助检查

辅助检查包括躯体检查和精神检查。

1. 躯体和实验室检查

幼年患者可有步态、姿势、平衡协调运动、肌张力等异常体征，脑电图异常率较高，但无特异性。主要目的是排除器质性因素引起的精神病症状，了解抗精神病药物治疗前后的躯体状况以决定药物的选择和剂量。根据具体情况决定采取何种检查。例如：脑影像学检查排除脑部占位性病变引起的幻觉等精神症状；由于抗精神病药物对肝功能、血糖、心脏可能有不同程度的影响，应根据肝功能、血糖、心电图等检查结果选择影响较小的药物，在治疗中定期检查，如果肝功能、血糖异常则采取必要的措施。

2. 精神检查

精神检查以精神访谈为主，可以辅助使用儿童精神障碍诊断性访谈工具(Kiddie-SADS)。

五、诊断与鉴别诊断

诊断前需要进行全面的病史采集、必要的躯体检查和详细的精神检查。

1. 诊断要点

以思维、行为和情绪的衰退和精神活动的不协调性异常为特征。存在幻觉、妄想、言语紊乱、情感不协调和行为紊乱（或紧张性行为）的阳性症状，以及退缩、情感平淡等阴性症状。这些症状严重损害日常功能，患儿不能正常生活、学习和社会交往，严重者生活懒散，生活不能自理。

儿童精神分裂症参照成人的诊断标准。

2. 鉴别诊断

儿童处于生长发育阶段，需与孤独症、精神发育迟滞及神经系统的疾病相鉴别，这种鉴别有时很困难。

(1) 与正常儿童的想象性游戏鉴别：虽然有时幻想的内容与所看的童话故事有关，但自身不能区分想象与真实，活动受幻想支配，自认为是幻想中的角色，整天沉溺其中，对周围事物漠不关心。

(2) 其他精神障碍：言语紊乱和行为异常在其他儿童精神障碍中也可出现，诊断精神分裂症时需排除这些异常的症状不是由于儿童期更常见的障碍所引起。

六、治疗与预后

1. 治疗

儿童精神分裂症的治疗应采用药物治疗、心理治疗、工娱治疗、环境治疗及教育训练相结合的综合治疗措施。

(1) 药物治疗：尽早药物治疗。在疾病的早期及精神症状明显阶段应给予积极的抗精神病药物。抗精神病药物已经从传统的以脑内多巴胺拮抗剂为主要特点的传统抗精神病药物，转向脑内多巴胺和 5- 羟色胺平衡拮抗为主要特点的新型非典型抗精神病药。根据病情和患者状况选用不同的药物。

传统的抗精神病药如氯丙嗪、奋乃静、氟哌啶醇、氯氮平等，虽然有较好的疗效，但不良反应相对较多，已经很少用于儿童。有儿童、青少年适应证的新型非典型抗精神病药，如利培酮、奥氮平、喹硫平、阿立哌唑、齐拉西酮，以其效能较高、不良反应较小的特点在儿童少年精神分裂症的治疗中作为首选药物。

采取足量、足疗程的药物治疗，分为急性期、巩固期、维持期治疗，复发者长期维持治疗。如治疗 4 ～ 6 周症状无改善，可考虑更换药物。切忌不规律服药或骤加、骤停，逐渐加量至有效治疗剂量，用药个体化。

药物治疗过程中要定期检查肝功能、血常规和心电图等。

(2) 心理治疗、工娱治疗及教育训练：根据疾病的不同阶段，采取不同的方法：①急性期阶段，要创造良好的生活环境，给予患儿和其家庭心理支持，劝说儿童服药，预防患儿因症状而突然发生意外，如冲动、外跑、伤人等。②急性期后，针对患儿情况进行支持性心理治疗等心理干预，组织患儿参加学习、文娱、游戏或简单劳动，增强适应环境的能力，更好地配合药物治疗。③恢复期，应进行支持性心理治疗，以提高患儿对疾病的认识，增强战胜疾病的信心和自觉主动接受治疗的合作精神。安排好学龄儿童进入学校学习的时机和相应的准备工作。对有智力影响的儿童着重加强教育训练以及行为矫正。对功能缺陷者，则需辅助康复训练。

2. 预后

本病病程渐进性发展，预后较差，以退缩等阴性症状为主。发病越早预后越差。随着抗精神病药物的应用，诊断水平的提高，特别是早期发现、早期治疗者，预后有明显的改善。关键问题是早期发现，早期治疗，积极维持疗效，加强心理康复工作，才可避免精神衰退。因此，儿童精神分裂症要早期发现、早期治疗。

第二十章 小儿肿瘤

第一节 恶性淋巴瘤

恶性淋巴瘤 (Malignant lymphoma) 是一种起源于淋巴造血系统的恶性肿瘤，可分为霍奇金病及非霍奇金淋巴瘤。根据全国主要城市 19 所医院资料统计，淋巴瘤占所有住院肿瘤患儿的 14.9% ～ 15.6%，为第三位儿童常见的恶性肿瘤。根据 1984—1988 年 5 年的统计标化后 HD 及 NHL 的总发病率分别为 0.84/10 万及 1.39/10 万推算，每年全国至少超过 25000 例，而儿童占 1/2 ～ 1/3，故每年至少有 8000 ～ 10000 例。在儿童期，这 2 种肿瘤的比例为 2:3，即 NHL 的发生率较 HD 为高。其共同临床特征为无痛性、进行性淋巴组织增生，尤以淋巴结肿大为主，常伴贫血、发热、消瘦及肝脾肿大，病理检查可见淋巴结结构破坏及肿瘤细胞浸润。但二者有很多明显的不同，如 HD 起病较缓慢，不会迅速危及患儿生命，先起自淋巴结；而儿童期 NHL 均为高度恶性型，病程短，常可使患儿迅速致命，自 IVHL 可起白许多淋巴结外部位，常与急性淋巴细胞白血病很难区别，两者在肿瘤起源、病理表现、临床表现、分子生物学特点、治疗及预后等方面均不相同，现分述如下：

一、霍奇金病

霍奇金病 (Hodgkin's disease of children) 是淋巴网状组织的恶性肿瘤，常发生于一组淋巴结而扩散至其他淋巴结和 (或) 结外器官或组织。男女比为 2.3:1。学龄及学龄前儿童发病较多，多数报道最小年龄为 2.3 岁，多为 2 岁以上儿童，偶有婴儿病例报道。男性明显多于女性，男女比例达 3:1 以上。

本病多起自淋巴结，特征为无痛性淋巴结肿大，但触摸起来有"橡皮样感"。肿大的淋巴结经常存在数周或数月，增大或缩小均与是否给予抗生素治疗无关。

(一) 病理学分型

病变组织中常有正常淋巴细胞、浆细胞、嗜酸粒细胞、组织细胞反应性浸润，伴有细胞形态异常的 R-S 细胞。R-S 细胞大而畸形，直径≥ 15 ～ 45 μm，有丰富的胞质，多核或多叶核，核膜染色深，有细致的染色质网，在核仁周围形成淡染的圈影、核仁大而明显。未见到 R-S 细胞时很难诊断本病，但在其他一些疾病中如传染性单核细胞增多症、非霍奇金淋巴瘤及其他非淋巴系恶性肿瘤中也可见到类似细胞。

根据 RYE 分类系统，将 HD 分为 4 个组织学亚型。

1. 淋巴细胞优势型

该型占 10% ～ 15%，男孩及小年龄患儿多见，临床病变常较局限。

2. 混合细胞型

10 岁以下儿童多见，R-S 细胞较易见，上述各种类型的反应性细胞浸润，可见有灶性坏死和纤维化。临床上病变范围常较广泛，伴有淋巴结外病变。

3. 淋巴细胞削减型

该型在儿童中较少见，HIV 感染患者中多见，病变中有大量畸形的恶性网状组织细胞和 R-S 细胞，淋巴细胞少见，有广泛的坏死和纤维灶。

4. 结节硬化型

该型在儿童中最常见，易见 R-S 细胞，淋巴结有包膜，胶原性束带从包膜延伸将淋巴结隔成多个小结，临床上以下颈部、锁骨上、纵隔发病为多见。

（二）临床分期及预后

1. 临床分期

Ⅰ期：病变累及一个淋巴结区（Ⅰ）；或一个淋巴结以外的器官或部位受累 (IE)。

Ⅱ期：病变累及膈肌同一侧的两个或两个以上的淋巴结区（Ⅱ）；膈肌同一侧的结外器官或组织的局部浸润（ⅡE）。

Ⅲ期：膈肌上下均有淋巴结病变（Ⅲ）；或伴发一个结外器官或组织局部受累（ⅢE）；或同时有脾脏受侵犯（ⅢS）；或伴有一个结外器官加脾脏受累（ⅢSE）。

Ⅳ期：弥散性或播散性侵犯一个或多个结外器官或组织，如骨髓、肺、肝、皮肤、中枢神经系统等。

(1)A 期：无症状。

(2)B 期：38℃以上不明原因发热、盗汗、6 个月以内体重减轻 10% 以上。

2. 影响预后的因素

(1) 临床分期：Ⅰ～Ⅱ期 5 年生存率可达 80%～90%；10 年生存率 60%～70%；Ⅲ及Ⅳ期 5 年生存率分别为 73% 及 63%。

(2) 病理分型：预后好坏的顺序依次是淋巴细胞为主型，结节硬化型，混合细胞型，淋巴细胞消减型，其 5 年生存率分别为 94.3%，82.4% 及不到 30%。

(3) 年龄：年龄越大，预后越差。

(4) 原发灶的部位：原发于纵隔的比颈部者为好，因前者能进行较彻底的放射治疗。

(5) 就诊时有无全身疾病。

(6) 脾脏受累情况：脾脏受累越重，预后越差。

（三）诊断

(1) 具有符合 HD 的临床症状、体征和肿瘤灶，为便于临床正确分期，应酌情进行 B 超、胸腹部 X 线摄片、CT 或磁共振 (MRI)、骨髓穿刺或活检。

(2) 肿瘤组织病理检查：应包括常规 HE 染色，观察细胞形态及类型，以定亚型。

(3) 血清乳酸脱氢酶、血清铁蛋白及白细胞介素 -2 受者 (CD25) 检测。

后 2 项指标有助于判断预后及体内残留肿瘤负荷。

（四）治疗

主要的治疗手段为化疗和放疗。

1. 放疗

HD 对放疗敏感，20 世纪 70 年代以前，无论年龄、分型和分期的差别均采用放疗。70 年代以后才有专门以儿童为对象的治疗方案。目前对生长期儿童主要采用联合化疗加肿瘤浸润野低剂量放疗，有试图进一步减少或删除放疗的倾向。对已完全发育的青少年局限性病变采用肿瘤扩大野高剂量放疗。常用的放疗野有以下几个。

(1)Waldeyer 野：用于 Waldeyer 或耳前淋巴结病变。上颈部病变并以放疗为单一治疗手段时应同时做 Waldeyer 野预防性放疗。

(2) 横膈上斗篷样野：包括颌下、颏下、颈部、锁骨上下、腋下、纵隔和肺门淋巴结。

(3) 横膈下野：包括脾和主动脉旁淋巴结。

(4) 倒"Y"野：包括髂总、髂外、腹股沟淋巴结。

2. 化疗

经典联合化疗方案 MOPP 对成人与儿童的晚期 HD 有 50% 的治愈率。ABVD 方案仍可使 50% 的 MOPP 耐药者获得缓解。MOPP 与 ABVD 联合时耐药者减少。化疗剂量宜大，但过长的维持治疗并不延长缓解期。根据不同分期以 4 ~ 6 个疗程为宜。常用的 MOPP、COPP、COPP/ABVD 方案。

二、非霍奇金淋巴瘤

非霍奇金淋巴瘤 (non-Hodgkin's lymphoma，NHL) 又称恶性淋巴瘤起源于增殖分化过程中的淋巴细胞，它的扩散方式与相应的正常淋巴细胞移行方式相似。淋巴细胞是免疫系统的主要组成部分它循环至全身发挥功能，因此所有儿童 NHL 在起病时即可视为全身性疾病。不同成熟阶段的淋巴细胞恶性转化后形成不同亚型的肿瘤，可出现不同的生物学特征、病理变化及临床表现。

19 世纪时已对儿童恶性淋巴瘤有所认识，但近年才认识到在组织形态学上它与成人型有明显不同。儿童 NHL 以小无裂型（或称 Burkitt 型）淋巴母细胞型（曲核 T 细胞型）和大细胞型三种类型为主，占 90% ~ 95% 且多为高度恶性，极少数为中低度恶性。在疗效方面，20 世纪 70 年代时 5 年生存期仅为 5% ~ 33%，近 20 年来诊断与治疗进展令人鼓舞，目前在发达国家的主要儿童 NHL 中 5 年无病生存率已达 60% ~ 80%，与急性淋巴细胞白血病相似。

（一）病理分型

尽管根据 1982 年美国国立癌症研究所 (NCI) 公布的工作分型有十大类型，但对儿童病例来多数为弥散型，为中度或高度恶性型，按此工作分型，分为以下 4 种类型。

1. 淋巴母细胞型

相应于抗原不依赖性淋巴系前体细胞阶段，应为 T 细胞型，仅 10% 左右为 B 前体细胞型，组织学检查可见大量单一的淋巴母细胞，有丝分裂率高，在其间穿插有吞噬性组织细胞，以致有时极像非洲淋巴瘤样之"星空状"表现，但这些淋巴母细胞胞质少、淡染、核膜常有折叠，因而在 Lukes-Collin 分类系统中将其分为曲核细胞型。其临床特点为多发于年龄较大之男性儿童，常有巨大的前纵隔肿块及胸腔积液，极易播散到骨髓、外周血及中枢神经系统，故基本应按高危型性淋巴细胞白血病方案治疗。

2. 小无裂细胞性淋巴瘤

在 Rappaport 分类系统中称为未分化型。包括 2 个亚型，即非洲淋巴瘤型 (Burkitt 型) 及多形性型（又称非 - 非洲淋巴瘤型）。在非洲，多见有颌骨受累，但在西方国家，常起自胃肠道及泌尿生殖道，与 EB 病毒感染关系不大，组织学检查可见大量有丝分裂，提示增殖率极高，浸润的肿瘤细胞间穿插有吞噬性组织细胞，呈典型之"星空状"表现 (Starry Sky)。肿瘤细胞中等大小，核呈均一性或多形性，明显可见核仁，胞质嗜碱性，可见空泡。免疫学检查属 B 细胞系，常有特殊的染色体易位如 t(8；14):t(2；8) 或 t(8；22)，这种易位使 C-Myc 癌基因编码免疫球蛋白重链或轻链的区段相并置，而致瘤细胞异常增殖。有巨大肿瘤者，在治疗早期，应警惕肿瘤细胞溶解综合征的发生，进展到白血病的机会较淋巴母细胞型为少，但若发展为白血病，则其瘤细胞按 FAB 形态分型属乙型。

3. 大细胞性淋巴瘤 (macrocytic lymphoma)

大细胞性淋巴瘤包括弥散性大细胞性淋巴瘤及大细胞性免疫母细胞性淋巴瘤 2 种亚型。前者由生发中心大的已转化的淋巴样细胞恶变而来，肿瘤细胞力大而核裂者，但偶为大核裂变型，有多个较清晰的核仁，胞质淡染或嗜碱性，细胞间常有片状胶原沉着区；而大细胞性，免疫母细胞性淋巴瘤则由生发中心以外的已转化的淋巴细胞恶变而来，肿瘤切片中主要为有单个核仁的间变的细胞，核膜较厚并有大量嗜碱性胞质，免疫表型上两者均属 B 细胞性淋巴瘤。具体临床表现特点多见为回盲部肿块，其次为单侧性颈部、腋部或腹股沟部淋巴结肿大，偶见前纵隔或鼻咽部肿块，本病虽可累及骨，但罕见进展为白血病。

4.Ki-1 淋巴瘤 (Ki-1 lymphoma)

绝大多数儿童非霍奇金淋巴瘤属以上 3 种类型。但约 10% 病例属所谓间变型大细胞性或"Ki-1"淋巴瘤，形态上这些淋巴瘤细胞类似于组织细胞、上皮细胞或肉瘤样恶性肿瘤。由于本型肿瘤细胞能与 Ki-1(CD$_{30}$) 抗原 (这是一种从霍奇金细胞株中提出的抗原) 发生反应，提示 Ki-1 淋巴瘤可能代表了霍奇金病与非霍奇金淋巴瘤间的连接点，典型的病理变化为淋巴结仅部分取代，窦状隙明显受累，肿瘤细胞具有间变的特征，厚的染色质环、巨大的核仁、胞质丰富，双染性或嗜酸性，由于瘤细胞形态奇特且分布于窦状隙，故易误诊为转移性肿瘤或组织细胞性肿瘤，因它与非淋巴样肿瘤极相似，故必需作一系列辅助检查。Ki-1 淋巴瘤典型者表达部分淋巴系表型，仅对少数 T 淋巴抗原呈阳性反应，对 Ki-1 抗原 (CD$_{30}$) 阳性，白细胞共同抗原 (CD$_{45}$) 阳性，CD$_{15}$ 阴性，这些是将 Ki-1 淋巴瘤与霍奇金 (淋巴细胞消减型) 鉴别的主要点，此外，亦特征性地表达淋巴细胞激活抗原如：白介素 -2 受体、运铁蛋白受体及 HLA-DR、基因探针分析。在大部分病例可见 T 细胞受体克隆性重组，免疫球蛋白基因重组，因而凭此很难判明究竟是向 B 细胞或 T 细胞分化，最近发现本型有特殊的染色体移位 t(2；5)，其临床特点为患儿年龄较小主要分布于皮肤，应用强化疗后，疗效良好。

(二) 临床分期及预后

Ⅰ期：单个淋巴结区或结外肿瘤，但纵隔及腹部肿块除外。

Ⅱ期：单个结外肿瘤伴局部淋巴结受累；膈肌同侧 2 个或 2 个以上淋巴结区受累，原发于胃肠道肿瘤，常在回盲部伴或不伴肠系膜淋巴结受累。

Ⅲ期：膈肌两侧有单独的结外肿瘤；膈肌两侧有 2 个或更多的淋巴结病变，所有原发于胸腔的肿瘤 (纵隔、胸膜、胸腺)；所有广泛原发于腹腔内的病变及所有脊柱旁或硬膜下肿物。

Ⅳ期：以上任何病变加中枢神经系统和骨髓浸润。

Ⅰ～Ⅱ期者预后较好；Ⅲ～Ⅳ期者则差。

(三) 诊断

确诊有赖于组织学活检 (包括免疫组化检查及分子细胞遗传学检查)。不仅可确诊，还可做出分型诊断这对了解该病的恶性程度、估计预后及做出正确的治疗方案都至关重要。

正确处理和固定活检物质对于正确诊断十分重要。正确处理活检物质可以做一系列补充检查，特别是免疫表型分析细胞基因学分析、融合蛋白的分子学检查及免疫球蛋白形式和 TCR 基因重排检查，对正确诊断起辅助作用首要原则是尽可能少使用侵入性操作过程。有胸腔积液者行胸穿进行细胞学检查和免疫学检查，经常可以在数小时内提供诊断，如果骨穿结果正常及没有早期可以得到的积液可以选择纵隔外淋巴结进行活检如果可以取到的外周淋巴结活检结果阴性，则可以在局麻下行胸骨旁纵隔切开术也可以在 X 线指导下行纵隔肿块的针刺活检或针刺抽吸

浅部淋巴结肿大发病者，活检可以确诊。关键是对一些无痛性淋巴结肿大者要提高警惕，而原发于深部淋巴结者则易漏诊，故对长期发热原因不明者，如怀疑为 NHL 应进行手术探查。

腹部巨大淋巴瘤患者由于代谢紊乱和肾功能异常，特别是快速生长的伯基特淋巴瘤，也给诊断带来了困难腹水经常包含有大量恶性肿瘤细胞正确的细胞学检查结合免疫表型检查可以提供一个快速的诊断，而使患者免去了剖腹探查术和全麻的额外风险。

（四）治疗

1. Ⅰ～Ⅱ期淋巴母细胞性 NHL

(1) 诱导期治疗：应用"CHOP"方案，VCR 每次 1.5 mg/m²(最大量每次 2 mg) 静脉注射，1 周 1 次 6 周，pred 每日 40 mg/m²，分 3 次口服 28d，阿霉素每次 30 mg/m²，静脉注射第 1 及 22 d 各 1 次 (避免外渗)，CTX 每次 750 mg/m²+0.9% NaCl 250 ml 静脉滴注，第 1 及 22 天各 1 次，若原发灶位于头颈部，则在诱导期第 1，8，22 天各加鞘内注药 1 次 (见表 21-1)。

表 21-1 不同年龄三联鞘内注药剂量 (mg)

年龄 (岁)	MTX(mg)	Ara-C(mg)	DX(mg)
0	5	15	2
1	7.5	20	2
2	10	25	4
3～14	12.5	30	4

(2) 巩固治疗：当白细胞计数超过 $(3～4)×10^9/L$ 即可开始 (通常在疗程第 43 天)，再用"CHOP"方案 1 疗程，但 ADM 只用 1 次 30～40 mg/m² 静脉注射，CTX 每次 750 mg/m² 静脉注射，VCR 每次 1.5 mg/m² 静脉注射，均在巩固治疗期第 1 天用，pred 40 mg/(m²·d)，分 2～3 次，口服 5 d。

(3) 维持治疗：6-MP 每日 50 mg/m²，分 2 次口服，持续用药 24 周，MTX 每次 25 mg/m²，1 周 1 次，肌内注射或口服，每 6 周鞘内用药 1 次 (仅用于原发灶在头颈部者)，24 周后即可停药随访。

2. Ⅲ-Ⅳ期淋巴母细胞 NHL

基本按急淋方案，应用"VALP"方案。

(1) 诱导期 用 pred 每日 40 mg/m²，分 3 次口服，第 1～29 天。VCR 每次 1.5 mg/m² 静脉注射，1 周 1 次，第 1，8，15，22 天各 1 次。左旋门冬酰胺酶 (L-ASP) 每次 200 U/kg，静脉滴注或

肌内注射，隔天用 ×9 次，即第 2，4，6，8，10，12，15，17，19 天用。ADM 每次 25 mg/m^2 静脉注射，第 1.8 天各 1 次。足叶乙苷 (VP-16) 每次 150 ～ 200 mg/m^2+5% ～ 10% 葡萄糖液 500 ml 静脉注射滴 3 小时左右十阿糖胞苷 (Ara-C) 每次 300 mg/m^2 +0.9% NaCl 100 ml 1 小时内滴完，第 22，25，29 天各用 1 次 (VCR 每次最大量不超过 2 mg)。若在疗程第 22，25，29 天，中性粒细胞绝对值小于 $0.5×10^9$/L，则 VP16+Ara-C 可延迟 3 ～ 7 d 应用，以等待造血功能恢复，必要时可用粒细胞集落刺激因子 (GCSF)，以加速造血功能恢复，剂量为每日 5 g/kg，皮下注射。

此外，若患儿总胆红素高于 51.3 mmol/L(3.0 mg/dl) 或低蛋白血症 (< 25 g/L)，则 VP-16 剂量应减半。

所有病例在接受上述方案治疗期，在诱导期第 1，22，43 天各分别鞘内注射 MTX+Ara-C+DX 1 次，剂量见前。若诊断时已有中枢神经系统受累，则在诱导期第 8 天及 15 天再各鞘内用药 1 次。

(2) 巩固治疗 (6 周左右)：大剂量氨甲蝶呤 (HD-MTX) 每次 2 g/m^2，每 2 周左右再用一次，共 3 次，在 HD-MTX 应用同时，加用 6-MP 每日 75 mg/m^2，口服 7 d，用 HD-MTX 前应静脉滴注 5% 碳酸氢钠 (SB)50 ～ 100 ml，以碱化尿液，接着将 HD-MTX 加在 5% 葡萄糖液 250 ～ 500 ml 中，静脉滴注 2 小时，在 HD-MTX 应用当天及以后 2d，每天总补液量应达 1500 ～ 2000 ml/m^2，电解质含量按 1/3 ～ 1/4 张计算。从 HD-MTX 开始用起计算 36 ～ 40 小时后应用四氢叶酸钙每次 12 mg/m^2，每 6 小时一次，共 8 次，肌内注射，以中止 MTX 作用，每次应用 HD-MTX 前一次，鞘内注药一次，随后进入维持治疗，持续用药 120 周。

(3) 维持治疗方案：在维持治疗开始前，用原诱导方案 1 疗程，随后 6-MP 每日 75mg/m^2 口服 +MTX 每次 20 ～ 30 mg/m^2，1 周 1 次，肌内注射或口服，连用 3 周左右，若白细胞数下降到低于 $3×10^9$/L，则改用 pred ＋ VCR 1 ～ 2 周，待白细胞上升到 $3×10^9$/L，再改用 6MP+MTX 维持治疗。在此疗程中插入下列强化疗。

1) 每 8 周 1 次 HD-MTX(剂量及用法同前)：共用 7 个疗程，均同时作鞘内注药。

2) 每 3 个月 1 次小强化，每次可用 VP16 150 mg/m^2 静脉注射滴注 +Ara-C 每次 300 mg/m^2，30 分钟内滴完，1 周用 2 次 ×2 周，或 "COAP" 方案：CTX 每次 750 mg/m^2 静脉注射，滴注，VCR 每次 1.5 mg/m^2 静脉注射，疗程第 1 天用；Ara-C 每次 100 ～ 200 mg/m^2，分 2 次皮下注射，共 7 d，pred 每日 1 mg/kg，分 3 次口服，共 7d 为 1 疗程，此 2 种方案交替使用。

3) 每 6 个月 1 次大强化，即用诱导期方案 "VALP" (剂量及用法同诱导方案)。

4) 在上述化疗间歇期用 6-MP 每日 75 mg/m^2，口服 ＋ MTX 每次 20 ～ 30 mg/m^2，1 周 1 次口服或肌内注射做维持治疗。

如果 HD-MTX 与小强化或大强化疗程的应用，在时间上有冲突或重叠，则先用 HD-MTX，待肝功能正常，白细胞总数超过 $4×10^9$/L 时，再用小强化或大强化疗程，总疗程为 120 周。

若起病时已有中枢神经系统受累，则在全身化疗同时鞘内注药 6 ～ 8 次 (通常开始时为隔天 1 次，共 4 次左右，脑脊液即可转为阴性，以后每 3d1 次共 2 次，随后 1 周 1 次 ×2 次)。在全身诱导期化疗达完全缓解后，继续按上述方案做巩固、预防及维持治疗，头颅及脊柱放疗安排在 56 周时进行，若患者在维持治疗的 56 周前发生中枢神经系统复发，则应重复鞘内注药 6 ～ 8 次，待脑脊液转阴后，再重复用诱导期化疗 1 疗程，随后头颅照射 24 Gy(分 16 次)，在

20 ～ 22 d 内照射完毕，每次 1.5 ～ 2.0 Gy，脊柱照射量为 15 ～ 18 Gy，分 10 次在 12 ～ 14 d 内完成每次 1.5 Gy，然后再继续维持化疗至少 1 年。

若患儿起病时已有睾丸受累，应在维持治疗开始时做两侧睾丸放疗，总量为 24 Gy(分 12 次完成)。若在治疗期发生睾丸复发，则应先用 6 周的诱导期全身化疗方案，随后再作睾丸放疗，髓外复发后，至少需继续维持化疗 1 年 (总疗程 2 年半左右)。

3.B 细胞性 NHL "COMP" 方案为主

(1) 诱导期具体如下。

1)pred：每日 60 mg/m² ，分 3 ～ 4 次口服，共 28d。

2)CTX：每次 1.2 g/m² 静脉滴注，疗程第 1 天用。

3)VCR：每次 1.5 mg/m² 静脉滴注，疗程第 3，10，17，24 天各用 1 次 (最大量每次 2 mg)。

4)MTX：每次 500 mg/m² 1/3 静脉推注, 2/3 静脉注射，滴注 4 小时，继后用四氢叶酸钙解救，疗程第 12 天用；鞘内联合化疗第 5，31，34 天各 1 次。

(2) 维持期具体如下。

1)pred：每日 60 mg/m² ，分 3 ～ 4 次，口服 5d。

2)VCR：每次 1.5 mg/m² 静脉滴注，疗程第 1，4 天各 1 次。

3)CTX：每次 1 000 mg/m² 静脉滴注，疗程第 1 天静脉滴注。

4)MTX：每次 500 mg/m²，第 15 天用，1/3 静脉推，2/3 静脉滴 4 小时；疗程第 1 天鞘内注药。每 28 d 重复 1 疗程，总疗程 I ～ II 期为 8 ～ 9 个月；III ～ IV 期为 18 个月至 1 年。

对肿瘤负荷大者 (表现为巨大肿块、肝脾大，外周血白细胞超过 50×10^9/L 者，在治疗初期，应先用 "COP" 方案 II 周。① CTX：每次 750 mg/m² 静脉滴注，第 1 天。② VCR：每次，1.5 mg/m² 静脉滴注，第 1 天。③ pred：每日 1.0 mg/kg，分 3 ～ 4 次，口服 7 d，疗程第 1 ～ 7 天，待瘤细胞负荷减少后，再正规化疗，在化疗开始阶段，充分水化及碱化尿液，亦可口服别嘌呤醇每日 10 mg/kg，连用 1 个月左右。

4.CODP+HD-MTX+ 放疗

有报告用 CODP+ HD-MTX+ 放疗治疗 III ～ IV 期 NHL 取得较好的效果，其具体方案如下。

(1)COPD 即长春新碱 (VCR)：每次 1.5 ～ 2.0 mg/m²，每周 1 次；环磷酰胺 (CTX) 每次 1.2 g/m²，每 2 周 1 次；红比霉素每次 60 mg/m²，每 2 周 1 次；与上药交替静脉滴注，泼尼松每日 60 mg/m²，分 3 ～ 4 次用，持续应用；第 5 周开始用大剂量氨甲蝶呤 (HD-MTX)，每次 1 ～ 2 g/m²，随后常规用甲酰四氢叶酸钙解救，同时鞘内注射化疗药物，阿糖胞苷每次 30 mg/m²+MTX 每次 12.5 ～ 15.0 mg/m²+ 地塞米松每次 2 ～ 4 mg，每 1 ～ 2 周 1 次，共 3 次，有巨大淋巴瘤者在诱导化疗结束后接受局部扩大野放疗，疗程 2 ～ 3 周，总剂量 30 ～ 40 Gy。在用 HD-MTX 后 3 ～ 6 个月可作颅脑放疗，总剂量 18 ～ 24 Gy。在 2 ～ 3 周内完成。同时每周鞘内注射化疗药物 (药物剂量同上)。

(2) 维持治疗：6- 巯基嘌呤或 6- 硫代鸟嘌呤每日 75 mg/m²，MTX15 ～ 30 mg/m²，每周 1 次。加强治疗采用 VP-16+CTX+ 阿霉素，第 1 年每月 1 次，第 2 年每 2 个月 1 次，HD-MTX 每半年 1 次，共 3 次，持续完全缓解 (CCR)2 年停药。

第二节 神经母细胞瘤

小儿神经母细胞瘤 (NB) 从原始神经嵴细胞演化而来，交感神经链、肾上腺髓质是最常见的原发部位。不同年龄、肿瘤发生部位及不同的组织分化程度使其生物特性及临床表现有很大差异，部分可自然消退或转化成良性肿瘤，但另一部分患儿却又十分难治，预后不良。在过去的 30 年中，婴儿型或早期 NB 预后有了明显的改善，但大年龄晚期患儿预后仍然十分恶劣。在 NB 中有许多因素可影响预后，年龄和分期仍然是最重要的因素。

一、临床分期

根据 NBT 国际分期系统 (INSS)，将 NBT 分为 5 期。

Ⅰ期：肿瘤位于原发组织或器官；可完全切除，伴或不伴镜下残留病灶；同侧和对侧淋巴结镜检正常。

Ⅱa 期：单侧肿瘤，肉眼观察肿瘤未完整切除；同侧和对侧淋巴结镜检正常。

Ⅱb 期：单侧肿瘤，肉眼观察肿瘤完整或未完整切除；伴有同侧区域淋巴结镜检阳性结果，但对侧淋巴结镜检正常。

Ⅲ期：肿瘤超越中线，伴或不伴区域淋巴结受累；或单侧肿瘤伴对侧区域淋巴结受累；或中线肿瘤伴双侧区域淋巴结受累。

Ⅳ期：肿瘤远处转移到淋巴结、骨骼、骨髓、肝和 (或) 其他器官 (4S 期除外)。

Ⅳ-S 期：患儿年龄在 1 岁以内，原发部位肿瘤为Ⅰ、Ⅱ期，虽有远处转移，但只限于肝脏、皮肤和 (或) 骨髓 (不包括骨质) 中之一处或一处以上病变。

二、临床表现

临床表现与原发部位、年龄及分期相关。65% 患儿肿瘤原发于腹腔，大年龄儿童中肾上腺原发占 40%，而在婴儿中只占 25%。其他常见部位为胸腔和颈部。约 10% 病例原发部位不明确。约 70% NB 在 5 岁前发病，极少数在 10 岁以后发病。

（一）不同部位的肿块

本病最常见的症状为不同部位的肿块。

(1) 原发于腹部者以肾上腺及脊柱二侧交感神经链原发多见，一般在肿块较大时才出现症状，可有腹痛、腹围增大、腰背部饱满、扪及肿块、胃肠道症状。

(2) 原发于胸腔者有纵隔压迫相关症状及呼吸道症状，如气促、咳嗽等。

（二）晚期表现

患儿常有肢体疼痛、贫血、发热、消瘦、眼眶部转移。眼眶部转移形成具有特征性的熊猫眼，表现为眼球突出、眶周青紫。其他可有高血压及肿块部位相关压迫症状，如有椎管内浸润压迫时出现运动障碍、大小便失禁等。

（三）转移途径

NB 主要转移途径为淋巴及血行。在局限性病变患儿中约 35% 有局部淋巴结浸润，血行转移主要发生于骨髓、骨、肝和皮肤，终末期或复发时可有脑和肺转移，但较少见。婴儿病例就诊时局限性病变、局限性病变伴有局部淋巴结转移、播散性病变分别为 39%、18% 和 25%；但在大年龄儿童中分别为 19%、13% 和 68%，也即大年龄患儿就诊时多数已处疾病晚期。

三、辅助检查

（一）血常规及骨髓象

末梢血常规可示贫血。骨髓穿刺可见瘤细胞集结成团。

（二）生化学检查

90% 的 NBT 细胞可分泌多巴胺及去甲肾上腺素等并释放入血，引起血、尿儿茶酚胺代谢产物增高，因此测定血或尿中儿茶酚胺代谢产物苦杏仁酸 (vanilly mandelic acid，VMA) 和高香草酸 (homovanillic acid，HVA) 是 NBT 诊断及预后判断的重要指标。VMA 含量增高最多见，如两者同时增高则诊断率可达 95%，70% ～ 80% 患儿尿中 VMA 增高。

NBT 患者尿 VMA 阴性，可能与下列因素有关：①肿瘤起源于胸腔或脊髓背根处。② VMA 及 HVA 分泌具有昼夜节律性，故其含量与留尿方法、尿液的浓缩、稀释程度有关，并受保存方法的影响。③尿儿茶酚胺代谢产物是与尿中硫酸酯及葡萄糖醛酸结合后的总代谢物，其含量与肾脏结合、排泄功能有关，有时虽血清儿茶酚胺代谢产物高度积聚，但未经肾脏排泄，亦会得出阴性结果。而血清 VMA、HVA 可确切反应儿茶酚胺的代谢水平，故测定血清 VMA 或 HVA 可提高阳性率。生化学检查亦可作为判断疗效、提示肿瘤复发的指标。

此外，血清铁蛋白 (SF) 测定、血清神经元特异烯醇酶 (NSE) 测定、S-100 蛋白测定等对判断疾病的预后、指导化疗有重要价值。

（三）影像学检查

NBT 来源于未分化的交感神经节细胞，故凡有胚胎性交感神经节细胞组织的部位都有可能发生此病，其原发部位与年龄有关，见表 21-2。

表 21-2 不同年龄 NBT 的原发部位

原发部位	确诊时年龄	
	＜ 12 个月	＞ 13 个月
头颈部	2%	2% ～ 3%
胸部	20%	10% ～ 15%
腹部	55%	70% ～ 75%
盆腔	5%	5%
其他（或不明）	15%	2% ～ 13%

NBT 有早期转移的倾向，新生儿及婴儿常见肝及皮肤转移；幼儿常见肝、骨髓及骨转移，其中长骨受累最多，以股骨远端及胫骨近端为最，其次有颅骨、椎体、肋骨、骨盆，此外尚有其他器官受累。有时原发病灶很小或隐匿，而临床以转移病灶为主。因此，影像学检查应同时注意原发瘤和转移病灶。

1.X 线检查

X 线平片可见肿瘤阴影，其内有斑点状钙化。作腹膜后神经母细胞瘤静脉肾盂造影时，可见患侧肾被推向外下移位；如肿瘤侵入肾，则引起肾盂、肾盏变形或不显影；如发生骨转移，则可见溶骨性破坏、骨膜增生或病理性骨折。

2. 实时超声图像分析

NBT 在声像图上呈回声不均，并可见弥散性或局灶性强回声钙化灶，偶可表现为一回声极低或无回声之边界清晰后壁透声增强的囊性肿块。

3.CT

CT 不仅能显示肿瘤全貌，并能确定淋巴结、肝、大血管周围及椎管内受累情况。肿瘤呈一不规则、分叶状、无包膜的密度不均的肿块，可有出血坏死的低密度区或斑点状钙化。

4. 同位素检查

^{99m}Tc 全身骨扫描是早期诊断骨转移的可靠手段，较 X 线平片更为敏感。

5.MRI

较超声图像、CT 等影像学方法更为有效，且无须作脊髓造影即可显示椎管内受累情况。

（四）免疫学检查

1983 年，有学者在美工作期间，首先发现一种神经节苷脂 (GD_2) 可作为 NBT 的可靠标记物，此后，通过制备 GD_2 特异的单克隆抗体，使 NBT 的诊断和治疗都有了新的发展。用 GD_2 单抗对 NBT 骨髓转移的诊断具有敏感性高、特异性强的特点，此免疫指标目前已在欧美国家广泛使用。NBT 肿瘤组织所表达的 GD_2 水平也可作为 NBT 病情进展及预后判断的一个重要指标，若血中 GD_2 水平高，则肿瘤的进展迅速，患者的生存期短；NBT 患者治疗有效时，血中 GD_2 水平下降；肿瘤复发时，则血中 GD_2 水平升高。近年有人发现，肿瘤细胞 CD44 表达阳性是 NBT 预后良好的一个可靠指标。

（五）细胞遗传学检查

大多数 NBT 病例具有染色体异常，可表现为双小体、均一染色区和非随机性 1 号染色体短臂缺失，双小体及均一染色区的出现与 N-MYC 癌基因扩增有关，提示病情进展，是预后不良的指标之一。婴儿期 NBT，如染色体数目为高二倍体 (DNA 指数大于 1)，其治疗反应较好；而 DNA 指数为 1，或有 N-MYC 基因扩增者，则无论临床分期如何，均提示预后不良。年龄大于 2 岁的 NBT，DNA 指数无重要预后意义。

四、诊断

（一）诊断方法

组织病理学检查是 NB 诊断的最重要手段，有时需结合免疫组织化学、电镜以明确诊断。影像学检查发现有与 NB 特征相符合的肿块，同时骨髓中发现 NB 肿瘤细胞，有明显增高的儿茶酚胺代谢产物 (HVA 或 VMA) 也可做出诊断。如病理诊断有困难时，染色体检查发现有 1p 缺失或 N-myc 扩增支持 NB 诊断。

（二）诊断分期

同时应包括诊断分期，美国儿童肿瘤协作组分期系统 (CCSG) 如下。

Ⅰ 期：肿瘤局限于原发器官。

Ⅱ 期：肿瘤超出原发器官，但未超过中线，同侧淋巴结可能受累。

Ⅲ 期：肿瘤超过中线，双侧淋巴结可能受累。

Ⅳ期：远处转移。

IVs 期：＜1 岁，原发灶为Ⅰ、Ⅱ期，但有局限于肝、皮肤、骨髓的转移灶。

主要根据病理检查确诊。

五、治疗

由于 NB 预后差异大，部分患儿如小年龄、早期 NB 预后明显优于大年龄晚期组，因此应根据患儿的预后因素，如年龄、分期、N-myc 扩增、1p 缺失等采用分级治疗。早期患儿无 N-myc 扩增及 1p 缺失，可仅做手术，手术后随访。而大年龄、晚期，伴有 N-myc 扩增，1p 缺失者，需接受强化疗和手术，直至骨髓移植。手术、化疗、放疗仍为 NB 治疗的三大主要手段，根据其临床预后因素采用不同强度的治疗方案。一般对局限性肿瘤主张先手术切除，再化疗。而对估计手术不能切除者采用先化疗、再手术、再化疗或加放疗的策略。对 NB 敏感的药物有环磷酰胺、长春新碱、依托泊苷 (VP-16)、卡铂、顺铂、抗肿瘤抗生素 (多柔比星)、异环酰胺等，各个协作组采用不同药物组合对晚期患儿强化疗，但预后改善仍未令人满意。

六、预后

多种因素可影响 NBT 的预后，但其中最重要者为诊断时的年龄及分期。任何年龄的 NBT，其分期越早，病变范围越小，预后越好。婴儿期 NBT，其肿瘤细胞 DNA 数目与化疗反应和长期预后有关，染色体数目为高二倍体者预后优于染色体数目为二倍体者。对于已发生转移的 NBT，其预后取决于诊断时的年龄，年龄小于 1 岁者预后较好，反之则较差。

各种 NBT 的生物学标记已被应用于判断 NBT 的危险程度，其中包括尿儿茶酚胺代谢产物、血清 SF、NSE、LDH、GD_2 等。以肿瘤细胞分化程度为基础的组织学分级，也已作为判断预后的指标。目前，NBT 的各种生物学和遗传学特征如核型、DNA 指数、N-myc 拷贝数、1 号染色体短臂异常、P 糖蛋白表达、神经生长因子受者 TRK-A 表达等已被证实与 NBT 预后和疗效相关，例如。N-myc 扩增提示预后不良，TRK-A 的出现是预后良好的指标。现将各种影响 NBT 预后的因素列于表 21-3。

表 21-3　影响神经母细胞瘤预后的因素

因素	好	中	差
原发部位	纵隔	盆腔、颈	腹膜后
分期	Ⅰ、Ⅱ a、Ⅳ s	Ⅱ b、部分Ⅲ	部分Ⅲ、Ⅳ
年龄 (岁)	＜1	1～2	＞2
组织学分级	一级	二级	三、四级
SF 水平	正常		升高
N-myc 拷贝数	2	3～10	＞10
1 号染色体	正常		异常
CD_{44}	阳性		阴性
GD_2	低		高

第三节　肾母细胞瘤

肾母细胞瘤 (nephroblastoma，Wilms tumor，WT)，亦称肾胚胎瘤、肾胚细胞瘤、肾胚胎性癌肉瘤，是儿童时期最常见的肾脏原发性恶性实体瘤。1990 年～ 1992 年上海市 14 岁以下儿童中的年发病率为 6.04/100 万人，占 14 岁以下儿童恶性肿瘤的第 4 位。美国每年初诊 WT 约 460 例，占儿童恶性肿瘤的第 4 位。女性发病数略高于男性。单侧发病者，诊断时的平均年龄为 44 个月，双侧发病者，诊断时的平均年龄为 31 个月。成人 WT 极为罕见，但预后不良。

家族性肾母细胞瘤 (familial nephroblastoma) 占全部 WT 患者的 1.5%，多见于远亲，而非父母或兄弟姐妹患者。16% 为双侧发病。初诊时的平均年龄，单侧者为 35 个月，双侧者为 16 个月。

一、病理病因

肾母细胞瘤可能由于未分化形成小管和小球的后肾胚芽异常增生所致。肾母细胞瘤增生复合体 (nephroblastomatosis complex) 也可能是 Wilms 瘤瘤前病变。近年来已确认肿瘤抑制基因 WT1 与 WT2 的缺失与部分肾母细胞瘤的发生有关。

肾母细胞瘤的发病原因尚不明了，有一定的家族性发生倾向，发生率为 1% ～ 2%。也有人认为有遗传性，一家几个孩子可先后生长本瘤；Schweisguth 报道在 600 例中，有 5 对为兄弟姐妹。新华医院也遇到 2 对兄弟先后生长本瘤，并遇到一位年轻父亲，幼时曾做过单侧肾母细胞瘤手术，其子于 3 岁时也发生了肾母细胞瘤。也有人报道 3 对孪生兄弟发病。Brown 等则遇到极罕见的三代连续发生本病的病例。

二、发病机制

肾母细胞瘤起源于胚胎，在肾脏实质中发展，长大过程中形态畸变 (distortion)，侵犯周围的肾脏组织。小儿的肾脏肿瘤几乎都属这一类。来源于原始间胚叶，故病理切片可见多种未分化组织。有时肿瘤突破被膜、侵入横膈、肾上腺及结肠等组织。在 10% ～ 45% 手术标本中可见肾静脉中有肿瘤组织。

（一）病理改变

肾细胞癌起源于肾小管上皮细胞，研究发现 88.5% 的透明细胞癌表达近曲小管抗原，而 87.5% 的颗粒细胞癌表达远曲小管抗原，因此推测透明细胞癌可能源于近曲小管，而颗粒细胞癌可能源于远曲小管。不同病理类型的肿瘤，外观存在差异。一般说来，透明细胞癌呈黄色，与正常组织分界清楚，似有包膜，生长缓慢，预后较好。颗粒细胞癌，癌细胞呈立方形或多角形，癌细胞胞质富于细胞器特别是线粒体，因而胞质呈伊红色颗粒状，腺管状结构明确，间质由毛细血管构成。较透明细胞癌细胞核异型性显著，细胞排列也较乱，恶性度高，预后较差。未分化型癌细胞呈梭形或不规则形，似肉瘤。

肿瘤的病理分级是评估预后的可靠因素，同时也是制订治疗方案的重要依据。Fuhrman 核分级标准 (1992) 如下。

1 级：癌细胞具有小而圆的深染核，染色质模糊，无核仁。

2 级：癌细胞稍大，染色质较清楚，高倍镜下一些细胞内可见核仁，但不显著。

3 级：癌细胞更大，以核仁明显为特征。

4 级：类似 3 级，但核呈多形性，多分叶及巨大核仁。

（二）分期

肾癌可发生于肾实质任何部位，左右侧肾癌发病机会相等，且绝大多数是单侧单发病灶，双侧病变仅占 1% ～ 2%。

巨检：肿瘤外观为不规则的圆形或椭圆肿块，有一层由被压迫的肾实质和纤维组织形成的假性纤维包膜。

呈质地致密的灰白色，无明显包膜，预后较差。暗红色和红色部位通常是出血区，有时伴有囊性变、坏死及不规则钙化等。

显微镜检：未分化癌细胞呈梭形，核较大或大小不一，有较多的核分裂象，恶性程度更高。

肾胚胎瘤的分期如下。

Ⅰ期：局限于肾。

Ⅱ期：局限于肾周围。

Ⅲ期：局限于腹腔内邻近脏器。

Ⅳ期：有远处转移。

Ⅴ期：双侧性。

（三）扩散转移

肾母细胞瘤早期有完整的包膜，当肿瘤增大后可引起破裂，致肿瘤细胞直接侵入肾周围脂肪层内或邻近组织，如肾上腺、结肠系膜、与其接触的肝脏部分。肾母细胞瘤淋巴结转移并不多见，且大多限于局部淋巴结，但血源性扩散甚为多见，首先是经肾静脉，其中常有肿瘤栓子，可蔓延至下腔静脉，甚至到右心房，血行性扩散 80% 到肺部，有时到肝，偶尔到骨骼。

（四）显微镜检查

肾细胞癌的主要病理类型包括：透明细胞癌、颗粒细胞癌和未分化细胞癌等。透明细胞癌最为常见，透明细胞体积大，边缘清楚，呈多角形，核小均匀而染色深，细胞质量多呈透明色，细胞常排列成片状、乳头状和管状。颗粒细胞呈圆形、多边形或不规则形态，暗色，胞质为毛玻璃状，细胞质内充满细小颗粒，胞质量少，核略深染。两种类型的癌细胞可以单独存在，也可以混合存在于同一肿瘤内，若肿瘤大多为透明细胞则称为肾透明细胞癌，反之为肾颗粒细胞癌。本瘤 60% ～ 70% 是由两种癌细胞组成的混合型肾癌。未分化癌细胞呈梭形，核较大或大小不一，有较多的核分裂象，恶性程度更高。

三、临床表现

（一）腹部肿块

本病最常见的表现是无症状的腹部肿块，由于肿块较小，不影响患儿营养及健康情况，故多在洗澡或更衣时偶尔发现，且常不被家长重视，甚至延误治疗。肿块位于上腹季肋部一侧，大小差别较大，表面光滑，中等硬度，无压痛，早期稍活动，迅速增大后少数病例可超越中线。

（二）压迫症状

肿瘤增大后可出现压迫症状，常见气促、食欲不振、消瘦、烦躁不安等现象。

（三）其他表现

肿瘤侵入肾盂可出现血尿；由于肾血管栓塞或肾动脉受压可出现高血压；肿瘤也可产生促红细胞生成素，导致红细胞增多症；肿瘤巨大或已有转移时可出现恶病质。

（四）伴随病症

肾母细胞瘤常可与一些先天性疾病同时存在，其中以单侧肢体肥大，泌尿生殖系畸形、先天性虹膜缺如等为常见。此外尚可见到其他部位的畸胎瘤。

四、检查

（一）实验室检查

1. 血常规检查

血常规检查可正常，一般有轻度贫血，但也有少数有红细胞增多，这可能与红细胞生成素增高有关。可作为治疗时追踪了解有无骨髓造血抑制的指标。

2. 血液检查

肾功能正常。红细胞沉降率一般均增快，15 ~ 90 mm/h，特大的晚期肿瘤沉降率增快更显著，认为是预后不良的一个指标。血尿素氮、肌酐等化验反映肾脏受损情况。肾脏破坏严重时血红细胞生成素 (erythropoietin) 减少。肝功能检查可用作观察治疗的毒性反应。

3. 尿液检查

尿显微镜检查不少有血尿和蛋白尿，但尿中多不能找到癌细胞。尿化验及培养可查知血尿及泌尿系感染。

4. 骨髓检查

此病转移至骨髓者甚为罕见，而神经母细胞瘤常常有骨髓转移，故骨髓检查对此两病的鉴别诊断颇有帮助。

5. 穿刺活检

近年有人报道用细针快速穿刺抽吸细胞学检查诊断法，手术前即能确诊，方法简单，正确率达 90%。穿刺活检对巨大肿瘤并估计无法切除者有一定意义，因为在术前可明确组织学类型，估计患儿的预后，以利于制订术前和术后的化疗和放疗的方案。但已有穿刺径路肿瘤种植的报道。

（二）其他辅助检查

1.X 线检查

(1) 腹部平片：可显示肿瘤的部位及范围，常见肠管被推向对侧。在大多数病例可见患侧肋腹膨胀，充气的肠管绕着肿瘤的软组织密度阴影，并被肿块推移向腹中部。钙化斑点极为罕见，如有则多数出现在边缘呈弧线状。侧位片见脊柱前软组织块物阴影，将充气的胃肠道推向前方。

(2) 胸部平片：进行胸腔后前位、侧位及斜位照片以寻找肺部的转移病灶。肺转移约占 10%。

2. 静脉肾盂造影

静脉肾盂造影是主要的诊断方法，对拟诊为肾母细胞瘤的病例均应做造影检查。约 2/3 的患儿显示肾盂、肾盏变形、移位或缺损，肿瘤挤压肾盂时，它就被显著拉长或积水，以上各种形态都应在正位和侧位照相上仔细观察。肾上极肿瘤可能很少改变肾盏的形态，或仅有转位和下降；肾下极肿瘤往往将输尿管向中线推移，形成一个凹度向外的弧形。1/3 患儿患侧肾脏因大部被压迫而在常规片上不显影，此时应延迟至 6 h，甚至 24 h 摄片，一般均有不同程度的造影剂排泄，如果患肾仍不显影则提示肾脏已被严重破坏，国内有的报道达36%，国外仅10%左右。必须重视对侧肾脏的形态和功能是否正常，作者曾遇到对侧肾脏畸形（如重复肾等）的病例。

逆行肾盂造影一般来讲是没有指征的。经股静脉作下腔静脉造影，可了解肿瘤有否长入下腔静脉。选择性肾动脉造影是一种损伤性检查，只应用于双侧肾母细胞瘤，为了解血管的分布情况而决定手术切除范围，但为诊断本瘤一般并无必要。偶尔也用于了解肝和腹腔其他器官的转移情况。CT与MRI检查对诊断均很有价值。

3.B型超声波检查

B型超声波检查可区别肿块为实质型还是囊性，肾母细胞瘤超声回声图显示在腰壁前方一个以实质为主间隔小液平（坏死出血、肾盂积水）的混合图像。由于此法为无损伤性和无痛性，故应列为首先采用的检查方法。

超声波检查对本病的鉴别诊断甚有帮助，发现有囊性征则应注意有肾盂积水、多囊肾或胆总管扩张症的可能。超声波见此瘤有高辉度的不规则回声则显示为恶性肿瘤。

4. 血管造影

可做逆行性腹主动脉造影及下腔静脉造影。患侧肾动脉分布区血流丰富，在全肿瘤范围内可见异常血管形成。可见肿瘤血管随肿瘤的增大而增多，血管排列紊乱常甚明显。血管造影且可协助发现较小的肿瘤。下腔静脉造影可查知肿瘤对下腔静脉的侵压。

5.CT、磁共振图 (MRI) 及核素扫描图

CT、MRI、核素扫描图，对肿瘤及其转移灶，皆有影像诊断的价值，可借以了解肿瘤的部位、范围、对其周围组织的破坏以及有无明显的转移。

五、鉴别诊断

WT应与神经母细胞瘤、畸胎瘤鉴别。

六、治疗

WT单纯外科切除5年生存率为20%～25%，20世纪50年代配合术前或术后放疗5年生存率为50%，此后由于配合化疗，5年生存率提高到80%以上。手术切除是WT治疗的必要手段，此外，还必须配合化疗和放疗，才能提高生存率，但后两种方法绝不能代替手术切除。表21-4所示为WT治疗策略。

表 21-4　肾母细胞瘤治疗策略

单侧或双侧	临床分期	治疗方案
单侧	I、II	手术 + 化疗
	III	手术 + 化疗 + 腹部放疗
	IV	手术 + 化疗 + 转移病灶放疗
双侧		手术（单侧肾全切，另侧肾部分切除，保留残肾功能）
		化疗（化疗方案以分期最高的病灶为依据）
		放疗（以病灶分期为依据，如化疗反应不良亦可考虑）

（一）手术切除

术中应注意：①肿瘤应与患肾同时切除。②如有肾动脉周围、腹主动脉周围的淋巴结肿大需行廓清术。③本肿瘤血行转移多见，由于肿瘤可能长入肾静脉，形成肿瘤栓塞，因此应先取出瘤栓，再结扎肾蒂，以免促进转移。④术中不能切除的可疑病灶及肿瘤床周围，应仔细放置银夹，以备以后作为放疗的标志。对于巨大的肿瘤需在术前做化疗和放疗，使肿瘤缩小，并可减少术中细胞的扩散。

（二）化学治疗

术前化疗一般可在术前 24 小时用放线菌素 (actinomycin D，AMD)15 ～ 20 g/kg。术后化疗从术后第 2 周开始，化疗方案以组织病理类型和临床分期为依据。美国 WT 研究协作组方案 3(NWTS-3) 主张对 FH Ⅱ 期病例术后仅予长春新碱和放线菌素化疗，而不予放疗；对 FH Ⅲ、Ⅳ 期的病例在上述基础上加用柔红霉素，腹部放疗剂量 1000 cGy 即可；而对 UH Ⅱ ～Ⅳ 期的病例，可在 FH Ⅲ、Ⅳ 方案的基础上加用环磷酰氨。现将美国 WT 研究协作组方案 4(NWTS-4) 列于表 21-5。

表 21-5　美国 WT 研究协作组方案 4(NWTS4)

型 / 期	手术	放疗	化疗方案	治疗时间
FH/ Ⅰ	+	-	VA	24 周或间歇强化 18 周
FH/ Ⅱ	+	-	VA	22 周或 65 周，或间歇强化 22 周或 65 周
FH/ Ⅲ ～Ⅳ	+	+	VAD	27 周或 65 周，或间歇强化 24 周或 54 周
UH/ Ⅰ	+	-	VA	24 周或间歇强化 18 周
UH/ Ⅱ ～Ⅳ	+	+	VAD	65 周
	+	+	VADC	65 周

注：V 为长春新碱 (VCR)；A 为放线菌素 (AMD)；D 为柔红霉素 (DNR) 或阿霉素 (ADR)；C 为环磷酰氨 (CTX)

（三）放射治疗

肾母细胞瘤的放疗敏感性已众所周知，并认为与 AMD 有相乘效果。术前放疗照射野在肿瘤边缘外 1 ～ 2 cm 即可，剂量以 10 ～ 20 Gy/(1 ～ 2) 周为宜，剂量过大可能会增加出血和腹腔器官或组织粘连，从而增加手术的难度。放疗后休息 1 ～ 2 周始手术。

术后放疗主要针对病变为Ⅲ、Ⅳ期的患儿；对于Ⅱ期是否放疗问题，目前尚无统一意见；凡年龄小于 1 岁，病变为Ⅰ期的患儿均不宜放疗。放疗应从术后第 9 天开始，照射术后肿瘤床及邻近椎体，腹腔有广泛病变者，可行全腹放疗。表 21-6 为推荐儿童放疗剂量。

表 21-6　WT 放疗推荐剂量

年龄（月）	总放射剂量 (Gy)	
	FH	UF
12	10	12 ～ 18
13 ～ 18	20	18 ～ 24
19 ～ 30	20	24 ～ 30

年龄（月）	总放射剂量 (Gy)	
	FH	UF
31 ～ 40	20	30 ～ 35
> 40	20	35 ～ 40

（四）转移及复发病例的治疗

1. 肺转移

诊断时无论在单侧肺或两肺的一处有孤立阴影者，均须进行原发灶的肾切除。70% 的肺转移可通过放疗及联合化疗取得良好效果。有报告肺部放疗后，有 45% 的病例合并放射性肺炎 (radiation pneumonitis)，预后不佳，应予注意。放疗总剂量为 20 Gy，于 4 周内分 20 次完成。

2. 肝转移

肝转移发生率较低，多于肾切除手术中发现。肝转移呈多发性，应予放疗，剂量为 25 ～ 30Gy。如果转移灶局限，肝叶切除亦属可能。

3. 综合治疗后

复发的患者，若为 FH 型，并属下列情况：①复发局限于肺部。②腹部未经放疗而出现复发。③原属 I 期患者。④复发在诊断后 12 个月以上。⑤辅助化疗只用两种化疗药。因目前尚无其他更好方案可以替代，可仍用上述方案或加大剂量，再治疗后 3 年生存率约为 30%。

属于下列情况者，复发后再用上述方案疗效不佳：① UH 型。②复发见于放疗后的腹部或肺外。③诊断后不到 6 个月内复发。④复发前曾用过 3 种药物联合化疗。这些患者可考虑用异环磷酰氨或顺铂 (diamine dichloro platinum，DDP)+VP-16 等二线化疗。

（五）V 期病例的治疗

手术可行单肾全切除，另肾部分切除。应保留残余肾的肾功能，与其放疗不如单独进行化疗。放射性肾炎 (radiation nephritis) 的预后极坏，肾移植为值得研究的课题。

七、预后

在小儿恶性肿瘤中，WT 的预后是比较乐观的。据统计，坚持正规治疗的病例治愈率可达 90%，即使是Ⅲ、Ⅳ期，其 4 年无病生存率也在 70% 以上。影响预后的主要因素是病理组织类型、临床分期及治疗方案。

八、随访

除临床体检外，对 FH Ⅰ、Ⅱ期患儿，每 3 月做胸部 X 线检查，每 6 月做腹部超声波检查共 2 年；UH 各期及 FH Ⅲ、Ⅳ期患儿，每月做 X 线检查，每 3 月做腹部超声波检查共 1 年，第 2 年与 FH Ⅰ、Ⅱ期患儿相同。全部患儿于第 3 年每半年做 X 线胸部复查。肾母细胞瘤的复发和转移，绝大多数发生于治疗后 6 个月以内，而死亡病例 85% 发生于治疗后 1 年以内，如治疗后 2 年无复发及转移迹象，可认为已超出危险期，术后 3 年尚存且无复发者可谓临床治愈。由于广泛应用化学疗法，控制并推迟了肿瘤的复发及转移，故肾母细胞瘤治疗后应随访 5 年。

第二十一章　遗传代谢性疾病

第一节　先天性氨基酸代谢病

先天性氨基酸代谢病总发病率约为 1:(5000～10000)，病种已知 70 余种。多为常染色体隐性遗传。约半数以上主要侵犯神经系统，临床上多表现进行性脑损害症状，是引起小儿智能低下的重要原因。病情严重者可发生惊厥、瘫痪或严重代谢紊乱。这类疾病早期诊断十分重要，很多病种可经限制蛋白质或某种氨基酸的摄入而避免严重脑损害，有些则用维生素治疗有效。但也有迄今无法治疗的病例。酶缺陷使氨基酸正常代谢途径发生阻滞；少数病种与氨基酸转运系统（肠道和/或肾近曲小管）缺陷有关。

一、概述

（一）诊断步骤

1. 病史采集要点

(1) 起病：患儿初生时可以无异常，开始哺乳后，摄入乳汁中的氨基酸便出现症状。

(2) 病程经过和临床表现：氨基酸代谢紊乱时，某些氨基酸在组织内异常积聚，妨碍脑内的蛋白质合成，影响脑的细胞呼吸、髓鞘生成及神经递质的合成，多引起进行性脑损害，表现为智力发育障碍，亦可见惊厥、瘫痪等。晚期病例主要为进行性脑损伤表现，智力落后、惊厥发作，或有严重的代谢紊乱、瘫痪等。

2. 体格检查要点

晚期病例常有特殊的体征，具体如下。

(1) 气味异常：尿、汗液有发霉味应疑有苯丙酮尿症，焦糖气味见于枫糖尿症，汗脚气味见于异戊酸血症，烂白菜味见于高蛋氨酸血症。

(2) 皮肤：糙皮病样皮疹见于 Hartnup 病，黄疸见于酪氨酸血症、苍白见于 Lowe 综合征，颊部红晕见于同型胱氨酸尿症。

(3) 毛发异常：毛发颜色浅淡见于苯丙酮尿症，毛发稀少而纤细见于同型胱氨酸尿症，毛发脆而易折见于精氨基琥珀酰尿症。

(4) 眼部异常：晶体脱位见于同型胱氨酸尿症，白内障见于 Lowe 综合征，畏光见于 Hartnup 病。

(5) 耳聋：可见于高脯氨酸血症 I 型。

(6) 共济失调：可见于 Hartnup 病、枫糖尿症、尿素循环代谢异常。

(7) 肌张力低下：见于尿素循环代谢异常、同型胱氨酸尿症、Lowe 综合征、高赖氨酸血症、b-甲基丁烯酰甘氨酸尿症。

(8) 肝脾肿大：不常见。酪氨酸血症 I 型则肝脏病变明显，肝大为主。

(9) 间歇性出现代谢性脑病：见于枫糖尿症、尿素循环代谢异常、Hartnup 病。

3. 门诊资料分析

(1) 血常规：可有贫血、网织红细胞异常；甚至三系减少。

(2) 尿常规：尿 pH 可降低，可有酮体、结晶。

(3) 血气分析、血生化、电解质、肝功、血氨、乳酸：可有代谢性酸中毒，高乳酸血症、高氨血症、低血糖、低蛋白血症、转氨酶和肌酶升高等。

4. 进一步检查项目

(1) 血、尿氨基酸检测：受累氨基酸在血中的浓度增高，其血浓度超过肾阈，便出现氨基酸尿。

(2) 尿有机酸测定：受累氨基酸的正常代谢途径受阻，便经其他途径分解，这些分解产物对脑组织常有毒性，在血中的浓度也升高，尿中也出现这些产物。如苯丙酮酸尿症时，缺乏苯丙氨酸羟化酶，苯丙氨酸变为酪氨酸的主要代谢途径受阻，血、尿中苯丙氨酸增加，苯丙氨酸经转氨作用生成苯丙酮酸及羟苯乙酸，这些异常产物在血、尿中的浓度增高。

(二) 诊断

1. 诊断要点

早期诊断可根据家族史及生物化学检查在典型症状出现前做出，这样可以避免不可逆的脑损伤。晚期病例可以根据病史，特殊体征，血、尿中氨基酸及其代谢产物测定，血细胞及皮肤成纤维细胞的酶活性测定等做出诊断。

用羊水穿刺、羊水细胞培养、酶活性测定等方法可对某些氨基酸代谢紊乱作产前诊断，以决定是否中止妊娠。

对新生儿作普遍筛查，可防止智力低下的发生，此方法主要用于苯丙酮酸尿症。

2. 鉴别诊断要点

先天性氨基酸代谢异常为多脏器的病变，因此临床主要确定是否存在先天性氨基酸代谢异常及其类型。各系统的表现要与相应的疾病鉴别，如神经系统方面的肌张力增高、肌张力低下、肌震颤或阵挛、角弓反张、共济失调、惊厥、昏迷等，需与瑞氏综合征、缺血缺氧性脑病、大脑发育不全、癫痫、脑炎等鉴别。婴幼儿黄疸 (胆汁淤积) 应排除其他原因如感染等所致。顽固性低血糖与胰岛素瘤 (增生) 鉴别等。

3. 临床类型

(1) 根据病变的性质分为以下 2 型。

1) 酶的缺陷：使某种或某些氨基酸体内正常分解代谢受阻，该氨基酸的血液浓度显著升高，造成高氨基酸血症。血浆氨基酸水平过高，使滤入肾小管的氨基酸超过肾小管的重吸收能力，尿中氨基酸水平过高而形成。

2) 氨基酸转运系统缺陷：较少见，遗传性氨基酸转运系统缺陷可造成某些氨基酸转运异常的疾病。肾小管氨基酸重吸收功能障碍者，在血氨基酸水平正常情况下可出现高氨基酸尿。

(2) 根据代谢障碍的氨基酸的种类分为下列类型。

1) 苯丙氨酸、酪氨酸：苯丙酮尿症、高苯丙氨酸血症、新生儿酪氨酸血症、酪氨酸血症、黑酸尿症、白化病。

2) 支链氨基酸 (亮、异亮、缬)：枫糖尿症、甲基丙二酸血症、异戊酸血症、丙酸血症、高缬氨酸血症、β-甲基丁烯酰甘氨酸尿症。

3) 含硫氨基酸 (蛋、胱)：同型胱氨酸尿症、胱硫醚尿症、高蛋氨酸血症、谷氨酰半胱氨酸合成酶缺陷。

4) 尿素循环：氨甲酰磷酸合成酶缺陷、鸟氨酸氨甲酰转移酶缺陷、瓜氨酸血症、精氨基琥珀酸尿症、精氨酸血症。

5) 甘氨酸：高甘氨酸血症 (酮症型、非酮症型)、高肌氨酸血症。

6) 其他氨基酸：组氨酸血症，羟脯氨酸尿症、高脯氨酸血症、高苯丙氨酸血症、肌肽血症、亚氨基酸尿症、高草酸尿症。

7) 氨基酸转运缺陷：色氨酸转运障碍 (Hartnup 病)；胱氨酸转运异常 (Lowe 综合征)；脯、羟脯、甘氨酸转运异常 (亚氨基酸甘氨酸尿症)。

（三）治疗对策

有些氨基酸代谢紊乱 (如枫糖尿症、丙酸血症等) 可用低蛋白质饮食治疗，但治疗中要防止蛋白质缺乏及热量不足；有些必须限制有关氨基酸入量，如苯丙酮酸尿症要限制苯丙氨酸入量，枫糖尿症要限制分支氨基酸入量；有的可用大量维生素治疗。还有一些无有效的病因疗法，只能对症治疗。

（四）病程观察及处理

1. 病情观察要点

注意神智、呼吸、心率 (律) 等。

2. 疗效判断与处理

经过饮食、药物等积极处理后，患儿一般情况好转，异常的生化、酸中毒纠正，堆积的有机酸血 (尿) 症好转、血氨基酸水平基本正常。

二、苯丙酮尿症

苯丙酮尿症 (PKU) 是一种常见的氨基酸代谢病，是由于苯丙氨酸 (PA) 代谢途径中的酶缺陷，使得苯丙氨酸不能转变成为酪氨酸，导致苯丙氨酸及其酮酸蓄积，并从尿中大量排出。本病在遗传性氨基酸代谢缺陷疾病中比较常见，其遗传方式为常染色体隐性遗传。临床表现不均一，主要临床特征为智力低下、精神神经症状、湿疹、皮肤抓痕征及色素脱失和鼠气味等、脑电图异常。如果能得到早期诊断和早期治疗，则前述临床表现可不发生，智力正常，脑电图异常也可得到恢复。

（一）病因

苯丙氨酸是人体必需的氨基酸之一。正常人每日需要的摄入量约为 200 ～ 500 毫克，其中 1/3 供合成蛋白，2/3 则通过肝细胞中苯丙氨酸羟化酶 (PAH) 的转化为酪氨酸，以合成甲状腺素、肾上腺素和黑色素等。苯丙氨酸转化为酪氨酸的过程中，除需 PAH 外，还必须有四氢生物蝶呤 (BH₄) 作为辅酶参与。基因突变有可能造成相关酶的活性缺陷，致使苯丙氨酸发生异常累积。

（二）临床表现

PKU 的主要临床表现如下。

1. 生长发育迟缓

除躯体生长发育迟缓外，主要表现在智力发育迟缓。表现在智商低于同龄正常婴儿，生后 4 ～ 9 个月即可出现。重型者智商低于 50，语言发育障碍尤为明显，这些表现提示大脑发育障碍。

2. 神经精神表现

由于有脑萎缩而有小脑畸形，反复发作的抽搐，但随年龄增大而减轻。肌张力增高，反射亢进。常有兴奋不安、多动和异常行为。

3. 皮肤毛发表现

皮肤常干燥，易有湿疹和皮肤划痕症由于酪氨酸激酶受抑，使黑色素合成减少故患儿毛发色淡而呈棕色。

4. 其他

由于苯丙氨酸羟化酶缺乏，苯丙氨酸从另一通路产生苯乳酸和苯乙酸增多，从汗液和尿中排出而有霉臭味（或鼠气味）。

(三) 检查

由于患儿早期无症状或症状不典型，必须借助实验室检测。

1. 新生儿期筛查

新生儿喂奶 3 日后，采集足根末梢血，吸收在厚滤纸上，晾干后邮寄到筛查中心，采用 Guthrie 细菌生长抑制试验半定量测定，其原理是苯丙氨酸能促进已被抑制的枯草杆菌重新生长，以生长圈的范围测定血中苯病氨酸的含量，亦可在苯丙氨酸脱氢酶的作用下进行比色定量测定，其假阳性率较低。当苯丙氨酸含量 > 0.24 mmol/L(4 mg/dl) 即两倍于正常参考值时，应复查或采静脉血定量测定苯丙氨酸和酪氨酸。正常人苯丙氨酸浓度为 0.06 ～ 0.18 mmol/L(1 ～ 3 mg/dl) 而无患儿血浆苯丙氨酸可高达 1.2 mmol/L(20 mg/dl) 以上，且血中酪氨酸正常或稍低。

2. 尿三氯化铁试验

该试验用于较大婴儿和儿童的筛查。将三氯化铁滴入尿液，如立即出现绿色反应，则为阳性，表明尿中苯丙氨酸浓度增高。此外，二硝基苯肼试验也可以测尿中苯丙氨酸，黄色沉淀为阳性。

3. 血浆氨基酸分析和尿液有机酸分析

该试验可为本病提供生化诊断依据，同时，也可鉴别其他的氨基酸、有机酸代谢病。

4. 尿蝶呤分析

应用高压液相层析 (PHLC) 测定尿液中新蝶呤和生物蝶呤的含量，用以鉴别各型 PKU。典型 PKU 患儿尿中蝶呤总排出量增高，新蝶呤与生物蝶呤比值正常。DHPR 缺乏的患儿蝶呤总排出量增加，四氢生物蝶呤减少，6-PTS 缺乏的患儿则新蝶呤排出量增加，其与生物蝶呤的比值增高，GTP-CH 缺乏的患儿其蝶呤总排出量减少。

5. 酶学诊断

PAH 仅存在于肝细胞、需经肝活检测定，不适用于临床诊断。其他 3 种酶的活性可采用外周血中红、白细胞或皮肤成纤维细胞测定。

6.DNA 分析

改变技术近年来广泛用于 PKU 诊断，杂合子检出的产前诊断。但由于基因的多态性、分析结果务须谨慎。

7. 其他辅助检查

(1) 脑电图 (EEG)：主要是棘慢波，偶见高波幅节律紊乱。EEG 随访研究显示，随年龄增长，EEG 异常表现逐渐增多，至 12 岁后 EEG 异常才逐渐减少。

(2) 产前检查：由于绒毛及羊水细胞测不出苯丙氨酸羟化酶活性，所以产前诊断问题长期不能解决。目前我国已鉴定出 25 种中国人 PKU 致病基因突变型，约占我国苯丙氨酸羟化酶突变基因的 80%，已成功用于 PKU 患者家系突变检测和产前诊断。

(3)X 线检查：可见小头畸形，CT 和 MRI 可发现弥散性脑皮质萎缩等非特异性改变。

（四）鉴别诊断

经典型和辅因子缺乏引起的 PKU 患者均有高苯丙氨酸血症，但有高苯丙氨酸血症者不一定引起 PKU，故 PKU 应与其他高苯丙氨酸血症者进行鉴别。

（五）治疗

诊断一旦明确，应尽早给予积极治疗，主要是饮食疗法。开始治疗的年龄愈小，效果愈好。

1. 低苯丙氨酸饮食

低苯丙氨酸饮食主要适用于典型 PKU 以及血苯丙氨酸持续高于 1.22 mmol/L(20 mg/dl) 的患者。由于苯丙氨酸是合成蛋白质的必需氨基酸，完全缺乏时亦可导致神经系统损害，因此对婴儿可喂给特制的低苯丙氨酸奶粉，到幼儿期添加辅食时应以淀粉类、蔬菜、水果等低蛋白食物为主。苯丙氨酸需要量，2 个月以内约需 50 ～ 70 mg/(kg•d)，3 ～ 6 个月约 40 mg/(kg•d)，2 岁均约为 25 ～ 30 mg/(kg•d)，4 岁以上约 10 ～ 30 mg/(kg•d)，以能维持血中苯丙氨酸浓度在 0.12 ～ 0.6 mmol/L(2 ～ 10 mg/dl) 为宜。饮食控制至少需持续到青春期以后。

饮食治疗的目的是使血中苯丙氨酸保持在 0.24 ～ 0.6 mmol/L，患儿可以在低苯丙氨酸食品喂养的基础上，辅以母乳和牛奶。每 100 毫升母乳含苯丙氨酸约 40mg，每 30 ml 牛乳含 50 mg。限制苯丙氨酸摄入的特制食品价贵，操作起来有一定困难。至于饮食中限制苯丙氨酸摄入的饮食治疗，到何时可停止，迄今尚无统一意见，一般认为要坚持 10 年。在限制苯丙氨酸摄入饮食治疗的同时，联合补充酪氨酸或用补充酪氨酸取代饮食。饮食中补充酪氨酸可以使毛发色素脱失恢复正常，但对智力进步无作用。在限制苯丙氨酸摄入的饮食治疗过程中，应密切观察患儿的生长发育营养状况，及血中苯丙氨酸水平及不良反应。不良反应主要是其他营养缺乏，可出现腹泻、贫血 (大细胞性)、低血糖、低蛋白血症和烟酸缺乏样皮疹等。

2.5- 羟色胺和 L-DOPA

5- 羟色胺和 L-DOPA 主要用于 BH4 缺乏型 PKU，除饮食控制外，需给予此类药物。

（六）预防

避免近亲结婚。开展新生儿筛查，以早期发现，尽早治疗。对有本病家族史孕妇，必须采用 DNA 分析或检测羊水中蝶呤等方法，对其胎儿进行产前诊断。

第二节 肝豆状核变性

肝豆状核变性 (HLD) 又称威尔逊病，常染色体隐性遗传的铜代谢障碍疾病。由 Wilson 首先报道和描述，是一种遗传性铜代谢障碍所致的肝硬化和以基底节为主的脑部变性疾病。临床上表现为进行性加重的椎体外系症状、肝硬化、精神症状、肾功能损害及角膜色素环 (K-F 环)。

一、病因

正常成人每天从食物中吸收铜 2 ～ 4 mg，进入血液的铜离子先与清蛋白疏松结合后，90% ～ 98% 运送至肝脏内与 α_2 球蛋白牢固结合成铜蓝蛋白；仅约 5% 与清蛋白或组氨酸等氨基酸和多肽疏松结合，其大部分经胆道系统排泄，极少数由尿中排出。本病属于常染色体隐性遗传性铜代谢异常疾病，但其铜代谢异常的机制，迄今尚未完全阐明，公认的是：胆道排泄减少、铜蓝蛋白合成障碍、溶酶体缺陷和金属巯蛋白基因或调节基因异常等学说。

二、症状表现

本病临床表现多种多样，由于症状的出现与组织器官铜的沉积有关，因此不同症状出现的年龄亦不同。

从出生后开始的无症状期，患儿除有轻度尿铜增高外一切正常，甚少被发现。至 6 ～ 8 岁以后，随着肝细胞中铜沉积量的增加，逐渐出现肝脏受损症状，发病隐袭。初时因症状轻微，易被忽视，或可反复出现疲乏，食欲不振、呕吐、黄疸、浮肿或腹水等就诊。其中有部分病例可能并发病毒性肝炎，多数与慢性活动性肝炎不易鉴别，亦有少数病情迅速发展至急性肝功能衰退者。约 15% 本病患儿在出现肝病症状前可发生溶血性贫血，这种溶血过程常常是一过性的，是由于铜向血液内释放过多损伤红细胞而发生。溶血可与其他症状同时存在或单独发生，由于患儿此时常无 K-F 环出现，因此，对凡是非球形红细胞性溶血性贫血且 Coombs 试验阴性的患儿都应注意除外本病的可能性。患儿在本阶段内尿铜明显增高，血清铜蓝蛋白含量低下，一般尚无 K-F 环。

继而，铜开始在脑、眼、肾和骨骼等肝外组织中沉积日趋严重，尿铜更高，血清铜蓝蛋白明显低下。患儿在 12 岁以后逐渐出现其他器官功能受损的症状。神经系统的早期症状主要是构语困难 (讷痴)、动作笨拙或不自主运动、表情呆板、吞咽困难、肌张力改变等，发展到晚期时精神症状更为明显，常见行为异常和智能障碍；肾病症状包括肾结石、蛋白尿、糖尿、氨基酸尿肾小管酸中毒表现；角膜色素环常伴随神经系统症状出现，开始时铜在角膜周缘的上、下方沉积为主，逐渐形成环状，呈棕黄色，初期需用裂隙灯检查；约 20% 患儿发生背部或关节疼痛症状，X 线检查常见骨质疏松，关节间隙变窄或骨赘生等病变。

少数本病患者尚可并发甲状旁腺功能减低、葡萄糖不耐症、胰酶分泌不足、体液或细胞免疫功能低下等情况。

三、检查

1. 铜含量测定

(1) 头发铜含量测定：对肝豆状核变性诊断及鉴别诊断的价值不大。

(2) 肌肉合铜量测定：部分诊断困难的拟诊肝豆状核变性患者有一定的参考价值。

(3) 皮肤和离体皮肤培养成纤维细胞内含铜量测定：肝豆状核变性患者明显高于正常对照者 (3 倍)。

(4) 指甲含铜量测定：指甲含铜量测定是一种无损伤性的检查方法，其优缺点与头发铜测定相同。

(5) 胆汁内含铜量测定：对肝豆状核变性的诊断有特异价值。肝豆状核变性患者胆汁内含铜量显著减低。

2. 影像学检查

(1) 肝豆状核变性的肝脏 B 超检查：有其特殊的声像图，并将肝实质的声像图按肝损害的不同程度依次分为光点闪烁型、岩层征型、树枝状光带型和结节型，对肝豆状核变性具有特征性诊断价值。对尚未出现神经症状的肝豆状核变性肝硬化者 (结节型) 与慢性肝炎肝硬化者有鉴别价值。可评估脾脏大小、形态。可显示胆结石、肾结石、肾钙质沉着。

(2) 食管钡剂造影摄片：脾门静脉造影或动脉造影可对疑有门脉高压临床表现的肝豆状核变性患者进一步确诊，有助于治疗方案的制订。

(3) 骨关节 X 线检查：在肝豆状核变性诊断上的意义如下。①骨关节 X 线改变是本病潜在的诊断指标。临床上难以确诊病例，不管有无骨关节症状，都可利用该检查帮助诊断。②在儿童、少年期出现不明原因的病理性骨折或 X 线照片发现腕、膝关节异常，要考虑到患肝豆状核变性的可能性。③通过先证者做家系调查可做为判断是否为症状前或症状早期患者的辅助方法。

(3) 颅脑 CT、MRI：无症状的肝豆状核变性及无脑症状的肝型肝豆状核变性患者颅脑 CT 扫描以脑萎缩为多见，而脑型肝豆状核变性则以基底节区对称性低密度影为特征。因此，CT 扫描对不典型的潜伏型、肝型及脑型肝豆状核变性患者都有辅助诊断价值，但肝豆状核变性的 CT 改变无特异性。肝豆状核变性脑部 MRI 检查，可显示出比 CT 更为清晰的颅内异常表现，临床意义与 CT 扫描相似。侵犯基底节神经核团时均表现为双侧对称性，且为豆状核、尾状核头部的大部分受累，而丘脑则为局部受累。脑干病灶则以脑桥和中脑病变为主，少见小脑病灶。因而，对称性基底节异常信号同时伴有脑干病灶是肝豆状核变性的影像特征之一。

3. 电生理检查

(1) 脑电图：以脑症状为主的脑型肝豆状核变性患者脑电图多正常或轻度异常；以肝脏损害为主的腹型或肝型肝豆状核变性患者的脑电图多为中度、重度异常。脑电图检查有助于对有癫痫发作的肝豆状核变性进行诊断。

(2) 脑干听觉诱发电位 (BAEP)：肝豆状核变性患者可出现 BAEP 异常，有一定的辅助诊断价值。

4. 心理测试及 IQ 检测

对精神障碍型肝豆状核变性或呈现精神症状的其他类型肝豆状核变性，可通过心理测试以区别属于行为障碍或器质性精神病。IQ 检测能了解患者智能障碍的程度。

5. 其他检查

(1)Tc 胶态硫同位素扫描：可清晰地显示肝、脾的大小及形态。

(2) 腹腔镜检查：可看到肝脏硬化结节，有助于直接了解肝豆状核变性患者肝脏损害的程度。

四、诊断

(1) 家族遗传史，父母是近亲婚配、同胞有肝豆状核变性患者或死于原因不明的肝病者。

(2) 缓慢进行性震颤、肌僵直、构语障碍等锥体外系症状、体征或 / 及肝症状。

(3) 肉眼或裂隙灯证实有 K-F 环。

(4) 血清铜蓝蛋白 (CP) ＜ 200 mg/L 或血清铜氧化酶＜ 0.2 活力单位；血清总铜量低于正常值的 1/2 以下 (4.7 ～ 14.1 μmol/L)。

(5) 肝铜＞ 250 μg/g(干重)。

判断：①凡完全具备上述 1 ～ 3 项或 2 及 4 项者，可确诊为临床显性型。②仅具有上述 3 ～ 5 项或 3 ～ 4 项者属无症状型肝豆状核变性。③仅有 1.2 项或 1.3 项者，应怀疑肝豆状核变性。

五、鉴别诊断

(1) 肝型肝豆状核变性需与慢性活动性肝炎、慢性胆汁瘀滞综合征或门脉性肝硬化等肝病鉴别。但肝病无血清铜减低、尿铜增高、血清铜蓝蛋白和铜氧化酶显著降低等铜代谢异常，亦无角膜 K-F 环。

(2) 假性硬化型肝豆状核变性需与帕金森病鉴别，肝豆状核变性型肌僵直需与特发性肌张力障碍鉴别。但帕金森病、特发性肌张力障碍均无铜代谢异常及角膜 K-F 环，可与肝豆状核变性区别。

六、并发症

肝豆状核变性患者免疫功能部分低下，部分患者有假性延髓麻痹的症状，如吞咽困难、饮水反呛等，特别是长期卧床的患者更容易患坠积性肺炎、尿路感染与褥疮。有锥体外系症状的患者，行走困难、易跌倒而出现骨折。

肝豆状核变性患者在肝硬化失代偿期有门静脉高压合并食管 - 胃底静脉曲张者，易出现急性上消化道出血，甚至发生出血性休克；少数肝脏的解毒能力下降，易出现肝性脑病、肝肾综合征等；亦有患者由于脑部损害而合并癫痫发作。

七、治疗

(一) 治疗原则

治疗的原则是减少铜的摄入和增加铜的排出，以改善其症状。

(二) 治疗计划

终身治疗，包括低铜饮食、铜络合剂促进尿铜排出、锌剂减少肠铜吸收、其他支持治疗、肝移植等。

(三) 治疗方案的选择

1. 低铜高蛋白饮食

每日食物中含铜量不应＞ 1 mg，不宜进食动物内脏、鱼虾海鲜和坚果等含铜量高的食物。避免食用含铜量高的食物如甲壳鱼类、坚果类、巧克力、瘦肉、猪肝、羊肉等。禁用龟板、鳖甲、珍珠、牡蛎、僵蚕、地龙等高铜药物。

2. 使用驱铜剂

(1)D- 青霉胺 (D-Penicillamine)：是目前最常用的药物，为铜络合剂，能与铜离子络合，且可促进细胞合成金属硫因。应长期服用，每日 20 ～ 30 mg/kg，分 3 ～ 4 次于饭前半小时口服。

用前先作青霉素过敏试验，不良反应可有发热、皮疹、关节疼痛、白细胞和血小板减少、蛋白尿、视神经炎等，但发生率不高，必要时可短期合并应用糖皮质激素治疗。一般在服药数周后神经系统症状可见改善，而肝功能好转则常需经 3 ～ 4 个月治疗。长期治疗也可诱发自身免疫性疾病，如免疫复合体肾炎、红斑狼疮等。应并服维生素 B_6 20mg，3 次 / 天。

(2) 三乙基四胺 (triethylene-tetramine dihydrochlorate)：对青霉胺有不良反应时可改服本药，0.2 ～ 0.4 g，3 次 / 天，长期应用可致铁缺乏。

(3) 二巯丙醇 (BAL)：2.5 ～ 5 mg/kg，肌肉注射，1 ～ 2 次 / 天，10 天为一疗程。不良反应有发热、皮疹、恶心、呕吐、黏膜烧灼感、注射局部硬结等，不宜久用。也可用二巯基丙酸钠，2.5 ～ 5 mg/kg，以 5% 浓度的溶液肌内注射，1 ～ 2 次 / 天，10 次一疗程，或二巯基丁二酸钠，每次 1 ～ 2 g(成人)，配成 5% 浓度溶液缓慢静注，10 次为一疗程。后两药作用与 BAL 相似，驱铜作用较 BAL 强，不良反应较小。以上三种药物可间歇交替使用。

(4)近年应用另一高效铜络合剂，四硫代钼酸铵 (TTM) 可与铜络合成 $Cu(MoS_4)_2$ 自尿液排出，短期内即可改善症状。

3. 锌剂

口服锌制剂可促进肠黏膜细胞分泌金属硫因，与铜离子结合后减少肠铜吸收。常用者为硫酸锌或醋酸锌，后者胃肠反应较少，每日口服量以相当于 50 mg 锌为宜。分 2 ～ 3 次，餐间服用。毒性较低，可长期服用。硫酸锌餐前半小时服 200 mg，3 次 / 天，并可根据血浆锌浓度不超过 30.6 mmol/L 加以调整，与 D- 青霉胺合用时，两者至少相距 2 小时服用，以防锌离子在肠道内被 D- 青霉胺络合。

4. 对症治疗

(1) 护肝治疗：多种维生素，能量合剂等。针对肝功能受损、高铜血症可给予清蛋白输入。

(2) 针对锥体外系症状，可选用苯海索 2 mg，3 次 / 天；或东莨菪碱 0.2 mg，3 次 / 天，口服。左旋多巴可用以改善神经系统症状。

(3) 如有溶血发作时，可用肾上腺皮质激素或血浆替换疗法。

5. 肝移植术

对本病所致的急性肝功能衰竭或失代偿性肝硬化患儿经上述各种治疗无效者可考虑进行肝移植。

八、预后

肝豆状核变性患者出现并发症往往病情加重，如不及时、准确的处理，部分患者预后较无并发症的患者差。

九、预防

对患者的家庭成员测定血清铜蓝蛋白、血清铜、尿铜及体外培养皮肤纤维细胞的含铜量，有助于发现肝豆状核变性症状前纯合子及杂合子，并给予尽早治疗。杂合子应禁忌与杂合子结婚，以免其子代发生纯合子。产前检查如发现为纯合子，应终止妊娠。

第三节 糖类代谢病

一、概论

人体每日所需的能量半数以上来自食物中被消化吸收的碳水化合物。其中的植物淀粉、动物糖原等在唾液和胰液淀粉酶的作用下被水解成支链糊精和低聚糖，与食物中的双糖弥散进入小肠黏膜上皮细胞的刷状缘，进而在其微绒毛上的各种特异性酶复合体的作用下降解成单糖吸收入血。如上述的特异性酶缺乏或活性降低即可导致肠道的碳水化合物代谢缺陷。从肠道吸收的单糖主要有葡萄糖、半乳糖和果糖。后两者代谢途径中各种酶的缺乏即可导致半乳糖血症和遗传性果糖不耐症。各种单糖吸收入血后，经代谢转化为 1-磷酸葡萄糖，在多个酶的作用下不断延长、分支、扩展，最终形成树状高分子多糖-糖原并储存在肝脏和肌肉，当机体有需要在另一系列酶的作用下，分解出葡萄糖分子。如上述各种参与糖原代谢的酶缺乏可导致糖原代谢病。各种单糖吸收入血后的另一去路是经丙酮酸进入三羧酸循环，产生 ATP，提供能量。同时丙酮酸还是糖异生途径中的重要中间产物。因此，两条途径中的相关酶的缺陷均可导致丙酮酸代谢障碍。

(一) 诊断步骤

1. 病史采集要点

(1) 起病情况：起病年龄与酶缺乏的程度有关，完全缺乏者起病早、症状重，部分缺乏者反之。小分子代谢病起病早，可在生后不久即出现典型症状。糖原代谢病除少数重症患者，起病通常较晚，多在幼儿期。

(2) 主要临床表现：肠道的碳水化合物代谢缺陷的患儿在进食相应食物后即出现不耐受的症状，如腹胀、腹泻、呕吐，严重者可导致脱水，如未能诊断，继续原来的饮食，则可导致营养不良，甚至生长障碍。半乳糖血症和遗传性果糖不耐症患儿在进食相应食物后即可出现症状，包括低血糖、黄疸、肝功能损害、胃肠道症状等，前者还有特征性的白内障。如不及早诊断，可死于肝功能衰竭。糖原代谢病的表现因受累的器官不同而差异较大。丙酮酸代谢障碍常有低血糖、乳酸酸中毒、肝功能受损、肌张力降低和神经运动发育迟缓等。

(3) 既往史和家族史：注意有无同种饮食后的类似发作。应注意同胞或近亲有无类似病例，有无智力低下或有惊厥发作而无明显畸形的患儿。

2. 体格检查要点

(1) 一般情况：病程较长的患儿营养状态差，体格发育落后，早期可仅表现为体重增长缓慢或体重不增。

(2) 特殊表现：肠道的碳水化合物代谢缺陷的患儿可有腹胀、脱水征、红臀、营养不良等。半乳糖血症和遗传性果糖不耐症患儿，应注意黄疸、肝脏大小、腹水、浮肿和神经系统体征。病程较长、严重的半乳糖血症病例可用肉眼发现白内障。糖原代谢病。丙酮酸代谢障碍常有肝大、肌张力低下和中枢神经系统异常的体征。

3. 临床检查分析

(1) 一般检查：血糖监测，常有低血糖。

(2) 特异性检查：可有肝功能异常，代谢性酸中毒。其他如半乳糖血症可有白内障，糖原代谢病Ⅰ型可有急性乳酸性酸中毒发作等。

(3) 病因学检查：需做相应组织酶活性的测定或基因诊断。

（二）治疗原则

①尽早明确诊断，及时治疗。②去除诱因，合理饮食，维持血糖正常。③纠正低血糖和酸中毒，积极治疗并发症。

二、糖原代谢病

糖原代谢病是酶缺陷所致先天性糖代谢紊乱性疾病，多数属常染色体隐性遗传。过去因多数类型表现为组织糖原累积，故称糖原累积症，但少数病例由糖原合成酶缺乏所致，使肝、肌肉等组织糖原明显减少而不是累积。因此把这类代谢缺陷统称为糖原代谢病更为恰当。

（一）诊断步骤

1. 病史采集要点

(1) 起病情况具体情况如下。

1)GSD Ⅰ：重症在新生儿期即可出现严重的临床表现，轻症病例则常在婴幼儿期因生长迟缓、腹部膨胀而就诊。

2)GSD Ⅱ：婴儿型常在生后6个月内发病，以全身性的肌力、肌张力减低为特征；幼儿型起病稍晚，常以动作发育迟滞或步态不稳为首发症状；成人型多在20～70岁发病，表现为进展缓慢的全身性肌病。

(2) 主要临床表现具体如下。

1)GSD Ⅰ：在重症患者新生儿期可出现严重低血糖、酸中毒、呼吸困难和肝脏增大等。多数病例婴儿期主要表现为肝大，其他症状往往不明显。随年龄增长，患儿逐渐出现低血糖症状，急性乳酸性酸中毒可能经常发作，部分患儿可有转氨酶升高、低蛋白血症等肝功能不全表现。患儿发育迟缓，身材矮小，骨龄落后，但面容丰满，下腹部与耻骨区脂肪尤多，智力发育大多不受影响。由于血小板功能不良，患儿常有鼻衄等出血倾向。

2)GSD Ⅱ：各型均以骨骼肌无力为突出表现。婴儿型起病时即有全身性的肌力、肌张力减低，喂养困难。幼儿型症状发展呈倒退性，以动作发育迟滞或步态不稳起病，继而肌力减退、吞咽困难、呼吸肌亦被累及。两型均可累及心脏，前者常于2岁以内死于心力衰竭或吸入性肺炎，后者少有心衰发生，常在20岁之前死于呼吸衰竭。成人型的全身性肌病。以下肢为最重，无其他器官病变。

2. 体格检查要点

(1) 一般情况：GSD Ⅰ患儿由于慢性乳酸酸中毒和长期胰岛素/胰高血糖素比例失常，身材明显矮小，但身体各部比例和智能正常。

(2) 特殊表现：① GSD Ⅰ：患儿腹部因肝脏持续增大而显著膨隆；肌肉松弛，四肢伸侧皮下常有黄色瘤可见。② GSD Ⅱ：主要为肌力和肌张力的降低。婴儿型和幼儿型常有心脏增大，前者还有巨舌、肝大和充血性心力衰竭的体征。

(3) 其他：可有皮肤出血点等。

3. 门诊资料分析

顽固而严重的低血糖常是严重 GSD Ⅰ 就诊的主诉。多数患儿肝功能正常。

4. 进一步检查项目

(1) 补充门诊未做的检查具体如下。

1)GSD Ⅰ：重症低血糖还伴有低血磷，血清乳酸、丙酮酸、三酸甘油酯、磷脂、胆固醇和尿酸等均升高。血小板膜释放 ADP 能力降低，因此其黏附率和聚集功能低下。

2)GSD Ⅱ：血清肌酸激酶、天冬氨酸转氨酶和乳酸脱氢酶活力增高。

(2) 特异性检查具体如下。

1)GSD Ⅰ：胰高血糖素或肾上腺素试验亦不能使患儿血糖明显升高，注射胰高血糖素后，血乳酸明显升高。胰高血糖素兴奋试验方法：空腹注射胰高血糖素 0.5 mg(或 0.03 mg/kg)，之后每 15 分钟采血一次，共两次。肾上腺素试验仅兴奋药物不同 (肾上腺素 0.01 mg/kg)，做法和结果判断与胰高血糖素兴奋试验一致。由于患儿不能使半乳糖或果糖转化为葡萄糖，因此在半乳糖或果糖耐量试验中血葡萄糖水平不见升高。

2)GSD Ⅱ：肌电图显示肌病特征；肌肉活检可见糖原累积和酸性磷酸酶增高。

(3) 辅助检查：GSD Ⅰ：X 线检查可见骨质疏松、骨龄落后和肾脏肿大。CT 扫描可发现少数病程较长患儿肝脏单个或多个腺瘤。

(4) 病因学检查具体如下。

1)GSD Ⅰ：肝脏组织活检，以肝组织的糖原定量和葡萄糖 -6- 磷酸酶活性测定作为确诊依据。

2)GSD Ⅱ：肌活检组织或培养成纤维细胞的酸性葡萄糖苷酶活性检测。

(5) 产前诊断：除部分肝磷酸化酶激酶缺陷为 X 连锁隐性遗传外，其余各型糖原代谢病均为常染色体隐性遗传疾病。但是由于经培养的羊水细胞并不表现有葡萄糖 -6- 磷酸酶的缺乏，因此 GSDI 不能通过生化方法进行产前诊断。葡萄糖 -6- 磷酸酶的基因定位于 17q21，全长12.5kb，含 5 个外显子，已报道 16 种基因突变类型，其中 Arg83His 是中国人常见的突变类型，GSD Ⅰ 可依靠基因检查进行产前诊断。GSD Ⅱ 型能通过羊膜腔细胞或绒毛组织酸性 - 葡萄糖苷酶活性测定做出产前诊断。还可用电子显微镜检查未经培养的细胞，GSD Ⅱ a 型表现为异常的细胞内溶酶体，此型是目前唯一能通过超微结构检查在产前确诊的糖原代谢病。近年，还有学者用多克隆抗体免疫分析法鉴定Ⅲ型糖原代谢病的亚型，并通过该法分析经培养的羊水细胞，成功地对Ⅲ型糖原代谢病做出产前诊断。

(二) 诊断

1. 诊断要点

对临床表现为体格矮小且肥胖、肝大、空腹低血糖症、高脂血症、高乳酸血症、高尿酸血症的患儿，应考虑 GSDⅠ。胰高血糖素试验有助于诊断，GSDⅠ患儿注射胰高血糖素 30 分钟内增高少于基础值的一倍。如餐后 2 小时再作此试验，血糖可升高对诊断 GSD Ⅲ 有意义。确诊依靠肝组织活检，患者肝细胞内糖原增加，葡萄糖 -6- 磷酸酶缺乏。

对极度的心脏肥大与肌肉无力发生于出生时看似正常的婴儿，应考虑 GSD Ⅱ。确诊依靠肝脏及心脏活组织切片，显示溶酶体酸性葡萄糖苷酶缺乏。

2. 鉴别诊断要点

应与其他有肝大的代谢病鉴别，如苷脂累积症、黏多糖病等。后两者均伴智能障碍及特征性骨损害。如有转氨酶升高，则需与无黄疸的病毒性肝炎鉴别，病原学检查和血清抗体检测可资鉴别。

（三）治疗

1. 治疗原则

(1) 尽早明确诊断，及时治疗。

(2)GSD Ⅰ合理饮食，维持血糖正常，纠正酸中毒。

(3)GSD Ⅱ无特效治疗，有心衰时对症处理。

2. 治疗计划

(1) 合理饮食，防止低血糖：婴幼儿可 4～6 个小时口服玉米淀粉 (2 g/kg)，夜间可用鼻饲管持续点滴高碳水化合物液。年龄较大的可适当增加进餐次数，午夜加餐一次以避免次晨的低血糖；应控制脂肪摄入量；限制含乳糖的牛奶。对病情较重的可予全静脉营养 (TPN) 疗法。通常以维持血糖水平在 4～5 mmol/L 为宜。

(2) 纠正低血糖、酸中毒：无论何时，一旦出现低血糖症状，均应口服葡萄糖；宜采用碳酸氢钠纠正酸中毒。

(3) 应注意预防和及时处理感染：有文献报告，门静脉分流术可使患儿一般情况得到改善，但对于低血糖发作严重的患儿效果欠佳，而且手术后尚可发生吻合口闭塞、肝硬化或脑病，故不适用于年幼患儿。

三、半乳糖血症

半乳糖血症为血半乳糖增高的中毒性临床代谢综合征。半乳糖代谢中有 3 种相关酶中的任何一种酶先天性缺陷均可致半乳糖血症。

半乳糖血症均为常染色体隐性遗传的先天性代谢性疾病，杂合子者，上述半乳糖代谢的 3 种相关酶活性约为正常人的 1/2，而纯合子者酶活性则显著降低。控制上述 3 种酶的基因位点现已清楚，尿苷酰转移酶在第 9 号染色体短臂，半乳糖激酶在第 17 号染色体长臂，半乳糖 - 表异构酶在第 1 号染色体。

（一）诊断步骤

1. 病史采集要点

(1) 起病情况：典型者在围生期即发病，常在喂给乳类后数日即出现症状。若不能及时诊断，在 2～5 周内可发生终末期症状。

(2) 主要临床表现：早期可为非特异性症状，如呕吐、喂养困难、腹泻、体重不增、嗜睡和肌张力低下等，继而出现黄疸和肝脏肿大。如不及时停止含乳糖食物，在 2～5 周内发生腹水、肝功能衰竭、出血等终末期症状。绝大部分病例早期即可检出晶体白内障形成。并发败血症并不少见，尤以大肠杆菌常见，使病情进一步加重。未经及时诊断和治疗的患儿大多在新生儿期内夭折。

(3) 既往病史：轻症患者可仅在进食乳类后出现轻度的消化道症状，但如继续使用乳类食物则在婴幼儿期逐渐出现生长迟缓、智力发育落后、肝硬化和白内障等征象。

2. 体格检查要点

(1) 一般情况：体格发育落后，营养状态差，早期可仅表现为体重增长缓慢或体重不增。

(2) 特殊：反应低下、黄疸、肝大、前囟饱满，伤口止血困难，甚至伴有瘀斑。

(3) 其他：注意有无败血症的体征。

3. 门诊资料分析

(1) 血糖：低血糖是一个重要特征。

(2) 肝功能：转氨酶升高，黄疸呈双向性。

(3) 其他常规检查：血电解质，代谢性酸中毒。

4. 进一步检查项目

(1) 尿液中还原糖测定：对有疑似症状的患儿都必须及时检查其尿中是否含有还原糖。尿液中可能排出的还原糖种类较多，如葡萄糖、半乳糖、乳糖、果糖和戊糖等，因此在定性试验阳性时，应进一步采用滤纸或薄层层析法进行鉴定。还可通过气相色谱 - 质谱 (GC-MS) 特异检测半乳糖。

(2) 肝穿刺活检术：患儿在出生后数周内即可有弥散性干细胞脂肪变性和胆汁淤积，随着病情进展，即出现纤维化和肝硬化改变。

(3) 眼科检查：用裂隙灯检查，在发病早期即可发现晶体白内障形成，而且为双侧受累。

(4) 酶学诊断：外周血红、白细胞、皮肤或纤维细胞，或肝活组织等均可供测定酶活性之用，以红细胞最为方便。本病纯合子患儿的酶活性缺如或甚低；杂合子携带者的酶活性则为正常人的 50%。

(5) 新生儿筛查：通过对新生儿进行群体筛查不仅可以达到早期诊断和治疗的目的，还可以为遗传咨询和计划生育提供资料。大多数筛查中心都选用两种方法。

1)Beutler 试验：用于检测血滴纸片的半乳糖 -1- 磷酸尿苷酰转移酶活性，其缺点是假阳性率过高。

2)Paigen 试验：用于检测血滴纸片半乳糖和半乳糖 -1- 磷酸的半定量方法，优点是很少假阳性，并且 3 种酶缺陷都可被检出。

(6) 其他检查：凝血机制和血、尿培养等。代谢性酸中毒、氨基酸尿、尿糖阳性、血氨基酸增高，尤以苯丙氨酸、酪氨酸和甲硫氨酸为著。

(二) 诊断

1. 诊断

诊断主要根据临床症状及相关酶活性测定确诊。尿中葡萄糖水平正常而班氏试验阳性者应疑为半乳糖血症，结合红细胞内半乳糖代谢酶缺乏通常可确诊。如果产前怀疑胎儿可能有半乳糖血症，可通过羊膜穿刺术进行产前诊断，或出生时取脐带血检查红细胞内的酶活性。

如果孕妇血半乳糖浓度升高，无论是否存在半乳糖 -1- 磷酸尿苷酰转移酶缺乏，均可对胎儿造成损害，包括永久性智力障碍。

2. 鉴别诊断

注意与婴儿肝炎综合征的鉴别，婴儿肝炎综合征肝功能损害明显，黄疸以直接胆红素升高为主。

3. 临床表现

半乳糖 -1- 磷酸尿苷酰转移酶的地区变异型甚多，该酶活性受累程度不一，酶蛋白分子在电泳中显示不同的泳行速度，此有助于类型的鉴别。半乳糖激酶的变异型较少，半乳糖血症的临床表现视病型及病程有较大差异，轻者可无临床症状，最严重者呈暴发型。

(1) 急性病程：多数患儿在出生后数天，因哺乳或人工喂养牛乳中含有半乳糖，出现拒乳、呕吐、恶心、腹泻、体重不增加、肝大、黄疸、腹胀、低血糖、蛋白尿等，有上述表现者应考虑有半乳糖血症可能，需即施行有关实验室检查，及时检出并采取相应措施，否则可迅速出现白内障及精神发育障碍。

(2) 轻型病程：多无急性症状，但随年龄增长逐渐出现发音障碍、白内障、智力障碍及肝硬化等。

(3) 其他：如假大脑肿瘤，为一少见表现，此系半乳糖在脑内积蓄，继之转变为半乳糖醇遂致脑水肿及颅压增高。

（三）治疗对策

(1) 静脉输给葡萄糖、新鲜血浆，注意补充电解质。

(2) 抗生素：对合并败血症的患儿应采用适当的抗生素，并给予积极支持治疗。

（四）预后

患儿的预后取决于能否得到早期诊断和治疗。未经正确治疗者大都在新生儿期死亡，平均寿命约为 6 周，即便幸免，日后亦遗留智能发育障碍。获得早期确诊的患儿生长发育大多正常，但多数在成年后可有学习障碍、语言困难或行为异常等问题。女性患儿在年长后几乎都发生性腺功能不足，原因尚不甚清楚。

第四节　有机酸代谢障碍

有机酸是氨基酸、脂肪、糖中间代谢过程中所产生的羧基酸，由于某种酶的缺陷，导致相关羧基酸及其代谢产物的蓄积。有机酸代谢障碍又称有机酸血症或有机酸尿症。1966 年 Tanaka 运用气相色谱 - 质谱联用分析 (GC/MS) 技术发现了首例异戊酸血症，迄今已陆续发现了 50 多种疾患，并在发病机制、诊断、治疗及分子生物学研究方面取得了很多进展。虽然每种疾病发病率较低，但因病种较多，整体来看则较高。临床表现方面，部分患者可以呕吐、代谢性酸中毒、低血糖、昏迷等形式急性起病，部分患者则表现为进行性神经系统损害，如不能及时、正确治疗，病死率很高，存活者多遗留严重智力残疾。近年来，从原因不明的智力低下、神经变性疾病患者中各国均陆续发现了许多患者。因此，本组疾患受到了神经内科领域的广泛重视，被称为脑性有机酸血症。

一、诊断步骤

（一）病史采集要点

1. 发病形式

各类有机酸血症常有其近似的发病形式（见表 22-1），但同一病种亦存在显著的个体差异。大致可归类为以下五种形式。

表 22-1 有机酸代谢异常的发病形式与疾患

有机酸代谢异常的发病形式与疾患	
新生儿、婴儿早期急性起病	丙酸血症、甲基丙二酸血症、异戊酸血症、羟甲基戊二酸尿症、2-羟基戊二酸尿症、戊二酸尿症、D-甘油酸尿症、甘油尿症、多种羧化酶缺乏
间歇性发作	β 酮硫解酶缺乏症、异戊酸血症、全羧酶缺乏症、甘油尿症、戊二酸尿症 II 型（迟发型）、脂肪酸-酸化异常症
婴幼儿猝死	脂肪酸氧化异常症、羟甲基戊二酸尿症、甲基巴豆酰甘氨酸尿症
进行性神经系统损害	戊二酸尿症 I 型、2 酮脂酸尿症、甲羟戊酸尿症、延胡索酸酶缺乏症、4-羟基戊二酸丁酸尿症、生物素激酶缺乏症
其他（如湿疹、结石等）	多种羧化酶缺乏（生物素基酶缺乏症）、高草酸尿症 I、II 型

(1) 新生儿、婴儿早期急性起病：占有机酸代谢异常的半数以上。常于生后 2～3 日起出现哺乳困难、反应差、呼吸急促，并随惊厥、呕吐、意识障碍的出现急速进展，新生儿期病死率极高。

(2) 间歇性发作：安定期正常，常因感染、腹泻、饥饿等诱发急性发作，临床表现为呕吐、无力、惊厥、意识障碍，常有一些患儿被误诊为再发性呕吐，一些疾患发作时可能出现肝大、心肌损害、低血糖、高血氨等生化异常，如异戊酸血症。

(3) 婴幼儿猝死：如脂肪酸氧化异常，安定期可无明显异常，但在感染、腹泻、饥饿、疲劳等状态下，由于葡萄糖类能量供给不足，脂肪酸代谢亢进，诱发急性发作，出现惊厥、呕吐、意识障碍、猝死。由于骨骼肌、心肌、肝脏等器官对于脂肪酸酸化能源依赖性较高，因此，肌张力低下、心脏扩大、心肌损害、肝大、肝功能损害、高乳酸血症、高氨血症较为常见，部分患儿表现类似瑞氏综合征。

(4) 进行性神经系统损害：许多有机酸血症以中枢神经系统损害为主，新生儿期可无明显异常，常于婴幼儿期起病，部分患者可于学龄期或成年后起病，表现为智力运动发育障碍、癫痫、肌张力低下、震颤、共济失调、喂养困难等异常，并逐渐加重。部分患者脑 CT、MRI 等影像学检查可能表现为脑萎缩或变性病样表现。

(5) 其他：如全羧酶缺乏症、生物素基酶缺乏症，婴幼儿期常表现为顽固性湿疹，有时被误诊为过敏性皮炎。高草酸尿症、甘油酸尿症早期表现为尿路结石，而黑酸尿症早期仅为尿色异常，学龄期前后逐渐出现关节畸形、软骨损害等。

2. 发病时期

各类有机酸血症因病种及个体有较大的差异。据山口清次氏的调查，107 例有机酸代谢异常患者中新生儿期发病者占 53%，1 个月～1 岁起病者占 32%，合计 85% 为 1 岁内发病。如脂肪酸酸化异常与酮硫解酶缺乏症，新生儿期常无异常，而于婴儿期后出现间歇发作者，其初次发作多为 2 岁以内。因此，从早期发现的角度，婴儿早期是最重要的时期。

3. 临床经过

(1)因病种与年龄有所不同：新生儿期多以哺乳困难、呕吐、肌张力低下、呼吸急促、意识障碍、惊厥为主。婴幼儿期临床表现则以发育落后、肌张力低下、惊厥、哺乳困难、体重增加不良、顽固性呕吐为多见。

(2)相同病种在不同的时期有不同的表现。急性期临床表现常为呕吐、呼吸急促、惊厥、意识障碍，如不能及时治疗，急性期病死率极高，存活者多遗留严重神经系统残疾。部分疾病缓解期常有喂养困难、呕吐、体格发育落后、智力损害、癫痫等异常，病情进行性加重。但亦有部分患儿平素无症状，只在发热、腹泻、外伤、手术、饥饿等应激状态下诱发发作。

(二) 体格检查要点

体格检查因病种不同各异。

1. 新生儿期

主要为喂养困难、呕吐、呼吸急促、惊厥、意识障碍、肌张力低下、肝大等。

2. 婴幼儿期

营养不良表现、面色苍黄 (白) 等贫血表现。

(三) 门诊资料分析

1. 血常规

贫血，甚至三系减少 (重度有机酸蓄积可造成骨髓抑制)；有时为溶血性贫血 (氧合脯氨酸血症患儿急性发作时)。

2. 生化异常

酮症、代谢性酸中毒、高氨血症、低血糖、肝功能损害、心肌酶谱增高等。

(四) 进一步检查项目

1. 尿 GC-MS 分析

尿 GC-MS 分析可诊断多数有机酸血症。

2. 血浆氨基酸分析

血浆氨基酸分析有助于氨基酸病和尿素循环障碍诊断。

3. 血清脂肪酸浓度测定。

4. 血浆酰基肉碱分析

线粒体脂肪酸氧化缺陷诊断需进行血浆酰基肉碱水平分析。

5. 基因突变和酶活性测定

皮肤成纤维细胞或淋巴细胞可进行酶学诊断及基因分析。

二、诊断

(一) 诊断要点

应基于临床诊断→生化诊断→酶学诊断的原则，对于临床可疑的患儿，及早筛查。由于有机酸血症临床表现复杂，症状均为非特异性，临床诊断困难，诊断需依赖生化分析。尿酮体检测、血糖、血气、血氨、电解质、肝肾功能、心肌酶谱、乳酸、丙酮酸、尿氨基酸过筛试验可作为一般临床筛查方法。运用气相色谱质谱联用 (GC/MS) 尿有机酸分析可诊断多数有机酸血症。急性期的尿液更有助于发现异常，必要时应反复检测。对于重症患儿可进行膀胱穿刺，一般留取 5 ~ 10ml 尿液即可进行有关分析。而脂肪酸代谢异常则需采用串联质谱联用酰基肉碱分析或安定同位体酰基甘氨酸分析进一步生化诊断。血清氨基酸、有机酸、脂肪酸、肉碱测定亦有助于诊断。采用皮肤成纤维细胞或淋巴细胞可进行酶学诊断及基因分析。

近年来，随着 GC/MS 等质谱分析技术的普及，有机酸代谢异常的早期确诊率大幅提高，一些先进国家开展了有关筛查研究。运用羊水有机酸测定、胎盘绒毛或羊水细胞的酶学分析与基因诊断技术，在产前诊断方面也取得了成功。

（二）鉴别诊断要点

有机酸代谢异常为多脏器的病变，因此临床主要确定是否机酸代谢异常及其类型。各系统的表现要与相应的疾病鉴别，如神经系统方面的肌张力增高、肌张力低下、肌震颤或阵挛、角弓反张、共济失调、惊厥、昏迷等，需与瑞氏综合征、缺血缺氧性脑病、大脑发育不全、癫痫、脑炎等鉴别。婴幼儿黄疸（胆汁淤积）应排除其他原因如感染等所致。贫血、肝脾肿大与血液病、肿瘤性疾病鉴别。顽固性低血糖与胰岛素瘤（增生）鉴别等。

（三）临床类型

现已发现了 30 余种有机酸代谢异常，主要疾患见表 22-2，根据代谢阻断的途径可分为以下几类。

1. 氨基酸代谢过程障碍

氨基酸代谢过程障碍占半数以上，多为氨基酸代谢第 2、第 3 步之后的中间代谢障碍。其中以分支链氨基酸中间代谢障碍最多，也可见于芳香族氨基酸、赖氨酸、色氨酸的代谢障碍。生化特点以有机酸蓄积为主，一般不伴有氨基酸蓄积。

表 22-2 有机酸血症的分类

物质代谢障碍类型	疾患
分支链氨基酸	甲基丙二酸血症、丙酸血症、β- 酮硫解酶缺乏症、异戊酸血症、甲基巴豆酰辅酶 A 羧化酶缺乏症、羟甲基戊二酸血症、
芳香族氨基酸	黑酸尿症
赖氨酸 - 色氨酸	戊二酸血症 I 型、2- 酮脂酸尿症、黄尿酸尿症
丙酮酸	丙酮酸脱氢酶缺乏、丙酮酸羧化酶缺乏、磷酸烯醇式丙酮酸羧化激酶缺乏症
三羧酸循环	延胡索酸酶缺乏症
酮体	β- 酮硫解酶缺乏症、细胞质型乙酰基辅酶 A 硫解酶
多部位代谢障碍	戊二酸尿症 II 型、多种羧化酶缺乏症、E3- 硫辛酰胺脱氢酶缺乏症
谷胱甘肽循环	氧合脯氨酸酶缺乏症、谷胱甘肽合成酶缺乏、γ- 谷氨酰半胱氨酸合成酶缺乏症、γ- 谷氨酰转肽酶缺乏症
甘油酸	复合型甘油尿症、散发性甘油尿症、甘油不耐症

续表

物质代谢障碍类型	疾患
线粒体脂肪酸氧化	肉碱转移酶缺乏症、肉碱棕榈酰转移酶 -1 缺乏症、肉碱棕榈酰转移酶 -2 缺乏症、肉碱移位酶缺乏症、极长链脂肪酸乙酰辅酶 A 脱氢酶缺乏症、三功能蛋白缺乏症、中链乙酰辅酶 A 脱氢酶缺乏症、短链乙酰辅酶 A 脱氢酶缺乏症、短链 3- 羟基乙酰辅酶 A 硫解酶、中链 3- 羟基乙酰辅酶 A 硫解酶缺乏症、电子传导黄素蛋白缺乏症、电子传导黄素蛋白脱氢酶缺乏症
其他中间代谢障碍	Canavan 病、D-2- 羟基戊二酸尿症、L-2- 羟基戊二酸尿症、4- 羟丁酸尿症、高草酸尿症 Ⅱ 型 (L- 甘油酸尿症)

2. 氨基酸以外的代谢异常

氨基酸以外的代谢异常，即糖、脂肪的中间代谢异常，如乳酸、丙酮酸、三羧酸循环、酮体、谷胱甘肽循环、甘油酸等代谢障碍。

3. 多部位的代谢障碍

某种因子的缺乏可导致一组酶的功能障碍，如生物素代谢障碍所致多羧酶缺乏症、电子传导黄素蛋白缺乏导致戊二酸尿症 Ⅱ 型 (多种乙酰辅酶 A 脱氢酶缺乏症)。

4. 线粒体脂肪酸氧化异常 (氧化异常)

部分有机酸代谢异常以急性脑病、瑞氏综合征、婴幼儿猝死的形式起病，脂肪酸氧化异常则为其中的一组代表性疾病。脂肪酸氧化异常导致脂肪酸及其相关代谢产物的异常增加，能量代谢障碍。

三、治疗

(一) 治疗原则

①饮食治疗。②药物治疗。③危象治疗。

(二) 治疗计划

1. 急性期

(1) 禁食，限制蛋白质入量。

(2) 保证热量，减少机体蛋白分解 10% ～ 15% 葡萄糖溶液静脉点滴，保证水分与热卡。

(3) 碱性药物纠正酸中毒。

(4) 透析、换血去除体内毒性蓄积物质。

2. 长期维持治疗

(1) 饮食治疗：限制前体物质，保证热量、维生素、矿物质与微量元素。

(2) 药物治疗：左旋肉碱 (多数患儿有效)、辅酶 Q_{10}(各种疾患所致高乳酸血症)、维生素 B_{12}(维生素 B_{12} 有效型甲基丙二酸血症)、生物素 (多羧酶缺乏症、生物素基酶缺乏症)、维生素 B_1(各种疾患所致高乳酸血症)、维生素 B_2(戊二酸尿症 Ⅱ 型)、维生素 B_6(各种疾患所致高乳酸血症)、维生素 E(氧合脯氨酸血症)、维生素 C(黑酸尿症)、脂黄素 (部分脂肪酸代谢异常)、巴氯芬 (戊二酸尿症 Ⅰ 型)、二氯醋酸钠 (各种疾患所致高乳酸血症)、甘氨酸 (异戊酸血症)、肾上腺皮质激素 (甘油尿症)、电解质 (甘油尿症)。

(三) 治疗方案的选择

1. 急性期

应以葡萄糖静脉点滴、纠正酸中毒为主，必要时进行血液透析或腹腔透析。对于合并高氨血症的患儿，应适当禁食或限制蛋白质摄入，同时，应保证充足的热量供给，防止机体蛋白分解。鉴于有机酸代谢异常急性发作时病情危重，病死率极高，存活者易遗留严重神经系统损害，临床高度怀疑时可在确诊前进行治疗。

2. 长期治疗

病情稳定后根据病种进行相应的饮食控制。对于与氨基酸代谢有关的病种适当限制天然蛋白质，补充特殊氨基酸粉或奶粉。例如，丙酸血症和维生素 B_{12} 无反应性甲基丙二酸血症，有计划地补充去除异亮氨酸、蛋氨酸、苏氨酸、缬氨酸的特殊氨基酸粉或配方奶粉，可有效地提高疗效。而对于脂肪酸代谢异常则应适当增加碳水化合物，限制前驱物脂肪酸，预防饥饿。对于喂养困难的患儿，必要时应采用鼻饲喂养。根据不同的病种可给予适当的药物治疗，如维生素 B_{12} 对于维生素 B_{12} 反应型甲基丙二酸血症，生物素对于生物素基酶缺乏症、维生素 C 对于黑酸尿症常有戏剧性疗效。维生素 B_1、维生素 B_6、辅酶 Q_{10}、二氯乙酸钠对于各类疾患所致高乳酸血症的控制均有一定疗效。γ- 氨基丁酸、激素等药物对部分疾患有显著疗效。左旋肉碱有益于多数有机酸代谢的控制，一般剂量为 $30 \sim 100\,mg/(kg \cdot d)$，急性期可达到 $100 \sim 200\,mg/(kg \cdot d)$。丙戊酸、扑热息痛、红霉素、四环素等药物常加重有机酸血症甚至诱发瑞氏综合征，治疗中应加以回避。

第五节 脂类代谢异常

脂质代谢异常是先天性或获得性因素造成的血液及其他组织器官中脂质及其代谢产物质和量的异常。脂质的代谢包括脂类在小肠内消化、吸收，由淋巴系统进入血循环 (通过脂蛋白转运)，经肝脏转化，储存于脂肪组织，需要时被组织利用。脂质在体内的主要功用是氧化供能，脂肪组织是机体的能量仓库。磷脂是所有细胞膜的重要结构成分，胆固醇是胆酸和类固醇激素 (肾上腺皮质激素和性腺激素) 的前体。脂类代谢受遗传、神经体液、激素、酶以及肝脏等组织器官的调节。当这些因素有异常时，可造成脂代谢紊乱和有关器官的病理生理变化。下面介绍的是具体病症。

一、戈谢病

戈谢病 (GD) 是溶酶体贮积病 (LSD) 中最常见的一种，为常染色体隐性遗传病，引起不正常的葡萄糖脑苷脂在网状内皮细胞内积聚。法国皮特医生 Phillipe Gaucher 在 1882 年首先报道，50 年后 Aghion 报道戈谢病是由于葡糖脑苷脂 (G.C.) 在肝、脾、骨骼和中枢神经系统的单核 - 巨噬细胞内蓄积所致。Brady 等在 1964 年发现葡糖脑苷脂的贮积是由 β- 葡糖苷酶 - 葡糖脑甘酯酶 (GBA) 缺乏所致，为戈谢病的诊断和治疗提供了理论依据。

（一）病因

GD 为常染色体隐性遗传性疾病。是由于 β- 葡糖苷酶 - 葡糖脑甘酯酶缺乏致葡糖脑苷脂在肝、脾、骨骼和中枢神经系统的单核巨噬细胞内蓄积。此病的根本缺陷在于缺乏葡萄糖脑苷脂酶的活性，此酶能把葡萄糖脑苷脂分解成葡萄糖和神经酰胺。常在儿童期发病，但亦有许多在婴儿期和成年期发病。典型的病理学特征是广泛的网状细胞增生，细胞充满葡萄糖脑苷脂和纤维细胞质，细胞变形，有一个或几个细胞核偏离细胞中心，这些细胞可在肝，脾，淋巴结及骨髓中被发现。

（二）临床表现

1. 成人型（Ⅰ型）

成人型为本病最常见类型也是脂质贮积病中常见者。犹太人中多见，但各民族中均有。进展可快可慢，进展慢者脾脏大，尤甚有时有脾梗死或脾破裂而发生急腹症症状，肝脏呈进行性肿大但不如脾脏肿大明显。病程久者，皮肤及黏膜呈茶黄色，常误诊为黄疸，暴露部位如颈、手及小腿最明显；眼球结膜上常有楔形睑裂斑，底在角膜边缘，尖指向内、外眦，初呈黄白色后变为棕黄色；肺累及时可影响气体交换而出现症状。晚期患者四肢可有骨痛甚而病理性骨折，以股骨下端最常见也可累及股骨颈及脊柱骨。有脾功能亢进时可因血小板减少而有出血倾向。小儿患者身高及体重常受影响。

2. 婴儿型（Ⅱ型）

患儿自生后即可有肝大、脾大，3 ～ 6 个月时已很明显。有吸吮、吞咽困难生长发育落后表现。神经系统症状突出，颈强直头后仰肌张力增高、角弓反张、腱反射亢进，最后变为软瘫。脑神经受累时可有眼内斜面、瘫等症状。易并发感染。由于病程短暂，多于婴儿期死亡，因此肝脾脏肿大不如成人型，明显无皮肤色素沉着，骨骼改变不显著。

3. 幼年型（Ⅲ型）

常于 2 岁至青少年期发病，脾大常于体检时发现，一般呈中度肿大病情进展缓慢，逐渐出现中枢神经系统症状，如肌阵挛性抽搐，动作不协调，精神错乱，最后卧床不起。肝脏常轻微肿大但也可进行性肿大而出现肝功能严重损害。

（三）检查

1. 血常规

血常规可正常，脾功能亢进者可见三系减少，或仅血小板减少。

2. 骨髓涂片

骨髓涂片在片尾可找到代谢细胞，这种细胞体积大、直径约 20 ～ 80 μm，有丰富胞质，内充满交织成网状或洋葱皮样条纹结构，有一个或数个偏心核；糖原和酸性磷酸酶染色呈强阳性的苷脂包涵体。此外，在肝、脾、淋巴结中也可见到。

3. 酶学检查

GC 是一种外周膜蛋白，在人类细胞中常与激活蛋白 SaposinC 聚集在一起。当测酶活性时，需加去污剂牛磺胆酸钠将其溶解。测患者的白细胞或皮肤成纤维细胞中 GC 活性可对 GD 做确诊。此法也用于产前诊断。通过测绒毛和羊水细胞中的酶活性，判断胎儿是否正常。

4.X 射线检查

广泛性骨质疏松影响股骨、肱骨、腓骨等。表现为海绵样多孔透明区改变、虫蚀样骨质破坏、骨干扩宽或在股骨下端可见扩宽的"三角烧瓶样"畸形；骨皮质变薄，并有化骨核愈合较晚等发育障碍现象。

5. 脑电图检查

检查可早发现神经系统浸润。

6.B 超检查

检查可提示肝脾肿大。

7. 其他检查

应做肝功能及凝血项检查等。戈谢细胞检查患儿骨髓、脾、肝或淋巴结穿刺液均可供检测。

（四）诊断

根据肝大、脾大或有中枢神经系统症状、骨髓检查见有典型戈谢细胞、血清酸性磷酸酶增高可做出初步诊断。进一步确诊应做白细胞或皮肤成纤维细胞 GC 活性测定。值得注意的是，有时在骨髓中看到一种与戈谢细胞很相似的假戈谢细胞，可出现在慢性粒细胞白血病、地中海贫血、多发性骨髓瘤、霍奇金淋巴瘤、浆细胞样淋巴瘤及慢性髓性白血病。与戈谢细胞的不同点是胞质中无典型的管样结构。鉴别诊断时可做 GC 酶活性测定。

（五）治疗

1. 一般疗法

注意营养，预防继发感染。

2. 对症治疗

贫血或出血多者可予成分输血、巨脾或脾功能亢进症状明显者可考虑切脾，但全脾切除后虽可减轻腹部负担，减轻贫血和出血倾向，改善发育状态，偶可自行缓解而痊愈，但有加速肝大及骨骼破坏的可能。故应尽量延迟手术，必要时，可考虑部分脾切除术。骨痛可用肾上腺皮质激素。

3. 酶疗法

国外近年来采用 β- 葡糖脑苷脂酶治疗本病，取得一定疗效。成人型治疗 1 年后一般情况好转，肝脾明显缩小，生长发育加快，血红蛋白升高，血小板亦缓慢上升，肺部受累者，肺功能亦可得到改善。骨病变如旧，但发现治疗初期有不伴尿钙增加的低血钙情况，推测骨病变好转可能需较长时间。婴儿型应用后，肝、脾可缩小，但脑症状多不能好转。

4. 骨髓移植

异基因骨髓移植治疗能使酶活力上升，肝、脾缩小，戈谢细胞减少，但手术危险性与疗效必须慎重衡量考虑。

5. 基因治疗

已试用 β- 葡糖脑苷脂酶的正常基因插入到自身干细胞中并进行自身移植，尚需进行继续研究。

二、尼曼 - 匹克氏病

尼曼 - 匹克氏病 (Niemann-Pick disease，NPD) 又称鞘磷脂沉积病，为常染色体隐性遗传的先天性糖脂代谢性疾病，其特点是全身单核 - 巨噬细胞和神经系统有大量的含有神经鞘磷脂的泡沫细胞。临床分为 A 型、B 型、C 型和其他变异型。

（一）临床表现

1.A 型

出生 6 个月内出现肝脾肿大，中枢神经系统进行性退化，早期表现为肌张力低和肌无力，喂养困难，淋巴结和肺浸润，惊厥发作等。

2.B 型

病情较 A 型轻，儿童早期出现肝脾肿大，可导致肝硬化，脾大可引起脾功能亢进，全血细胞减少，可活至成人。

3.C 型

儿童期不同程度的肝大，缓慢进展的中枢神经系统退化，患儿表现行为异常，逐渐痴呆，构音障碍，语言困难，流口水，走路或跑步时手足姿势异常，易摔跤，可有惊厥以及青春期精神障碍。

4. 其他变异型

致死性新生儿肝病，肝功能衰竭等。

（二）诊断及鉴别诊断

1. 诊断要点

诊断依据如下。

(1) 肝脾肿大。

(2) 有或无神经系统损害或眼底樱桃红斑。

(3) 外周血淋巴细胞和单核细胞胞质有空泡。

(4) 骨髓可见泡沫细胞。

(5)X 线肺部呈粟粒样或网状浸润。

(6) 肝、脾、淋巴结活检见泡沫细胞浸润。

(7) 尿神经鞘磷脂排泄量增加。

(8) 神经鞘磷脂酶活性异常。

2. 鉴别诊断要点

(1) 高雪病婴儿型：肝大为主，肌张力亢进、痉挛、血碱性磷酸酶升高，骨髓中可见高雪细胞。无眼底樱桃红斑，淋巴细胞胞质无空泡。

(2) 黏多糖病 I 型：肝大，智力减退，淋巴细胞胞质有空泡，骨髓可见泡沫细胞类似尼曼 - 匹克氏病，但本病患者外形骨骼变化明显，可有角膜混浊，视力减退，尿液中黏多糖排出增多有助鉴别。

（三）治疗

无特效疗法，以对症治疗为主，附脂饮食，加强营养。

1. 抗氧化剂

维生素 C、E 或丁羟基二苯乙烯，可阻止神经鞘磷脂 M 所含不饱和脂肪酸的过氧化和聚和作用，减少脂褐素和自由基形成。

2. 脾切除

脾切除适于非神经型、有脾功能亢进者。

3. 胚胎肝移植

胚胎肝移植已有成功的报道。

第二十二章　心血管系统疾病

第一节　正常心血管生理解剖

一、心脏的胚胎发育

胚胎早期 22 天左右由胚胎腹面两侧的原始基所形成的两个血管源性管状结构在胚胎中轴两侧向中线融合，形成原始心管。胎龄 22～24 天，在一系列基因的调控下，由头至尾，形成了动脉干、心球、心室、心房与静脉窦等结构，与此同时心管发生扭转，心球转至右尾侧位，心管逐渐扭曲旋转，心室的扩展和伸张较快，因此渐渐向腹面突出，这样使出自心球、原来处于心管前后两端的动脉总干和静脉窦都位于心脏的前端。心脏的流入及排出孔道并列在一端，四组瓣膜环也连在一起，组成纤维支架。

至胚胎 29 天左右，心脏外形基本形成，但此时心脏仍为单一的管道，由静脉窦流入的血液由动脉干流出。房和室的最早划分为房室交界的背面和腹面长出心内膜垫，背侧内膜垫与腹侧内膜垫相互融合成为中间的分隔结构，将房室分隔开。心房的左右之分起始于第三周末，在心房腔的前背部长出一镰状隔，为第一房间隔，其下缘向心内膜垫生长，暂时未长合时所留孔道名第一房间孔。在第一房间孔未闭合前，第一房间隔的上部形成另一孔，名第二房间孔，这样使左右心房仍保持相通。至第五、六周，于第一房间隔右侧又长出一镰状隔，名第二房间隔，此隔在向心内膜垫延伸过程中，其游离缘留下一孔道，名卵圆孔，此孔与第一房间隔的第二房间孔上下相对。随着心脏继续成长，第一房间隔与第二房间隔渐渐接近而黏合，第二房间孔被第二房间隔完全掩盖，即卵圆孔处第一房间隔紧贴着作为此孔的幕帘，血流可由右侧推开幕帘流向左侧，反向时幕帘遮盖卵圆孔而阻止血液自左房流向右房。心房内分隔形成时，由心室底部突出室间隔基胚并向房室管方向生长，使心室分成左右两半，至胚胎第 7 周时室间隔上缘的结缔组织、漏斗部及心内膜垫融合成膜部室间隔使室间孔完全闭合。

心室间隔的形成有以下三个来源。

(1) 肌膈，由原始心室底壁向上生长，部分地将左右二室分开。

(2) 心内膜垫向下生长与肌膈相合，完成室间隔。

(3) 小部分为动脉总干及心球分化成主动脉与肺动脉时的中隔向下延伸的部分。后两部分形成室间隔的膜部。室间隔发育过程中任何部分出现异常即可出现室间隔缺损，其中以室间隔膜周部缺损最常见。二尖瓣、三尖瓣分别由房室交界的左右侧及腹背侧心内膜垫及圆锥隔所组成。

原始的心脏出口是一根动脉总干，在总干的内层对侧各长出一纵嵴，两者在中央轴相连，将总干分为主动脉与肺动脉。由于该纵隔自总干分支处成螺旋形向心室生长，使肺动脉向前、向右旋转与右心室连接，主动脉向左、向后旋转与左心室连接。如该纵隔发育遇障碍，分隔发生偏差或扭转不全，则可造成主动脉骑跨或大动脉错位等畸形。

原始心脏于胚胎第 2 周开始形成后，约于第 4 周起有循环作用，至第 8 周房室间隔已完全长成，即成为四腔心脏。先天性心脏畸形的形成主要就是在这一时期。

二、胎儿新生儿循环转换

（一）正常胎儿循环

胎儿时期的营养和气体代谢是通过脐血管和胎盘与母体之间通过弥散方式而进行交换的。由胎盘来的动脉血经脐静脉进入胎儿体内，至肝脏下缘，约50%血流入肝与门静脉血流汇合，另一部分经静脉导管入下腔静脉，与来自下半身的静脉血混合，共同流入右心房。由于下腔静脉瓣的阻隔，使来自下腔静脉的混合血（以动脉血为主）入右心房后，约三分之一经卵圆孔入左心房，再经左心室流入升主动脉，主要供应心脏、脑及上肢；其余的流入右心室。从上腔静脉回流的、来自上半身的静脉血，入右心房后绝大部分流入右心室，与来自下腔静脉的血一起进入肺动脉。由于胎儿肺脏处于压缩状态，故肺动脉的血只有少量流入肺脏经肺静脉回到左心房，而约80%的血液经动脉导管与来自升主动脉的血汇合后，进入降主动脉（以静脉血为主），供应腹腔器官及下肢，同时经过脐动脉回至胎盘，换取营养及氧气。故胎儿期供应脑、心、肝及上肢的血氧量远远较下半身为高。

右心室在胎儿期不仅要克服体循环的阻力，同时承担着远较左心室多的容量负荷。

（二）出生后血循环的改变

出生后脐血管被阻断，呼吸建立，肺泡扩张，肺小动脉管壁肌层逐渐退化，管壁变薄并扩张，肺循环压力下降；从右心经肺动脉流入肺脏的血液增多，使肺静脉回流至左心房的血量也增多，左心房压力因而增高。当左心房压力超过右心房时，卵圆孔瓣膜先在功能上关闭，到出生后5~7月，解剖上大多闭合。自主呼吸使血氧增高，动脉导管壁平滑肌受到刺激后收缩，同时，低阻力的胎盘循环由于脐带结扎而终止，体循环阻力增高，动脉导管处逆转为左向右分流，高的动脉氧分压加上出生后体内前列腺素的减少，使导管逐渐收缩、闭塞，最后血流停止，成为动脉韧带。足月儿约80%在生后24小时形成功能性关闭。约80%婴儿于生后3个月、95%婴儿于生后一年内形成解剖上关闭。若动脉导管持续未闭，可认为有畸形存在。脐血管则在血流停止后6~8周完全闭锁，形成韧带。

第二节 儿童心血管病检查方法

一、病史和体格检查

在小儿心血管病的诊断中，尽管有多种影像学检查手段，病史和体格检查仍具有不容忽视的价值。仔细的病史询问和体格检查，可以对许多心血管病做出大致判断，缩小鉴别诊断的范围，使进一步的影像学检查更具针对性。

（一）病史询问

小儿时期，尤其是3岁以内婴幼儿的心血管疾患以先天性心脏病（先心病）最常见。心脏杂音、青紫及心功能不全是先心病患者最常见的就诊原因，其出现时间及演变对疾病的诊断、治疗决策、预后判断有重要意义。反复的肺炎、心功能不全、生长发育迟缓是大量左向右分流的证据；左房或肺动脉扩张压迫喉返神经可引起声音嘶哑。婴幼儿的心功能不全以呼吸浅促、喂养困难、易出汗更突出。有青紫者应注意排除呼吸系统疾病，还要询问有无蹲踞、缺氧发作。对胸闷、心悸、心前区疼痛者应注意心律失常、心肌疾病。病史询问中还要注意母孕早期有无病毒感染、放射线接触、有害药物应用史及有无家族遗传病史。许多先心病与遗传性疾病有关，肥厚性心肌病常有阳性家族史。

（二）体格检查

1. 全身检查

评价生长发育，注意特殊面容及全身合并畸形、精神状态、体位和呼吸频率。检查口唇、鼻尖、指（趾）端等毛细血管丰富部位有无发绀，出现青紫6个月～1年后，可出现杵状指（趾）。皮肤黏膜瘀点是感染性心内膜炎血管栓塞的表现；皮下小结、环形红斑是风湿热的主要表现之一。注意颈动脉搏动，肝颈静脉回流征，肝脾大小、质地及有无触痛，下肢有无浮肿。

2. 心脏检查

(1) 望诊：心前区有无隆起，心尖冲动的位置、强弱及范围。心前区隆起者多示有心脏扩大，应注意与佝偻病引起的鸡胸相鉴别。正常＜2岁的小儿，心尖搏动见于左第四肋间，其左侧最远点可达锁骨中线外1cm，5～6岁时在左第五肋间，锁骨中线上。正常的心尖搏动范围不超过2～3平方厘米，若心尖搏动强烈、范围扩大提示心室肥大。左心室肥大时，心尖搏动最强点向左下偏移；右心室肥大时，心尖搏动弥散，有时扩散至剑突下。心尖搏动减弱见于心包积液和心肌收缩力减弱。右位心的心尖搏动则见于右侧。消瘦者心尖搏动易见，而肥胖者相反。

(2) 触诊：进一步确定心尖冲动的位置、强弱及范围，心前区有无抬举冲动感及震颤。左第5～6肋间锁骨中线外的抬举感为左室肥大的佐证，胸骨左缘第3～4肋间和剑突下的抬举感提示右室肥大。震颤的位置有助于判断杂音的来源。

(3) 叩诊：可粗略估计心脏的位置及大小。

(4) 听诊：注意心率的快慢、节律是否整齐，第一、二心音的强弱，是亢进、减弱还是消失，有无分裂，特别是肺动脉瓣区第二心音 (P_2) 意义更大。P_2 亢进提示肺动脉高压，而减弱则支持肺动脉狭窄的诊断；正常儿童在吸气时可有生理性 P_2 分裂，P_2 固定性分裂是房间隔缺损的独特体征。杂音对鉴别先天性心脏病的类型有重要意义，需注意其位置、性质、响度、时相及传导方向。

3. 周围血管征

比较四肢脉搏及血压，如股动脉搏动减弱或消失，下肢血压低于上肢，提示主动脉缩窄。脉压增宽，伴有毛细血管搏动和股动脉枪击音，提示动脉导管未闭或主动脉瓣关闭不全等。

二、特殊检查

（一）普通 X 线检查

普通 X 线检查包括透视和摄片，透视可动态地观察心脏和大血管的搏动、位置、形态以及肺血管的粗细、分布，但不能观察细微病变。摄片可弥补这一缺点，并留下永久记录，常规拍摄正位片，必要时辅以心脏三位片。分析心脏病 X 线片时，应注意以下几点：

1. 摄片质量要求

理想的胸片应为吸气相拍摄，显示肺纹理清晰，对比良好，心影轮廓清晰，心影后的胸椎及椎间隙可见。

2. 测量心胸比值

心胸比值年长儿应小于 50%，婴幼儿小于 55%，呼气相及卧位时心胸比值增大。

3. 肺血管情况

肺血管阴影，是充血还是缺血，有无侧支血管形成。

4. 其他

心脏的形态、位置及各房室有无增大，血管有无异位，肺动脉段是突出还是凹陷，主动脉结是增大还是缩小。

5. 确定有无内脏异位症

注意肝脏、胃泡及横膈的位置，必要时可摄增高电压 (100 ～ 140 KV) 的高 KV 胸片，观察支气管的形态。

(二) 心电图

心电图对心脏病的诊断有一定的帮助，特别对各种心律失常，心电图是确诊的手段。对心室肥厚、心房扩大、心脏位置及心肌病变有重要参考价值，24 小时动态心电图及各种负荷心电图可提供更多的信息。有些先天性心脏病有特征性的心电图，如房间隔缺损的 V_1 导联常呈不完全性右束支传导阻滞。在分析小儿心电图时应注意年龄的影响，具体如下。

(1) 年龄越小，心率愈快，各间期及各波时限较短，有些指标的正常值与成人有差别。

(2)QRS 综合波以右室占优势，尤其在新生儿及婴幼儿，随着年龄增长逐渐转为左室占优势。

(3) 右胸前导联的 T 波在不同年龄有一定改变，如生后第一天，V_1 导联 T 波，4 ～ 5 天后转为倒置或双向。

(三) 超声心动图

超声心动图是一种无创检查技术，不仅可以提供详细的心脏解剖结构信息，还能提供心脏功能及部分血流动力学信息，有以下几种。

1.M 型超声心动图

该检查能显示心脏各层结构，特别是瓣膜的活动，常用于测量心腔、血管内径，结合同步记录的心电图和心音图可计算多种心功能指标。

2. 二维超声心动图

该检查是目前各种超声心动图的基础，可实时地显示心脏和大血管各解剖结构的活动情况，以及它们的空间毗邻关系。经食道超声使解剖结构显示更清晰，已用于心脏手术和介入性导管术中，进行监护及评估手术效果。

3. 多普勒超声

多普勒超声有脉冲波多普勒、连续波多普勒及彩色多普勒血流显像三种，可以检测血流的方向及速度，并换算成压力阶差，可用于评估瓣膜、血管的狭窄程度，估算分流量及肺动脉压力，评价心功能等。

4. 三维超声心动图

三维超声心动图成像直观、立体感强、易于识别，较二维超声心动图可提供更多的解剖学信息；还可对图像进行任意切割，充分显示感兴趣区，为外科医师模拟手术进程与切口途径选择提供了丰富的信息，显示了极大的临床应用价值与前景。

（四）心导管检查

心导管检查是先天性心脏病进一步明确诊断和决定手术前的一项重要检查方法之一，根据检查部位不同分为右心导管、左心导管检查两种。右心导管检查系经皮穿刺股静脉，插入不透X线的导管，经下腔静脉、右心房、右心室至肺动脉；左心导管检查时，导管经股动脉、降主动脉逆行至左心室。检查时可探查异常通道，测定不同部位的心腔、大血管的血氧饱和度、压力，进一步计算心输出量、分流量及血管阻力。通过肺小动脉楔入压测定可以评价肺高压患者的肺血管床状态，对左房入口及出口病变、左室功能等有一定意义。连续压力测定可评价瓣膜或血管等狭窄的部位、类型、程度。此外经心导管还可进行心内膜活检、电生理测定。

（五）心血管造影

心导管检查时，根据诊断需要将导管顶端送到选择的心腔或大血管，并根据观察不同部位病损的要求，采用轴向（成角）造影，同时进行快速摄片或电影摄影，以明确心血管的解剖畸形，尤其对复杂性先天性心脏病及血管畸形，心血管造影仍是主要检查手段。数字减影造影技术（DSA）的发展及新一代造影剂的出现降低了心血管造影对人体的伤害，使诊断更精确。

（六）放射性核素心血管造影

常用的放射性核素为 ^{99m} 锝，静脉注射后，应用闪烁照相机将放射性核素释放的 γ 射线最终转换为点脉冲，所有的数据均由计算机记录、存储，并进行图像重组及分析。常用的心脏造影有初次循环心脏造影及平衡心脏血池造影。主要用于左向右分流及心功能检查。

（七）磁共振成像

磁共振成像（MRI）具有无电离辐射损伤、多剖面成像能力等特点，有多种技术选择，包括自旋回波技术（SE）、MRI、磁共振血管造影（MRA）及磁共振三维成像技术等。常用于诊断主动脉弓等血管病变，可很好地显示肺血管发育情况。

（八）计算机断层扫描

电子束计算机断层扫描（EBCT）和螺旋型 CT 已应用于心血管领域。对下列心脏疾病有较高的诊断价值：大血管及其分支的病变；心脏瓣膜、心包和血管壁钙化，心腔内血栓和肿块；心包缩窄、心肌病等。

第三节　先天性心脏病概要

先天性心脏病是先天性畸形中最常见的一类，约占各种先天畸形的 28%，指在胚胎发育时期由于心脏及大血管的形成障碍或发育异常而引起的解剖结构异常，或出生后应自动关闭的通道未能闭合（在胎儿属正常）的情形。先天性心脏病发病率不容小视，占出生活婴的 0.4% ～ 1%，这意味着我国每年新增先天性心脏病患者 15 ～ 20 万。先天性心脏病谱系特别广，包括上百种具体分型，有些患者可以同时合并多种畸形，症状千差万别，最轻者可以终身无症状，重者出生即出现严重症状如缺氧、休克甚至夭折。根据血流动力学结合病理生理变化，先天性心脏病可分为发绀型或者非发绀型，也可根据有无分流分为三类：无分流类（如肺动脉狭窄、主动脉缩窄）、左至右分流类（如房间隔缺损、室间隔缺损、动脉导管未闭）和右至左分流（如法洛氏四联症、大血管错位）类。

少部分先天性心脏病在 5 岁前有自愈的机会，另外有少部分患者畸形轻微、对循环功能无明显影响，而无须任何治疗，但大多数患者需手术治疗校正畸形。随着医学技术的飞速发展，手术效果已经极大提高，目前多数患者如及时手术治疗，可以和正常人一样恢复正常，生长发育不受影响，并能胜任普通的工作、学习和生活的需要。

一、病因

一般认为妊娠早期（5 ～ 8 周）是胎儿心脏发育最重要的时期，先天性心脏病发病原因很多，遗传因素仅占 8% 左右，而占 92% 的绝大多数则为环境因素造成，如妇女妊娠时服用药物、感染病毒、环境污染、射线辐射等都会使胎儿心脏发育异常。尤其妊娠前 3 个月感染风疹病毒，会使孩子患上先天性心脏病的风险急剧增加。

二、临床表现

先天性心脏病的种类很多，其临床表现主要取决于畸形的大小和复杂程度。复杂而严重的畸形在出生后不久即可出现严重症状，甚至危及生命。需要注意的是一些简单的畸形如室间隔缺损、动脉导管未闭等，早期可以没有明显症状，但疾病仍然会潜在地发展加重，需要及时诊治，以免失去手术机会。主要症状如下。

(1) 经常感冒、反复呼吸道感染，易患肺炎。

(2) 生长发育差、消瘦、多汗。

(3) 吃奶时吸吮无力、喂奶困难，或婴儿拒食、呛咳，平时呼吸急促。

(4) 儿童诉说易疲乏、体力差。

(5) 口唇、指甲青紫或者哭闹或活动后青紫，杵状指（趾）（甲床如锤子一样隆起）。

(6) 喜欢蹲踞、晕厥、咳血。

(7) 听诊发现心脏有杂音。

三、辅助检查

1. 胸部 X 线检查

X 线片下肺血管的改变，肺充血还是少血，心影的外形改变，及 X 线透视下心脏和大血管的搏动情况可为本病的诊断和鉴别诊断提供依据。

2. 心电图检查

心电图能反映心脏位置，心房、心室有无肥厚，及心脏传导系统的情况。

3. 超声心动图检查

(1) 二维切面超声心动图：通过多条声束回声显示出类似心脏解剖切面的图像，能对心脏各部分结构的形态、活动情况进行动态观察。

(2) 彩色多普勒超声血流显像：是近十年发展起来的新技术，以脉冲多普勒原理为基础，经彩色编码将多普勒信号转为彩色信号，可显示血流的部位、形状及分布，一般以红色表示朝向探头的血流方向，以蓝色表示背离探头的血流方向，色彩亮度可反映血流速度。本检查对心脏在血管内的分流、瓣膜口狭窄或反流等的诊断有十分重要的价值。

4. 心导管检查

心导管检查是研究循环系统血流动力学和诊断、鉴别诊断心血管疾病的主要方法，为有创性检查，自心脏彩色多普勒血流显像问世后，心导管检查应用较前减少，但对复杂的先心病的诊断及先心病术前评估，与心脏彩色多普勒血流显像结合应用可互补不足，提高诊断水平。

5. 心血管造影检查

该检查为有创性检查，通过导管检查仍不能明确诊断而又需要手术治疗的患儿，可通过心导管将碘造影剂 (76% 泛影葡胺) 在机械高压下极迅速地 (1 ～ 2 秒) 注入心脏或大血管，同时进行电影摄片观察造影剂所显示的心房、心室、大血管的形态、大小、位置及有无异常通道或狭窄闭锁等。

6. 放射性核素血管造影检查

用闪烁照相机和显像记录装置于极短时间内连续摄影观察注入流经心脏的放射核素 (如 ^{99m}Tc) 在心脏各房室和大血管的动态，确定心脏形态及有无心内分流及解剖异常。

7. 磁共振成像检查

该检查为 20 世纪 80 年代出现的一种无创性心血管形态学检查方法。可对心脏从心底部到心尖部进行多层次的矢状面和横切面的显像，有助于了解复杂先心病的解剖和生理变化。

8. 螺旋 CT 检查

本世纪初，16 层的螺旋 CT 问世，它的优点在于扫描速度快和图像三维重建质量好，配合各种三维重建软件，对先天性心脏及血管畸形诊断很有帮助，在不久的将来，可作为复杂性心血管畸形的主要检查手段之一。

四、诊断

一般通过症状、体征、心电图，X 线和超声心动图即可做出诊断，并能估计其血流动力学改变、病变程度及范围，以定治疗方案。对合并多种畸形、复杂疑难的先天性心脏病，专科医生会根据情况，有选择地采取三维 CT 检查、心导管检查或心血管造影等检查手段，了解其病变程度，类型及范围，综合分析做出明确的诊断，并指导制订治疗方案。

五、治疗

先天性心脏病的治疗方法有手术治疗、介入治疗和药物治疗等多种。选择何种治疗方法以及什么时候最适宜手术应根据病情，由心脏专科医生针对患儿的具体情况提出建议。无分流类或者左到右分流类，经过及时通过手术，效果良好，预后较佳。右至左分流或复合畸形者，病情较重者，手术复杂困难，部分患者由于某些心脏结构发育不完善而无法完全矫正，只能行姑息性手术减轻症状、改善生活质量。

1. 保守治疗。

(1) 直径较小、无肺高压倾向的继发孔房缺者，可观察到 3 ～ 5 岁再手术。

(2) 直径小于 4 毫米的膜部室间隔缺损，对心功能影响轻，并且有自动闭合的可能，所以也可以观察到 3 ～ 5 岁，如室缺仍未能闭合则应考虑手术治疗。由于小室缺有诱发细菌性心内膜炎的可能，而目前外科手术安全性已非常高，所以目前多不主张较长时间等待。

(3) 跨瓣压差小于 40 mmHg 的主动脉瓣、小于 60 mmHg 的肺动脉瓣狭窄。这些病例采用保守治疗的前提是，必须在有较高先心外科治疗水平的医院检查心脏超声两次以上，另外在观察期间需定期进行随访观察和必要的检查，以免造成误诊而贻误治疗时机。

2. 手术治疗

选择合适的手术时机是先心病手术成功并取得良好预后的关键。

目前，确定手术时机有几个主要因素。

(1) 先心病自身的病理特征及对血流动力学的影响程度：一般讲，畸形越复杂，对血流动力学影响越大，越应尽早手术治疗。

(2) 继发性病理改变的进展情况：左向右分流类先心病，应争取在发生肺血管阻塞性改变之前进行手术矫治。发绀性、梗阻性先心病应争取在发生严重心肌肥厚、纤维变性前手术。

先心病的外科手术方法主要根据心脏畸形的种类和病理生理改变的程度等综合因素来确定，手术方法可分为：根治手术、姑息手术、心脏移植三类。

(1) 根治手术：可以使患者的心脏解剖回到正常人的结构。

(2) 姑息手术：仅能起到改善症状的作用而不能起到根治效果，主要用于目前尚无根治方法的复杂先心病，如改良 Glenn、Fontan 手术，或者作为一种预备手术，促使原来未发育完善的结构生长发育，为根治手术创造条件，如体 - 肺分流术等。

(3) 心脏移植：主要用于终末性心脏病及无法用目前的手术方法治疗的复杂先心病。

3. 介入治疗

大致分为两大类：一类为用球囊扩张的方法解除血管及瓣膜的狭窄，如主动脉瓣狭窄、肺动脉瓣狭窄、主动脉缩窄等；另一类为利用各种记忆金属材质的特质封堵器堵闭不应有的缺损，如房间隔缺损、室间隔缺损、动脉导管末闭等。由于医学技术的进步和材料及工艺不断研究与完善，介入治疗目前在国内外临床应用得到进一步的发展，不仅可避免开胸手术的风险及创伤，而且住院时间短、恢复快，是非常有效的治疗方法。介入性治疗部分代替了但还不能完全替代外科手术开胸手术，该技术有严格的适应证。

六、预防

1. 适龄婚育

医学已经证明，35 岁以上的孕妇发生胎儿基因异常的风险明显增加。因此最好在 35 岁以前生育。如果无法做到这一点，那么建议高龄孕妇必须接受严格的围产期医学观察与保健。

2. 准备要孩子前要做好心理、生理状态的调节

如果准妈妈有吸烟、饮酒等习惯，最好至少在怀孕前半年就要停止。

3. 加强对孕妇的保健

加强对孕妇的保健特别是在妊娠早期积极预防风疹、流感等风疹病毒性疾病。孕妇应尽量避免服用药物，如必须使用，必须在医生指导下进行。

4. 避免接触不良环境因素

孕期尽量少接触射线、电磁辐射等不良环境因素。

5. 孕期避免去高海拔地区旅游

因为已经发现高海拔地区的先天性心脏病发生率明显高于平原地区，可能与缺氧有关。

第四节 常见先天性心脏病

一、室间隔缺损

室间隔缺损 (Ventricular septaldefect，VSD) 是胚胎期心室间隔发育不全而形成的左右心室间的异常通道，是小儿先心病中最常见的类型之一，占儿童期先心病的 20% ~ 25%。根据缺损位置不同，可分为低位和高位室间隔缺损。低位缺损位于室间隔肌部，缺损多较小，高位缺损位于室间隔膜部、室上脊下方或肺动脉瓣附近，缺损多较大。具体可分为四种类型：①室上脊上型，位于室上脊之上前，肺动脉瓣和主动脉瓣之下。此型位置最高。较少见，亦称球间隔缺损。②室上脊下型，位于室上脊之下后，在左心室侧靠近主动脉瓣瓣叶交界处，在右心室侧可伸延到三尖瓣瓣叶之下，此类缺损常见，大小不等，亦称膜部缺损。③房室共道型，位于三尖瓣瓣后的下后，向前伸到左心室流出道。④流入道型，即肌部缺损，较少见，可为单个的或多个的缺损。缺损面积(直径)小于 0.5 cm 者为小型缺损，0.5 ~ 1.0 cm 者为中型缺损，大于 1.0 cm 者为大型缺损。

室间隔缺损的病理生理(血流动力学改变)特点为在心室收缩期左心室压力高于右心室，故血流从左室通过缺损进入右室，产生左向右分流，分流量取决于缺损的大小和两心室间的压力差。小型缺损分流量小，很少造成明显的血流动力学障碍，大型缺损分流量大，肺循环的血流量可为体循环的 3 ~ 5 倍，通过肺循环回到左室的血流相应的增多，因此，缺损大者左、右心室负担均加重，可出现左心室增大和右心室增大，左心房往往也增大。肺循环血流增加使肺动脉压力增高，并逐渐促使肺循环阻力增高，而产生显著高压，待肺动脉压增高到等于或高于体循环血压时，则出现双向或右向左血液分流而出现发绀，称为艾森曼格综合征 (Eisenmenger syndrome)。

(一) 病理生理

正常人右室的收缩压仅及左室的 1/4 ~ 1/6，肺循环阻力为体循环的 1/10 左右，若存在室缺，左房血液进入左室后，一部分从正常途径即左室到主动脉至体循环，为有效循环，另一部分则自左室经室缺分流入右室到肺动脉至肺循环，为无效循环。此时两个循环量不再相等，肺循环血流量大于体循环血流量，从肺动脉瓣或二尖瓣血流量中减去主动脉瓣或三尖瓣血流量即分流量。分流量多少取决于缺损面积、心室间压差及肺小动脉阻力，大致可分为 3 种类型。

1. 小型室缺 (Roger 病)

缺损直径小于 5 mm 或缺损面积 $< 0.5 \ cm^2/m^2$ 体表面积。缺损小，心室水平左向右分流量少，血流动力学变化不大，可无症状。

2. 中型室缺

缺损直径 5 ~ 15 mm 或缺损面积 0.5 ~ 1.0 cm^2/m^2 体表面积。缺损较大，分流量较多，肺循环血流量可达体循环的 1.5 ~ 3.0 倍以上，但因肺血管床有很丰富的后备容受量，肺动脉收缩压和肺血管阻力可在较长时期不增高。

3. 大型室间隔缺损

缺损直径大于 15 mm 或缺损面积 > 1.0 cm^2/m^2 体表面积。缺损巨大，缺损口本身对左向右分流量不构成阻力，血液在两心室自由交通，即非限制性室缺。大量左向右分流量使肺循环血流量增加，当超过肺血管床的容量限度时，出现容量性肺动脉高压，肺小动脉痉挛，肺小动脉中层和内膜层渐增厚，管腔变小、梗阻。随着肺血管病变进行性发展则渐变为不可逆的阻力性肺动脉高压。当右室收缩压超过左室收缩压时，左向右分流逆转为双向分流或右向左分流，出现发绀，即艾森曼格 (Eisenmenger) 综合征。

(二) 临床表现

1. 症状

缺损小，患儿可长期无症状或有轻微症状。缺损大者可影响生长发育，体重增加迟缓，喂养困难。患儿活动后气急、心慌、气喘、咳嗽、乏力，易患呼吸道感染。肺动脉高压出现右至左分流者可有发绀。本病合并症常有支气管肺炎、充血性心力衰竭、感染性心内膜炎等。

2. 体征

典型的体征是于胸骨左缘第 3 ~ 4 肋间的响亮而粗糙的全收缩期吹风样反流性杂音，杂音响度可达 IV ~ V 级，可扪及收缩期震颤，在心前区广泛传播，杂音的响度与血流量不成正比。缺损大的患儿发育较差，可有心脏增大，心尖冲动增强，肺动脉瓣区第 2 心音亢进与分裂，在心尖区有舒张期隆隆样杂音 (相对性二尖瓣狭窄)。肺动脉显著高压的患者胸前左缘第 3 ~ 4 肋间的收缩期杂音减轻，肺动脉瓣区可有舒张期吹风样杂音 (相对肺动脉瓣关闭不全)。由左向右分流时，有发绀和杵状指。

(三) 辅助检查

1.X 线检查

缺损小的可无异常发现，缺损大的有肺充血，肺动脉段饱满或隆起。肺血管影增粗，左、右心室增大。

2. 心电图检查

缺损小的心电图正常，缺损大可示左心室肥大，或左、右心室肥大，右束支传导阻滞等变化。症状重者并发心肌劳损。

3. 超声心动图检查

超声心动图检查可见心室间隔回声中断征象，同时现左房、左室内径增大，心脏彩色多普勒血流显像可明确显示分流的存在，还可明确分流的方向和速度。

4. 磁共振电脑断层显像检查

横面磁共振电脑断层显像可从心室间隔的肌肉部显示到膜部，有助于判断缺损的位置和大小。

5. 心导管检查

右心室血氧含量较左心房高出 0.9 vol/% 以上，显示有右心室水平左向右分流，缺损大者测右室压和肺动脉压力可增高。

(四) 诊断和鉴别诊断

根据典型的杂音，X 线检查、心电图检查和二维超声心动图，本病大多数可确定诊断，对于室间隔缺损伴其他复合畸形必要时则需做选择性心血管造影、磁共振电脑断层显像、螺旋

CT 等检查。

本病要与以下疾病相鉴别。

1. 房间隔缺损

(1) 原发孔缺损与室间隔大缺损不容易鉴别，尤其伴有肺动脉高压者。原发孔缺损的杂音较柔和，常是右心室肥大，伴有二尖瓣分裂的可出现左心室肥大。心电图常有 P-R 间期延长，心向量图额面 QRS 环逆钟向运行，最大向量左偏，环的主体部移向上向左，有鉴别价值。但最可靠的是心导管检查，应用超声心动图检查也是鉴别诊断意义。对左心室 - 右心房缺损的鉴别诊断应予注意。

(2) 继发孔缺损收缩期吹风样杂音较柔软，部位在胸骨左缘第 2 肋间，多半无震颤。心电图示不完全右束支传导阻滞或右心室肥大，而无左心室肥大，额面 QRS 环多为顺钟向运行，主体部向右向下。

2. 肺动脉口狭窄

瓣膜型的肺动脉口狭窄的收缩期杂音位于胸骨左缘第 2 肋间，一般不至与室间隔缺损的杂音混淆。

漏斗部型的肺动脉口狭窄，杂音常在胸骨左缘第 3，4 肋间听到，易与室间隔缺损的杂音相混淆。但前者肺 X 线检查示肺循环不充血，肺纹理稀少，右心导管检查可发现右心室与肺动脉间的收缩期压力阶差，而无左至右分流的表现，可确立前者的诊断。

室间隔缺损与漏斗部型的肺动脉口狭窄可以合并存在，形成所谓"非典型的法洛四联症"，且可无发绀。

3. 主动脉口狭窄

瓣膜型的主动脉口狭窄的收缩期杂音位于胸骨右缘第 2 肋间，并向颈动脉传导，不致与室间隔缺损的杂音混淆。但主动脉下狭窄，则杂音位置较低，且可在胸骨左缘第 3，4 肋间听到，又可能不向颈动脉传导，需与室间隔缺损的杂音相鉴别。

4. 肥厚梗阻型原发性心肌病

肥厚梗阻型原发性心肌病有左心室流出道梗阻者，可在胸骨左下缘听到收缩期杂音，其位置和性质与室间隔缺损的杂音类似，但此杂音在下蹲时减轻，半数患者在心尖部有反流性收缩期杂音，脉搏呈双峰状。

另外，X 线示肺部无充血，心电图示左心室肥大和劳损的同时有异常深的 Q 波，超声心动图见室间隔明显增厚、二尖瓣前瓣叶收缩期前移，心导管检查未见左向右分流，而左心室与流出道间有收缩期压力阶差，选择性左心室造影示左心室腔小，肥厚的室间隔凸入心腔等有助于肥厚梗阻型原发性心肌病的诊断。

5. 动脉导管未闭

有两种情况不容易鉴别，一是高位室间隔缺损合并主动脉瓣脱垂和关闭不全者，易与典型动脉导管未闭混淆。前者杂音为双期，后者为连续性；前者主动脉结不明显，后者增大。二是动脉导管未闭伴有肺动脉高压，仅有收缩期震颤和杂音者，与高位室间隔缺损鉴别较为困难。前者脉压较大，杂音位置较高，主动脉结显著。较可靠的方法是左心室或逆行性主动脉造影。

6. 主动脉 - 肺动脉间隔缺损

室间隔缺损伴有主动脉瓣关闭不全杂音与本病高位缺损主动脉瓣关闭不全者很容易混淆，超声心动图可以区别。

（五）治疗

1. 内科治疗

内科治疗主要防治感染性心内膜炎、肺部感染和心力衰竭。

2. 外科治疗

直视下可行缺损修补术。缺损小、X 线与心电图正常者不需手术；若有或无肺动脉高压，以左向右分流为主，手术以 4 ～ 10 岁效果最佳；若症状出现早或有心力衰竭，也可在婴幼儿期手术；显著肺动脉高压，有双向或右向左分流为主者，不宜手术。

手术方法：在气管插管全身麻醉下行正中胸骨切口，建立体外循环。阻断心脏循环后，切开右心室流出道前壁，虽可显露各类型室间隔缺损，但对心肌有一定损伤，影响右心功能和损伤右束支。目前多采用经右心房切开途径，这对膜部缺损显露更佳。高位缺损，则以经肺动脉途径为宜。对边缘有纤维组织的较小缺损可直接缝合，缺损小于 1 cm 者则用涤纶织片缝补。

二、房间隔缺损

房间隔缺损 (atrial septal defect，ASD) 为左右心房间隔的缺损，是小儿先心病的常见类型之一，占儿童先心病的 25%。按解剖类型不同分为：①卵圆孔未闭；②第一孔（原发孔）未闭；③第二孔（继发孔）未闭，为常见类型，占 80%；④高位缺损（静脉窦缺损）。⑤单心房等。部分可合并其他心血管畸形。

房间隔缺损的病理生理特点为：出生时及新生儿早期，右心房压力可高于左心房，血流自右向左分流，可发生暂时性青紫。随着小儿年龄增长，体循环压力渐增高，左心房压力超过右心房，分流变为从左心房到右心房。右心房因血流量增多，常扩大，右心室、肺循环血量均增多，故右心室常扩大，肺循环充血，肺动脉压力增高，而左心室、主动脉及体循环血流量由于分流而减少，晚期患儿因严重肺动脉高压可造成右向左分流，出现持续性青紫。

（一）病理解剖

根据胚胎发生，房间隔缺损可分为以下四个类型。

1. 原发孔型房间隔缺损

原发孔型房间隔缺损也称为Ⅰ孔型房间隔缺损，约占 15%，缺损位于心内膜垫与房间隔交接处。常合并二尖瓣前瓣裂或三尖瓣隔瓣裂，此时称为部分型心内膜垫缺损。

2. 继发孔型房间隔缺损

继发孔型房间隔缺损最为常见，约占 75%。缺损位于房间隔中心卵圆窝部位，亦称为中央型。

3. 静脉窦型房间隔缺损

该型占约 5%，分上腔型和下腔型。上腔静脉窦型房缺占 4%，缺损位于上腔静脉入口处，右上肺静脉常经此缺损异位引流入右心房。下腔静脉型房缺发生率少于 1%，缺损位于下腔静脉入口处，常合并右下肺静脉异位引流入右心房；此种情况常见于弯刀综合征 (scimitarsyndrome)。

4.冠状静脉窦型房缺

该型占约 2%，缺损位于冠状静脉窦上端与左心房间，造成左心房血流经冠状静脉窦缺口分流入右心房。此型缺损又称为冠状静脉窦型缺损、无顶冠状窦 (unroofed coronarysinus)。可单独存在，但常合并其他畸形。可分为完全性和部分性两种：完全性冠状窦隔缺损，又称无顶冠状窦，常合并左侧上腔静脉残存、左、右侧房室瓣狭窄或闭锁、完全性房室间隔缺损、无脾综合征、多脾综合征等。部分性冠状窦隔缺损，可单发或多发。

（二）病理生理

出生后左房压高于右房，如存在房缺则出现左向右分流，分流量与缺损大小、两侧心房压力差及心室的顺应性有关。生后初期左、右心室壁厚度相似，顺应性也相近故分流量不多。随年龄增长，肺血管阻力及右室压力下降，右心室壁较左心室壁薄，右心室充盈阻力也较左心室低，故分流量增加。由于右心血流量增加，舒张期负荷加重，故右心房、右心室增大。肺循环血量增加，压力增高，晚期可导致肺小动脉肌层及内膜增厚，管腔狭窄，到成年后出现艾森曼格综合征，左向右分流减少，甚至出现右向左分流，临床出现发绀。

（三）临床表现

1. 症状

轻者分流量小可无症状，仅在体检时发现。缺损大、分流量大的患儿，主要症状有：初生婴儿由于胎儿期的肺循环高阻力状态尚存在，偶有暂时性青紫，年龄稍大症状渐明显，发育迟缓，活动后气喘、易咳，因右心肥大左胸常隆起，频发呼吸道感染，偶有声音嘶哑 (扩大的肺动脉压迫喉返神经)。

2. 体征

心前区隆起，心尖冲动弥散，心浊音界扩大，胸骨左缘 2 ～ 3 肋间可闻及 Ⅱ ～ Ⅲ 级有时达 Ⅳ 级收缩期吹风样杂音。肺动脉瓣区第二心音亢进、分裂，分流量大，三尖瓣听诊区可闻及由于三尖瓣相对狭窄引起的隆隆样舒张期杂音。肺动脉高压时肺循环与体肺循环压力差减少，杂音常减轻或消失。

（四）辅助检查

1.X 线检查

心脏外形扩大，以右房、右室为主，肺动脉段隆起，肺门血管影增粗，主动脉影缩小，透视下见肺门"舞蹈"。

2. 心电图检查

心电轴右偏，常有不完全右束支传导阻滞，P 波高耸，右室电压增高。

3. 超声心动图检查

右心二维超声声学造影可诊断，多普勒彩色血流显像可直接见到分流的位置、方向，还能估测分流量大小。

4. 心导管检查

右心导管检查可发现右心房血氧含量高于右上、下腔静脉血氧含量。

5. 磁共振断层显像检查

横面磁共振断层显像可在不同水平显示心房间隔缺损。

（五）诊断和鉴别诊断

根据典型 X 线及彩色多普勒血流显像大多可以确诊，临床需与室间隔缺损相鉴别，心室间隔缺损的杂音位置较低，常在胸骨左缘第 3 ～ 4 肋间，多伴有震颤，左心室常有增大。超声心动图及右心导管可以确立诊断。

（六）治疗措施

1 岁以上的继发孔型房间隔缺损罕有自发性闭合者，对于无症状的患儿，如缺损小于 5 mm 可以观察，如有右心房、右心室增大一般主张在学龄前进行手术修补。约有 5% 婴儿于出生后 1 年内并发充血性心力衰竭。内科治疗效果不佳者也可施行手术。成年人如缺损小于 5 mm、无右心房室增大者可临床观察，不做手术。成年病例如存在右心房室增大可手术治疗，合并有心房纤颤者也可同时手术，但肺血管阻力大于 12 单位、出现右向左分流和发绀者则禁忌手术。

有一部分继发孔房间隔缺损如位置合适，可行微创的经心导管介入治疗。经股静脉插管，将镍钛合金的封堵器夹在房间隔缺损处，闭合房间隔缺损达到治疗目的。不用开胸手术。

继发孔房间隔缺损常经胸骨正中入路于体外循环下直视修补，右前外侧切口也可提供良好的手术显露，但需排除合并有其他类型心脏畸形。小的继发孔型房间隔缺损可直接缝合，如缺损大则需用心包片或涤纶补片修补，完成修补前左心房注水以防止心脏复跳后出现空气栓塞十分重要。

静脉窦型房间隔缺损修补较为复杂，一般经上腔静脉直接插入引流管以增加缺损显露，修补中必须辨别右上肺静脉开口并避开窦房结，将补片缝于右肺静脉入口前沿的右房壁上，以保证肺静脉引流入左心房，如有必要则需补片加宽上腔静脉入口，防止静脉回流受阻。

年龄大的房间隔缺损病例术后窦性心动过缓发生率较高，可用异丙肾上腺素或阿托品增快心率，术中安置临时起搏电极为有效措施。

三、动脉导管未闭

动脉导管原本系胎儿时期肺动脉与主动脉间的正常血流通道，由于此时肺呼吸功能障碍，来自右心室的肺动脉血经导管进入降主动脉，而左心室的血液则进入升主动脉，故动脉导管为胚胎时期特殊循环方式所必需。出生后，肺膨胀并承担气体交换功能，肺循环和体循环各司其职，不久导管因废用即自选闭合。如持续不闭合而形成动脉导管未闭。应施行手术，中断其血流。动脉导管未闭是一种较常见的先天性心血管畸形，占先天性心脏病总数的 12% ～ 15%，女性约两倍于男性。约 10% 的病例并存其他心血管畸形。

（一）病因

遗传是主要的内因。在胎儿期任何影响心脏胚胎发育的因素均可能造成心脏畸形，如孕母患风疹、流行性感冒、腮腺炎、柯萨奇病毒感染、糖尿病、高钙血症等，孕母接触放射线；孕母服用抗癌药物或甲糖宁等药物。

（二）临床表现

动脉导管未闭的临床表现主要取决于主动脉至肺动脉分流血量的多少以及是否产生继发肺动脉高压和其程度。轻者可无明显症状，重者可发生心力衰竭。常见的症状有劳累后心悸、气急、乏力，易患呼吸道感染和生长发育迟缓。晚期肺动脉高压严重，产生逆向分流时可出现下半身发绀。动脉导管未闭体检时，典型的体征是胸骨左缘第 2 肋间听到响亮的连续性机器样杂音，伴有震颤。肺动脉第 2 音亢进，但常被响亮的杂音所掩盖。分流量较大者，在心尖区尚可听到因二尖瓣相对性狭窄产生的舒张期杂音。测血压示收缩压多在正常范围，而舒张压降低，因而脉压增宽，四肢血管有水冲脉和枪击声。

婴幼儿可仅听到收缩期杂音。晚期出现肺动脉高压时，杂音变异较大，可仅有收缩期杂音，或收缩期杂音亦消失而代之以肺动脉瓣关闭不全的舒张期杂音。

（三）检查

1. 心电图检查

轻者可无明显异常变化，典型表现示电轴左偏、左心室高电压或左心室肥大。肺动脉高压明显者，示左、右心室均肥大。晚期则以右心室肥大为主，并有心肌损害表现。

2. 胸部 X 线检查

心影增大，早期为左心室增大，晚期时右心室亦增大，分流量较多者左心房亦扩大。升主动脉和主动脉弓阴影增宽，肺动脉段突出。肺动脉分支增粗，肺野充血。有时透视下可见肺门"舞蹈"征。

3. 超声心动图检查

左心房、左心室增大，肺动脉增宽；如存在肺动脉高压，右心室亦可增大，在主动脉与肺动脉分叉之间可见异常的管道交通；彩色多普勒显示降主动脉至肺动脉的高速双期分流；连续多普勒可测得双期连续高速血流频谱。

4. 升主动脉造影检查

左侧位连续摄片示升主动脉和主动脉弓部增宽，峡部内缘突出，造影剂经此处分流入肺动脉内，并显示出导管的外形、内径和长度。

5. 右心导管检查或逆行性主动脉造影检查

对经过上述检查尚不能确诊者，可行右心导管检查或逆行性主动脉造影检查。前者可示肺动脉血氧含量高于右心室 0.5% 容积以上，同时可测定肺动脉压力及阻力情况，如插管通过动脉导管进入降主动脉更可确诊逆行性主动脉造影，可见对比剂经动脉导管进入肺动脉的情况。

（四）鉴别诊断

有许多从左向右分流心内畸形在胸骨左缘可听到同样的连续性机器样杂音或接近连续的双期心杂音，难以辨识。在建立动脉导管未闭诊断进行治疗前必须予以鉴别。

1. 高位室间隔缺损合并主动脉瓣脱垂

当高位室间隔缺损较大时往往伴有主动脉瓣脱垂畸形，导致主动脉瓣关闭不全，并引起相应的体征。临床上在胸骨左缘听到双期杂音，舒张期为泼水样，不向上传导，但有时与连续性杂音相仿，难以区分。目前彩色超声心动图已列入心脏病常规检查。在本病可显示主动脉瓣脱垂畸形以及主动脉血流反流入左心室，同时通过室间隔缺损由左心室向右心室和肺动脉分流。为进一步明确诊断可施行逆行性升主动脉和左心室造影，前者可示升主动脉造影剂反流入左心室，后者则示左心室造影剂通过室间隔缺损分流入右心室和肺动脉。据此不难做出鉴别诊断。

2. 主动脉窦瘤破裂

本病在我国并不罕见。临床表现先天性动脉导管未闭与动脉导管未闭相似，可听到性质相同的连续性心杂音，只是部位和传导方向稍有差异。破入右心室者偏下偏外，向心尖传导；破入右心房者偏向右侧传导。如彩色多普勒超声心动图显示主动脉窦畸形以及其向室腔和肺动脉或房腔分流即可判明，再加上逆行性升主动脉造影更可确立诊断。

3. 冠状动脉瘘

这种冠状动脉畸形并不多见，可听到与动脉导管未闭相同的连续性杂音伴震颤，但部位较低，且偏向内侧。多普勒彩超能显示动脉瘘口所在和其沟通的房室腔。逆行性升主动脉造影更能显示扩大的病变冠状动脉主支，或分支走向和瘘口。

4. 冠状动脉开口异位

右冠状动脉起源于肺动脉是比较罕见的先天性心脏病，其心杂音亦为连续性，但较轻，且较表浅。多普勒超声检查有助于鉴别诊断。逆行性升主动脉造影连续摄片显示冠状动脉异常开口和走向以及迂回曲张的侧支循环，当可明确诊断。

（五）治疗

动脉导管未闭诊断确立后，如无禁忌证应择机施行手术，中断导管处血流。目前大多数动脉导管未闭的患者可用经心导管介入方法（使用 Amplatzer 蘑菇伞或弹簧圈封堵）得到根治。对于过于粗大，或早产儿的动脉导管未闭可考虑使用开胸缝扎的方法。

近年来，对早产儿因动脉导管未闭引起呼吸窘迫综合征者，可先采用促导管闭合药物治疗，如效果不佳，可主张手术治疗。

动脉导管闭合手术一般在学龄前施行为宜。如分流量较大、症状较严重，则应提早手术。年龄过大、发生肺动脉高压后，手术危险性增大，且疗效差。患细菌性动脉内膜炎时应暂缓手术；但若药物控制感染不力，仍应争取手术，术后继续药疗，感染常很快得以控制。

（六）并发症

本病可有术中大出血、左喉返神经麻痹、导管再通、假性动脉瘤和乳糜胸等并发症。

（七）预后

动脉导管闭合术中大出血所致的手术病死率，视导管壁质地、采用闭合导管的手术方式以及手术者技术的高低等而异，一般应在 1% 以内。导管单纯结扎术或钳闭术有术后导管再通可能，其再通率一般在 1% 以上，加垫结扎术后复通率低于前二者。动脉导管闭合术的远期效果，视术前有否肺血管继发性病变及其程度。在尚未发生肺血管病变之前接受手术的患者可完全康复，寿命如常人。肺血管病变严重呈不可逆转者，术后肺血管阻力仍高，右心负荷仍重，效果较差。

四、肺动脉狭窄

肺动脉狭窄 (pulmonary stenosis，PS)，又称肺动脉口狭窄，是指以肺动脉口狭窄为唯一畸形的先心病，按狭窄部位不同可分为：肺动脉瓣狭窄（占 85%）、右心室漏斗部狭窄（占 10%）和肺动脉分支狭窄（占 5%），发病率占小儿先心病总数的 10% ～ 20%。

肺动脉狭窄的病理生理特点为肺动脉狭窄使右心室排血受阻，而引起与狭窄程度成正比的右心室压力增高，右心室肥厚，而肺动脉的压力则减低或尚正常。久之，右心室代偿失调，右心房压力也增高，导致右心衰竭。如右心房压力超过左心房压力，如果患儿同时合并房间隔缺损或卵圆孔未闭，可产生右向左分流，出现青紫。

（一）病因

各类肺动脉狭窄其胚胎发育障碍原因不一，在胚胎发育第 6 周，动脉干开始分隔成为主动脉与肺动脉，在肺动脉腔内膜开始形成三个瓣膜的原始结节，并向腔内生长，继而吸收变薄形成三个肺动脉瓣，如瓣膜在成长过程发生障碍，如孕妇发生宫内感染尤其是风疹病毒感染时三个瓣叶交界融合成为一个圆顶状突起的鱼嘴状口，即形成肺动脉瓣狭窄。在肺动脉瓣发育的同时，心球的圆锥部被吸收成为右心室流出道（即漏斗部），如发育障碍形成流出道环状肌肉肥厚或肥大肌束横跨室壁与间隔间即形成右心室流出道漏斗型狭窄。另外胚胎发育过程中，第 6 对动脉弓发育成为左、右肺动脉，其远端与肺小动脉相连接，近端与肺动脉干相连，如发育障碍即形成脉动脉分支或肺动脉干狭窄。

（二）临床表现

本病男女之比约为 3:2，发病年龄大多在 10～20 岁，症状与肺动脉狭窄密切相关，轻度肺动脉狭窄患者一般无症状，但随着年龄的增大症状逐渐显现，主要表现为劳动耐力差、乏力和劳累后心悸、气急等症状。重度狭窄者可有头晕或剧烈运动后昏厥发作，晚期病例出现颈静脉怒张、肝脏肿大和下肢水肿等右心衰竭的症状，如并存房间隔缺损或卵圆窝未闭，可见口唇或末梢指（趾）端发绀和杵状指（趾）。

体格检查：主要体征是在胸骨左缘第 2 肋骨处可听到Ⅲ～Ⅳ级响亮粗糙的喷射性吹风样收缩期杂音，向左颈部或左锁骨下区传导，杂音最响亮处可触及收缩期震颤，杂音强度因狭窄程度、血流流速、血流量和胸壁厚度而异。肺动脉瓣区第 2 心音常减弱、分裂。漏斗部狭窄的患者，杂音与震颤部位一般在左第 3 或第 4 肋间处，强度较轻，肺动脉瓣区第 2 心音可能不减轻，有时甚至呈现分裂。

重度肺动脉口狭窄患者，因右心室肥厚可见胸骨左缘向前隆起，在心前区可扪及抬举样搏动，三尖瓣区因三尖瓣相对性关闭不全，在该处可听到吹风样收缩期杂音，伴有心房间隔缺损而心房内血流出现右向左分流时，患者的口唇及四肢指（趾）端可出现发绀、杵状指（趾）。

（三）检查

1.X 线检查

轻度肺动脉口狭窄胸部 X 线可无异常表现，中、重度狭窄病例则显示心影轻度或中度扩大，以右室和右房肥大为主，心尖因右室肥大呈球形向上抬起。肺动脉瓣狭窄病例扩大的肺动脉段呈圆隆状向外突出，而漏斗部狭窄患者该段则呈平坦甚至凹陷，肺门血管阴影减少，肺野血管细小，尤以肺野外围 1/3 区域为甚，故肺野清晰。

2. 心电图检查

心电图改变视狭窄程度而异。轻度肺动脉口狭窄患者心电图在正常范围，中度狭窄以上则示电轴右偏、右心室肥大、劳损和 T 波倒置等改变，重度狭窄病例可出现心房肥大的高而尖的 P 波。一部分病例显示不全性右束支传导阻滞。

3. 超声心动图检查

肺动脉瓣狭窄病例超声心动图检查可显示瓣叶开放受限制，瓣叶呈圆顶形突起瓣口狭小，并可查明右室流出道肌肉肥厚和右心室和右心房扩大的程度。

4. 右心导管和选择性右室造影检查

如右心室收缩压高于 4.0 kPa(30 mmHg)，且右室与肺动脉收缩压阶差超过 1.3 kPa(10 mmHg) 即提示可能存在肺动脉口狭窄，跨瓣压力阶差的大小可反映肺动脉口狭窄的程度，如跨瓣压力阶差在 5.3 kPa(40 mmHg) 以下为轻度狭窄，肺动脉瓣孔在 1.5 ～ 2.0 cm 左右；如压力阶差为 5.3 ～ 13.3 kPa(40 ～ 100 mmHg) 为中度狭窄，瓣孔在 1.0 ～ 1.5 cm；压力阶差在 13.3 kPa(100 mmHg) 以上为重度狭窄，估计瓣孔为 0.5 ～ 1.0 cm。右心导管从肺动脉拉出至右心室过程中，进行连续记录压力，根据压力曲线图形变化和有无出现第三种类型曲线可判断肺动脉口狭窄，系单纯肺动脉瓣狭窄或漏斗部狭窄或二者兼有的混合型狭窄。

（四）鉴别诊断

1. 心房间隔缺损

轻度肺动脉口狭窄的体征心电图表现与心房间隔缺损颇有相似之处。

2. 心室间隔缺损

漏斗部狭窄的体征与心室间隔缺损甚为相似，要注意鉴别。

3. 先天性原发性肺动脉扩张病

其临床表现和心电图变化与轻型的肺动脉瓣狭窄甚相类似，鉴别诊断有一定困难。右心导管检查未能发现右心室与肺动脉收缩期压力阶差或其他压力异常，同时又无分流，而 X 线示肺动脉总干弧扩张，则有利于本病的诊断。

4. 法洛四联症

重度肺动脉口狭窄，伴有心房间隔缺损，而有右至左分流出现发绀的患者（法洛三联症）需与法洛四联症相鉴别。

（五）治疗

轻度肺动脉狭窄患者临床上无症状，可正常生长发育并适应正常的生活能力可不需手术治疗，中等度肺动脉狭窄患者，一般在 20 岁左右出现活动后心悸气急状态，如不采取手术治疗，随着年龄的增长必然会导致右心室负荷过重出现右心衰竭症状，从而丧失生活和劳动能力，对极重度肺动脉狭窄患者常在幼儿期出现明显症状，如不及时治疗常可在幼儿期死亡。20 世纪 80 年代之前，外科手术行肺动脉瓣切开术是治疗该病的唯一手段，该方法是在体外循环下，切开狭窄的瓣环。但随着医学的发展，经皮球囊肺动脉瓣膜成形术已经成为单纯性肺动脉瓣狭窄的首选治疗方法。

1. 经皮球囊肺动脉瓣膜成形术

(1) 机制：球囊充盈时可产生高达 3 个大气压的压力，利用向球囊内加压对狭窄的瓣口产生的张力而引起狭窄的膜撕裂，从而解除肺动脉瓣狭窄。

(2) 适应证：①右心导管检查发现右室的收缩压 > 60 mmHg 或跨肺动脉压差≥ 40 mmHg。②心电图和胸部 X 线检查均提示肺动脉瓣狭窄右心室肥厚或伴有劳损等。

(3) 并发症：常见有心律失常、肺动脉瓣反流、肺动脉损伤及右室流出道的痉挛等。

2. 手术治疗

(1) 手术指征：①患者虽症状，心电图均无明显异常改变，右心导管检查示右室收缩压在 8.0 kPa(60 mmHg) 以上，或跨瓣压力阶差大于 5.3 kPa(40 mmHg)，或超声心动图检查示瓣孔在 1.0 ～ 1.5 厘米属中度狭窄应考虑手术。②无症状但心电图示右心室肥大或伴有劳损，X 线片示心脏有中度增大者。③有症状，心电图及 X 线均有异常改变者，手术年龄以学龄前施行为佳。④症状明显有昏厥发作史属重度狭窄者，应在婴幼儿期施行手术以减轻右心室负荷。

(2) 手术方法：①低温下肺动脉瓣直视切开术，仅适于单纯性肺动脉瓣狭窄，且病情较轻而无继发性漏斗部狭窄和其他伴发心内畸形。②体外循环下直视纠治术，适合于各类肺动脉口狭窄的治疗。③术后并发症和手术效果，术后并发症，除一般体外循环心内直视手术可能导致的并发症外主要有两点。其一，肺动脉口狭窄解除后，肺循环血容量明显增多，因此应根据动脉压和中心静脉压适当补足血容量，以避免术后低心排血症，必要时静脉内滴注多巴胺和西地兰等强心升压药，以增强心肌收缩力，过渡至血流动力学稳定。其二，如流出道狭窄解除不彻底，右室压力仍高，术后容易引起右室切口出血，且易产生右心衰竭。本病手术病死率较低，一般在 2% 左右，手术效果满意，术后症状改善或完全消失，可恢复正常生活。

五、法洛四联症

法洛四联症 (Tetralogy of fallot) 是一种常见的联合的先天性心脏血管畸形，包括肺动脉狭窄、心室间隔缺损、主动脉右位 (骑跨于缺损的心室间隔上)、右心室肥大四种畸形。为最常见的青紫型 (右向左分流型) 先心病，占小儿先心病总数的 15% 左右。

本病的病理生理特点为：四联畸形以肺动脉狭窄最为重要，肺动脉狭窄以漏斗部狭窄为多见，其次为漏斗部和瓣膜合并狭窄或肺动脉狭窄。主动脉根部右移，骑跨于左、右两心室缺损的室间隔之上，约 20% ～ 25% 患儿呈右位主动脉弓。右心室壁显著肥厚，为肺动脉狭窄后右心室负荷增加的结果。患儿刚出生后动脉导管可能在短时间内仍开放，使较多的血流进入肺内氧合，故青紫不明显或较轻。随着动脉导管关闭，由于肺动脉狭窄，流入肺部血流减少，右室流出道梗阻，右室压力高，故产生右向左分流，右室排出的血大部分经心室间隔缺损进入骑跨的主动脉，被送达全身各部，造成动脉血氧饱和度下降，出现青紫，并继发红细胞增多，血流黏度增加。

(一) 临床表现

1. 症状

患儿自幼出现进行性发绀和呼吸困难，哭闹时更为明显，发绀常表现在唇、口腔黏膜、鼻尖、耳垂等处，常见杵状指 (趾)，患儿常乏力，活动后由于缺氧加重常采取下蹲位休息 (蹲踞)，部分患儿由于缺氧严重引起昏厥发作，可伴抽搐。由于血红细胞升高、血黏度高、血流变慢，患儿易发生脑栓塞，细菌栓塞易形成脑脓肿。此外，常并发心力衰竭、感染性心内膜炎、肺部感染等。患儿常有发育迟缓、消瘦等症状。

2. 体征

发育较差，心前区隆起，胸骨左缘 2 ～ 4 肋间有收缩期吹风样喷射性杂音，可伴有震颤，杂音响度与肺动脉狭窄程度有关，其响度与狭窄的程度成反比，肺动脉重度狭窄时杂音较轻。肺动脉瓣区第 2 心音减弱。其他症状有皮肤黏膜发绀、杵状指 (趾) 等。

(二) 辅助检查

1.X 线检查

心脏影由于右心室增大，心尖上翘，呈靴形。肺野清晰，肺门细小，肺动脉总干不明显或凹入，约 25% 患儿呈右位主动脉弓。

2. 心电图检查

心电轴右偏，右心室肥大伴劳损，右侧心前区各导联 P 波明显增高，T 波倒置，部分患儿右心前导联中 P 波高尖，示右房肥大。

3. 超声心动图检查

主动脉根部扩大，位置前移，骑跨于室间隔上，主动脉前壁与心室间隔的连续性中断，该处室间隔回声失落。右心室肥厚，右室流出道、肺动脉狭窄。彩色多普勒可见到室间隔缺损处双向分流。

4. 右心导管检查

肺动脉狭窄导致右心室与肺动脉间收缩压出现阶差，心导管可由右心室经室间隔缺损直接进入主动脉，可证实有室间隔缺损和主动脉骑跨。右心室的血氧含量高于右心房，心室间隔缺损较大而主动脉右位较明显的患儿主动脉，左右心房的收缩压相等。

5. 选择性血管造影检查

通过右心导管向右心室注入造影剂，肺动脉与主动脉同时显影，可显示肺动脉的狭窄程度及类型，同时还可见到造影剂经过缺损的心室间隔分流。

6. 血常规检查

红细胞计数、血红蛋白含量明显高于正常，红细胞比容增高。

（三）诊断

根据病史、体格检查并结合心电图和胸部 X 线改变，多能提示法洛四联症的诊断，确定诊断尚需进行以下检查。

1. 超声心动图

超声心动图对四联症的诊断和手术方法的选择有重要价值，可从不同切面观察到室间隔缺损的类型和大小，主动脉骑跨于室间隔之上，肺动脉狭窄部位和程度，二尖瓣与主动脉瓣的纤维连续性。彩色多普勒可显示右心室至主动脉的分流，测量左心室容积和功能等。超声检查还可显示有无其他合并畸形。如怀疑周围肺动脉狭窄，应进行心血管造影。

2. 心导管及心血管造影术

右心导管检查能测得两心室高峰收缩压、肺动脉与右心室之间压力阶差曲线，了解右心室流出道和肺动脉瓣狭窄情况。右心室造影可显示肺动脉狭窄类型和程度、室缺部位和大小，以及外周肺血管发育情况。左心室造影可显示左室发育情况。

（四）鉴别诊断

1. 法洛三联症

出现发绀比较晚，蹲踞少见，胸骨左缘第 2 肋间有喷射性收缩期杂音，时限长且响亮。胸片示右室、右房增大，肺动脉段突出。超声心动图检查可资鉴别。

2. 艾森曼格综合征

发绀出现较晚、较轻，X 线示肺野周围血管细小，而肺门血管粗且呈残根状，右心导管和超声心动图检查示肺动脉压明显升高。

3. 右心室双出口

主动脉及肺动脉均起源于右心室，有的病例临床表现与四联症相似，超声心动图和右心室造影可资鉴别。

4. 大动脉错位

心脏较大，肺部血管纹理增多，鉴别诊断靠心血管造影。值得注意的是 SDI 型四联症与 SDL 型解剖矫正性大动脉异位的鉴别：①四联症有正常肺动脉下圆锥而无主动脉下圆锥，SDL 型解剖矫正性大动脉异位则有主动脉下圆锥或主动脉和肺动脉下双圆锥。② SDI 四联症的大动脉关系为正常的反位，而 SDL 解剖矫正性大动脉异位则类似完全性大动脉转位，主动脉在左前或呈并列关系。

（五）治疗措施

1. 内科治疗

注意预防感染，防止缺氧发作。当发生发热、腹泻时，注意摄入足够水分。缺氧发作的治疗：①立即给予氧气吸入。②采取膝胸位。③普萘洛尔 0.1 mg/kg 缓慢静脉注射，清醒后预防缺氧发作予普萘洛尔每次 0.5 mg/kg，每 6 小时 1 次，口服。

2. 手术治疗

手术治疗可分为姑息手术和根治术两种。

(1) 姑息手术：对于肺动脉狭窄较重患儿在体循环与肺循环之间造成分流，增加肺循环的血流量，使氧合血流增加。本手术不改变心脏本身畸形，可为以后根治手术创造条件。具体有主动脉与肺动脉吻合，锁骨下动脉与肺动脉吻合等方法。

(2) 根治手术：在体外循环下，切开心脏直视修补心室间隔缺损，切开狭窄的肺动脉瓣或肺动脉，切除右心室漏斗部的狭窄。根治术疗效好，但手术病死率高。近十余年来随着小儿外科技术的发展，病死率显著下降，手术年龄已将过去 5 ～ 8 岁后施行的惯例打破，有年龄愈来愈小的趋势。

第五节 病毒性心肌炎

病毒性心肌炎 (Viral myocarditis) 是病毒侵犯心脏所致的、以心肌炎性病变为主要表现的疾病，有的可伴有心包或心内膜炎症改变。本病临床表现轻重不一，预后大多良好，但少数可发生心力衰竭、心源性休克，甚至猝死。

一、病因与发病机制

（一）病因

引起儿童心肌炎的常见病毒有柯萨奇病毒 (B 组和 A 组)、埃可病毒、脊髓灰质炎病毒、腺病毒、传染性肝炎病毒、流感和副流感病毒、麻疹病毒、单纯疱疹病毒以及流行性腮腺炎病毒等。值得注意的是新生儿期柯萨奇病毒 B 组感染可导致群体流行，其病死率可高达 50% 以上。

（二）发病机制

本病的发病机制尚不完全清楚。但随着分子病毒学、分子免疫学的发展，揭示出病毒性心肌炎发病机制涉及病毒对被感染的心肌细胞直接损害和病毒触发人体自身免疫反应而引起心肌损害。病毒性心肌炎急性期，柯萨奇病毒和腺病毒通过心肌细胞的相关受体侵入心肌细胞，在细胞内复制，并直接损害心肌细胞，导致变性、坏死和溶解。机体受病毒的刺激，激活细胞和体液免疫反应，产生抗心肌抗体、白细胞介素 -1α，肿瘤坏死因子 α 和 γ 干扰素等诱导产生细胞粘附因子，促使细胞毒性 T 细胞 (CD8[+]T 细胞) 有选择地粘附、浸润和攻击以损害心肌组织。

二、病理

病变分布可为局灶性、散在或弥散性，性质多以心肌间质组织和附近血管周围单核细胞、淋巴细胞及中性粒细胞浸润为主，少数为心肌变性，包括肿胀、断裂、溶解及坏死等变化。慢性病例多有心脏扩大、心肌间质炎症浸润及心肌纤维化形成的瘢痕组织，心包可有浆液渗出，个别发生粘连。病变可波及传导系统，甚至导致终生心律失常。

三、临床表现

病毒性心肌炎患者临床表现取决于病变的广泛程度和部位，轻者可无症状，重者可出现心力衰竭、心源性休克和猝死。

患者常在发病前 1 ～ 3 周有上呼吸道或肠道感染史，表现为发热、全身酸痛、咽痛、倦怠、恶心、呕吐、腹泻等症状，然后出现心悸、胸闷、胸痛或心前区隐痛、头晕、呼吸困难、水肿，甚至发生 Adams-Stokes 综合征；极少数患者出现心力衰竭或心源性休克。

体格检查可发现：①心脏增大，病情轻者通常无心脏增大，重者可出现心脏轻到中度增大；②心率和心律的改变，与发热不平行的心动过速、心率异常缓慢和各种心律失常，其中以室性期前收缩最常见；③心音变化，第一心音减弱或分裂，心音可呈胎心律样；④若同时有心包受累，则可闻及心包摩擦音；⑤合并心力衰竭的其他体征，肺部湿性啰音、颈静脉怒张、肝脏增大和双下肢水肿等；⑥病情严重者可出现心源性休克的体征。

四、检查

(一) 实验室检查

1. 血液生化检查

急性期可出现白细胞计数增高、血沉增快、C 反应蛋白、血清肌酸磷酸激酶同工酶 (CK-MB)、血清肌钙蛋白 T、血清肌钙蛋白 I 增加。

2. 病毒学检查

可从咽拭子、粪便、心肌组织中分离病毒或用 PCR 技术检测病毒 RNA；血清中检测特异性抗病毒抗体滴定度。

(二) 辅助检查

1. 心电图

ST-T 改变，常见 T 波倒置或降低，也可有 ST 段轻度移位；各种心律失常，以室性心律失常和房室传导阻滞多见。

2. 胸部 X 线

病情轻者可正常；病情重者可有心影增大。

3. 超声心动图

病情轻者可正常；病情重者可有左心室增大、室壁运动减低、心脏收缩功能异常、心室充盈异常等。

4. 放射性核素心肌显像

该检查可显示心肌细胞坏死区的部位和范围，敏感性高，特异性低。

5. 心内膜心肌活检

心内膜心肌活检为有创检查，主要用于病情危重、治疗反应差、病因不明的患者。阳性结果是诊断心肌炎的可靠证据。由于病毒性心肌炎病变可为局灶性，因取材误差可出现阴性结果。

五、诊断与鉴别诊断

病毒性心肌炎的主要临床诊断依据有下列几项。

(1) 急、慢性心功能不全或心脑综合征。

(2) 有奔马律或心包摩擦音。

(3) 心电图系心律失常或明显 ST-T 改变。

(4) 心脏扩大。

(5) 发病同时或 1 ~ 3 周前有上呼吸道感染、腹泻等病毒感染史。

(6) 有明显乏力、苍白、多汗、心悸、气短、胸闷、头晕、心前区痛、手足凉、肌痛等症状中的至少两种，婴儿可有拒食、发绀、四肢凉、双眼凝视等，新生儿可结合母亲流行病学史做出诊断。

(7) 心尖区第一心音明显低钝或安静时心动过速。

(8) 病程早期血清肌酸磷酸激酶、谷草转氨酶或乳酸脱氢酶增高。以上各项中尤以前四项诊断意义较大。至于病原体诊断，由于标本取材不易，操作较复杂且需时较长，故多数不能及时做出结论。

临床上需与风湿性心肌炎、先天性心脏病及心内膜弹力纤维增生症等疾病相鉴别。

六、治疗

本病目前尚无特效治疗，可结合具体情况适当选择下列治疗措施。

（一）休息

在急性期至少应休息到热退后 3 ~ 4 周。有心功能不全及心脏扩大者应强调绝对卧床休息，以减轻心脏负担。一般总的休息时间不少于 3 ~ 6 个月，随后根据具体情况逐渐增加活动量。

（二）激素

激素可提高心肌糖原含量，促进心肌中酶的活力，改善心肌功能，同时可减轻心肌的炎性反应，并有抗休克作用。一般用于较重的急性病例，病程早期及轻症病例多不主张应用。常用泼尼松（泼尼松）剂量为每天 1 ~ 1.5 mg/kg，用 3 ~ 4 周，症状缓解后逐渐减量停药，对急症抢救病例可应用地塞米松每天 0.2 ~ 0.4 mg/kg 或氢化可的松每天 15 ~ 20 mg/kg 静脉滴注。

（三）控制心力衰竭

控制心力衰竭常用地高辛或毛花苷 C（西地兰）等。由于心肌炎患儿对洋地黄制剂较敏感，容易中毒，故剂量应偏小，一般用有效剂量的 1/2 ~ 2/3 即可。重症加用利尿剂，但需警惕电解质紊乱而引起心律失常。烦躁不安者宜给予苯巴比妥、地西泮（安定）等镇静剂。

（四）大剂量维生素 C 及能量合剂

维生素 C 可能增加冠状动脉血流量，改善心肌代谢，有助于心肌损害的恢复。一般应用 3 ~ 5 g/d，以葡萄糖液稀释成 10% ~ 25% 溶液静脉注射，每 2 ~ 3 周为 1 个疗程。

能量合剂有加强心肌营养、改善心肌功能的作用，常用三磷酸腺苷 20 mg、辅酶 A 50 U、胰岛素 4～6 U、10% 氯化钾 8 ml 溶于 10% 葡萄糖液 250 ml 中，静脉滴注，每天或隔天一次。

（五）抢救心源性休克

加速静脉滴注大剂量肾上腺皮质激素或静脉推注大剂量维生素 C 常可获得积极效果。及时应用调节血管紧张度药物，如多巴胺、异丙肾上腺素及间羟胺（阿拉明）等加强心肌收缩力，维持血压及改善微循环。

近年来应用血管扩张剂硝普钠取得良好疗效，常用剂量为 5～10 mg 溶于 100 ml 5% 葡萄糖溶液中，开始按每分钟 0.2 g/kg 的速度滴注，以后每隔 5 分钟增加 0.1 g/kg，直到获得疗效或血压降低。最大剂量不超过每分钟 4～5 g/kg。不良反应有疲乏、出汗、恶心、头痛、肌痉挛等，停药后即消失。亦可应用酚妥拉明，剂量为每分钟 1～20 g/kg，主要扩张小动脉，可增强心肌收缩力。

七、预后

对病毒性心肌炎患者早期诊断和治疗，多数预后良好；极少数患者死于严重心律失常、心力衰竭或心源性休克。由于目前尚无根治病毒感染的有效方法，以及个体反应性差异，少数患者可演变为扩张型心肌病。对已演变为扩张型心肌病的患者，要按扩张型心肌病进行规范化治疗。

第六节 小儿心律失常

儿童时期如果心脏的心肌细胞兴奋性、传导性和自律性等电生理发生改变，都可构成心律失常（cardiacar rhythmia）。儿科的心律失常可以是先天性的，也可以是获得性的：风湿热、心肌炎；毒物、毒素；药物或心脏手术后。心律失常的主要危险是由此产生的严重心动过缓或心动过速可导致心搏出量的降低，并可能引起晕厥，或猝死。但大多数心律失常并无生命危险，如单纯房性、室性期前收缩可存在于正常儿童中，准确判断心律失常是否对生命构成威胁非常重要。

一、阵发性室上性心动过速

阵发性室上性心动过速是指起源于心房或房室交界区的心动过速，大多数是由于折返激动所致，少数由自律性增加和触发活动引起。心电图连续 3 次以上室上性过期前收缩动称为阵发性室上性心动过速包括房性和交界区性心动过速，有时二者心电图上难以鉴别，则统称为阵发性室上性心动过速。

（一）病因

本病可发生于先天性心脏病、预激综合征、心肌炎、心内膜弹力纤维增生症等疾病基础上。但多数患儿无器质性心脏疾患。感染为常见诱因，但也可因疲劳、精神紧张、过度换气、心脏手术时和手术后、心导管检查等诱发。

(二)临床表现

(1) 心率快,多在 160 ~ 220 次 / 分钟,节律规则。

(2) 心悸或胸内有强烈的心跳感。

(3) 多尿、出汗、呼吸困难。

(4) 持续时间长可导致严重循环障碍,引起心绞痛、头昏、晕厥,甚至心衰、休克。

(5) 突然发作又突然停止,在发作停止时,由于恢复窦性心律间歇太长,偶有发生昏厥者。

(6) 刺激迷走神经末梢,可使 50% ~ 80%PSVT 突然中止。

(7) 心音绝对规则一致,颈静脉不出现炮波。脉搏细速,血压可下降。

近年来,由于心脏电生理学的研究进展,对阵发性室上性心动过速的发生机制及分型,有一些新的认识。一般根据其发生部位及机制的不同分为六型。

(三)辅助检查

1.X 线检查

取决于原来有无心脏器质性病变和心力衰竭。透视下见心脏搏动减弱。

2. 心电图检查 P

波形态异常,往往较正常时小,常与前一心动的 T 波重叠,以致无法辨认。QRS 波形态同窦性。发作持续时间较久者,可有暂时性 ST 段及 T 波改变。部分患儿在发作间歇期可有预激综合征表现。有时需与窦性心动过速及室性心动过速相鉴别。

(四)诊断要点

根据患儿突然发作,突然终止的特点及发作时的典型心电图即可诊断,阵发性发作者需行动态心电图检测或心电监护来协助诊断。为明确室上性心动过速的类型、发病机制和选药治疗,需进行心电生理检查,一般是食管心房调搏术,少数需行心内电生理检查。

(五)鉴别诊断要点

1. 窦性心动过速

窦性心动过速多无特殊症状,年长儿偶有心悸、心慌。心电图为窦性心律,P-QRS-T 波顺序出现,心率超过该年龄的正常范围,但少有超过 230 次 / 分,心律可不匀齐,好转时心率逐渐变慢。而 SVT 心电图 P 波难以辨认,RR 间距绝对匀齐,转复时心率突然转慢。

2. 室性心动过速

室性心动过速常有基础病因,症状较 SVT 重,易导致晕厥、心力衰竭、休克。心率常在 150 ~ 250 次 / 分,心电图 QRS 波宽大畸形,时限增宽,P 波与 ORS 波无固定关系,P 波 < QRS 波,T 波方向与 QRS 波主波方向相反,有房室分离或心室夺获现象。

(六)临床类型

根据发病机制分为以下几种。

1. 折返性室上性心动过速

折返性室上性心动过速是最常见的类型,其中房室折返性和房室结折返性占 60% ~ 80%。

(1) 房室折返性室上性心动过速:是小儿最常见类型,心脏结构多正常,是由于房室之间除有正常的传导通路之外,还存在旁路,从而形成折返。是显性、隐性及隐匿性预激综合征引起的室上性心动过速。

(2) 房室结折返性室上性心动过速：是房室结具有快慢两条或多条传导通路引起折返而发生的心动过速。常见于年长儿，多无器质性心脏病，在小儿的发生率仅次于房室折返型 SVT。

(3) 窦房结折返性室上性心动过速：激动在窦房结或窦房结与心房连接处折返形成心动过速。小儿少见，发作时类似于窦性心动过速，但具有突发突止的特点。应用受体阻滞剂有效终止发作。心房调搏有效。

(4) 心房内折返性室上性心动过速：占 5% ～ 10%，多见于有器质性心脏病患儿，是房内传导束或心房肌分为两条径路构成房内折返。见异位 P 波，心率在 110 ～ 180 次 / 分。多是阵发性发作，也具有突发突止的特点。

2. 自发性增高性室上性心动过速

自发性增高性室上性心动过速较少见，是异位节律点自律性增高引起，电刺激不能诱发和终止发作。

(七) 治疗

1. 兴奋迷走神经终止发作

对无器质性心脏病，无明显心衰者可先用此方法刺激咽部以压舌板或手指刺激患儿咽部使之产生恶心、呕吐及使患儿深吸气后屏气。如无效时可试用压迫颈动脉窦法、潜水反射法。

2. 药物治疗

以上方法无效或当即有效但很快复发时，可考虑下列药物治疗。

(1) 洋地黄类药物：适用于病情较重，发作持续 24 小时以上，有心力衰竭表现者。室性心动过速或洋地黄中毒引起的室上性心动过速禁用此药。低钾、心肌炎、阵发性室上性心动过速伴房室传导阻滞或肾功能减退者慎用。

(2) β受体阻滞剂：可试用心得安静注。重度房室传导阻滞，伴有哮喘症及心力衰竭者禁用。

(3) 异搏定：此药为选择性钙离子拮抗剂。抑制钙离子进入细胞内，疗效显著。不良反应为血压下降，并能加重房室传导阻滞。

药物通过升高血压，使迷走神经兴奋对阵发性室上性心动过速伴有低血压者更适宜，因增加心脏后负荷，需慎用。

3. 电学治疗

对个别药物疗效不佳者，除洋地黄中毒外可考虑用直流电同步电击转律。有条件者，可使用经食管心房调搏或经静脉右房内调搏终止室上速。

4. 射频消融术 (radio frequency ablation)

药物治疗无效，发作频繁，逆传型房室折返型可考虑使用此方法。

二、室性心动过速

室性心动过速 (VT)，是指至少 3 个以上连续起源于心室的心动过速。VT 常有基础病因如心脏手术、心导管术、心肌炎、心肌病、Q-T 间期延长综合征、心脏肿瘤、二尖瓣脱垂等，少数病因不明。在小儿 VT 比 SVT 少见，但 VT 的症状较重，是一种严重的心律失常。

(一) 病因

根据持续时间，室性心动过速分为：持续性室性心动过速 (发作时间大于 30 秒) 及非持续性室性心动过速（发作时间小于 30 秒）。另外还可根据有无器质性心脏病、室速的心电图形态、室速的起源部位及愈后分类。

1. 器质性心脏病引起的室速

(1) 冠心病：各种类型的冠心病如急性心肌梗死、陈旧性心肌梗死、心绞痛或无痛性心肌缺血等均可发生室性心动过速。急性心肌缺血可造成缺血区心肌激动延迟所诱发的折返活动。陈旧性心肌梗死则常为梗死边缘瘢痕区心肌构成的折返。心肌梗死患者发生室性心动过速的病理基础，主要为显著的室壁运动异常、左心室室壁瘤形成和显著的左心室功能减退。

(2) 原发性心肌病：扩张型心肌病，肥厚型心肌病和限制性心肌病均可发生室性心动过速。原发性心肌病患者的心肌内心肌细胞坏死、纤维化、病变。心肌失去正常结构及形态，使传导发生障碍形成折返，引起室性心动过速发作。

(3) 二尖瓣脱垂：室速起源于乳肌及瓣环，常由折返引起，多为单形性室速。多形性室速多由自律性增高或触发活动所致，被认为是引起心脏性猝死的机制。

(4) 心肌炎：常常是室性心动过速的常见原因。

另外，高血压性心脏病、心脏瓣膜病、先天性心脏病等也可以引起不同程度的室性心动过速。

2. 无器质性心脏病性室性心动过速

(1) 电解质紊乱和酸碱平衡失调：如低钾血症、高钾血症、低镁血症及酸中毒等常引起室性心动过速，若合并有器质性心脏病则更易发生室速。

(2) 药物和毒物作用：洋地黄类药物、抗心律失常药物奎尼丁、拟交感胺药物、青霉素过敏等。

(3) 特发性室速：是指无明显器质性心脏病患者的室性心动过速。以青壮年居多，患者可能存在心脏病，特发是相对而言。

（二）临床表现

1. 症状

室性心动过速发作时的临床表现并不一致。患者可出现心慌、胸闷、胸痛，黑蒙、晕厥，其临床特征是发病突然，经治疗或自限性突然消失，发作时患者突感心悸、心率加快、精神不安、恐惧、心前区不适，头或颈部发胀及跳动感。非持续性室性心动过速的人通常无症状，仅在体检或 24 小时动态心电图中发现。

2. 体征

听诊心率轻度不规则，第一，二心音分裂，收缩期血压可随心搏变化，如发生完全性房室分离，第一心音强度经常发生变化，颈静脉间歇出现巨大 a 波，当心室搏动逆传并持续夺获心房，心房与心室几乎同时发生收缩，颈静脉呈现规律而巨大的 a 波。

（三）检查

(1) 无器质性心脏病患者应查血钾、血镁、pH 值等。

(2) 心电图显示有典型室性心动过速的特征。

（四）诊断要点

根据患儿突然出现心率增快达 150 ～ 250 次 / 分，第一心音强弱不一；小儿烦躁不安、面色灰白、心悸、心前区不适、头晕、恶心、腹痛，严重者晕厥、抽搐。心电图可确诊：心率常 > 150 次 / 分，心电图 QRS 波宽大畸形，时限增宽，P 波与 QRS 波无固定关系，P 波 < QRS 波，

T 波方向与 QRS 波主波方向相反，有房室分离或心室夺获现象。

（五）鉴别诊断

1. 与室上性心动过速（简称室上速）伴 QRS 波群增宽（原来存在的束支传导阻滞）相鉴别：

(1) 室上速伴左束支或右束支传导阻滞时，宽大的 QRS 波形应呈现典型的束支传导阻滞图形。如室上束伴左束支传导阻滞时，电轴应左偏，V1，V2 导联为 rS 型，r 波间期应＜30ms，V5，V6 导联不应出现 q 波等。以往的心电图或恢复窦性心律的心电图对室上速伴原有束支传导阻滞的诊断有重要意义。

(2) 室上速伴持续差异性传导与室性心动过速鉴别较困难，差异性传导的发生可以是室内束支的功能性改变，也可能为病理性变化。右束支传导阻滞型以功能性居多，右束支传导分支阻滞或左束支阻滞型则常见于心脏器质性病变者。

2. 与逆向型房室折返性心动过速鉴别

逆向型房室折返性心动过速，即经房室旁道前传的房室折返性心动过速。心房激动经房室旁道下传心室，心室激动再从房室结逆传心房，心室系由旁路下传的激动兴奋，故 QRS 波宽大、畸形。其频率在 220 次 /min 以上，而室性心动过速的频率多在 100 ～ 220 次 /min，超过 220 次 /min 者比较少见。

3. 与预激综合征（预激）合并房颤的鉴别

(1) 预激综合征发生房颤时，出现宽大畸形的 QRS 波心动过速，但也有窄 QRS 波群出现或心室融合波，使心电图前、后部 QRS 波形态发生变化。

(2) 房颤合并预激时，由于基础心律为房颤 P 波消失，R-R 间距绝对不等，恢复窦性心律后，心电图可见预激波。

(3) 房颤合并 WPW 综合征，房颤常由室房折返引起，消融旁路治疗后，多数患者不再发生房颤。

（六）治疗

室性心动过速大多发生在心脏患者中，可造成严重后果，增加病死率。需要采取积极治疗措施，立即终止室性心动过速的发作。其治疗原则：①室性心动过速一旦发生，应立即终止发作。②消除诱因，注意低血钾，洋地黄药物的使用。③积极治疗原发病，如纠正心衰，心梗后室壁瘤的治疗等。④预防室性心动过速的复发，在室性心动过速终止后，应使用药物或非药物措施预防室性心动过速的复发。⑤防治心脏病猝死。

1. 室性心动过速的药物治疗

终止持续性室性心动过速首选的方法是立即静脉注射抗心律失常药物，对于单形型室性心动过速或 QT 间期正常的多形型室性心动过速，一般采用药物治疗，静脉注射。①利多卡因；②胺碘酮；③普罗帕酮选择其中之一，有效则可继续滴注上述药物。多形型室性心动过速的处理方法类似于单形型，但要仔细寻找可能存在可逆性原因，例如药物不良反应和电解质紊乱，特别是尖端扭转型室性心动过速，多发生在 Q-T 间期延长时。治疗除针对病因外，可采用异丙肾上腺素、阿托品静注，或快速人工心脏起搏，忌用Ⅲ类抗心律失常药物，如胺碘酮等。静脉给予大剂量硫酸镁，对低血镁及血镁正常的难治性室速和室颤、尖端扭转型室速、洋地黄中毒患者均有效。对没有洋地黄中毒的患者使用镁制剂可能产生低血钾，所以同时需要补钾。

2. 室性心动过速的非药物治疗

(1) 直流电复律：原理是使折返环内所有的细胞均被去极化后，产生了心电的同一性，折返环也就不复存在。大量实践证明，直流电复律是终止室性心动过速十分安全有效的治疗措施，在许多情况下应作为首选措施，方便且效率高。

(2) 射频消融术：目前主要用于治疗特发性室速，束支折返性室速等，手术并发症少，并可以根治室速。对于并发心脏结构性病变，如扩张型心肌病，心动过速的起源点常是较弥散性的病变，射频消融比较困难，对于心肌梗死后的室性心动过速，射频消融治疗有一定效果。

(3) 植入埋藏式心脏复律除颤器：能立即有效地终止室性心动过速的发作，而且是迄今为止降低心脏性猝死的最有效手段。

(4) 外科手术：对于一些顽固性室性心动过速可行外科手术治疗，如室壁瘤切除术，部分切除扩大的左心室等。

（七）预防

室性心动过速是十分严重的心律失常，必须进行预防。应努力寻找及治疗诱发与维持室性心动过速的各种可逆性病变，例如缺血、低血压与低血钾等。治疗心衰有助减少室速发作的次数，窦性心动过缓或房室阻滞时，心室率慢，易发生室性心动过速，可给予阿托品治疗，或应用人工心脏起搏。

三、房室传导阻滞

心脏电激动传导过程中，发生在心房和心室之间的电激动传导异常，可导致心律失常，使心脏不能正常收缩和泵血，称为房室传导阻滞。房室传导阻滞可发生在房室结、希氏束以及束支等不同的部位。根据阻滞程度的不同，可分为一度、二度和三度房室传导阻滞。三种类型的房室传导阻滞其临床表现、预后和治疗有所不同。

（一）病因

(1) 以各种原因的心肌炎症最常见，如风湿性、病毒性心肌炎和其他感染。

(2) 迷走神经兴奋，常表现为短暂性房室传导阻滞。

(3) 药物不良反应可能导致心率减慢，如地高辛、胺碘酮、心律平等，多数房室传导阻滞在停药后消失。

(4) 各种器质性心脏病，如冠心病、风湿性心脏病及心肌病。

(5) 高钾血症、尿毒症等。

(6) 特发性传导系统纤维化、退行性变（即老化）等。

(7) 外伤、心脏外科手术或介入手术及导管消融时误伤或波及房室传导组织时可引起房室传导阻滞。

（二）分类

1. 一度房室传导阻滞

一度房室传导阻滞是指从心房到心室的电激动传导速度减慢，心电图表现为 PR 间期延长超过 0.20s，但是每个心房激动都能传导至心室。

2. 二度房室传导阻滞

二度房室传导阻滞又分为Ⅰ型（文氏或称莫氏Ⅰ型）和Ⅱ型（莫氏Ⅱ型）。二度Ⅰ型房室传导阻滞是最常见的二度房室传导阻滞类型，是指从心房到心室的传导时间逐渐延长，直到有一个心房的激动不能传递到心室。二度 II 型房室传导阻滞是指心房的激动突然阻滞不能下传至心室，心电图表现为 QRS 波群有间期性脱漏。

3. 三度房室传导阻滞

三度房室传导阻滞又称完全性房室传导阻滞，是指全部的心房激动都不能传导至心室，其特征为心房与心室的活动各自独立、互不相干；且心房率快于心室率。

(三) 临床表现

一度房室传导阻滞的患者通常无症状。

二度 I 型房室传导阻滞的患者可以无症状，如有症状多为心悸或是心搏暂停的感觉。

三度房室传导阻滞的患者其症状与心室率的快慢和伴随疾病相关，患者可感到疲倦、乏力、头晕、晕厥、心绞痛等，如并发心力衰竭时会有胸闷、气促及活动受限。

以上三种类型的房室传导阻滞可以随着病情的进展发生转化。当一、二度房室传导阻滞突然进展为三度房室传导阻滞时，因心室率突然减慢导致脑缺血，患者可能出现意识丧失、抽搐，严重者可致猝死。只有二度 I 型房室传导阻滞较少发展为三度房室传导阻滞。

(四) 治疗

严重的二度 II 型和三度房室传导阻滞可使心室率显著减慢，伴有明显症状如晕厥、意识丧失、阿 - 斯综合征发作时，需要植入起搏器治疗，以免发生长时间心脏停搏，导致生命危险。

起搏器可分为单腔、双腔、三腔起搏器。对于房室传导阻滞的患者，如经济条件许可，最好植入双腔起搏器，这样接近正常的心房先收缩、心室后收缩的功能。但如果经济困难，单腔起搏器也能救命。如果合并心衰，可考虑植入三腔起搏器。

植入永久性起搏器的适应证如下。

(1) 伴有临床症状的任何水平的高度或完全性房室传导阻滞。

(2) 束支 - 分支水平阻滞，间歇发生二度 II 型房室传导阻滞，且有症状者。

(3) 病态窦房结综合征或房室传导阻滞，心室率经常低于 50 次 / 分，有明显临床症状，或是间歇发生心室率低于 40 次 / 分，或由动态心电图显示有长达 3s 的 RR 间期 (房颤患者长间歇可放宽至 5s)，虽无症状，也应考虑。

(4) 有窦房结功能障碍或 (及) 房室传导阻滞的患者，因其他情况必须使用减慢心率药物时，为保证适当的心室率，应植入起搏器。

第七节　心力衰竭

心力衰竭 (HF) 简称心衰，是临床上的一个综合征，指因心肌收缩或舒张功能下降，导致心排血量绝对或相对不足而不能满足机体组织代谢需要的病理状态，是各种心脏病的严重阶段，也是儿童时期危重症之一。各个年龄均可发生，以 1 岁内发病率最高。

一、病因

小儿时期心衰以 1 岁以内发病率最高，其中尤以先天性心脏病引起者最多见。先天性心脏病中，流出道狭窄即可导致后负荷 (afterload) 即压力负荷增加，某些流入道狭窄引起相同作用。而左向右分流和瓣膜反流则导致前负荷 (preload)(容量负荷) 的增加。心力衰竭也可继发于病毒性、川崎病、心肌病、心内膜弹力纤维增生症等。儿童时期以风湿性心脏病和急性肾炎所致的心衰最为多见。另外，贫血、营养不良、电解质紊乱、严重感染、心律失常和心脏负荷过重等都是儿童心衰发生的诱因。

二、病理生理

心脏功能从正常发展到心力衰竭，经过一段称为代偿 (compensation) 过程，心脏出现心肌肥厚，心脏扩大和心率增快。由于心肌纤维伸长和增厚使收缩力增强，排血量增多。如基本病因持续存在，则代偿性改变相应发展，心肌能量消耗增多，冠状动脉血供相对不足，心肌收缩速度减慢和收缩力减弱。心率增快超过一定限度时，舒张期缩短，心排血量反而减少。心排血量通过代偿不能满足身体代谢需要时，即出现心力衰竭。

心力衰竭时心排血量一般均减少到低于正常休息时的心排血量，故称为低输血量心力衰竭。但由甲状腺机能亢进、组织缺氧、严重贫血、动静脉瘘等引进的心力衰竭，体循环量增多，静脉回流量和心排血量高于正常；心力衰竭发生后，心排血量未减少却仍可超过正常休息时的心排血量，故称为高输出血量心力衰竭。

心力衰竭时由于心室收缩期排血量减少，心室内残余血量增多。舒张期充盈压力增高，可同时出现组织缺氧以及心房和静脉瘀血。组织缺氧通过交感神经活性增加，引起皮肤内脏血管收缩，血液重新分布，以保证重要器官的血供。肾血管收缩后肾血流量减少，肾小球滤过率降低，肾素分泌增加，继而醛固酮分泌增多，使近端和远端肾曲小管对钠的再吸收增多，体内水钠潴留，引起血容量增多，组织间隙等处体液淤积。近年来对神经内分泌在心衰发生发展中的调节作用有了新的认识。心衰时心排出量减少，可通过交感神经激活肾素 - 血管紧张素 - 醛固酮系统，从而引起 β 受体 - 腺苷酸环化酶系统调节紊乱。使外周血管收缩，水钠潴留。以致加剧心室重塑，促进心衰恶化。

心室负荷过重可分为容量负荷过重和压力负荷过重。前者在轻度或中度时心肌代偿能力较后者好些，例如房间隔缺损虽然有时分流量很大，但属舒张期负荷过重，在儿童期很少发生心力衰竭，肺动脉瓣狭窄属收缩期负荷过重，心衰出现更早些。主动脉瓣缩窄伴动脉导管未闭则兼有收缩和舒张期负荷过重，故在新生儿时期可致死。

三、临床表现

依年龄、病因、起病缓急而有所不同。新生儿表现可不典型，应注意有无嗜睡、淡漠或烦哭，吃奶费力困难、呕吐、呼吸浅速、呼吸困难、哭声弱、面色灰白、皮肤冷湿。婴儿起病常较急，发展迅速，可突然出现烦躁哭闹、呼吸急促费力、发绀、肢端冷，起病稍缓者喂养困难，吸乳费劲、气促、体重不增、多汗、哭声变弱或声嘶。年长儿与成人相似，乏力、体力活动能力减退、头晕、心慌、气促、呼吸困难、端坐呼吸、食欲不振、长期咳嗽、体重短期内增加、少尿、下肢水肿、发绀等。

四、检查

(1) 注意心力衰竭的原因和有无肺或 (和) 体循环瘀血的症状体征，并按心脏血管病一般常规进行检查。

(2) 入院后 2 天内应完成静脉压、血沉、肝肾功能检查。长期进低盐饮食或服利尿剂者，应定时查血钾、钠、氯、镁。

(3) 拟根据临床表现及检查，区分左心、右心或全心衰竭，并判定心衰级别。

五、诊断

早期心衰的表现并不典型，有的患者会在进行较为剧烈的活动时出现气短，上楼时胸闷、气短，休息后即可缓解。有的晚上入睡后胸闷憋气，需用好几个枕头垫高才舒服，每晚双下肢水肿、疲乏无力、头晕、记忆力下降等。除上述临床表现外，还可进行一些常规检查如心脏超声，它是目前诊断心衰最准确、最简便、临床上应用较为普遍的方法。还有一些隐性心衰者自己并未感觉特别异样，如不是心脏超声等检查表明其心脏增大、功能减弱，这些患者几乎与最佳的治疗时期擦肩而过。

六、治疗

1. 分类治疗

(1) 左心衰竭的处理方法如下。

1) 坐位，双腿下垂。

2) 吸氧。氧气宜通过 50% 乙醇，或用 1% 二甲基硅油气雾剂，以利去除肺内泡沫，并可用面罩或气管插管加压给氧。

3) 皮下注射或肌肉注射。必要时亦可静脉注射。有昏迷、休克、严重肺部感染、呼吸抑制者禁用，老年患者慎用。

4) 强心剂。目前多用毛花苷丙加入 5% 葡萄糖液静脉缓注。

5) 快速利尿。静脉推注呋塞米 (速尿)，以期迅速减少有效循环血量，减轻心脏前负荷和肺瘀血及水肿。

6) 血管扩张剂。经上述处理心衰仍未能得到控制时，可采用酚妥拉明或硝普钠等血管扩张药治疗。用药前后必须严密观察血压、心率及临床症状改善情况。硝酸甘油或硝酸异山梨醇酯 (消心痛) 舌下含化于病情早期应用亦有效。

7) 氨茶碱加入 10% 葡萄糖液中缓慢静注。

8) 地塞米松静注可增强心肌收缩、扩张周围血管、解除支气管痉挛、利尿，并有降低肺毛细血管通透性的作用。

9) 肺水肿出现严重发绀者，或微循环明显障碍者，可酌情选用阿托品、东莨菪碱、山莨菪碱 (654-2) 等静脉缓注，以改善微循环灌注。

10) 治疗病因，除去诱因，以防复发。

(2) 充血性心力衰竭的处理如下。

1) 按心脏病护理常规。低盐，易消化、高维生素饮食，休息、吸氧，避免情绪激动，保持大便通畅。

2) 治疗病因，除去诱因。

3) 洋地黄制剂：给药方法一般分两阶段，即先在短期内服负荷量，而后给维持量保持疗效。

4) 利尿剂：可选用氢氯噻嗪、呋塞米、丁脲胺、利尿酸钠、氨苯蝶啶、螺内酯（安替舒通）等交替使用。用时注意毒性反应及不良反应（如低钠血症、低氯血症、低钾血症等）。

5) 血管扩张剂：常用硝酸异山梨醇酯（消心痛）；或硝酸甘油；肼屈嗪（肼苯达嗪）。静脉常用酚妥拉明加入 5% 葡萄糖液静脉滴注，或硝普钠加 5% 葡萄糖液静脉滴注，用药过程中注意血压变化。

6) 转换酶抑制剂：常用卡托普利或依拉普利。

7) 心衰伴心率增快或快速型心律失常者，选用阿替洛尔（氨酰心安）可降低心率，有助于改善心功能。

根据病情及洋地黄在体内蓄积情况，负荷量有两种给药法：①速给法，凡病情危急，从未用过洋地黄制剂或停药已 2 周以上者，首次可用洋地黄的 1/2 负荷量，以后改口服地高辛维持。②缓给法，适用于一般心力衰竭患者。可用地高辛口服或用洋地黄毒苷，一般用药二天后改为维持量。在易中毒或病情不很急的患者，可采用地高辛 2 ～ 6 天后亦能达到负荷量。

老年患者、肾衰竭患者要减量或遵医嘱。

(3) 顽固性心力衰竭的治疗具体如下。

1) 进一步周密观察和检查，寻找各种影响疗效的因素，给予正确处理。

去除病因，如贫血、甲亢、风湿活动、高血压等，均须积极治疗。

必须控制各种感染，如呼吸道感染；并须寻找隐匿性感染灶，如泌尿系感染等；瓣膜病者尚应注意有无感染性心内膜炎存在。

洋地黄应用欠妥（用量不足或过量）者，应予调整。

有电解质紊乱者，应予纠正。

治疗并发症：如有心律失常者应予抗心律失常治疗。

2) 肾上腺皮质激素治疗，经一般治疗病情仍危重者，可用泼尼松，出现疗效后逐渐减量，达到治疗目的后停药。

3) 肾上腺素能正性肌力药短期静脉内滴注有助控制心衰症状。如用多巴酚丁胺加 10% 葡萄糖液，以 7.5 ～ 10 μg/min 静脉滴注，或用多巴胺加 10% 葡萄糖液，以 2.5 ～ 5 μg/min 的速度静脉滴注。

4) 血管扩张药和转换酶抑制剂也可选用。

(4) 妊娠合并心力衰竭的处理，具体如下。

1) 妊高症并发心力衰竭：以扩张周围血管为主，可考虑使用酚妥拉明及硝普钠，但前者易增加心肌耗氧，后者作用过强，不易控制，因此使用酚妥拉明酌情使用 β- 受体阻滞剂。注意，强心、解痉、利尿，镇静、利尿，仅为辅助治疗。

2) 其他妊娠合并心力衰竭的一般治疗：①低钠饮食。②缓慢静脉输液。③强心，利尿同时给予血管扩张药物。④分娩过程应在麻醉科及心内科医生监护下进行。⑤血管紧张素转换酶抑制剂 (ACEI) 和血管紧张素 Ⅱ 受体拮抗剂 (ARB) 禁用于孕妇，因对胎儿有致畸性。

2. 术后治疗

(1) 镇静：安慰患者，解除其紧张恐惧心理，同时选用安定、鲁米那等镇静药物，如合并支气管痉挛，可应用吗啡、氨茶碱等药物，但对老年和儿童、呼吸功能较差的患者，吗啡使用应谨慎或减量，肺心病患者禁用。

(2) 吸氧：合理氧疗是治疗心衰，纠正呼吸困难的重要手段。

(3) 强心药物的应用：洋地黄是治疗、抢救心力衰竭的首选药物。由于洋地黄的治疗剂量与中毒量十分接近，容易引起毒性反应，特别是老年患者，其心脏较大、肾功能不佳、电解质紊乱、反复心衰、酸中毒患者更易引起洋地黄中毒，故必须根据病情，慎重选用洋地黄的制剂、剂量、给药方法和途径，加强护理观察，服药反应。用药过程中如出现恶心、呕吐、腹泻、视觉障碍、黄视、绿视、晕眩、头痛、失眠，特别是出现各种心律失常均须警惕洋地黄中毒的发生。

七、预防

1. 预防感冒

在感冒流行季节或气候骤变情况下，患者要减少外出，出门应戴口罩并适当增添衣服，患者还应少去人群密集之处。患者若发生呼吸道感染，则非常容易使病情急剧恶化。

2. 适量活动

做一些力所能及的体力活动，但切忌活动过多、过猛，更不能参加较剧烈的活动，以免心力衰竭突然加重。

3. 饮食宜清淡少盐

饮食应少油腻，多蔬菜水果。对于已经出现心力衰竭的患者，一定要控制盐的摄入量。盐摄入过多会加重体液潴留，加重水肿，但也不必完全免盐。

4. 健康的生活方式

一定要戒烟、戒酒，保持心态平衡，不让情绪过于兴奋波动，同时还要保证充足的睡眠。

第八节 感染性心内膜炎

心内膜炎 (endocarditis) 指各种原因引起的心内膜炎症病变，常累及心脏瓣膜，也可累及室间隔缺损处、心内壁内膜或未闭动脉导管、动静脉瘘等处，按原因可分为感染性和非感染性两大类，非感染性心内膜炎包括：风湿性心内膜炎、类风湿性心内膜炎、系统性红斑狼疮性心内膜炎、新生儿急性症状性心内膜炎等，本节主要阐述感染性心内膜炎。

感染性心内膜炎 (infective endocarditis) 在过去常分为急性和亚急性两个类型，急性者多发生于原无心脏病的患儿，侵入细菌毒力较强，起病急骤，进展迅速，病程在 6 周以内。亚急性者多在原有心脏病的基础上感染毒力较弱的细菌，起病潜隐，进展相对缓慢，病程超过 6 周，由于抗生素的广泛应用，本病的病程已延长，临床急性和亚急性难以截然划分。致病微生物除了最常见的细菌外，尚有霉菌、衣原体、立克次体及病毒等。近年来随着新型抗生素的不断出现，外科手术的进步，感染性心内膜炎病死率已显著下降，但由于致病微生物的变迁，心脏手术和心导管检查的广泛开展，长期静脉插管输液的增多等因素，本病的发病率并无显著下降。

一、病因

（一）心脏的原发病变

92% 的感染性心内膜炎患者均有原发心脏病变，其中以先天性心脏病最为多见，约占 78%，室间隔缺损最易合并感染性心内膜炎，其他依次为法洛四联症、动脉导管未闭、肺动脉瓣狭窄、主动脉瓣狭窄、主动脉瓣二叶畸形，房间隔缺损等，后天性心脏病如风湿性瓣膜病、二尖瓣脱垂综合征等也可并发感染性心内膜炎。随着小儿心脏外科技术的发展，越来越多的小儿心脏病得以纠正、根治，但因此而留置在心腔内的装置或材料（如心内补片、人造心脏瓣等）是近年感染性心内膜炎常见的易患因素。

（二）病原体

几乎所有细菌均可导致感染性心内膜炎，草绿色链球菌仍为最常见的致病菌，但所占比例已显著下降。近年金黄色葡萄球菌、白色葡萄球菌，以及肠球菌、产气杆菌等革兰阴性杆菌引起的感染性心内膜炎显著增多。真菌性心内膜炎极少见，多有其他致病因素如长期应用抗生素、糖皮质激素或免疫抑制剂等。立克次体及病毒感染所致的心内膜炎甚罕见。少数情况下，感染性心内膜炎由一种以上的病原体引起，常见于人工瓣膜手术者。

（三）诱发因素

约 1/3 的患儿在病史中可找到诱发因素，常见的诱发因素为纠治牙病和扁桃体摘除术。近年心导管检查和介入性治疗、人工瓣膜置换、心内直视手术的广泛开展，也是感染性心内膜炎的重要诱发因素之一，其他诱发因素如长期使用抗生素、糖皮质激素和免疫抑制剂等。

二、病理和病理生理

正常人口腔和上呼吸道常聚集一些细菌，一般不会致病，只有在机体防御功能低下时可侵入血流特别是口腔感染、拔牙、扁桃体摘除术时易侵入血流，当心腔内膜，特别是心瓣膜存在病理改变或先天性缺损时，细菌易在心瓣膜、心内膜和动脉内膜表面粘着、繁殖，从而形成心内膜炎。但尚需存在双侧心室或大血管间较大的压力差，能够产生高速的血流，冲击心内膜面，使之损伤并暴露心内膜下胶原组织，与血小板和纤维蛋白聚积形成无菌性赘生物。当有菌血症时，细菌易在上述部位粘附、定植和繁殖，形成有菌赘生物。

受累部位多在压力低的一侧，如室间隔缺损感染性赘生物常见于缺损的右缘、三尖瓣的隔叶及肺动脉瓣；动脉导管在肺动脉侧；主动脉关闭不全在左室等。狭窄瓣孔及异常通道两侧心室或管腔之间的压力差越大、湍流越明显，压力低的一侧越易形成血栓和赘生物。房间隔缺损、大型室间隔缺损并发心力衰竭时，由于异常通道两侧压力差减小，血流速度减慢，湍流相对不明显，一般较少并发感染性心内膜炎。

基本病理改变是心瓣膜、心内膜及大血管内膜面附着疣状感染性赘生物。赘生物由血小板、白细胞、红细胞、纤维蛋白、胶原纤维和致病微生物等组成。心脏瓣膜的赘生物可致瓣膜溃疡、穿孔；若累及腱索和乳头肌，可使腱索缩短及断裂。累及瓣环和心肌，可致心肌脓肿、室间隔穿孔和动脉瘤，大的或多量的赘生物可堵塞瓣膜口或肺动脉，致急性循环障碍。

赘生物受高速血流冲击可有血栓脱落，随血流散布到全身血管导致器官栓塞。右心的栓子引起肺栓塞；左心的栓子引起肾、脑、脾、四肢、肠系膜等动脉栓塞。微小栓子栓塞毛细血管产生皮肤瘀点，即欧氏小结（Osler's node）。肾栓塞时可致梗死、局灶性肾炎或弥散性肾小球肾炎。

脑栓塞时可发生脑膜、脑实质、脊髓、颅神经等弥散性炎症，产生出血、水肿、脑软化、脑脓肿、颅内动脉瘤破裂等病变。后者破裂可引起颅内各部位的出血如脑出血、蛛网膜下腔出血。

三、临床表现

发热最常见，热型多变，以不规则者为最多，可为间歇型或驰张型，伴有畏寒和出汗，亦可仅有低热者，体温大多在 37.5～39℃ 之间，也可高达 40℃ 以上，3%～15% 患者体温正常或低于正常，多见于老年患者和伴有栓塞或真菌性动脉瘤破裂引起脑出血或蛛网膜下腔出血以及严重心力衰竭，尿毒症时，此外尚未诊断本病前已应用过抗生素，退热药，激素者也可暂时不发热。

70%～90% 的患者有进行性贫血，有时可达严重程度，甚至为最突出的症状，贫血引起全身乏力，软弱和气急，病程较长的患者常有全身疼痛，可能由于毒血症或身体各部的栓塞引起，关节痛，低位背痛和肌痛在起病时较常见，主要累及腓肠肌和股部肌肉，踝，腕等关节，也可呈多发性关节受累，若病程中有严重的骨疼，应考虑可能由于骨膜炎，骨膜下出血或栓塞，栓塞性动脉瘤压迫骨部或骨血管动脉瘤引起。

老年患者临床表现更为多变，发热常被误诊为呼吸道或其他感染，心脏杂音亦常被误认为老年退行性瓣膜病而忽视，有的可无发热和心脏杂音，而表现为神经，精神改变，心力衰竭或低血压，易有神经系统的并发症和肾功能不全。

体征主要是可听到原有心脏病的杂音或原来正常的心脏出现杂音，在病程中杂音性质的改变往往是由于贫血，心动过速或其他血流动力学上的改变所致，约有 15% 患者开始时没有心脏杂音，而在治疗期间出现杂音，少数患者直至治疗后 2～3 月才出现杂音，偶见治愈后多年一直无杂音出现者，在亚急性感染性心内膜炎中，右侧心瓣膜损害不常见，2/3 的右侧心脏的心内膜炎，特别是侵犯三尖瓣者，赘生物增殖于心室壁的心内膜以及主动脉粥样硬化斑块上时，也可无杂音，但后者罕见。

皮肤和黏膜的瘀点，甲床下线状出血，Osler 结，Janeway 损害等皮损在近 30 年来发生率均有较明显下降，瘀点是毒素作用于毛细血管使其脆性增加破裂出血或由于栓塞引起，常成群也可个别出现，其发生率最高，但已由应用抗生素前的 85% 下降到 19%～40%，多见于眼睑结合膜，口腔黏膜，胸前和手足背皮肤，持续数天，消失后再现，其中心可发白，但在体外循环心脏手术引起的脂质微小栓塞也可出现眼结合膜下出血，因而有人认为中心为灰白色的瘀点要比黄色者重要，全身性紫癜偶可发生，甲床下出血的特征为线状，远端不到达甲床前边缘，压之可有疼痛，Osler 结的发生率已由过去 50% 下降至 10%～20%，呈紫或红色，稍高于皮面，1～2 mm，大者可达 5～15 mm，多发生于手指或足趾末端的掌面，大小鱼际或足底可有压痛，常持续 4～5 天才消退。

脾常有轻至中度肿大，软可有压痛，脾肿大的发生率已较前明显地减少，对不能解释的贫血，顽固性心力衰竭，卒中，瘫痪，周围动脉栓塞，人造瓣膜口的进行性阻塞和瓣膜的移位，撕脱等均应注意有否本病存在，在肺炎反复发作，继之以肝大，轻度黄疸最后出现进行性肾衰竭的患者，即使无心脏杂音，亦应考虑有右侧心脏感染性心内膜炎的可能。

四、实验室检查

(一) 血培养

血细菌培养阳性是确诊感染性心内膜炎的重要依据，凡原因未明的发热、体温持续在 1 周以上，且原有心脏病者，均应反复多次进行血培养，以提高阳性率。若血培养阳性，尚应做药物敏感试验。

（二）超声心动图

超声心动图检查能够检出直径大于 2 mm 以上的赘生物，因此对诊断感染性心内膜炎很有帮助，此外在治疗过程中超声心动图还可动态观察赘生物大小、形态、活动和瓣膜功能状态，了解瓣膜损害程度，对决定是否做换瓣手术有参考价值。该检查还可发现原有的心脏病。

（三）CT 检查

对怀疑有颅内病变者应及时做 CT，了解病变部位和范围。

（四）其他

血常规可见进行性贫血，多为正细胞性贫血，白细胞数增高和中性粒细胞升高，血沉快，C 反应蛋白阳性，血清球蛋白常常增多，免疫球蛋白升高，循环免疫复合物及类风湿因子阳性，尿常规有红细胞，发热期可出现蛋白尿。

五、诊断

对原有心脏病的患儿，如出现 1 周以上不明原因的发热应想到本病的可能，诊断除了病史、临床表现外，血培养是确诊的关键，超声心动图对判断赘生物的数目、大小、形态、位置和瓣膜的功能有重要的价值，但结果阴性不能排除本病的诊断。

六、治疗

及早治疗可以提高治愈率，但在应用抗生素治疗前应抽取足够的血进行培养，根据病情的轻重推迟抗生素治疗几小时乃至 1 ～ 2 天，并不影响本病的治愈率和预后。而明确病原体，采用最有效的抗生素是治愈本病的关键。

（一）药物治疗

应选择较大剂量的青霉素类、链霉素、头孢菌素类等杀菌剂，它们能穿透血小板 - 纤维素的赘生物基质，杀灭细菌，达到根治瓣膜的感染、减少复发的危险。抑菌剂和杀菌剂的联合应用，有时亦获得良好的疗效。疗效取决于致病菌对抗生素的敏感度，若血培养阳性，可根据药敏试验选择药物。由于细菌深埋在赘生物中被纤维蛋白和血栓等掩盖，需用大剂量的抗生素，并维持血中有效杀菌浓度。有条件时可在试管内测定患者血清中抗生素的最小杀菌浓度，一般在给药后 1 小时抽取，然后按照杀菌剂的血清稀释水平至少 1:8 时测定的最小杀菌浓度给予抗生素。疗程亦要足够长，力求治愈，一般为 4 ～ 6 周。

对临床高度怀疑本病，而血培养反复阴性者，可凭经验按肠球菌及金黄色葡萄球菌感染，选用大剂量青霉素和氨基糖苷类药物治疗 2 周，同时作血培养和血清学检查，除外真菌、支原体、立克次体引起的感染。若无效，改用其他杀菌剂药物，如万古霉素和头孢菌素。

感染心内膜炎复发时，应再治疗，且疗程宜适当延长。

（二）手术治疗

近年来手术治疗的开展，使感染性心内膜炎的病死率有所降低，尤其伴有明显心力衰竭者，病死率降低得更为明显。

自然瓣心内膜炎的手术治疗主要是难治性心力衰竭；其他有药物不能控制的感染，尤其是真菌性和抗生素耐药的革兰阴性杆菌心内膜炎；多发性栓塞；化脓性并发症如化脓性心包炎、瓦氏窦菌性动脉瘤(或破裂)、心室间隔穿孔、心肌脓肿等。当出现完全性或高度房室传导阻滞时，可给予临时人工心脏起搏，必需时作永久性心脏起搏治疗。

人造瓣膜心内膜炎病死率较自然瓣心内膜炎高。单用抗生素治疗的 PVE 病死率为 60%，采用抗生素和人造瓣再换瓣手术方法可使病死率降至 40% 左右。因此一旦怀疑 PVE 宜数小时内至少抽取 3 次血培养后，及时用至少两种抗生素治疗。早期 PVE 致病菌大多侵袭力强，一般主张早期手术。后期 PVE 大多为链球菌引起，宜内科治疗为主。真菌性 PVE 内科药物治疗仅作为外科紧急再换瓣术的辅助手术，应早期作再换瓣术。耐药的革兰阴性杆菌 PVE 亦宜早期手术治疗。其他如瓣膜功能失调所致中、重度心力衰竭，瓣膜破坏严重的瓣周漏或生物瓣膜的撕裂及瓣膜狭窄，新的传导阻滞出现，顽固性感染，反复周围栓塞，都应考虑更换感染的人造瓣。

绝大多数右侧心内膜炎的药物治疗可收到良效，同时由于右心室对三尖瓣和肺动脉瓣的功能不全有较好的耐受性，一般不考虑手术治疗。对内科治疗无效，进行性心力衰竭和伴有绿脓杆菌和真菌感染者常须外科手术，将三尖瓣切除或置换。为了降低感染活动期间手术后的残余感染率，术后应持续使用维生素 4～6 周。

第九节　小儿心脏科常用药物

一、心力衰竭用药

药品名称及规格	用法用量	注意事项
去乙酰毛花苷(西地兰) Deslanoside 针剂：2 ml： 0.4 mg	静注、肌内注射： 饱和量 新生儿 0.02 mg/kg； ＜2 岁 0.03～0.04 mg/kg； ＞2 岁 0.02～0.03 mg/kg； 先用 1/2 量，余量分两次，6～8 h 1 次，饱和量 12h 以后用上述量的 1/5～1/4 为每日维持量。	(1) 作用甚快排泄更易、适用于急性心力衰竭患者，较少积蓄性； (2) 用此药 10 天内应未使用过洋地黄，用此药 24h 后方可用洋地黄毒苷或地高辛进行洋地黄化； (3) 如静注困难可肌内注射，但作用较慢。
氨力农(氨双吡酮、氨吡酮、安联酮氨利酮) Amrinone 片剂：1g 针剂：2 ml： 0.05 g 2 ml：0.1 g	口服： 2～4 mg/(kg•d)，分 2～4 次； 静注、静脉滴注： 0.75～1 mg/kg(在 2～3 分钟内注射完)； 再以 5～10 g/(kg•min)的速度静脉滴注维持 7～10 日，最大量≤10 mg/(kg•d)。	严重主动脉或肺动脉瓣膜疾病者禁用，孕妇，哺乳妇女及小儿慎用 (1) 本品可能减少冠脉血流量，起心肌缺血和心律失常，因此，对急性心肌梗死或其他急性心肌缺血综合征而不伴有心力衰竭者，不宜使用本品。 (2) 对本品和亚硫酸氢盐过敏的患者、严重低血压、严重主动脉瓣或肺动脉瓣疾患患者禁用。 (3) 对原有肝、肾功能严重减退者、孕妇、哺乳期妇女，小儿慎用。

续表

药品名称及规格	用法用量	注意事项
米力农（米利酮、二联吡啶酮、甲氰吡酮、氰双吡酮） Milrinone 针剂：5 ml：5 mg	静脉注射： 负荷量 25～75 ug/ kg，5～10 分钟缓慢静注，以后每分钟 0.25～1.0 mg/ kg 维持。每日最大剂量不超过 1.13 mg/ kg。口服：一次 2.5～7.5 mg，每日 4 次。	(1) 用药期间应监测心率、心律、血压、必要时调整剂量。 (2) 不宜用于严重瓣膜狭窄病变及梗阻性肥厚型心肌病患者。急性缺血性心脏病患者慎用。 (3) 合用强利尿剂时，可使左室充盈压过度下降，且易引起水、电解质失衡。 (4) 对房扑、房颤患者，因可增加房室传导作用导致心室率增快，宜先用洋地黄制剂控制心室率。 (5) 肝肾功能损害者慎用。 (6) 尚无用于心肌梗死、孕妇及哺乳妇女、儿童，应慎重。
地高辛 Digoxin 片剂：0.25 mg	口服： 饱和量 < 2 岁 0.03～0.04 mg/kg； > 2 岁 0.025～0.03 mg/kg； 先用 1/2 量，余量分两次，6～8 h 1 次，饱和量 12 h 以后用上述量的 1/5～1/4 为每日维持量。	(1) 低血钾症、不完全性房室传导阻滞、高血压、甲低、缺血性心肌病、心梗、心肌炎、肾功能不全、近期使用过其他洋地黄类药物者慎用。 (2) 可能导致嗜睡 和酒精并用会更加强其嗜睡。 (3) 不宜与酸、碱类配伍。 (4) 以下情况慎用： 1) 低钾血症； 2) 不完全性房室传导阻滞； 3) 高钙血症； 4) 甲状腺功能低下； 5) 缺血性心脏病； 6) 心肌梗死； 7) 心肌炎； 8) 肾功能损害。 (5) 用药期间应注意随访检查： 1) 血压、心率及心律； 2) 心电图； 3) 心功能监测； 4) 电解质尤其钾、钙、镁； 5) 肾功能； 6) 疑有洋地黄中毒时，应作地高辛血药浓度测定。过量时，由于蓄积性小，一般于停药后 1～2 天中毒表现可以消退。 (6) 应用时注意监测地高辛血药浓度。 (7) 应用本品剂量应个体化。

二、抗心律失常药

药品名称及规格	用法用量	注意事项
普罗帕酮（心律平） Propafenone 片剂： 50 mg；150 mg。 针剂： 20 ml:70 mg	口服： 5～7 mg/(kg·次)，每6～8小时1次，宜在饭后或与食物同用，不可嚼碎；静注：1～1.5 mg/(kg·次)，缓慢推注，无效者可于10～20分钟后重复2～3次，累积剂量不超过5 mg/kg，维持量5～7 mg/(kg·min)。	(1) 不良反应较少，主要者为口干，舌唇麻木，可能是由于其局部麻醉作用所致。此外，早期的不良反应还有头痛、头晕；其后可出现胃肠道障碍，如恶心、呕吐、便秘等。老年患者用药后可能出现血压下降。也有出现房室传导阻断症状。有两例在连续服用两周后出现胆汁郁积性肝损伤的报道，停药后2～4周各酶的活性均恢复正常。据认为这一病理变化属于过敏反应及个体因素性。 (2) 在试用过程中未见肺、肝及造血系统的损害，有少数患者出现上述口干、头痛、眩晕、胃肠道不适等轻微反应，一般都在停药后或减量后症状消失。有报道个别患者出现房室传导阻滞，Q-T间期延长，P-R间期轻度延长，QRS时间延长等。 (3) 心肌严重损害者慎用。 (4) 窦房结功能障碍，严重房室传导阻滞、双束支传导阻滞、心源性休克禁用；严重的心动过缓，肝、肾功能不全，明显低血压患者慎用。 (5) 如出现窦房性或房室性传导高度阻滞时，可静注乳酸钠、阿托品、异丙肾上腺素或间羟肾上腺素等解救。
美西律（慢心律） Mexiletine 片剂： 50 mg；100 mg 针剂： 2 ml：100 mg	1. 口服1次50～200 mg，1日400～600 mg，或每6～8小时1次。以后可酌情减量维持。 2. 静注开始量100 mg，加入5%葡萄糖液20 ml中，缓慢静注(3～5分钟)。如无效，可在5～10分钟后再给50～100 mg 1次。然后以1.5～2 mg/min的速度静脉滴注，3～4小时后滴速减至0.75～1 mg/min，并维持24～48小时。	(1) ⅠB类抗心律失常药，类似利多卡因，用于治疗室性心律失常及室颤； (2) 有恶心、呕吐、心动过速、低血压等反应。

续表

药品名称及规格	用法用量	注意事项
硫酸奎尼丁 Quinidine Sulfate 片剂：0.2 g 针剂：10 ml：0.5 g	口服： 25～30 mg/(kg·d)，每2小时1次，5次/日（用先前给的实验量2 mg/kg），一旦转律，改用维持量10 mg/(kg·d)； 静脉滴注： 2 mg/(kg·次)，缓慢静推	妊娠C类。严重心肌损害、心力衰竭、完全性房室传导阻滞和特异质患者忌用。心力衰竭和低血压患者慎用。患心房颤动的患者，可能诱发心房内血栓脱落，产生栓塞性病变，如脑性栓塞、肠系膜动脉性拴塞等，应严密观察。心电图出现QRS波比原来增宽25%～50%应立即停药，必要时采用异丙肾上腺素或碳酸氢钠治疗。
胺碘酮（乙胺碘呋酮） Amiodarone (Cordarone) 片剂：0.2 g 针剂：3 ml：150 mg	口服： 5～15 mg/(kg·d)开始，分2次口服，一周左右起效，1～2周减量一次，维持量3～5 mg/(kg·d)，疗程一般不超过4个月。 静脉滴注： 负荷量5 mg/kg，用5%葡萄糖稀释后静脉滴注30分钟以上，维持量每分钟5～10 g/kg。	(1) Ⅲ类抗心律失常药物，广谱，适用于房扑、房颤、紊乱性房速、室性或室上性心动过速或期前收缩，无负性肌力作用，可用于心衰患儿； (2) 不良反应较多，可导致传导阻滞、Q-T间期延长、甲状腺功能紊乱、肺间质纤维化、角膜颗粒沉着、过敏、嗜酸细胞增多等，肺部并发症不可逆，故不作为一线用药，不主张长期大剂量用药。
普萘洛尔（心得安） Propranolol 片剂：10 mg； 针剂：5 ml：5 mg	口服，一次10～30 mg，一日3～4次，应根据需要及耐受程度调整用量。严重心律失常应急时可静脉注射1～3 mg，以每分钟不超过1 mg的速度静注，必要时2分钟后可重复一次，以后隔4小时一次。小儿用量尚未确定，一般口服按体重每日0.5～1.0 mg/kg，分次服；静脉注射按体重0.01～0.1 mg/kg，缓慢注入，一次量不宜超过1 mg。	(1) 为肾上腺素能受体阻滞剂，阻断心肌的受休，减慢心率，抑制心脏收缩力与房室传导； (2) 用于儿茶酚胺敏感型的期前收缩、室上性、室性心动过速、肥厚型心肌病、高血压、甲亢和嗜铬细胞瘤，遗传性长Q-T间期综合征。
美托洛尔（倍他乐克）Mctoprolol 片剂：25 mg；50 mg；100 mg 针剂：2 ml：2 mg；5 ml：5 mg	口服：每日0.2～0.5 mg/kg，分2次服用，每周递增，4周内达到每日2 mg/kg。	(1) 属于ⅡA类即心脏选择性b-受体阻断药。它可减慢心率、抑制心收缩力、降低自律性和延缓房室传导； (2) 同心得安； (3) 禁用于重度或急性心力衰竭、二度或三度房室传导阻滞、失代偿性心衰（肺水肿、低灌注和低血压）。

药品名称及规格	用法用量	注意事项
艾司洛尔 Esmolol 针剂：2 ml：0.2 g 10 ml：0.25 g 10 ml：0.1 g	(1) 房颤、房扑、房速时控制心室率：负荷量 0.5 mg/(kg·min)，静脉注射约 1 分钟；维持量 0.05 mg/(kg·min) 静脉滴注，4 分钟后若疗效理想则继续维持，若疗效不佳可重复给予负荷量并将维持量按 0.05 mg/(kg·min) 的幅度递增，维持量最大可加至 0.3 mg/(kg·min)，但 0.2 mg/(kg·min) 以上的剂量并未带来明显的好处。 (2) 围手术期高血压或心动过速：初始剂量按体重 1 mg/kg，30 秒内静注，继以每分钟 0.15 mg/kg 的速度静脉滴注，最大维持为每分钟 0.3 mg/kg，逐渐调整剂量。	(1) 本品为超短效的选择性 1 受体阻滞剂，主要在心肌通过竞争儿茶酚胺结合位点而抑制受体，具有减缓静息和运动心率，降低血压，降低心肌耗氧量的作用。用于房颤、房扑及房速时控制心室率，围手术期高血压，窦性心动过速； (2) 用药期间应定期监测血压、心率、心功能变化； (3) 高浓度给药（＞10mg/ml）会造成严重的静脉反应，包括血栓性静脉炎，20mg/ml 的浓度在血管外可造成严重的局部反应，甚至坏死，故应尽量经大静脉给药。
索他洛尔（甲磺胺心定，心得恰） Sotalol 片剂：40 mg；80 mg 针剂：2 ml：20 mg，40 mg	口服：每次 20～80 mg，每日 3～4 次；静注：每日 10～40 mg。	(1) Ⅲ类抗心律失常药，兼有第Ⅱ类及第Ⅲ类抗心律失常药物特性，是非心脏选择性，无内在的拟交感活性类受体阻滞剂，有 12 受体阻滞作用。广谱，用于各种心律失常，心衰者禁用； (2) 不良反应：传导阻滞、Q-T 延长、低血压等。
维拉帕米（戊脉安，异搏停，异搏定） Verapamil 片剂：40mg 针剂：5mg(2ml)	1. 口服，2 岁以下一次20mg，一日 2～3 次；2 岁以上一次 40～120 mg，一日 2～3 次，依年龄及反应而异； 2. 静脉注射，新生儿至 1 周岁首剂按体重 0.1～0.2 mg/kg；1 岁至 15 岁首剂按体重 0.1～0.2 mg/kg，总量不超过 5 mg，2～3 分钟缓慢静注，心电图连续监护，必要时 30 分钟后可再给一剂。	(1) Ⅳ类抗心律失常药，为钙通道阻滞剂，可降低心脏舒张期自动去极化速率，抑制房室传导及异位节律点； (2) 用于阵发性室上性心动过速、特发性室速； (3) 有心衰者慎用或禁用。

三、降血压药

药品名称及规格	用法用量	注意事项
硝普钠 Nitroprusside 针剂： 50 mg	小儿常用量静脉滴注，每分钟按体重 1.4 µg/kg，按效应逐渐调整用量。	(1) 扩张血管作用最强，以扩张动脉为主，也有扩张静脉作用，既降低前后负荷和外周阻力，也降低中心静脉压，减轻肺瘀血，增加心搏出量。还具有直接扩张冠状动脉的作用。静脉滴注后 1～3 分钟起效，停药后 5～15 分钟失效； (2) 不良反应有恶心、呕吐、头痛、厌食、皮疹等； (3) 溶液需新鲜配制，避光，每次配制的药液应在 6 小时内滴完。
卡托普利（开博通） Captopril 片剂： 12.5 mg，25 mg， 50 mg，100 mg	口服： 开始 0.5 mg/(kg·d)，分 2～3 次，逐渐增加剂量，一般不超过 2 mg/(kg·d)。	(1) 为 ACEI 类，抑制 RASS 系统，对各型高血压皆有降压作用，减轻心脏负荷，改善心肌重构； (2) 不良反应有皮疹、瘙痒、干咳，中性粒细胞减少及味觉障碍； (3) 双侧肾动脉狭窄，无尿性肾衰竭者禁用。
硝苯地平（心痛定） Nifedipine 片剂：5 mg，10 mg 缓释片：10 mg，20 mg 控释片：30 mg，60 mg 胶囊：5 mg，10 mg	口服或舌下含服： 0.2～0.5 mg/(kg·次)， 3 次 / 日。	(1) 本品为二氢吡啶类第一代钙拮抗剂； (2) 用于原发性或肾性高血压、重症恶性高血压及高血压脑病； (3) 不良反应有面色潮红、心动过速。
硫酸镁 针剂： 10 ml:2.5 g	肌内注射：25% 溶液 0.2～0.4 ml/(kg·次)； 静脉滴注：1%～2% 溶液 0.2～0.4 g/(kg·次)。	用于高血压脑病及肺动脉高压。静脉滴注过快可产生中枢抑制，血压下降，心脏呼吸抑制，故须密切观察血压、脉搏、呼吸。
卡维地洛 Carvedilol 片剂： 6.25 mg；10 mg； 12.5 mg；20 mg；25 mg	口服： 初始剂量 0.1 mg/(kg·d)，分 2 次服用，逐渐递增，12 周内达到每日 0.4～0.8 mg/(kg·d)，可用 6～12 月，不能骤然停药。	(1) 兼有 1 和非选择性的受体阻滞作用，无内在拟交感活性，具有膜稳定特性，用于原发性高血压、有症状的心力衰竭； (2) 不良反应有头晕、低血压、头痛； (3) 哮喘、慢性支气管炎、低血压、心动过缓、Ⅱ度房室传导阻滞者禁用。

四、升高血压药及拟肾上腺素药

药品名称及规格	用法用量	注意事项
多巴胺 (3-羟酪胺，儿茶酚乙胺) Dopamine 针剂： 2 ml：20 mg	静脉滴注： 小剂量 [1～5 g/(kg·min)]（肾剂量）：兴奋多巴胺受体，使肾动脉、肠系膜动脉及冠状动脉扩张，肾滤过率增加，有利尿的作用； 中等剂量 [5～10 g/(kg·min)]（心剂量）： 兴奋 β_1 受体，增加心肌收缩力和心输出量，降低外周阻力； 大剂量 [＞10 g(kg·min)]（升压量）：兴奋 α 和 β_1 受体，心输出量增加，动静脉收缩，外周阻力加大，血压上升。	(1) 为儿茶酚胺类药物，是去甲肾上腺素的前体，药理作用与剂量有关，半衰期3～5分钟，多用微泵泵入。有增强心肌收缩力，增加心排血量，但心率增快不显著； (2) 升压作用强，改善末梢循环，尿量及尿钠排泄增加； (3) 用于各型休克患者，禁用于室性心律失常及高血压性心脏病并发心衰患者； (4) 大剂量可使呼吸加速，心律失常，停药后即迅速消失。
多巴酚丁胺 Dobutamine 针剂： 5ml：0.25g	滴注： 通常与小剂量多巴胺合用，开始剂量为 5 g/(kg·min)，可逐渐增加到 20 g/(kg·min)。	(1) 以兴奋受体为主，能增强心肌收缩力，对心率影响比异丙肾上腺素少； (2) 多用于不伴有低血压或伴室性心律失常的急性心衰，特别是心脏术后低心排量综合征、DCM 及 EFE 等。其改善左心室功能优于多巴胺； (3) 可有心悸、恶心、头痛等小良反应。
酚妥拉明 (立其丁、苄胺唑啉、酚胺唑啉) Phentolamine 片剂： 25mg 针剂： 1ml：10mg	口服： 1～1.5 mg/(kg·次)，3～4 次/日。口服效果差，仅为注射给药的20%； 静脉滴注： 0.2～0.4 mg/(kg·次)，以后 2.5～15 g/(kg·min) 静脉滴注。	(1) 本品为受体阻滞药，能显著扩张血管，降低肺动脉及周围血管阻力； (2) 用于血管痉挛性疾病，心力衰竭、休克、急性肺水肿、频发室性期前收缩等； (3) 较常见的不良反应有直立性低血压，心动过速或心律失常，鼻塞、恶心、呕吐等。
肾上腺素 (副肾素) Adrenaline 针剂： 0.5ml：0.5mg 1ml：1mg	静注： 新生儿～1 岁，0.3～0.5mg/次 2～12 岁，0.5～1 mg/次； 静脉滴注： 加入 5%～10% 葡萄糖 250 ml 中，0.05～2 g/(kg·min)，根据血压调节滴速。	(1) 兼有受体和受体激动作用，用于各种原因引起的心脏骤停进行心肺复苏的主要抢救用药； (2) 用量过大时可引起心悸、头痛、血压升高等，严重者心室颤动而致死。

续表

药品名称及规格	用法用量	注意事项
去甲肾上腺素（正肾上腺素） Noradrenaline 针剂： 1 ml：1 mg 2 ml：2 mg	静脉滴注： 0.02 ～ 1 g/(kg•min)，根据血压调节 滴速： 严防药液外漏，因可引起局部组织坏死。	(1) 本品主要兴奋受体，对受体作用较弱，具有很强的血管收缩作用，使外周阻力增高，血压上升。用于各种原因引起的周围循环衰竭，休克； (2) 逾量时可出现严重头痛、高血压、心率缓慢、呕吐、抽搐及急性肾衰竭； (3) 本品不宜与偏碱性药物配伍。
异丙肾上腺素（喘息定、异丙基去甲肾上腺素、异丙肾、治喘灵） lsoprenaline 片剂：10 mg 针剂：2 ml：1 mg	静脉滴注： 1mg 溶于 5% 葡萄糖 250 ml 中静脉滴注，0.1 ～ 2 g/(kg•min)。	(1) 本品为经典的 β_1 和 β_2 受体激动剂，对心脏 β_1 受体具有很强的激动作用，其加快心率、加速传导的作用强大，显著增加心肌耗氧量；同时激动 β_2 受体，使外周血管舒张，支气管平滑肌舒张，因此临床上主要用于房室传导阻滞、心脏骤停及支气管哮喘等的治疗； (2) 剂量过大可致心肌耗氧量增加，引起严重的心律失常。
盐酸苯肾上腺素（新福林，去氧肾上腺素） Phenylephedrine 针剂： 1 ml：10 mg	皮下、肌内注射： 0.1 ～ 0.25 mg/(kg• 次)，1 ～ 2 小时一次； 静注、静脉滴注：每次 5 ～ 10 mg，缓慢静推或 10 ～ 20 mg 稀释于葡萄糖液 100 ml 中静脉滴注，滴速及剂量根据血压而定。	(1) 为拟肾上腺素药，有收缩血管作用，临床用于感染中毒性及过敏性休克、室上性心动过速； (2) 静注一般少用； (3) 甲状腺功能亢进、高血压、心动过缓、动脉硬化、心肌病、糖尿病患者慎用。

五、利尿药

药品名称及规格	用法用量	注意事项
呋塞米（速尿） Furosemide 片剂：20 mg 针剂：2 ml：20 mg。	口服： 2 ～ 3 mg/(kg•d) 分 2 ～ 3 次； 静脉滴注、静注： 1 ～ 2 mg/(kg•d)，分 2 ～ 3 次静注。	(1) 抑制近端肾曲小管及髓祥升支对 Na^+ 离子和水的同吸收，利尿作用出现快，5 分钟即生效，维持时间较短，约 4 小时。用于充血性心力衰竭早期、肝硬化（晚期可因低血钾诱发肝昏迷）及肾脏疾病所致的浮肿、肺水肿、脑水肿等； (2) 长期用药可致电解质紊乱。

药品名称及规格	用法用量	注意事项
氢氯噻嗪（双氢克尿塞） Hvdrochlorothiazide 片剂：25 mg	口服： 1～2 mg/(kg·d)，1～2 次 /日。	(1) 抑制近端肾曲小管 Na^+ 离子的回吸收，起利尿作用，兼有降血压作用。用药后 1～2 小时开始生效，可持续 12 小时； (2) 可致低血钾； (3) 肝、肾功能减退者慎用。
螺内酯（安体舒通） Spironolactone 胶囊：20 mg	口服： 1～2 mg/(kg·d)，分 2～3 次。	(1) 有对抗醛固酮的作用，对远端肾小管增加 Na^+、Cl^- 离子及水的排泄。用于醛固酮增多症引起的水肿、肾病综合征、肝硬化性腹水等； (2) 利尿作用较弱，用药 5 日后，如效果不满意，可加用其他利尿药； (3) 不良反应主要为头痛，大剂量时嗜睡，偶见皮疹，并能引起低血钠、高血钾症。

六、抗血小板及抗血栓、抗凝药

药品名称及规格	用法用量	注意事项
阿司匹林（巴米尔） Aspirin 片剂：25 mg； 50 mg；0.1 g；0.2 g； 0.3 g；0.5 g	口服： 先心病术后：3～5 mg/(kg·d)，用 3～6 月；川崎病：发热时用量 30～50 mg/(kg·d)，分 3～4 次口服，热退后逐渐减为 3～5 mg/kg，1 次顿服，维持 8～12 周，有冠状动脉病变者服用至冠状动脉病变消失；风湿热：80～100 mg/(kg·d)，分 3～4 次口服，逐渐减量，维持 12 周。	(1) 最基本的抗血小板药，对血小板聚集有抑制作用，阻止血栓形成； (2) 可有头痛、恶心、呕吐、消化道出血或溃疡、呼吸困难等不良反应； (3) 溃疡、哮喘患者及凝血功能障碍者应避免使用。
双嘧达莫（潘生丁，哌醇定） Dipyridamole 片剂：25 mg；50 mg 针剂：2 ml：10 mg	口服： 3～5 mg/(kg·d)，分 2～3 次。	(1) 为抗血小板药，用于缺血性心脏病及血栓栓塞性疾病； (2) 对冠状动脉有较强的扩张作用，可显著增加动脉的血流量，增加心肌供氧量。
华法令（苄丙酮香豆素钠；华福灵；苄酮香豆素钠；华法林钠；华法林） Warfarin 片剂： 2.5 mg；5 mg；7.5 mg；10 mg 针剂： 50 mg；75 mg	口服： 起始剂量 0.1 mg/(kg·d)，以后根据凝血酶原时间比率 (INR) 调整剂量，使 INR 维持在 2.0～2.5 之间。	(1) 用于防治血栓栓塞性疾病，可防止血栓形成与发展，儿科多用于巨大冠状动脉瘤、瓣膜置换者； (2) 主要不良反应是出血，最常见为鼻衄、牙龈出血、皮肤瘀斑等； (3) 有出血倾向者禁用。

续表

药品名称及规格	用法用量	注意事项
氯吡格雷（波利维） Clopidegrel 片剂： 25 mg；75 mg	口服： 1 mg/(kg·d)。	(1) 本品为血小板聚集抑制剂，用于心肌梗死、川崎病冠状动脉血栓等； (2) 用药期间需监测异常的出血情况、白细胞和血小板计数。

七、肺动脉高压用药

药品名称及规格	用法用量	注意事项
波生坦片（全可利） Bosentan 片剂： 0.125 g	口服： ＜ 10kg，初始量 1 ～ 2 mg/(kg·次)，每日两次 ×4 周，维持量 2 ～ 4 mg/(kg·次)，每日两次； 10 ～ 20 kg，初始量 31.25 mg/d×4 周，维持量 31.25 mg/ 次，每日两次； 21 ～ 40 kg，初始量 31.25 mg/ 次，每日两次 ×4 周，维持量 62.5 mg/ 次，每日两次；＞ 40 kg，初始量 62.5 mg/次，每日两次 ×4 周，维持量 125mg/次，每日两次。	(1) 一种双重内皮素受体阻滞药，具有对 ETA 和 ETB 受体的亲和作用。波生坦可降低肺和全身血管阻力，从而在不增加心率的情况下增加心脏输出量。用于治疗原发性肺高压或硬皮病引起的肺高压； (2) 严重的肝功损害者禁用。
西地那非（万艾可） Sildenafil 片剂：25 mg； 50 mg；100 mg	口服： 0.25 ～ 1 mg/(kg·次)，每日三次。	(1) 本品为 5- 磷酸二酯酶抑制剂，通过增加 cGMP 浓度而起作用，是目前唯一获得 FDA 批准制剂，用于缓解原发或继发的持续性肺动脉高压，安全、耐受性好； (2) 可有一过性的头痛、面部潮红、消化不良、视物模糊等不良反应； (3) 未批准用于儿童，如需使用需向家属说明。
吸入用伊洛前列素溶液（万他维） Iloprost Solution 气雾剂：2 ml；20 g	吸入： 每次 0.5 g/kg，用 2 ml 注射用水稀释后雾化吸入，每次 5 ～ 10 分钟，每天 6 次。	(1) 一种人工合成的前列环素类似物。吸入后可直接扩张肺动脉血管床，持续降低肺动脉压力与肺血管阻力，增加心输出量，使混合静脉血氧饱和度得到明显改善，对体循环阻力以及动脉压力影响很小。用于治疗中度原发性肺动脉高压； (2) 常见的不良反应包括血管扩张、出血、头疼以及咳嗽加重。

八、营养心肌药物

药品名称及规格	用法用量	注意事项
1，6 二磷酸果糖注射液 (FDP) 针剂：5 g	静脉滴注： 100 ～ 250 mg/(kg·d)，疗程 2 ～ 3 周。	通过激活磷酸果糖激酶和丙酮酸激酶的活性，使细胞内三磷酸腺苷和磷酸肌酸的浓度增加，促进钾离子内流，有益于缺血、缺氧状态下细胞的能量代谢和葡萄糖的利用，从而使缺血心肌减轻损伤，可改善心肌能量代谢，增加心肌能量，并可抑制中性粒细胞氧自由基生成。
磷酸肌酸（里尔统、劲搏、杜玛） Phosphocreatine 针剂： 0.5 g；1 g	静脉滴注： <1 岁，每次 0.5 g 静脉滴注； >1 岁，每次 1 g 静脉滴注，每日 1 次，疗程 10 ～ 15 天。	一种高能磷酸化合物，是心肌和骨骼肌的化学能量储备，并用于 ATP 的再合成，可增强心肌收缩力，促进损伤心肌的功能恢复。
果糖二磷酸钠口服溶液（瑞安占） Fructose Sodium Diphosphate 口服液：10 ml	口服： 每次 10 ml，每口 1 ～ 3 次。	本品是存在于人体内的细胞代谢物，能调节葡萄糖代谢中多种酶系的活性。有益于缺血、缺氧状态下细胞的能量代谢和葡萄糖利用，从而可使缺血心肌减轻损伤。
辅酶 Q10 Coenzyme Q10 胶囊：10 mg 针剂：2 ml:5 mg	口服： 1 mg/(kg·d)，分 2 ～ 3 次； 肌内注射、静注： 5 ～ 10 mg/ 次，1 次 / 日。	(1) 是一种脂溶性抗氧化剂，是人类生命不可缺少的重要元素之一，能激活人体细胞和细胞能量的营养； (2) 常用于心律失常或心肌损伤。
维生素 C(抗坏血酸) Vitamin C 片剂： 25 mg；50 mg；100 mg；500 mg 针剂： 2 ml：0.25 g 2 ml：0.5 g 5 ml：0.5 g 5 ml：1 g	口服： 50 ～ 100 mg/ 次，3 次 / 日； 静脉滴注、静注： 100 ～ 150 mg/(kg·d)，每日 1 次静脉滴注，重症病例缓慢静脉推注。	本品为维生素类药，其参与氨基酸代谢、神经递质的合成、胶原蛋白和组织细胞间质的合成，可降低毛细血管的通透性，加速血液的凝固，刺激凝血功能，促进铁在肠内吸收，促使血脂下降，消除氧自由基的作用，改善心肌代谢，增加对感染的抵抗力，参与解毒功能。

第二十三章 小儿结核病

第一节 概述

一、病因

结核病的病原菌由 Koch 在 1882 年从患者的痰中发现，形如杆状，故称结核杆菌。因属于分枝杆菌属，又称结核分枝杆菌。

二、流行病学

20 世纪 80 年代中期结核疫情出现回升，1993 年 WHO 宣布全球结核处于紧急状态，WHO 认定全世界 22 个国家为结核病高发国家，我国即在其中。全国 1979 年、1985 年、1990 年、2004 年流行病学调查显示 0～14 岁小儿肺结核患病率分别为 241.7/10 万、178/10 万、172.1/10，91.8/10 万；小儿结核感染率分别是 8.8%、9.6%、7.5% 和 9.0%，在 20 年中小儿结核感染率无变化，提示儿童结核病的疫情，不容忽视。据多家医院资料，目前儿童各型肺结核有增多趋势，而且病情也有加重趋势。

三、传染途径

1. 呼吸道传染

呼吸道传染是主要的传染途径，由带菌微滴核吸入呼吸道所致。

2. 消化道传染

使用被结核杆菌污染的食具，或摄入混有结核杆菌的食物时，结核杆菌进入肠壁淋巴滤泡形成病灶，构成感染。

四、病理变化

结核病具有增殖、渗出和变性 3 种基本病理变化。当结核菌侵入肺泡后，局部充血、水肿、中性粒细胞浸润，24 h 左右巨噬细胞开始浸润，吞噬并杀灭结核菌，为渗出性病变。结核菌破坏后释放出磷脂质，使巨噬细胞转化为类上皮细胞、朗格汉斯巨细胞。类上皮细胞、郎格汉斯巨细胞和淋巴细胞进入浸润，形成典型的结核结节或肉芽组织，称增殖性病变。

当大量结核菌侵入，毒力强、机体变态反应增高或抵抗力弱的情况，渗出性和增殖性病变均可发生坏死。结核性坏死呈淡黄色、干燥、质硬呈均质状，形如干酪，故呈干酪性坏死。干酪性坏死物质在一定条件下可液化，液化后的干酪物质沿支气管排出，造成支气管播散，或播散到其他肺叶。

上述 3 种病变常同时出现在结核患者中，只是因结核菌与机体状态的不同，病变性质以一种为主，在治疗和发展过程中病变的性质有不同的变化。

五、结核菌素试验

结核菌素试验阳性，除外接种卡介苗 (BCG) 引起的反应，是临床诊断儿童结核病的重要依据目前应用结核杆菌纯蛋白衍生物 (purified protein derivative，PPD)5 U 进行皮肤试验，48～

72 h 判断结果，测量硬结大小。硬结平均直径不足 5 mm 为阴性，硬结平均直径 5 ～ 9mm 为阳性反应 (+)；10 ～ 19 mm 为中度阳性 (++)，> 20 mm 为强阳性 (+++)，局部除硬结外，还有水疱、破溃、淋巴管炎及双圈反应等为极强阳性反应 (++++)。结核菌素试验阳性，除外接种卡介苗 (BCG) 引起的反应，对结核病诊断有重要意义。自然结核杆菌感染引起的结核菌素反应与 BCG 接种后反应的鉴别见表 24-1。

表 24-1 自然感染与 BCG 接种后结核菌素反应鉴别

	颜色	质地	厚度	边缘	> 15 mm	强阳性	1 周后色素沉着
自然感染	深红	硬	厚	清楚	多见	常见	有
BCG	淡红	不硬	薄	不清	无	极少	无

六、治疗

1. 抗结核药物的抗菌作用

(1) 病变中结核菌的代谢状态：结核菌为需氧菌，繁殖周期每 14 ～ 22 h 分裂 1 次，最好生长环境为 pH 7.40，PO_2 为 13.3 ～ 18.7 kPa(100 ～ 140 mmHg)，在人体病变中存在有 3 种菌群 (Grossct1980)。

1) 空洞壁内大量分裂繁殖活跃、代谢旺盛的结核菌 $[1×(10^7 ～ 10^9)]$。对处于生长繁殖活跃的结核菌，抗结核药物的杀菌作用容易发挥。空洞内 pH 属中性，最适宜链霉素 (SM) 杀菌作用，故效果最好。异烟肼 (INH) 及利福平 (RFP) 其次。

2) 闭合干酪病灶内的细菌，数量很少 $[1×(10^2 ～ 10^5)]$，间断分裂繁殖。利福平对这种病灶内的处于静息期、代谢缓慢、间断繁殖的结核菌疗效较好，异烟肼次之，其他抗结核药物均难发挥作用 (Dikinson，1977)。

3) 巨噬细胞内的结核菌数量少 $[IX(10^2 ～ 10^5)]$，仅偶尔分裂繁殖，对于这种几乎处于不分裂状态代谢衰微的结核菌称休眠菌，多数药物几乎不起作用。细胞内环境为酸性，最适于吡嗪酰胺 (PZA) 发挥作用。因此 PZA 对细胞内结核菌有特殊的灭菌作用。利福平及异烟肼对细胞内菌亦有较强作用。以上①称分裂活跃菌 (dividing bacilli)，②及③称持存菌 (persisting bacilli)。

(2) 药物浓度：一般认为抗结核药物浓度达到试管内最小抑菌浓度 (MIC)10 倍以上时才能起到杀菌作用，如在 10 倍以下则起到抑菌作用。

1)INH 及 RFP 在细胞内、外浓度都可达到 MIC 的 10 倍以上，所以对细胞内外结核菌均可杀灭，故称全杀菌药。

2)SM 及 PZA：SM 在细胞外浓度可达 MIC 的 10 倍以上，可杀死细胞外病菌。而 PZA 在细胞内浓度可达 MIC 的 10 倍以上，可杀死细胞内病菌，两者称为半杀菌药。

3) 其他药如乙胺丁醇 (EB)、对氨基水杨酸钠 (PAS)、氨硫脲 (TB_1) 等都是抑菌药。

2. 抗结核药物的治疗原则

(1) 早期治疗：①早期病变中的细菌多，生长繁殖迅速，代谢活跃，药物最易发挥作用；

②早期病变较易恢复。

(2) 剂量适宜：既能发挥最大杀菌或抑菌作用，同时患者也易耐受，毒性反应不大。剂量不足的害处是治疗无效并容易产生耐药菌。

(3) 联合用药：①菌群中细菌对药物敏感性不全相同，可有不同比率的自然耐药变异菌存在，联合用药可防止耐药性产生；②联合用药可针对各种代谢状态细菌及细胞内外菌选药，以达到强化疗效的目的。

联合用药注意点：①有协同作用者可联用如 INH 加 RFP 或 PAS；RFP 加 EB；②下列情况不能随意联用：不良反应相同者；有交叉耐药者；有拮抗作用者；效力太弱者。

(4) 规律用药：用药不能随意间断。间歇疗法在剂量及间隔上有特定要求，用法亦有一定规律，不属间断治疗。

(5) 坚持全程：化疗要坚持全程，目的在于消灭持续菌，防止复发，全程不一定是长程。近 10 年来出现了短程化疗，但疗程不管短到 9 个月或 6 个月，仍要坚持全程。

(6) 分段治疗：不论传统的长程疗法或短程化疗，均要分阶段治疗，即①强化阶段。用强有力的药物联合治疗，目的在于迅速消灭敏感菌及生长分裂活跃的细菌。传统化疗时一般 6 个月，短程化疗时 2～3 个月，是化疗的关键阶段。②巩固（继续）阶段。目的在于消灭持存菌。巩固治疗效果，防止复发，传统化疗多为 12～18 个月，短程化疗一般 6 个月。

第二节 原发型肺结核

原发型肺结核 (Primary pulmonary tuberculosis) 是儿童时期主要的结核病，包括原发综合征和支气管淋巴结结核。

一、发病机制

结核杆菌由呼吸道进入肺部后，在局部引起炎症反应即原发灶，再由淋巴管引流到局部气管旁或支气管旁淋巴结，形成原发综合征。肺部原发灶靠近胸膜，可伴有少量胸腔积液或胸膜增厚，胸膜炎为原发综合征的第 4 部分表现。75% 为单个原发灶，25% 为多个原发灶。

原发型肺结核病程一般都呈良性。但在人体内环境不利情况下病变可进展甚至恶化，发生以下并发症。

增大的支气管淋巴结与支气管壁粘连固定，结核炎症腐蚀支气管壁，造成穿孔，发生淋巴结-支气管瘘，淋巴结内干酪样坏死物质破溃入支气管，引起支气管结核，支气管黏膜充血、水肿、糜烂，管腔内有干酪性坏死物质或肉芽组织增生；干酪样物质可再次吸入肺部，引起干酪性肺炎，出现肺实变、肺不张或肺实变 - 不张。原发灶液化崩溃，干酪样物质经支气管排出，形成空洞，并引起支气管播散病灶。原发灶或支气管淋巴结内的结核杆菌经淋巴、血行进入血流，引起急性粟粒型肺结核等全身结核病。

二、临床表现

轻者可全无症状或以结核中毒症状为主，起病缓慢，有不规则低热、食欲缺乏、消瘦、盗汗、疲乏等，多见于较大儿童。重者可急性发病，多见于婴幼儿，高热持续 2 ~ 3 周，后降为低热，可持续很久。如果支气管淋巴结高度增大，可压迫支气管，出现痉挛性咳嗽、喘息和呼吸困难。

体格检查肺部可无阳性体征。浅表淋巴结可轻度或中等度增大。若支气管淋巴结高度增大压迫气管，可出现局限性喘鸣音。

三、影像学表现

原发综合征表现为典型的哑铃状双极阴影，支气管淋巴结增大为其特征性表现。发生淋巴结 - 支气管瘘和支气管结核时，可见支气管狭窄、肺不张或肺实变 - 不张。病程较长的患儿，可发现淋巴结钙化。胸部 CT 在判断有无淋巴结增大、空洞、支气管病变等方面优于胸 X 线片。支气管淋巴结结核强化 CT 的典型表现为淋巴结周围出现环形强化，中心有低密度坏死。合并急性粟粒型肺结核或干酪性肺炎时，影像学出现相应的表现。

四、结核杆菌检测

较大儿童或青少年能够咯痰者，检查痰液结核杆菌。小婴儿取空腹胃液，连续 3d 检查。胃液或痰液结核杆菌培养阳性，结核病的诊断可确立。

五、支气管镜检查

对支气管结核的诊断有很大帮助。可观察到以下情况。

(1) 增大的淋巴结造成支气管受压、移位。

(2) 支气管内膜结核病变包括溃疡、穿孔、肉芽组织、干酪坏死等。

(3) 采集分泌物、支气管肺泡灌洗液找结核菌。

(4) 取病变组织 (溃疡、肉芽肿) 进行病理检查以及结核杆菌检查。

六、诊断

对于原发型肺结核，结核杆菌检查的阳性率较低。根据临床和影像学表现，PPD 试验阳性和 (或) 活动性结核病的接触史可做出诊断。

七、鉴别诊断

本病应与肺炎、支气管异物、纵隔肿瘤等鉴别。与其他疾病的鉴别要点为：原发性肺结核起病亚急性或慢性，咳嗽、中毒症状较轻，肺部体征少；影像学有肺门和气管旁淋巴结大；PPD 皮试阳性或胃液或痰液找到结核杆菌或有密切结核病接触史；抗结核药物治疗有效。

八、治疗原则

1. 抗结核药物

原发肺结核未合并支气管结核，可应用异烟肼、利福平 6 ~ 9 个月。合并支气管结核，在治疗的强化阶段联合使用异烟肼、利福平、吡嗪酰胺 3 个月，维持治疗阶段继用异烟肼、利福平 3 ~ 6 个月。注意检测肝功能。异烟肼和利福平合用时，各自剂量以不超过 10 mg/(kg•d) 为宜。吡嗪酰胺剂量为 20 ~ 30 mg/(kg•d)。

2. 辅助治疗

发生支气管结核者，可进行支气管镜介入治疗。增大的淋巴结压迫气道，出现明显喘息、呛咳、气促时，可短期应用糖皮质激素，视病情好转情况，适当减量和停用。

第三节 急性血行播散型肺结核

急性血行播散型肺结核也称急性粟粒型肺结核 (Acute miliary tuberculosis)，为大量结核杆菌同时或在极短时间内相继进入血流所引起。可以在任何季节和任何年龄发生。

一、发病机制

结核杆菌大致通过以下途径侵入血流。

(1) 肺内原发灶或胸腔内淋巴结干酪样病变破溃侵入血管。

(2) 结核杆菌接种在血管壁上，发生血管内膜干酪性血管炎，病灶内的结核杆菌溃入血流。

(3) 肺内结核杆菌经毛细血管直接进入血流。结核杆菌在肺内形成粟粒样小结节，一般需3周时间，显微镜下为典型的增殖性结核结节或渗出性改变。

二、临床表现

任何年龄均可发病，主要临床表现为长期发热，伴或不伴有咳嗽，小婴儿可出现喘息和呼吸困难。一些患儿有头痛、呕吐、惊厥等脑膜刺激症状。

肺部体格检查往往缺乏明显的体征，在病灶融合或继发感染时，可听到细湿啰音。约50% 小儿可有全身淋巴结和肝、脾大。眼底检查可在脉络膜发现结核结节，少数患儿可见皮肤粟粒疹，两者的出现均有助于急性粟粒性肺结核的诊断。

三、影像学表现

在急性粟粒性肺结核病程的早期，由于结节太小，在胸部 X 线片上看不到粟粒性阴影。胸部 X 线片表现为磨玻璃影或肺纹理增多和变粗，或出现稀疏的、分布在下肺野的小点状阴影。典型的粟粒状阴影出现后，胸部 X 线片可见无数细小 (1～2 mm) 的粟粒状阴影，布满双肺，粟粒阴影的密度、大小、分布均匀，称为"三均匀"。婴幼儿由于病灶周围反应显著，渗出明显，并且易于融合，粟粒状阴影边缘模糊，分布、大小不一呈雪花片状。纵隔或肺门可有增大的淋巴结或肺内原发病灶。胸部 CT 表现与胸部 X 线片相同，但对早期粟粒阴影的显示较胸部 X 线片敏感。

四、结核杆菌检查

胃液、痰液涂片或培养可找到结核杆菌。

五、辅助检查

多数患儿外周血白细胞升高，伴有中性粒细胞增多。大多数患儿血沉和 C 反应蛋白 (CRP) 升高。

六、诊断

对于有长期发热，胸部影像学显示典型的"三均匀"粟粒阴影，PPD 阳性和 (或) 有结核病密切接触史者，临床诊断不难。对 PPD 皮试阴性或疑难病例，可根据抗结核治疗有效反应或结核杆菌培养阳性做出诊断。

七、鉴别诊断

患儿仅有发热，胸部影像学未出现典型的"三均匀"粟粒阴影之前，应与上呼吸道感染、肺炎、败血症等鉴别。胸部影像学出现粟粒样阴影后，应注意与各种肺间质性疾病如支原体肺炎、衣原体肺炎、病毒性肺炎，朗格汉斯细胞组织细胞增多症、特发性肺含铁血黄素沉着症、过敏性肺泡炎等鉴别。

鉴别要点为：①急性血行播散型肺结核胸部影像学表现为双肺密度、大小、分布均匀的粟粒结节阴影，纵隔或肺门可有增大的淋巴结或肺内原发病灶；② PPD 试验阳性或密切结核病接触史或胃液或痰液找到结核杆菌；③抗结核药物治疗有效。

八、治疗

1. 抗结核药物

在治疗的强化阶段联合使用异烟肼、利福平、吡嗪酰胺 3 个月，维持治疗阶段继用异烟肼、利福平 6 ～ 9 个月。注意检测肝功能。如病情严重，可使用链霉素 1 ～ 2 个月，但必须知情同意，并检测听力。合并结核性脑膜炎时，按结脑治疗。异烟肼和利福平合用时，各自剂量以不超过 10 mg/(kg·d) 为宜。吡嗪酰胺剂量为 20 ～ 30 mg/(kg·d)。链霉素剂量不超过 20 mg/(kg·d) 为宜，最大量为 0.75 g。第 1 个月为每日 1 次，第 2 个月隔日 1 次。

2. 辅助治疗

对于有高热和中毒症状、肺部有弥散粟粒影者，可使用糖皮质激素，多用氢化可的松或甲泼尼龙或泼尼松，剂量同上，总疗程 4 ～ 6 周。合并结核性脑膜炎时，按结脑治疗。

第四节 结核性脑膜炎

一、发病机制

(1) 结核杆菌侵入血液，经血液循环播散到脑膜，多见于婴幼儿。结核杆菌也可经血液循环播散到脉络丛形成结核病灶，以后病灶破入脑室，累及脑室管膜系统，引起室管膜炎、脉络丛炎。

(2) 结核杆菌感染后，可发生隐匿的血行播散，在脑实质、脑膜等处先形成结核病灶 (Rich 病灶, 结核瘤)。当机体抵抗力降低时，结核病灶破溃，排出干酪性物质和结核杆菌至蛛网膜下腔，致基底池受感染，引起脑膜炎。常见于年长儿，胸部 X 线片可有陈旧性肺结核的表现。

(3) 脑附近组织如中耳、乳突、颈椎或颅骨的结核灶直接蔓延侵犯脑膜，但极罕见。

二、病理变化

结核性脑膜炎的病理改变主要是颅底炎症，以脑膜病变为最突出，但常同时侵犯到脑实质或同时伴有结核瘤、结核性脑动脉炎等，亦可侵犯脊髓引起脊髓蛛网膜炎。

(1) 脑膜病变脑膜上有散在的粟粒样灰黄色或灰白色小结节，颅底黏稠渗出物包围颅底神经或由于渗出物粘连、机化，挤压脑神经，引起脑神经损害。

(2) 脑实质病变脑膜感染后沿血管鞘侵入脑实质浅层而有脑炎改变，脑实质有结核结节、结核瘤形成。另外，脑实质可见出血性病变，也可因脑动脉炎症，缺血而发生软化。此外，可有髓鞘脱失。

(3) 脑血管病变结核性脑膜炎时，由于炎症渗出和增殖可产生动脉炎。主要见于中、小动脉。以豆状核、纹状核动脉起始部受累严重，大脑中动脉皮质分支、颈内动脉的床突上段，甚至脑干小血管和大脑后动脉也可受累。

(4) 室管膜炎、脑积水脉络丛及室管膜的结核病灶是发生结脑的原因之一，使脑脊液分泌增加，发生交通性脑积水。随着病情发展，积聚在脑底部的渗出物发生干酪性坏死及增生机化，阻塞脑脊液循环通路，加之炎症可使蛛网膜颗粒吸收障碍，造成梗阻性脑积水。

(5) 脊髓和脊髓膜的病变脊髓膜的结核病变常伴发于结核性脑膜炎。脊髓实质及神经根有炎症表现，髓鞘脱失，神经细胞出现退行性变和坏死。脊膜粘连可将蛛网膜下腔完全闭塞，影响脊髓腔脑脊液循环。

(6) 脑结核瘤脑结核瘤多见于小脑、大脑半球、脑皮质等部位，少见于脊髓。一般在 0.5cm以上的结核结节称为结核瘤。其小如黄豆，大如栗子，可单个孤立存在，也可融合成团或串状。一旦液化破溃入脑部、脊髓、血管或直接侵入脑室及蛛网膜下腔，则发生结核性脑膜炎。

三、临床表现

有一般结核中毒症状和神经系统症状。

神经系统症状包括 6 个方面。

(1) 脑膜刺激症状：一般于病后 1 ～ 2 周出现。

(2) 脑神经损害症状：面神经、动眼神经、展神经以及视神经损害较常见，可以发生于单侧或双侧，呈完全或不完全麻痹。

(3) 脑实质受损症状：受累部位不同，出现不同的临床表现。最常见偏瘫、失语、肢体异常运动、舞蹈样表现等，以及少见的尿崩症，肥胖，脑性失盐综合征等表现。

(4) 颅内压增高症状：结核性脑膜炎脑积水出现早且严重是结核性脑膜炎颅内压增高的主要原因，脑水肿、脑结核瘤也是颅内压增高的次要原因。颅内压增高是导致患儿死亡以及影响预后的重要因素。

(5) 脊髓障碍症状：结核性脑膜炎时随着病情的发展，病变可蔓延到脊髓膜、脊髓神经根和脊髓实质，临床上表现为脊神经受刺激和脊髓受压迫症状，椎管不通畅。出现根性疼痛，以及截瘫、大小便失禁或潴留等。

(6) 自主神经功能障碍：自主神经中枢（中脑和间脑）在结核性脑膜炎时容易受侵犯，结核性脑膜炎患儿常有自主神经功能紊乱的表现，如瞳孔变化、对光反应迟钝或消失。血管运动障碍如皮肤阵发性潮红、出现红色一过性斑片，皮肤划痕征阳性。感觉过敏，热调节障碍，出现多汗、盗汗、半侧头出汗。

四、脑脊液检查

65% 的结核性脑膜炎患儿脑脊液标本静置 24 h，可有薄膜形成。脑脊液白细胞轻、中度增高，以淋巴细胞占优势，在急性期或恶化期中性粒细胞可占优势。脑脊液蛋白含量升高。结核性脑膜炎早期糖含量可以正常，随着病情进展糖含量降低，病情越重、糖含量降低越明显，糖持续降低往往提示预后不良。结脑时氯化物常降低。糖和氯化物同时降低是结核性脑膜炎的典型改变。脑脊液涂片抗酸染色和结核杆菌培养可发现结核杆菌。

五、血生化改变

结核性脑膜炎时易出现低血钾、低血钠、低血氯和脱水，与脑性低钠血症、摄入不足和损失过多、高渗液使用有关。

六、影像学改变

1. 脑 CT 表现

结核性脑膜炎在 CT 扫描上可显示直接和间接征象，直接征象有结核瘤、基底池渗出物及脑实质粟粒状结核灶，为结核性脑膜炎重要的诊断依据；间接征象有脑水肿、脑积水及脑梗死等。

2.MRI 表现

MRI 表现与脑 CT 基本相同。对于结核性脑膜炎，MRI 的诊断优于 CT，具有高度敏感性和特异性定位，特别是对于基底核的异常信号灶（基底池渗出）检出阳性率明显优于 CT。

七、病程分期

临床上可分为早期、中期、晚期。此 3 期是结核性脑膜炎在治疗前自然发展的临床表现。

1. 前驱期（早期）

前驱期多见于起病的 1～2 周，临床表现主要是结核中毒症状，年长儿可述头痛，一般多轻微。

2. 脑膜刺激期（中期）

起病 1～2 周，发热和头痛持续，伴呕吐，易激惹，烦躁或嗜睡。可有惊厥发作、脑神经麻痹、颅压增高以及脑积水。脑脊液呈典型的结核性脑膜炎变化。

3. 昏迷期

起病 1～3 周，以上症状加重，出现昏迷，惊厥发作频繁，颅压增高及脑积水症状更加明显，可呈角弓反张，去皮质强直，终因伴呼吸心血管运动中枢麻痹死亡。

4. 慢性期

若结核性脑膜炎患者经过不规则治疗，或虽经正规治疗，由于病原菌呈部分原发耐药，治疗效果不著，病程可迁延到 3 个月以上而不出现意识改变，表现为慢性期。头痛、呕吐可以不显著或仅间断出现，意识清楚，脑膜炎征表现不明显，脑脊液改变轻微，但可间断加重。目前此型在临床上颇为多见。

八、临床病型

根据小儿结核性脑膜炎的病理变化、临床表现和病情轻重，可分为以下 4 型。

1. 浆液型（或反应型、过敏型，简称Ⅰ型）

其特点为浆液渗出物只局限于颅底，脑膜刺激症状和脑神经障碍不明显，可出现头痛、感觉过敏等症状，无局灶性症状，脑脊液改变轻微，压力增高，细胞数轻度升高，以淋巴细胞为主，蛋白轻度增高或正常，其余生化检查方面基本正常，经抗结核药治疗症状及脑脊液改变很快消失。多在粟粒性结核病常规腰椎穿刺时发现。

2. 脑底脑膜炎型（简称Ⅱ型）

其临床特征为有明显的脑膜刺激症状及脑神经障碍，可有程度不等的颅压高及脑积水症状，但无脑实质受累症状。脑脊液有典型结核性脑膜炎变化。

3. 脑膜脑炎型（简称Ⅲ型）

炎症从脑膜蔓延到脑实质，出现弥散性或局限性受损表现。

4.结核性脑脊髓软、硬脑膜炎（简称脊髓型）

炎症病变不仅限于脑膜和脑实质，且蔓延到脊髓膜及脊髓。

九、诊断

根据临床表现、脑脊液改变、PPD 阳性和（或）结核病接触史、肺部结核病灶做出临床诊断。

十、鉴别诊断

本病应与化脓性脑膜炎、病毒性脑炎、真菌性脑膜炎尤其是隐球菌脑膜炎、脑囊虫病、脑脓肿、脑肿瘤等鉴别。

鉴别诊断要点：①临床表现、脑脊液检查、影像学表现；②结核菌感染证据，PPD 皮试阳性或脑脊液找到结核杆菌或密切结核病接触史或胸部 X 线片、CT 有肺结核的表现；③治疗反应，抗结核药物治疗有效。

十一、治疗

1.抗结核药物

分强化期和巩固期治疗 2 个阶段。强化期联合应用 INH、RFP、PZA 3 个月，病情重者或恢复较慢可延长到 6 个月。因 SM 不易渗透血 - 脑屏障，若结脑未合并肺结核或其他部位结核病时，可以不用 SM。巩固期治疗。联合应用 INH 和 RFP，一般患者结核性脑膜炎总疗程为 1 年，若培养阳性或病情重、症状缓解缓慢者，疗程可延长到 18 个月。

2.糖皮质激素

激素有抗炎症、抗纤维性变的作用，可使中毒症状及脑膜刺激症状迅速消失、颅高压降低和脑积水减轻，为配合抗结核药物的有效辅助疗法。激素对脑底脑膜炎型效果最好，如患儿已到脑膜脑炎型、极晚期或已发生蛛网膜下腔梗阻以及合并结核瘤时，激素的效果即不理想。激素的剂量要适中，泼尼松 1.5 ～ 2 mg/(kg·d)，最大量不超过 45 mg/d。氢化可的松在急性期可静脉滴注 1 ～ 2 周，剂量 5 mg/(kg·d)。对于中、晚期结核性脑膜炎患儿可加用甲泼尼龙 2 ～ 5 mg/(kg·d)，根据病情静点 1 周左右逐渐减至 1 ～ 2 mg/(kg·d)，总疗程 1 ～ 2 周，改为泼尼松口服。激素于用药 6 ～ 8 周后缓慢减量，根据病情在 2 ～ 3 个月内减完。

3.颅内高压的治疗

除抗结核药物治疗和糖皮质激素应用外，因脑积水是颅内高压的重要原因，认识并及早控制脑积水常为治疗颅内高压的首要问题。

减少脑脊液分泌：①乙酰唑胺。作用较慢，剂量为 20 ～ 40 mg/(kg·d)，分 2 ～ 3 次口服，疗程宜长，1 ～ 2 个月。②脱水治疗。常用的高渗液有 20% 甘露醇。③侧脑室穿刺引流。适用于颅内压急剧升高，用其他降颅压措施无效；急性梗阻性脑积水，有严重颅内压；慢性脑积水急性发作或慢性进行性脑积水用其他降颅压措施无效。

第五节　腹腔结核病

腹腔结核病包括胃、肝、胆、脾、肠、腹膜及肠系膜淋巴结结核三者之间有密切联系，多同时存在病变，但也可表现为核。其中以肠、腹膜及肠系膜淋巴结结核为多见，也有在以某一脏器为主的单独病症。肝、脾结核大多数是全身粟粒结核病的一部分，作为独立病型的肝结核及脾结单发性核，在小儿少见。但有在肠、腹膜、肠系膜淋巴结结核时，可同时累及肝、脾。

腹腔结核可以单独存在，在儿童多同时存在其他部位结核，最常见是肺结核，可以是活动性的，亦可以为陈旧性的。

腹腔结核病的传染途径如下。

(1) 消化道传染。饮用带结核杆菌的牛奶，或食用被结核杆菌污染过的食具或物品，可使结核杆菌侵入肠道。

(2) 血行播散。结核菌随血行播散至腹腔脏器。

(3) 淋巴播散。胸腔内淋巴结结核经淋巴管逆流可侵犯腹腔内淋巴结。

(4) 邻近脏器结核病灶的直接蔓延，如盆腔结核、肾结核等的直接蔓延所致肠结核。

腹腔结核临床表现主要分为全身症状和消化道症状。全身症状包括结核中毒症状和肠外结核的症状，消化道症状有腹胀、腹痛、腹泻、呕吐、便秘和肝、脾大、腹部包块等。腹腔 CT 和 B 超检查表现为淋巴结大，实质器官受累，腹水，肠壁增厚，炎性包块和腹膜增厚。

一、肠结核

绝大多数继发于肺结核等肠外结核病。肠结核可发生在肠的任何部位，回盲部结核最多见，其次为升结肠、空回肠、横结肠、降结肠、十二指肠、乙状结肠、直肠和肛门周围等。按病理所见分为溃疡型、增殖型和混合型。

(一) 临床表现

轻症患者症状不明显。较重病例有不规则发热和消化道症状，包括食欲减退、消化不良、恶心、呕吐、腹痛、腹胀、腹泻或腹泻与便秘相交替。腹胀和腹痛是小儿最常见的主诉。溃疡型肠结核可大便带血，有时是脓血便。重症病例由于吸收障碍可出现各种营养缺乏症包括严重营养不良、水肿、贫血和糙皮病等。

(二) 辅助检查

1.X 线钡剂检查

X 线钡剂检查可发现肠蠕动亢进，肠段激惹性增强，肠管痉挛，回盲部病变处钡剂不停留，肠狭窄、升结肠缩短等征象。

2. 纤维结肠镜检查

结肠镜可直接发现溃疡或增殖性病变，如果活检找到干酪坏死性肉芽肿或结核菌则可确诊为肠结核。

(三) 诊断

对于活动性或陈旧性肺结核患者，具有肠结核的症状和体征，X 线钡剂检查有典型肠结核征象时，诊断不难。但无肠外结核时，则诊断较难，需做纤维结肠镜检查及活检。

(四) 鉴别诊断

肠结核须与慢性消化不良、慢性痢疾、阿米巴痢疾、M 虫病、溃疡性结肠炎、克罗恩病(Crohn 病) 以及淋巴瘤鉴别。应依据结核病接触史、结核菌素试验、粪便镜检与细菌培养以及其他部位的结核病变等鉴别。X 线钡剂造影检查和纤维结肠镜检查有助于诊断。

（五）治疗

1. 抗结核药物治疗

可采用异烟肼、利福平以及吡嗪酰胺联合抗结核治疗，疗程 1 年。

2. 外科手术

治疗外科手术治疗仅适用于内科治疗无效及合并症的处理，术后仍应进行有效的抗结核药物治疗。可包括以下情况。

(1) 完全性或不完全性肠梗阻，内科治疗不能缓解者。

(2) 溃疡型肠结核伴肠穿孔。

(3) 肠道大出血，经积极抢救，不能满意止血者。

(4) 结核性肛门瘘形成，全身及局部治疗无效者。

(5) 局限性增殖型结核引起部分肠梗阻或难与腹腔内肿瘤鉴别者。

二、肠系膜淋巴结结核

肠系膜淋巴结结核在小儿较多见，淋巴结结核可能为肠道原发综合征的部分表现，可由淋巴或血行播散而来，即为继发性肠系膜淋巴结结核，或与肠结核并存，常同时有腹膜结核。

（一）临床表现

主要症状为一般结核中毒症状及局部胃肠道症状如恶心、呕吐、腹泻、便秘、腹胀、腹痛等，其中以腹痛为最常见。增大的淋巴结有时可引起压迫症状。触诊可见腹壁轻度紧张和膨隆，阑尾点处或左上腹内带相当于第 2 腰椎水平即肠系膜根处可有压痛。有时可触到 1 个或多个增大的淋巴结。

（二）辅助检查

1. 腹部 CT

腹部 CT 能发现淋巴结大，强化 CT 可发现坏死和周围强化。

2. 腹部 B 超

腹部 B 超可发现肠系膜淋巴结大，可有坏死和粘连表现，并可伴有腹膜增厚和包块等其他腹腔结核的表现。

（三）诊断

根据临床表现、结核病接触史、结核菌素试验阳性以及腹部 CT 和 B 超检查诊断。

（四）鉴别诊断

本病应与急慢性阑尾炎、非特异性肠系膜淋巴结炎、隐球菌感染以及腹部肿瘤相鉴别。

（五）治疗

1. 抗结核药物治疗

根据病情，可应用异烟肼、利福平联合治疗或加用吡嗪酰胺联合治疗，疗程 9 ～ 12 个月。

2. 外科手术治疗

增大的淋巴结经内科治疗无效且产生持久性压迫症状，不能缓解的急性或慢性肠梗阻，形成腹腔巨大结核性脓肿不能控制及其他并发症时，可考虑外科手术治疗。

三、结核性腹膜炎

结核性腹膜炎是较常见的腹腔结核。结核性腹膜炎可以是肺部或其他部位原发感染灶内的结核菌，通过淋巴、血行播散感染腹膜。但更多见的是由肠结核、肠系膜淋巴结结核或泌尿生殖系统结核直接蔓延至腹膜，是本病的主要传染途径。

（一）临床表现

结核性腹膜炎多发生于3岁以上儿童。

临床表现也可分3型：①渗出型（腹水型）；②粘连型（纤维性成形型）；③干酪溃疡型。各型间可有过渡形式，难以绝然划分。

结核性腹膜炎发病缓慢，有慢性结核中毒症状。由于各型病理形态的不同，症状互有差别。渗出型的典型症状为四肢消瘦与腹部膨隆形成鲜明的对比，查体发现腹水。粘连型常表现为反复出现的不全性肠梗阻现象，触诊腹部柔韧有揉面感，可触到大小不等的肿块。干酪溃疡型多表现为弛张热和腹泻、腹痛和压痛等症状，并有严重的消瘦。

（二）辅助检查

(1) 腹部B超和CT同上。

(2) 腹水的检查呈渗出液。白细胞轻度升高，以淋巴细胞为主，糖在正常范围。

（三）诊断

根据临床表现、结核病接触史、结核菌素试验阳性、腹水性质以及腹部CT和B超检查诊断。

（四）鉴别诊断

渗出型腹膜炎应与心脏病、肾病、肝硬化、恶性肿物及营养不良性水肿所引起的腹水区别。又应与化脓性腹膜炎、巨结肠及腹腔内囊肿尤以大网膜囊肿相鉴别。粘连型及干酪溃疡型腹膜炎应与腹部恶性肿瘤以及炎性肠病等相区别。鉴别诊断要点：①临床表现、腹水检查；②结核菌感染证据，PPD皮试阳性或腹水找到结核杆菌或密切结核病接触史；③治疗反应示抗结核药物治疗有效。

（五）治疗

1. 抗结核药物

一般选择三联或四联治疗，疗程9～12个月。

2. 激素的应用

在抗结核的基础上，对于渗出型腹膜炎，加用皮质激素治疗可促进腹水吸收及减少粘连发生，效果良好。在合并肠结核时应视为应用肾上腺皮质激素的禁忌证。黏连型结核性腹膜炎要慎重应用肾上腺皮质激素。

3. 腹水处理

大量腹水有压迫症状时，可穿刺放腹水，放腹水后用腹带包裹腹部。

4. 外科适应证

(1) 并发完全性急性肠梗阻，或有不完全性慢性肠梗阻经内科治疗无效者。

(2) 肠穿孔引起急性腹膜炎，或局限性化脓性腹膜炎经抗生素治疗无效者。

(3) 肠瘘经加强营养和抗结核治疗而未能闭合者。

(4) 当本病诊断有困难，与腹腔肿瘤或其他原因引起的急腹症无法鉴别时，可考虑剖腹探查。

第六节　肾结核

肾结核 (renal tuberculosis) 是泌尿系结核的主要组成部分，而输尿管、膀胱结核及小儿附睾结核等多继发于肾结核。肾结核是原发结核中最晚发生的一种肺外结核，主要见于学龄儿童和少年。

一、感染途径

结核杆菌可以通过血行感染、尿路感染、淋巴感染和直接蔓延 4 种途径从原发灶侵入肾。其中血行感染是其主要途径，其原发性病灶主要在肺，其次是肠道。尿路感染实际是血行感染基础上尿路的继续蔓延。

二、发病机制

结核杆菌进入肾，在肾小球的毛细血管丛形成结核结节，病灶多位于肾皮质。初期不引起临床症状，可长期呈潜伏状态，但在尿中可检出结核杆菌，此期称为病理性肾结核。亦可因细菌致病力强，患儿免疫力弱，结核杆菌侵及肾小体的毛细血管，在肾髓质的髓襻处停留，形成结核病灶，出现干酪坏死及空洞形成。在肾乳头处破溃入肾盏与肾盂，发生结核性肾盂肾炎，出现症状，称临床肾结核。继而从肾盏、肾盂蔓延到输尿管和膀胱，出现膀胱炎症状。肾盂黏膜上的结核病灶又可经淋巴、血流或直接蔓延波及全肾，发生多个结核性脓肿或空洞，最终形成结核性脓肾，整个肾被破坏。若脓肿向肾被膜破溃，则可形成肾周围脓肿。肾结核发展至晚期可发生钙化，可因全肾钙化而使临床症状消失，称为"肾自截"，儿童极少见。肾结核多为一侧，双侧肾结核少见。晚期病例可发生肾结核对侧肾积水。

三、临床表现

早期肾结核多无泌尿系临床症状，仅在尿液检查时可发现微量蛋白及少许白细胞、红细胞，尿中可找到结核杆菌。多数患儿有以下表现。

1. 局部症状

(1) 血尿：较常见，可为肉眼或显微镜下血尿，少数病例在早期肾皮质有粟粒性结核病灶，若侵蚀血管可以全程血尿为其首发症状，可在尿频症状发生前出现。大多数血尿源自膀胱结核，为膀胱三角区结核性溃疡出血引起，多为终末血尿。晚期病例由于肾内结核性脓肿不断破溃，可间歇出现肉眼脓血尿，为全程血尿。

(2) 脓尿：脓尿也为常见症状，明显时亦可呈米汤样浑浊。多呈"无菌性脓尿"，此为泌尿系结核尿液改变的特点。

(3) 膀胱刺激征：肾结核的最初症状多为膀胱刺激症状。当结核病变侵及膀胱三角区时，可出现尿频、尿急、尿痛等典型膀胱炎症状。进行性尿频伴顽固性尿急、尿痛、血尿和脓尿是肾结核的典型表现。

(4) 其他症状：因尿路梗阻而出现排尿困难，可发生肾绞痛，可有腰部钝痛或扪痛。在肾盂积脓或肾周围脓肿时，可出现一侧腰部肿物和腰痛。双侧肾结核或一侧肾结核合并对侧肾盂积水至晚期可发生肾衰竭。

2. 全身症状

严重肾结核或合并全身其他器官活动性结核病灶时，可出现结核中毒症状。双肾结核或肾结核伴对侧肾积水时，可出现慢性肾功能不全症状。

四、尿液检查

尿液常规检查多有异常发现，有蛋白、白细胞、红细胞。尿沉渣抗酸染色可找到结核杆菌，尿结核杆菌培养阳性率可高达 90%。采早晨第一次尿检出率较高，留 24h 尿沉渣亦可提高检出率，一般可连续检查 3d。

五、影像学检查

(1) 腹部 B 超可发现肾内病变。

(2) 腹部 X 线平片是评价泌尿系结核最简单的手段，可以显示肾的大小及肾、输尿管、膀胱和其他泌尿系器官的钙化，还可以观察脊柱结核。

(3) 静脉肾盂造影 (IVP)：早期肾结核行 IVP 检查无异常影像学改变。中期则表现为由于肾乳头坏死造成的肾盏模糊、虫蚀样改变，肾盏可以变形。随着病变进一步发展，肾盏可以扩大，呈空洞表现，局部的纤维化可造成肾盏不显影，而输尿管增粗、扭曲、僵直，失去正常柔软纤曲的形态。晚期肾结核由于广泛纤维化和尿路梗阻产生自截肾，可使整个肾不显影。

(4) 排尿性膀胱输尿管造影 (VCUG)：可观察是否存在膀胱输尿管反流及反流程度。对肾结核诊断不具特异性，但对观察疗效、选择手术治疗方式有指导作用。

(5) 腹部 CT：平扫时可见肾外形及大小的改变，肾盂肾盏扩张积水，肾盂输尿管壁的增厚，以及不规则的钙化等。增强后能更清楚地显示结核脓肿，在肾实质内可见不规则的密度减低区，并有轻到中度的强化。再结合增强延迟扫描还可以观察肾功能的改变和积水的程度等。

(6) 磁共振尿路成像：能较好显示肾结核的病理特点如尿路不同部位破坏、溃疡、空洞与纤维化以及尿路狭窄等。

六、诊断

根据临床表现、影像学检查以及 PPD 试验和尿结核杆菌检查确诊。

七、鉴别诊断

应与慢性肾盂肾炎、肾小球肾炎、肾结石、肾囊肿以及泌尿系肿瘤鉴别，一般根据影像学表现以及 PPD 试验和尿结核杆菌检查能做出鉴别诊断。

八、治疗

1. 抗结核药物治疗

最初 2 个月的强化阶段多采用异烟肼 (INH)、利福平 (RFP)、吡嗪酰胺 (PZA)、乙胺丁醇 (EB)或链霉素 (streptomycin，SM) 联合。维持治疗联用异烟肼和利福平两种药物。因链霉素可引起纤维化并导致输尿管狭窄，可致耳聋，目前已较少使用。

2. 肾上腺皮质激素

对输尿管狭窄梗阻或严重结核性膀胱炎患儿，可酌情加用激素治疗。

3. 手术治疗

根据病变范围，肾结核的手术治疗有以下几种：病灶清除术、部分肾切除术、肾切除术以及输尿管狭窄整形或膀胱挛缩扩大术。

第七节 结核性心包炎

结核性心包炎多见于学龄儿童，分急性渗出性及慢性缩窄性两型。

一、发病机制

本病多由胸腔内淋巴结核、胸膜或腹膜结核病，经过淋巴逆流或直接蔓延而来；也可由心包附近的干酪液化淋巴结或肺结核的干酪病灶直接破溃入心包腔；或由全身血行播散所致。机体对结核菌及代谢产物产生过敏反应形成心包积液。结核性心包炎的病理过程包括 4 个时期：干性、渗出、吸收和缩窄。临床常见渗出和缩窄 2 个时期。渗出性心包炎可为全身性多发性浆膜炎的一部分，渗出物由浆液纤维蛋白 / 白细胞及少许内皮细胞组成，病程顺利时，渗出液和纤维素吸收后心包膜可完全恢复正常。如渗出液吸收而纤维素机化，则为慢性期，其特点是结缔组织增生致使心包膜增厚且广泛粘连，可引起心包腔闭塞，甚至胸膜胸壁相粘连，临床上称为缩窄性心包炎或匹克 (Pick) 病。心包膜增厚程度不等，严重病例心包膜可达 2cm，偶见心包膜钙化。

渗出性心包炎则有血流动力学改变。当心包腔积液时，心包腔内的压力升高，随着积液的不断增加，压力达到一定限度后，就会降低心肌的顺应性，限制心脏舒张期血液充盈，心排血量降低，动脉收缩压下降，甚至发生休克。同时，增高的心包腔内压又影响到血液回流到右心，静脉压便随之升高，静脉系统瘀血，这一系列血流动力学改变构成了心脏压塞的临床表现。心脏压塞的发生与否取决于心包渗液的数量、积蓄的速度、心包韧性与心肌功能等因素。大量心包积液使心包伸展受限而引起心包腔内压力急剧上升，发生心脏压塞；少量渗液（< 200 ml）如增长迅速，或增厚的心包膜不能相应地伸展时，也可发生心脏压塞。

在缩窄性心包炎时，坚硬、增厚的心包压迫心脏和大血管出口处，限制了心室的舒张期充盈，使舒张期流入心室的血液减少，心排血量减少。同时，静脉血液回流右心因心包缩窄而受阻，逐渐出现静脉压升高、颈静脉怒张、肝增大、腹水、胸腔积液、下肢水肿等体征，左心受到增厚心包的压迫，可出现肺循环瘀血和呼吸困难。另外冠状动脉长期供血不足，心肌营养障碍，可出现心力衰竭。

二、临床表现

1. 渗出性结核性心包炎

渗出性结核性心包炎起病可急可缓，以缓慢起病者多见。患者可有发热，早期症状主要为疼痛，主要在胸骨下，多为钝痛或胸部紧迫感。心包渗液量大时，可出现心脏及腔静脉受压症状，表现干咳、呃逆、声音嘶哑及下肢水肿等。体征常见心脏中等度以上增大，心尖冲动减弱，心音遥远，奔马律，肝增大，腹水，下肢水肿，颈静脉怒张，奇脉，脉压变小，颈静脉吸气时扩张，肝 - 颈静脉回流征阳性。约 50% 的患儿在炎症初期可听到心包摩擦音，静脉压明显升高。

2. 缩窄性心包炎

缩窄性心包炎起病缓慢，可为急性渗出型持续所致，但多数病例因急性阶段隐匿，未被发现，就诊时已形成缩窄。病程多较长，可以数月至数年，但也有病程不足 2 周心包已增厚形成缩窄性心包炎。多见于年长儿，临床上除一般症状外，主要表现为肝大，其次为腹水，下肢水肿，颈静脉怒张，肺底啰音及口唇发绀等。

三、辅助检查

1. 胸部 X 线检查

胸部 X 线检查可见心影扩大，并有上腔静脉明显增宽及心膈角变钝等改变。

2. 胸部 CT 检查

胸部 CT 检查可见心包积液、心包增厚以及心包钙化，并能发现肺内、纵隔内的结核病灶，对心包炎的诊断有很大帮助。

3. 超声心动图检查

超声心动图检查是目前使用最广、简便易行的可靠方法，可发现至少 40 ml 的心包渗液以及心包增厚 / 粘连，上下腔静脉扩张等。

4. 心电图检查

心电图检查可见 QRS 综合波呈低电压，窦性心动过速，T 波平坦或倒置，很少见到急性心包炎时的特征性 ST 段抬高表现。

5. 磁共振成像检查

近年研究表明结核性心包炎在增强后有特征性改变。T_1 加权像显示增厚的心包与心肌的图像信号相同，T_2 加权像显示增厚心包内层损伤面为低信号（因腔内血细胞及纤维素所致）。心包腔内可见长线形低信号（为肉芽组织及干酪性坏死物）。增强后，增厚的心包壁层与脏层呈双轨样均匀增强（因心包脏层、壁层纤维性肥大所致）。MRI 有助于鉴别缩窄性心包炎与限制性心肌病，同时发现心包异常增厚、右心房增大和右心室呈管状畸形时高度提示缩窄性心包病变。

6. 心包穿刺液检查

心包积液为渗出液，白细胞轻度升高，以淋巴细胞为主，早期可有中性粒细胞升高。结核杆菌检查可阳性。

四、诊断

根据临床表现、辅助检查、结核病接触史、结核菌素实验阳性诊断及结核杆菌检查能确诊。

五、鉴别诊断

急性期渗出性心包炎应与细菌性、病毒性、支原体性心包炎、乳糜性心包积液、风湿性心包炎以及结缔组织疾病引起的心包炎鉴别。慢性缩窄性心包炎需与充血性心力衰竭、肾疾病以及限制性心肌病鉴别。

六、治疗

1. 抗结核药物

结核性心包炎属重症结核病范畴，应并用 3～4 种抗结核药物，其中必须含 2 种以上杀菌药。抗结核治疗原则同活动性肺结核联合用药疗程至少 9 个月。

2. 肾上腺皮质激素

有渗出液时应及时加用肾上腺皮质激素 3～4 周，可加速渗出液的吸收，减少粘连，防止缩窄性心包炎的产生。

3. 手术治疗

缩窄性心包炎一经确诊后，应施 fT 手术治疗。

第八节 骨关节结核

小儿骨关节结核近年已明显减少，是全身性结核感染的局部表现，结核病变还可经淋巴道播散。最常见的部位是脊椎，其次为髋或膝关节、短骨和长骨骨干。

一、病理

结核杆菌侵犯一个关节可以通过滑膜的直接血行感染，导致滑膜结核；也可以通过邻近骨骼的病灶（比如干骺端或骨骺）间接累及。结核骨髓炎的特征是骨破坏，很少或没有新骨形成的征象。骨结核病灶向周围呈离心性骨质破坏，直到侵入关节。滑膜分泌过量的滑液，增生、肥厚。结核病变可破坏关节软骨，破坏最严重的是关节周缘结核肉芽肿累及滑膜的区域。

随着疾病的进展，干酪样坏死物质穿破关节囊被，形成冷脓肿，深筋膜是脓肿流注的屏障，但随着张力的增加，深筋膜被穿透，结核脓肿可位于皮下，并形成窦道。

二、临床表现

小儿骨关节结核根据病变的发展阶段可分为初期、极期及静止期 3 期，各期临床表现如下。

1. 初期

初期起病缓慢，主要表现为全身中毒症状，包括低热、食欲减退、消瘦、盗汗、疲乏等。局部还可见下列征象。

(1) 疼痛：初期较轻微，休息后缓解，后呈持续性疼痛。除局部疼痛外，还有放射性疼痛。

(2) 反射性肌挛缩：可限制病变关节和脊椎活动，有助于减轻疼痛。小儿夜惊或夜啼，与晚上熟睡后肌肉松弛关节或脊椎活动相关。

(3) 关节功能障碍：走路易疲劳，步态不稳，易摔跤，有时破行。

(4) 局部肿胀。

(5) 肌肉萎缩：初期与神经性营养障碍有关，后期常有失用性萎缩。

2. 极期

此时，破坏病变占优势，中毒症状明显。局部症状加剧，出现畸形、肢体短缩。严重时可出现关节脱臼、病理性骨折、慢性窦道、脓胸等并发症和合并症。

3. 静止期（修复期）

活动性病变基本停止，机体再生过程为主。此时，全身和局部症状都消失，窦道愈合，畸形永远存在。

三、影像学检查

影像学检查对诊断骨关节结核十分重要。一般在起病后 6 ～ 8 周后才有改变，其特征性表现是区域性骨质疏松和周围少量钙化的破坏病灶。最终随着疾病的发展，可出现边界清楚的囊性变并伴有明显硬化和骨膜炎。可以出现死骨和病理性骨折。若脓肿壁萎缩或有钙化的倾向，影像学高度提示结核。

MRI 对结核性关节炎的诊断有一定的作用。当关节内滑膜的病灶呈现低或中度的 T2 加权信号应该考虑结核。

四、实验室检查

轻度的贫血较常见，白细胞计数正常或轻度升高，血沉和 C 反应蛋白常增加。

五、治疗

1. 非手术治疗

(1) 局部制动和功能锻炼：对有疼痛和肌肉挛缩的骨关节，局部制动可缓解症状；同时也可避免病理性骨折和畸形等并发症的发生和发展。一旦症状缓解，可进行轻重量的牵引，并逐渐加强患肢的康复训练。

(2) 抗结核药物：强化期联合应用 INH、RFP、PZA 3 个月，病情重，家长同意，可加用链霉素。病情重者或恢复较慢可延长到 6 个月。巩固期治疗，联合应用 INH 和 RFP。

2. 手术治疗

手术适应证：①骨关节结核有明显的死骨和大的脓肿形成；②窦道流脓不愈；③骨关节结核髓腔内脓腔压力过高；④滑膜结核药物治疗效果不佳；⑤脊柱结核引起脊髓受压。禁忌证为伴有其他脏器活动期结核病者；混合感染、中毒症状重、全身情况差；合并其他疾病不能耐受手术者。

(1) 脓肿切开引流：不能耐受病灶清除术，可先行脓肿切开引流，待全身情况改善后，行病灶清除术。

(2) 病灶清除术：将骨关节结核病灶内的脓肿、死骨、结核性肉芽肿与干酪样坏死物质彻底清除，称为病灶清除术。

(3) 其他手术：①关节融合术，用于关节不稳定者；②关节置换术，可以改善关节功能，但要严格把握适应证；③截骨融合术，用以矫正畸形。

第九节 潜伏结核感染

国外将结核纯蛋白衍化物 (PPD) 皮肤试验阳性，临床和放射学检查等未发现有活动性结核病证据，称为潜伏结核菌感染 (latent tuberculos isinfection)。我国是卡介苗接种国家，卡介苗接种后 PPD 皮肤呈阳性反应，诊断潜伏结核感染前，需除外卡介苗接种后反应。

潜伏结核感染及其潜伏结核感染的治疗是对既往所谓的结核感染和预防性治疗或化学预防的更改。预防性治疗指对已知或可能感染结核杆菌者，使用简单的药物治疗，以预防发展为活动性结核病。这一治疗，很难达到真正的初级预防，即不能预防与传染性结核患者接触者的感染。为了更准确地描述和强调干预的重要性，目前使用"潜伏结核感染"和"潜伏结核感染治疗"等术语。

潜伏结核感染者体内存在活的结核菌，虽处于相对休眠状态，随时有发生活动性结核病的危险。因此，潜伏结核感染是活动性结核病的直接来源，潜伏结核感染诊断和治疗的目的是阻止发展为结核病。

一、诊断

1. 结核菌素试验

结核菌素试验的受试对象包括以下几类。

(1) 可能新近感染结核菌的人群 (如与传染性肺结核密切接触者、结核菌素试验由阴转阳性者、过去 5 年内出生于结核病高发地区者以及未接种卡介苗的儿童)。

(2) 患有促使结核病恶化的相关疾病者，如接受糖皮质激素和其他免疫抑制药的治疗、患恶性肿瘤、终末期肾病、糖尿病、营养不良、HIV 感染、胸部 X 线片见纤维化病灶等。

(3) 属于结核病高发地区的人群。

2. 结核菌素试验的结果判定

标准结核菌素试验是在被试者左前臂皮内注射 0.1 ml 含 5 个结核菌素单位 [5 tuberculinunits(5Tu)]PPD，注射后 48 ～ 72 h 看硬结直径大小作为判断反应的标准。判定阳性及诊断意义的解释根据不同人群的特殊情况而定。

我国儿童 PPD 判断标准以及自然结核杆菌感染与卡介苗接种后反应的鉴别见前述。

2000 年美国胸科学会、疾病控制中心 (CDC) 和美国儿科学会修订了 PPD 的标准，根据不同人群，以＞ 5 mm、＞ 10 mm 和＞ 15 mm 阳性为结核感染的标准。

3. 结核菌素试验

诊断潜伏结核感染的局限性结核菌素试验敏感性和特异性受诸多因素影响，

诊断潜伏结核感染存在以下缺点：结核感染后出现结素阳性时间一般为 3 ～ 8 周，但最近观察家庭结核病接触之儿童出现结核菌素阳性之潜伏期可长达 3 个月，在此潜伏期的结核感染患儿，随时可发展成致命的结核病；与 BCG 接种后和非结核菌抗酸杆菌感染存在着交叉阳性反应。

4. 全血 IFNi 测定

利用 PPD 在体外刺激全血，测定 T 细胞释放 γ 干扰素的水平。本试验的理论机制同结核菌素试验，多中心试验显示其结果与结核菌素试验基本一致，近年已得到美国 FDA 的认可。由于 PPD 抗原成分在自然感染结核菌株与 BCG 株之间有交叉，故利用 PPD 作为刺激物的试验结果也同样可受到 BCG 接种的影响。

5. 酶联免疫斑点试验 [enzyme linkedimmu-nosport(Elisport)test]

结核杆菌菌体中含有 2 种不同抗原成分，即早期分泌抗原靶蛋白 6(ESAT-6) 和培养滤过蛋白 (CFP10)，而 BCG 不含以上成分。潜伏结核感染儿童可以产生较强的细胞免疫反应，感染者机体的 T 细胞对此 2 种抗原可产生反应。结核感染后引起的血内特异性敏感 T 细胞，遇到此 2 种结核杆菌抗原后，其所释放的 IFN-α 使 T 细胞出现斑点，通过观察带斑点 T 细胞的数量，作为结核感染的特异性诊断。此试验从结核杆菌提取的早期分泌抗原靶蛋白 ESAT 抗原成分不存在于 BCG 中，故用它在体外刺激全血，测定 T 细胞释放 γ 干扰素的水平，能够区别自然结核菌感染与卡介苗接种后反应。

二、治疗

儿童潜伏结核感染的治疗。

1.INH

儿童应用 9 个月，目前公认此为首选方案。INH 具有杀菌、相对无毒性、价格便宜，口服易吸收等特点。治疗后可使发生活动性结核病的危险性下降 70% ～ 90%。剂量为 10 ～ 20 mg/(kg·d)，最大剂量为 300 mg/d，每日晨起顿服。尽管建议 9 个月方案，但认为 6 个月的治疗也提供了实质性保护。INH 最主要的不良反应是药物性肝炎。周围神经病在儿科少见，使用 INH 时不必常规加用维生素 B6。

2.RFP

单用 RFP 4 个月是次选方案。对于不能耐受 INH 或推测对 INH 耐药，而对 RFP 敏感的结核感染的儿童或服 INH 有肝或神经反应时可采用这种方案。剂量为 10 ～ 20 mg/(kg·d)，最大剂量为 450 mg/d，每日晨起顿服。利福平的不良反应为药物性肝炎、过敏反应、流感样症状、溶血性贫血、急性肾衰竭。RFP 引起的肝损害较 INH 严重，应用时注意观察。

3.INH+RFP

疗程 3 个月。此联合方案肝不良反应较大，用于不可能完成更长期治疗的成年人，各国目前均不建议用于儿童。

特别提示：活动性结核患者家中的儿童需接受治疗。由于在接触结核菌后 3 个月内结核菌素皮肤试验可能不出现阳性，故对于有这种高危接触的 4 岁以下幼儿，即使最初结核菌素试验阴性，也应考虑按照潜伏结核进行治疗，治疗 3 个月再评价，若阳性，继续按潜伏结核治疗；若阴性则停止治疗。目前尚无有关高危接触的确切标准，但有人定义为：最近与传染性结核患者密切接触达 12 h 以上。

第二十四章 感染性疾病

第一节 流行性乙型脑炎

流行性乙型脑炎 (epidemic encephalitis B，简称乙脑)，是由嗜神经的乙脑病毒所致的中枢神经系统性传染病。本病主要分布在亚洲远东和东南亚地区，经蚊传播，多见于夏秋季，临床上急起发病，有高热、意识障碍、惊厥、强直性痉挛和脑膜刺激征等，重型患者病后往往留有后遗症。乙脑的病死率和致残率都很高，属于威胁儿童健康的主要传染病之一。夏秋季是乙脑的发病高峰季节，流行地区分布与媒介蚊虫分布密切相关。部分患者留有严重后遗症，重症患者病死率较高。乙脑病原体 1934 年在日本发现，故名日本乙型脑炎，1939 年我国也分离到乙脑病毒，新中国成立后进行了大量调查研究工作，改名为流行性乙型脑炎。

一、病因

乙脑的病原体是流行性乙型脑炎病毒，属被膜病毒科虫媒病毒 B，为嗜神经、RNA 病毒，呈球形，直径 12 ～ 22 nm。对低温和干燥的抵抗力强。

二、流行病学

乙脑是动物源性传染病，人畜都可以患病。猪的感染率高达 100%，幼猪是乙脑病毒传播环节中最重要的中间宿主或扩增宿主。由于蚊体可携带乙脑病毒越冬并可经卵传代，故蚊不仅是传播媒介，还可能是病毒的长期宿主。人感染乙脑病毒后，可发生显性或隐性感染，两者之比为 1:1000 ～ 2000。无论是隐性还是显性感染，在人体内发生病毒血症的期限不超过 5 天，所以患者并不是主要的传染源。

乙脑病毒是虫媒病毒，需要蚊虫作为媒介将病毒传入人体，所以，乙脑有明显的发病季节，在南方为 6 ～ 8 月，北方为 7 ～ 9 月。每年 5、6 月份，乙脑病毒的感染先在猪群中流行，蚊吸猪血后病毒在蚊体内繁殖，可使猪群中发生第二次流行；带有乙脑病毒的蚊虫叮咬人时，病毒即经皮肤进入人体。

三、发病机制与病理

当病毒进入血液循环即发生短暂的病毒血症，能否发病则取决于病毒的毒力、数量和人抵抗力的强弱。如病毒通过血脑屏障进入中枢神经系统，在神经细胞内繁殖即引起脑炎。

乙脑病毒可侵犯整个中枢神经系统，以大脑、中脑、丘脑的病变较重；其次是小脑皮质、延髓和脑桥；脊髓的病变通常较轻。可见软脑膜充血，脑回变宽、变平，脑沟变窄，灰质和白质中的血管高度充血和水肿，可发生颅内压增高。病变进一步加重使脑组织缺血、缺氧、水肿和坏死，发生脑血管微循环障碍。脑膜血管也有充血和水肿，但较脑实质轻。

四、临床表现

乙脑的潜伏期多为 10 ～ 14 天，少数病例可＜ 1 周，或＞ 3 周。乙脑临床表现的轻重与发病的先后有关：在乙脑流行的三个月中，初期和末期的病例临床表现较轻，预后也较好；在流行高峰期发生的病例则临床症状较重，预后也差。根据乙脑的病程及病情，临床通常按以下分期和分型：

（一）病程分期

典型病例可按病程分期。

1. 初期

初期为起病的最初 3～4 天，相当于病毒血症期。发热和神志改变是本期的主要临床表现：高热、寒战、精神不振、嗜睡、头痛和呕吐；部分病例可呈现颈强直，Kernig 征、Barbinski 征及 Brudzinski 征阳性，婴儿可有前囟饱满；少数病例在发病后 2 天内即可出现惊厥、甚至昏迷。

2. 极期

大多数乙脑患儿在发病 3～4 天后进入极期，病情突然加重，体温进一步增高，神志改变加重，转入昏迷或半昏迷；反复、频繁抽搐，多为四肢、全身的强直性抽搐或四肢的强直扭曲性抽搐。由于频繁抽搐和上呼吸道阻塞导致缺氧和脑部本身病变等原因，脑水肿不断加重，引致中枢性呼吸衰竭，可见呼吸表浅、暂停、节律不整、潮式呼吸、叹息样呼吸、双吸气、下颌呼吸等；严重时发生脑疝，出现两侧瞳孔大小不一或散大，呼吸突然停止而死亡。

3. 恢复期

在发病后 10 天左右，大多数患儿病情不再加重而进入恢复期。体温在 3～5 天内逐渐下降至正常，抽搐由减轻至停止，神志逐渐清楚，病理反射消失。少数病例仍可持续发热，也可仍有神志不清、吞咽障碍、四肢僵硬、失语、失明、耳聋等。

4. 后遗症期

若乙脑发病后 1 年仍有神经系统症状、体征或精神异常，应视为后遗症。其发生率为 30% 左右，多为智力发育障碍、多动、癫痫发作等。

（二）病情分型

病情的分型通常以极期中的一些主要临床症状为依据，如发热的高度，神志的改变，抽搐的性质和频繁程度，以及有无呼吸衰竭等。

1. 轻型

体温不高过 39℃，可有轻度嗜睡、头痛、呕吐，神志始终清楚，无抽搐及呼吸困难，无颅内压增高及脑膜刺激症状。病程在一周左右，无后遗症。

2. 普通型

多数乙脑患儿发热 39～40℃，有头痛、呕吐等颅内压增高的表现，有明显嗜睡或半昏迷，可有抽搐，脑膜刺激征明显，病理反射阳性。病程多在 10 天左右，一般无后遗症，部分病例在恢复期仍有轻度精神神经症状。

3. 重型

持续 40℃ 以上高热，昏迷、反复抽搐伴持续性肢体强直，颅内压增高和脑膜刺激征明显，有明显的呼吸困难和缺氧表现。病程多在两周以上，多数病例有后遗症。

4. 极重型

持续发热 40～41℃，持续或反复惊厥，深度昏迷，四肢强直，中枢性呼吸衰竭，多痰导致上呼吸道阻塞。病死率达 50% 以上，存活者均留有后遗症。

五、诊断及鉴别诊断

（一）诊断

(1) 有明显的季节性，主要在 7 ～ 9 三个月内，患者多为儿童及青少年；

(2) 发病急骤，突然发热，头痛，呕吐，意识障碍，且在 2 ～ 3 天后逐渐加重，重症患者可迅速出现昏迷，抽搐，吞咽困难及呼吸衰竭等表现；

(3) 早期常无明显体征，2 ～ 3 天后常见脑膜刺激征，腹壁反射，提睾反射消失，巴宾斯基征阳性，四肢肌张力增高等即应考虑本病。

(4) 确诊依赖血清学诊断，特异性 IgM 在病后第 4 天即可出现阳性，病后 2 ～ 3 周达到高峰，国内孙静 2000 年研究证实，反转录 - 聚合酶链反应 (RT-PCR)，有助于临床乙脑患者快速诊断，敏感性较高，特异性可靠，与 RHPT 方法的联合应用将大大提高目前乙脑患者的诊断率。

常规血清学试验 (补体结合试验，中和试验)，有辅助诊断意义，可用于临床回顾性诊断。

（二）鉴别诊断

1. 中毒性菌痢

因乙脑发生在夏秋季，且多见于 10 岁以下儿童，故需与该季节发病较多的中毒性菌痢鉴别，后者起病急骤，发展迅速，于发病 24 h 内出现高热，惊厥，昏迷，休克甚至呼吸衰竭，此时临床上尚未出现腹泻及脓血便等肠道症状，易与乙脑相混淆，但乙脑患者一般无上述迅猛发生的凶险症状，而中毒性菌痢一般不出现脑膜刺激征，必要时可用生理盐水灌肠，如获得脓血样便可作镜检和细菌培养以确诊，特殊情况下可进行脑脊液检查，中毒性菌痢脑脊液多无变化。

2. 化脓性脑膜炎

其中枢神经系统症状和体征与乙脑相似，但化脓性脑膜炎中的流行性脑脊髓膜炎患者多见于冬春季，大多有皮肤黏膜瘀点，脑脊液混浊，其中白细胞增多达数千至数万，中性粒细胞多在 90% 以上，糖量减少，蛋白质含量明显增高，脑脊液涂片及培养可获得致病菌，乙脑有时尚需与其他早期化脓性脑膜炎及不彻底治疗的化脓性脑膜炎鉴别，需参考发病季节，年龄，原发感染部位，并根据病情发展多次复查脑脊液，进行血及脑脊液培养，并结合临床进行鉴别诊断。

3. 结核性脑膜炎

无季节性，多有结核病史或结核病接触史，婴幼儿多无卡介苗接种史，起病缓慢，病程较长，脑膜刺激征较显著，而脑症状如意识障碍等较轻，且出现较晚，脑脊液外观毛玻璃样，白细胞分类以淋巴细胞为主，糖及氯化物含量减少，蛋白质含量增加，薄膜涂片时常可找到结核分枝杆菌，必要时作 X 线胸片检查，眼底检查及结核菌素试验以鉴别之。

4. 其他病毒所致脑炎

(1) 肠道病毒所致脑膜脑炎：目前发病率有增多之势，夏秋乙脑流行季节中有 20% ～ 30% 为其他病毒引起的脑炎，主要病原为柯萨奇及埃可病毒，这两种肠道病毒引起的脑膜脑炎起病不如乙脑急，临床表现较乙脑轻，中枢神经系统症状不明显，不发生明显脑水肿及呼吸衰竭，预后良好，恢复后大多无后遗症。

(2) 脑型脊髓灰质炎：为脊髓灰质炎中罕见的临床类型，其临床表现酷似乙脑，起病急，高热，昏迷，惊厥，瞳孔缩小，反应迟钝，四肢肌张力增高，并可出现四肢痉挛性或强直性抽搐，病程进展迅速，病死率很高，流行季节亦在夏秋季，因此，需作血清学或病毒学检查进行鉴别。

(3) 腮腺炎脑炎：在病毒性脑炎中较常见，多发生于冬春季，大多数有腮腺炎接触史，脑炎往往在腮腺肿大后 3 ～ 10 天发生，少数在腮腺肿大前发生，亦可不发生腮腺肿大，血清淀粉酶测定及血清抗体检测有助于鉴别诊断。

(4) 单纯疱疹病毒脑炎：病情重，发展迅速，常有额叶及颞叶受损的定位症状，脑电图显示局限性慢波，单纯疱疹病毒性脑炎至今病死率仍在 30% 以上，存活者大多有不同程度后遗症，脑脊液测定抗体有助于诊断。

5. 脑型疟疾

不规则发热，肝脾多肿大，血中可找到恶性疟原虫，脑脊液检查基本正常。

6. 其他

乙脑患者还应与其他发热及有中枢神经系统症状的疾病相鉴别，包括蛛网膜下腔出血，脑出血，脑血管栓塞，脑血管畸形等。

六、治疗

迄今尚无特效药物，以对症治疗和防治并发症为主。

1. 降温

退热剂对乙脑患儿持续性高热的效果往往不大，可采用药物和物理降温相结合的方法；最好能将体温控制在 39℃ 以下，以减少氧的消耗，减少惊厥的发生。

2. 抗惊厥

反复发生的，或持续性抽搐会进一步加重脑缺氧和脑损伤，所以控制惊厥非常重要，常以慢作用的抗惊厥药物为基础定时用药，在全身性抽搐时加用速效止惊药。用药效果要达到能控制全身性惊厥发作，而不使四肢完全松弛为适宜。

3. 解除呼吸道梗阻

定时雾化吸入、稀化痰液和随时吸痰相结合；必要时作气管切开以利吸痰。

4. 防治中枢性呼吸衰竭

缺氧、脑水肿、颅内高压等是导致中枢性呼吸衰竭多种因素，应以鼻导管持续吸氧、20% 甘露醇静脉注射、酚妥拉明静注等方法降低颅压、减轻脑水肿、改善微循环和减轻脑血流障碍。

5. 其他

可适当应用干扰素、转移因子和胸腺素等药物。也可用中药辨证施治。恢复期应采取物理疗法和功能锻炼。

七、预防

目前应用的乙脑灭活疫苗，其效果已肯定。

第二节　中毒型细菌性痢疾

中毒型细菌性痢疾是急性细菌性痢疾的危重型。起病急骤，突发高热、病情严重，迅速恶化并出现惊厥、昏迷和休克。本型多见于 2 ～ 7 岁儿童，病死率高。

一、诊断依据

（一）流行病学资料

本病病原体为志贺菌属，又称为痢疾杆菌。患者和带菌者是主要传染源，亚临床感染、慢性患者和带菌者具有重要的流行病学意义。粪-口传播为主要传播方式，在非流行季节以接触传播为主，在流行季节主要以食物型、水型暴发流行。人群对本病普遍易感，以儿童发病率最高。全年均可发病，有明显的季节性，夏秋季发病较多。

（二）临床表现

临床表现本病潜伏期通常为 1～2 天，但可短至数小时，长至 8 天。

1. 发病特点

起病急骤，突发高热，常在肠道症状出现前发生惊厥，短期内（一般在数小时内）即可出现中毒症状。起病后体温很快上升至 39℃ 以上，可达 40～41℃，可伴有头痛，畏寒等症状，但无上呼吸道感染症状。肠道症状往往在数小时或十数小时后出现，故常被误诊为其他热性疾病。

2. 分型

根据其临床表现，分为如下三型。

(1) 休克型（皮肤内脏微循环障碍型）：主要表现为感染性休克。初起面色灰白，唇周青灰，四肢冷，指（趾）甲发白，脉细速，心率增快。后期出现青紫，血压下降，尿量减少，脉细速或细弱，甚至不能触及，心音低钝，无尿。重者青紫严重，心率减慢，心音微弱，血压测不出。并可同时伴心、肺、血液及肾脏等多器官功能不全的表现。

(2) 脑型（脑微循环障碍型）：病初起时，患儿烦躁或萎靡、嗜睡，严重者出现惊厥。惊厥可反复发作，开始时发作前后神志清楚，继之可转入谵妄昏迷，并可在持续惊厥后呼吸突然停止，这是由于脑细胞缺氧引起脑水肿产生脑疝所致。眼底检查可见小动脉直径变细，小静脉瘀血扩张。此型较重，病死率高。

(3) 肺型（肺微循环障碍型）：主要表现为呼吸窘迫综合征。以肺微循环障碍为主，常由中毒型细菌性痢疾的休克型或脑型发展而来，病情危重，病死率高。

(4) 混合型：上述两型或三型同时存在或先后出现，此型极为凶险，病死率更高。

（三）辅助检查

1. 血常规

外周血白细胞总数增高至 $(10～20)×10^9/L$ 以上，分类以中性粒细胞为主，并可见核左移。

2. 粪便检查

常规肉眼观察为黏液样便、黏液血便、脓样便、脓血样便等，显微镜下见有大量的白细胞与红细胞，并可见吞噬细胞。部分患者粪便培养志贺菌属可获得阳性结果。

3. 免疫学检查

如采用单克隆抗体免疫荧光法、对流免疫电泳法等检测，具有快速、敏感、简便等优点，有利于早期诊断。

二、治疗措施

治疗原则为选用强效抗菌药物，加强对症治疗，重点防治高热、惊厥和呼吸衰竭。

（一）一般治疗

消化道隔离到临床症状消失、粪便培养 2 次阴性。饮食以少渣易消化的流质及半流质饮食为宜；保证足够的水分，维持电解质及酸碱平衡，脱水轻者且不伴呕吐可用口服补液，如因严重吐泻引起脱水、酸中毒及电解质紊乱者，则需静脉补充液体。

（二）病原治疗

近年来耐药菌株逐渐增多，为有效的控制感染，宜联合使用两种抗生素，同时应依据当地当时的药敏情况及临床经验，选用强效抗生素，先采取静脉给药，病情好转后改为口服，疗程不宜短于 5 ～ 7 日。

1. 头孢菌素类抗生素

本类药物是具有临床使用价值的高效抗生素，它能抑制细菌的转肽化作用，抑制细菌壁的生成，以达杀菌的目的，对大部分耐药菌株有效。可用头孢噻肟 100 ～ 150 mg/(kg•d)，头孢曲松 100 ～ 150 mg/(kg•d)，或头孢呋辛 100 ～ 200 mg/(kg•d)，稀释后分 2 次静脉滴注。

2. 氨基糖苷类抗生素

如阿米卡星 5 ～ 7.5 mg/(kg•d)，分 2 次稀释后静脉滴注。妥布霉素每次 1.5 mg/kg，每 8 小时 1 次，可肌内注射或静脉滴注。本类药物毒性较大，主要是第 8 对脑神经及肾脏损害，在婴幼儿使用时必须严格掌握其适应证、剂量及疗程。

3. 氟喹诺酮类抗菌药物

该类药物与其他类抗生素无交叉耐药，对质粒传递的耐药菌株有良好的抗菌作用。近年来该类药物多数学者认为对儿童不列入禁用，但必须严格掌握适应证、剂量、疗程，并注意观察药物毒不良反应。诺氟沙星 10 ～ 30 mg/(kg•d)，分 2 ～ 4 次口服，也可以静脉给药，婴幼儿慎用。环丙沙星 20 ～ 25 mg/(kg•d)，分 2 次静脉滴注，疗程不超过 5 日。

（三）对症治疗

1. 降温、止惊

因高热易致惊厥，加重脑缺氧和脑水肿，从而导致呼吸衰竭。因此，迅速降温、止惊是防止病情进展的重要措施，可综合使用物理、药物降温或亚冬眠疗法。常用降温药物有复方阿司匹林、对乙酰氨基酚。亚冬眠疗法为氯丙嗪和异丙嗪每次各 1 ～ 2 mg/kg，肌内注射，根据病情决定用药间歇时间，一般 2 ～ 4 小时 1 次，共 3 ～ 4 次。对极度烦躁不安或惊厥不止者，应用地西泮每次 0.2 ～ 0.3 mg/kg，肌肉或静脉注射；或用水合氯醛溶液灌肠。

2. 抗休克

(1) 补充血容量、纠正酸中毒：一般先用 2:1 液 (2 份氯化钠溶液，1 份 1.4% 碳酸氢钠)，每次 10 ～ 20 ml/kg，快速静脉滴注，然后算出丢失量、生理需要量和继续丢失量，将当天补给的 1/2 量在头 8 ～ 12 小时输完，常用 1/2 ～ 2/3 张含钠液，余下的 1/2 量在后 12 小时输完。第 1 天用 1/2 ～ 2/3 张含钠液，第 2 天用 1/3 ～ 1/4 张含钠液。全日补液量约为 60 ～ 80 ml/kg，宜根据尿量和患者情况而定。重症休克多有明显酸中毒，可先用 5% 碳酸氢钠，每次 5ml/kg，静脉快速滴注。后用 2:1 溶液 (用量同前)。其后用 6% 低分子葡萄糖酐，可疏通微循环和扩充血容量，每次 10 ～ 20 ml/kg(1 次最大剂量不超过 300 ml) 静脉滴注。

(2) 解除微血管痉挛：常用血管扩张药山莨菪碱 (654-2) 宜从小剂量开始，每次 1 ～ 2 mg/kg，每

10～15分钟静脉注射1次。病情危重时剂量加大，每次3～4 mg/kg，每5～10分钟给药1次。待四肢转暖、面色微红、脉搏有力、血压回升及呼吸改善时停用。如病情再度恶化，可重复应用。

(3) 肾上腺糖皮质激素的应用：可早期，大剂量、短程应用，常用地塞米松每次1～3 mg/kg，静脉注射。

3. 防治呼吸衰竭

由于脑微血管痉挛，致使脑组织缺氧、缺血和水肿，从而导致呼吸衰竭发生，所以防治呼吸衰竭非常重要。

(1) 早期应用血管扩张药山莨菪碱以改善脑微血管痉挛，可以预防呼吸衰竭。

(2) 脑水肿者给予20%甘露醇，每次0.5～1.0 g/kg，每4～6小时1次，至脑水肿症状消失。

(3) 如已有呼吸衰竭，应立即大剂量(每次3～4 mg/kg)应用654-2，短间隔(每5～10分钟1次)反复静脉注射。

(4) 注意给氧、吸痰，保持呼吸道通畅，应用呼吸兴奋剂。

(5) 如呼吸停止，立即行气管切开，以及人工辅助呼吸。

三、治疗

(1) 搞好环境卫生，加强厕所及粪便管理，消灭苍蝇滋生地，发动群众消灭苍蝇。

(2) 做到饭前便后洗手，不引生水，不吃变质和腐烂食物，不吃被苍蝇沾过的食物。

(3) 不要暴饮暴食，以免胃肠道抵抗力降低。

(4) 降温止惊，防治脑水肿和呼吸衰竭，为了迅速控制感染，防治循环衰竭，应选用强有力的广谱抗菌药物。

第三节 猩红热

猩红热为A群溶血性链球菌感染引起的急性呼吸道传染病。其临床特征为发热、咽峡炎、全身弥散性鲜红色皮疹和疹退后明显的脱屑。少数患者患病后由于变态反应而出现心、肾、关节的损害。本病一年四季都有发生，尤以冬春之季发病为多。多见于小儿，尤以5～15岁居多。

一、病原学

乙型溶血性链球菌的A族中产红疹毒素的菌株是本病的致病菌株。已知此类菌株有不同的类型，不同型株所产生的红疹毒素的抗原性不同，其间无交叉免疫，因此患过本病者，再感染新的菌株时，有再患猩红热的可能。该菌产生多种酶及外毒素，疾病早期易从鼻咽分泌物中分离到该菌。该菌于体外生活力不强，在60℃经30分钟或在1:200苯酚中15分钟死亡。

二、流行病学

全年可发病，但冬春季较多。近30多年来，由于青霉素等抗生素的应用及生活卫生等条件的改善，发病率减少，多为散发，偶有流行；病情较轻，病死率显著下降。小儿好发此病，尤以3～7岁为多。

患者及带菌者均为传染源。带菌飞沫经呼吸道直接吸入为主要传播途径。起病初期鼻咽部带大量细菌,因此传染性也最强。间接通过日用品、食物传播,也可经口传播。经皮肤伤口可引起"外科型"猩红热。人类对链球菌有普遍易感性。感染后(包括隐性感染者)都会产生相应的抗菌抗体和抗毒抗体,两者均有特异免疫性。

三、病理

猩红热患者感染 A 组 β 型溶血性链球菌后,病原体侵入人体后咽部引起化脓性病变,毒素入血引起毒血症,使皮肤产生病变,严重时肝、脾、肾、心肌、淋巴结也可出现病变。

A 组 β 型溶血性链球菌的致病力来源于细菌本身及其产生的毒素和蛋白酶类。细菌本身的 M 蛋白和细菌荚膜能抵抗机体吞噬细胞的作用,在链激酶、透明质酸酶等作用下使炎症扩散并引起组织坏死。产生的毒素包括致热性外毒素(即红疹毒素)和溶血素:前者能致发热、使皮肤血管充血水肿、上皮细胞增殖,白细胞浸润,形成猩红热样皮疹;红疹毒素除了与各种免疫反应及细胞反应有关外,还能通过增强机体对链球菌各种产物的超敏反应引起致热反应及皮肤红斑反应。

溶血素有溶解红细胞、杀伤白细胞、血小板以及损伤心脏等,而毒素入血后,引起全身毒血症表现,如发热、头晕、头痛等。产生的蛋白酶类包括链激酶、透明质酸酶、链道酶、烟酰胺腺嘌呤二核苷酸酶以及血清混浊因子,致使宿主组织和细胞破坏、炎症扩散并引起组织坏死。A 族链球菌有超过 100 种 M 蛋白血清型,机体感染后产生的抗 M 蛋白抗体只可以抵抗同型细菌的再次感染,机体感染后获得的抗菌免疫每个血清型之间没有交叉免疫性,因此儿童可能多次发生。

四、临床表现

潜伏期 2～5 天,也可少至 1 日,多至 7 日。起病急剧,突然高热、头痛、咽痛、恶心、呕吐等。若细菌是从咽部侵入的,则扁桃体红肿,可有灰白色易被擦去的渗出性膜,软腭黏膜充血,有点状红斑及散在性瘀点。发病初期,出疹之前即可见舌乳头红肿肥大,突出于白色舌苔之中,称为"白色杨梅舌"。3～4 天后,白色舌苔脱落,舌色鲜红,舌乳头红肿突出,状似杨梅,称"红色杨梅舌",同时伴有颌下淋巴结肿大。

1. 前驱期

大多骤起畏寒、发热,重者体温可升到 39～40℃,伴头痛、咽痛、食欲减退,全身不适,恶心呕吐。婴儿可有谵妄和惊厥。咽红肿,扁桃体上可见点状或片状分泌物。软腭充血水肿,并可有米粒大的红色斑疹或出血点,即黏膜内疹,一般先于皮疹而出现。

2. 出疹期

皮疹为猩红热最重要的症候之一。多数自起病第 1～2 天出现。偶有迟至第 5 天出疹。从耳后,颈底及上胸部开始,1 日内即蔓延及胸、背、上肢,最后及于下肢,少数需经数天才蔓延及全身。典型的皮疹为在全身皮肤充血发红的基础上散布着针帽大小,密集而均匀的点状充血性红疹,手压全部消退,去压后复现。偶呈"鸡皮样"丘疹,中毒重者可有出血疹,患者常感瘙痒。在皮肤皱褶处如腋窝、肘窝、腹股沟部可见皮疹密集呈线状,称为"帕氏线"。面部充血潮红,可有少量点疹,口鼻周围相形之下显得苍白,称"口周苍白圈"。病初起时,舌被白苔,乳头红肿,突出于白苔之上,以舌尖及边缘处为显著,称"草莓舌"。2～3 天后白苔开始脱落,舌面光滑呈肉红色,并可有浅表破裂,乳头仍突起,称"杨梅舌"。

皮疹一般在 48 小时内达到高峰，2～4 天可完全消失。重症者可持续 5～7 天甚至更久。颌下及颈部淋巴结可肿大，有压痛，一般为非化脓性。此期体温消退，中毒症状消失，皮疹隐退。

3. 恢复期

退疹后一周内开始脱皮，脱皮部位的先后顺序与出疹的顺序一致。躯干多为糠状脱皮，手掌足底皮厚处多见大片膜状脱皮，甲端鞍裂样脱皮是典型表现。脱皮持续 2～4 周，严重者可有暂时性脱发。白细胞计数增加，多数达 $(10～20)×10^9/L$，中性粒细胞增加达 80% 以上，核左移，胞质中可见中毒颗粒及窦勒氏 (Dohle) 小体，嗜酸粒细胞初期不见，恢复期增多。临床表现差别较大，一般分为以下 4 个类型。

(1) 普通型

在流行期间 95% 以上的患者属于此型。临床表现如上所述。有咽峡炎和典型的皮疹及一般中毒症状，颌下淋巴结肿大，病程 1 周左右。

(2) 脓毒型

咽部红肿，渗出脓液，甚至发生溃疡，细菌扩散到附近组织，形成化脓性中耳炎、鼻旁窦炎、乳突炎、颈部淋巴结明显肿大。少数患者皮疹为出血或紫癜。还可引起败血症。

(3) 中毒型

临床表现主要为毒血症。高热、剧吐、头痛、出血性皮疹，甚至神志不清，可有中毒性心肌炎及周围循环衰竭。重型病例只见咽部轻微充血，与严重的全身症状不相称。此型病死率高，目前很少见。

(4) 外科型及产科型

病原菌由创口或产道侵入，局部先出现皮疹，由此延及全身，但无咽炎、全身症状大多较轻。

五、诊断与鉴别诊断

典型病例根据急性发热、咽峡炎、皮疹、杨梅舌等症状，诊断不难。外周血白细胞计数增高 ＞ $(10～20)×10^9/L$（10000～20000/mm³)，中性粒细胞增高，在治疗前取鼻咽拭子（或伤口脓液）培养可确诊。轻型和不典型病例需注意与下列疾病鉴别。

1. 麻疹、风疹等发疹性传染病

具体略。

2. 金黄色葡萄球菌感染

该菌有些菌株可产生红疹毒素，引起猩红热样皮疹。皮疹消退快，疹退但全身症状不减轻，无脱皮。常有局部或迁徙性化脓病灶，早期血或脓液培养可得金黄色葡萄球菌。

3. 药疹

有些药物如颠茄、莨菪类制剂等可能引起猩红热样皮疹。可根据有用药史、皮疹呈多形性、分布不匀、无杨梅舌和咽峡炎、无脱皮、停药后疹退等做出鉴别。

4. 皮肤黏膜淋巴结综合征

该病有 5 d 以上的持续发热、眼结膜充血，唇红干裂，手足肿硬，指端细屑脱皮，皮疹散在等特点予以鉴别。

5. 葡萄球菌性烫伤样皮肤综合征 (staphylococcal scarlet skin syndrome，SSSS)

本综合征由产表皮剥脱性毒素噬菌体Ⅱ型金黄色葡萄球菌感染所致，多见于婴幼儿。常先有化脓性结膜炎或上呼吸道感染，数小时至数天后出现皮肤弥散性红斑，以面、颈、腋和腹股沟处严重，因表皮大片松脱或形成薄疱，虽然皮肤外表似正常，但轻轻擦拭时，可见表皮疏松和脱落，或见水疱内液体移动，称为 Nikolsky 征阳性。此时可有发热，表皮广泛剥脱后，显露出鲜红色烫伤样皮肤。也可仅呈红斑而无脱皮。症状持续 5～7 d 后痊愈。早期从眼或咽部分泌物中可分离出病原菌，结合 Nikolsky 征阳性等与猩红热鉴别不难。

六、并发症

1. 化脓性并发症

年幼体弱儿多见。如化脓性中耳炎、乳突炎、颈淋巴结炎、蜂窝织炎，甚至败血症、化脓性脑膜炎、心包炎、关节炎等。原来疾病迁延不愈时应考虑此类并发症。

2. 变态反应性并发症

少数病例于猩红热痊愈后数周发现急性肾小球肾炎，多见于年长儿。可对猩红热患者每周查尿常规 3～4 周。风湿热主要累及关节和心脏，呈慢性反复发作病程。

3. 中毒性并发症

链球菌毒素可引起中毒性关节炎、中毒性心肌炎和中毒性肝炎等。偶见中毒性休克。

七、治疗

1. 抗生素疗法

青霉素是治疗猩红热和一切链球菌感染的首选药物，早期应用可缩短病程、减少并发症，病情严重者可增加剂量。为彻底消除病原菌、减少并发症，疗程至少 10 天。对青霉素 G 过敏者可用红霉素，严重时也可静脉给药，疗程 7～10 日。

2. 对症治疗

高热可用较小剂量退热剂，或用物理降温等方法。年长儿咽痛可用生理盐水漱口或度米芬含片。

八、预防

应及时隔离患者直至症状消失，咽拭子连续 3 次培养阴性后解除隔离。带菌者用青霉素治疗 5～7 d，停药后再做细菌培养。严格执行隔离消毒常规。患者分泌物及污物及时消毒处理。流行时禁止小儿去公共场所，提倡戴口罩。病室及公共场所用醋蒸汽或 2% 过氧乙酸蒸气消毒。对密切接触的易感者，应检疫 7～12 d，一旦出现咽峡炎或扁桃体炎时，即予隔离，用抗生素或其他抗菌药物治疗 3～5 d。

第四节 寄生虫病

寄生虫病是因寄生虫侵入人体而引起的疾病。因虫种和寄生部位不同，引起的病理变化和临床表现各异。本类疾病分布广泛，世界各地均可见到，但以贫穷落后、卫生条件差的地区为多见，热带和亚热带地区更多，因此，狭义的热带病即指寄生虫病。非洲、亚洲的发展中国家发病较多，感染的人群主要是接触疫源较多的劳动人民及免疫力较低的儿童。

一、蛔虫病

似蚓蛔线虫简称蛔虫，寄生人体称为蛔虫病(Ascariasis)，是小儿时期最常见的一种肠道寄生虫病，它不仅影响小儿的食欲、肠道功能和生长发育，而且并发症多见，严重者可危及生命。

(一) 病原和流行病学

蛔虫是寄生在人体内最大的线虫，形似蚯蚓，雌雄异体。自人体排出的受精卵在适宜的温度和湿度下经 5 ～ 10 天发育成具感染性的虫卵，人误食后，虫卵中的胚蚴破壳而出，侵入小肠黏膜和黏膜下层进入微血管，经门静脉系统到肝，再经右心到肺，或经淋巴管沿胸导管、奇静脉入右心而达肺脏，然后穿破肺毛细血管进入肺泡，沿小支气管、气管移行到咽喉，再被吞下，到小肠内发育为成虫。自感染性虫卵进入人体到成虫产卵历时 2 月余；雌虫每日产卵约 20 万个；成虫寿命 1 ～ 2 年。

蛔虫病患者是主要的传染源；感染性虫卵污染水、土壤、手或各种食物后经口吞入是主要的感染途径；虫卵亦可随飞扬的灰尘被吸入咽下。本病的发病率农村高于城市，儿童高于成人。

(二) 临床表现

1. 幼虫期致病

可出现发热，咳嗽，哮喘，血痰以及血中嗜酸性粒细胞比例增高等临床症象。

2. 成虫期致病

(1) 患者常有食欲不振，恶心，呕吐，以及间歇性脐周疼痛等表现。

(2) 可出现荨麻疹，皮肤瘙痒，血管神经性水肿，以及结膜炎等症状。

(3) 突发性右上腹绞痛，并向右肩，背部及下腹部放射，疼痛呈间歇性加剧，伴有恶心，呕吐等。

(三) 诊断

1. 临床诊断依据

(1) 成虫寄生者，根据近期排虫或呕虫史即可诊断。

(2) 儿童反复出现腹部或脐周一过性隐痛，或伴偏食，夜间磨牙，腹部膨隆等均可提示蛔虫感染，如有合并症，则应根据相应的症状，体征和有关检查结果酌情判断；如出现胆绞痛，胆管炎，胰腺炎时应考虑肠蛔虫病并发症的可能性；儿童患者腹痛，呕吐，腹胀，停止排大便与排气，扪及腹部条索状肿块时应注意蛔虫性肠梗阻的可能性。

(3) 农村收获季节，出现集体人群突发性发热，咳嗽，哮喘而排除其他原因后，可结合病史，体征，考虑急性蛔虫幼虫所致肺炎的可能性。

(4) 如肠内仅有雄虫寄生而粪中虫卵阴性时 (占感染者 3% ～ 5%)，可用驱虫药物行诊断性治疗。

2. 实验室及辅助检查

粪便涂片查虫卵是最简单，快速，可靠的肠蛔虫病确诊依据，酌情选择下列检查有助于诊断，如胃肠吞钡检查可显示蛔虫的形态与数量；腹部 X 线平片对诊断蛔虫性肠梗阻或肠穿孔性腹膜炎有重要价值；十二指肠引流液查见虫卵是胆道蛔虫病的直接证据等。

（四）鉴别诊断

(1) 胆道蛔虫症需与急性胆囊炎和急性胰腺炎相鉴别。

(2) 蛔虫性肠梗阻时须与肠套叠等急腹症相鉴别。

(3) 还易与胃，十二指肠溃疡，慢性胃炎及肠系膜淋巴结炎等疾病相混淆。

（五）治疗

1. 驱虫治疗

(1) 甲苯咪唑（安乐士）：为广谱驱肠虫药，能抑制线虫对葡萄糖的摄入，导致其糖原耗竭而无法生存。用于杀灭蛔、蛲、鞭、钩虫，对成虫、蚴虫及虫卵均有作用。驱蛔虫剂量不分年龄、体重，均为 200 mg 顿服，一次即可。偶有轻微头昏、腹泻等副反应。复方甲苯咪唑片（速效肠虫净）每片含甲苯咪唑 100 mg，左旋咪唑 25 mg，＞ 4 岁儿童驱蛔虫时一次顿服 2 片。服药期间不忌饮食。

(2) 阿苯达唑（肠虫清）：本药阻断虫体对多种营养和葡萄糖的吸收，并阻抑其 ATP 的产生，使寄生虫无法生存和繁殖。＞ 2 岁小儿 0.2 g 顿服，＜ 2 岁者禁用。副反应有轻度头昏、恶心、腹泻等，可自行消失。

(3) 哌嗪（驱蛔灵，piperazine）：通过麻痹虫体肌肉而驱虫故适用于有并发症的患儿。每日剂量 100 ～ 160 mg/kg(最大量不得超过 3.0 g)，睡前顿服，连服 2 日。本品毒性低，但有肝、肾功能不良及癫痫史患者禁用。

2. 并发症治疗

(1) 胆管蛔虫病：治疗原则为解痉止痛、驱虫、控制感染。腹痛可用阿托品、颠茄酊、东莨菪碱或维生素 K，驱虫治疗如上述。并发感染时应尽早使用在肝胆中浓度高的抗生素控制感染，如氨苄青霉素、红霉素、氧哌嗪青霉素或头孢哌酮钠等。严重肝胆系统感染并发中毒性休克，或蛔虫性肝脓肿时可考虑外科手术治疗。

(2) 蛔虫性肠梗阻：不完全性肠梗阻可采用禁食、胃肠减压、输液、解痉、止痛等处理，腹痛缓解后可予驱虫治疗。完全性肠梗阻时应及时手术治疗。

(3) 蛔虫性肠穿孔、腹膜炎或阑尾炎应及早手术治疗。

（六）预防

1. 控制传染源

驱除人体肠道内的蛔虫是控制传染源的重要措施，应积极发现，治疗肠蛔虫病患者，对易感者定期查治，尤其是幼儿园，小学及农村居民等，抽样调查发现感染者超过半数时可进行普治，在感染高峰后 2 ～ 3 个月 (如冬季或秋季)，可集体服用驱虫药物，驱出的虫和粪便应及时处理，避免其污染环境。

2. 注意个人卫生

养成良好个人卫生习惯，饭前便后洗手；不饮生水，不食不清洁的瓜果；勤剪指甲；不随地大便等，对餐馆及饮食店等，应定期进行卫生标准化检查，禁止生水制作饮料等。

3. 加强粪便管理

搞好环境卫生，对粪便进行无害化处理，不用生粪便施肥，不放牧等，使用无害化人粪做肥料，防止粪便污染环境是切断蛔虫传播途径的重要措施，在使用水粪做肥料的地区，可采用五格三池贮粪法，使粪便中虫卵大部分沉降在池底，由于粪水中游离氨的作用和厌氧发酵，虫卵可被杀灭，同时也会增加肥效，利用沼气池发酵，既可解决农户照明，煮饭，又有利粪便无害化处理，可半年左右清除一次粪渣，此时，绝大部分虫卵已失去感染能力，在用于粪做肥料的地区，可采用泥封堆肥法，三天后，粪堆内温度可上升至52℃或更高，可以杀死蛔虫卵。

二、蛲虫病

蛲虫病是以引起肛门、会阴部瘙痒为特点的一种肠道寄生虫病。世界各地流行极广，全世界感染人口300～500百万，我国南方、北方普遍流行，儿童感染率高于成人。尤其集体机构儿童感染率高。国内调查资料表明儿童感染率达40%～70%。在卫生条件差的家庭往往多数成员同时患病。因此蛲虫病是值得重视的疾病。

（一）病原和流行病学

蛲虫为乳白色小线虫，长约1 cm，雌雄异体。成虫寄生在人体的盲肠、阑尾、结肠、直肠和回肠下段。交配后雄虫很快死亡，雌虫向肠腔下段移行，于夜间爬出肛门，在肛周、会阴部皮肤皱褶处排卵，然后死亡。虫卵在肛周经过约6小时的发育即成为感染性卵，若患儿再经口吞入即形成自身感染，不需中间宿主。虫卵抵抗力较强，室内环境一般可存活3周。虫卵可经手、衣裤、被褥或玩具、食物吞食或随空气吸入等方式传播。成虫在体内存活1～2个月。

蛲虫患者是唯一的传染源。感染方式主要通过肛门-手-口直接感染和人群之间接触感染，偶尔，在肛周孵育的幼虫再返爬回肛门内而发生逆行感染。本病容易传播，常在集体儿童机构或家庭中造成流行。

（二）临床表现

约1/3的蛲虫感染者可完全无症状。

1.肛门周围或会阴部瘙痒

瘙痒是由蛲虫产生的毒性物质和机械刺激所产生，夜间尤甚，影响睡眠，小儿哭闹不安。由于奇痒抓破后造成肛门周围皮肤脱落、充血、皮疹、湿疹。甚而诱发化脓性感染。

2.消化道症状

蛲虫钻入肠黏膜，以及在胃肠道内机械或化学性刺激可引起食欲减退、恶心、呕吐、腹痛、腹泻等症状。

3.精神症状

由于寄生虫在体内排出的代谢产物，导致精神兴奋，失眠不安，小儿夜惊咬指等。小儿的异嗜症状，蛲虫病患者最为常见，如嗜食土块、煤渣、食盐等。

4.其他症状

由于蛲虫的异位寄生所引起，如：阴道炎、输卵管炎、子宫内膜炎等。也可侵入阑尾发生阑尾炎，甚止发生腹膜炎。

（三）诊断

肛门周围或会阴部经常奇痒，患儿夜间烦躁不安时，应注意有蛲虫病的可能，若能查到虫体、虫卵即可确诊蛲虫病。诊断蛲虫病常采用透明胶纸拭子法或棉签拭子法，于清晨解便前或洗澡前检查肛周。此法操作简便，检出率高。若检出虫卵即可确诊。

（四）治疗

1. 一般治疗及护理

患儿须穿满裆裤，防止手指接触肛门，每天早晨用肥皂温水清洗肛门周围皮肤；换下的内衣内裤应予蒸煮或开水浸泡后日晒杀虫，连续 10 天。蛲虫寿命较短，如能防止重复感染，则有自愈可能。如不注意预防，则药物驱虫治疗后仍可再感染。故本病必须采取预防与药物驱虫相结合，才能根治。

2. 药物治疗

(1) 甲苯达唑口服效果最佳。

(2) 恩波吡维铵口服，7 天后再服 1 次。药片不可咬碎。必要时可在 2 周后重复治疗。服药后 1 ～ 2 天粪便会染成红色。

(3) 噻嘧啶（抗虫灵）口服，连服 3 天，疗效很好。

(4) 苄酚宁（商品名扑蛲灵）为了防止复发，间隔 14 日后再服一剂，疗效佳，不良反应少，偶有恶心、呕吐反应。

(5) 噻乙吡啶有显著驱蛲效果。

3. 局部治疗

肛门瘙痒或有湿疹，可每晚睡前洗净局部，用 10% 鹤虱油膏或 2% 氧化氨基汞软膏涂布，可杀虫止痒，直到痊愈为止。

（五）预防

由于蛲虫寿命短，如无重复感染，不治亦可自愈。故应强调以预防为主，搞好环境卫生，培养良好的卫生习惯，如饭前、便后洗手，不吸吮手指，勤剪指甲，勤换内衣裤，婴幼儿尽早穿满裆裤，玩具、用具、被褥要经常清洗和消毒。集体儿童机构应定期普查、普治。家庭中所有患者也应同时治疗。

三、钩虫病

钩虫病（Ancylostomiasis Hookworm disease）是钩虫寄生于人体所引起的疾病。临床以贫血、营养不良、胃肠功能紊乱为主要表现。轻者可无任何临床症状，严重者可影响小儿生长发育。

（一）病原和流行病学

寄生在人体的钩虫主要是十二指肠钩虫和美洲钩虫。成虫体长约 1 cm，半透明灰白 - 米黄色，雌雄异体，寄生于人体小肠上段，以其口囊咬吸在肠黏膜上，摄取血液、组织液及肠黏膜。每条雌性十二指肠钩虫平均每日产卵 3 万个左右；美洲钩虫为 9 千左右。虫卵随粪便排出体外后，在温暖、潮湿、含氧充足的土壤中孵育成蚴虫；在 1 ～ 12 周中，经过二次脱皮发育为具有感染性的丝状蚴。丝状蚴主要通过皮肤破损处、毛囊或汗腺口主动钻入人体，在皮下组织中移行进入小静脉或淋巴管，经右心至肺后穿出毛细血管进入肺泡，然后向上移行至咽部，被吞咽入胃，达小肠发育为成虫，历时约 4 ～ 5 周。丝状蚴还可直接经口到胃，抵小肠发育为成虫，钩蚴还可侵入胎盘或乳汁导致感染，但比较少见。成虫寿命平均 1 ～ 3 年，最长可达 9 年。

钩虫病患者为主要的传染源。皮肤接触污染的土壤为主要感染途径；吃进污染的食物、蔬菜等也是感染途径之一。该病在我国分布广泛，其感染率南方高于北方，尤以淮河、黄河以南地区为著，农村高于城市，成人高于儿童，小儿年龄愈大，感染率愈高。

（二）临床表现

1. 幼虫所致的症状

(1) 钩蚴性皮炎：是钩虫感染者最常见的早期临床症状。当丝状蚴侵入皮肤后数分钟，皮肤可发生烧灼、针刺样或奇痒等感觉，继而出现出血性的小斑点和丘疹，1～2天后变为水疱。3～5天内局部症状消失而自愈。

(2) 呼吸系统症状：丝状蚴侵入皮肤后3～7天，幼虫随血流移行至肺泡，如数量较多，可出现咽痒、咳嗽、咯痰等呼吸道症状；重者可出现剧烈干咳和哮喘发作，表现为嗜酸性粒细胞增多性哮喘；有时可有畏寒、发热等表现。X线检查可见肺纹理增加或肺门阴影增生，偶可发现短暂的肺浸润性病变。

(3) 急性钩虫病：是指短期内大量钩蚴感染所致的早期钩虫病综合征。临床表现除上述皮肤及肺部损害外，部分患者于呼吸道症状出现后1～2周，可出现明显的消化道症状，如腹痛（多为脐周或上腹隐痛）及腹泻（水样便为主）。此外，尚可有发热、食欲不振、全身乏力等。

2. 成虫引起的症状

(1) 消化系统的症状：患者大多于感染后1～2个月逐渐出现上腹部不适或疼痛、食欲减退、腹泻、乏力、消瘦等。

(2) 贫血症状：重度感染后3～5个月逐渐出现进行性贫血，表现为头晕、耳鸣、心悸、气促等。长期严重贫血可发生性心脏病，表现为心脏扩大、心率加快等。严重贫血常伴有低蛋白血症，出现下肢或全身水肿。

（三）诊断

1. 临床诊断

在钩虫病流行区，有接触史、钩蚴性皮炎和轻重不一的贫血、营养不良、胃肠功能紊乱、上腹隐痛等可考虑本病的可能性。

2. 病原学诊断

要确诊钩虫病必须找到病原体。

(1) 虫卵检查：取大便用直涂法在显微镜下找虫卵，检出率较低，可多做几次。

(2) 成虫鉴定：如发现虫体可放在70%的乙醇中送检鉴定。

（四）治疗

钩虫病患者如无严重贫血或营养不良，即可进行驱虫治疗。如贫血严重，则应首先纠正贫血，然后再进行驱虫治疗。

1. 贫血严重者

在驱虫治疗前先纠正贫血。可给硫酸亚铁口服，一日3次，饭后服。

2. 驱虫治疗

(1) 甲苯咪唑：口服，一日2次（分早晚空腹或半空腹服用），连服3～4日。儿童、老年、体弱者剂量和疗程酌减。严重心脏病、肝脏病患者应慎用。丙硫咪唑、氟苯咪唑，连续3日，疗效优于甲苯咪唑。

(2) 噻嘧啶：又称"抗虫灵"、"驱虫灵"。口服，一日1次，临睡前温开水一次送服，连服2～3日。但对冠心病、消化性溃疡、急性肝炎、肾脏病，活动性肺结核咳血等患者应慎用。妊娠早期应用本药可致流产。

(3) 左旋咪唑：口服，每晚顿服，连服 3 日。对十二指扬钩虫疗效较好，但一般不单独用于钩虫病的治疗。

(4) 噻乙吡啶：对十二指肠钩虫的疗效较好，但不如噻嘧啶的疗效，口服。出现轻微头昏、恶心、腹痛、流涎等不良反应，但能自行消失。

(5) 联合治疗：适用于混合感染和严重感染患者，或单一药物疗效不显著的顽固病例。噻嘧啶与甲苯咪唑，一次顿服，连续 2 日；噻嘧啶与左旋咪唑，1 次半空腹顿服。

(五) 预防

不随地大便，加强粪便无害化处理。在流行地区进行定期的普查、普治。疫区儿童尽量避免赤脚，避免食物被钩蚴污染，加强饮食卫生。

四、绦虫病

绦虫病 (Taeniasis) 是由绦虫寄生人体肠道引起的疾病。儿童较成人少见。有些少数民族地区感染率较高，与其饮食生活习惯有关。

(一) 病原和流行病学

我国各地都有绦虫病，以内蒙古、新疆、广西、云南、贵州、四川等地多见；以猪肉绦虫和牛肉绦虫感染为主。绦虫又称带虫，成虫扁长如带状，长 2～4 米，乳白色，雌雄同体。虫体分为头节、颈节与体节三部分：头节具有固着器官，上有吸盘或小钩；颈节具有生发功能，节片由此向后连续长出；体节靠近颈节部分因其生殖器官未发育成熟称为未成熟节，中间部分节片因生殖器官发育成熟称为成熟节，后部节片中存满虫卵称为孕节。成虫寄生于人小肠，虫卵或孕节随粪便排出体外，当虫卵被猪、牛等中间宿主吞食后，卵内的六钩蚴虫在其小肠内逸出，钻进肠壁血管或淋巴管随血循环或淋巴循环到达全身，主要在运动较多的肌肉组织中发育为囊尾蚴，囊尾蚴如黄豆大，内有白色米粒大小的囊尾蚴头节。这种含有囊尾蚴的肉 (俗称"米猪肉")未经煮熟而被人摄食后即在人小肠中发育为成虫而致病。绦虫在人体内的寿命可长达 25～35年。人也可成为猪绦虫的中间宿主，即由于吞食的虫卵或孕节在人体内发育成囊尾蚴所造成，称为囊虫病 (Cysticercosis)；但这种囊尾蚴不能在人体内继续发育为成虫。寄生在人体的绦虫除大量掠夺宿主的营养外，其固着器官吸盘和小钩对宿主肠道亦造成机械刺激和损伤；囊尾蚴在人体内寄生的危害性比绦虫病更大，其程度因囊尾蚴寄生的部位和数量而不同，其中以脑囊虫病最为严重。

(二) 临床表现

绦虫病初期，成虫居于肠中，影响肠道气机，引起腹部或上腹部隐隐作痛，腹胀不适，甚或恶心、呕吐。常在内裤、被褥或粪便中发现白色节片，或伴肛门瘙痒。病久则脾胃功能受损，不能运化水谷精微，加之绦虫吸食营养物质，以致人体化源不足，气血不充，故在上述症状的基础上常伴见面色萎黄或苍白，形体消瘦，倦怠乏力，食欲不振，舌淡、脉细等气血亏虚的症状。

(三) 诊断

以粪检见有排出绦虫节片为主要依据。猪囊虫病可引起脑病、癫痫、眼病、皮下组织与肌肉疾病，活体组织检查可确诊。本病预防以普查普治、卫生宣教，肉类检查等为主。治疗以驱虫药为主。囊虫病患者以彻底驱虫与手术治疗相结合。

（四）治疗

1. 氯硝柳胺（灭绦灵）

本品口服不吸收，在肠中保持高浓度，可杀死绦虫的头节和体节前段，不良反应轻微。＜2岁小儿剂量为 0.5 g/d，2 ～ 6 岁 1 g/d，＞6 岁 2 g/d；均分 2 次空腹服，间隔 1 小时，服后 2 小时服泻药。服时将药片充分咬碎后吞下，尽量少喝水以使药物在十二指肠上部达到较高浓度。

2. 吡喹酮 (Praziquantel)

治疗囊虫病及绦虫病均有效，驱绦虫的剂量为 10 ～ 15 mg/kg，顿服。治疗脑囊虫的剂量为每日 20 mg/kg，分 3 次服，9 日为一疗程，疗程间隔 3 ～ 4 个月。

3. 槟榔与南瓜子

其对绦虫有麻痹作用而达驱虫目的。驱猪绦虫，35% 槟榔煎剂 60 ～ 120 ml 清晨顿服；驱牛绦虫，先服炒熟去皮南瓜子 30 ～ 60 g，2 小时后服上述剂量的槟榔煎剂。一般于服药后 3 小时内有完整的虫体排出。

4. 鹤草酚

对猪、牛绦虫均有直接杀灭作用，能迅速穿透绦虫体壁，使虫体痉挛致死。剂量为 25 mg/kg，清晨空腹顿报，1.5 小时后服硫酸镁或酚酞致泻。服药期间忌食油类及饮酒。囊虫病除上述药物治疗外，还可选用阿苯达唑（肠虫清），每日 15 ～ 20 mg/kg，分两次服用，10 天为一疗程，停药 15 ～ 20 天后可开始第二个疗程，一般需要 2 ～ 3 个疗程。对眼囊虫病目前主张以手术摘除为宜；颅内，尤其脑室内单个囊虫也可行手术治疗。

驱绦虫治疗时应注意：①服药后患儿坐在盛有温盐水的便盆上排便，以免虫体遇冷收缩而不能全部排出。②留集 24 小时粪便寻找头节。③治疗 3 个月中无虫卵和节片排出为治愈。治疗猪绦虫时应尽量预防呕吐，以免妊娠节片因肠逆蠕动反流至十二指肠或胃而引致自身感染，造成囊虫病。

（五）预防

加强肉品检验，不吃未煮熟的猪、牛肉；仔细清洗蔬菜与水果；应区分生熟食品的砧板；彻底治疗绦虫病患者。

五、肺吸虫病

肺吸虫病 (Paragonimlasis) 是由肺吸虫（又称并殖吸虫）寄生人体所致的慢性地方性寄生虫病，临床以咳嗽、胸痛、咳血为主要症状。并殖吸虫除入侵肺外，还可侵袭脑、皮下和胸腹腔等多处部位并出现相应症状。

（一）病原和流行病学

并殖吸虫分布广泛，流行于亚、非、拉和南美洲，以亚洲较多。我国 20 多个省、区均有报道，多见于山区与丘陵地带，儿童及青少年发病率较高。并殖吸虫种类很多，能在人体寄生者有 10 余种，在我国以卫氏并殖吸虫和斯氏狸殖吸虫（又称四川肺吸虫）为主。成虫有口、腹吸盘，雌雄同体，主要寄生在肺部。虫卵经气管随痰咳出，或吞入后随粪便排出。虫卵进入水中后，在适宜条件下经 3 ～ 4 周即发育成毛蚴，然后侵入第一中间宿主淡水螺，经 2 ～ 3 个月后发育为尾蚴，再钻入第二中间宿主石蟹或蝲蛄体内，在其肌肉、内脏或腮上发育成为囊蚴。人食用了未煮熟的含有囊蚴的淡水蟹、蝲蛄或淡水虾即被感染，这是主要的感染途径；也可通过饮用未消毒的被囊蚴污染水而患病。本病患者和凡能排出肺吸虫卵的病兽（虎、豹、狐、狼等）、病畜（犬、猫、猪等）等均为传染源；但斯氏肺吸虫在人体寄生后不能发育为成虫排卵，因此患者不是传染源。

（二）发病机制和病理

人吞食囊蚴后，经过消化液作用，蚴虫在小肠脱囊而出，穿过肠壁进入腹腔，上行经膈肌、胸腔进入肺部，发育为成虫；在移行过程中也可异位寄生于皮下、肝、脑、脊髓、眼眶等组织和器官。自囊蚴进入终宿主到成熟产卵需两个多月。

卫氏肺吸虫进入肺引起病变可分为以下 3 期。

1. 脓肿期

虫体移行的刺激及其代谢产物可使局部出血、坏死，嗜酸粒细胞和单核细胞浸润，形成脓肿和周围肉芽组织。

2. 囊肿期

脓肿内的炎性渗出和大量细胞死亡液化逐渐变成褐色黏稠液体，镜下可见虫卵、虫体、坏死组织和夏科 - 雷登结晶，如与支气管相通，则囊内容物可咯出，形成囊肿，各囊肿之间可因虫体移行而互相沟通。

3. 纤维瘢痕期

囊内容物逐渐液化吸收，由肉芽组织填充，最后病灶纤维化、形成瘢痕。斯氏肺吸虫侵入人体后大多停留在幼虫状态，肺部病变较轻，但多到处游窜，造成局部或全身性幼虫移行症。主要表现为游走性皮下包块或结节，其内可见隧道样虫穴，有时可见蚴虫虫体，如侵入肝脏，可导致肝嗜酸性粒细胞性脓肿及结缔组织增生。

（三）临床表现

其临床表现亦多样化。潜伏期数天至 20 年，大多在 1 年内。按其侵犯的主要器官不同，临床上可分为 4 型。

1. 胸肺型

肺为卫氏肺并殖吸虫最常寄生部位，咳嗽、血痰、胸痛最为常见，典型的痰为棕褐色可持续数年。如伴肺组织坏死则呈烂桃样血痰，当肺并殖吸虫移行入胸腔时，可引起胸痛，渗出性胸膜炎或胸膜肥厚。四川并殖吸虫引起胸痛、胸腔积液较多，而咳嗽血痰较少。

2. 腹型

腹型以腹痛、腹泻、肝大为主要表现。腹痛以右下腹痛最多见，轻重不一。可有腹泻棕褐色脓血便，里急后重，脐周有压痛，偶可扪及结节或肿块。虫体在腹腔移行可引起腹腔积液或广泛炎症粘连。四川并殖吸虫常侵入肝脏，在肝内形成嗜酸性肉芽肿。

3. 结节型

结节型以皮下或肌肉结节最多见，约 20% 的卫氏并殖吸虫病患者有此征象。多位于下腹至大腿间皮下肌肉。结节内可见成虫虫卵、嗜酸性细胞和夏科 - 雷登结晶。四川并殖吸虫病主要表现是游走性，皮下结节或包块，其发生率 50%～80%，结节和包块 1～6 cm 大小，好发部位为腹壁，其次为胸壁、腰背及大腿内侧。

4. 胸型

胸型多见于儿童与青少年。早期可有头痛、呕吐、脑膜刺激征和颅内高压表现，稍后有癫痫、幻视、感觉异常等定位症状。侵犯脊髓则有脊髓受压、下肢感觉、运动异常，尿潴留，截瘫等症状。

（四）检查

1. 外周血检查

血常规外周血白细胞增多。嗜酸性粒细胞增多，一般在5%～20%，急性期可高达85%以上，四川并殖吸虫引起的表现更显著。半数以上血沉增快。

2. 病原学检查

卫氏并殖吸虫病患者痰中可找到虫卵。部分患者因将痰咽下，粪便检查可找到虫卵。脑脊液、胸水亦可发现虫卵和较多嗜酸性粒细胞。组织活检皮下包块尤其是游走性包块或结节组织活检，可发现童虫及嗜酸性肉芽肿，四川并殖吸虫较多见。

3. 免疫学检查

皮内试验：简便易行，常用于流行病学调查筛选。阳性率高达99%，但特异性不与其他吸虫病有交叉反应。一旦感染反应持续时间长。

补体结合试验：对早期并殖吸虫病，痰卵阴性者有诊断意义。感染后2～4周血清补体结合试验即可阳性，阳性率达98%，但对其他吸虫病有交叉反应。

酶联吸附试验：敏感性可达100%，尚未见交叉阳性反应。阳性者可能系近期感染或正在患病。

4.X线检查

X线检查表现早期有胸膜反应和胸腔积液，后期胸膜粘连增厚。肺部病变以中下肺野为主。由于病变发展阶段不同，而有不同的X线征象。

(1) 脓肿早期：1～2cm境界模糊的浸润阴影，中心有小透亮区。其病理基础为成虫在肺内游走引起的早期出血或炎性浸润。

(2) 囊肿期：为大小不等含空泡的结节或团块影，单房或多房，囊壁较薄，边缘模糊，老的病灶则囊壁较厚，边缘清晰。此为最具特征性的征象。这是肺并殖吸虫在肺内移行时形成隧道所致。

(3) 纤维瘢痕期：为境界锐利的类圆形结节阴影，可带有小空泡，或致密的斑点状条索状阴影及钙化灶。为虫体引起的纤维增殖病变。由于虫体不断移行，上述表现可同时出现。

（五）诊断

凡在流行区曾生食或半生食过螃蟹或蝲蛄，或生饮溪水者，均有肺吸虫感染的可能。若出现长期咳嗽，咳出血性或铁锈色痰液，伴皮下游走性结节或包块；或发生原因不明的心包积液、胸腹水；或头痛、癫痫等脑部症状，均应考虑本病的可能，宜做以下检查以助确诊。

1. 血常规

白细胞总数常增多，嗜酸粒细胞比例或计数可明显高于正常。血沉增快。

2. 免疫学检查

(1)皮内试验：以1:2000肺吸虫成虫抗原0.1ml注入患者前臂皮内，15～20分钟观察结果，若皮丘直径＞1 cm、红晕直径＞2 cm、伪足＞1个者为阳性。患儿阳性率可达99%，经治疗后其阳性表现仍可保持数年，并需除外其他吸虫病和麻风等情况。皮试阳性只能说明有过肺吸虫感染，不能诊断为肺吸虫病。

(2) 补体结合试验：用肺吸虫成虫抗原检测患者血清中的特异性补体结合抗体，当体内有活虫时其阳性率可达100%，但与其他吸虫有交叉反应。脑脊液补体结合试验则无假阳性，有助于脑型肺吸虫病的确诊。

(3) 酶联免疫吸附试验：本法的敏感性和特异性都很高，与其他吸虫病无交叉反应。

3. 病原检查

(1) 痰内虫卵检查：阳性可确诊为卫氏肺吸虫病，痰液中发现较多嗜酸粒细胞及夏科-雷登结晶有助于斯氏肺吸虫病的诊断。

(2) 脑脊液、其他体液检查：脑型肺吸虫病患者的脑脊液压力增高，无色、微混或血性；细胞数增加，以嗜酸粒细胞为主；蛋白质增高，糖和氯化物正常。可找到肺吸虫卵。胸水、腹水和心包液多为渗出液，草黄色或红色，含有较多嗜酸粒细胞，偶可查见虫卵。

(3) 活体组织检查：皮下结节或包块活检，可见嗜酸肉芽肿，有嗜酸粒细胞，夏科-雷登结晶，亦可检出成虫、蚴虫或虫卵。

4.X线检查

卫氏肺吸虫在肺内的病灶主要在中、下部，早期呈密度不均、边缘模糊的圆形或椭圆形阴影；中期示边缘清楚的单房或多房囊状阴影；晚期则瘢痕形成，呈点状和条索状阴影。常有胸膜增厚。斯氏肺吸虫肺部病变较少，但常见胸腔、心包积液。脑型肺吸虫病可作头颅X线片、脑血管造影或头颅CT、MRI等检查。

5. 脑电图检查

脑型肺吸虫病可出现异常图形。

(六) 鉴别诊断

肺吸虫病临床表现复杂多样，需与肺结核、结核性胸膜炎、结核性心包炎、先天性肺囊肿、脑脓肿、脑肿瘤等疾病鉴别。

(七) 治疗

1. 病原治疗

(1) 硫氯酚 (别丁，Bitin)：为治疗肺吸虫病的首选药，对肺吸虫囊蚴有明显杀灭作用，口服易吸收，排泄较缓慢，无明显的积蓄作用。儿童剂量为每日50 mg/kg，分3次口服，连续服用10～15天或隔日服用共20～30天。治愈率为80%～100%。需重复2～3个疗程，每一疗程间隔1～2周。其不良反应主要为恶心、呕吐、腹痛、腹泻，也可见轻度头痛、荨麻疹，偶见中毒性肝炎。

(2) 吡喹酮：对卫氏和斯氏肺吸虫病均有效。剂量为每日25 mg/kg，分三次口服，连服2日。不良反应较轻，偶见心电图改变、血清转氨酶升高、中毒性肝炎等。

2. 其他治疗

(1) 脑型：颅内压增高时应用脱水剂；癫痫发作者可用镇静剂；有局部性病灶所致的症状经药物治疗无效者，可采取手术治疗。

(2) 伴有胸腔、心包大量积液应反复穿刺排液，杀虫药与泼尼松同时应用可减少渗出。若治疗 2 个疗程效果不佳且心脏超声检查示心包增厚时，应及早行心包剥离术。

(3) 合并细菌感染时适当选用抗生素治疗。

（八）预防

彻底治愈患者；做好卫生宣传教育工作，做到不吃未经煮熟的螃蟹及蝲蛄，不生饮溪水；不随地吐痰及大便，防止虫卵入水。繁殖饲养能捕食第 1 和第 2 中间宿主的鱼类或家鸭，改变自然滋生条件，切断传染途径。

六、贾第虫病

贾第虫病，是贾第鞭毛虫引起的，该虫寄生人体小肠、胆囊，主要在十二指肠，可引起腹痛、腹泻和吸收不良等症状。贾第虫为人体肠道感染的常见寄生虫之一。蓝氏贾第鞭毛虫分布于世界各地。由于旅游事业的发展，在旅游者中发病率较高，故又称旅游者腹泻，已引起各国的重视。蓝氏贾第鞭毛虫感染的患者，以无症状带虫者居多。潜伏期多在两周左右，甚至可达数月不等。临床症状视病变部位而异，其表面多种多样，症状轻重也有不同，亦或无症状，也可能引起从间歇性腹部胀气直至慢性吸收不良等临床表现。

（一）病原与流行病学

蓝氏贾第鞭毛虫为单细胞原虫，主要寄生在小肠上段，尤其是十二指肠内，有时也寄生在胆管、胆囊或肝胆管内。儿童和青少年中本病多见。该虫生活史分为滋养体和包囊两个阶段。滋养体形如纵切的半个梨子，前端钝圆，后端细尖，背部隆起，腹扁而平，腹面前半部向内凹陷形成吸盘，借此吸附于肠壁上；有 4 对鞭毛，依靠鞭毛的摆动，运动活跃滋养体期无胞口，通过体表渗透作用摄取营养，以二分裂法繁殖。包囊期为椭圆形，囊壁较厚，对外界抵抗力强，在水中可存活 1 ~ 3 个月，粪便中能活 10 天以上，在含 0.5% 氯的水中仅生存 2 天，加温 50℃或在干燥环境中则很快死亡。成熟包囊有 4 个细胞核，是该虫的传播阶段，随大便排出体外，通过粪 - 口途径传播（包括自我感染）。包囊可在苍蝇、蟑螂消化道内存活，故它们也是传播媒介。

（二）发病机制

本病发病机制尚未完全阐明。虫株的毒力、机体的反应及其生活环境等多种因素与发病有关。近几年来认为免疫因素为主要的发病机制，如宿主患有低丙种球蛋白血症、免疫功能低下时，均易发生严重的感染。虫体覆盖在肠黏膜表面与机体竞争营养；滋养体吸盘吸附于宿主肠黏膜上造成的局部刺激与损伤等都会导致患儿消化功能紊乱。

（三）临床表现

大多数病例无症状，但他们可排出感染性包囊故必须给予治疗，急性贾第虫病的症状通常在感染 1 ~ 3 周后出现，症状一般较轻微，可见水样恶臭的腹泻，腹部痉挛性疼痛和腹胀，胃肠道胀气和打嗝，间歇性恶心和上腹痛，也可出现低热，畏寒，不适和头痛，重症病例可因脂肪和糖吸收不良而导致体重明显减轻，粪便中通常无血液及黏液。

慢性贾第虫病可从急性期演变而成，也可不经急性期而发生，其症状有周期性腹泻恶臭粪便，腹胀明显和臭屁多，慢性贾第虫病有时可引致儿童发育障碍。

（四）诊断

在粪中发现具有特征性的滋养体或包囊就可做出诊断。这些虫体在急性期很易找到，但在慢性感染期则以低水平间歇性排出虫体，因此需反复多次粪检或用尼龙线法或内镜法获取上段小肠内容物检查虫体，还可用免疫荧光试验和酶联免疫吸附试验检测粪中的贾第虫或贾第虫抗体，特异性 DNA 探针技术尚在研究中。

（五）治疗

1. 甲硝唑（灭滴灵）

甲硝唑为首选药，儿童每日 15 mg/kg，分 3 次口服，连服 5 ～ 10 日。不良反应较轻，可有恶心、眩晕，或白细胞轻度下降。

2. 呋喃唑酮（痢特灵）

剂量为每日 10 mg/kg，连服 7 日。副反应有恶心、呕吐、腹泻等。

（六）预防

严格的个人卫生可防止人 - 人间的传染，治疗无症状包囊排出者可减少感染的传播，血治疗日托中心中无症状感染儿童的成本 - 效益尚不清楚，水煮沸或加热到 70℃ 保持 10 分钟可达到消毒的目的。贾第虫包囊对常规氯化浓度有抵抗力，必须用含碘消毒剂并维持 8 小时以上。某些过滤装置也能去除污染水中的贾第虫包囊。

第五节 麻疹

麻疹是一种由麻疹病毒引起的具有高度传染性的急性出疹性传染病。临床以发热、结合膜炎、流泪畏光、麻疹黏膜斑和全身斑丘疹、疹退后有糠麸样脱屑及棕色色素沉着为其特征。

中医学认为，麻疹是因外感麻毒时邪而引发的出疹性传染病，在临床上以发热、目肿赤、泪水汪汪及全身红色斑疹为主要表现。因其疹点隆起，状如麻粒，故名麻疹，为儿科四大要证之一。

一、病因

麻疹病毒属副黏病毒科，呈球形颗粒，直径 100 ～ 250 nm，有 6 种结构蛋白；在前驱期和出疹期内，可在鼻分泌物、血和尿中分离到麻疹病毒。在人胚胎或猴肾组织中培养 5 ～ 10 天时，细胞出现病理改变，可见多核巨细胞伴核内嗜酸性包涵体。麻疹病毒只有一个血清型，抗原性稳定。病毒不耐热，对日光和消毒剂均敏感，但在低温中能长期保存。

二、流行病学

麻疹患者是唯一的传染源，患儿从接触麻疹后 7 天至出疹后 5 天均有传染性，病毒存在于眼结膜、鼻、口、咽和气管等处分泌物中，通过喷嚏、咳嗽和说话等由飞沫传播。本病传染性极强，易感者接触后 90% 以上均发病，过去在城市中每 2 ～ 3 年流行一次，1 ～ 5 岁小儿发病率最高。麻疹减毒活疫苗使用后，发病率已下降，但因免疫力不持久，故发病年龄后移。目前发病者在未接受疫苗的学龄前儿童、免疫失败的十几岁儿童和青年人中多见，甚至可形成社区内的流行。

　　婴儿可从胎盘得到母亲抗体，生后 4 ～ 6 月内有被动免疫力，以后逐渐消失；虽然绝大部分婴儿在 9 个月时血内的母亲抗体已测不出，但有些小儿仍可持续存在，甚至长达 15 个月，会影响疫苗接种。易感母亲的婴儿对麻疹无免疫力，可在分娩前、后得病。

三、发病机制

　　当易感者吸入麻疹患者鼻咽部分泌物或含有病毒的飞沫后，麻疹病毒在局部黏膜短期繁殖，同时有少量病毒侵入血液；此后病毒在远处器官的单核巨噬细胞系统中复制活跃，大约在感染后第 5 ～ 7 天，大量进入血液，此即为临床前驱期。在此时期，患儿全身组织如呼吸道上皮细胞和淋巴组织内均可找到病毒，并出现在鼻咽分泌物、尿及血液等分泌物和体液中，此时传染性最强。皮疹出现后，病毒复制即减少，到感染后第 16 天，仅尿内病毒尚能持续数日。出疹后第 2 天，血清内抗体几乎 100% 阳性，临床症状也开始明显改善。由于此时全身及局部免疫反应尚受抑制中，故部分患者常继发鼻窦炎、中耳炎和支气管肺炎。10% 的患儿脑脊液中淋巴细胞明显增多，50% 在病情高峰时有脑电图改变，但仅 0.1% 有脑炎的症状和体征，其出现常在急性起病数天后，此时血清中抗体已增高，且已找不到病毒，因此考虑为自身免疫性脑炎。

　　亚急性硬化性全脑炎 (subacute sclerosing panencephalitis，SSPE) 又称 Dawson encephalitis。在患麻疹之后若干年发生，曾提出病毒突变、病毒株特殊毒力或是第二个病毒感染促进慢性麻疹脑炎等发病机制，但都不能证实。最近研究发现 SSPE 患者系脑细胞的 M 蛋白 (Matrix) 合成过程中翻译受阻所造成。由于此蛋白是病毒装配所必需，M 蛋白的缺乏使不完整的麻疹病毒聚集，它不能被抗体或免疫细胞清除，从而导致本病。

四、病理

　　麻疹是全身性疾病，其病理改变可出现于全身各个系统，其中以网状内皮系统和呼吸系统最为明显。全身淋巴系统出现增生，在淋巴结、扁桃体、肝、脾和胸腺等处可见多核巨细胞。在皮肤、眼结合膜、鼻咽部、支气管、肠道黏膜特别是阑尾等处可见有单核细胞增生及围绕在毛细血管周围的多核巨细胞，淋巴样组织肥大。颊黏膜下层的微小分泌腺发炎，其病变内有浆液性渗出及内皮细胞增殖形成 Koplik 斑。

　　麻疹引起的间质性肺炎为 Hecht 巨细胞肺炎，而支气管肺炎则是继发的细菌感染。

　　SSPE 病变早期可见脑膜轻度炎症，全脑炎累及皮质和皮质下灰质及白质，在血管周围有浆细胞和淋巴细胞围绕，胶质细胞常增生。疾病后期有神经元退行性变、神经元缺失和髓鞘缺失，在神经元、星状细胞的核内可见核内包涵体。在电镜下，包涵体呈管状结构，是副粘病毒核衣壳的典型表现。这些损害在脑内分布不均匀，且在病程早、晚期的改变也不一致，故脑活检无诊断意义。

五、临床表现

　　(一) 潜伏期

　　6 ～ 18 天潜伏期末可有低热，全身不适。

　　(二) 前驱期

　　出疹前 24 小时可有轻微发热、不适、食欲差。有时发热与皮疹同时出现，也可不伴发热。

　　(三) 出疹期

　　皮疹形态初为细小、红色斑疹或斑丘疹，24 小时内转变为椭圆形、表浅、有薄膜包围的"露珠"状疱疹，周围红晕，大小不等。然后疱液从清亮转为云雾状，后干燥结痂。皮疹分布呈向心性，以躯干、头、腰部多见。皮疹分批出现，斑疹、丘疹、疱疹及结痂等各期皮疹同时存在。口腔、咽部和结膜可见小红丘疹，继之形成疱疹，破溃后形成小溃疡。经 1～3 周结痂脱落，无色素沉着及瘢痕，但如继发感染可留下永久性小瘢痕。

六、并发症

（一）喉、气管、支气管炎

麻疹病毒本身可导致整个呼吸道炎症。由于＜3 岁的小儿喉腔狭小、黏膜层血管丰富、结缔组织松弛，如继发细菌或病毒感染，可造成呼吸道阻塞而需行气管切开术。临床表现为声音嘶哑、犬吠样咳嗽、吸气性呼吸困难及三凹征，严重者可窒息死亡。

（二）肺炎

由麻疹病毒引起的间质性肺炎常在出疹及体温下降后消退。支气管肺炎更常见，为细菌继发感染所致，常见致病菌有肺炎链球菌、链球菌、金黄色葡萄球菌和嗜血性流感杆菌等，故易并发脓胸或脓气胸。AIDS 患者合并麻疹肺炎，伴有皮疹，常可致命。

（三）心肌炎

心肌炎较少见，但一过性心电图改变常见。

（四）神经系统

1. 麻疹脑炎

麻疹脑炎发病率为 1‰～2‰，多在出疹后 2～5 天再次发热，外周血白细胞增多；出现意识改变、惊厥、突然昏迷等症状。脑脊液改变为：轻度单核细胞及蛋白增多，糖正常。病死率达 10%～25%；存活者中 20%～50% 留有运动、智力或精神上的后遗症。

2. 亚急性硬化性全脑炎

该病是一种急性感染的迟发性并发症，表现为大脑功能的渐进性衰退，发病率约为百万分之一；在神经系统症状出现前若干年有典型麻疹史，并完全恢复。85% 起病在 5～15 岁，开始症状很隐匿，有轻微的行为改变和学习障碍，随即智力低下，并出现对称性、重复的肌阵挛，间隔 5～10 秒；随疾病进展，肌阵挛消失，出现其他各种异常运动和神经功能障碍，有共济失调、视网膜病、视神经萎缩等；最后发展至木僵、昏迷、自主功能障碍、去大脑强直等。病程快慢不一，大部分患者在诊断后 1～3 年死亡，个别能存活 10 年以上。

3. 其他

格林 - 巴利综合征、偏瘫、大脑血栓性静脉炎和球后视神经炎均少见。

（五）结核病恶化

麻疹患儿的免疫反应受到暂时抑制，对结核菌素的迟发性皮肤超敏反应消失，可持续几周，使原有潜伏结核病灶变为活动甚至播散而致粟粒型肺结核或结核性脑膜炎者不鲜见。

（六）营养不良与维生素 A 缺乏症

麻疹过程中由于高热、食欲不振，可使患儿营养状况变差、消瘦；常见维生素 A 缺乏，角膜呈混浊、软化，且发展极迅速，最后导致失明。

七、诊断和鉴别诊断

（一）诊断

根据病史、临床症状和实验室检查资料可以诊断。

（二）鉴别诊断

1. 小儿出疹性传染病

出疹性传染病如风疹、水痘、猩红热、幼儿急疹等应与本病鉴别。根据流行病学史、小儿麻疹临床症状、发热与皮疹的关系、皮疹特征及有关检查，不难鉴别。

2. 肠道病毒感染

肠道病毒如柯萨奇病毒、埃可病毒等感染，多在夏秋季发病，皮疹多样化，可反复出现，疹退无脱屑及色素沉着，无麻疹黏膜斑。

3. 药疹

有用药史，无麻疹前驱期症状，皮疹形态不一，躯干少于四肢，停药后逐渐恢复。

八、治疗

（一）一般治疗

卧床休息，房内保持适当的温度和湿度，有畏光症状时房内光线要柔和；给予容易消化的富有营养的食物，补充足量水分；保持皮肤、黏膜清洁。

（二）对症治疗

高热时可用小量退热剂；烦躁可适当给予苯巴比妥等镇静剂；剧咳时用镇咳祛痰剂；继发细菌感染可给抗生素。麻疹患儿对维生素 A 需要量大，世界卫生组织推荐，在维生素 A 缺乏区的麻疹患儿应补充维生素 A，< 1 岁者每日给 10 万单位，年长儿 20 万单位，共两日，有维生素 A 缺乏眼症状者，1 ~ 4 周后应重复。

九、预防

（一）被动免疫

在接触麻疹后 5 天内立即给予免疫血清球蛋白 0.25 ml/kg，可预防麻疹发病；0.05 ml/kg 仅能减轻症状；超过 6 天则无法达到上述效果。使用过免疫血清球蛋白者的临床过程变化大，潜伏期长，症状、体征不典型，但对接触者仍有潜在传染性。被动免疫只能维持 8 周，以后应采取主动免疫措施。

（二）主动免疫

采用麻疹减毒活疫苗是预防麻疹的重要措施，其预防效果可达 90%。虽然 5% ~ 15% 接种儿可发生轻微反应如发热、不适、无力等，少数在发热后还会出疹，但不会继发细菌感染，亦无神经系统合并症。国内规定初种年龄为 8 个月，如应用过早则存留在婴儿体内的母亲抗体将中和疫苗的免疫作用。由于免疫后血清阳转率不是 100%，且随时间延长免疫效应可变弱，1989 年美国免疫咨询委员会提出：4 ~ 6 岁儿童进幼儿园或小学时，应第二次接种麻疹疫苗；进入大学的青年人要再次进行麻疹免疫。急性结核感染者如需注射麻疹疫苗应同时进行结核治疗。

（三）控制传染源

早期发现患者，早期隔离。一般患者隔离至出疹后 5 天，合并肺炎者延长至 10 天。接触麻疹的易感者应检疫观察 3 周。

（四）切断传播途径

患者衣物应在阳光下曝晒；患者曾住房间宜通风并用紫外线照射；流行季节中做好宣传工作。易感儿尽量少去公共场所。

第六节 风疹

小儿风疹是由风疹病毒（rubella virus）引起的一种急性呼吸道传染病。其临床特征为上呼吸道轻度炎症、发热、全身红色斑丘疹、耳后、枕后及颈部淋巴结肿大，病情较轻，预后良好。

一、病因

风疹病毒是一种囊膜病毒，直径约 60 ～ 70 nm，呈粗糙球状，由一单股 RNA 基因组及脂质外壳组成，内含一个电子稠密核心，覆盖两层疏松外衣。病毒不耐热，在 37℃ 和室温中很快灭活，-20℃ 可短期保存，-60℃ 可相对稳定几个月，出疹前 7 天及疹退后 7，8 天，鼻咽部分泌物中可发现病毒，亚临床型患者亦具传染性。人类是风疹病毒的唯一自然宿主，通过飞沫传播，在出疹前、中、后数天内传染性最强，除鼻咽分泌物外，血、粪、尿中亦有病毒存在。多在冬春季发病，多见于 1 ～ 5 岁儿童，男女发病率均等。母亲的抗体可保护 6 个月前婴儿不发病。广泛使用疫苗后发病率降低，发病年龄提高。母亲孕期原发感染可通过胎盘导致胎儿宫内感染，其发生率和致畸率与感染时胎龄密切相关，以孕早期为最高。先天性风疹患儿在生后数月内仍有病毒排出，故具有传染病。

二、流行病学

人类是风疹病毒的唯一自然宿主，通过飞沫传播，在出疹前、中、后数天内传染性最强；除鼻咽分泌物外，血、粪、尿中亦有病毒存在，亚临床型患者亦具有传染性。多在冬、春季节发病，1 ～ 5 岁儿童多见，男女发病率均等。母亲的抗体可保护 6 个月内婴儿不发病。广泛使用疫苗后发病率降低，发病年龄提高。母亲孕期原发感染可导致胎儿宫内感染，其发生率和致畸率与感染时的胎龄密切相关，以孕早期为最高；先天性风疹患儿在生后数月内仍有病毒排出，具有传染性。

三、临床表现

（一）潜伏期

此期间患儿没有不适，时间长短不一，一般为 2 ～ 3 周。

（二）前驱期

前驱期为出疹前 1 ～ 2 日，症状轻微或无明显前驱期症状。可有低热或中度发热，伴头痛、食欲减退、乏力、咳嗽、喷嚏、流涕、咽痛和结合膜充血等轻微上呼吸道炎症；偶有呕吐、腹泻、鼻衄、齿龈肿胀等。部分患者在咽部和软腭可见玫瑰色或出血性斑疹。

（三）出疹期

发热第 1 ～ 2 天后出疹，皮疹最先出现于面颈部，24 小时内布满躯干及四肢，但手掌和足底无皮疹；皮疹为淡红色细点状斑疹、斑丘疹，或丘疹，直径 2 ～ 3 mm，疹间皮肤正常。

面部、四肢远端皮疹较稀疏，部分融合后类似麻疹。躯干、背部皮疹密集，融合成片，类似猩红热皮疹。皮疹一般持续 1～4 天消退，出疹期常伴低热、轻度上呼吸道炎症。同时全身浅表淋巴结肿大，以耳后、枕后和颈后淋巴结肿大最明显，肿大淋巴结轻度压痛、不融合、不化脓。脾脏轻度肿大。疹退时体温恢复正常，全身症状消失，而脾脏及浅表肿大的淋巴结消退较慢，常持续 3～4 周。皮疹消退后一般不留色素沉着，亦不脱屑。无皮疹性风疹指部分风疹患者只有发热、上呼吸道炎症、淋巴结肿大而无皮疹。感染风疹病毒后亦可无任何症状和体征，血清学检查风疹抗体阳性，即所谓隐性染病或亚临床型患者。

四、实验室检查

（一）血常规

白细胞计数正常或稍减低，淋巴细胞相对增多，可见非典型细胞。

（二）病毒学检测

患儿咽部分泌物及血清中可分离出病毒。孕妇原发感染风疹病毒后，可采取羊水，胎盘绒毛或胎儿活检组织进行病毒分离和鉴定。方法包括电镜观察、典型的细胞病变效应、干扰试验、免疫沉淀试验、荧光或酶标法检测风疹病毒抗原等。亦可采用间接免疫荧光法或免疫斑点法直接检测 RV(Rubella Virus) 抗原，或应用斑点杂交法检测 RVRNA，后者是取代病毒分离的一种有前途的方法。

（三）血清学检查

采取急性期和恢复期双份血清，用血凝抑制试验 (HI)、单扩溶血试验 (SRH)、免疫酶荧光法 (ELFA) 和时间分辨荧光免疫试验 (TR-FIA) 等方法检测特异性抗体，4 倍以上升高者诊断为近期感染。快速诊断 RV 感染则常检测血清中 IgM 抗体和测定特异性 IgG 亲和力法。

五、诊断和鉴别诊断

（一）诊断

根据流行史，耳后、颈后和枕后淋巴结肿大，有触痛，出疹迅速、消疹快、全身症状轻的特点，临床诊断不难。对亚临床型感染患者，必要时可做病原学或血清学检查确诊。

先天性风疹综合征诊断标准是：①典型先天性缺陷如白内障、青光眼、心脏病、听力丧失、色素性视网膜炎等。②实验室分离到病毒，或检出风疹 IgM 抗体，或血凝抑制滴度持续增高等。

如未见畸形而仅有实验室证据，称之为先天性风疹感染。

（二）鉴别诊断

本病需与麻疹、猩红热、幼儿急疹、EB 病毒感染、肠道病毒感染、药物疹等出疹性疾病进行鉴别。

1. 幼儿急疹

6 个月至 1 岁半儿童多见，骤发高热，上呼吸道卡他症状轻，高热 3～4 天，热退后出疹，皮疹为淡红色斑丘疹，疹退后不留痕迹；

2. 猩红热

高热，咽痛，扁桃体红肿伴脓性分泌物，发病 1～2 天出疹，为弥散性红色斑丘疹、粟粒疹，有草莓舌，血白细胞明显升高，咽拭子培养为乙型链球菌。

3. 麻疹

急性起病，高热持续 3 天开始出疹，上呼吸道卡他症状 (流涕、流泪、畏光、打喷嚏等) 较重，口腔黏膜可见麻疹黏膜斑 (科氏斑)。

4. 药疹

近期内用过或接触过某种药物引起，形态不一，可发痒，伴发热或无热，嗜酸粒细胞增高，停药即逐渐缓解。

六、治疗

(一) 一般治疗及对症疗法

发热期间应卧床休息，加强护理，室内空气保持新鲜，给予维生素及富营养易消化的食物。高热、头痛者可用解热止痛剂。咽痛者可用复方硼酸溶液漱口，咳嗽可用祛痰药和止咳药。

(二) 抗病毒治疗

病情重者可用利巴韦林、干扰素等抗病毒治疗。

(三) 并发症的治疗

并发脑炎者，按乙型脑炎原则治疗。关节炎轻者不需要治疗，局部疼痛者可用镇静止痛剂，局部热敷或理疗。紫癜出血倾向严重者，可用糖皮质激素治疗，必要时输新鲜血液和血小板。

七、预防

(一) 控制传染源

隔离患儿，隔离期从起病至出疹后 5 日。

(二) 切断传播途径

风疹流行期间，尽量不带易感儿到公共场所，避免与风疹病儿接触。对密切接触者加强医学观察，注意皮疹与发热，以利及早发现患者。幼托机构的接触班级，在潜伏期内应与其他班级隔离，不收新生，防止传播。

(三) 免疫接种

1. 主动免疫

风疹减毒活疫苗已证明安全、有效。接种后抗体阳性率可达 95% 以上，抗体可维持有效 7 年以上。接种主动免疫单价风疹减毒活疫苗是预防风疹的主要措施，免疫对象为 1 岁至 12 岁儿童及易感育龄妇女。或用麻疹、风疹、腮腺炎三联疫苗，可减少小儿预防接种次数。

2. 被动免疫

因儿童期风疹病情较轻，不需要作被动免疫。应用免疫球蛋白的被动免疫效果至今尚不肯定。

第二十五章 免疫性疾病

第一节 风湿热

风湿热是一种常见的反复发作的急性或慢性全身性结缔组织炎症，主要累及心脏、关节、中枢神经系统、皮肤和皮下组织。临床表现以心肌炎和关节炎为主，可伴有发热、毒血症、皮疹、皮下小结、舞蹈病等。急性发作时通常以关节炎较为明显，但在此阶段风湿性心肌炎可造成患者死亡。急性发作后常遗留轻重不等的心脏损害，尤以瓣膜病变最为显著，形成慢性风湿性心脏病或风湿性瓣膜病。由于风湿热造成的关节损害可自行恢复，但心脏的损害不可逆，因此有人也以"舔过关节，狠咬心脏"来形容风湿热。

一、病因

（一）链球菌感染和免疫反应学说

风湿热的病因和发病机制迄今尚未完全阐明，但目前公认风湿热是由于甲族乙型链球菌咽部感染后，产生的自身免疫性疾病。

（二）病毒感染学说

近年来有关学者对病毒感染学说较为关注，认为风湿热可能与柯萨奇 B3，B4 病毒感染有关。

（三）遗传因素

最近发现风湿热患者中有遗传标记存在，应用一种含有称为 883B 细胞同种抗原的血清，大约 72% 风湿热患者呈阳性反应。

（四）免疫功能

免疫功能状态的变化也可能参与风湿热的发生。

二、临床表现

多数患者发病前 1～5 周先有咽炎或扁桃体炎等上呼吸道感染史。起病时周身疲乏，食欲减退，烦躁。主要临床表现为：发热，关节炎，心肌炎，皮下小结，环形红斑及舞蹈病等。

（一）全身症状

发病前 1～3 周多数患者有咽峡炎或扁桃体炎等上呼吸道链球菌感染史。起病有急有缓，以不规则的轻、中度发热为多见，少数呈弛张型高热，伴有多汗、乏力、面色苍白、精神萎靡、食欲不振、心动过速等。儿童常有鼻衄和腹痛。

（二）关节炎

关节炎是游走性多关节炎，常对称累及膝、踝、肩、腕、肘、髋等大关节；局部呈红、肿、热、痛的炎症表现，但不化脓。部分患者几个关节同时发病，手、足小关节或脊柱关节等也可累及。通常在链球菌感染后一个月内发作，抗链球菌抗体滴度常可增高。急性炎症消退后，关节功能完全恢复，不遗留关节强直和畸形，但常反复发作。典型者近年少见。关节局部炎症的程度与有无心肌炎或心瓣膜病变无明显关系。

（三）心脏病

心脏病为临床上最重要的表现，儿童患者中 65% ～ 80% 有心脏病变。急性风湿性心肌炎是儿童期充血性心衰竭的最常见的原因。

1. 心肌炎

急性风湿性心肌炎最早的临床表现是二尖瓣和主动脉瓣区的杂音，此杂音由瓣膜反流造成，可单独或同时出现，二尖瓣区的杂音最多见。病变轻微的局限性心肌炎，可能无明显的临床症状。

2. 心内膜炎

心内膜炎在病理上极为常见。常累及左主房，左心室的内膜和瓣膜，二尖瓣膜最常受累，主动脉瓣次之，三尖瓣和肺动脉极少累及。凡有心肌炎者，几乎均有心内膜受累的表现。其症状出现时间较心肌炎晚。

3. 心包炎

心包炎出现于风湿热活动期，与心肌炎同时存在，是严重心肌炎的表现之一。临床表现为心前区疼痛，可闻及心包摩擦音，持续数天至 2 ～ 3 周。发生心包积液时，液量一般不多。

（四）皮肤表现

1. 渗出型

渗出型表现可为荨麻疹，斑丘疹，多形红斑，结节性红斑及环形红斑，以环形红斑较多见，且有诊断意义。常见于四肢内侧和躯干。

2. 增殖型

增殖型型表现即皮下小结。结节如豌豆大小，数目不等，较硬，触之不痛，与皮肤无粘连。常数个以上聚集成群，对称性分布，通常 2 ～ 4 周自然消失，亦可持续数月或隐而复现。皮下小结伴有严重的心肌炎，是风湿活动的表现之一。

（五）舞蹈症

舞蹈症常发生于 5 ～ 12 岁的儿童，女性多于男性。多在链球菌感染后 2 ～ 6 月发病。系风湿热炎症侵犯中枢神经系统，包括基底节、大脑皮质、小脑及纹状体的表现，起病缓慢。临床表现有精神异常、不自主动作、肌力减退和共济失调等方面的症状。

（六）其他表现

除上述典型表现外，风湿热偶可累及其他部位而造成风湿性胸膜炎、腹膜炎、脉管炎、应引起注意。

三、辅助检查

（一）血常规

患者可有轻度贫血，白细胞总数及中性粒细胞均增加。

（二）链球菌感染证据

咽拭于培养可发现 A 组乙型溶血性链球菌，链球菌感染一周后血清抗链球菌溶血素 O(ASO) 滴度开始上升，两个月后逐渐下降。80% 风湿热患儿 ASO 升高，同时测定抗脱氧核糖核酸酶 B(Anti-Dnase B)、抗链球菌激酶 (ASK)、抗透明质酸酶 (AH)，则阳性率可提高到 95%。抗链球菌抗体增高仅提示风湿热可能，不反应风湿活动性。有 20% 患儿，尤其是舞蹈病患者，上述抗体检查均为阳性。

（三）风湿热活动指标

活动指标包括白细胞计数和中性粒细胞增高、血沉增快、核左移、C-反应蛋白阳性、2球蛋白和黏蛋白增高等，但仅能反映疾病的活动情况，对诊断本病并无特异性。

四、诊断

Jones 诊断标准：风湿热的诊断有赖于临床表现和实验室检查的综合分析。1992 年修改的 Jones 诊断标准包括 3 个部分：①主要指标。②次要指标。③链球菌感染的证据。在确定链球菌感染证据的前提下，有两项主要表现或一项主要表现伴两项次要表现即可做出诊断（表 26-1）。由于近年风湿热不典型和轻症病例增多，硬性按照 Jones 标准，易造成诊断失误。因此，应进行综合判断，必要时需追踪观察，方能提高确诊率。

表 26-1　风湿热的诊断标准

主要表现	次要表现	链球菌感染证据
心肌炎	发热	咽拭子培养阳性或快速链球菌抗原试验阳性
多关节炎	关节痛	
舞蹈病	血沉增高	抗链球菌抗体滴度升高
环形红斑	CRP 阳性	
皮下小节	PR 间期延长	

注：主要表现为关节炎者，关节痛不再作为次要表现；主要表现为心肌炎者。

PR 间期延长不再作为次要表现。在有链球菌感染证据的前提下，存在以下 3 项之一者亦应考虑风湿热：①排除其他原因的舞蹈病；②无其他原因可解释的隐匿性心肌炎；③以往已确诊为风湿热，存在一项主要表现，或有发热和关节痛，或急性期反应物质增高，提示风湿热复发。

确诊风湿热后，应尽可能明确发病类型，特别应了解是否存在心脏损害。以往有风湿热史者，应明确是否有风湿热活动。

五、鉴别诊断

风湿热需与下列疾病进行鉴别。

（一）与风湿性关节炎的鉴别

1.幼年类风湿性关节炎

患者常有不规则的高热，以弛张热多见。临床一般情况可与体温不相称。关节炎常侵犯指（趾）小关节，无游走性特点，持续时间长，反复发作后遗留关节畸形，X 线骨关节摄片可见关节面破坏、关节间隙变窄和邻近骨骼骨质疏松。很少侵犯心脏，心脏瓣膜病更少见。

2.急性化脓性关节炎

全身脓毒血症的局部表现，中毒症状重，好累及大关节，血培养阳性，常为金黄色葡萄球菌。

3.急性白血病

除发热、骨关节疼痛外，有明显贫血、出血倾向，肝、脾及淋巴结肿大。周围血片可见幼稚白细胞，骨髓检查可予鉴别。

4. 非特异性肢痛

"生长痛"，多发生于下肢，夜间或入睡尤甚，喜按摩，局部无红肿。

（二）与风湿性心肌炎的鉴别

1. 感染性心内膜炎

感染性心脏病或风湿性心脏病合并感染性心内膜炎时，易与风湿性心脏病伴风湿活动相混淆，贫血、脾大、皮肤淤斑或其他栓塞症状有助诊断，血培养可获阳性结果，超声心动图可看到心脏瓣膜或心内膜有赘生物。

2. 病毒性心肌炎

单纯风湿性心肌炎病例日渐增多，与病毒性心肌炎难以区别。一般而言，病毒性心肌炎杂音不明显，较少发生心内膜炎，较多出现期前收缩等心律失常，实验室检查可发现病毒感染证据。

六、治疗

风湿热的治疗目的应包括下列 4 方面：①清除链球菌感染病灶；②早期观察心肌炎是否存在并加以处理；③控制充血性心力衰竭；④缓解关节及其他症状。由于临床病型的多样化，病情的严重程度有较大的差异，故在治疗上应实行个别化处理。

（一）一般治疗

风湿热活动期必须卧床休息。若明显心脏受损表现，在病情好转后，控制活动量直到症状消失，血沉正常。若有心脏扩大、心包炎、持续性心动过速和明显心电图异常者，在症状消失，血沉正常后仍需卧床休息 3～4 周。恢复期亦应适当控制活动量 3～6 个月。病程中宜进食易消化和富有营养的饮食。

（二）抗风湿治疗

抗风湿治疗常用的药物有水杨酸制剂和糖皮质激素两类。对无心脑炎的患者不必使用糖皮质激素，水杨酸制剂对急性关节炎疗效确切。

（三）抗生素治疗

风湿热一旦确诊，即使咽拭子培养阴性应给予一个疗程的青霉素治疗，以清除溶血性链球菌，溶血性链球菌感染持续存在或再感染，均可使风湿热进行性恶化，因此根治链球菌感染是治疗风湿热必不可少的措施。一般应用普鲁卡因青霉素，每天一次，肌肉注射，共 10～14 天；或苯唑西林钠（苯唑青霉素钠），肌肉注射一次。对青霉素过敏者，可予口服红霉素。

（四）中医药治疗

急性风湿热多属热痹，宜用祛风清热化湿治法；慢性风湿热则多属寒痹，宜用祛风散寒化湿治法。糖皮质激素、水杨酸制剂等辅以中医药治疗，可能取得较好疗效。针刺疗法对缓解关节症状也有一定效果。

（五）舞蹈症的治疗

抗风湿药物对舞蹈症无效。舞蹈症患者应尽量安置于安静的环境中，避免刺激。病情严重者可使用镇静剂如鲁米那、地西泮（安定）等，亦可用睡眠疗法。

舞蹈症是一种自限性疾病，通常无明显的神经系统后遗症，耐心细致的护理，适当的体力活动和药物治疗大多可取得良好的结果。

第二节　过敏性紫癜

小儿过敏性紫癜又称出血性毛细血管中毒症或 HenochSchnlein 综合征。这是一种较常见的毛细血管变态反应性疾病，病变主要累及皮肤、黏膜、胃肠、关节及肾脏等部位的毛细血管壁，使其渗透性和脆性增加，以致造成出血症状。

过敏性紫癜是儿童常见病之一，属于自身免疫性疾病，发病急是它的突出特点。近年来过敏性紫癜发病率呈上升的趋势，6～14 岁儿童的发病率较高，患病儿童多数是过敏体质。

一、病因

（一）感染

如小儿感冒、扁桃体炎、肺炎、腹泻、尿路感染、皮肤疮疖等，半数病儿童发病前 1～3 周有上呼吸道感染史。

（二）食物

如鱼、虾、蛋、奶、酒、饮料、豆制品、韭菜、牛肉干等，都能引起过敏性紫癜的发病，或者使已经治疗好转者复发。

（三）药物

如青霉素、磺胺类药物、生物制剂、各种预防针、血浆制品、血液等。

（四）毒素

如蜂、蛇、蝎子、蚊虫咬伤等，也可能引起发病。

（五）某些异物

如花粉、柳絮、宠物的皮毛，以及油漆、汽油、尘埃、化学物品、农药、化学纤维等等，患儿都可以因为接触而发病。

二、临床表现

小儿过敏性紫癜发病较急，孩子或家长首先看到的通常是皮肤紫癜，大多开始出现在双侧小腿，踝关节周围，有时还伴有荨麻疹，病情较重的孩子上肢、胸背部也可出现出血点，甚至会有大片瘀斑或血性水泡。紫癜的特征是高出皮肤、大小不等、呈紫红色、压之不退色的出血点。一般 1～2 周消退，也可反复出现或迁延数周、数月不退。其次是有关节疼痛，有 2/3 左右患儿会发生关节红肿疼痛，不能走动。多见于踝关节、膝关节，甚至部分患儿出现关节腔积液。关节肿胀的特点是消退后不留后遗症。

还有少数患儿出现脐周疼痛、呕吐，甚至便血、肠套叠。

另有 30% 的患儿会出现肾脏损害，如血尿、蛋白尿或管型尿，这种较严重的表现称为紫癜性肾炎，一般发生在病后 2～4 周。肾炎发病轻重不一，多数为轻型，通常不治自愈，少数可出现肾功衰竭、尿毒症。

三、辅助检查

（一）血常规

血白细胞及嗜酸性粒细胞稍增加。出血严重时，红细胞及血红蛋白减低。血小板计数、血小板功能试验、出血时间、凝血时间均正常。束臂试验大多正常。

（二）尿常规

有肾脏损害者，可见有蛋白尿、血尿，罕见管型。

（三）大便常规

有消化道出血者，大便潜血可阳性，肉眼可见血便。

（四）X 线检查

胃肠道摄片示肠蠕动减少，节段性狭窄。

（五）其他

血沉增快。C 反应蛋白可阳性。血清 IgM、补体含量降低，IgA 增高。抗链球菌溶血素 O(ASO) 增高，咽拭子培养可有 A 组型溶血性链球菌。

四、治疗

过敏性紫癜目前尚无特效治疗，一般以抗过敏及对症治疗为主，应尽力寻找并消除病因，对慢性感染灶或寄生虫病应及时处理。

（一）一般处理

急性期应注意休息。去除过敏因素，停止使用可疑的药物或食物。饮食宜少渣半流，有消化道出血者如腹痛重、有肉眼血便者应禁食。发病前有呼吸道感染病史者常规应用足量青霉素或红霉素，疗程 10 ～ 14 日，口服维生素 C 以改善血管脆性。学龄期儿童如有胃肠道或肾脏症状者，待症状消失后 3 个月复学。

（二）对症治疗

发热、关节肿痛者，可适当应用解热镇痛类药物。消化道大量出血时，需禁食并予输血。高血压者，可用利舍平或其他降压药物。表现为肾损害者，按肾炎或肾病综合征治疗。

（三）肾上腺糖皮质激素及免疫抑制剂的应用

肾上腺糖皮质激素对控制严重胃肠道出血和腹痛效果显著。有人认为，可减轻肠道黏膜水肿，从而减少肠道并发症。重症可用氢化可的松 5 ～ 10 mg/(kg•d)，加入 10% 葡萄糖液中静脉滴注；一般轻症可用泼尼松 1 ～ 2 mg/(kg•d)，总疗程 2 ～ 3 周，不宜长期应用。对于肾脏病变，肾上腺糖皮质激素无显著疗效。免疫抑制剂环磷酰胺和硫唑嘌呤可单独或联合用于重症肾炎或肾病综合征，但疗效均不肯定。

（四）其他治疗

有人应用尿激酶治疗紫癜肾病，可起到利尿消肿作用，其作用为减少纤维蛋白在肾小球的沉积。用量为每次 1 万～ 2 万 U，静脉注射，每日 1 次，连用 20 日，未见不良反应。单纯皮肤和关节症状者，应用阿司匹林可使关节消肿减痛。发生外科急腹症者，请外科医生协助解决。如有扁桃体炎等病灶，可考虑扁桃体摘除术。

五、预防

（一）强身健体

适量的体育运动能促进细胞的新陈代谢。保持充足睡眠，让身体有充分时间制造新细胞，吸收养分、进行新陈代谢，并可调节体温、血压及荷尔蒙的分泌。注意饮食的营养均衡，以使机体得到所需的维生素和矿物质，提高免疫力。经常放松自己，保持愉快心情。这些措施有助于抵御过敏的侵袭。

（二）找出过敏源

在一些大医院的皮肤科和变态反应科可以进行过敏源的测试，在常见的过敏物质包括食物、药物、吸入性过敏源、职业性过敏源中进行筛选，再配合医师专业的治疗方法，有助于解决过敏的困扰。

（三）改善生活环境

注意除尘以减少空气中悬浮的过敏源。不要使用刺激性物质作家居用品、建材装饰材料。定期清洁空调器。不要养宠物。选用符合质量及卫生标准、不含酒精等刺激性物质、并经过敏性测试的美容护肤品。为了减少皮肤对美容护肤品的过敏，最好取少量样品涂在前臂内侧或耳后，感觉是否对皮肤有刺激或过敏反应。

第三节 原发性免疫缺陷病

原发性免疫缺陷病是一组少见病，与遗传相关，常发生在婴幼儿，出现反复感染，严重威胁生命。因其中有些可能获得有效的治疗，故及时诊断仍很重要。按免疫缺陷性质的不同，可分为体液免疫缺陷为主、细胞免疫缺陷为主以及两者兼有的联合性免疫缺陷三大类。此外，补体缺陷、吞噬细胞缺陷等非特异性免疫缺陷也属于本组。我国各类原发性免疫缺陷病的确切发病率尚不清楚，其相对发病百分率大致为体液免疫缺陷占 50%，细胞免疫缺陷 10%，联合免疫缺陷 30%，吞噬细胞功能缺陷 6%，补体缺陷 4%。

一、病因与发病机制

原发性免疫缺陷的病因目前尚未清楚，由于这类疾病的表现多种多样，因此该病可能是由多种因素所致，已知的有关因素如下。①遗传因素：在许多原发性免疫缺陷病中起作用，但至今尚未发现与 HLA 型有关。②宫内感染：曾报道胎儿感染风疹病毒后引起低丙种球蛋白血症伴高 IgM，因感染巨细胞病毒使胎儿的干细胞受损而致严重联合免疫缺陷。关于原发性免疫缺陷病的发病机制，人们往往从免疫系统的病损环节进行探讨。原发性免疫缺陷病的生物化学病理基础，除了已知腺苷脱氨酶缺陷和核苷磷酸化酶分别引起有些常染色体隐性遗传的严重联合免疫缺陷病和 Nezelof 综合征之外，其他的目前均不清楚。

二、类型及举例

（一）体液免疫缺陷

体液免疫（B 细胞）缺陷为主的疾病表现为免球蛋白的减少或缺乏。

1. 原发性丙种球蛋白缺乏症

本病有两种类型，具体如下。

(1)Bruton 型，较常见，为婴儿性丙种球蛋白缺乏病，与 X 染色体隐性遗传有关，仅发生于男孩，于出生半年以后开始发病。

(2) 常染色体隐性遗传型，男女均可受累，也可见于年人。

2. 孤立性 IgA 缺乏症

本病是最常见的先天性免疫缺陷病，患者的血清 IgA 和黏膜表面分泌型 IgA(SIgA) 均缺乏。可以是家族性或获得性，前者通过常染色体隐性或显性遗传。患者多无症状，有些可有反复鼻窦或肺部感染及慢性腹泻、哮喘等表现。自身免疫、过敏性疾病的发病率也较高。

3. 普通易变免疫缺陷病

普通易变免疫缺陷病 (common variable immunodeficiency) 是相当常见而未明确了解的一组综合征。男女均可受累，发病年龄在 15 ～ 35 岁不等，可为先天性或获得性。其免疫缺陷累及范围可随病期而变化，起病时表现为低丙种球蛋白血症，随着病情进展可并发细胞免疫缺陷。

(二) 细胞免疫缺陷

细胞免疫 (T 细胞) 缺陷为主的疾病单纯 T 细胞免疫缺陷较为少见，一般常同时伴有不同程度的体液免疫缺陷，这是由于正常抗体形成需要 T、B 细胞的协作。T 细胞免疫缺陷病的发生与胸腺发育不良有关，故又称胸腺发育不良或 Di George 综合征。本病与胚胎期第Ⅲ、Ⅳ对咽囊发育缺陷有关，因此，患者常同时有胸腺和甲状旁腺缺如或发育不全，先天性心血管异常 (主动脉缩窄、主动脉弓右位畸形等) 和其他脸、耳畸形。周围血循环中 T 细胞减少或缺乏，淋巴组织中浆细胞数量正常，但皮质旁胸腺依赖区及脾细动脉鞘周围淋巴细胞明显减少。

(三) 联合性免疫缺陷病

(1) 重症联合性免疫缺陷病：本病是一种体液免疫、细胞免疫同时有严重缺陷的疾病，一般 T 细胞免疫缺陷更为突出。

(2) 伴血小板减少和湿疹的免疫缺陷病：本病又称 Wiscott-Aidrich 综合征，是一种 X 染色体隐性遗传性免疫缺陷病，多见于男孩，临床表现为湿疹、血小板减少及反复感染。

(3) 伴共济失调和毛细血管扩张症的免疫缺陷病：本病是常染色体隐性遗传性疾病，常累及幼儿，兼有 T、B 细胞免疫缺陷。

(四) 吞噬细胞功能障碍

本病表现为吞噬细胞数量减少、游走功能障碍、吞噬能力虽正常，但由于胞内缺乏各种消化病原的酶而丧失了杀灭和消化病原的能力。患者对致病与非致病微生物均易感，因而易发生反复感染，其中慢性肉芽肿病是一种 X 染色体隐性遗传性疾病，一般在 2 岁左右起病，表现为颈淋巴结、皮肤、肺、骨髓等多处慢性化脓性炎或肉芽肿性炎、肝、脾肿大。

三、诊断

免疫缺陷病诊断应说明以下几点。

(1) 是否有免疫缺陷。

(2) 原发性抑或继发性。

(3) 免疫系统缺陷的部位与程度。

通过病史、体检、X 线检查和过筛性实验室检查 (见表 26-2)，可为大部分患者明确诊断。但为了解病损环节和诊断某些特殊病征，还需做一些特殊免疫学检查。

（一）病史

一份完整病史是整个诊断性检查和免疫评价的起点，重点应放在如下几点。①感染史：包括感染的频率、部位（肺炎、败血症、脓肿、皮肤感染等）以及病原体（白色念珠菌、疱疹病毒、肺炎球菌、沙雷菌等）。一般来说，体液免疫缺陷的患者细菌感染率增高，而细胞免疫缺陷者可发生病毒、真菌和原虫等多种病原引起的感染。②预防接种史：特别是活疫苗（卡介苗、麻疹疫苗、脊髓灰质炎疫苗等）接种后的并发症史，细胞免疫缺陷者可在接种活疫苗后发生全身性疫苗病。③了解输血后是否发生移植物抗宿主反应。④与免疫缺陷有关的其他异常表现：神经系统异常病史（共济失调、抽搐等）提示共济失调毛细血管扩张症或 Di Georges 综合征。出血病史提示 Wiskott-Aldrich 综合征。自身免疫表现（关节炎、贫血、皮疹等）的病史提示常见变异型免疫缺陷病和选择性 IgA 缺乏等若干免疫缺陷病。⑤应注意曾做过的外科或免疫功能抑制处理，追查摘除组织（特别是淋巴结、扁桃体、脾脏、阑尾等）的组织学所见。⑥了解家族成员中有无相似的疾病，采集关于感染、自身免疫和恶性肿瘤的家族史。

（二）体格检查和 X 线检查

在系统的体格检查同时，应注意以下几方面：仔细检查皮肤瘢痕（包括卡介苗瘢、牛痘瘢、脓肿或水痘后瘢痕），皮肤湿疹、瘀斑和紫癜，真菌感染（白色念珠菌病）和毛细血管扩张表现。寻找可扪及的淋巴组织；不能忽略随意动作是否协调和小脑功能的检查；明确有无扁桃体，要注意面、颈、胸、四肢和心脏的先天性异常，这些异常可见于重症联合免疫缺陷病和 Di George 综合征。胸部 X 线检查还应注意是否有胸腺影，特别是新生儿缺胸腺影很可能提示胸腺发育不良。同样应注意咽部侧位 X 线检查，观察是否存在腺样体。

（三）实验室检查

免疫功能的实验室检测是诊断免疫缺陷的重要手段，对临床上提示免疫缺陷的患儿，可先做过筛性实验室检查（见表 26-2），若无异常发现而临床上强烈提示免疫低下的小儿，宜做进一步的免疫检测试验并做出正确评价。必要时，除检查外周血淋巴细胞外，还可在骨髓、淋巴结活检或直肠黏膜活检中检测 T、B 细胞系统和粒细胞、血小板等数量和形态。

表 26-2　免疫缺陷的过筛性实验室检查

分类	检查项目
1. 体液免疫	（1）Ig 定量测定
	（2）同族血凝素测定
	（3）特异性抗体测定：Schick 试验，ASO 试验
2. 细胞免疫	（1）白细胞计数和分类：测定淋巴细胞数
	（2）皮肤迟发型超敏反应（OT，SK-SD，PHA）
3. 吞噬细胞	（1）白细胞计数及分类：测定中性粒细胞的总数
	（2）四唑氮蓝试验
4. 补体	（1）测总补体的溶血率（CH5o）
	（2）血清 C3 定量

四、治疗

原发性免疫缺陷的治疗原则如下。

(1) 保护性隔离，尽量减少与感染源的接触。

(2) 使用抗生素以清除或预防细菌、真菌等感染。

(3) 设法对缺陷的体液或细胞免疫进行替代疗法或免疫重建。早期诊断和合理治疗对疾病预后具有重要意义。

（一）一般治疗

联合免疫缺陷的患者应做严格的保护性隔离，合并感染时选用的抗生素应尽量根据实验室所分离的菌种及其对药物敏感结果。要注意条件致病菌感染和混合感染。抗菌药物以杀菌性的为佳，剂量和疗程应大于免疫功能正常患者。选择性 IgA 缺乏症患者禁忌输注含 IgA 的血或血制品，以免患者产生抗 IgA 抗体后引起严重的变态反应。必要时可输注无症状的选择性 IgA 缺乏的供者血，或患者无症状时的自身贮血。有严重细胞免疫缺陷的各种患者输血，需避免发生 GVH 反应，最好使用库血，并需先用 X 射线照射 (剂量为 30 Gy)，使血内淋巴细胞丧失增殖能力。如输血浆，亦需经上述 X 射线照射或先冻融 2 ～ 3 次，以破坏残留在血浆内的淋巴细胞。先天性胸腺发育不全症患者的低血钙症，一般除补充钙剂外，还需给予维生素 D 或甲状旁腺激素。

各种伴有细胞免疫缺陷的患者，都禁忌接种活疫苗或活菌苗，以防止发生严重疫 (菌) 苗性感染。

（二）免疫球蛋白替代疗法

对全丙种球蛋白低下血症、X- 伴性高 IgM 免疫缺陷、选择性 IgG 亚类缺陷、Ig 水平近于正常的抗体缺陷或 WAS 等患者定期注射丙种球蛋白制剂，可提高免疫力，降低感染率。现有的各种丙种球蛋白制剂主要含 IgG，其他类 Ig 含量不足 1%。由于肌内注射量少，局部反应大，目前已被静脉用血丙种球蛋白所取代。由于静脉用制剂工艺上的进步，几乎可免除感染肝炎病毒或人类免疫缺陷病毒 (HIV) 的危险。剂量为每月 (0.35 ～ 0.5) g/kg。

静脉输注血浆对减少患者的感染也有显效。2 岁以下剂量为 10 ml/kg，每 4 周静脉滴注一次。选择专一的、经过全面预防接种的健康供血者为宜。采用任选供血者的血浆做周期性输注，有传染上乙型肝炎或 AIDS 的危险。

（三）免疫重建

为患者移植免疫器官或组织，以恢复其免疫功能，称之为免疫重建。是治疗严重细胞免疫缺陷患者的唯一有效措施。

1. 骨体移植

正常富含多能干细胞的骨髓植入患者体内，可重建 T 和 B 淋巴细胞的免疫功能。

给 SCID 患者作骨髓移植的特点如下。

(1) 不需要在术前作免疫抑制处理。

(2) 剂量较小，按有核骨髓细胞 10^6 ～ 10^8/kg 植入可获成功。

(3)HLA 不同型的骨髓移植后发生严重的且常常是致死性的 GVH 病。

为此，必须选用 HLA 型完全一致的骨髓进行移植。这就大大限制了骨髓移植疗法的使用。

近年来，用 HLA 中一个单倍型相同（半匹配）的骨髓移植来纠正 SCID 的缺损，利用人 T 细胞与黄豆凝集素和羊红细胞有亲和性，选择性地将胸腺后 T 细胞完全去除，将干细胞和其他细胞完好地留下来作移植。迄今已有数十例 SCID 婴儿移植这样的骨髓后获得成功，未发生 GVH 病。近年来骨髓移植还试用于 WAS 和 AT，部分病例获效。

2. 胎儿胸腺移植

胎儿胸腺移植主要用于纠正细胞免疫缺陷。采用胎龄不足 14 周的人工流产胎儿胸腺，移植于腹直肌与筋膜之间和（或）制成胸腺细胞悬液移植于腹腔内。

3. 胎肝移植

胎肝内含有多能干细胞，出生 8～10 周胎儿的肝脏适宜于移植。肝单细胞悬液细胞量较少，成功率不如骨髓移植，但可作多次移植。胎儿组织移植，即使 HLA 不匹配也很少发生致死性的 GVH 病。其机制目前还不十分清楚。

4. 输注胸腺上皮细胞培养物或胸腺素

根据患者骨髓体外诱导 T 细胞试验，给细胞免疫缺陷患者输注体外胸腺上皮细胞培养物或胸腺素。前者是将正常胸腺 14 天培养物作腹直肌鞘内及腹腔内注射，后者的剂量为：以每天 1 mg/kg 开始，可逐渐增加至每天 4 mg/kg，症状改善后，逐渐减量，至维持量 1 mg/kg，每周 1 次，长期治疗。

（四）纠正代谢缺陷

反复输注经过洗涤的纯红细胞或经过 25～50 Gy 照射过的库血，为缺乏 ADA 的 SCID 患者替补 ADA，对部分患者有一定效果。由于 ADA 的缺损常引起原来正常的干细胞受损，最后还是需要作骨髓移植或胎肝移植。NP 缺乏的患者，口服尿苷无效，脱氧胞苷治疗在试用中。

（五）转移因子、左旋咪唑

转移因子、左旋咪唑

曾被认为有增强细胞免疫的作用，目前尚难定论。

（六）基因治疗

将 ADA 的编码基因插入患儿的淋巴细胞中，可治疗 ADA 缺陷的 SCID 患者。

（七）其他

原发性补体缺陷和原发性吞噬细胞功能不全综合征因缺乏特异疗法，仍以抗生素控制感染和加强支持疗法为主。

五、预防

原发性免疫缺陷的预防仅限于对已知的经检定的遗传基因进行遗传咨询，以培养的羊水细胞或胎儿血作产前诊断可用于少数几种免疫缺陷，诸如 X 连锁无 γ 球蛋白血症，Wiskott-Aldrich 综合征，大多数严重联合免疫缺陷，伴腺苷脱氨酶缺陷以及慢性肉芽肿病，性别检定有助于除外 X 连锁性缺陷，在有些原发性免疫缺陷可检测到杂合子。

第四节 继发性免疫缺陷病

因后天因素(理化因素、感染因素、营养因素、疾病因素、生理发育不成熟、老年退化等)所致免疫缺陷,称为继发性免疫缺陷病(secondary immunodeficiency,SID)。SID 表现为轻度免疫功能缺陷,且常为可逆性变异,及时去除不利因素之后,有望恢复正常免疫功能。

一、病因及发病机制

(一)病因

为了让患儿得到早期的诊断和治疗,对反复感染的患儿均应进行免疫学检查,同时感染也是致 SID 的最常见原因;营养紊乱是 SID 的另一重要原因,在发展中国家尤为突出。

1.病因与分类

造成继发性免疫缺陷的原因很多很复杂,除人类免疫缺陷病毒(human immunodeficiency virus,HIV)所致的 AIDS 外,更常见的继发性免疫缺陷从病原学分析可归成 3 类。

(1)其他疾病过程中合并的免疫抑制:营养不良、肿瘤和感染是引起继发性免疫缺陷的三大因素。

1)营养不良:蛋白质、脂肪、维生素和矿物质摄入不足影响免疫细胞的成熟、降低机体对微生物的免疫应答。

2)肿瘤:肿瘤患者因细胞和体液免疫受损而易患感染,如 Hodgkin 病患者常对皮内注入破伤风类毒素等抗原无 DTH 反应,其他淋巴细胞在体外对多克隆刺激剂无增殖应答等。

3)感染:各种类型的感染特别是病毒感染可导致免疫抑制。麻疹病毒和人类亲淋巴细胞病毒(human T lymphotropic virus-1,HTLV-1)感染 CD4$^+$T 细胞。HIV 和 HTLV-1 使 Th 细胞恶变为成熟 T 细胞白血病/淋巴瘤。结核杆菌和许多真菌的慢性感染常导致免疫缺陷。寄生虫感染如非洲慢性疟疾感染儿童其 T 细胞功能受抑并可能与 EB 病毒引起的恶性肿瘤的发生有关。

(2)医源性因素:因为治疗其他疾病而合并的免疫缺陷,或预防移植排斥目的而使用杀死或灭活淋巴细胞的免疫抑制剂是最常见的原因,如药物是临床中较常见的免疫低下的重要原因,如糖皮质激素、细胞毒性药物及放射性照射等均可引起SID,称医源性因素。在自身免疫性疾病,肿瘤等多种疾病的治疗中采用这些手段均要警惕 SID 的发生。化疗药物对成熟的和非成熟的淋巴细胞、粒细胞和单核细胞前体均有细胞毒性,故化疗患者常伴有免疫抑制。放射治疗也有同样不良反应。

另外手术、创伤、烧伤和脾切除等均可引起继发免疫缺陷。

(3)生理性因素:一些生理性因素如新生儿未成熟和老年人的退化,使他们都存在生理性免疫功能低下,这也是 SID 的常见原因。

2.常见发病因素

(1)蛋白质 - 热能营养不良、铁缺乏症、锌缺乏症、维生素 A 缺乏症、肥胖症。

(2)放射线,抗体,糖皮质激素,环孢素,细胞毒性药物,抗惊厥药物。

(3)染色体异常,染色体不稳定综合征,酶缺陷,血红蛋白病,张力性肌萎缩症,先天性无脾症,骨骼发育不良。

(4)组织细胞增生症,类肉瘤病,淋巴系统肿瘤,白血病,霍奇金病,淋巴组织增生性疾病,再生障碍性贫血。

(5)免疫系统未成熟或"无经验"。

(6)细菌感染,真菌感染,病毒感染,寄生虫感染。

(7)糖尿病,蛋白质丢失性肠病,肾病综合征,尿毒症,外科手术和外伤,器官退化。

(二)发病机制

1. 感染

感染可至免疫缺陷病,为致 SID 的常见原因。人类免疫缺陷病毒 (HIV) 感染致获得性免疫缺陷病 (aquired immunodeficiency syndrome,AIDS) 是感染引起 SID 的典型例子。事实上任何一次感染都可能在不同程度上引起暂时性免疫损伤。

2. 营养紊乱

营养紊乱常为 SID 的重要原因,我国从 1980 年开始对缺镁引起免疫损伤的机制和治疗进行了广泛研究;1990 年又报告了亚临床维生素 A 等营养素缺乏致免疫缺陷,并发现了维生素 A 缺乏,常有自然杀伤细胞活性下降、淋巴组织萎缩、$CD4^+T$ 细胞减少、B 细胞产生抗体能力下降、黏膜局部免疫反应减弱、总 IgA 和分泌型 IgA 抗体减少等;缺锌可至细胞毒性 T 细胞活性下降、巨噬细胞杀菌能力受损、缺乏 T 细胞辅助、B 细胞产生抗体能力下降、皮肤黏膜屏障功能受损;缺铁可至淋巴细胞增殖反应减弱、IL-6,IL-4 活性下降、中性粒细胞杀菌能力下降、B 细胞抗体合成转换得不到 T 细胞辅助而分泌抗体能力下降,IgG 亚类缺陷等,证实了营养障碍带来的有关 SID 的种种问题。中度或重度蛋白质 - 热能营养不良常伴有多种微量元素和维生素缺乏,从而更进一步影响免疫功能。

3. 临床疾病

一些临床疾病除具本身的病理改变之外,常伴有某些免疫功能低下;如肾病综合征的低 IgG 血症,肿瘤患者的细胞免疫功能低下等。

4. 生理性因素

婴幼儿的免疫功能未成熟和老年人的免疫功能退化,使他们都存在生理性免疫功能低下,这也是 SID 的常见原因。

5. 医源性因素

药物如糖皮质激素、细胞毒性药物及放射性照射等均可引起 SID。在自身免疫性疾病,肿瘤等多种疾病的治疗中,常采用这些治疗手段,均要警惕 SID 的发生。

二、症状

免疫缺陷病的临床表现因病因不同而极为复杂,但其共同表现却较为集中,尤其是反复感染。若存活期长,还易发生肿瘤和自身免疫性疾病。多数原发性免疫缺陷病 (PID) 有明显遗传趋向,在筛查可疑病例和寻找带病者时更要详细询问家族史,而不利环境因素和其他基础疾病则可能是继发性免疫缺陷病 (SID) 的重要线索。SID 的临床表现与 PID 大致相同,但其程度往往轻于后者,治疗效果也较好,反复感染是突出表现,并发肿瘤与自身免疫性疾病的机会相对较少。SID 常可查到原发病及引发因素,临床常有原发病的表现。

SID 发病完全依赖原发疾病或不利的环境因素的状况，因而反复或慢性感染可发生于任何年龄。免疫缺陷病表现千变万化，临床医师应根据一些普遍规律进行有目的的筛查，以下常出现的共同表现是筛查的重要线索。

（一）免疫缺陷病的一般性临床表现

本病的临床表现简略归纳如下。

1. 最常见的临床表现

反复呼吸道感染、严重细菌感染、持续性感染，对抗感染治疗效果不显。

2. 常见的临床表现

生长发育滞缓、多次机会感染、皮肤病变（皮疹，脂溢性皮炎、脓皮病、脓肿、秃发、湿疹、毛细血管扩张、病毒疣）、顽固性鹅口疮、腹泻和吸收不良、慢性鼻窦炎和乳突炎、复发性支气管炎和肺炎、自身免疫反应的证据、淋巴结和扁桃体缺如、血液学异常（再生障碍性贫血、溶血性贫血、血小板减少性紫癜、中性粒细胞减少）。

3. 较少见的临床表现

体重下降、发热、慢性结合膜炎、牙周炎、淋巴结肿大、肝脾肿大、严重病毒感染、慢性肝病、关节痛或关节炎、慢性脑炎、复发性脑膜炎、皮肤化脓性坏疽、胆道炎或肝炎、疫苗接种扩散、支气管扩张、尿路感染、脐带脱落延迟、慢性口腔炎。

（二）反复或慢性感染

反复和慢性感染是免疫缺陷病最常见表现，患儿常需持久用抗生素。感染以呼吸道最多见，如复发性或慢性中耳炎、鼻窦炎、支气管炎或肺炎；其次是胃肠道感染；皮肤感染可为脓疖、脓肿或肉芽肿。也可见全身感染，如脓毒血症、败血症、脑膜炎和骨、关节炎。

一般规律是，抗体缺陷易发生化脓性感染，T 细胞缺陷时则易发生病毒、真菌或原虫感染。补体成分缺陷好发生奈瑟菌素感染。中性粒细胞缺陷时病原体常为金黄色葡萄球菌。在免疫缺陷患者中感染的病原菌毒力往往不强，常为机会感染。多数患者感染后治疗效果不好，用抑菌剂效果更差，必需使用杀菌剂，且剂量大，疗程长。

（三）肿瘤和自身免疫性疾病

免疫缺陷病患者易患自身免疫性疾病和肿瘤，SID 较 PID 患者并发自身免疫病及肿瘤的机会较少。

患者如果具有可以引起 SID 的某些疾病和因素，特别是当表现有对感染易感性增加的某些临床特点时，应怀疑有 SID 的存在。感染的易感性增加未必都是免疫缺陷，因此需进一步做相应的免疫功能检查，以确定有无免疫缺陷以及属于免疫系统哪一方面的缺陷。

三、治疗及预后

（一）治疗

SID 治疗原则上是根治原发病及免疫替代治疗和对症治疗，替代治疗和对症治疗均要视免疫缺陷的类型及后果而定，因在何种因素影响下，产生何种特殊免疫异常并不十分明了，故只有根治原发病，才有可能彻底纠正 SID。

1. 一般治疗

要加强宣传与护理，采取有效措施预防感染，合并感染时应用合适的抗生素治疗，针对各种情况进行对症治疗，如 WAS 患者发生血小板减少性严重出血，可输新鲜血小板及维生素 D 或甲状旁腺素。有 T 细胞缺陷患者应禁种活疫苗，以防发生严重感染。有一定抗体反应者可考虑给予死疫苗接种，细胞免疫缺陷患者不宜接种存活的疫苗如口服灰髓炎疫苗，以免感染患儿。有些病例需长期给予抗生素以预防感染。

已确诊为 T 细胞缺陷患儿不宜输新鲜血制品，以防发生移植物抗宿主反应 (GVHR)，必需输血或新鲜血制品时，应先用射线 (2000～3000 rad) 处理，血制品还要严格筛查 CMV，以防血源性 CMV 感染。PID 患儿一般不作扁桃体和淋巴结切除术，脾切除术视为禁忌，糖皮质激素类药物应慎用。

肺囊虫性肺炎 (PCP) 是细胞免疫缺陷患者和 HIV 感染重要的并发症，当 1 岁内 CD4$^+$T 细胞计数＜ 1500/μl 或任何年龄组 CD4$^+$T 细胞占总淋巴细胞＜ 25% 时，均应预防 PCP 感染。

2. 替代治疗

替代治疗的原则是"缺什么，补什么"。大约 80% PID 患儿伴有不同程度 IgG 或其他抗体缺乏，因此补充 IgG(IVIG) 是最常见的替代治疗措施。其他替代治疗包括特异性免疫血清，输白细胞，细胞因子 (转移因子，胸腺素)。某些市售免疫调节药物对 PID 的疗效并不满意，需要认真分析、利用。红细胞内有大量嘌呤核苷磷酸酶 (PNP) 和腺苷脱氨酶 (ADA)，因而用洗涤红细胞可以治疗 PNP，ADA 缺陷症患者，输注白细胞可用于治疗中性粒细胞功能缺陷伴严重感染者。阿地白介素 (IL-2) 可用于治疗 SID，但仅可能对 IL-2 表达异常的 SID 有效。

3. 免疫重建

免疫重建是采用正常细胞或基因片段植入患者体内，使之发挥其功能。以期能持久地纠正免疫缺陷状态。免疫重建的方法有胸腺组织移植、干细胞移植、骨髓移植和基因治疗。

4. 胸腺组织移植

胎儿胸腺组织移植：将 16 周以内的胚胎胸腺植于腹膜下或皮下用于治疗细胞免疫缺陷病，尤其是胸腺发育不全症。胎儿胸腺移植后很快 (常在数天内) 出现胸腺重建的表现，并持续存在。胎儿胸腺组织来之不易，使胸腺移植的使用受到很大限制。

5. 干细胞移植

脐血干细胞移植：脐血富含造血干细胞，可作为免疫重建的干细胞重要来源。无关供体配型脐血干细胞移植后 GVRH 较无关供体配型骨髓 (matched unrelated marrow donor，MUD) 移植为轻，也是选用该方法的原因。无关供体配型移植无论是脐血或骨髓，均应进行移植前后免疫抑制治疗，故使免疫功能重建延迟和增大继发感染的机会。同胞纯合子脐血干细胞移植则可不必进行免疫抑制治疗，因此成功率明显增高。外周血干细胞移植将 CD$_{34}$ 细胞分离，在体外无菌扩增或定向培养后，再静脉输注患者。

6. 骨髓移植

(1) 同种异体同型合子骨髓移植：取自同胞兄弟，HLA-A 和 HLA-B 同源，混合淋巴细胞培养 (MLC) 无反应的骨髓为供体。若病儿尚存在部分 T 细胞功能，MLC 呈阳性反应时，于移植前后均应给予免疫抑制治疗。移植成功的病列，GVRH 可自行消失，也有呈慢性 GVRH 者。卡氏肺囊虫肺炎的磺胺类药物预防要持续到免疫功能恢复正常为止。应持续监测巨细胞病毒 (CMV) 抗体，CMV 抗体呈阳性者，可给予抗病毒治疗。

(2) 同种异体半合子骨髓移植：在同胞中仅有 1/4 机会为同型合子，非同胞同种异体中，同型合子的机会几乎为零。为此可采用同种异体半合子骨髓供体，常为家庭成员父母或兄弟。B 细胞移植的成功率较 T 细胞移植低，且常发生慢性 GVRH。半合子骨髓移植现已代替胸腺上皮细胞移植和胎肝移植。

(3) 无关供体配型骨髓移植 (MUD)：随着一些国家和地区骨髓库的建立，无关供体骨髓移植变为可能。在近年已很盛行。MUD 移植可不必移除 T 细胞，但在移植后均应接受免疫抑制治疗。MUD 移植成功率约为 50%，5 岁以内接受移植者，成功率可达 85%。

7. 基因治疗

许多原发性免疫缺陷病的突变基因已被克隆，其突变位置已经确立，这给基因治疗打下了基础。将正常的目的基因片段整合到患者干细胞基因组内（基因转化），被目的基因转化的细胞经过有丝分裂，使转化的基因片段能在患者体内复制而持续存在，并发挥功能。理论上讲，凡骨髓移植成功的疾病均是基因治疗的指征。

基因治疗的主要程序包括：分离外周血或骨髓中的 CD_{34} 细胞，体外在生长因子和辅助细胞存在下，使其扩增又不进行分化（即保持 CD_{34} 细胞的原始特征）。在体外，CD_{34} 与带有目的基因的载体病毒共培养，使 CD_{34} 细胞被目的基因转化，将目的基因转化的 CD_{34} 细胞静脉输入患者体内。

（二）预后

继发性免疫缺陷病较 PID 预后好，往往表现轻度免疫功能缺陷，且常为可逆性变异，及时去除不利因素之后，有望恢复正常免疫功能。

第五节 幼年型类风湿性关节炎

幼年类风湿性关节炎 (juvenile theumatoid arthritis，JRA) 是儿童时期（小于 16 岁）以慢性关节滑膜炎为特征的、慢性全身性自身免疫性疾病。主要临床表现为长期不规则发热、皮疹，可伴有肝、脾、淋巴结肿大以及胸膜炎、心包炎等损害，且迟早会出现关节炎症状。

本病可迁延多年，急性发作与缓解常交替出现，但多数患儿预后良好，仅 20% 可能留下关节永久损害及严重残疾。

一、病因

病因不清。认为与感染诱发易感人群产生异常免疫反应有关，现分述如下。

（一）感染因素

本病约 35% JRA 患者关节液细胞中能分离出风疹病毒，有些全身型 JRA 患者有柯萨奇病毒或腺病毒感染的证据。研究者还发现相当多的 JRA 病儿有微小病毒 B_{19}(HPV-B_{19}) 感染的线索。

（二）遗传因素

有很多资料证实主要组织相容性复合基因 (MHC) 特性决定了个体在一定条件下是否发生异常免疫反应及发生何种类型、何种程度的免疫反应，决定了该个体是否发生免疫损伤。

（三）免疫学因素

在 JRA 病程中不同时期可以测出不同的优势 T 细胞克隆，最多见的是 CD4 阳性 T 细胞，它们可能受到了不同的抗原刺激。

二、病理

病理变化主要在关节，以慢性非化脓性滑膜炎为特征。早期关节病变呈非特异性水肿、充血，纤维蛋白渗出，淋巴细胞和浆细胞浸润。反复发作后，滑膜组织增厚呈绒毛状向关节腔突起，并沿软骨延伸，形成血管翳。血管翳中大量淋巴细胞和其他单个核细胞聚集，形成非特异性滤泡，侵蚀关节软骨。关节面由纤维性或骨性结缔组织所代替，发生粘连融合，导致关节僵直和变形。受累关节周围可以发生肌腱炎、肌炎、骨质疏松和骨膜炎。

胸膜、心包膜及腹膜可见纤维性浆膜炎。皮疹部位毛细血管有炎症细胞浸润，眼部病变可见虹膜睫状体肉芽肿样浸润。类风湿结节的病理所见为均匀无结构的纤维素样坏死，外周有类上皮细胞围绕。

三、临床表现

本病临床表现各型极为不同。婴幼儿全身症状主要表现为弛张热及皮疹等，较大儿童可出现多发性关节炎或仅少数关节受累。根据起病最初半年的临床表现，可分三型，对治疗及预后有指导意义。

（一）全身型

全身型又名 Still 病（过去曾用名变应性亚败血症），以全身性表现为特征，起病较急。发热呈弛张型，每日波动于 36 ~ 41℃ 之间，高热初可伴寒战，患儿精神不振，数小时热退后患儿活动如常。弛张热可持续数周或数月而自然缓解，但于数周或数月后又复发。皮疹也是此型的典型症状，常于高热时出现，随体温的升降而时隐时现。

（二）多关节炎型

多关节炎型的特点为慢性对称性多发性关节炎，受累关节 ≥ 5 个，尤以指（趾）小关节受累比较突出。女孩发病多于男孩。起病缓慢或急骤，表现为关节僵硬、肿痛和局部发热，一般很少发红。通常从大关节开始，如膝、踝、肘，逐渐累及小关节，出现梭状指。约 1/2 病儿颈椎关节受累，致颈部活动受限。颞颌关节受累造成咀嚼困难。少数发生环、杓（喉部软骨）关节炎，致声哑及喉喘鸣。晚期可出现髋关节受累及股骨头破坏，发生运动障碍。关节症状反复发作、持续数年者关节僵直变形，关节附近肌肉萎缩。

（三）少关节炎型

少关节炎型的受累关节不超过四个，以大关节为主。

四、辅助诊断

本病无特异的实验室诊断指标，检查的任何项目都不具备确诊价值，但可帮助了解疾病程度和除外一些合并有关节症状的疾病。

（一）炎症反应的证据

血沉明显加快，但少关节型患者常血沉结果多数正常。在多关节型和全身型患者中，急性期反应物（C 反应蛋白、IL-1 和 IL-6 等）增高，有助于随访时了解病程。

（二）自身抗体

1. 类风湿因子 (RF)

RF 阳性提示严重关节病变及有类风湿结节。RF 阴性中约 75% 患儿能检出隐匿型 RF，对 JRA 患者的诊断有一定帮助。

2. 抗核抗体 (ANA)

各型 JRA 的 ANA 阳性率见表 26-3。

表 26-3　JRA 各型的临床表现

临床类型	相对发病率	女/男比率	发病年龄	受累关节	实验室检查	关节外表现	预后
全身发病型	20%	8/1	任何年龄	多关节大/小关节	ANA/RF 阴性	高热，皮疹，肝脾肿大，多浆膜炎，白细胞增高	25% 严重关节炎
多关节炎Ⅰ型(RF 阴性)	25%～30%	8/1	任何年龄	多关节大/小关节	ANA 25%RF 阴性	低热，轻度贫血，不适	10%～15% 严重关节炎
多关节炎Ⅱ型(RF 阳性)	10%	6/1	年长儿	多关节大/小关节	ANA 75%RF100%	低热，贫血，不适，类风湿性结节	＞50% 严重关节炎
少关节炎Ⅰ型	25%	7/1	幼儿	少关节大/骶髂关节	ANA 50%RF 阴性	全身不适较轻，50% 慢性虹膜睫状体炎	10%～20% 严重关节炎，视力障碍
少关节炎Ⅱ型	15%～20%	1/10	年长儿	少关节大/骶髂关节	ANA 阴性RF 阴性	全身不适较轻，5%～10% 急性虹膜睫状体炎	部分病例发展为强直性脊柱炎

（三）其他检查

1. 关节液分析和滑膜组织学检查

鉴别化脓性关节炎、结核性关节炎、类肉瘤病、滑膜肿瘤等。

2. 血常规

在活动期多有轻至中度贫血，外周血白细胞总数和中性粒细胞增高，可伴类白血病反应。

3.X 线检查

疾病早期 (病程 1 年左右)X 线仅显示软组织肿胀，关节周围骨质疏松，关节附近呈现骨膜炎。晚期才能见到关节面骨破坏，以手腕关节多见。

4. 其他影像学检查

同位素扫描、超声波和 MRI 均有助于发现骨关节损害。

五、诊断和鉴别诊断

JRA 的诊断主要依靠临床表现，采用排除诊断法。晚期关节损害已较突出，则诊断较易。全身型需与风湿热、感染性关节炎、骨髓炎、急性白血病及其他风湿性疾病相鉴别。JRA 肺部病变应与细菌性、病毒性肺炎鉴别。腰、骶部疼痛者，应考虑排除儿童强直性脊柱炎、炎症性肠症、瑞特病。凡关节炎或典型的全身症状持续观察 6 周以上，排除了其他疾病后，方能做出诊断。

六、治疗

本症病程可迁延数年，急性发作及缓解交替出现，大多数到成年期自行缓解。但也有少数仍持续发作。

（一）一般治疗

急性发热期应卧床休息，待病情好转应适当活动，部分病例可进行适当体疗或理疗及功能锻炼，以防止关节畸形。

（二）肾上腺皮质激素

对全身症状较重或合并心肌炎、虹膜睫状体炎者需早期应用泼尼松，待病情好转，血沉正常时可逐渐减量，并改为隔日顿服或间歇用药，疗程 4～6 月或更长。

（三）阿司匹林

阿司匹林是非类固醇类抗炎药物中的首选药，疗效肯定，容易耐受，开始可较大剂量。应测定血清水杨酸浓度，以维持血浓度在 20～30 mg/dl，治疗过程中可能出现血清谷草转氨酶升高，然而一旦停药即可恢复正常。仅在无效或有毒性反应才换用其他药。

（四）金制剂

金制剂对活动性关节炎有效。金能减少新骨的侵袭，硫羟苹果酸金钠或硫葡萄糖金肌内注射。有肝、肾、血液疾病者禁用。毒性反应包括瘙痒、皮炎、口炎、蛋白尿、粒细胞减少、血小板减少性紫癜和再生障碍性贫血等，均应停止服药。

（五）免疫抑制剂

如环磷酰胺、甲氨蝶呤、硫唑嘌呤等，对严重病例不仅可抑制炎症，加强激素疗效，并可减少激素用。

第六节　幼年强直性脊柱炎

幼儿强直性脊柱炎的发病特点是先累及外周关节，非对称性下肢单侧大关节炎、肌腱附着点炎是本病的重要特征之一。80% 患者在发病过程中有此症。尤其附着跟骨的足底筋膜及跟腱病多见。髌骨及胫骨粗隆也可受累。肌腱附着点的慢性炎症常引起相连骨实质的侵袭性破坏和囊性变化，伴骨膜下新骨形成，引起多骨增生及骨刺韧带骨赘形成。

一、病因

(一) 遗传因素

强直性脊柱炎患者 HLA-B27(人类白细胞抗原 B27) 阳性率高达 90% 以上，子女 HLA-B27 阳性占 50%，发生强直性脊柱炎的占 25%。强直性脊柱炎比类风湿关节炎具有更强的家族遗传倾向。这说明遗传因素对本病起着决定性作用。

(二) 感染因素

有些学者经过大量观察，发现不少男性强直性脊柱炎患者合并有前列腺炎。另外有一些专家发现，本病患者中，溃疡性结肠炎和局限性肠炎的发病率较一般人高，强直性脊柱炎的病因可能是感染。

(三) 外在因素

强直性脊柱炎病因包括外伤、甲状腺疾病、肺结核等，但都缺乏足够的证据。

二、临床表现

(1) 外周关节炎一般见于大一点的儿童，主要是患者的下肢髋、膝、踝关节肿胀以及疼痛及活动受限，多为单关节的分布，其中以髋关节受累最常见，为本病特征之一。

(2) 幼年强直性脊柱炎表现是什么，肌腱端病是儿童强直性脊柱炎常见的病症，大约有半数以上的患儿发病时有此症状，如果是检查时关节外的某些部位会有有疼痛和触痛的感觉，这时候就是在韧带附着于骨处发生的炎症反应，如足跟痛、肋胸关节连接处触痛。这种病变多发生于足，故也有称之为强直性跗骨炎，并认为可能是儿童 HLA-B27 相关疾病的一种独立病变。

(3) 患儿的中轴关节病变也是其中的一种症状，主要是下腰部的疼痛最早出现，一开始会表现为深部臀区的疼痛，有时候还很难以定位，一般多在骶髂关节，一般来说典型的臀部痛会两侧交替的出现，患者在进行咳嗽、打喷嚏或是其他使背部突然扭转的动作时均可加重病情。

三、罗马标准

(一) 临床指标

(1) 下腰疼痛和僵硬，休息不能减轻，时间超过 3 个月。

(2) 胸部疼痛和僵硬。

(3) 下腰活动受限。

(4) 胸廓运动受限。

(5) 有虹膜睫状体炎病史或后遗症。

(二)X 线指标

双侧骶髂关节典型改变 (应排除双侧骨性关节炎)

(三) 明确强直性脊柱炎

(1) 双侧骶髂关节炎 3 ～ 4 级，加至少 1 项临床指标。

(2) 至少 4 项临床指标。

四、诊断对策

(一) 诊断要点

儿童强直性脊柱炎早期临床表现常符合儿童类风湿关节炎的诊断标准，因此早期很难与后者相鉴别。但以下几点有助于本病的早期诊断：①男性。②儿童后期发病。③反复发作的少关节炎，以下肢大关节为主。④同样疾病的家族史阳性。⑤HLA-B27抗原阳性。⑥影像学检查支持骶髂关节炎（见表26-4）。⑦合并反复发作性虹膜睫状体炎。

表 26-4　骶髂关节炎的 X 线表现（纽约诊断标准）

骶髂关节炎的 X 线表现	
0 级	正常
Ⅰ级	可疑变化（是否存在侵犯、硬化）
Ⅱ级	轻度异常，骶髂关节边缘可见局限性侵蚀、硬化，关节间隙变化不明显
Ⅲ级	明显异常，骶髂关节面的侵蚀、硬化明显，关节间隙狭窄或增宽，部分强直
Ⅳ级	严重异常，完全性关节强直、融合

（二）鉴别诊断要点

AS 应与腰椎炎症、椎间盘病变、脊柱骨软骨病和脊髓肿瘤等所引起的腰痛相鉴别，还应与幼年变形骨软骨病及先天性髋关节脱位引起的髋关节及大腿疼痛相鉴别。此外，溃疡性结肠炎、局限性小肠炎、银屑病关节炎及瑞特综合征可合并脊柱炎，但上述各病除脊柱炎表现外，还具有其本身各自的临床特点，可以鉴别。

五、治疗

强直性脊柱炎在医学上是一种慢性的迁延性疾病，特点为腰、颈、胸段脊柱关节和韧带以及骶髂关节的炎症和骨化，髋关节常常受累，其他周围关节也可出现炎症。本病起病隐袭，进展缓慢，全身症状较轻。早期常有下背痛和晨起僵硬，活动后减轻，并可伴有低热、乏力、食欲减退、消瘦等症状。开始时疼痛为间歇性，数月数年后发展为持续性，以后炎性疼痛消失，脊柱由下而上部分或全部强直，出现驼背畸形。女性患者周围关节受侵犯较常见，进展较缓慢，脊柱畸形较轻。由于强直性脊柱炎是较为常见的疾病，病程缠绵，且易造成残疾，故应争取早期诊断，早期治疗。对 16 ～ 25 岁青年，尤其是青年男性，如出现下述症状，则应特别警惕有无强直性脊柱炎可能。

强直性脊柱炎一般起病比较隐匿，早期可无任何临床症状，有些患者在早期可表现出轻度的全身症状，如乏力、消瘦、长期或间断低热、厌食、轻度贫血等。由于病情较轻，患者大多不能早期发现，致使病情延误，失去最佳治疗时机。治疗的目的的在于控制炎症，减轻或缓解症状，维持正常姿势和最佳功能位置，防止畸形。要达到上述目的，关键在于早期诊断早期治疗，采取综合措施进行治疗，包括教育患者和家属、体疗、理疗、药物和外科治疗等。

所以，从治疗的角度来讲，活血通络，通经化瘀，配合必要的牵引，固定作用，是我们治疗强直性脊柱炎时常用到的方法，这些方法针对不同类型的病情，均可起到作用，但是强直性脊柱炎的治疗关键在于坚持。大多患者强直性脊柱炎得不到有效的缓解，反复迁延，不能彻底治愈，就在于得不到对症的方法和自身无法坚持治疗。

第七节 川崎病

川崎病又称皮肤黏膜淋巴结综合征 (MCLS)，是一种以全身血管炎症性病变为主要病理的急性发热性出疹性小儿疾病。日本川崎富于 1967 年首先报道，其发病率逐年增高，在我国及一些西方国家已取代风湿热成为儿童后天性心脏病的首要病因。但该病迄今为止病因尚未明确，其诊断主要依靠病程中出现的一组临床表现而缺乏特异性的病原学依据。该病是一种血管炎综合征，好发于 2～4 岁孩子，以男孩多见。近年来，发病率有所增高。川崎病的最大危害是损害冠状动脉，是小儿冠状动脉病变的主要原因，也是成年后发生冠心病的潜在危险因素。在我国以 7～9 月发病较多。

一、病因

(1) 病因尚未完全阐明。曾怀疑尘螨传播的立克次体和疱疱丙酸杆菌是该疾病发生的原因，但未被证实；也有报道与反转录病毒有关，曾在患者外周血单核细胞发现与反转录病毒相关的反转录酶活性。患者 HLA-BW 检出率增高。因此，遗传易感性和感染可能是本病的病因。

(2) 川崎病急性期 T 淋巴细胞减低、循环 T4 细胞活化、T8 细胞减少、B 淋巴细胞活化。这些免疫异常可能由嗜淋巴组织病毒感染引起，而病毒对内皮细胞的亲和性可能是多发性血管炎的原因。

(3) 尸检发现冠状动脉是损害最多的部位，其他尚有主动脉、腹主动脉、颈动脉、锁骨下动脉和肺动脉，心脏有心内膜炎及心肌炎。冠状动脉血栓形成，可致心肌梗死，常导致死亡。

二、病理

本病基本的病理变化为血管周围炎、血管内膜炎或全层血管炎，可累及动脉、静脉和毛细血管。皮疹活检可见到毛细血管周围炎性改变，单个核细胞浸润，皮肤水肿。淋巴结活检呈现类似"急性淋巴结炎"的病变。致死病例中最严重的病变在心脏，特别是冠状动脉有增殖性炎症和血栓形成。此外，还可有心包炎、心肌炎、脑炎、肝炎和肾炎等损害。

三、临床表现

(1) 常见持续性发热，5～11 天或更久 (2 周至 1 个月)，体温常达 39℃以上，抗生素治疗无效。常见双侧结膜充血，口唇潮红，有皲裂或出血，见杨梅样舌。手中呈硬性水肿，手掌和足底早期出现潮红，10 天后出现特征性趾端大片状脱皮，出现于甲床皮肤交界处。还有急性非化脓性一过性颈淋巴结肿胀，以前颈部最为显著，直径约 1.5 cm 以上，大多在单侧出现，稍有压痛，于发热后 3 天内发生，数日后自愈。发热不久 (1～4 日) 即出现斑丘疹或多形红斑样皮疹，偶见猩疹样皮疹，多见于躯干部，但无疱疹及结痂，一周左右消退。

(2) 出现心脏损害，发生心肌炎、心包炎和心内膜炎的症状。患者脉搏加速，听诊时可闻心动过速、奔马律、心音低钝。收缩期杂音也较常有。可发生瓣膜关闭不全及心力衰竭。做超声心动图和冠状动脉造影，可查见多数患者有冠状动脉瘤、心包积液、左室扩大及二尖瓣关闭不全。X 线胸片可见心影扩大。偶见关节疼痛或肿胀、咳嗽、流涕、腹痛、轻度黄疸或无菌性脑脊髓膜炎的表现。急性期约 20% 病例出现会阴部、肛周皮肤潮红和脱屑并于 1～3 年前接种卡介苗的原部位再现红斑或结痂。

(3) 恢复期指甲可见横沟纹。长短不一。病程的第一期为急性发热期，一般病程为 1 ～ 11 天，主要症状为发热后即陆续出现，可发生严重心肌炎。进入第二期为亚急性期，一般为病程 11 ～ 21 天，多数体温下降，症状缓解，指 (趾) 端出现膜状脱皮。重症病例仍可持续发热。发生冠状动脉瘤，可导致心肌梗死、动脉瘤破裂。大多数患者在第 4 周进入第三期即恢复期，一般为病程 21 ～ 60 天，临床症状消退，如无明显冠状动脉病变即逐渐恢复；有冠状动脉瘤则仍可持续发展，可发生心肌梗死或缺血性心脏病。少数严重冠状动脉瘤患者进入慢性期，可迁延数年，遗留冠状动脉狭窄，发生心绞痛、心功能不全，缺血性心脏病，可因心肌梗死而危及生命。

(4) 根据日本 MCLS 研究委员会 1990 年对 217 例死亡病例的总结，在病理形态学上，本病血管炎变可分为四期：①Ⅰ期， 1 ～ 2 周，其特点为小动脉、小静脉和微血管及其周围的发炎；中等和大动脉及其周围的发炎；淋巴细胞和其他白细胞的浸润及局部水肿。②Ⅱ期， 2 ～ 4 周，其特点为小血管的发炎减轻；以中等动脉的炎变为主，多见冠状动脉瘤及血栓；大动脉少见血管性炎变；单核细胞浸润或坏死性变化较著。③Ⅲ期， 4 ～ 7 周，其特点为小血管及微血管炎消退；中等动脉发生肉芽肿。④Ⅳ期， 7 周或更久，血管的急性炎变大多都消失，代之以中等动脉的血栓形成、梗阻、内膜增厚而出现动脉瘤以及瘢痕形成。关于动脉病变的分布为脏器外的中等或大动脉，多侵犯冠状动脉、腋、髂动脉及颈、胸、腹部其他动脉；脏器内动脉，涉及心、肾、肺、胃肠、皮、肝、脾、生殖腺、唾液腺和脑等全身器官。

血管炎变之外，病理还涉及多种脏器，尤以间质性心肌炎、心包炎及心内膜炎最为显著，可波及传导系统，往往在Ⅰ期病变时引致死亡。到了第Ⅱ、Ⅳ期则常见缺血性心脏病变，心肌梗死可致死亡。还有动脉瘤破裂及心肌炎也是Ⅱ、Ⅲ期死亡的重要原因。

四、实验室检查

(一) 血液改变

轻度贫血，白细胞计数多升高，且以中性占优势。早期血小板数正常，以后升高可达 1 200×10^9/L。发热期血沉明显增快，C 反应蛋白阳性。蛋白电泳显示清蛋白偏低，而球蛋白明显增高。部分病例 SGPT 和 SGOT 活性增高。抗 "O" 滴度正常，抗核抗体阴性，病初 IgE 增高，恢复期 IgA 及 IgM 增高，总补体及 CRP，正常或降低。

(二) 尿与脑脊液等检查

尿中白细胞可能增多或有脓尿，脑脊液也可出现以淋巴细胞为主的白细胞增高。但各种体液和排泄物作细菌培养均为阴性。

(三) 心血管系统检查

少数患儿心电图有改变，主要为 ST 段及 T 波改变、P-R 间期和 Q-T 间期延长、低电压、心律失常等。R 波和 T 波下降是预测冠状动脉病变的主要线索。目前认为二维超声为诊断冠状动脉瘤最可靠和有用的无损伤性方法。血管造影术因有一定危险性，仅在必要时采用。

五、诊断与鉴别诊断

本病的诊断主要依靠临床表现和排除其他类似的发疹性热病，实验室检查仅作参考。

诊断标准已由日本 MCLS 研究会于 1974 年制订为 6 条：①持续发热 5d 以上。②结合膜充血。

③口唇鲜红、皲裂和杨梅舌。④手足硬肿、掌趾红斑、指趾脱皮。⑤多形性红斑样皮疹。⑥颈淋巴结肿大。6条中具备包括发热在内的5条即可确诊。一旦做出MCLS的诊断即应进行各种心血管检查，以便及时地对心血管病变做出评价。

本病应与下列疾病相鉴别。

（一）猩红热

猩红热很少见于2岁以下儿童，咽拭子培养有溶血性链球菌生长，抗"O"滴度增高，淋巴结炎常为化脓性，用青霉素治疗有明显疗效。

（二）渗出性多形红斑

与MCLS的主要鉴别在皮疹，本病皮疹的特点是除红色、暗红色丘疹或斑丘疹外，常伴有水疱及大疱，周围绕以红晕，形似虹膜，称虹膜样皮疹，水疱破裂后糜烂有烧灼感，2～3天后中心变紫且逐渐形成紫红斑。抗生素和激素治疗有一定疗效。

（三）儿童类风湿关节炎

儿童类风湿关节炎病程长，无掌跖潮红和脱皮，手足无硬肿；皮疹的特点是时隐时现的斑疹或斑丘疹，且与发热相关，若抗核因子及类风湿因子阳性，则更有助于鉴别。

（四）婴儿型结节性多动脉炎

从病理材料看与MCLS极为相似，临床表现也类同，但此病经抗生素与激素治疗能奏效。

六、治疗

（一）急性期治疗

1. 丙种球蛋白

近年研究已证实早期静脉输入丙种球蛋白加口服阿司匹林治疗可降低川崎病冠状动脉瘤的发生率。必须强调在发病后10天之内用药。

2. 阿司匹林

早期口服阿司匹林可控制急性炎症过程，减轻冠状动脉病变，但尚无对照研究表明阿司匹林治疗能降低冠状动脉瘤的发生率。其依据是在川崎病急性期服大剂量者抗炎效果可，认为急性患者对阿司匹林吸收减低和清除增加，用大剂量才能达到抗炎效果。

3. 皮质激素

一向认为肾上腺皮质激素有较强的抗炎作用，可缓解症状，但以后发现皮质激素易致血栓形成，并妨碍冠状动脉病变修复，促进动脉瘤形成，故不宜单用强地松等皮质激素治疗。除非并发严重心肌炎或持续高热重症病例，可联合应用强地松和阿司匹林治疗，为控制川崎病的早期炎症反应一般不单用皮质激素。

（二）恢复期的治疗

恢复期进行抗凝治疗，服用阿司匹林至血沉、血小板恢复正常，如无冠状动脉异常，一般在发病后6～8周停药。此后6个月、1年复查超声心动图。对遗留冠状动脉慢性期患者，需长期服用抗凝药物并密切随访。有小的单发冠状动脉瘤患者，应长期服用，直到动脉瘤消退。对阿司匹林不耐受者，可用潘生丁。每年心脏情况。如超声心动图，临床资料或运动试验提示心肌缺血，应做冠状动脉造影。患者有多发或较大的冠脉瘤，应长期口服造影。患者有多发或较大的冠脉瘤，应长期口服阿司匹林或潘生丁。有巨瘤的患者易形成血栓、发生冠状动脉狭窄或闭塞，可用口服法华令抗凝剂。这些患者应限制活动，不参加体育运动。每3～6月检查心脏情况，如有心肌缺血表现或运动试验阳性，应作冠状动脉造影，了解狭窄病变进展情况。患有1支或多支主要冠状动脉闭塞的患者，应长期接受抗凝治疗，反复检查心脏情况，包括心肌扫描、运动试验、冠状血管造影等，并考虑外科治疗。

（三）溶栓治疗

对心有梗死及血栓形成的患者采用静脉或导管经皮穿刺冠状动脉内给药，促使冠脉再通，心肌再灌注。静脉溶栓1小时内输入尿激酶20 000 U/kg，继之以每小时3 000～4 000 U/kg输入。冠状动脉给药1小时内输入尿激酶1000 U/kg。也可用链激酶，静脉溶栓1小时内输入链激酶10 000 U/kg，半小时后可再用1次。以上药物快速溶解纤维蛋白，效果较好，无不良反应。

（四）冠状动脉成形术

近年应用气囊导管对冠状动脉狭窄病例进行扩张，已获成功。

（五）外科治疗

冠状动脉搭桥术的适应证为：左主干高度闭塞；多支高度闭塞；左前降支近高度闭塞。对严重二尖瓣关闭不全病例，内科治疗无效，可行瓣膜成形术或瓣膜置换术。发生心源性休克，心力衰竭及心律失常应予相应治疗。

七、预后

绝大多数患儿预后良好，呈自限性经过，适当治疗可以逐渐康复。这一点与婴儿型结节性动脉周围炎相比，差异很大。但15%～30%的川崎病患者可发生冠状动脉瘤。由于冠状动脉瘤，血栓闭塞或心肌炎而死亡者占全部病例的1%～2%，甚至在恢复期中也可猝死。后遗缺血性心脏病为数甚少。2%左右出现再发。病死率已下降为0.5%～1.0%。